COLECCION
RADIOLOGIA E IMAGEN
DIAGNOSTICA Y TERAPEUTICA

Editor-Director

Dr. Juan M. Taveras

Profesor de Radiología, Emeritus
Universidad de Harvard

Editor-Subdirector

Dr. J. Manuel Cardoso

Profesor Titular de Radiología
Universidad Nacional Autonoma de México

Editores

Dr. Jesús Rodríguez Carbajal	*Neurorradiología Cabeza y Cuello*
Dr. J. Manuel Cardoso	*Torax*
Dra. Luz A. Venta	*Mamografía*
Dr. Miguel E. Stoopen	*Abdomen I, II, III*
Dr. Kenji Kimura	*Abdomen I, II, III*
Dr. Sergio Fernández Tapia	*Musculoesquéletico*
Dr. Yukiyoshi Kimura	*Intervenciónista*

Editores Asociados

Dr. José Luis Criales
Dr. Rogelio Moncada
Dr. Enrique Palacios
Dr. Pablo R. Ros

Consultantes

Dr. Wilfrido R. Castañeda Zúñiga
Dr. Mauricio Castillo
Dr. Guillermo Elizondo
Dr. Carlos R. Giménez
Dr. Diego Nuñez Jr.
Dr. Pedro Salmeron

COLECCION

RADIOLOGIA E IMAGEN

DIAGNOSTICA Y TERAPEUTICA

ABDOMEN Tomo II

Hígado, Bazo, Vías Biliares, Páncreas y Peritoneo

Editores

Dr. Miguel E. Stoopen
Editor de la Revista Mexicana de Radiología
Director del Centro de Diagnóstico por Imágenes
C.T. Scanner
México D.F.

Dr. Kenji Kimura
Profesor Asociado de Radiología
Universidad Nacional Autónoma de México
Director del Departamento de Radiología C.T. Scanner
México D.F.

Dr. Pablo R. Ros
Profesor de Radiología
Vice Jefe Departamento de Radiología
Harvard Medical School
Brigham and Women's Hospital
Boston, Massachusetts
U.S.A.

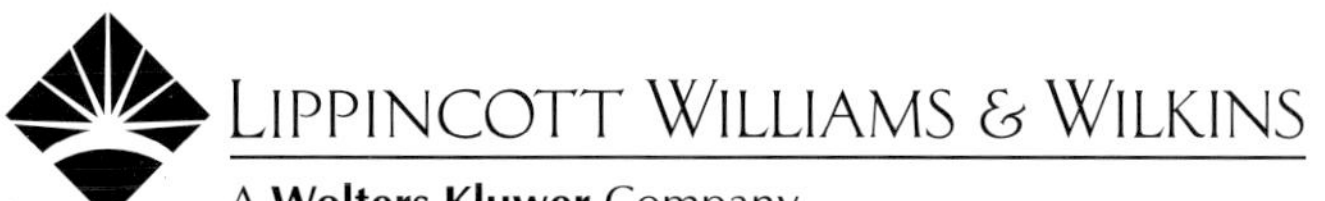

Philadelphia • Baltimore • New York • London
Buenos Aires • Hong Kong • Sydney • Tokyo

Acquisitions Editor: James Ryan
Developmental Editor: Michelle LaPlante
Manufacturing Manager: Tim Reynolds
Production Manager: Liane Carita
Production Service: Diana Andrews
Cover Designer: Diana Andrews
Indexer: Janet Perlman
Compositor: GTS Graphics, Inc.
Printer: Maple Press

Printed in the United States of America.

9 8 7 6 5 4 3 2 1

Library of Congress Cataloging-in-Publication Data
Abdomen / editores, Miguel E. Stoopen, Kenji Kimura, Pablo R. Ros.
       p.   cm. – (Radiología e imagen)
  Includes bibliographical references and index.
  Contents: t. 2. Hígado, bazo, vías biliares, páncreas y peritoneo.
  ISBN 0-7817-1894-5
  1. Abdomen–Radiography.   I. Stoopen, Miguel E.   II. Kimura, Kenji   III. Ros, Pablo R.
IV. Series.
  [DNLM: 1. Digestive System Diseases–radiography.   WI 141A1345 1998]
RC944.A152 1998
616.3′07572–dc21
DNLM/DLC
for Library of Congress   98-27737
                                            CIP

A nuestras esposas e hijos

Véronique, Valeria y Lorena
— Miguel Stoopen

Ma. Luisa, Alejandro, David y Eric
— Kenji Kimura

Ana María, Pablo Manuel y Cristina Mercedes
— Pablo R. Ros

Contenido

Parte III. Vesícula y Vías Biliares

Parte IV. Páncreas

Parte V. Abdomen General

Autores y Colaboradores

Dr. Joe Ariyama. *Profesor de Gastroenterología, Universidad de Juntendo, Tokio, Japón.*

Dr. José M. Artigas. *Facultativo Especialista, Departamento de Radiología, Servicio de Radiodiagnóstico, Hospital "Miguel Servet," Zaragoza, España.*

Dr. Emil J. Balthazar. *Profesor de Radiología, New York University-Tisch Medical Center, Jefe de la Sección de Radiología Gastrointestinal, NYU-Tisch-Bellevue Hospital, New York, USA.*

Dr. Matthew A. Barish. *Departamento de Radiología, Boston University Medical Center, Boston, MA, USA.*

Dra. Paulina Bezaury Rivas. *Profesor Adjunto de Radiología Clínica, Escuela Mexicana de Medicina, Universidad La Salle, Jefe de la Sección de Ultrasonido del Departamento de Radiología e Imagen "Dr. Adan Pitol Croda," Instituto Nacional de la Nutrición "Salvador Zubirán," México D.F.*

Dra. Antonia Blanch. *Médico Residente, Departamento de Radiodiagnóstico, Hospital "Miguel Servet," Zaragoza, España.*

Dr. Claudio J. Bonini. *Jefe de Trabajos Practicos, Diagnóstico por Imágenes, Jefe del Departamento de Radiología del Sanatorio Parque, Facultad Nacional de Medicina, UNR, Rosario, Argentina.*

Dra. Véronique Barois Boullard. *Profesor Conferencista, Curso Universitario de Radiología Clínica Londres, Universidad Nacional Autónoma de México, Director de Ultrasonido del Centro de Diagnóstico C.T. Scanner, México D.F.*

Dr. José Luis Criales Cortés. *Profesor Conferencista, Curso Universitario de Radiología Clínica Londres, Universidad Nacional Autónoma de México, Jefe del Servicio de Radiología y Tomografía Computada, Centro de Diagnóstico C.T. Scanner, México D.F.*

Dr. Joseph T. Ferrucci. *Profesor de Radiología, Boston University School of Medicine, Jefe del Departamento de Radiología, Boston Medical Center, Boston, MA, USA.*

Dr. Elliot K. Fishman. *Radiólogo Adscrito, Johns Hopkins Hospital, Baltimore, MD, USA.*

Dr. Tomás Ganado. *Facultativo Especialista de Radiodiagnóstico, Hospital Clínico "San Carlos," Madrid, España.*

Dra. Carmen García Mur. *Médico Residente, Servico de Radiodiagnóstico. Hospital "Miguel Servet," Zaragoza, España.*

Dr. Carlos R. Giménez. *Profesor Titular de la Cátedra de Diagnóstico por Imágenes y Terapia Radiante, Universidad Nacional de Rosario, Director de la Escuela de Radiología, Fundacion "Dr. J. R. Villavicencio," Rosario, Argentina.*

Dr. Jorge Hernández Ortiz. *Profesor de Radiología, Universidad Nacional Autónoma de México, Jefe del Departmento de Radiología e Imagen, "Dr. Adan Pitol Croda," Instituto Nacional de la Nutrición "Salvador Zubirán," México D.F.*

Dr. Kenji Kimura. *Profesor Asociado, Curso Universitario de Radiología Clínica Londres, Universidad Nacional Autónoma de México, Director del Departamento de Radiología C. T. Scanner, México D.F.*

Dr. Glenn A. Krinsky. *Radiólogo Adscrito, New York University, Tisch Medical Center, New York, USA.*

Dr. Thomas L. Lawson. *Profesor y Jefe de Radiología, Loyola University of Chicago, Jefe del Departamento de Radiología, Foster McGaw Hospital, Loyola University Medical Center, Maywood, IL, USA.*

Dra. Teresa Marcuello. *Facultativo Especialista, Departamento de Radiología, Servicio de Radiodiagnóstico, Hospital "Miguel Servet," Zaragoza, España.*

Dra. Patricia J. Mergo. *Profesor Asistente del Departamento de Radiología, University of Florida School of Medicine, Gainesville, FL, USA.*

Dr. Morton A. Meyers. *Profesor distinguido de Radiología y Medicina, State University of New York at Stony Brook, Stony Brook, NY, USA.*

Dr. Sergio J. Moguillansky. *Director Médico de Clínica Radiológica "Dr. Pedro Moguillansky," Cipolletti, Argentina.*

Dra. Louise Marie Noël Etienne. *Radiólogo Adscrito, Departamento de Radiología e Imagen "Dr. Adan Pitol Croda," Instituto Nacional de la Nutrición "Salvador Zubirán," México D.F.*

Dr. César S. Pedrosa. *Catedrático de la Facultad de Medicina, Universidad Complutense de Madrid, Jefe del Servicio de Radiodiagnóstico, Hospital Clínico "San Carlos," Madrid, España.*

Dr. Iván Pedrosa. *Residente de Radiodiagnóstico, Hospital Clínico "San Carlos," Madrid, España.*

Dr. Francisco A. Quiroz y Ferrari. *Profesor Asociado de Radiología, Medical College of Wisconsin, Jefe de la Sección de Ultrasonido, Departamento de Radiología, Froedtert Memorial Lutheran Hospital, Milwaukee, WI, USA.*

Dr. Luis H. Ros. *Profesor Clinico Asistente, Departamento de Radiología, Universidad de Florida, Facultativo Especialista, Departamento de Radiología, Hospital "Miguel Servet," Zaragoza, España.*

Dr. Pablo R. Ros. *Profesor de Radiología, Harvard Medical School, Jefe Asociado de Radiología, Brigham and Women's Hospital, Boston, MA, USA.*

Dr. Patricio Sepúlveda Seminario. *Investigador visitante, University of Florida College of Medicine, Radiólogo, Servicio de Diagnóstico por Imágenes, Hospital Naval, Viña del Mar, Chile.*

Dr. Jorge A. Soto. *Profesor del Departamento de Radiología, Universidad de Antioquia, Director Médico, Centro de Resonancia e Imágenes, Medellín, Colombia.*

Dr. Miguel E. Stoopen. *Editor Revista Mexicana de Radiología, Director Grupo C.T. Scanner, México D.F.*

Dr. Jorge Vázquez Lamadrid. *Profesor Titular de Radiología Clínica, Escuela Mexicana de Medicina, Universidad La Salle, Jefe de la Sección de Diagnóstico por Imagen Digital, Departamento de Imagenología "Dr. Adan Pitol Croda," Instituto Nacional de la Nutrición "Salvador Zubirán," México D.F.*

Dr. Roberto L. Villavicencio. *Presidente de la Fundación "Dr. J. R. Villavicencio" y el Sanatorio Parque S. A., Rosario, Argentina.*

Prefacio

Durante el siglo pasado y la primera mitad del actual, el campo de la Medicina tuvo una influencia notable de la escuela francesa, en ese entonces considerada en Latinoamérica como la Medicina de mayor progreso; esta circunstancia obligó a incluir el idioma francés como una materia indispensable en la educación de los estudiantes de Medicina de muchos paises.

En los últimos tres cuartos de este siglo una de las luchas sobresalientes en la Medicina ha sido la expansión del concepto de Diagnóstico Médico, lo que favoreció un crecimiento enorme en la Radiología y en la creación de los métodos de imagen: el Ultrasonido, la Tomografía computada y la Resonancia magnética. La literatura médica de esta especialidad se ha enriquecido al multiplicarse las revistas, libros y los novedosos métodos de comunicación.

Durante este tiempo el inglés ha tomado el liderazgo entre los demás idiomas, convirtiéndose en el lenguaje de comunicación de los continuos adelantos en la ciencia y en la tecnología. Esto ha obligado a los médicos hispanohablantes a aprender el inglés como segundo idioma.

Esta situación nos hizo reflexionar sobre lo siguiente: ¿Qué porcentaje de estos médicos y estudiantes de Medicina pueden lograr este aprendizaje? y ¿Cuántas generaciones se requieren para lograr este objetivo de una manera completa permitiendo al estudiante leer y discutir la Medicina?

Las preguntas anteriores nos motivaron a contestar con otro cuestionamiento. ¿Por qué no editar una obra completa de Radiología en español? En la actualidad nuestro idioma lo hablan más de 300 millones de habitantes en el mundo y es el idioma oficial en 25 países. Octavio Paz dijo alguna vez: "El lenguaje claro nos obliga a pensar". ¡Qué puede ser más didáctico y estimulante que aprender en nuestra lengua materna!

El ambicioso proyecto de crear una obra completa de Radiología Diagnóstica en español culminó cuando se firmó el convenio con la empresa Lippincott Williams & Wilkins, compañía editora de libros de Medicina de gran prestigio en Norteamérica.

Esta colección se inicia con ocho volúmenes, cada uno de ellos dedicado a differentes regiones corporales o subespecialidades de la Radiología. La subdivisión es, pues, a base de los órganos y no de las técnicas. Todas la técnicas son aplicables al examen de los órganos.

Los editores de cada volumen fueron escogidos por su prestigio académico y gran experiencia en las áreas de su especialidad.

En los editores recayó la responsabilidad de integrar y desarrollar el contenido de sus respectivos libros, incorporando los aspectos más relevantes de su especialidad, así como de invitar a profesores de Radiología de reconocido prestigio, a participar con el propósito de obtener la colaboración de Radiólogos originarios de la mayor parte de los países de habla hispana, así como aquéllos que radican en países de habla inglesa.

En cada volumen se abordan los procedimientos convencionales con sus modificaciones actuales, se describen con minuciosidad los métodos más recientes y se divulgan los numerosos adelantos que han surgido en la Radiología y los métodos de Imagen, en los que se destaca con énfasis la patología imperante en nuestros países de origen.

La publicación de esta obra responde a los objetivos establecidos, con lo cual se desea contribuir al progreso de nuestra especialidad en los países de habla hispana.

Dr. Juan M. Taveras
Editor – Director
Dr. J. Manuel Cardoso
Editor – Subdirector

xi

Prólogo

Las enfermedades del aparato digestivo son frecuentes en países latinos donde un buen número constituyen problemas de salud pública. Por ello la Radiología gastroenterológica suele formar parte de la práctica cotidiana de los radiólogos generales, la mayoría de los cuales la manejan en mayor a menor grado.

Por otra parte, el progreso en el conocimiento y en la disponibilidad de los métodos de diagnóstico por imágenes seccionales ha propiciado también el desarrollo de una subespecialidad de la radiología, que no se limita ya a los órganos del aparato digestivo, sino que se ha extendido al retroperitoneo y la pelvis, integrándose así en una más amplia, que es la de la Radiología abdominal.

La divulgación de su conocimiento se plasma hoy en múltiples obras, revistas y libros o instrumentos electrónicos como los CD-Rom y las páginas de la Internet, escritos habitualmente por prestigiados profesores anglosajones, que han sido nuestra fuente de aprendizaje.

Muy escasa ha sido en cambio la producción de obras de Radiología abdominal escritas en nuestra lengua, ello no obstante contar también en nuestros países con grandes maestros que la practican y la enseñan en la cátedra cotidiana.

A sabiendas de que su contribución sería bien recibida por la creciente comunidad radiológica, los Editores que firmamos estos libros, invitamos a escribir con nosotros a una pléyade de autores de diversos países de América Latina o España y a otros que siendo también latinos, desempeñan su trabajo en los Estados Unidos de Norteamérica.

A este grupo se sumaron por invitación varios destacados maestros de Norteamérica y Japón, líderes indiscutibles de la especialidad, quienes aceptaron en forma por demás generosa, brindarnos su valiosa aportación que fue traducida a nuestra lengua.

Con ellos, integramos un temario que contiene tanto los temas clásicos de la Radiología abdominal, así como los conocimientos adquiridos con los nuevos métodos de imagen seccional y también los más novedosos que han surgido de técnicas apenas emergentes.

Otra característica central de esta obra la constituye el enfoque con el que se ha tratado el diagnóstico radiológico. El lector encontrará en todos los capítulos la integración de las modalidades que pueden emplearse para el estudio de una entidad patológica, la discusión de su eficacia, sus ventajas o limitaciones y la conducta de diagnóstico recomendada por cada autor.

Finalmente, pero como punto fundamental, el lector observará que cada tema ha sido analizado ampliamente en el contexto del enfermo y la enfermedad.

Las nociones de etiología, epidemiología, fisiopatología, patología y clínica de cada padecimiento y su orientación terapéutica, han sido expuestas sistemáticamente ya que su conocimiento es hoy imprescindible para el radiólogo quien debe desempeñarse como parte integral del equipo clínico y quirúrgico que atiende al paciente.

La amplitud del material condujo a los Editores y a los Directores de la obra a obtener de la empresa editorial, Lippincott Williams & Wilkins, que fuera dividida en tres Tomos para facilitar el manejo.

El Tomo I está dedicado a la Radiología del tubo digestivo. En él se analizan las enfermedades más comunes desde la orofaringe hasta el recto, se revisa el estado actual de las técnicas de la Radiología convencional en la patología del esófago, estómago, intestino y colon, y se incluyen también las aportaciones y los beneficios que se obtienen con los métodos de imagen y las que traen consigo las técnicas más recientes de Ultrasonido endoscópico, las reconstrucciones tridimensionales y la novedosa endoscopía virtual.

El Tomo II ha sido dedicado al diagnóstico radiológico de los padecimientos del hígado, la vesícula, las vías biliares, el páncreas y el bazo, donde el Ultrasonido, la Medicina nuclear, la Tomografía computada y la Resonancia magnética han abierto al radiólogo posibilidades antes insospechadas y le permiten hacer el diagnóstico en forma cada vez más precisa.

En este Tomo se analizan además, los resultados de las nuevas técnicas de Doppler a color, la Tomografía helicoidal y la Resonancia magnética ultrarápidas y dinámicas. El análisis incluye las técnicas más recientes como el empleo de ecorealzadores en Ultrasonido, y las reconstrucciones volumétricas en Tomografía computada y Resonancia magnética, cuyas aplicaciones han empezado a ingresar a la práctica cotidiana.

El Tomo III, que bajo la dirección editorial del Dr. Kenji Kimura seguirá pronto, abarcará las áreas del retroperitoneo y la pelvis con lo que se completará así esta trilogía de libros dedicados a la Radiología abdominal, que forman parte de esta *Colección de Radiología Diagnóstica y Terapéutica.*

Es nuestro deseo que sean útiles a nuestros lectores.

Dr. Miguel E. Stoopen

Dr. Kenji Kimura

Dr. Pablo R. Ros

Editores

Noviembre, 1998

PARTE I

Hígado

Abdomen: Hígado, Bazo, Vías Biliares, Páncreas y Peritoneo, Tomo II.
Editores: M. E. Stoopen, K. Kimura y P. R. Ros.
Lippincott Williams & Wilkins, Philadelphia © 1999.

CAPITULO 1

Anatomía seccional y volumétrica del abdomen superior

José Luis Criales Cortés, Miguel E. Stoopen y Véronique Barois Boullard

Los métodos de imagen que se han desarrollado en los últimos años tienen como carácter común el obtener imágenes anatómicas seccionales y tomográficas en diversos planos, ya sea axial, coronal u oblicuos. En los últimos años, también se han desarrollado progresivamente las técnicas para reconstruir por medio de la computadora imágenes tridimensionales y, finalmente, en época más reciente, se ha empezado a desarrollar el campo de la imagen virtual del interior de algunas estructuras como los bronquios, el colon y la vejiga, entre otros.

El conocimiento de la imagen normal y sus numerosas variantes anatómicas es el punto de partida indispensable para poder identificar las alteraciones que causen la enfermedad.

El objeto de este capítulo es revisar los conceptos generales de la anatomía seccional del abdomen superior, incluyendo los métodos de imagen seccional más utilizados en la actualidad: Ultrasonido en tiempo real (US), Ultrasonido Doppler a color (USDC), Tomografía computada convencional (TC), Tomografía computada helicoidal o espiral (TCH) y Resonancia magnética (RM). El lector deberá revisar obras más especializadas si desea profundizar en el tema (1–11).

Dr. J.L. Criales Cortés: Profesor Conferencista, Curso Universitario de Radiología Clínica Londres, Universidad Nacional Autónoma de México, Jefe del Servicio de Radiología y Tomografía Computada, Centro de Diagnóstico C.T. Scanner, México D.F.

Dr. M.E. Stoopen: Editor Revista Mexicana de Radiología, Director Grupo C.T. Scanner, México D.F.

Dra. V. Barois Boullard: Profesor Conferencista, Curso Universitario de Radiología Clínica Londres, Universidad Nacional Autónoma de México, Director de Ultrasonido del Centro de Diagnóstico C.T. Scanner, México D.F.

HIGADO

El hígado es el órgano más grande de la cavidad peritoneal. En la anatomía clásica se le dividía en tres lóbulos: derecho, izquierdo y caudado, utilizando para ello referencias externas de la superficie hepática. En la actualidad, se le divide en ocho segmentos vasculares que siguen la división de las ramas de la vena porta y las hepáticas, de acuerdo al modelo propuesto por Cuinaud; este modelo tiene aplicaciones directas para la cirugía de resección segmentaria y será tratado con detalle en el Capítulo 02.

La división entre lóbulo derecho e izquierdo en el modelo tradicional se establece arbitrariamente con una línea que sigue el eje de la fosa vesicular hacia la vena cava; a la derecha de este plano se dirigen las ramas derechas de la vena porta, la arteria hepática y el conducto biliar; hacia el lado izquierdo, parten las ramas correspondientes al lóbulo izquierdo.

El lóbulo derecho se subdivide en dos segmentos, uno anterior y otro posterior, cuyo límite está dado por vena hepática derecha, a diferencia del lóbulo izquierdo, que se divide en un segmento lateral y otro medial, por la fisura vertical (Fig. 1A y B).

La morfología general del órgano puede presentar numerosas variantes: el lóbulo izquierdo puede ser pequeño, hipoplásico; o bien, grande y extenderse hasta el hipocondrio izquierdo, llegando incluso a interponerse entre el bazo y la pared abdominal. El lóbulo derecho puede ser más pequeño y largo con una extensión posterior llamada lóbulo de Riedel, lo cual ocurre principalmente en la mujer. El borde hepático en condiciones normales es liso, regular, y está interrumpido por las siguientes fisuras:

Fisura longitudinal (FL)

Se localiza en la parte anterior y superior, corresponde con la inserción del ligamento falciforme, habitualmente rodeado

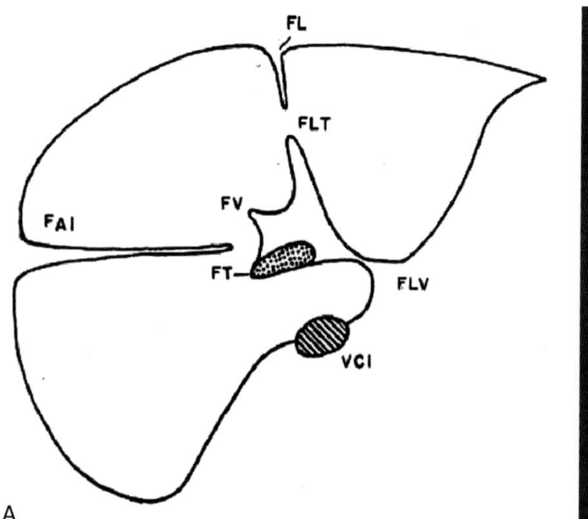

A

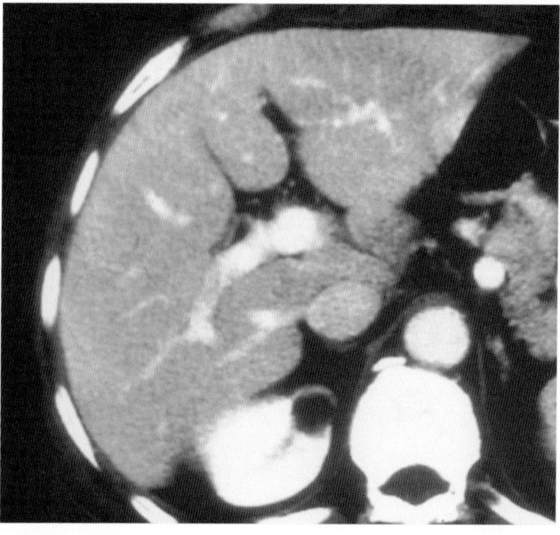

B

FIG. 1. Fisuras del hígado. **A:** Esquema de las fisuras del hígado. **B:** TC del hígado, en el que se observan las fisuras señaladas en el esquema anterior. Nótese la densidad del parénquima del hígado. En general, la densidad del hígado y del bazo (no incluido) son similares.

de grasa, lo que le da un aspecto hipodenso en TC y ecogénico en US; contiene la vena umbilical en el feto y el ligamento redondo en el adulto, el cual corre por el borde libre del ligamento y se dirige hacia afuera del hígado a la pared abdominal anterior. Cuando hay repermeabilización de la vena paraumbilical, el flujo de esta vena se identifica fácilmente con la técnica de USDC y con la TCH (Fig. 2A–D).

La fisura vertical es la referencia externa para dividir los segmentos lateral y medial del lóbulo izquierdo. Por su parte, el ligamento suspensor que se inserta en esta fisura se prolonga hacia la pared abdominal, sirve como uno de los elementos de fijación del hígado y divide los espacios subfrénicos derecho e izquierdo.

Fisura transversal (FT)

Es la invaginación del pedículo hepático en el parénquima, forma un ángulo recto con la fisura vertical y se conoce con el nombre de "*porta hepatis*"; contiene la vena porta, el conducto biliar común y la arteria hepática que forman el hilio del órgano (Fig. 3A y B).

Fisura del ligamento venoso (FLV)

Se forma por la invaginación del *ductus venosus* (conexión embriológica de la vena porta izquierda con la vena hepática izquierda) obliterado; esta fisura separa el lóbulo caudado del lóbulo izquierdo.

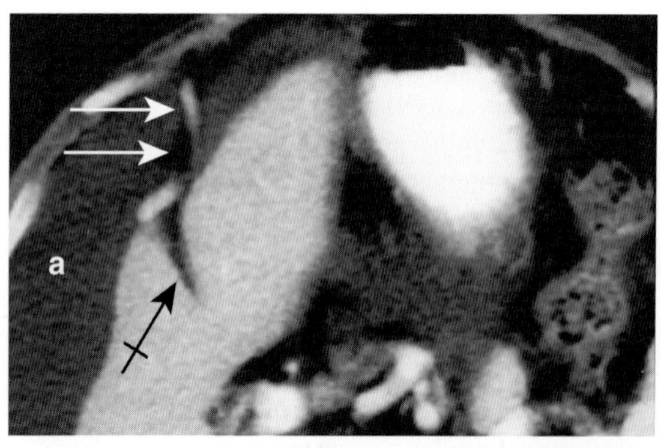

A

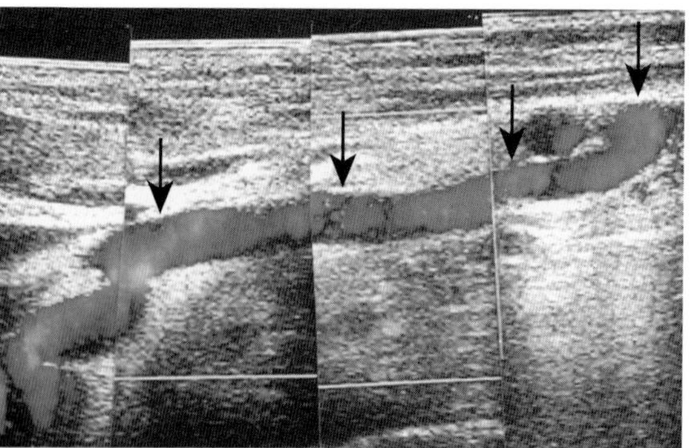

B

FIG. 2. Fisura longitudinal y vena paraumbilical. **A:** TC en un enfermo con cirrosis y ascitis: se observa la vena paraumbilical (*flechas*) que emerge de la parte anterior de la fisura vertical (*flecha cruzada*) su trayecto hacia la pared abdominal es visible debido a la presencia de ascitis (*a*) que separa la cara anterior del hígado de la pared abdominal. **B:** Ultrasonido Doppler en color (USDC). Imagen compuesta de un rastreo a lo largo de la vena paraumbilical que corre por debajo de la pared umbilical, desde su emergencia en la fisura longitudinal hasta la región del ombligo (*flechas*).

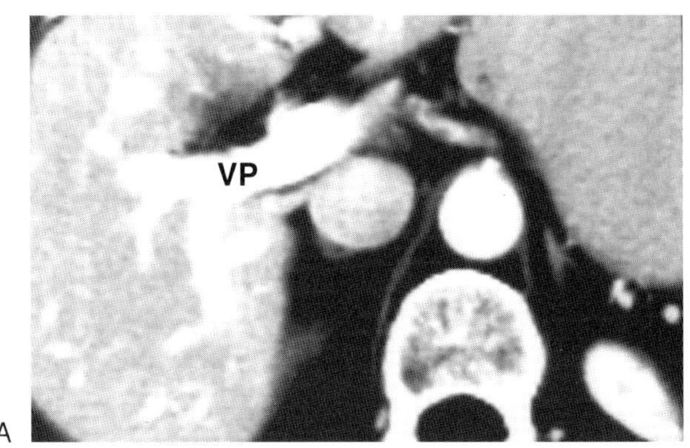

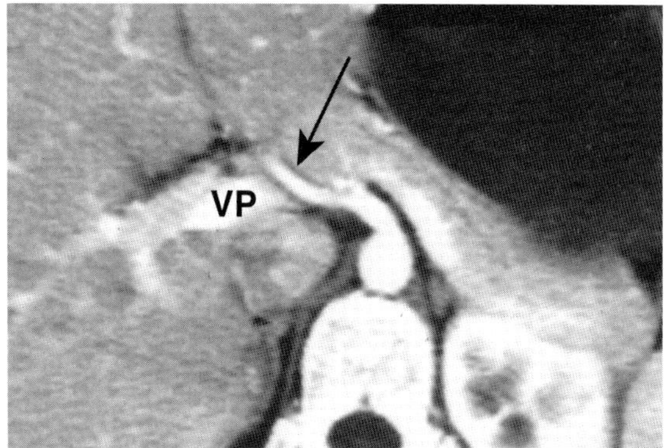

A

B

FIG. 3. *Porta hepatis.* **A:** TCH. El tronco de la vena porta (*VP*) es visible en toda su extensión a lo largo de la fisura transversal o *porta hepatis* debido a que tiene una posición horizontal en un sujeto con hepatomegalia. **B:** TCH que muestra una parte de la vena porta (*VP*) y la arteria hepática común (*flecha*), alojadas en la *porta hepatis.*

Fisura de la vesícula biliar (FV)

Es una invaginación peritoneal superficial que contiene la vesícula y es el límite entre los lóbulos derecho e izquierdo.

Fisura accesoria inferior derecha (FAI)

Se extiende desde la región inferior de la fosa vesicular hasta el margen inferolateral del hígado.

La densidad del parénquima hepático es homogénea, está interrumpida únicamente por la imagen de las estructuras venosas portales y hepáticas. En algunos sujetos, el lóbulo caudado, que puede estar menos perfundido, tiene una densidad un poco menor a la del resto del parénquima. En TC sin material de contraste, la densidad hepática es similar a la del páncreas, bazo y riñones, con coeficientes de atenuación promedio de 40 a 70 Unidades Hounsfield (UH) (2); las venas son menos densas que el parénquima y pueden verse como áreas circulares, ovoides o cilíndricas, de acuerdo a la incidencia de la estructura vascular con el plano axial del corte.

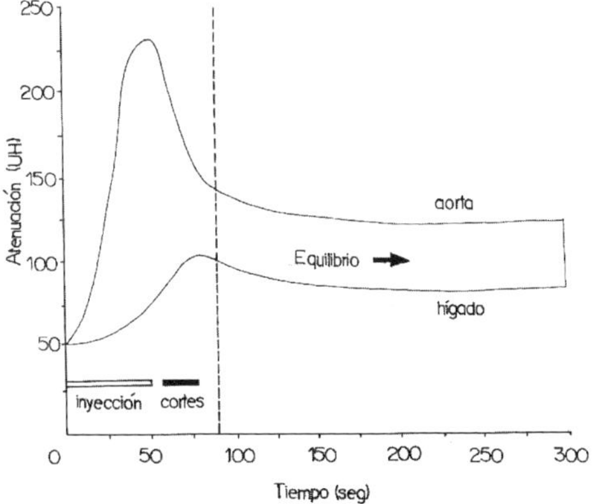

FIG. 4. Gráfica en la que se ilustran las fases vascular, de redistribución y equilibrio del medio de contraste en el hígado.

La inyección de contraste yodado incrementa la densidad de las arterias y venas, las cuales bajo su efecto alcanzan densidades entre 50 a 100 UH. Este se distribuye rápidamente desde el espacio vascular al espacio extravascular (intersticial). En el hígado dicho proceso es muy rápido y ha sido dividido por varios autores en tres fases: la fase vascular o de bolo, la fase de redistribución y la fase de equilibrio (13); cada una de estas fases corresponde a una parte de la curva de atenuación aórtico hepática (Fig. 4).

Existe cierta controversia acerca del significado y los tiempos correspondientes a estas fases. Desde el punto de vista práctico, se puede considerar que la fase vascular representa el momento en el que el material de contraste alcanza su mayor concentración en la aorta; con la mayor parte de las técnicas empleadas actualmente, ocurre aproximadamente 30 segundos después de la inyección. La fase de redistribución ocurre durante el paso del material de contraste del espacio vascular al intersticial, generalmente entre 30 a 90 segundos después de la inyección. La fase de equilibrio es aquélla en la cual el reforzamiento del hígado y de la aorta declinan gradualmente y se inicia aproximadamente 90 segundos después de inyectar; en esta fase, el contraste difunde lentamente desde el hígado otra vez al espacio vascular central. Se sabe que muchas lesiones hepáticas pueden pasar desapercibidas en esta fase debido a que no existe una diferencia de densidad apreciable entre las lesiones hepáticas y el intersticio del parénquima normal.

En base a lo anterior, lo recomendable es estudiar el hígado antes del inicio de la fase de equilibrio. El método ideal para lograr este propósito es la TCH. Con este método, el tiempo de corte es breve, generalmente de un segundo, y pueden hacerse cortes en secuencia rápida. Es factible estudiar todo el órgano en una sola apnea en la fase de mayor reforzamiento del parénquima hepático antes del inicio de la fase de equilibrio.

Puede utilizarse una exploración unifásica administrando 100 mL de material de contraste con inyector automático a 2.5 o 3 mL/seg, con un retardo de 50 segundos entre la

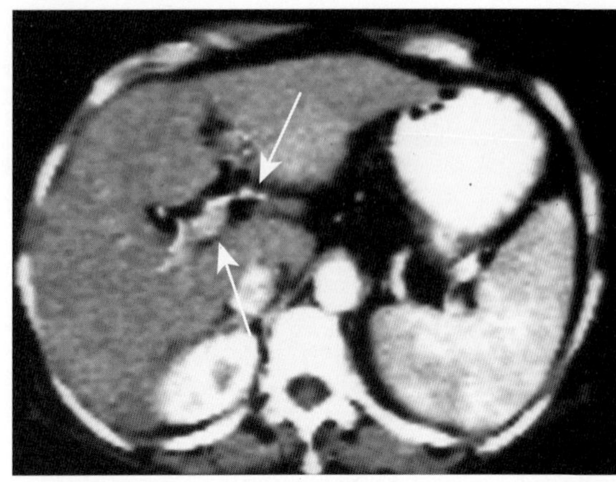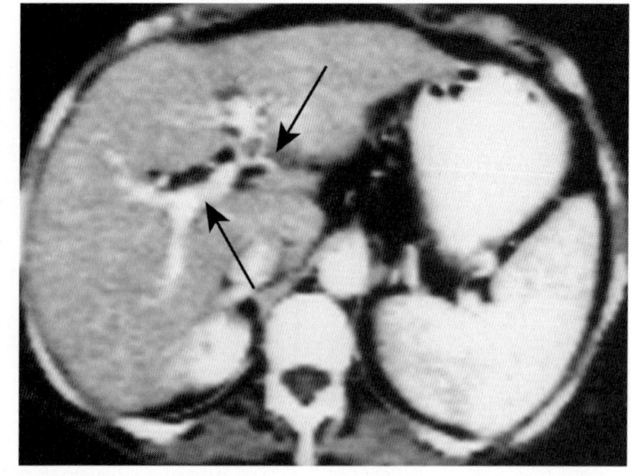

A

B

FIG. 5. Fases de distribución del material de contraste. **A:** TCH. Fase arterial dominante. En la *porta hepatis,* se observa la arteria hepática (*flecha recta*), bien opacificada, en tanto la vena porta (*flecha cruzada*) tiene solo un contraste ténue. El parénquima hepático tiene menor densidad que el bazo, debido a que aún no hay contraste en los sinusoides. La densidad del parénquima esplénico es heterogénea porque el material de contraste se encuentra aún en los espacios arteriales de la pulpa roja y no ha alcanzado la circulación venosa. **B:** Unos segundos después aún hay contraste en la arteria hepática (*flecha*), pero esto ha aumentado en la vena porta (*flecha cruzado*), que ahora se encuentra bien opacificada y la densidad del parénquima hepático ha aumentado. Nótese que el bazo tiene en esta fase una densidad mas homogénea.

inyección y el inicio de los cortes o una técnica bifásica que permita evaluar el hígado, tanto durante la fase vascular (arterial-dominante) como en la fase de redistribución (portal-dominante). Para esta técnica se recomienda utilizar 150 mL de material de contraste inyectado a 5 mL/seg con un retardo de 25 segundos para la primera fase y una segunda 60 segundos después de la inyección (Fig. 5 A y B) (14,15).

En US el parénquima tiene también una ecogenicidad homogénea, las venas de primer, segundo y tercer orden se identifican como estructuras tubulares ecolúcidas, las ramas portales se distribuyen a partir del hilio y se ramifican y disminuyen de calibre hacia la periferia (Fig. 6A–C), en tanto las venas hepáticas, también llamadas venas suprahepáticas, aumentan de calibre progresivamente hacia la parte alta del hígado y desembocan en la vena cava. Alrededor de las primeras, hay abundante tejido fibroadiposo que produce una pared ecogénica en las venas portales; esto no existe en las venas hepáticas cuya pared es poco ecogénica y se continúan insensiblemente con el parénquima (Fig. 7A–C).

En el hilio hepático la vena porta es la estructura principal. Cuando el plano de corte es transversal respecto a su eje produce una imagen circular, con un diámetro máximo de 14 mm; cuando el plano de corte es paralelo al eje, la vena se identifica como una estructura tubular de 7 a 9 cm de longitud (Fig. 6A y B) que se divide en dos ramas, una para el lóbulo izquierdo y otra para el derecho al ingresar al hígado. El flujo sanguíneo normal se dirige hacia el hígado, es decir en sentido hepatopetal, fácilmente demostrable con US Doppler-duplex (Fig. 8A) como una onda continua que oscila un poco con la respiración. El USDC permite observar el flujo en el interior de la vena porta, su llenado, la eventual presencia de trombos y la dirección del flujo. La vena porta

es también fácilmente demostrable con TC y RM; esta última puede proporcionar información sobre la dirección del flujo.

Por otra parte, el USDC permite diferenciar el flujo de la arteria hepática que también se dirige hacia el hígado pero tiene un espectro de tipo arterial (Fig. 8B).

El análisis espectral con USDC pone en evidencia tres aspectos diferentes en cada uno de los vasos hepáticos: a) las venas hepáticas con un espectro bifásico, influido por el flujo de la aurícula derecha, b) el flujo portal bajo y continuo bastante homogéneo, con tenues oscilaciones y c) el flujo arterial con un componente sistólico característico (Fig. 9).

Los avances en las técnicas de adquisición de la información y la utilización de nuevos algoritmos de reconstrucción de imágenes han permitido lograr la imagen tridimensional (3D) de las estructuras vasculares, creándose los nombres de angiotomografía computada (AngioTC) y angioresonancia magnética (AngioRM).

Estas técnicas representan una mayor capacidad para el examen anatómico de venas y arterias ya que permiten demostrarlas en forma no invasiva y desde cualquier ángulo que se desee, puesto que es factible sustraer la imagen de la de los tejidos vecinos y rotarla en el monitor de televisión en cualquier sentido de las coordenadas *x, y, z.*

También es factible representar la imagen de la luz vascular o de otras estructuras como el colon o la vejiga urinaria y obtener imágenes virtuales que permiten "navegar" en el interior del órgano en estudio.

Con el empleo de las técnicas de Máxima intensidad de proyecciones (MIP) es factible tener un despliegue anatómico completo de las estructuras vasculares del sistema portal (Fig. 10A).

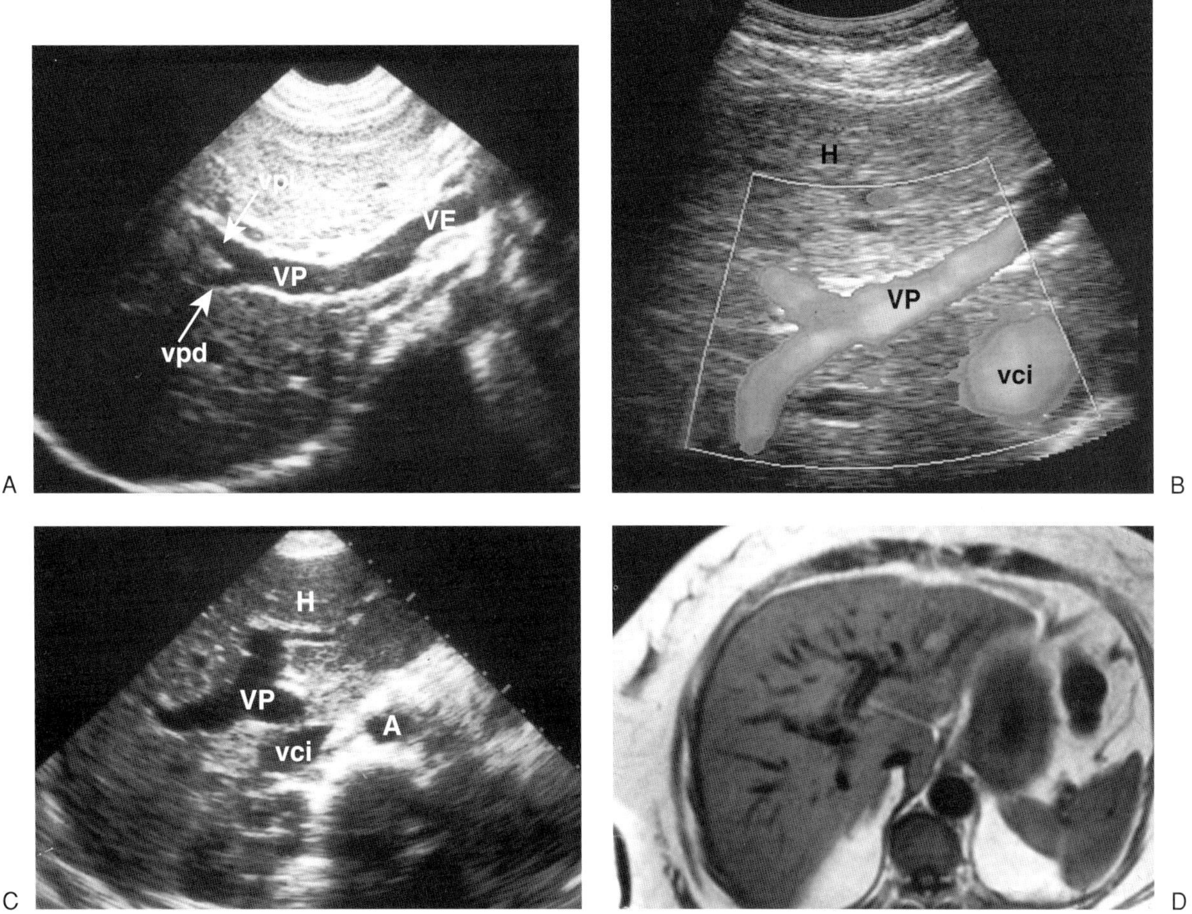

FIG. 6. A: US en escala gris. La vena porta (*VP*), que es la continuación de la vena esplénica (*VE*), se divide en dos ramas al entrar al hígado, una derecha (*vpd*) y otra izquierda (*vpi*). **B:** USDC, con la técnica de Doppler de potencia. La señal Doppler muestra el flujo sanguíneo, las venas porta y sus ramas izquierda y derecha. Nótese la señal homogénea del parénquima hepático (*H*). **C:** US en escala gris. Las ramas intrahepáticas de la vena porta se adelgazan progresivamente conforme se adentran al hígado (*H*). Nótese la pared ecogénica de las ramas de la vena porta. *A, aorta; vci, vena cava inferior.* **D:** IRM del hígado. Se observan las ramas intrahepáticas de la vena porta.

Las reconstrucciones en 3D del sistema portal permiten contar con una información anatómica volumétrica más comprensible (Fig. 10B–D) y tienen aplicación creciente en el estudio de la circulación colateral en los pacientes con hipertensión portal (ver Capítulo 8).

VIAS BILIARES

El examen de los conductos biliares puede dividirse para su mejor comprensión en tres segmentos:

Conductos biliares intrahepáticos

La resolución espacial del US, TC y RM es insuficiente para permitir observar los conductos biliares intrahepáticos en estado normal, por lo que se ha establecido como un concepto clásico que, cuando son vistos con estos procedimientos, de-berá considerarse *a priori* que están dilatados por un factor de obstrucción mecánica.

En la actualidad, debe sin embargo hacerse una salvedad a este concepto pues, con los equipos y transductores recientes de gran resolución, es posible ver los conductos biliares intrahepáticos principales en sujetos normales.

Los conductos biliares intrahepáticos dilatados son reconocibles con US como estructuras tubulares o circulares según el plano de corte, paralelas a las ramas venosas, situadas frente a las mismas, se adelgazan progresivamente desde el hilio hepático hacia la periferia, no tienen flujo cuando se les investiga con Doppler y, en cambio, presentan reforzamiento posterior. En la TC tienen la misma disposición anatómica, pero en los cortes simples son un poco menos densas que las venas vecinas, acentuándose la diferencia al inyectar el material de contraste debido a que las venas refuerzan con el material de contraste vascular y los

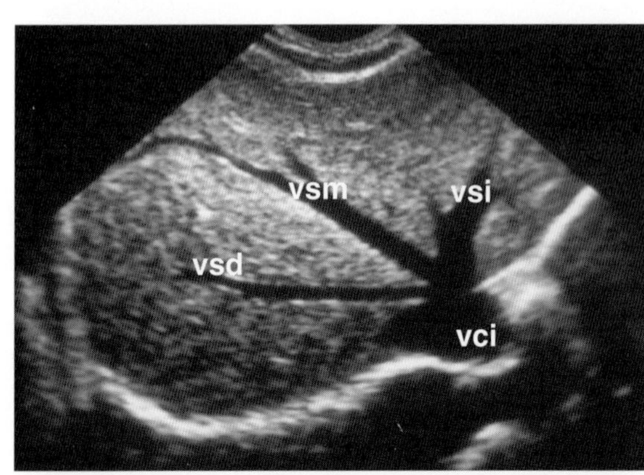

A

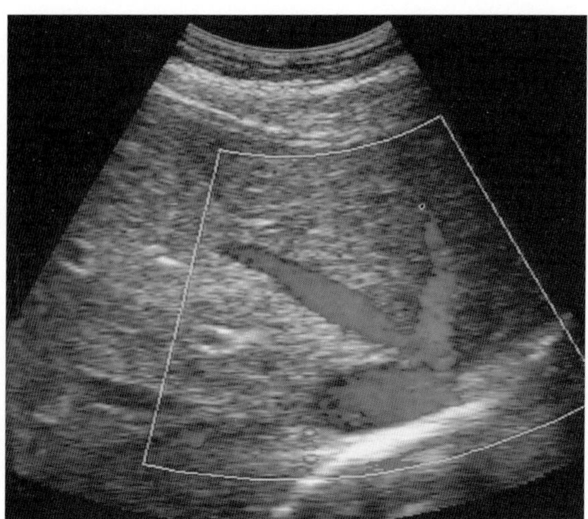

B

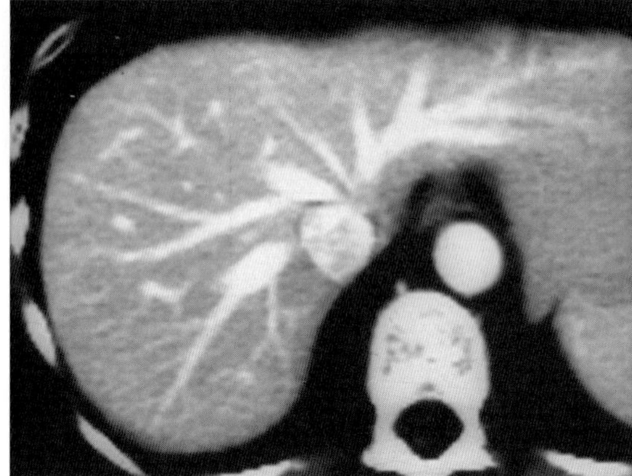

C

FIG. 7. Venas hepáticas. **A:** US en escala gris. Corte oblicuo en la parte alta del hígado que demuestra las tres venas hepáticas principales: derecha (*vsd*), media (*vsm*) e izquierda (*vsi*), cuyo calibre aumenta progresivamente hasta su desembocadura en la vena cava inferior (*vci*), formando la imagen llamada "cabeza de alce", nótese la ausencia de ecos en la pared de las venas. **B:** USDC. El flujo se dirige hacia la vena cava inferior. En este corte hay una señal de flujo en las venas media, izquierda y en la vena cava inferior formando la imagen de "cabeza de conejo". **C:** TCH. Plano axial en la parte alta del hígado con excelente opacificación de las venas hepáticas.

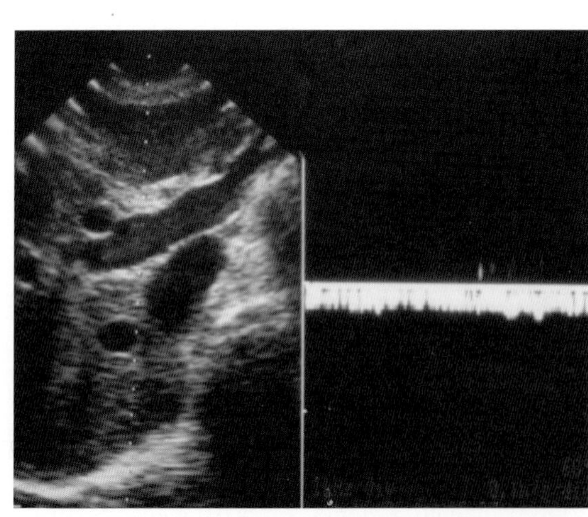

A

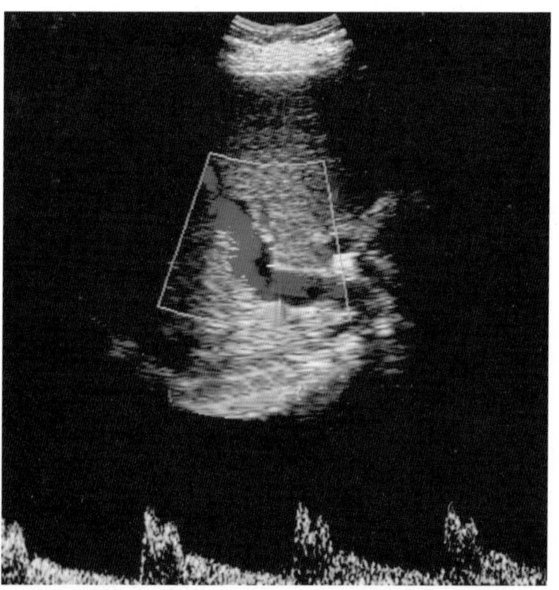

B

FIG. 8. Flujo de la vena porta y la arteria hepática. **A:** US Doppler duplex. La imagen de la izquierda muestra la vena porta de calibre normal. En su interior se aprecia el indicador de toma del flujo muestra y en la imagen de la derecha la señal del flujo portal que es baja, continua y homogénea y en sentido hepatopetal. **B:** USDC. La vena porta de calibre normal tiene flujo hepatopetal. Adyacente a su pared izquierda se distingue la toma de flujo muestra en la arteria hepática cuyo espectro sistolodiastólico permite diferenciarla de la vena.

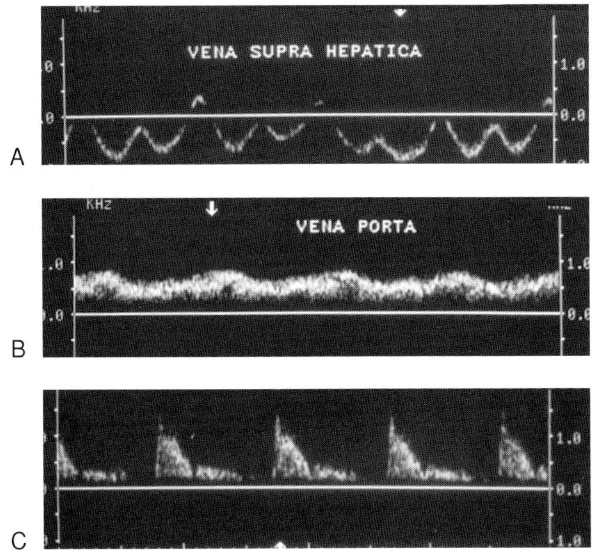

FIG. 9. Espectrometría de los vasos del hígado. El flujo de los 3 vasos del hígado tienen diferencias que se manifiestan en el análisis espectral: en las venas suprahepáticas **(A)** es trifásico, ondulante, influido por la aurícula derecha vecina; en la vena porta **(B)** es continuo y homogéneo y en la arteria hepática **(C)** bifásico y sistolodiastólico, de tipo arterial.

conductos biliares permanecen con densidad mucho menor. En RM la señal de la bilis es más intensa que la de la sangre, lo que permite diferenciar los conductos biliares de las ramas venosas portales.

Conductos biliares extrahepáticos proximales

Este segmento se denomina convencionalmente "conducto biliar común" (CBC) debido a que no es factible en la mayoría de los casos identificar el sitio de desembocadura del conducto cístico, estructura que anatómicamente divide el conducto hepático común del conducto colédoco. El CBC así definido, se identifica a nivel de la *"porta hepatis"* situado adelante y afuera de la vena porta en la mitad de los sujetos, en 30% la vena porta es anterior al conducto biliar y en el resto pueden estar entrelazados (Fig. 11A). En US habitualmente es factible colocarse en el eje mayor del conducto y demostrarle como una estructura tubular, con paredes ecogénicas, localizada frente y afuera de la vena porta; entre ambos, pueden cruzar una o más veces, ramas de la arteria hepática que se reconocen como estructuras circulares interpuestas entre el CBC y la vena porta. El diámetro del CBC se mide convencionalmente en este nivel, y su diámetro, de pared interna a pared interna, no debe exceder 5 mm.

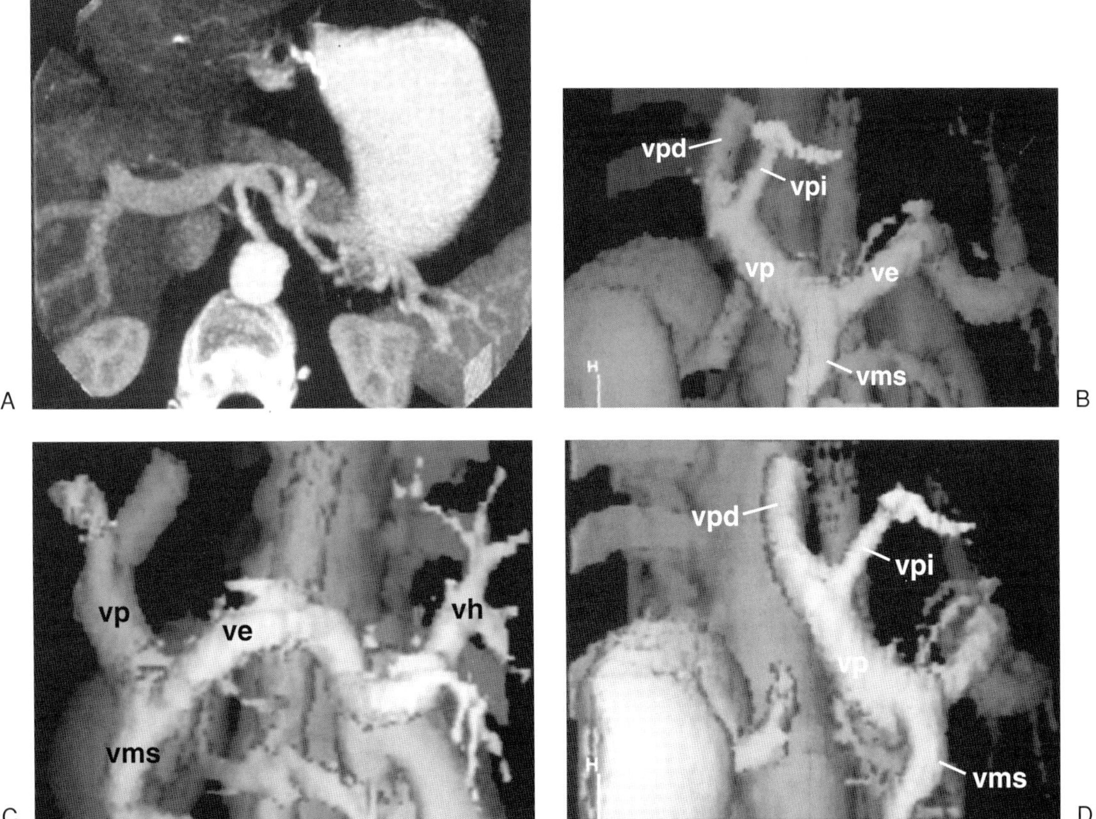

FIG. 10. Angiotomografía computada del sistema porta (AngioTC). **A:** Reconstrucción del sistema porta con la técnica de máxima intensidad de proyecciones que permite ver la totalidad del sistema porta y sus relaciones con los órganos vecinos. **B–D:** AngioTC. Reconstrucción del sistema portal en tercera dimensión con el método de sombreado de superficie: **(A–C)** son imágenes vistas en tres proyecciones diferentes. (*vh, vena hiliar esplénica; ve, esplénica; vms, vena mesentérica superior; vp, vena porta; vpd, vena porta derecha; vpi, vena porta izquierda*)

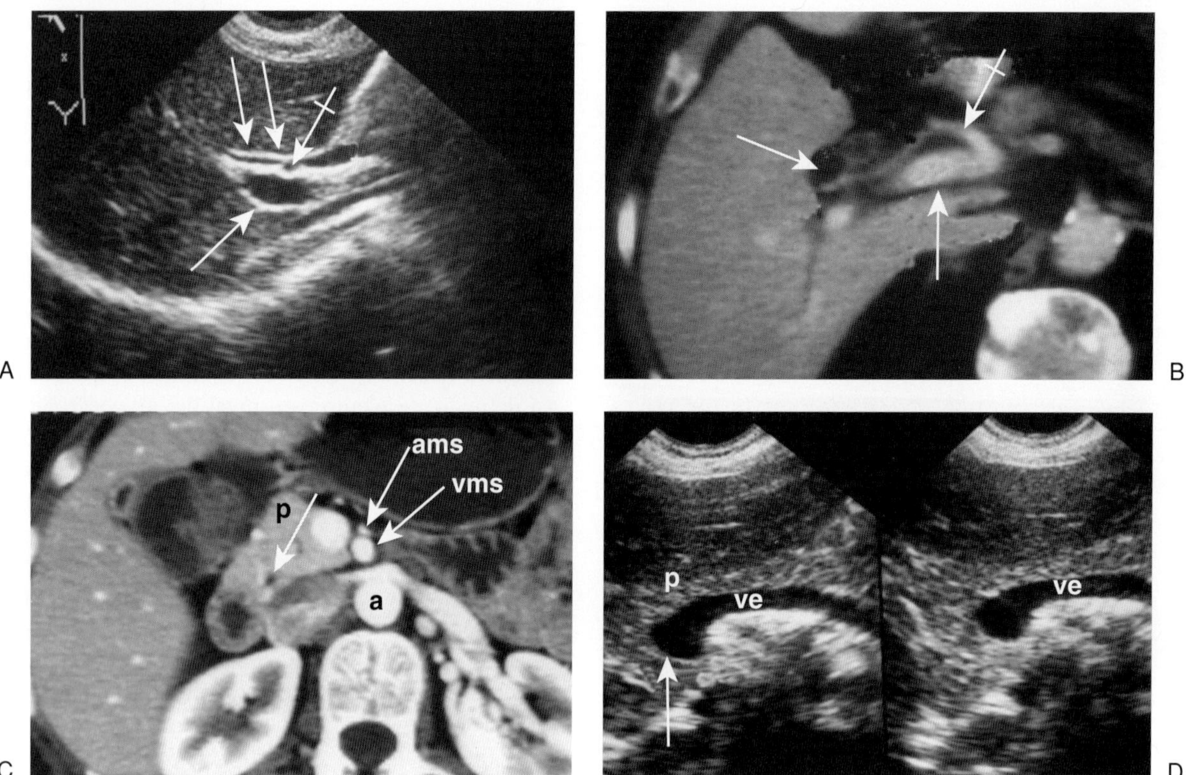

FIG. 11. Vías biliares extrahepáticas. **A:** US en escala gris. Corte oblicuo en la *porta hepatis.* El Conducto biliar común (CBC) (*flechas*), se sitúa frente a la vena porta (*flecha inferior*). Entre ambos se nota la imagen circular de una rama de la arteria hepática que cruza entre ellas (*flecha cruzada*). **B:** TC. Corte axial a nivel de la *porta hepatis.* Se observa CBC como una imagen circular (*flecha*) situada frente a la vena porta (*flecha inferior*); entre ambas se insinúa una rama de la arteria hepática *(flecha cruzada).* **C:** TCH. Corte a nivel del proceso uncinado del páncreas donde se observa el colédoco distal intrapancreático normal (*flecha*). **D:** US en escala de grises. Se demuestra el colédoco distal intrapancreático normal a nivel de la cabeza (*flecha*). (*a, aorta; vms, vena mesentérica superior; ams, arteria mesentérica superior; ve, vena esplénica; p, páncreas*)

En los cortes axiales de TC y RM, el CBC aparece generalmente como una estructura circular adelante y afuera de la vena porta (Fig.11B) y, sólo en algunos pacientes cuando ésta se hace horizontal, puede observarse el conducto en sentido longitudinal.

Conductos biliares extrahepáticos distales

Este segmento que corresponde al colédoco, pasa detrás del duodeno y en su extremo distal se hace intrapancreático. En sitio, habitualmente se le ve como una imagen circular rodeada por el tejido de la parte baja de la cabeza del páncreas o del proceso uncinado con un diámetro que no debe exceder 6 mm medido de pared interna a pared interna (Fig. 11C y D); cuando es muy delgado, puede no ser visible y se infiere que es normal.

VESICULA BILIAR

La vesícula biliar es un órgano ideal para ser estudiado en US. En un corte longitudinal a lo largo de su eje mayor tiene forma ovoide, con el fondo más amplio que el cuello, pared delgada, nítida, cuyo grosor varía entre 2 y 3 mm; la parte central ocupada por la bilis es ecolúcida, con amplio efecto de reforzamiento posterior (Fig. 12A). En la región del cuello, puede identificarse una o varias imágenes lineales que se proyectan hacia la luz en forma de septos que representan la válvula espiral.

El marcador anatómico para el cuello vesicular es la imagen del ligamento venoso (Fig. 12B); en ocasiones, es factible examinar con US el conducto cístico (Fig. 12C), el cual se observa como una estructura tubular sinuosa, que se dirige hacia el conducto biliar y raras veces logra demostrarse su desembocadura en el colédoco. El método Doppler permite identificar la vascularidad normal de la pared vesicular.

No existe un criterio definido sobre el tamaño normal de la vesícula biliar, pero se acepta que no debe exceder de 8 a 10 cm de largo, por 4 a 6 cm en diámetro. Cuando se le examina después de ingerir alimento graso (Boyden) o de inyectar colecistoquinina (CCK), debe reducir su volumen en 40 a 50% si el conducto cístico y el colédoco están permeables.

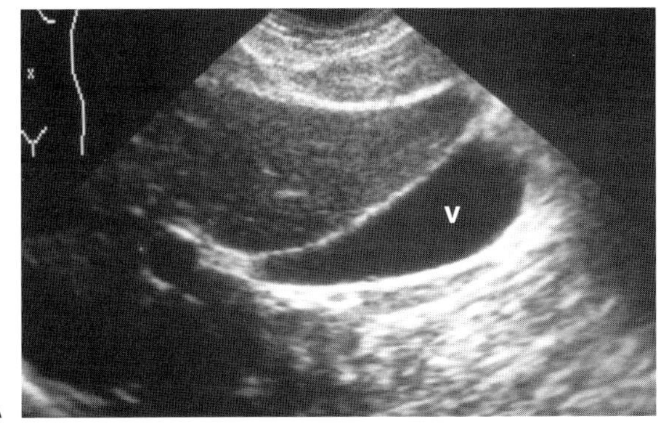
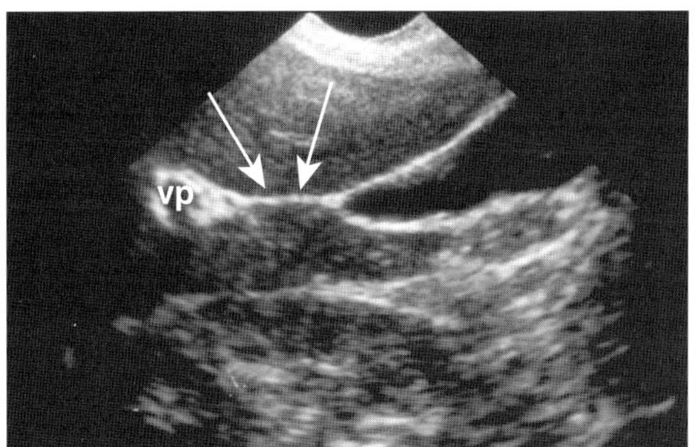

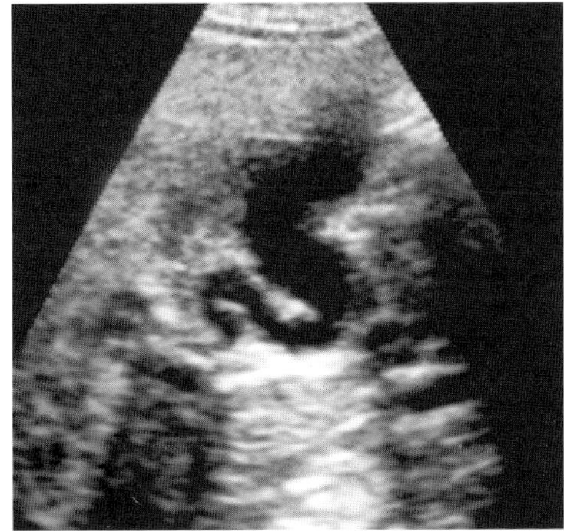

FIG. 12. Vesícula biliar. US en tiempo real que muestra: **A:** La vesícula biliar (*v*) distendida con pared de grosor normal. **B:** El cuello de la vesícula se identifica por la imagen ecogénica del ligamento venoso (*flechas rectas*) que se extiende hasta la vena porta (*vp*). **C:** Imagen tubular, serpentinosa y ecolúcida del cístico (*flecha*).

En TC y RM la vesícula tiene forma variable de acuerdo a la orientación en que se encuentre. En los cortes bajos puede tener forma circular y en los cortes altos tiene una forma ovoide, piriforme. La pared es delgada, apenas visible en estado normal y más nítida después de inyectar material de contraste endovenoso. La bilis tiene coeficientes de atenuación bajos, incluso menores que los del agua con valores negativos que alcanzan de -10 a -30 UH, según la proporción de colesterol que contenga. En RM la señal de la vesícula es hipointensa en T1 e hiperintensa en T2.

IMAGEN DE LAS VIAS BILIARES EN 3D

Las técnicas actuales de reconstrucción en tercera dimensión (3D) por medio de TC y RM, permiten obtener la imagen de la totalidad de los conductos biliares intra y extrahepáticos, sustrayendo los tejidos vecinos, lo que produce una Colangiotomografía computada (CTC) o Colangiorresonancia magnética (CRM), técnicas actualmente en desarrollo y con aceptación clínica cada vez mayor (ver Capítulo 11).

En nuestro departamento, la CTC se realiza con TCH, previa inyección de 100 mL de iotroximato (Biliscopín®); realizamos cortes de 5 mm de grosor, con un "pitch" de 1, abarcando los conductos biliares intra y extrahepáticos; posteriormente, hacemos reconstrucciones en 3D con técnica de sombreado de superficie y con el método de máxima inten-

sidad de proyecciones, con la cual se obtiene la imagen del árbol biliar completo (Fig. 13A).

La colangiorresonancia magnética es una técnica de reciente desarrollo que se basa en el principio del tiempo largo de relajación que tienen los líquidos corporales estáticos. La bilis y los líquidos pancreáticos que contiene el Wirsung producen una señal alta y con esta técnica la señal de los tejidos vecinos queda fuertemente suprimida, lo cual brinda a la bilis una señal intensa que, con el uso de algoritmos de MIP y de representación de volumen, permiten reconstruir una imagen que es similar a la de la colangiografía (Fig. 13B).

En ambas técnicas de colangiografía se exhibe la anatomía del árbol biliar intra y extrahepático, incluyendo el conducto cístico y la vesícula biliar, conforme a la imagen anatómica y clásica de las colangiografías.

La técnica de la CRM permite examinar simultáneamente al conducto de Wirsung en forma similar a la obtenida por vía endoscópica, designándosele con el nombre de Colangiopancreatografía por resonancia magnética (CPRM).

BAZO

Ocupa la posición más alta, posterior y lateral del abdomen. El bazo consta de una red de folículos linfáticos y células retículoendoteliales (pulpa blanca), con una serie de lagos vasculares (pulpa roja). La observación del bazo y del hilio

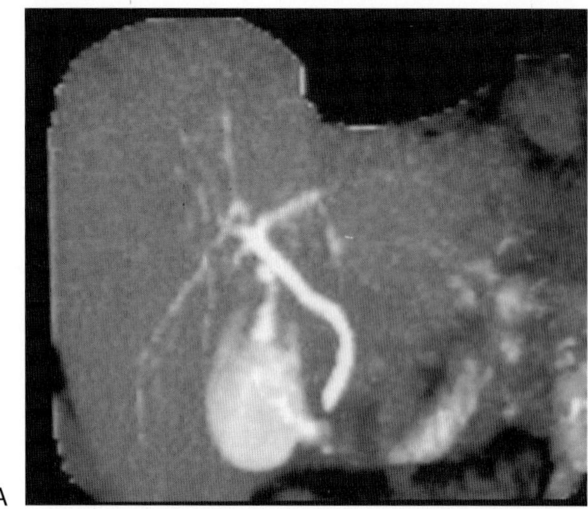 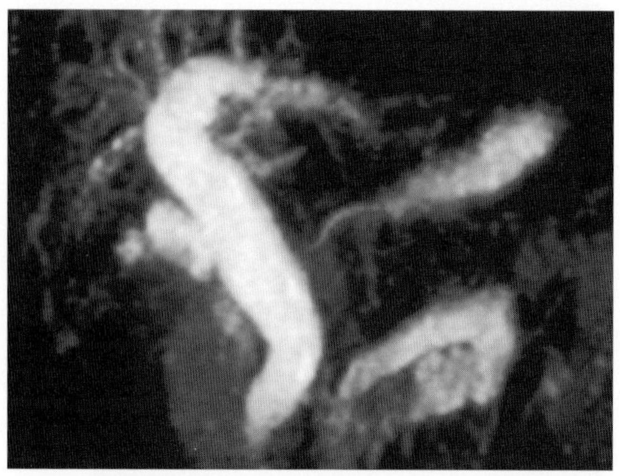

FIG. 13. Colangiografía por reconstrucción volumétrica. **A:** Colangiotomografía computada. Imagen de las vías biliares obtenida por reconstrucción con el método MIP después de inyectar material de contraste a base de Iotroximato y después de efectuar un barrido helicoidal. **B:** Colangiorresonancia magnética. Imagenología de las vías biliares obtenida con la técnica basada en el tiempo largo de relajación de los líquidos; permite ver el árbol biliar completo sin utilizar producto de contraste.

esplénico es constante en TC; su reforzamiento en TC convencional es homogéneo, al igual que el hígado. En TCH, el bazo normal refuerza de manera heterogénea en un 50% de los casos (Fig. 5A), esto es debido a que la sangre al transcurrir por la pulpa roja sigue dos rutas, a saber, una "circulación abierta", en la cual las arterias se abren en espacios reticulares desde los cuales la sangre se filtra a los senos venosos para llegar finalmente a las venas; el flujo restante sigue un "circuito cerrado", en el cual las arteriolas están unidas con las vénulas directamente por medio de sinusoides. En casos confusos, puede ser útil hacer cortes tardíos (Fig. 5B) para diferenciar este reforzamiento heterogéneo normal de lesiones focales esplénicas.

El bazo accesorio es un hallazgo frecuente en TC; se ve en un 30% de sujetos normales y es el resultado de la falla de fusión de una o múltiples yemas esplénicas en el mesogastrio dorsal durante la vida embrionaria; generalmente, está cerca del hilio esplénico, pero a veces se encuentra en los ligamentos suspensorios del bazo o adyacente a la cola del páncreas y rara vez está en la pared del estómago, del intestino, en el epiplón mayor, mesenterio o incluso en la pelvis o en el escroto.

El tamaño normal del órgano en TC se define cualitativamente por una línea transversal que pasa frente a la aorta y la vena cava y que no debe ser rebasada por el borde anterior del bazo.

La exploración del bazo con US está limitada por la parrilla costal, el estómago y el colon; se requieren maniobras adecuadas para observarlo en toda su extensión.

En US suele medirse en sus tres diámetros las cuales no deben rebasar 12 cm en el diámetro longitudinal, 8 cm en el anteroposterior y 4 cm en el transversal. Algunos autores han dado referencias para calcular un índice y estimar el peso aproximado del órgano; aunque esto no cuenta con

aceptación generalizada, puede ser de cierta utilidad en la práctica:

$$\text{Indice esplénico} = L \times A \times T \ (\text{normal} < 480)$$

$$\text{Peso estimado} = \text{Indice} \times 0.55 \ (\text{normal 100 a 265g})$$

Donde: L=longitud
　　　A=anteroposterior
　　　T=transversal

PANCREAS

El páncreas se extiende a través del abdomen frente al espacio pararrenal anterior. Convencionalmente, se divide en 3 regiones a las que se llama cabeza, cuerpo y cola. La parte más baja de la cabeza pancreática corresponde al proceso uncinado que se sitúa sobre el borde superior de la tercera porción del duodeno; tiene forma triangular con el vértice orientado hacia la línea media y su cara anterior está en relación con la arteria y la vena mesentérica superior (Fig. 14A); con alguna frecuencia la porción distal del colédoco puede verse en el borde externo del proceso uncinado y en algunos pacientes puede identificarse plenamente la imagen tubular del conducto de Santorini.

La cabeza del páncreas (Fig. 14B) continúa hacia arriba del proceso uncinado, sin que exista división entre ellos; se sitúa frente a la vena cava inferior y por dentro del arco duodenal y en la parte medial se relaciona con el origen de la vena porta; el colédoco intrapancreático puede ser visto en varios cortes de la región cefálica. Entre la cabeza y el cuerpo, suele haber una zona más estrecha denominada cuello del páncreas (Fig. 14C).

El cuerpo del páncreas cruza la línea media frente a los vasos mesentéricos y esplénicos (Fig. 14B y C); otra relación importante es la vena renal izquierda que cruza frente a los vasos mesentéricos atrás del cuerpo.

La cola del páncreas se sitúa frente al riñón izquierdo; por su cara posterior, corre la vena esplénica y entre ésta y el riñón suele observarse la imagen triangular de la glándula suprarrenal izquierda. A lo largo del cuerpo y la cola puede verse en algunos sujetos el conducto de Wirsung, cuyas paredes deben ser paralelas y el diámetro interno menor de 2 mm. Este conducto puede verse con mayor frecuencia por medio del US de alta resolución y cuando se hace con cortes finos e interpolados de TC.

Frente a la cara anterior del páncreas se sitúan el estómago, el yeyuno y el colon. Alrededor del órgano puede haber una cantidad variable de tejido adiposo.

Hay muchas variantes en la forma y posición del páncreas: en pistola, herradura, horizontal, en "U" invertida y en "Y". El tamaño del órgano es mayor en sujetos jóvenes, hasta los 30 a 40 años y disminuye en los ancianos, hasta incluso atrofiarse y ser muy pequeño (atrofia senil). Algunos autores han dado valores normales de dimensión del páncreas que no han logrado, sin embargo, aceptación general.

Cuando el páncreas se dispone en sentido horizontal puede verse entero en un solo corte axial; con mayor frecuencia, se dispone en diverso grado de oblicuidad de tal modo que la cabeza queda en posición más baja que el cuerpo.

En TC convencional suele demostrarse todo el órgano en 3 o 4 cortes de 10 mm de espesor en 98% de los sujetos.

Un avance reciente ha sido la posibilidad de efectuar reconstrucciones interpoladas con los equipos de TCH y obtener de 10 a 20 o más imágenes del páncreas que representan cortes de 1 a 4 mm.

En TC presenta una densidad similar o menor a la del hígado, excepto cuando hay exceso de grasa peripancreática en que toma un aspecto "empedrado", por la grasa que lo rodea.

El estudio con material de contraste muestra en forma óptima la relación entre el páncreas y las diferentes estructuras vasculares arteriales y venosas del retroperitoneo.

Varios trabajos describen la anatomía vascular del páncreas con TC; en uno de ellos (16) se detalla el porcentaje de visibilidad de varias venas por inyección *in situ* de estos vasos, los autores concluyeron que las venas pancreáticoduodenales anterior y posterosuperior fueron vistas en 98% y 88% de los cortes respectivamente; el diámetro promedio de estas venas fue de 2.1 mm. El tronco gastroduodenal se vio

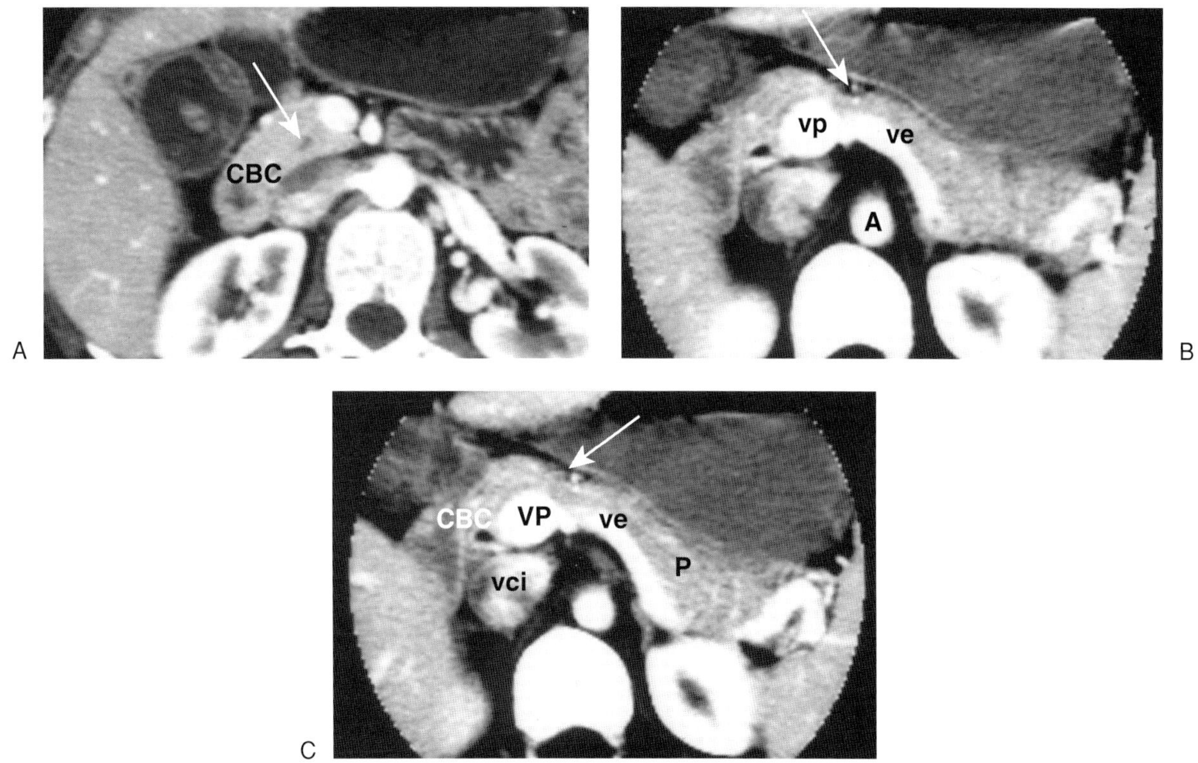

FIG. 14. Páncreas normal en TCH. **A:** Proceso uncinado. Nótese la imagen del *CBC* y un segmento del conducto de Santorini (*cabeza de flecha*). **B:** La cabeza del páncreas se observa en un corte más cefálico; continúa observándose la imagen del CBC. **C:** El cuello del páncreas (*flecha larga*) es la zona estrecha entre la cabeza y el cuerpo. El cuerpo y la cola del páncreas se extienden frente a la vena esplénica en dos reconstrucciones interpoladas del páncreas a intervalos de 2.5 mm. Nótese la imagen de múltiples arterias y venas pancreáticas a lo largo del cuerpo y la cola. *P, páncreas; ams, arteria mesentérica superior; vms, vena mesentérica superior; ve, vena esplénica; vci, vena cava inferior; A, aorta; vri, vena renal izquierda.*

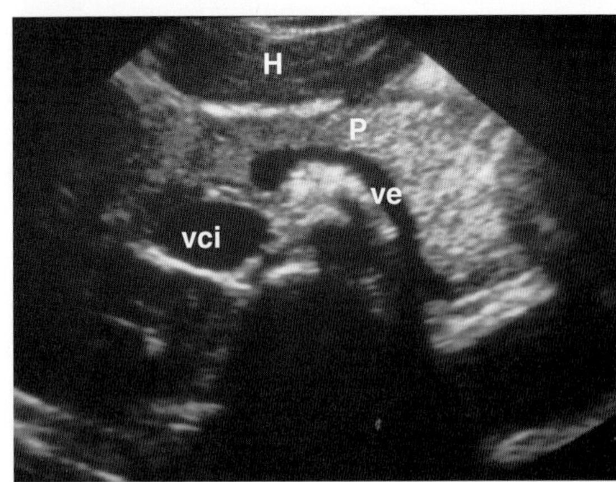

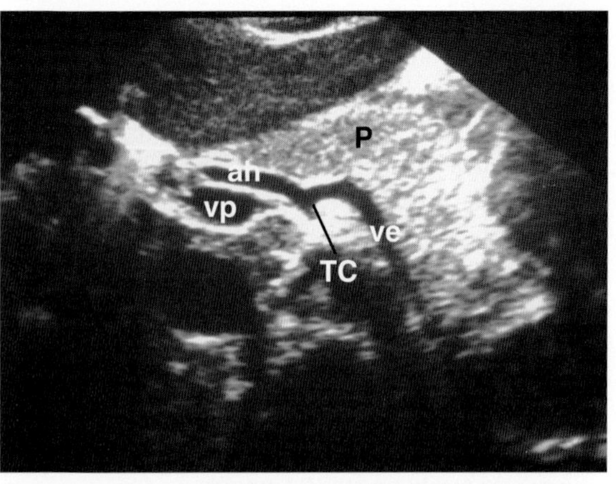

FIG. 15. Páncreas normal en US. **A:** US en escala gris. Corte transversal que muestra la cabeza, el cuello más estrecho, el cuerpo y la porción proximal de la cola. La ecogenicidad del parénquima pancreático (*P*) es homogénea, comparativamente mayor que la del lóbulo izquierdo del hígado (*H*) por incremento en la grasa peripancreática. Observe la vena esplénica *(ve)* que es el marcador anatómico del cuerpo y la cola del páncreas y la vena cava inferior (*vci*), marcador de la cabeza del páncreas. **B:** US en escala gris. Corte transversal. Un corte más cefálico que el de la figura 15A, muestra la relación con el tronco celíaco (*TC*), la arteria hepática (*ah*) y la arteria esplénica. (*vp, vena porta*)

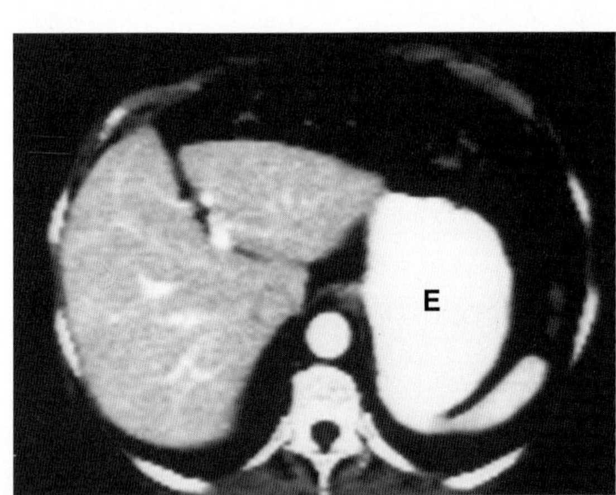

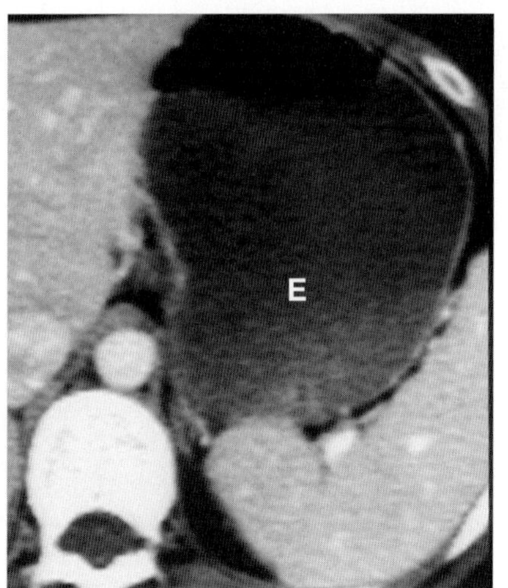

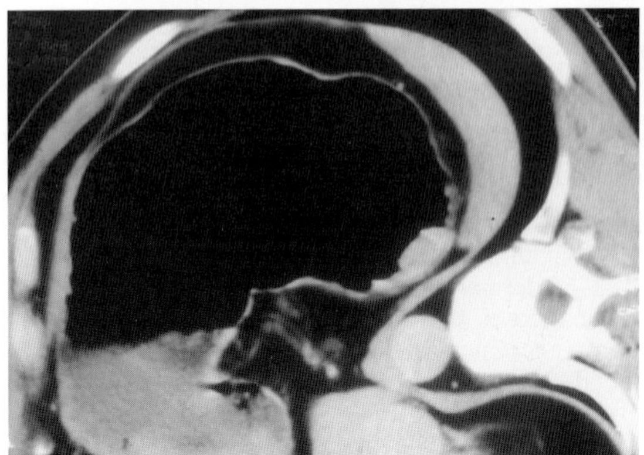

FIG. 16. Estómago normal (*E*) n TC. TCH en las que se ha contrastado el estómago con 3 medios diferentes. **A:** Contraste yodado positivo. **B:** Agua como contraste negativo. **C:** Aire y agua como contrastes negativos. Nótese la mejor visibilidad de la pared con los contrastes negativos y la buena visibilidad del cuerpo y el fondo en decúbito lateral derecho.

en 89% de los estudios y su diámetro promedio fue de 4.7 mm. Las venas pancreáticoduodenales inferiores son pequeñas y habitualmente no se ven. El conocimiento de la anatomía normal de estas estructuras es fundamental, sobre todo en la evaluación de la infiltración vascular por tumores.

Con la administración de material de contraste con inyector automático y con el empleo de TCH es factible ver también arterias como la pancreática magna y pequeños vasos de circulación intrapancreática (Fig. 14C y D), lo que es particularmente importante al evaluar tumores pequeños hipervasculares.

El US, que técnicamente tiene mayor flexibilidad por la posibilidad de adaptarse a la posición anatómica del órgano, permite demostrar en más de 90% de los pacientes la región de la cabeza y la parte proximal del cuerpo y, con menor frecuencia, la región distal del cuerpo y la cola (Fig. 15A), ya que esta zona tropieza con problemas técnicos relacionados con la interposición de gas del estómago o del colon en aquellos sujetos en quienes el lóbulo izquierdo es corto, que dificultan y limitan la exploración de la porción del páncreas distal en 20 a 30% de los sujetos.

El parénquima pancreático tiene una ecogenicidad fina y homogénea, similar a la del hígado, pero en individuos con abundante grasa peripancreática ésta se incrementa y el páncreas puede ser más ecogénico que el hígado.

Los marcadores anatómicos del páncreas son los grandes vasos del retroperitoneo situados en la parte posterior. Tras la cabeza está la vena cava inferior; tras el cuello, la aorta y la arteria mesentérica superior y tras el cuerpo y la cola, la vena esplénica (Fig. 15A); en ocasiones puede verse también el tronco celíaco atrás del cuello (Fig. 15B).

Un avance ha sido la utilización del US endoscópico USE con sondas que penetran al estómago y al duodeno, dotadas con transductores de alta frecuencia que permiten explorar por contacto el órgano y proporcionar imágenes finas del parénquima, el conducto de Wirsung y el colédoco intrapancreático; esta técnica cuenta, sin embargo, con limitaciones que han tardado su difusión (ver Capítulo 08).

ESTOMAGO, DUODENO, INTESTINO Y COLON

Los segmentos del llamado "tubo digestivo" que incluyen el estómago, duodeno, intestino delgado y colon se observan en forma rutinaria en TC. La luz puede contrastarse con productos yodados o bario que dan un contraste positivo (Fig. 16A), o con agua (Fig. 16B); o bien, con agua y gas, que dan un contraste negativo y con los cuales se identifica mejor el borde de la mucosa gástrica y el grosor de la pared. La posición en decúbito lateral derecho con el estómago lleno de líquido y gas permite estudiar bien el cuerpo y el fondo (Fig. 16C).

El US por vía transabdominal permite ver la pared gástrica principalmente del cuerpo y el antro, previa distensión de agua. Tiene especial interés en los recién nacidos para investigar hipertrofia congénita del píloro tomando como criterio normal un grosor de la pared de 2 a 3 mm.

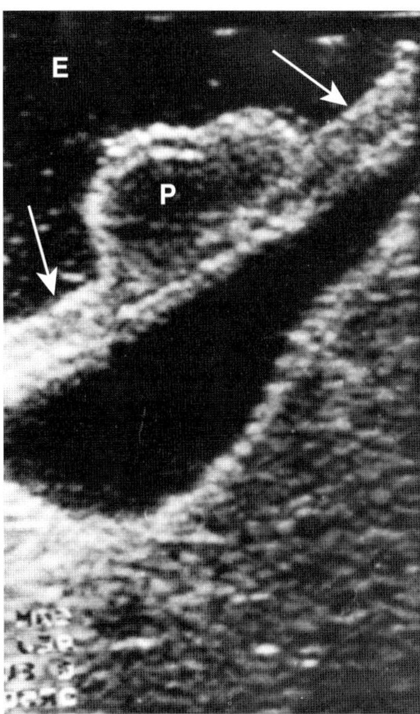

FIG. 17. Pared gástrica en USE. La cavidad del estómago (*E*) ha sido distendida con agua. Pueden distinguirse varias capas de la pared normal (*flechas*) y una lesión tumoral (pólipos) que se localiza debajo de la capa mucosa y la desplaza hacia la luz (*P*).

Con el empleo de USE, es factible examinar hoy las diferentes capas de la pared del estómago, (Fig. 17) el duodeno o el recto; estas capas producen 5 anillos hipo e hiperecoicos, que representan de dentro hacia afuera: a) la interfase entre la luz y la mucosa hiperecoica, b) la *muscularis mucosa* hipoecoica, c) la submucosa hiperecoica, d) la *muscularis propiae* hipoecoica y e) la grasa hiperecoica

RINONES

Los riñones están constituidos por una zona central que contiene los cálices, infundíbulos, la pelvecilla, vasos sanguíneos y una cantidad variable de tejido fibroso y adiposo. Esta zona se encuentra circundada por el parénquima renal formado por la corteza y las pirámides de la médula. El órgano está cubierto por una cápsula fibrosa y alrededor de ésta hay una cantidad variable de grasa que constituye el espacio perirrenal.

La imagen de los riñones se obtiene de forma rutinaria en US, TC y RM, métodos en los que pueden hoy diferenciarse la mayoría de estos elementos. Los riñones normales se localizan en las fosas renales a ambos lados de la columna vertebral y tienen forma elíptica; en el adulto miden 11.6 × 5 cm en promedio y el izquierdo es un poco menor que el derecho. Puede haber múltiples variantes anatómicas, entre las cuales las más frecuentes son el riñón ectópico, riñón en herradura, hipoplasia y agenesia.

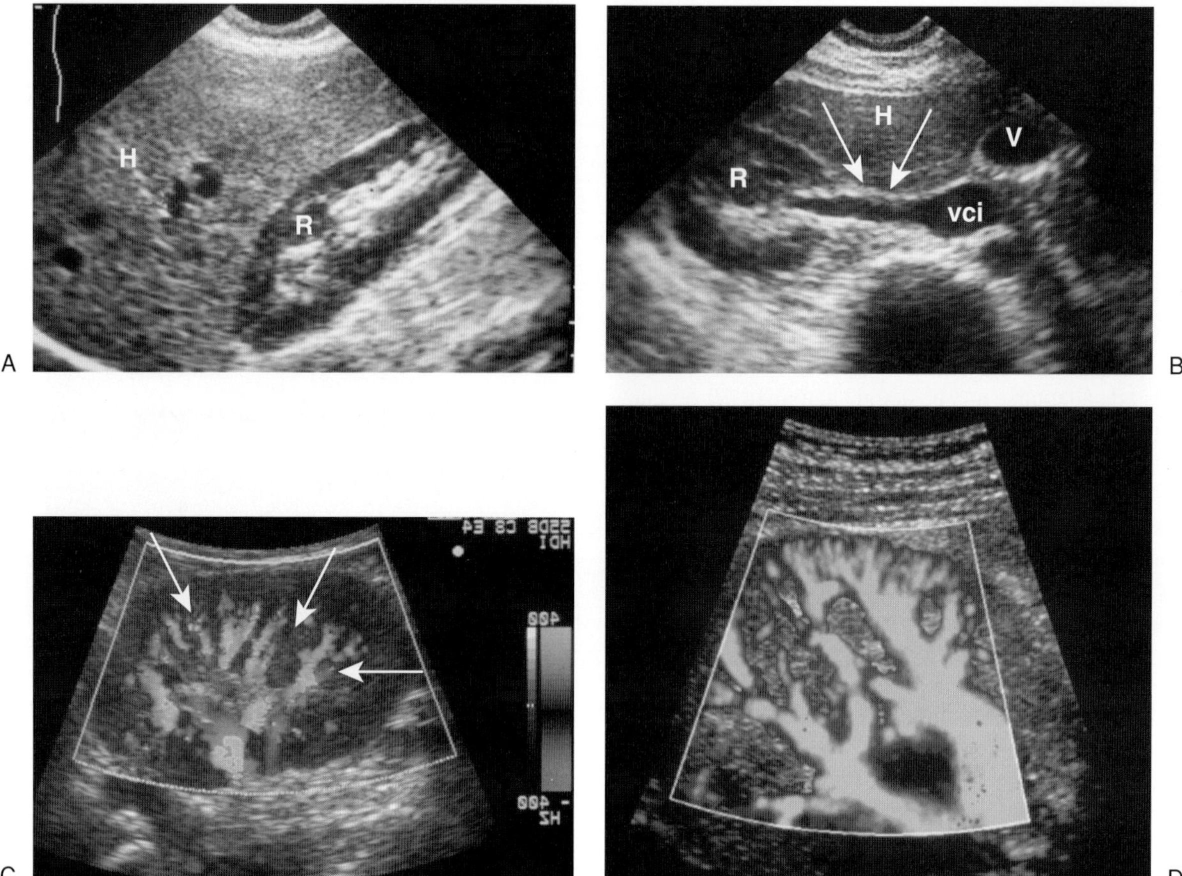

FIG. 18. Riñones normales. **A:** US en escala gris. Corte longitudinal. La ecogenicidad del parénquima renal (*R*) es un poco menor que la del lóbulo derecho del hígado (*H*). **B:** US en escala gris. Corte transversal. El riñón (*R*) tiene forma circular. En el hilio se aprecia la vena renal derecha (*flechas*) que desemboca en la vena cava inferior (*vci*). En este paciente la ecogenicidad renal fue similar a la hepática (*v, vesícula*). **C:** USDC. Se observa señal de flujo en la parte distal de la arteria renal y en vasos centrales que corresponden a arterias y venas (*flechas*), así como en arterias segmentales e interlobares. **D:** US con Doppler de amplitud. Se observan los vasos renales principales y las ramas segmentales, interlobares, arcuatas e incluso las arterias interlobares.

En US el riñón derecho se estudia habitualmente por la vía anterior, gracias a la ventana acústica que ofrece el hígado; el polo inferior puede no ser visto en su totalidad (Fig. 18A), por interponerse el colon, y entonces son útiles los cortes coronales.

En el lado izquierdo en cambio, el gas se interpone frente al riñón, por lo que suele observarse por el flanco, obteniendo cortes coronales, o por la región lumbar, si se desean cortes sagitales. Anterior y superior al riñón izquierdo se localiza el bazo que puede utilizarse como ventana acústica.

La pelvecilla y los cálices pueden mostrar un moderado grado de distensión fisiológica. En ocasiones, la hipertrofia de las pirámides puede hacer que crezca hacia el centro y produzca una imagen pseudotumoral.

La exploración debe incluir cortes en sentido longitudinal o coronal y transversales, en los que se podrá observar la pelvecilla y, en especial cuando está distendida, los vasos renales (Fig. 18B).

El USDC permite hoy estudiar las arterias y venas renales, su flujo y también las arterias renales principales, segmentarias e interlobares (Fig. 18C). Con la técnica de Doppler de potencia (Angio Doppler, Doppler de amplitud, power Doppler o Doppler de energía), pueden visualizarse rutinariamente los vasos arcuatos y los interlobulares (Fig. 18D) en la periferia del riñón y detectar eventualmente áreas de isquemia; esta posibilidad se incrementa con el uso de ecorrealzadores (contrastes ultrasónicos), que empieza a difundirse. El USDC se utiliza también para estudiar el flujo de las arterias renales.

Los uréteres en estado normal no son visibles con el US, pero cuando se distienden por obstrucción distal pueden ser vistos en todo su trayecto. La permeabilidad de los mismos puede hoy demostrarse con USDC por el signo del "jet" al ver la entrada del chorro de orina en la vejiga.

En TC se obtiene información óptima de los espacios perirrenales ocupados por grasa, así como de la fascia de

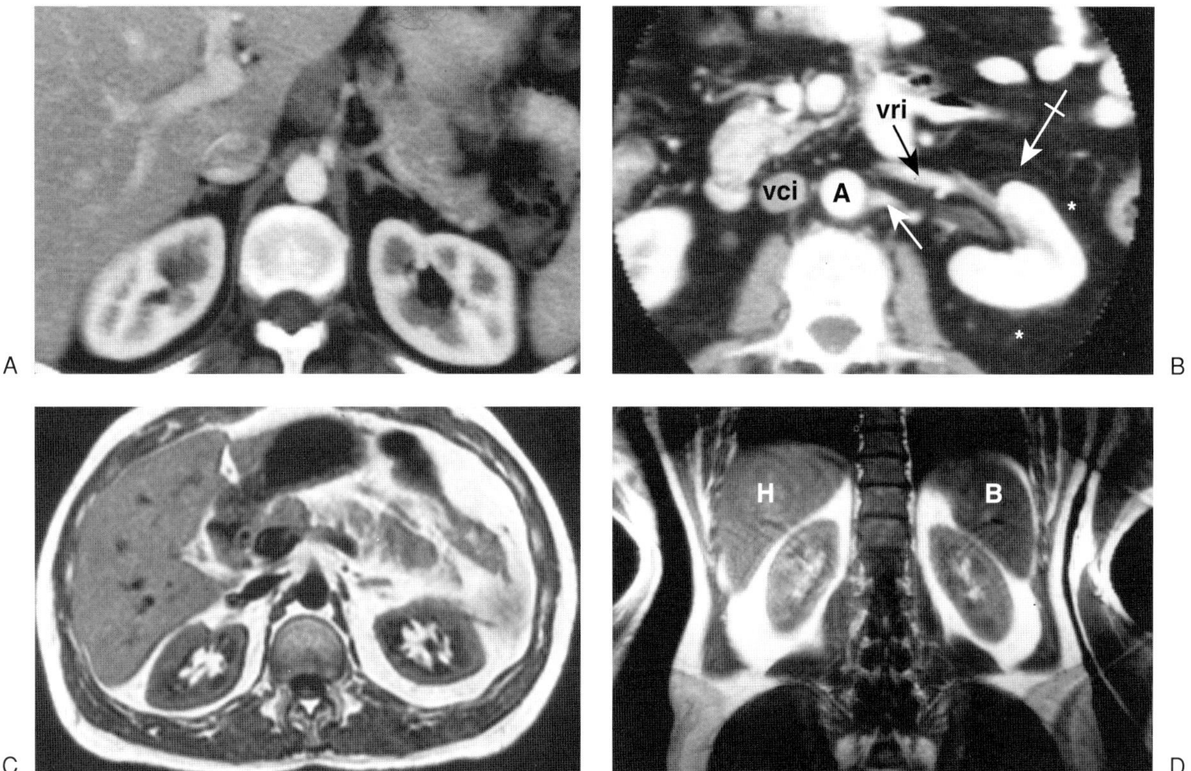

FIG. 19. Riñones normales TCH e IRM. **A:** TCH. Fase nefrográfica cortical. Imagen obtenida 50 segundos después del inicio de la inyección del material de contraste. Se distingue claramente la corteza bien opacificada de la zona central constituida por las pirámides medulares aún no opacificadas. **B:** TCH. Fase nefrográfica. Imagen obtenida 100 segundos después del inicio de la inyección en otro paciente. Nótese el nefrograma debido a la opacificación total de la corteza y la médula. Véase la grasa perirrenal (*), la tenue línea de la cápsula de Gerota (*flecha cruzada*), que separa el espacio perirrenal del pararrenal y la imagen de la arteria renal (*flecha*) que emerge de la aorta (*A*) así como la vena renal izquierda (*vri*) que va a cruzar frente a la aorta hacia la vena cava inferior (*vci*). **C:** IRM en T1. Corte axial. Se distingue la imagen de la corteza y la médula renal menos intensa, sin requerir material de contraste. La zona central muestra estructuras hipointensas rodeadas por tejido graso cuya señal es hiperintensa. **D:** IRM en T1: Corte coronal. Relación de los riñones con los elementos de las fosas lumbares, el hígado (*H*) y el bazo (*B*).

Gerota y de la fascia lateroconal, las cuales no se ven con el US.

La observación de los riñones con TC es adecuada. Después de la inyección de material de contraste endovenoso en forma de bolo, se producen cuatro fases de reforzamiento del parénquima renal: a) angiograma cortical, b) glomerulográfica, nefrográfica cortical y d) nefrográfica tubular. Las primeras dos fases ocurren en pocos segundos y no se analizan en estudios de rutina. Los cortes de TCH de rutina ocurren durante la tercera fase (Fig. 19A). En este momento que ocurre aproximadamente entre 20 y 70 segundos después de la inyección, el material de contraste llena los capilares corticales, los espacios peritubulares y los túbulos contorneados proximales, lo que proporciona una diferenciación córticomedular muy detallada. La rapidez de la TCH permite estudiar los riñones completos en una sola apnea y en el momento de su máxima opacificación; esto puede ser de gran utilidad para la detección de lesiones parénquimatosas su-

tiles o de pequeñas masas y puede ayudar también a discriminar algunas variantes normales, como una columna de Bertin prominente o una giba. La TCH facilita además el reconocimiento de sutiles asimetrías en el nefrograma cortical, las cuales pueden ser resultado de anormalidades hemodinámicas o de alteraciones de perfusión. Cuando se buscan lesiones medulares es conveniente obtener cortes más tardíos (Fig. 19B) y para estudiar la pelvecilla esperar la fase de excreción del material de contraste.

En los estudios de RM, la mayor resolución de contraste del procedimiento, permite diferenciar claramente la corteza de las pirámides aún sin utilizar contraste (Fig. 19C); con esta técnica se identifican también con claridad los vasos renales.

La imagen del riñón en el plano coronal, fácil de obtener con RM, permite valorar los espacios pararrenales y su relación con el hígado, bazo, músculo psoas, etc. (Fig. 19D).

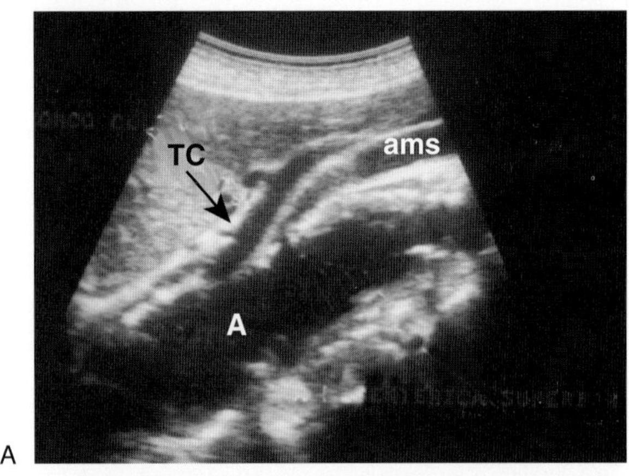
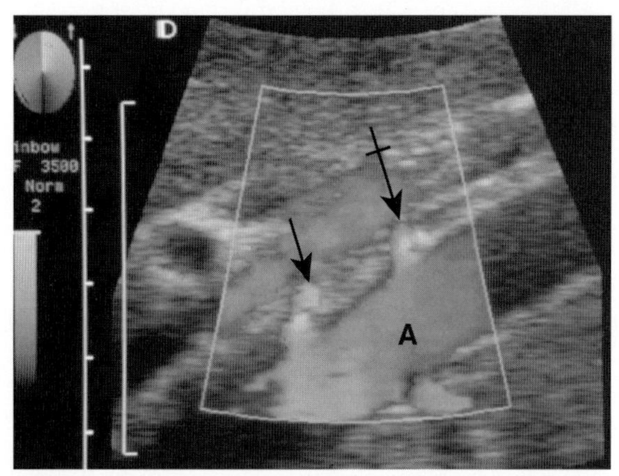

FIG. 20. Aorta abdominal. **A:** US en escala de grises. Corte longitudinal. Se observa la aorta (*A*) como una estructura tubular anecoica que se aproxima a la pared anterior del abdomen conforme desciende. En la pared anterior emergen dos vasos, el primero es el tronco celíaco (*TC*) y el segundo, inferior, la arteria mesentérica superior (*ams*). **B:** USDC. Corte longitudinal. Se observa señal Doppler que llena la luz de la aorta proximal (*A*) y el origen del tronco celíaco (*flecha*) y la arteria mesentérica superior (*flecha cruzada*).

GLANDULAS SUPRARRENALES

Las glándulas suprarrenales tienen forma triangular, con el proceso anterior hacia el frente. En el lado derecho, el proceso anterior toma contacto con la pared posterior de la vena cava y los procesos laterales en dirección caudal se disponen uno hacia el lado derecho y otro al izquierdo. La suprarrenal izquierda se localiza sobre el polo superior del riñón izquierdo y atrás de la vena esplénica y habitualmente está rodeada por abundante tejido adiposo que permite identificarla. El grosor normal es de 2 a 3 mm y en condiciones normales tiene contornos nítidos.

GRANDES VASOS RETROPERITONEALES

La aorta y la vena cava inferior corren a lo largo del peritoneo entre el nivel del diafragma y hasta la bifurcación. En los cortes axiales hechos con US, CT y RM se identifican como dos imágenes circulares de bordes nítidos, la aorta a la izquierda y la vena cava inferior a la derecha.

La imagen sagital y coronal de la aorta normal en US es la de una estructura tubular de pared nítida, de cuya cara anterior emergen los grandes vasos, el tronco celíaco, la arteria mesentérica superior (Fig. 20A); las arterias renales que emergen de la pared lateral de la aorta y la arteria mesentérica inferior, que se origina en la cara anterior de la aorta pero en situación más baja, siendo más difícil demostrarla con US de escala gris.

El USDC permite ver con más facilidad las ramas de la aorta y estudiar su flujo por medio del color y el análisis espectral (Fig. 20B).

La Vena cava inferior (VCI), situada a la derecha, tiene una dirección paralela pero, en forma característica, se encurva hacia delante en su porción retrohepática (Fig. 21A) para cruzar el diafragma y desembocar en la aurícula derecha, cuya posición es más anterior. La RM permite analizar la VCI en toda su longitud y, al examinar el segmento retrohepático, establecer su relación con las venas suprahepáticas y su desembocadura en la aurícula derecha (Fig. 21B).

En RM, la aorta y la vena cava tienen una señal hipointensa que permite identificarlas aun sin necesidad de contraste. Las técnicas de reconstrucción en 3D proporcionan la imagen volumétrica y permiten examinar también las ramas que de ella emergen.

La TCH es el método ideal para estudiar la aorta, pues por su rapidez permite evaluar toda la porción abdominal en una sola apnea; el retardo ideal es de 30 segundos. Utilizando TCH es factible realizar reconstrucciones multiplanares y en 3D, ya sea con la técnica de Sombreado de superficie (SSD) o utilizando el método de MIP. (Fig. 22A). Con estas técnicas, es posible analizar la aorta en varios planos y obtener con mayor claridad la imagen de sus ramas: tronco celíaco, arterias mesentérica superior, mesentérica inferior y renales; estos vasos pueden seguirse en una longitud variable. El calibre de la aorta a nivel del hilio renal varía entre 1.53 ± 0.22 cm en mujeres en la cuarta década hasta 2.10 ± 0.20 cm, en hombres en la octava década y en su porción infrarrenal, proximal a la bifurcación varía entre 1.43 ± 0.15 cm. a 1.96 ± 0.21 cm en los mismos grupos de edad (17).

COMPARTIMIENTOS ABDOMINALES Y RETROPERITONEALES

La TC ha resultado el método ideal para estudiar diferentes espacios limitados por la serosa peritoneal y los órganos abdominales.

En la cavidad peritoneal se distinguen claramente los espacios frénicos derecho e izquierdo, hepatorrenal, gastro-

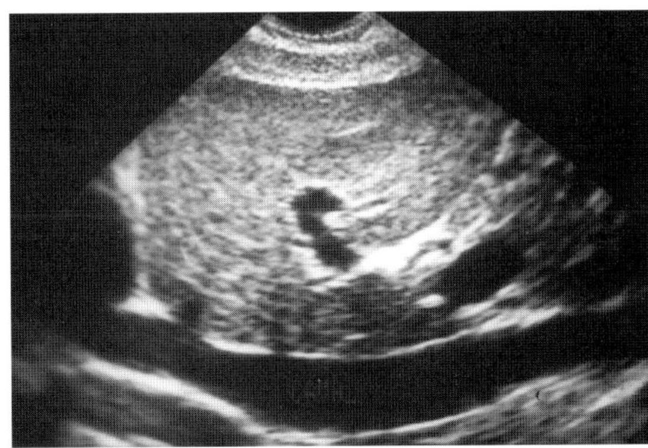

A

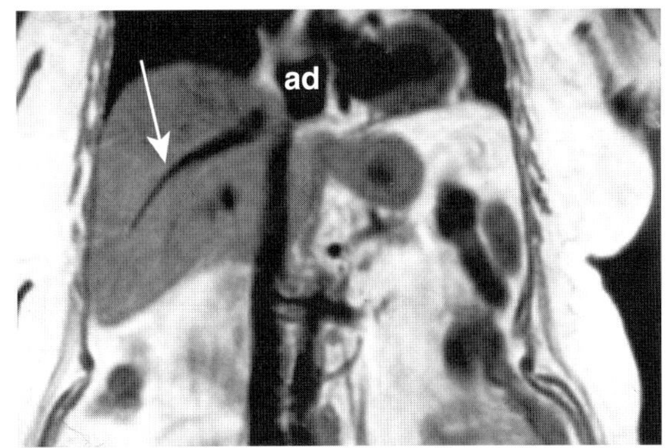

B

FIG. 21. Vena cava inferior. **A:** US en escala de grises. Imagen característica de la vena cava en su porción retrohepática, donde se encorva hacia delante. **B:** RM en T1. Corte coronal. Se observa la imagen de la vena cava, en su porción infra y retrohepática, ascendiendo hasta la desembocadura en la aurícula derecha (*ad*); por debajo del diafragma desemboca la vena hepática derecha (*flecha*).

esplénico, esplenorrenal, la retrocavidad de los epiplones, correderas parietocólicas, fondo de saco de Douglas y la fosa pararrectal entre otras.

Cuando existe suficiente tejido adiposo, se observa con claridad la fascia renal, su extensión laterorrenal, el espacio perirrenal y los espacios pararrenales anterior y posterior.

El conocimiento de estos espacios ofrece la posibilidad de estudiar con precisión exudados, abscesos y tumores. En el Capítulo 19 se ofrecen más detalles de la anatomía de estos compartimientos y fascias.

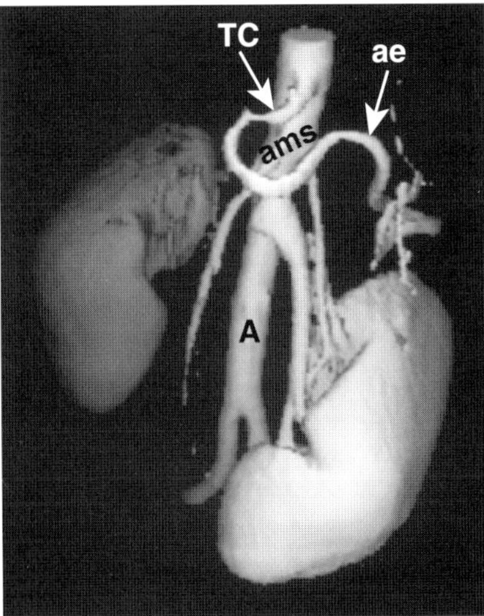

FIG. 22. Imagen volumétrica de la aorta y sus ramas (3D). AngioTCH, reconstrucción en 3D con el método de sombreado de superficie de la aorta y sus ramas abdominales. (*A, aorta; TC, tronco celíaco; ae, arteria esplénica; ams, arteria mesentérica superior*)

REFERENCIAS

1. Bihr C. *Etude echo-anatomique de l'étage superieur de l'abdomen.* Tesis: facultad de medicina y farmacia de Besançon, Francia, 1978.
2. Eyccleshymer AC, Schoemaker DM. *A cross-section anatomy,* New York: Appleton Century-Crofts, 1970.
3. Gambarelli J, Guérinel G, Chevrot L, Mattei M. Computed axial tomography. *An anatomic atlas of serial sections of the human body.* Berlin, Heidelberg, New York: Springer Verlag, 1977.
4. Alfidi HJ, Haaga J, Weinstein M et al. Computed tomography of the human body. *An atlas of normal anatomy.* St. Louis: The CV Mosby Co., 1977.
5. Weill FS. *Ultrasonography of digestive diseases.* St. Louis: The CV Mosby Co., 1978.
6. Churchill RJ, Reynes CJ, Love L, Moncada R. CT imaging of the abdomen. Methodology and normal anatomy. *Radiol Clin N Am* 1979;17:13–24.
7. Moncada R, Reynes C, Churchill R, Love L. Normal vascular anatomy of the abdomen on computed tomography. *Radiol Clin N Am* 1979;17:25–38.
8. Meyers MA. Dynamic radiology of the abdomen. *Normal and pathologic anatomy.* New York, Heidelberg, Berlin: Springer Verlag, 1976.
9. Kasam E, Whalen JD. Computed tomography (anatomy). En: Margulis AR, Burhenne HJ. Alimentary tract radiology. *Abdominal imaging,* chap 9, vol III. St. Louis, Toronto, London: The CV Mosby Co., 1979.
10. Sabaté Díaz J, Domínguez Fraujo E, López Barrio A, Lazo Ramos A, Olloqui Martín E. *Ecografía normal.* Madrid: Marban Libros SL, 1998.
11. Kieffer SA, Heitzman, ER. *An atlas of cross-sectional anatomy.* Hageston, Maryland, New York, San Francisco, London: Harper and Row, 1979.
12. Piekarski J, Goldberg HI, Royal SA, Axel L, Moss AA. Difference between liver and spleen CT numbers in the normal adult: its usefulness in predicting the presence of diffuse liver disease. *Radiology* 1980;137:727–729.
13. Foley WD. Dynamic hepatic CT. *Radiology* 1989;170:617–622.
14. Bonaldi VM, Bret PM, Reinhold C, Atri M. Helical CT of the liver: value of an early hepatic arterial phase. *Radiology* 1995;197:357–363.
15. Hollet MD, Jeffrey RB, Nino-Murcia M, Jorgensen MJ, Harris DP. Dual-phase helical CT of the liver: value of arterial phase scans in detection of small (1.5 cm) malignant hepatic neoplasms. *AJR* 1995;164:879–884.
16. Crabo LG, Conley DM, Graney DD et al. Venous anatomy of the pancreatic head: normal CT appearance in cadavers and patients. *AJR* 1993;160:1039–1045.
17. Horejs Gilbert PM, Burstein S et al. Normal aortoiliac diameters by CT. *J Comp Assist Tomgr* 1988;12:602 603.

Abdomen: Hígado, Bazo, Vías Biliares, Páncreas y Peritoneo, Tomo II.
Editores: M. E. Stoopen, K. Kimura y P. R. Ros.
Lippincott Williams & Wilkins, Philadelphia © 1999.

CAPITULO 2

Anatomía segmentaria del hígado

Jorge Vázquez Lamadrid

El hígado es, sin duda, uno de los órganos más fácilmente estudiado por los diferentes métodos modernos de imagen digital. El objetivo de la exploración es no sólo detectar y caracterizar la lesión sino precisar su localización, ya que una buena parte de ellas son susceptibles de tratamiento quirúrgico, por lo que es indispensable ayudar y asistir al cirujano en la determinación preoperatoria de la factibilidad de una resección. Si bien la localización segmentaria de los tumores no es el único criterio para determinar la resecabilidad, su conocimiento es muy útil en la planeación del tipo y extensión de la resección.

La arquitectura interna de la glándula y la distribución vascular son fácilmente exploradas por Ultrasonido (US), método que, debido a su bien conocida versatilidad, permite una visualización rápida (el tiempo empleado para lograr una exploración adecuada es, en promedio, de 10 a 20 minutos), sencilla y precisa de las estructuras vasculares y parenquimatosas, especialmente si se cuenta con sistema Doppler y aún más con tecnología de color (1).

Aunque la glándula hepática es estudiada hoy en día en forma rutinaria por métodos de imagen digital más sofisticados, como Tomografía computada (TC) o incluso Resonancia magnética (RM), el US es un método fácilmente accesible, permite una exploración multiplanar e identifica fácilmente el trayecto de las estructuras vasculares, por lo que esta descripción anatómica se basará fundamentalmente en las imágenes obtenidas por este procedimiento.

Es importante reconocer que, a pesar de la extraordinaria frecuencia con la que en la actualidad vemos imágenes del hígado en la práctica diaria, la anatomía permanece pobremente entendida no sólo por la mayoría de los radiólogos, sino por la mayor parte de los médicos en general, por lo que la localización preoperatoria de las lesiones se hace en forma muy general y vaga. Esta imprecisión se debe, como bien puntualiza Lafortune (2), a las siguientes causas: a) a nuestra clásica enseñanza en la Escuela de Medicina, que se basa en descripciones anatómicas de libros de texto convencionales (3); b) a la complejidad anatómica de la glándula por sí misma; c) a la multitud de nomenclaturas anatómicas, quirúrgicas y radiológicas que han sido utilizadas por años y d) a los múltiples planos en los que el hígado es estudiado por los diferentes métodos de imagen.

La anatomía segmentaria hepática se basa fundamentalmente en la distribución vascular, tanto de las venas suprahepáticas como del sistema portal. Fue originalmente descrita y utilizada por el cirujano francés C. Couinaud (3) y posteriormente modificada por Bismuth (4). Debido a su extraordinaria utilidad y relativo fácil manejo ha tenido una gran aceptación y difusión en Europa (Francia y Alemania), Japón, así como en América, principalmente en Canadá y México, y se extiende cada vez más en los Estados Unidos de Norteamérica. Cada segmento contiene una rama o un

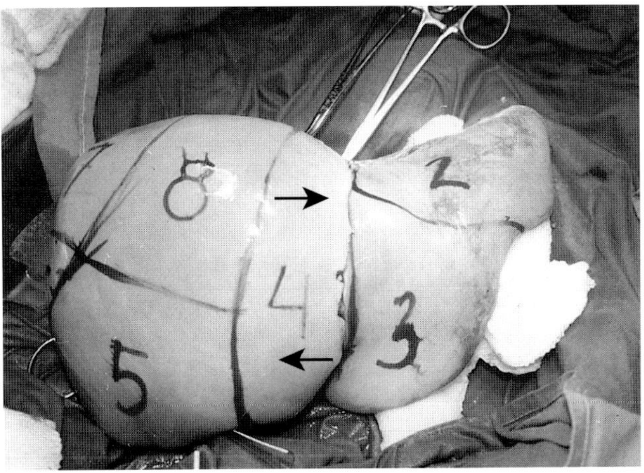

FIG. 1. Espécimen anatómico. Vista frontal con la distribución segmentaria "en el sentido de las manecillas del reloj" (*flechas*).

Dr. J. Vázquez Lamadrid: Profesor Titular de Radiología Clínica, Escuela Mexicana de Medicina, Universidad La Salle, Jefe de la Sección de Diagnóstico por Imagen Digital, Departamento de Imagenología "Dr. Adan Pitol Croda," Instituto Nacional de la Nutrición "Salvador Zubirán," México D.F.

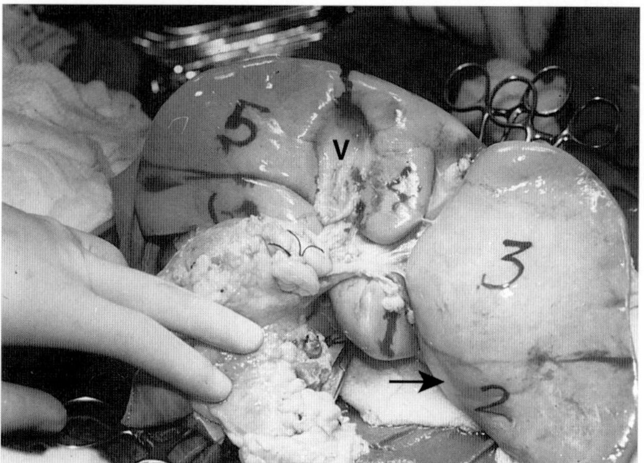

FIG. 2. Espécimen anatómico. Vista axial. La distribución segmentaria "en contra de las manecillas del reloj" (*V, fosa vesicular*). Ligamento venoso (*flecha*).

grupo de ramas portales en la región central y un vaso suprahepático en la periferia (5).

Cada lóbulo hepático contiene 4 segmentos que son numerados del 1 al 4 en el lado izquierdo y del 5 al 8 para el lado derecho, su distribución en plano axial se hace siguiendo el sentido "en contra de las manecillas del reloj"; este concepto, que es fundamental, genera una serie de confusiones cuando se revisa la literatura (4,6,7), debido a que cuando observamos el hígado en posición frontal (como lo

TABLA 1. *Nomenclatura*

Americana	Segmentaria
A) Lóbulo caudado	A) Segmento # 1
B) Lóbulo izquierdo	B) Lóbulo izquierdo
a) Segmento lateral	a) Segmentos 2 y 3
b) Segmento medial (cuadrado)	b) Segmento 4
C) Lóbulo derecho	C) Lóbulo derecho
a) Segmento anterior	a) Segmentos 5 y 8
b) Segmento posterior	b) Segmentos 6 y 7

ve el cirujano al abrir el abdomen), la distribución de los segmentos es "en el sentido de las manecillas del reloj" (Fig. 1). Por eso, es conveniente insistir que la disposición "en contra de las manecillas del reloj" es en plano axial; es decir, como se visualiza el hígado en la mayor parte de los métodos de imagen (Fig. 2), concepto que es de capital importancia comprender tanto por el radiólogo como por el clínico y el cirujano, a fin de concordar en la localización de una lesión.

Durante muchos años y debido a la notable influencia norteamericana en nuestra enseñanza médica, ha prevalecido la nomenclatura anatómica manejada en ese medio y cuya división se basa fundamentalmente en un lóbulo izquierdo conformado por un segmento medial y otro lateral y un lóbulo derecho, dividido en un segmento anterior y uno posterior. Resulta muy conveniente conocer la correlación

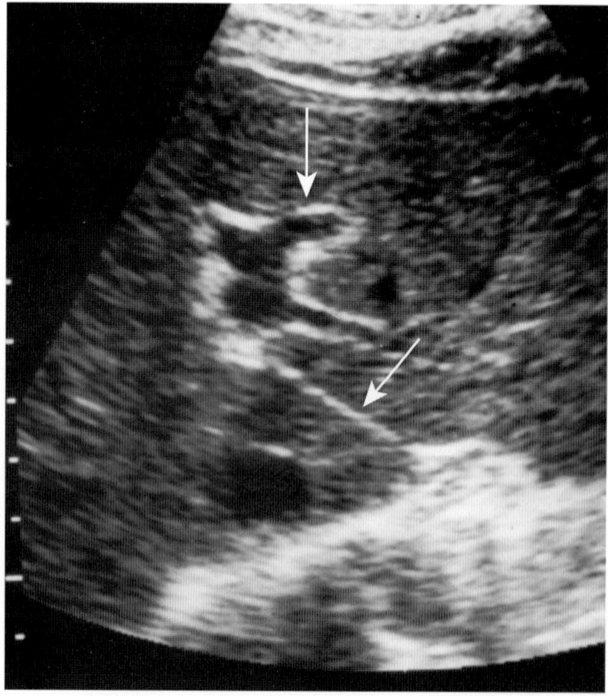

A

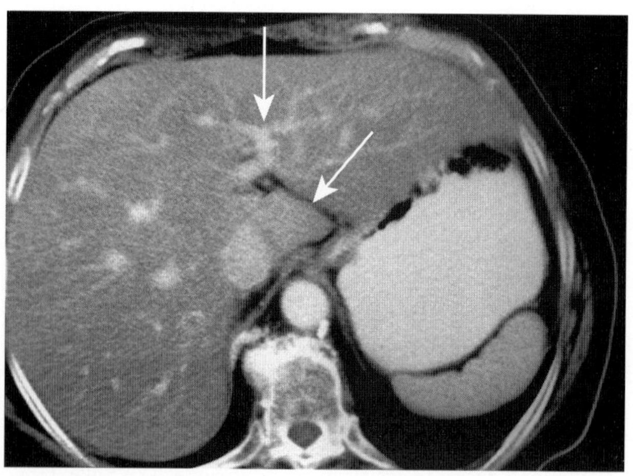

B

FIG. 3. A: US. Corte transversal. Segmento 1 (caudado), delimitado por la cava y ventralmente por el ligamento venoso (*flechas inferiores*) que lo separa del segmento 2. Nótese la extraordinaria correlación con (**B** la). "H" portal izquierda (*flechas superiores*) en la TC.

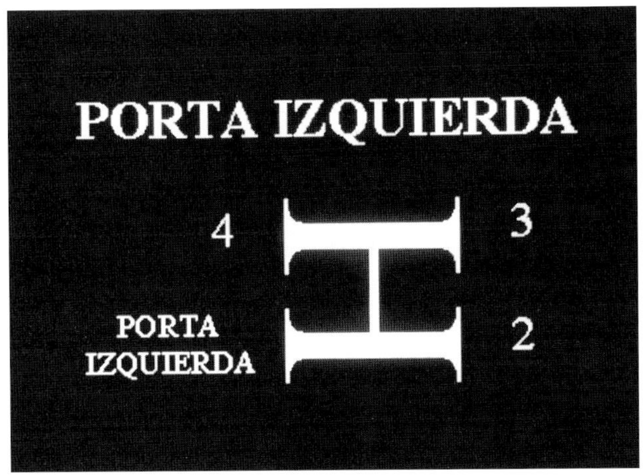

A

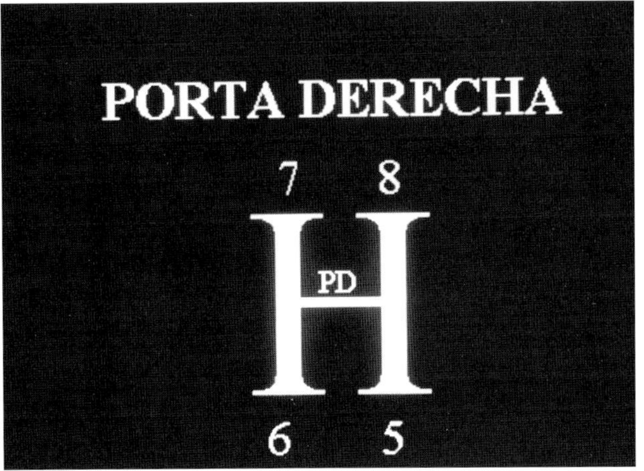

B

FIG. 4. Esquema que ilustra la distribución segmentaria del hígado en base a las ramas de la vena porta.

entre esta nomenclatura, dada su enorme difusión con la división segmentaria (Tabla 1).

El segmento número 1 es el lóbulo caudado o lóbulo de Spiegel, componente hepático muy particular de situación posteroinferior, localizado en la región central, que se encuentra delimitado posteriormente por la cava inferior, medialmente por el ligamento venoso y anteriormente por la porta izquierda. Para visualizarlo, el cirujano requiere levantar la glándula en sentido cefálico (Fig. 2). Su origen embrionario es un misterio, ya que no se sabe si proviene del mesenterio dorsal o del conducto venoso (8); de cualquier manera su peculiaridad radica en que es la única porción de la glándula que recibe afluencia vascular por ambas ramas portales, que pueden ser visualizadas por US hasta en un 17% de los pacientes y su drenaje lo realiza a través de venas que drenan directamente a la cava, es decir, independientes de las tres suprahepáticas principales; esas venas pueden ser visualizadas hasta en un 12% (8,9). Esta particular vasculatura parece ser la responsable de su hipertrofia en los casos de hepatopatía crónica. Se separa del segmento número 2 por el ligamento venoso (Fig. 3), el cual es visualizado prácticamente en el 100% de los pacientes.

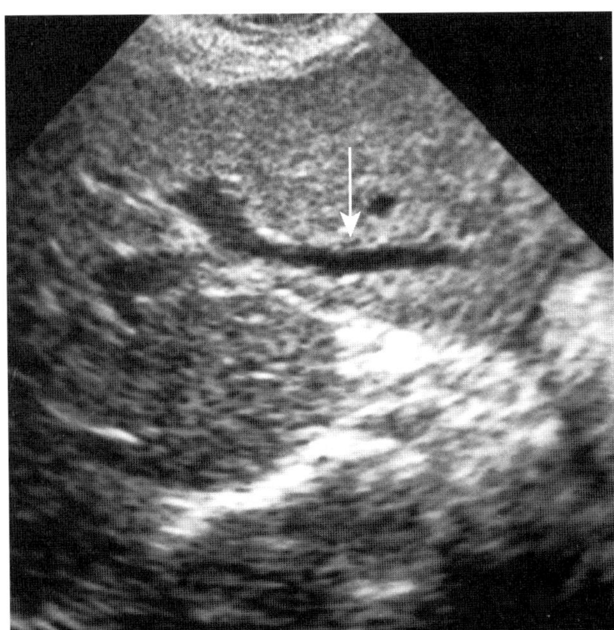

A

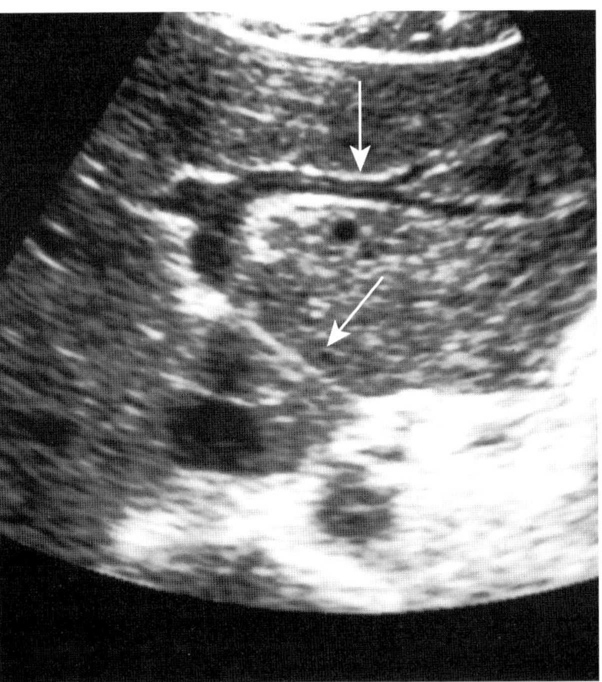

B

FIG. 5. US. Corte transversal. Porta izquierda. La visualización de las ramas de la "H" en plano horizontal, la mayor parte de las veces tiene que hacerse en forma parcial. **A:** Rama al segmento 2 (*flecha*); con una ligera angulación cefálica, se visualiza (**B**) Rama al segmento 3 (*flecha superior*). Ligamento venoso (*flecha inferior*).

Para entender y familiarizarse más con la anatomía segmentaria es muy conveniente y mucho más sencillo si se considera al hígado como una "construcción de dos pisos": a) planta baja y b) primer piso.

a) La planta baja: En este nivel, la división segmentaria está dada por los vasos portales (2,10), tanto los troncos principales como por sus ramas, las que configuran una letra "H" en cada lado, la derecha situada en el plano vertical y la izquierda en el horizontal (Fig. 4).

La "H" izquierda es mejor visualizada en plano transversal la mayor parte de las veces. Es necesaria una ligera angulación, que puede ser cefálica o caudal (Fig. 5), se encuentra conformada por la porta izquierda. La rama que se dirige al segmento número 2, la porción umbilical (brazo corto de la "H"), y las ramas para los segmentos números 3 y 4; se extienden y fijan en ella dos ligamentos, el venoso, también conocido como omento menor o ligamento gastrohepático, y el ligamento falciforme (2,5). Recordemos que el ligamento venoso separa al segmento número 1 del número 2, el ligamento falciforme, teres o redondo, que se extiende desde la porción umbilical de la porta izquierda hasta la superficie anterior del hígado y separa al segmento número 3 del número 4 (Fig. 6).

La continuación lineal de la porta izquierda origina la rama del segmento número 2, completando el brazo posterior de la "H". Las ramas para los segmentos números 3 y 4 conforman el otro brazo de localización anterior, por lo tanto, los segmentos números 2 y 3 se localizan a la izquierda de la porción umbilical de la porta izquierda, del ligamento venoso y del ligamento falciforme (Fig. 7).

El segmento número 4 (cuadrado) se sitúa alrededor de la rama portal que se origina en el brazo anterior de la "H" y que se dirige a la derecha, es decir hacia el ligamento falciforme. Debido a su gran tamaño en sentido céfalocaudal, este segmento ha sido dividido por algunos anatomistas (5,10), en 4A y 4B, tomando como referencia la cisura transversa, que corresponde al nivel de la porta principal izquierda.

Si rastreamos el hígado en plano coronal u oblicuo, siguiendo el trayecto de la porta principal, encontramos la configuración de la "H" en el lado derecho. Dada la formación de la imagen y la localización del transductor, siempre en la porción superior de la pantalla, también aparecerá en plano horizontal y con la distribución segmentaria otra vez en el sentido de "las manecillas del reloj". Sin embargo, cuando se colocan las imágenes en posición anatómica, es decir en proyección frontal, es más fácil entender la distribución vascular en una "H" vertical y con los segmentos del 5 al 8 distribuidos "en contra de las manecillas de reloj" (Fig. 8).

Es muy útil recordar que la vesícula se sitúa entre los segmentos 5 y 4, de tal manera que el tejido hepático que visualizamos lateral a la vesícula en cualquier abordaje, especialmente en plano coronal, corresponde al segmento número 5, y el que se localiza medial a ésta, corresponde al número 4 (Fig. 9).

Otro concepto clave, es saber que el segmento 6 se localiza adyacente al riñón derecho, así es que corresponde a la lengüeta hepática (Fig. 10).

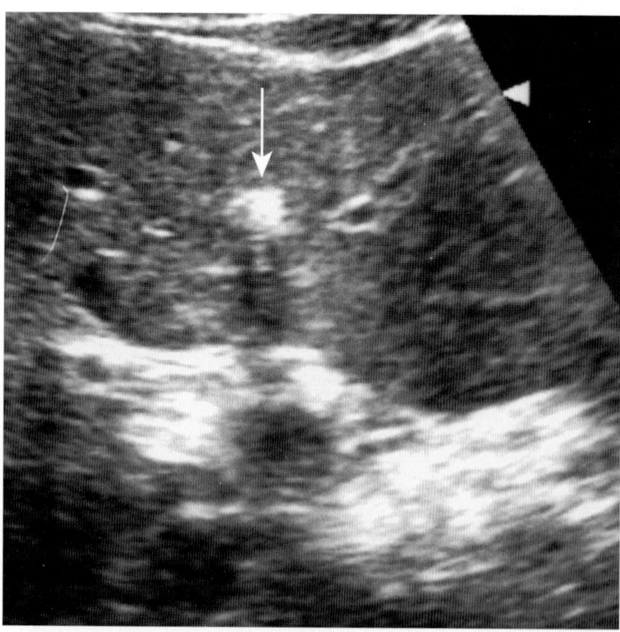

FIG. 6. US. Corte transversal. El ligamento redondo, falciforme o teres (*flecha*) se visualiza prácticamente en todos los casos como una imagen hiperecoica debido a que está rodeado por grasa; divide al segmento 3 del 4.

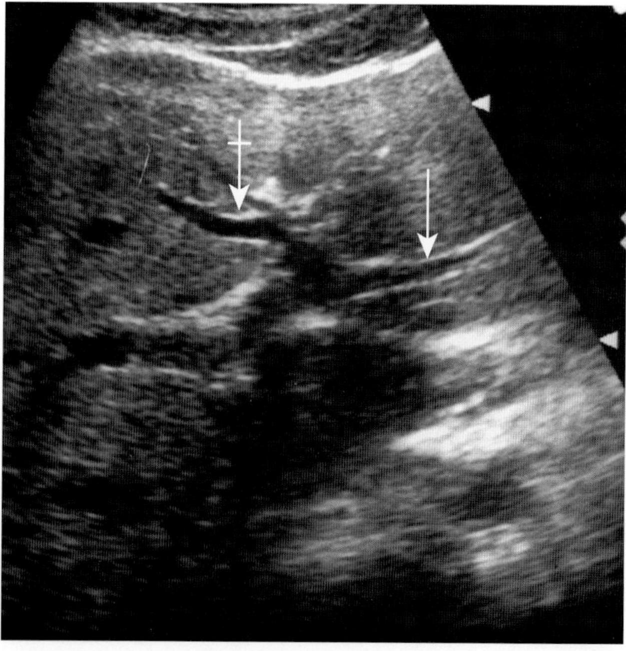

FIG. 7. US. Corte transversal. "H" izquierda. Rama para el segmento 2 (*flecha*) y para el 4 (*flecha cruzada*) que se dirige a la derecha de la línea media.

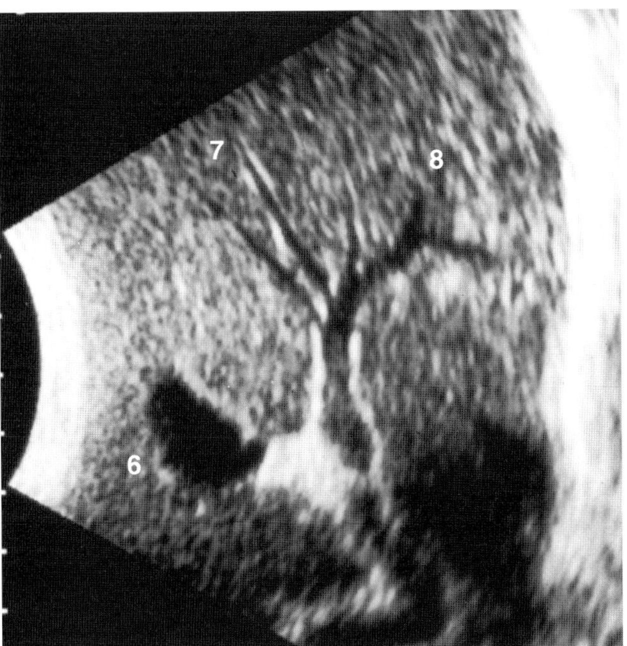

FIG. 8. US. Corte coronal. Lóbulo derecho vista frontal (en posición anatómica), se observan las ramas portales para los segmentos *8*, *7* y *6*.

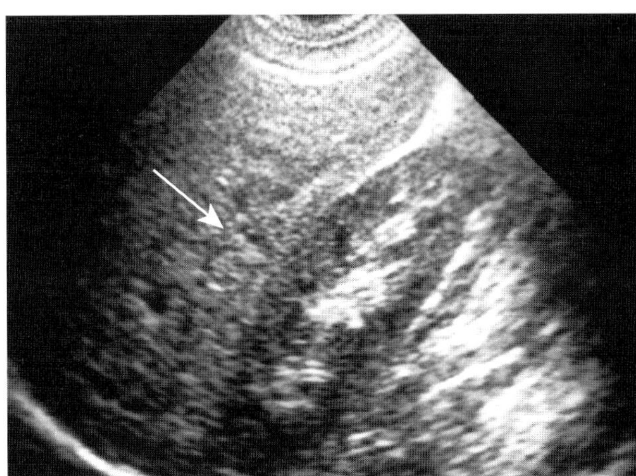

FIG. 10. US. Corte longitudinal. La "lengüeta" hepática (*flecha*), porción de la glándula adyacente al riñón, corresponde al segmento 6.

b) El primer piso: Al evaluar la porción superior del hígado, es decir "el primer piso", encontramos que la división anatómica vascular está condicionada por la distribución de las venas suprahepáticas. Cuando revisamos la literatura al respecto (2,5,9,10), no es difícil caer en otra importante confusión, ya que la demarcación vascular, como se muestra en la Fig. 11, es correcta, pues así es como la visualiza el ciru-

jano al abordar el hígado. Sin embargo, no es así como los imagenólogos la mostramos, ya que el rastreo ultrasonográfico y los procedimientos en plano axial se muestran en sentido céfalocaudal, por lo que, para que exista una correlación adecuada, tendríamos que invertir nuestro esquema vascular, destacando el cambio de posición de algunos segmentos (Fig.12).

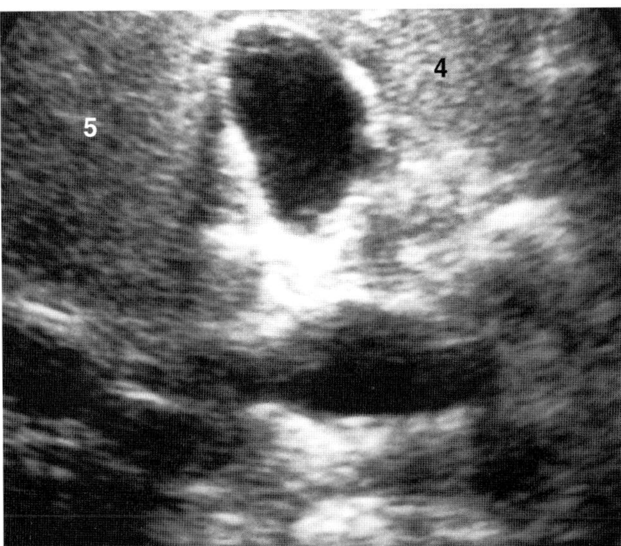

FIG. 9. US. Corte transversal. La vesícula separa al segmento *4* del *5*.

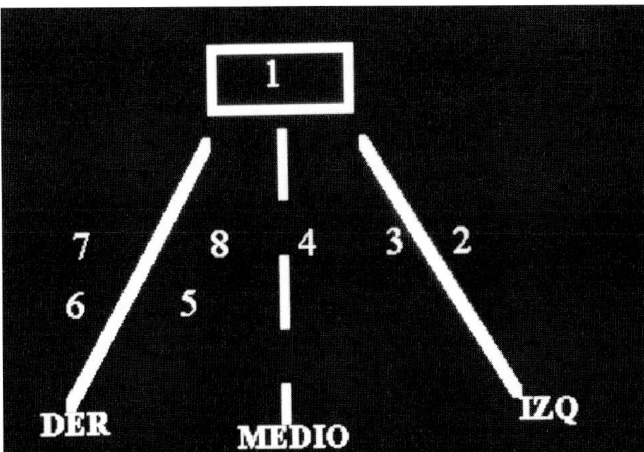

FIG. 11. Esquema de venas suprahepáticas. Vista frontal. El número *1* corresponde al caudado. La suprahepática media divide al lóbulo izquierdo del derecho. Hágaze la correlación con las imágenes de la figura 13.

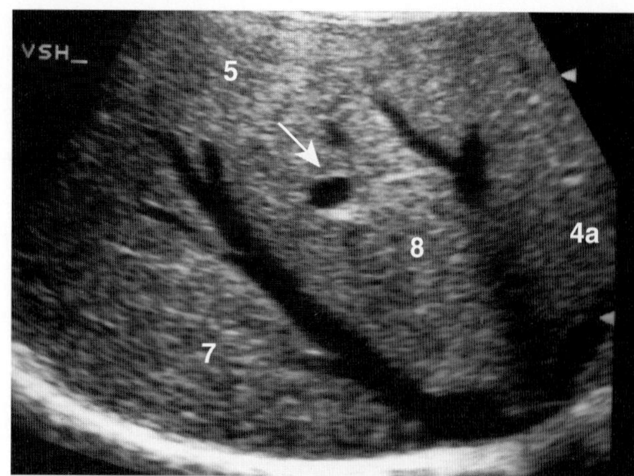
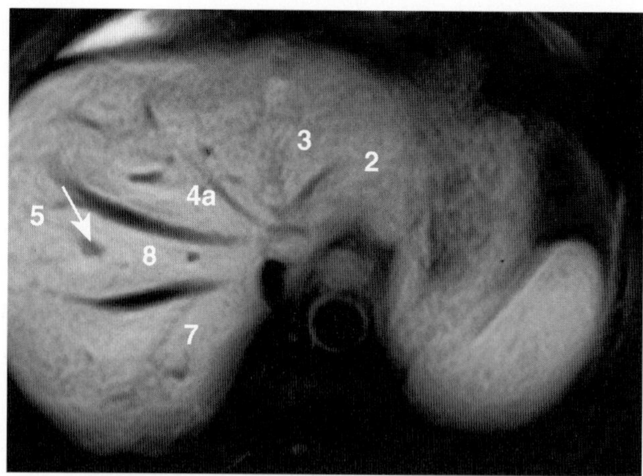

A

B

FIG. 12. A: US. Corte subcostal. Distribución segmentaria de acuerdo a los límites vasculares de las venas suprahepáticas. Nótese la porta derecha (*flechas*), límite vascular de los segmentos *5* y *8*; esta demarcación vascular es fácilmente visualizada por otros métodos de imagen, por ejemplo en (**B**) Resonancia magnética.

El plano anatómico de la vena suprahepática izquierda separa el segmento número 2 del número 3, el plano anatómico de la vena suprahepática media separa al segmento 4A del número 8 y al 4B del número 5 y, por lo tanto, es el plano de separación entre el lóbulo izquierdo y el lóbulo derecho. Este marcador anatómico se continúa con la fisura hepática principal que se extiende desde la fosa vesicular hasta el borde izquierdo de la cava (Fig. 13), la que sólo se visualiza en un 15 a 20% de los pacientes. La vena suprahepática derecha separa al número 8 del 7 y su continuidad caudal al número 5 del número 6. Es importante

destacar que los segmentos número 8 y 5 se encuentran separados por la porta principal derecha (Fig. 12A y 13).

Los segmentos número 5 y número 8 son anteriores a los segmentos números 6 y 7.

En la práctica clínica, el diagnóstico y la determinación precisa de la localización de una lesión hepática es responsabilidad del radiólogo, una vez que la lesión hepática ha sido determinada; su localización segmentaria debe ser establecida principalmente en base a la distribución portal y, en segunda intención, su relación con las venas suprahepáticas, que en conjunto con la vesícula, la fisura hepática principal,

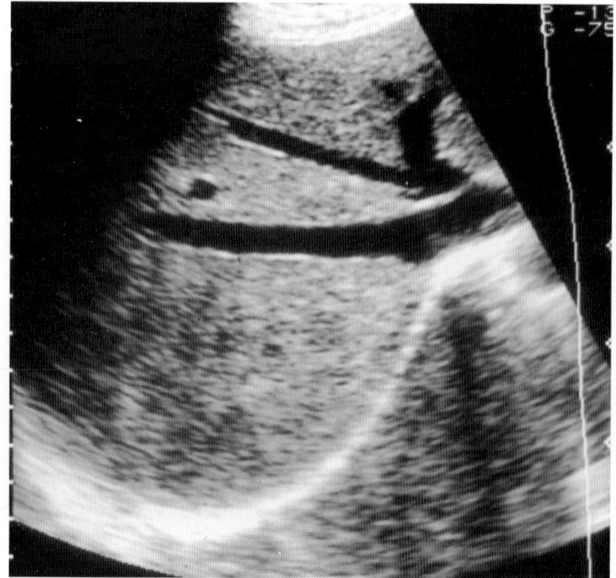
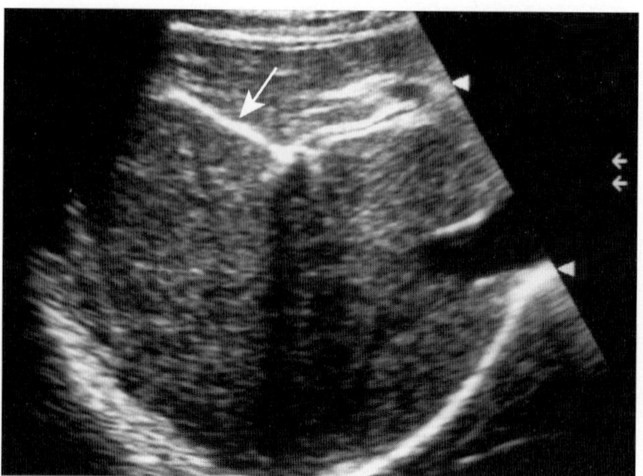

A

B

FIG. 13. A: US. Corte subcostal. Distribución segmentaria de acuerdo a los límites vasculares de las venas suprahepáticas. La suprahepática media divide al lóbulo izquierdo del derecho y su plano en sentido profundo continúa con (**B**) la fisura hepática principal (*flecha*).

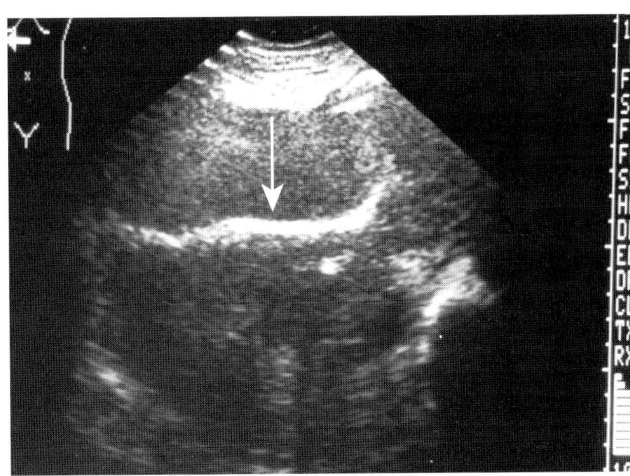
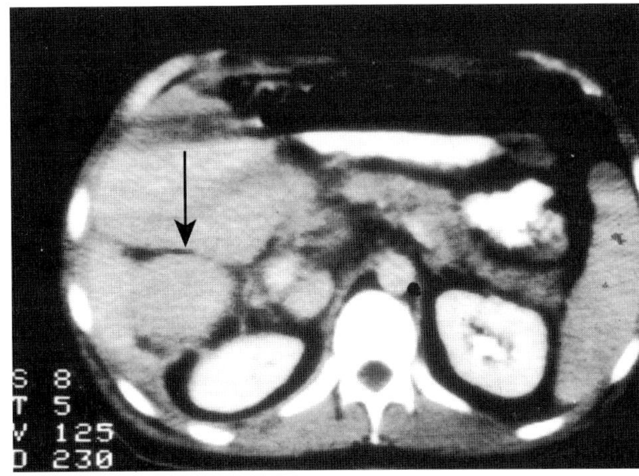

A

B

FIG. 14. A: US. Corte transversal. Posthepatectomía derecha. Se observa hipertrofia de los segmentos hepáticos izquierdos con prominencia del ligamento venoso (*flecha*). Nótese la extraordinaria correlación con (**B**) Tomografía computada.

el ligamento venoso y el falciforme, son marcadores anatómicos importantes que deben ser considerados.

Aunque la localización anatómica ideal sería utilizando las venas suprahepáticas como primera opción, ésta es limitada, debido a que varios segmentos son bordeados por la misma vena y porque existen múltiples variantes anatómicas (2,3,9) , por lo que las venas portales se convierten en el elemento más importante a considerar.

Esta nomenclatura anatómica permite al radiólogo, clínico y cirujano concordar en el lenguaje, haciéndolo más práctico y accesible para todos. Es conveniente hacer una correlación con los vocablos quirúrgicos (11) para entender con precisión los segmentos resecados en un momento dado y poder comprender la porción hepática remanente que, dicho sea de paso, es muy dinámica en estudios de imagen de control o subsecuentes.

La hepatectomía derecha involucra a los segmentos números 5, 6, 7 y 8.

La hepatectomía derecha extendida, comúnmente llamada trisegmentectomía, corresponde a la resección de los segmentos 5, 6, 7 y 8, además del 4, por lo que en realidad es una pentasegmentectomía.

La hepatectomía lateral derecha corresponde a los segmentos 6 y 7, lateral izquierda al 2 y 3, la hepatectomía izquierda a los segmentos 2, 3 y 4, y la extendida a los 2, 3, 4, 5 y 6. La mesohepatectomía incluye a los segmentos 4, 5 y 8.

Aun cuando gracias a esta nomenclatura existe una mayor comprensión postquirúrgica del hígado, en estas circunstancias la exploración de esta glándula resulta un tanto difícil, quizás la modificación más común en el caso de hepatectomía derecha, es la marcada hipertrofia del lóbulo izquierdo que tiende a rotar "en contra de las manecillas del reloj", situándose el ligamento venoso en forma transversal y adyacente a la pared del abdomen, como se observa en la Fig. 14.

REFERENCIAS

1. Frase Hill MA, Atri M, Bret PM et al. Intrahepatic portal venous system: variations demonstrated with Duplex and color Doppler US. *Radiology* 1990;177:523–526.
2. Lafortune M, Madore F, Patroquin H et al. Segmental anatomy of the liver: a sonographic approach to the Couinaud nomenclature. *Radiology* 1991;181;443–448
3. Couinaud C. *Le foie: études anatomiques et chirurgicales.* Paris: Masson, 1957.
4. Bismuth H. Surgical anatomy and anatomical surgery of the liver. *World Surg* 1982;6:3–9.
5. Soyer P. Segmental anatomy of the liver: utility of nomenclature accepted worldwide. *AJR* 1993;161:572–573.
6. Odurny A, McLourghlin MJ, Colapinto RF, Sniderman KW. Hepatic venography in the surgical assessment of hepatic tumours. *Br J Radiol* 1989;62:6–12.
7. Gray H. *Anatomy of the human body.* New York: Bounty, 1977;936–937.
8. Dodds WJ, Erickson SJ, Taylor AJ et al. Caudate lobe of the liver: anatomy, embryology and pathology. *AJR* 1990; 154:87–93.
9. Brown BM, Filly RA, Callen PW. Ultrasonographic anatomy of the caudate lobe. *Ultrasound Med* 1982;1:189–192.
10. Soyer PH, Bluemke DA, Bliss DF et al. Surgical segmental anatomy of the liver: demonstration with spiral CT during arterial portography and multiplanar reconstruction. *AJR* 1994:163:99–103.
11. Andrus CH, Kamiski DL. Segmental hepatic resection utilizing the ultrasound dissector. *Arch Surg* 1986;121:515–521.

Abdomen: Hígado, Bazo, Vías Biliares, Páncreas y Peritoneo, Tomo II.
Editores: M. E. Stoopen, K. Kimura y P. R. Ros.
Lippincott Williams & Wilkins, Philadelphia © 1999.

CAPITULO 3

Absceso hepático amibiano, piógeno y fúngico

Miguel E. Stoopen y Kenji Kimura

ABSCESO HEPATICO AMIBIANO

El absceso hepático es la forma más frecuente de la amibiasis invasora de los tejidos y es producido por el protozoario *Entamoeba histolytica.* La característica más sorprendente de la patología de la amibiasis humana es su naturaleza destructiva de las células y tejidos. Se puede afirmar con seguridad, que esta amiba es el parásito humano dotado de la mayor capacidad de producir lisis en los tejidos, lo que justifica denominarle histolítica.

El absceso puede presentarse en cualquier edad, pero es de 10 a 30 veces más frecuente en adultos que en niños y tiene una prevalencia de 3 a 4 veces mayor en los varones que en las mujeres (1,2).

La evolución natural de la enfermedad, en ausencia de tratamiento específico, es la de una lesión grave, que puede causar la muerte. Es la tercera parasitosis que causa mayor mortandad en el mundo, después de la esquistosomiasis y la malaria.

Los progresos en el diagnóstico y el tratamiento en las últimas décadas han logrado que la mortalidad se reduzca gradualmente; en los hospitales de la ciudad de México descendió a partir de la década de los setenta de 2.0 a 0.2%, aún cuando continúa elevada en áreas rurales del país, donde alcanza hasta 10.3%.

Fisiopatología

La lesión hepática resulta de la migración de trofozoitos patógenos desde el colon al hígado por vía de las venas mesentéricas y del sistema porta en forma de pequeñas embolizaciones de parásitos. El lapso entre la penetración de la mucosa del intestino grueso y el daño del parénquima hepático no se conoce, sin embargo en el modelo experimental

Dr. M.E. Stoopen: Editor Revista Mexicana de Radiología, Director Grupo C.T. Scanner, México D.F.

Dr. K. Kimura: Profesor Asociado, Curso Universitario de Radiología Clínica Londres, Universidad Nacional Autónoma de México, Director del Departamento de Radiología C. T. Scanner, México D.F.

se ha demostrado que tres horas después de que los trofozoitos llegan al hígado, empiezan a aparecer alteraciones hepatocelulares (3).

Tradicionalmente se había considerado que las amibas eran responsables directas del daño a las células y los tejidos, en base a la observación de piezas quirúrgicas o de autopsia en las que las lesiones se encuentran en fase avanzada. Los estudios experimentales hechos por Tsutsumi et al. (3) y por otros como Martínez Palomo et al. (4) y por Pérez Tamayo et al. (5), sugieren una patogenia diferente: según esta teoría, la lesión de los tejidos no es producida directamente por las amibas, sino por las enzimas lisosomales de los leucocitos y monocitos muertos y en proceso de desintegración.

En el hígado del animal experimental, se observan inicialmente los sinusoides ligeramente dilatados y conteniendo amibas, las que se encuentran rodeadas por un grupo de varios niveles de leucocitos polimorfonucleares, algunos de los cuales experimentan citolisis. Después de 24 a 48 horas, la lisis de los leucocitos aumenta y pueden verse intensos cambios necróticos en las células adyacentes. Entre el quinto y el séptimo día se observa necrosis extensa y poca inflamación. Al extrapolar estos resultados al humano, pueden retenerse dos conceptos básicos en la patogenia de la amibiasis: a) el daño tisular es causado por las enzimas y los productos de degradación de los leucocitos muertos y b) la lesión amibiana es predominantemente necrótica y cursa con un débil componente inflamatorio (6).

Patología

La adecuada comprensión de los caracteres anatomopatológicos de la invasión amibiana del hígado es fundamental para valorar correctamente las imágenes que el radiólogo obtendrá de la lesión en sus diferentes etapas evolutivas.

El absceso hepático amibiano se encuentra como lesión única en dos de cada tres enfermos y se localiza en el lóbulo derecho en el 77% y más a menudo en la parte superior del segmento posterior de éste lóbulo (7,8). En uno de cada cua-

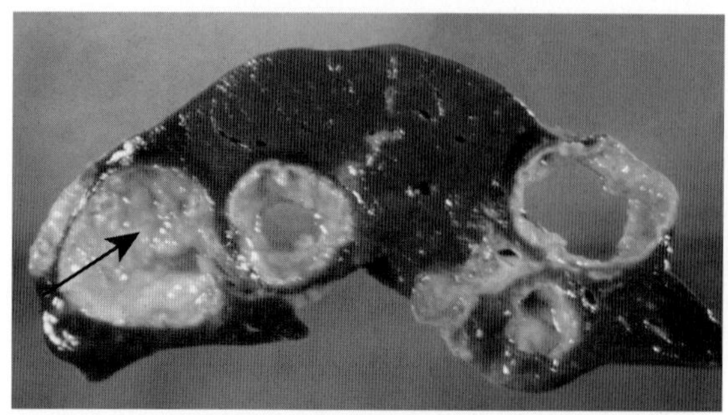

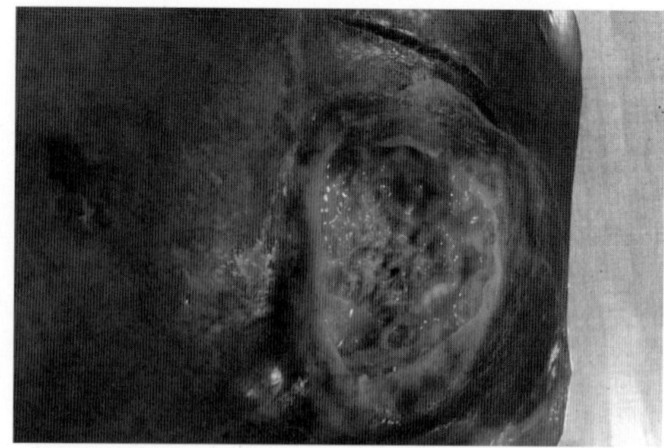

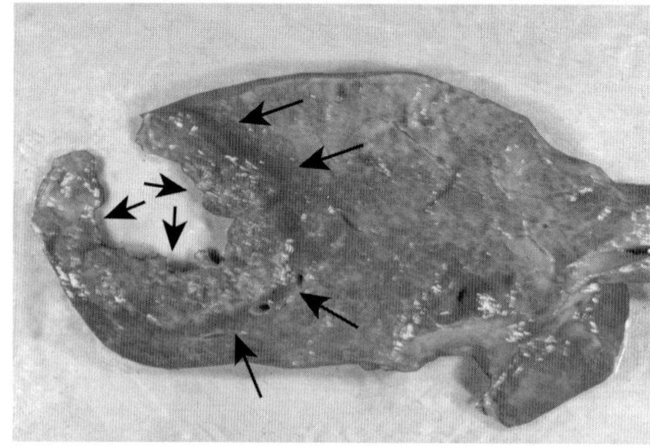

FIG. 1. Anatomía macroscópica del absceso hepático amibiano. **A:** Abscesos múltiples en los lóbulos derecho e izquierdo. La zona central del absceso de mayor tamaño localizado en el lóbulo derecho está ocupada por material espeso, compuesto por detritus celulares, necrosis, sangre y material fibrinoide (*flecha*). Este material se ha desprendido parcialmente en los demás abscesos, por encontrarse más licuado. **B:** Acercamiento a un absceso roto del lóbulo derecho. Nótese en el interior, la pared anfractuosa e irregular y la ausencia de cápsula. **C:** Corte de una pieza anatómica que permite ver la zona periférica hiperémica (*flechas largas*) y el contenido denso de la zona central, aún adherido a la pared (*flechas cortas*).

tro pacientes, sin embargo, el absceso puede ser múltiple (Fig. 1A), encontrándose desde dos hasta una cantidad innumerable. Su tamaño puede ser variable, desde pocos milímetros hasta grandes lesiones masivas que ocupan todo un lóbulo e incluso a veces la mayor parte del órgano. Los caracteres anatomopatológicos son peculiares, la lesión es focal y en ella predomina la necrosis, siendo débil el componente inflamatorio.

La destrucción del parénquima hepático por la acción de *Entamoeba histolytica* a través de las enzimas de los leucocitos y monocitos produce un material denso que se deposita en la cavidad recién constituida. Está formado por células hepáticas necróticas mezcladas con residuos sanguíneos, lo que le da un color café oscuro achocolatado. Este material no contiene bacterias ni piocitos (pus); inicialmente es muy espeso, pastoso y suele licuarse progresivamente en el curso de la evolución. El tejido necrótico central se encuentra en contacto directo con las placas hepáticas (Fig. 1B); en el borde de la lesión el parénquima muestra congestión y diversos cambios vasculares como son proliferación, trombosis, vasculitis y erosión (Fig. 1C); en esta zona es frecuente encontrar trofozoitos de *E. histolytica* (7).

El absceso hepático tiene otros dos caracteres anatómicos que lo distinguen: a) la morfología es de carácter cambiante, ya que el material necrótico se licúa en el curso de la evolución y además la lesión disminuye de tamaño durante el proceso de curación y b) la segunda, más sorprendente, es que no obstante la extensión del daño parenquimatoso, cuando se trata al enfermo en forma apropiada la lesión desaparece por completo sin dejar huella; es decir hay un "*restitutio ad integrum*" del parénquima del hígado, sin dejar traza ni cicatriz alguna.

El concepto frecuentemente enunciado de que puede dejar como secuela una calcificación hepática es erróneo. El material del absceso hepático, no complicado y que no ha sido puncionado, es estéril y no contiene bacterias ni piocitos, lo cual lo diferencia de los abscesos piógenos.

Caracteres clínicos

Las manifestaciones clínicas pueden variar en relación con factores como el tamaño, número y localización de las lesiones, así como el posible desarrollo de complicaciones derivadas de ruptura del absceso y comunicación a órganos vecinos.

El cuadro típico es de evolución aguda; en él predominan el dolor y la fiebre. El dolor localizado en el área hepática, puede irradiar a la región lumbar, al hombro o a la región retroesternal de acuerdo a la localización del absceso. Es constante, de intensidad progresiva, aumenta típicamente con la tos, los cambios de posición, la compresión de la parrilla costal y la digitopresión en espacios intercostales. La fiebre "en agujas", de predominio vespertino, alcanza de 38 a 41 grados centígrados y cursa habitualmente con sudoración y calofríos. En 50 a 66% de los pacientes no hay antecedente de diarrea previa y sólo un pequeño número de sujetos cursa con disentería simultánea (8).

Un número reducido de pacientes presenta cuadros atípicos que pueden causar gran confusión diagnóstica. Un 8% cursan con ictericia, generalmente tenue, rara vez intensa, la mayoría por abscesos múltiples y menos veces por lesiones concomitantes como hepatitis alcohólica o compresión del árbol biliar por el absceso (9). La presencia de ictericia intensa, estados confusionales, ascitis o síndrome de Budd-Chiari, son menos frecuentes, pero deben conocerse ya que pueden desviar el diagnóstico clínico (10,11). La forma crónica del absceso, en pacientes emaciados y con gran hepatomegalia, es hoy día muy rara en el medio urbano.

Complicaciones

La lesión amibiana del hígado puede complicarse por ruptura y comunicación del abceso hacia alguna de las estructuras anatómicas vecinas, ya sea del abdomen o hacia el tórax (Tabla 1).

La mayoría de las manifestaciones pleuropulmonares resultan de la comunicación o extensión del absceso hepático hacia el tórax, aunque se han reportado casos aislados que sugieren que la infestación puede ser primaria por inhalación, produciendo cuadros bronquiales y pulmonares (12).

Los abscesos que se localizan en la parte alta del lóbulo derecho del hígado, frecuentemente ocasionan reacción inflamatoria pleuropulmonar por continuidad que clínicamente se manifiesta por tos seca, a veces productiva y dolor de tipo pleural. Ocasionalmente, el absceso hepático puede romperse hacia la pleura manifestándose clínicamente por una sensación de desgarro en el tórax seguida por disnea, tos o colapso y síndrome de condensación pleural total. Los pacientes con fístula hepatobronquial presentan tos y espectoración achocolatada o del contenido cremoso del absceso; la comunicación del absceso hacia un bronquio, con frecuencia alivia o cura la enfermedad, ya que de hecho establece un drenaje abierto hacia el exterior.

En los abcesos del lóbulo izquierdo puede haber pericarditis serofibrinosa por contigüidad y ocasionalmente se produce ruptura y comunicación hacia el pericardio lo que da lugar al síndrome de taponamiento cardiaco, que si no es tratado en el instante puede ocasionar la muerte del paciente.

La ruptura brusca de un absceso hacia la cavidad peritoneal es una complicación grave que produce un síndrome abdominal de evolución aguda; rara vez un absceso se comunica espontáneamente hacia algún órgano abdominal (Tabla 1).

TABLA 1. *Principales complicaciones del absceso hepático amibiano*

Complicaciones Toracicas	Complicaciones Abdominales
Pleuritis por contigüidad	Ruptura cavidad peritoneal
Ruptura a pleura	Comunicación hacia otro órgano
Fístula broncopleural	(estómago, duodeno, colon,
Pericarditis serofibrinosa	vesícula biliar, vena cava,
Ruptura hacia pericardio	piel, etc.)

Laboratorio

El hallazgo más frecuente es leucocitosis de 12 a 18.000/mm^3, con neutrofilia y generalmente hay moderada elevación de fosfatasa alcalina del suero. Las pruebas serológicas para detectar anticuerpos amibianos son positivas en 90% de los pacientes con absceso (contrainmunoelectroforesis, ELISA, etc.) y son útiles en áreas de poca prevalencia de amibiasis. En cambio, no son útiles en las zonas endémicas, ya que resultan positivas en 10% de los sujetos sanos.

Diagnóstico

El diagnóstico se basa en los siguientes datos: a) presencia del cuadro clínico; b) leucocitosis de 12 a 18.000 /mm^3 con desviación a la izquierda; c) elevación moderada de la fosfatasa alcalina del suero y d) demostración del absceso en un método de imagen (8).

Anatomía radiológica

Los caracteres anatómicos de la lesión son el sustento de los signos que se encuentran en los diferentes métodos de imagen y que podrán observarse tanto a la zona central como en el borde de la lesión (13,14).

Zona central

La zona central contiene el material necrótico; inicialmente, este es muy espeso, está mezclado con sangre y material fibrinoide (Fig. 1A y C), lo que explica que en Ultrasonido (US) se observe una imagen hiperecoica, heterogénea y con poca transmisibilidad, así como coeficientes de atenuación menores que los del hígado, pero mayores que los del agua, hasta 30 U.H., que no se modifican al inyectar el contraste endovenoso en Tomografía computada (TC) y una señal hiperintensa pero heterogénea en T2 en el examen con Resonancia magnética (RM).

En el curso de la evolución, el material necrótico se licúa y la imagen en US se torna progresivamente ecolúcida y aumenta el reforzamiento; en TC se reduce el coeficiente de atenuación a valores menores de 15 U.H. y en RM la intensidad se hace cada vez mayor y la señal más homogénea.

Zona periférica

En la fase aguda, el borde del absceso es netamente irregular, "geográfico", producto de la lisis brusca del tejido hepático y no existe cápsula (Fig. 1B). En esta zona en la que abundan signos de congestión y fenómenos de proliferación vascular (Fig. 1C), trombosis, vasculitis y erosión, se ha demostrado por medio de la angiografia hepática la presencia de un halo hipervascular, que ha podido ser reproducido con varios de los métodos de imagen capaces de detectar el flujo sanguíneo, como veremos adelante (15).

Diagnóstico por imagen

El diagnóstico por imágenes del absceso hepático amibiano se ha perfeccionado en forma substancial en el curso de las últimas décadas. Originalmente, se basaba en las radiografías simples que eran útiles cuando se correlacionaban con el cuadro clínico, pero eran inespecíficas y no permitían ver directamente la lesión en el parénquima del hígado (13).

En la actualidad, se cuenta con una variedad de procedimientos de radiología e imagen para el diagnóstico del absceso hepático amibiano. Estas incluyen las radiografías simples de tórax y abdomen, US, medicina nuclear, TC y RM. Cada uno de ellos ocupa un lugar en el diagnóstico clínico, pero también presentan limitaciones inherentes a la propia técnica y a su accesibilidad (14,15).

Radiografías simples

Durante muchas décadas fueron el único método de imagen para evaluar al paciente con sospecha de absceso hepático y sus complicaciones. La sencillez de estos métodos, su accesibilidad generalizada y la información que aportan hace que sigan siendo de utilidad.

Radiografías del tórax

Los signos radiológicos del absceso hepático en la radiografía del tórax fueron en el pasado el sustento fundamental del diagnóstico.

El signo clásico es la elevación del hemidiafragma derecho (Fig. 2A) que puede abarcar toda su extensión o sólo una parte, dando lugar a la deformación llamada en "sombrero

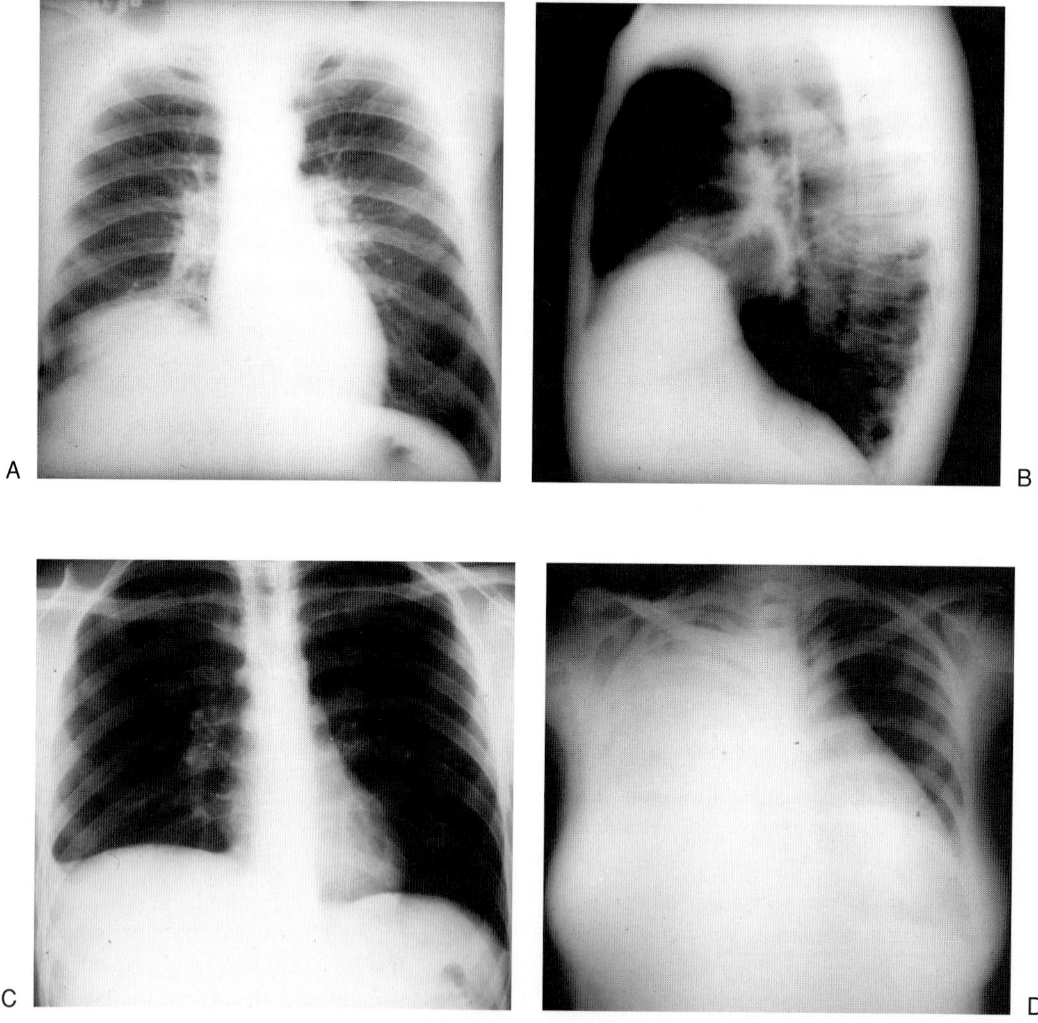

FIG. 2. Elevación del hemidiafragma derecho. **A:** La proyección posteroanterior muestra una elevación de la parte central del hemidiafragma. **B:** En la proyección lateral se aprecia que la elevación es anterior en un paciente con absceso del lóbulo derecho. **C:** Pequeño derrame pleural derecho por contigüidad y elevación del diafragma con borramiento del seno costodiafragmático derecho. **D:** Derrame pleural masivo, consecutivo a la ruptura de un absceso hepático amibiano hacia la cavidad pleural. Nótese el desplazamiento del mediastino a la izquierda.

de charro"; la elevación puede ser pequeña o grande y, en este último caso, desplazar las estructuras del mediastino hacia la izquierda; con frecuencia se acompaña de atelectasia de grado variable y disminución en la movilidad del diafragma y diversos grados de derrame pleural.

La radiografía en posición lateral derecha ayuda a definir los signos previos y puede orientar a la localización anterior, media, o posterior, de un absceso (Fig. 2B). Los signos descritos en la radiografía de tórax son inespecíficos y el diagnóstico diferencial de la elevación del hemodiafragma derecho incluye: parálisis del nervio frénico, colecistitis aguda, absceso subfrénico, tumores hepáticos y variantes anatómicas en la forma del órgano.

Hoy día, pocas veces se utilizan radiografías simples con el propósito inicial de investigar un absceso no complicado del hígado, pero se les utiliza para la investigación de cuadros febriles o dolorosos de causa desconocida, en quienes puede hallarse un absceso hepático y también para investigar las complicaciones torácicas de un absceso conocido.

Complicaciones torácicas

La radiografía del tórax es sin duda el elemento primordial para estudiar las complicaciones torácicas del absceso hepático (Tabla 1) y guarda hoy día todo su valor en este campo. Los abscesos del lóbulo derecho, cercanos al diafragma, pueden producir un derrame serofibrinoso por contigüidad (Fig. 2C), que se manifiesta en la radiografía como una opacidad basal con límites superior más alto en el lado externo y en cantidad variable pero sin ocupar todo el hemitórax. La ruptura del absceso hacia la pleura en cambio, produce una opacidad total en el hemitórax (Fig. 2D) (13).

En caso de apertura del absceso hacia los bronquios, la imagen clásica es la deformación del diafragma en "tienda de campaña"; es decir adopta una forma acuminada, con el vértice hacia el tórax en el que se produjo la comunicación (16).

Los abscesos del lóbulo izquierdo pueden producir derrames pericárdicos serofibrinosos por "contigüidad" (Fig. 3A), de grado variable, lo cual puede dar lugar en la radiografía al borramiento de los arcos de la silueta cardiaca y al signo de la "garrafa" (Fig. 3B) (13–16). La ruptura del absceso al pericardio origina también esta imagen en forma rápida y hay disminución o abolición de la movilidad cardiaca en fluoroscopía como consecuencia del taponamiento.

Radiografías simples del abdomen

Se han utilizado con tres propósitos fundamentales: a) valorar el tamaño del hígado, b) investigar signos de complicación peritoneal y c) detectar alteraciones en la pared del colon, en los pacientes con amibiasis simultánea de este órgano.

En cuanto al primer objetivo, la radiografía del abdomen nunca fue muy adecuada, ya que la imagen del borde inferior del hígado ha sido siempre difícil de localizar y las mediciones del área hepática con este método son imprecisas, siendo por otra parte fácilmente valorada en los nuevos métodos de imagen. En cambio, esta radiografía conserva todo su valor para estudiar las complicaciones peritoneales y para encontrar algunos signos de amibiasis invasora grave del colon que pueden coexistir con el absceso (16).

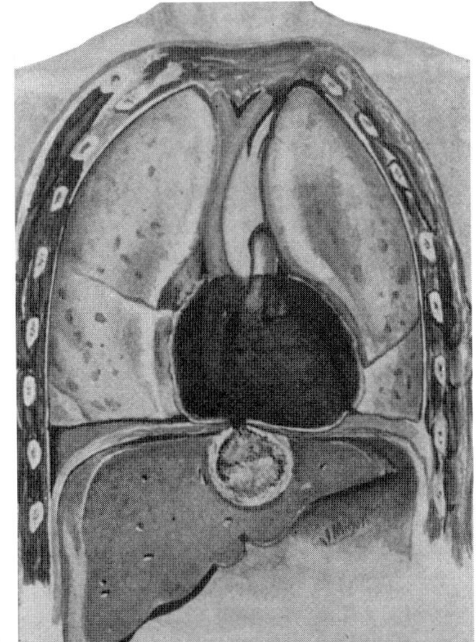
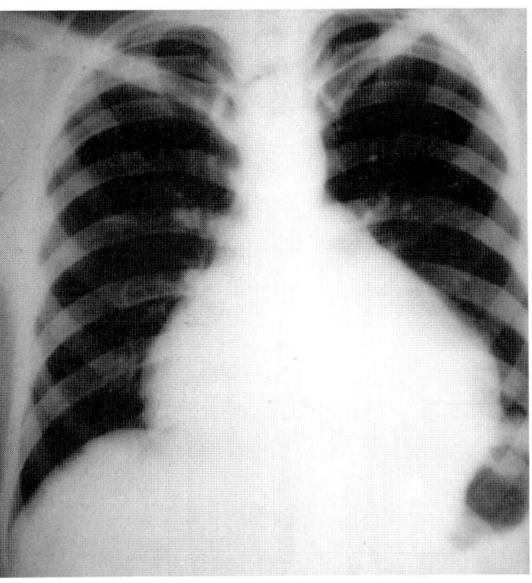

FIG. 3. Pericarditis por contigüidad. **A:** Esquema que ilustra la relación de contigüidad que puede existir entre un absceso del lóbulo izquierdo y el área cardiaca. **B:** Corazón en forma de "garrafa" debido a una pericarditis serofibrinosa por un absceso hepático contiguo en el lóbulo izquierdo.

Complicaciones peritoneales

Se distinguen dos cuadros clínicos que producen diferentes manifestaciones radiológicas.

El primero conocido como "amenaza de ruptura" del absceso, corresponde a abscesos superficiales situados cerca o en contacto con la cápsula de Gleason; la contigüidad con la serosa peritoneal produce signos de "irritación" y en las radiografías del abdomen esto se manifiesta como un "íleo reflejo". Este suele ser subhepático, de magnitud variable y es más sugestivo de amibiasis cuando se acompaña por hepatomegalia (Fig. 4A) (15).

El segundo cuadro corresponde a los casos de ruptura del absceso hacia la cavidad peritoneal que generalmente es aguda, cursa con un cuadro clínico muy aparatoso y en la radiografía se manifiesta con signos radiológicos de peritonitis (Fig. 4B) habitualmente generalizada, asociados a hepatomegalia (15–16).

Estos signos tienen más valor cuando aparecen en un paciente en quien la presencia del absceso ha sido previamente documentada con otro método de imagen. Cuando el absceso coexiste con alguna forma de amibiasis invasora del colon (Fig. 4C), tales como rectolitis ulcerosa, ameboma, o megacolon tóxico, la presencia de aire en el intestino sirve como contraste y puede revelar diversos signos que permiten identificar dichas lesiones por las alteraciones que producen en la pared del colon (17).

La principal limitación de la radiografía simple de abdomen, es también el carácter inespecífico de los signos descritos. Numerosos padecimientos inflamatorios de los órganos abdominales pueden producir signos similares. Los más frecuentes son: colecistitis aguda, pancreatitis aguda, apendicitis de localización alta y abscesos intraperitoneales (16). Varios padecimientos del colon como isquemia, algunas colitis agudas y tumores como el linfoma pueden dar lugar a alteraciones del patrón intestinal como las descritas. La noción de prevalencia de la amibiasis en un área geográfica y la valoración de las imágenes en el contexto clínico serán indispensables (14).

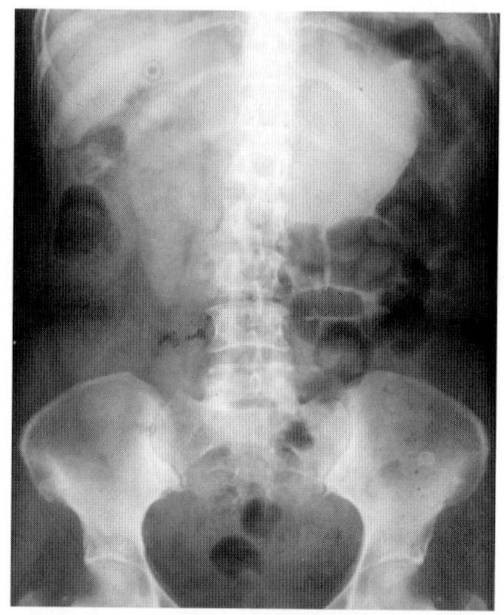

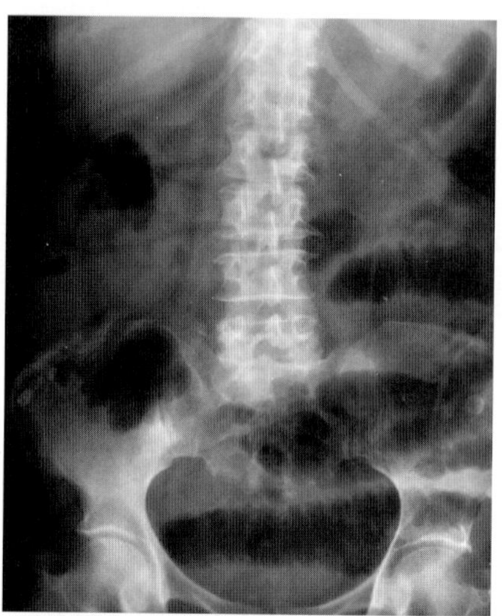

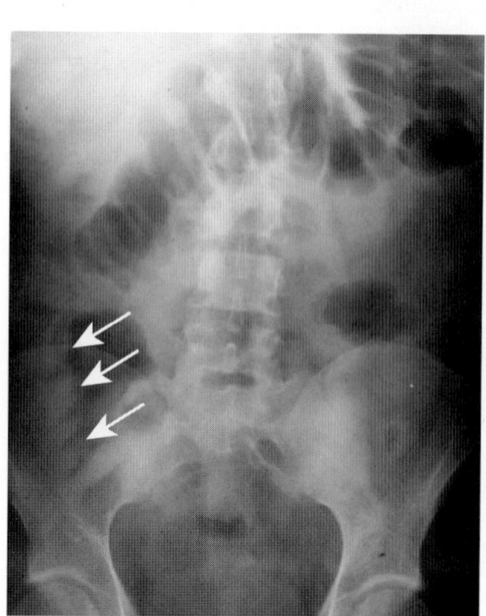

FIG. 4. Radiografías simples del abdomen en absceso hepático. **A:** Ileo reflejo subhepático en un paciente con un gran absceso superficial del lóbulo izquierdo con un cuadro clínico de "amenaza de ruptura". **B:** Peritonitis consecutiva a la ruptura de un absceso amibiano hacia la cavidad peritoneal. **C:** Irregularidades en la pared del colon derecho (*flechas*) y el ciego en un enfermo con amibiasis invasora del colon en el que coexistía un absceso hepático.

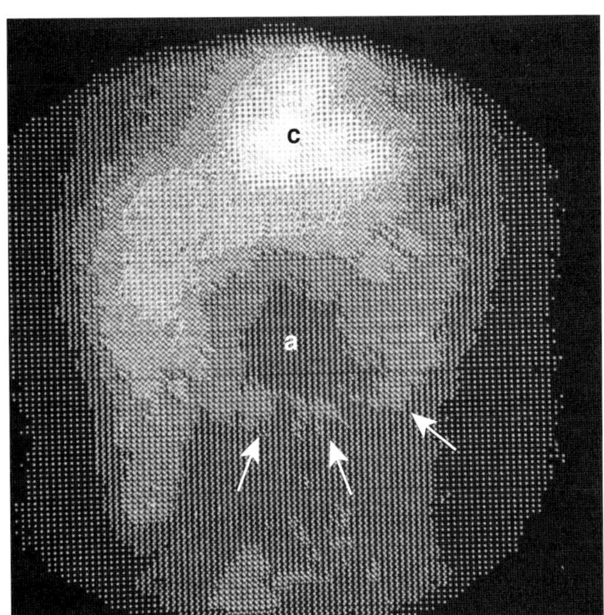

FIG. 5. Gamagrama hepático con radiofármaco circulante. Se aprecia la señal del radiofármaco que circunda al absceso (*flechas*), demostrando la hiperemia periférica. (*a, absceso; c, corazón*)

Gamagrama hepático

Este método fue el primero que permitió ver directamente la lesión amibiana en el parénquima hepático y estimar su número, tamaño y localización.

Se han utilizado diversos radiofármacos para el diagnóstico de absceso hepático. Esto incluye el oro−198 coloidal, Rosa de Bengala marcado con I−113m, coloide de azufre Tc99m y el citrato de Galio-67 que se emplea para corroborar el diagnóstico de absceso hepático amibiano y más recientemente la colecentelleografía (Fig. 5) con el ácido dimetiliminodiacético (HIDA, PIPHIDA, DISIDA) que han permitido identificar la presencia del absceso hepático amibiano y otras lesiones hepatobiliares. Con el empleo del último radiofármaco mencionado se ha observado un halo colecentelleográfico rodeando al defecto fotopénico que parece ser altamente sugestivo de absceso hepático amibiano y que correlaciona con la zona anatómica de hiperemia y con el hallazgo de este halo en otros métodos de imagen, en particular con la angiografía hepática y la TC como veremos adelante (15,16).

Recientemente se han hecho importantes avances con las técnicas de tomografía por emisión de fotón único (SPECT) y el empleo de coloide de azufre marcado con T099m, mejorando la resolución y el diagnóstico diferencial de algunas lesiones focales, como son los hemangiomas. Tales avances, sin embargo, han surgido en épocas recientes, cuando el US ha ocupado ampliamente su lugar.

Ultrasonografía

En los trabajos nacionales (13−17) y en los realizados en otros países (20,25), se describen los caracteres peculiares de la lesión amiabiana en US.

Existe una estrecha correlación entre los signos ultrasonográficos y los caracteres anatomopatológicos del absceso, tanto la fase aguda como durante la evolución.

En la fase aguda, la lesión única o múltiple, se distingue por ser un poco menos ecogénica que el hígado sano, pero en su centro puede haber áreas hiperecoicas producidas por los conglomerados necróticos, alternando con áreas menos ecogénicas con escaso reforzamiento posterior, que pueden conferirle un aspecto pseudotumoral (Fig. 6A) (16,23−25).

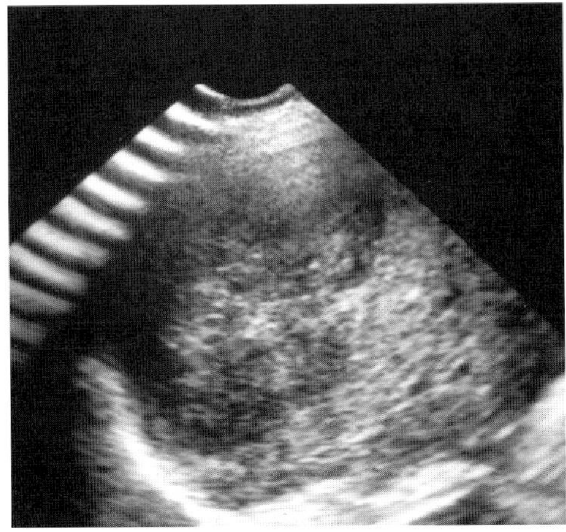
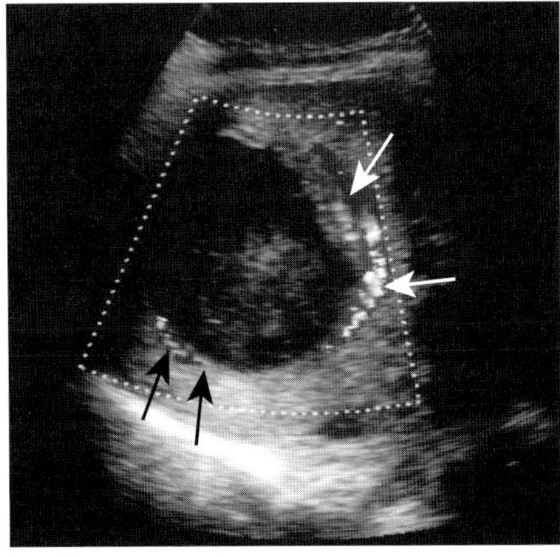

FIG. 6. Absceso hepático agudo. **A:** US. Extensa lesión del lóbulo derecho, menos ecogénica que el parénquima hepático sano, pero con áreas hiperecoicas internas que revelan la presencia de material necrótico denso en su interior. **B:** USDC. En un absceso agudo se aprecia ausencia de señal Doppler en el interior de la cavidad, confirmando la ausencia de vasos en el interior. Existe en cambio señal en la pared del absceso debida a la hiperemia (*flechas inferiores*) y desplazamiento de una vena hepática por el efecto de masa (*flechas superiores*).

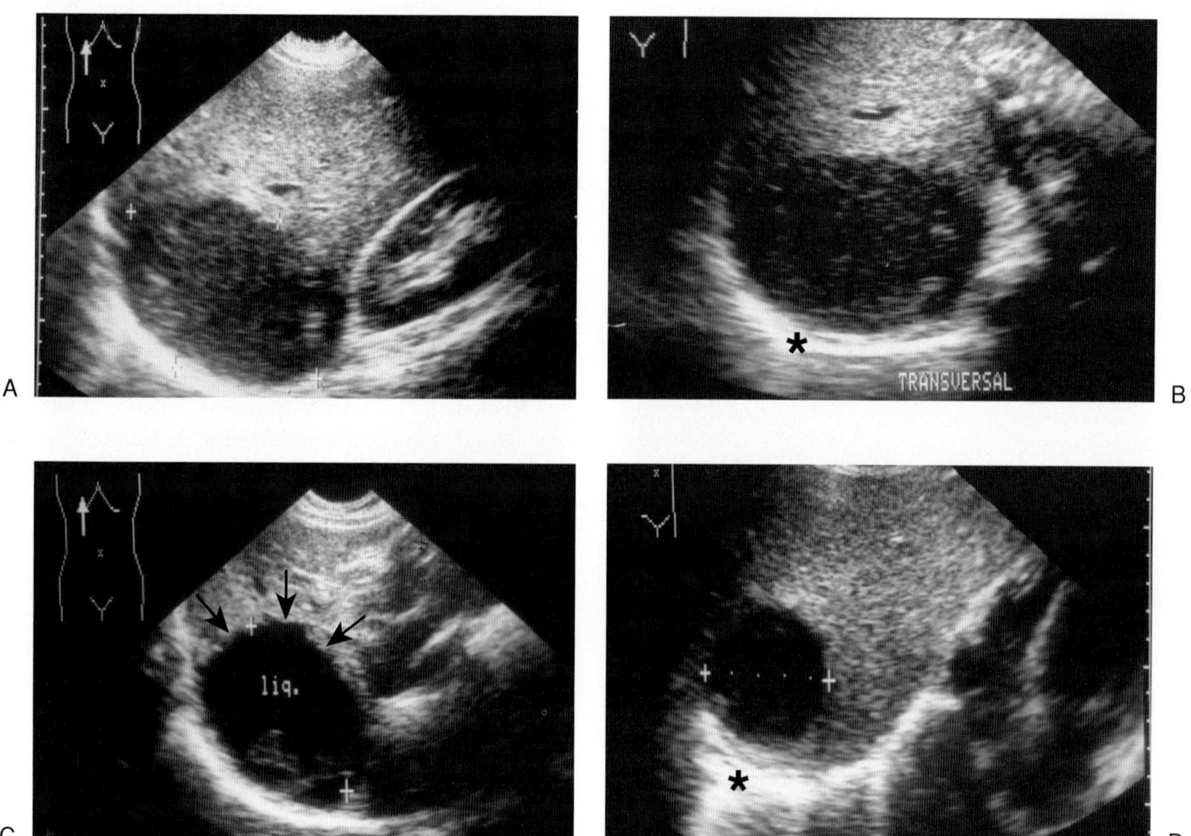

FIG.7. Absceso hepático amibiano agudo. US. Corte longitudinal (**A**) y transversal (**B**) en un absceso de la parte alta del segmento posterior del lóbulo derecho, menos ecogénica que el hígado, con ecos internos de pequeña a moderada intensidad que ocupan toda la cavidad. Nótese un efecto de reforzamiento posterior (*). **C:** Evolución de la imagen del absceso hepático seguida por US. Después de una semana de tratamiento la zona central se ha hecho más ecolúcida y permite ver mejor los bordes de la lesión (*flechas*) francamente irregulares. **D:** Tres semanas después, la lesión ha disminuido de tamaño, tiene forma oval, bordes más regulares y un franco reforzamiento posterior (*).

La mayor o menor frecuencia con la que se cita en la literatura la existencia de abscesos con este aspecto hiperecoico, depende en nuestra opinión, del tiempo de evolución que tengan los pacientes que llegan para ser examinados en el Departamento de US en un momento dado. El examen de la lesión con Doppler codificado en color muestra que no existe señal en el interior del absceso (25), signo útil para diferenciar un absceso de un tumor (Fig. 6B).

Durante la fase aguda la mayoría de los abscesos amibianos se observan en US como lesiones focales menos ecogénicas que el hígado con finos ecos que ocupan toda la cavidad y representan detritus y material necrótico (Fig. 7A y B); en esta fase suele haber pequeño a moderado reforzamiento de la transmisión.

El límite entre la zona necrótica central y el hígado vecino, se caracteriza en US por ser poco ecogénico (23,24), e irregular, hecho que coincide con los caracteres anatómicos de la lesión (Fig. 7C).

En los días siguientes, el aspecto ultrasonográfico de la lesión cambia rápidamente, en especial cuando el paciente se encuentra bajo tratamiento específico. Conforme el material necrótico se licúa, las áreas hiperecoicas disminuyen, la lesión se hace cada vez más ecolúcida y hay un reforzamiento progresivo en la transmisión del sonido. Los bordes del absceso tienden a hacerse más nítidos y con frecuencia adopta una forma ovoide (Fig. 7D).

En el curso de la evolución, el tamaño de la lesión se reduce progresivamente, hecho que es particularmente significativo pues sólo ocurre en los abscesos (Fig. 7D) y cuando esto se observa en un paciente que además se encuentra bajo tratamiento antiamibiano específico, tiene gran valor diagnóstico.

El tiempo de resolución de la imagen es sin embargo muy variable; en una gran parte de los pacientes la lesión desaparece sin dejar huella en un período de dos a tres meses (*restitutio ad integrum*) (Fig. 8A y B); en algunos pacientes, sin embargo, la imagen ultrasonográfica persiste largo tiempo, hasta cerca de dos años (13,23,25), aun cuando el enfermo se haya curado clínicamente en las semanas siguientes al inicio del tratamiento.

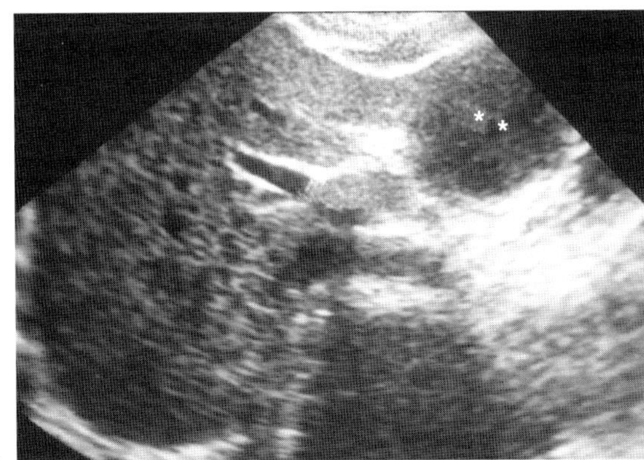
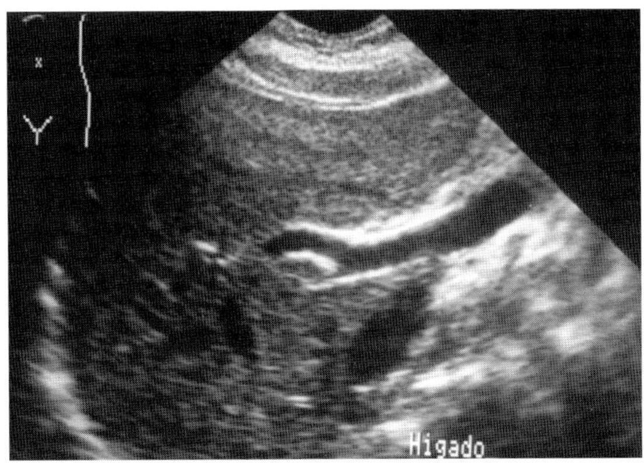

FIG. 8. *Restitutio ad integrum* del absceso hepático amibiano. **A:** Absceso hepático agudo del lóbulo izquierdo (**). La lesión muestra finos ecos internos y moderado reforzamiento posterior. **B:** Después del tratamiento, el tamaño del hígado ha disminuido y puede observarse una ecogenicidad normal del parénquima del lóbulo izquierdo. (Reproducida con autorización, Referencia 15.)

Conocer este hecho tiene importancia para el radiólogo cuando encuentra una lesión focal ecolúcida del hígado en un enfermo asintomático con antecedente del absceso hepático que haya sido tratado correctamente, ya que la persistencia de la imagen ultrasonográfica no significará que subsista la enfermedad. Por otra parte, si la imagen persiste y el paciente tuviera un nuevo cuadro febril, deberá investigarse otra posible etiología, ya que la recidiva de la amibiasis hepática es un hecho excepcional referido en menos del 6% de los pacientes (13).

La eficacia de la US para el diagnóstico del absceso hepático ha sido estimada por diversos autores entre 85 y 90% (15), aunque cabe señalar que no existe en nuestro conocimiento un estudio prospectivo y comparativo con otros métodos que permita confirmarlo plenamente.

La US comporta varios elementos que son importantes para el diagnóstico y el manejo del paciente con absceso. Es el método no invasivo por excelencia ya que no emplea inyecciones ni catéteres y no produce radiación gama, ni rayos X, por lo que puede ser utilizado y repetido cuantas veces se requiera para el seguimiento del paciente, sin riesgo alguno, incluso en mujeres embarazadas.

La segunda aportación importante del US es su capacidad para diferenciar lesiones que contienen líquido de aquéllas que son sólidas, por lo que habitualmente es fácil diferenciar el absceso hepático de un tumor sólido. Puede en ocasiones, sin embargo, haber situaciones difíciles como el caso de un tumor con necrosis central que se confunda con absceso, o el de un absceso hiperecoico que se confunda con tumor.

La distinción entre lesión intrahepática y extrahepática es habitualmente factible, ya que la US permite ver simultáneamente el hígado y los órganos vecinos, el riñón, la vesícula y las vías biliares, el páncreas e incluso los espacios subfrénicos y subhepáticos en los que puede haber procesos infecciosos como abscesos renales o perirrenales, colecistitis aguda, piocolecisto, pseudoquiste o absceso del páncreas y colecciones peripancreáticas que se prestan a diagnóstico diferencial con el absceso hepático amibiano.

La US es también un método apropiado para dirigir en forma precisa la colocación de una aguja para aspirar el contenido, maniobra que está indicada cuando el diagnóstico diferencial es difícil, en particular entre absceso amibiano y absceso piógeno (26).

El drenaje terapéutico rutinario del absceso que es una medida recomendada por muchos autores (28–30) es, no obstante, un procedimiento controvertido que ha sido rechazado por otras escuelas (26,31), en particular por la nuestra. Actualmente, reservamos esta medida para las siguientes indicaciones específicas: a) falta de respuesta al tratamiento farmacológico, b) absceso muy grande, c) absceso del lóbulo izquierdo en situación yuxtacardiaca y d) signos clínicos de amenaza de ruptura (29).

Finalmente, el carácter no invasivo y su precio relativamente bajo, le señalan como el método ideal para seguir la evolución de la lesión hasta la restitución *ad integrum* del parénquima (Fig. 8A y B).

Indicaciones y limitaciones

La US es en la actualidad el método de escrutinio ideal para explorar a un paciente con sospecha de amibiasis invasora del hígado y para vigilar la evolución.

La principal causa del error con el empleo de US es su carácter dependiente del operador. En efecto, los errores en la manipulación del equipo y en la valoración de los resultados por desconocimiento, son no pocas veces la causa de un diagnóstico equivocado.

El diagnóstico de un absceso puede sin embargo ser muy difícil, aun en las mejores manos, en especial si es pequeño y reciente. Por ello se recomienda siempre que si el examen

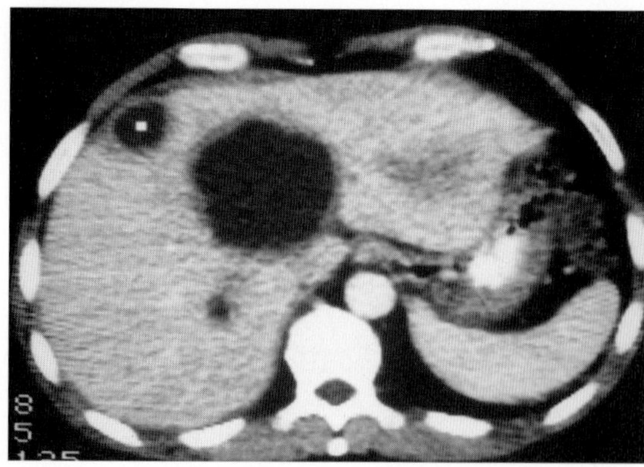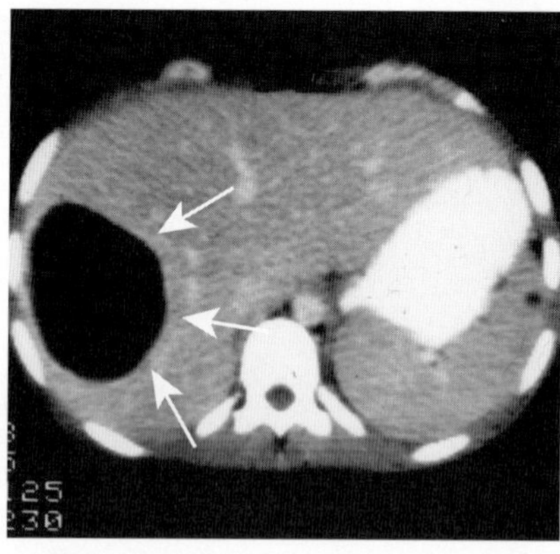

FIG. 9. Absceso hepático amibiano múltiple. **A:** TC dinámica que muestra en el mismo nivel de corte tres lesiones amibianas agudas con bordes irregulares y halo hiperdenso. En un corte más alto había una cuarta lesión en el lóbulo izquierdo (no mostrada en la fotografía). **B:** Absceso amibiano de 2 semanas de evolución bajo tratamiento. La lesión ha reducido su tamaño, tiene paredes regulares y un halo de hiperemia periférica.

US es negativo y persiste la sospecha clínica, se prosiga el estudio del paciente con una TC (15,32).

Tomografía computada

La TC es el método radiológico de imagen que puede considerarse el más genuino de las últimas dos décadas. Desde que se iniciaron sus aplicaciones en el hígado en 1976, este procedimiento ha progresado continuamente, contándose hoy con técnicas rápidas como la tomografía helicoidal que lo han convertido en el procedimiento más preciso para estudiar el hígado (32). Los primeros trabajos sobre la TC en el absceso hepático realizados en México datan de 1980 (15); desde el inicio se hizo evidente que la excelente imagen anatómica del hígado y de los demás órganos abdominales

confieren a la TC una superioridad sobre los otros métodos de imagen.

El absceso hepático se manifiesta en TC como una lesión homogénea única o múltiple (Fig. 9A), habitualmente más densa que los quistes y menos que los tumores y cuyo centro es avascular con coeficientes de atenuación entre 1 y 30 U.H., no modificándose la densidad de la zona central con la inyección del material de contraste endovenoso; en cambio, puede producirse un halo de mayor densidad en el tejido hepático que se localiza en la periferia del absceso. El halo suele ser más manifiesto en imágenes tardías y corresponde al descrito previamente en las imágenes de gamagrafía y angiografía (Fig. 9B).

En estudios realizados con TC helicoidal, el borde de la lesión se observa muy irregular e hipodenso y en el parénquima hepático vecino al absceso encontramos frecuente-

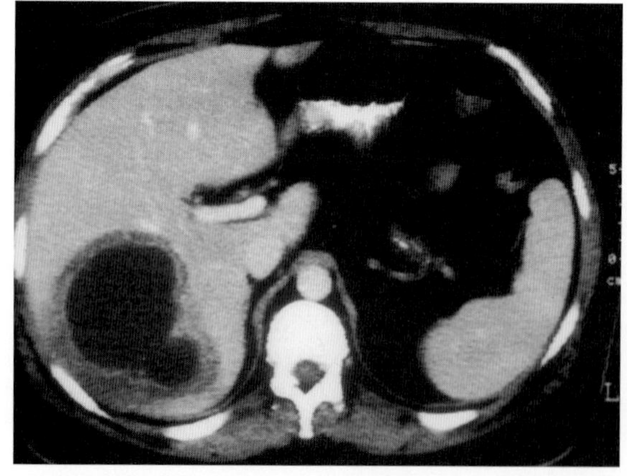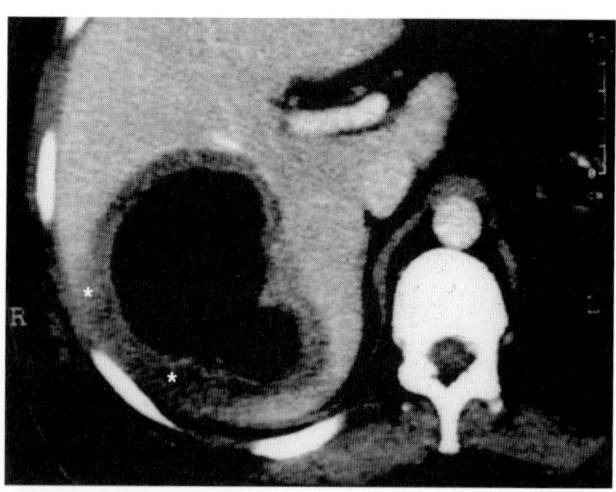

FIG. 10. Absceso hepático amibiano agudo. **A:** TC Helicoidal. Absceso localizado en el segmento posterior del lóbulo derecho con bordes irregulares. **B:** Acercamiento que muestra con más detalle los bordes de la lesión con un anillo hiperdenso periférico y fuera de la lesión una zona de hipodensidad del parénquima, atribuida a edema perilesional (*). Esta imagen se encuentra actualmente con frecuencia en las exploraciones con TCH.

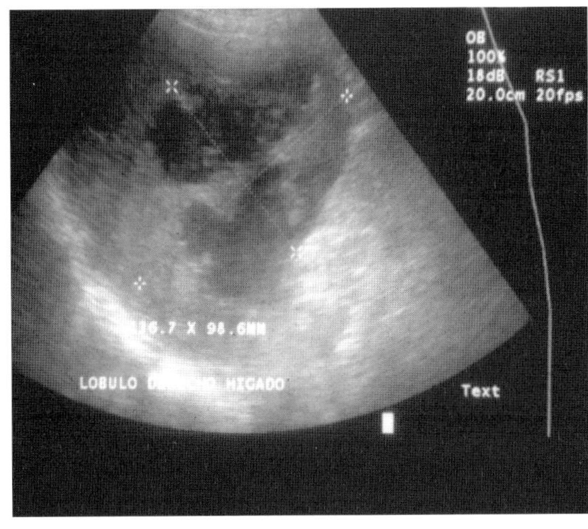

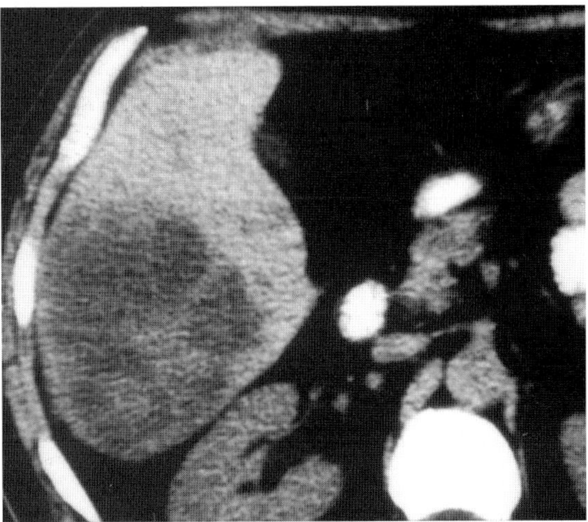

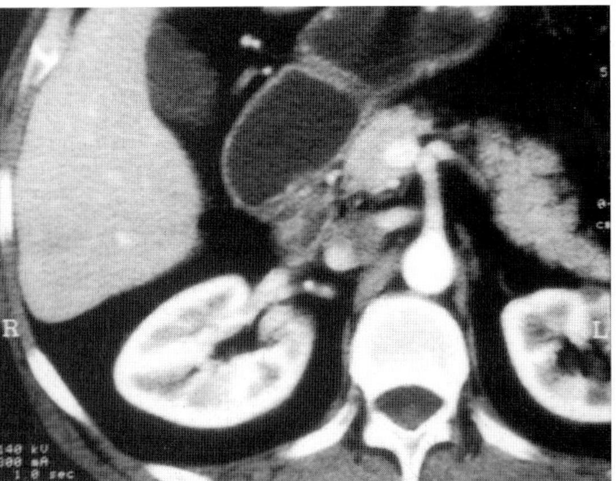

FIG. 11. Absceso hepático amibiano en TC. **A:** Absceso hepático amibiano del lóbulo visto en US como una lesión de ecogenicidad mixta con moderado reforzamiento posterior. **B:** TC simple en el mismo paciente de la figura (**A**), que muestra una lesión hipodensa del lóbulo derecho con bordes irregulares. **C:** TCH con material de contraste. La densidad del parénquima hepático se eleva con el contraste yodado, sin que se modifique la del absceso, que aparece como una lesión multiloculada. **D:** Dos meses más tarde se observa el *restitutio ad integrum*.

mente una zona de hipodensidad difusa, que revela posible edema perilesional (Fig. 10A y B).

La eficacia para la TC en el diagnóstico del absceso hepático ha sido estimada como mayor de 95% (15,16), cifra que es la más alta para los métodos de imagen. La gran resolución anatómica de la TC y la gran diferencia de densidad entre la lesión amibiana y el parénquima, hacen factible identificar lesiones pequeñas de pocos milímetros de diámetro, particularmente en el examen contrastado.

Por otra parte, la TC muestra con gran claridad la imagen de los órganos abdominales situados alrededor del hígado y tiene también una superioridad frente al US y el gamagrama para diferenciar lesiones intrahepáticas de las extrahepáticas que causen dolor y fiebre como pueden ser colecistitis aguda, abscesos renales o pancreáticos, peritoneales, etc.

La TC permite también diferenciar diversas lesiones focales del hígado como quiste, absceso, hemangioma y tumor. Debe sin embargo señalarse que la imagen de algunas lesiones se imbrican y que puede haber dificultades para diferenciar un absceso de metástasis con necrosis o un hemangioma de una metástasis. La TC permite también seguir la evolución de la lesión amibiana del hígado hasta su curación (Fig. 11A–D).

Finalmente, cabe señalar que la imagen de la TC a diferencia de la US, tiene menor dependencia del operador, por lo que permite contar con resultados más constantes. Las ventajas descritas han hecho considerar a la TC como el "estándar de oro" de los métodos de exploración del hígado, contra el cual deben compararse los demás procedimientos.

Indicaciones y limitaciones

Tomando en cuenta las ventajas y limitaciones citadas, consideramos hoy que las indicaciones precisas de la TC son las

TABLA 2. *Indicaciones de la TC en el absceso hepático amibiano*

- Diagnóstico no confirmado con otros métodos.
- Persistencia de síntomas bajo tratamiento específico.
- Diagnóstico diferencial con otras lesiones.

que aparecen en el Tabla 2. (Las principales desventajas de la TC estriban en el mayor costo en comparación con el US, la necesidad de utilizar contraste yodado y el uso de radiación ionizante.)

Resonancia magnética

La RM es el método que tiene la mayor resolución de contraste y por ello resulta muy sensible para detectar lesiones focales hepáticas y en especial para caracterizarlas. La RM permite también valorar los diferentes cambios anatomopatológicos que ocurren durante la evolución del absceso hepático amibiano (Fig. 12A–D).

En las fases iniciales el material necrótico se manifiesta en las imágenes ponderadas en T1 como una zona de hipointensidad, más o menos homogénea, con bordes nítidos e irregulares (Fig. 12A); en la secuencia T2 esta zona aparece hiperintensa, un poco heterogénea en la fase aguda, a veces loculada. En el curso de la evolución y al producirse la licuefacción del contenido del absceso, se puede observar un incremento progresivo en la intensidad de la señal que se torna más homogénea en las imágenes ponderadas T2 (Fig. 12B).

La zona periférica del absceso tiene en forma característica unas imágenes anulares, concéntricas, hipo e hiperintensas (18–22,33,35). Probablemente, uno de los anillos que es hipointenso en T1 e hiperintenso en T2, corresponda a la zona vascularizada de la periferia del absceso en la cual existe la proliferación vascular (Fig. 12C y D). Esta zona hipervascular coincide con el anillo de hipercaptación del centelleograma cuando se realiza con isotopos circulantes (16), así como las zonas de hipervascularidad visible que hemos descrito en la angiografía hepática (13) y con el anillo de hiperdensidad en TC (16).

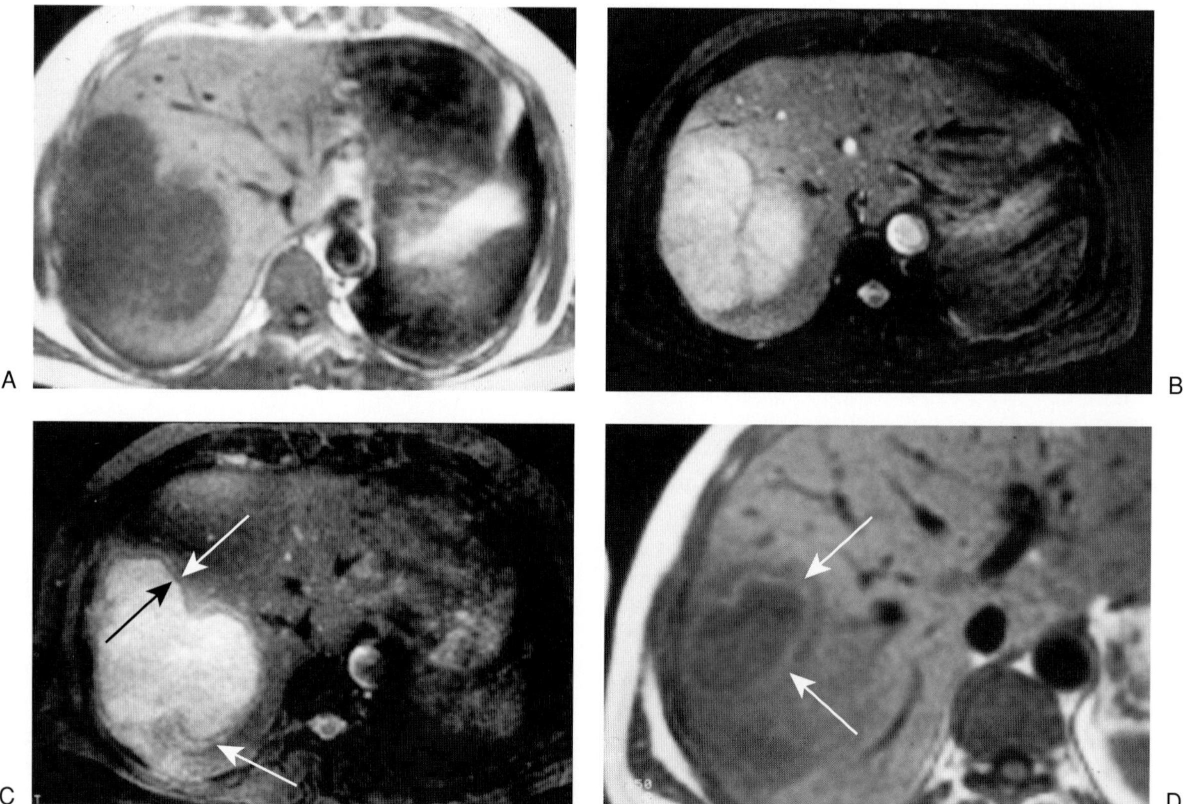

FIG. 12. Imagen del absceso hepático en Resonancia magnética. **A:** IRM. Corte axial en T1. La lesión es hipointensa, homogénea, con bordes irregulares. **B:** IRM. Corte axial en T2. La señal de la parte central se ha tornado más intensa, pero la señal es irregular, "sucia" y se observan en su interior algunos trazos lineales hipointensos que la dividen en lóculos. En la periferie existe un anillo hipointenso. **C:** IRM. Corte axial en T2 realizado 15 días más tarde. La señal del centro es más homogénea. En la periferie se observan ahora dos anillos, uno hipointenso y otro hiperintenso (*flechas*). **D:** IRM. Corte axial T1. Cuarenta días más tarde el tamaño de la lesión se ha reducido en forma considerable y persisten los anillos periféricos (*flechas*).

En la fase aguda, puede también detectarse una zona de hiperintensidad difusa del parénquima situado alrededor del absceso, que ha sido atribuida a edema perilesional (15) y que coincide con la que hemos descrito en TC. Esta imagen desaparece progresivamente en el proceso de la curación.

Sin embargo, estos hallazgos no son patognomónicos y pueden encontrarse también en abscesos bacterianos, hematomas y tumores necróticos (19). La capacidad de obtener imágenes en múltiples planos puede hacer reconocer en los cortes coronales la disrupción diafragmática de un absceso y eventualmente su apertura al pericardio, con mayor precisión que otros métodos.

Indicaciones y limitaciones

La RM es actualmente el procedimiento que tiene la mayor resolución de contraste, lo cual la pone en ventaja para el diagnóstico diferencial del absceso con otras lesiones focales del hígado. La tecnología de RM ha progresado con las técnicas de RM ultrarrápida; no obstante lo anterior, ocupa un lugar secundario en el diagnóstico del absceso hepático ante la simplicidad y bajo precio del US. Su empleo en la clínica está actualmente reservado para aquellos pacientes en quienes, a pesar del uso de otros métodos de imagen, no se haya llegado a establecer un diagnóstico preciso.

ABSCESO HEPATICO PIOGENO

El absceso piógeno del hígado es una lesión producida por gérmenes que infectan el órgano, ya sea por contigüidad o por vía hematógena. Su prevalencia en autopsia ha sido reportada entre 0.3 y 1.5% y, si bien globalmente la frecuencia de esta lesión en el mundo es mucho menor que la del absceso amibiano, en los países occidentales, donde la tasa de amibiasis es baja, el absceso piógeno resulta ser el más frecuente. Es también una lesión grave. La mortalidad asciende a 15%, a pesar del tratamiento médico y quirúrgico, pero puede ser de 100% si no es tratado (35); de ahí la importancia de su diagnóstico oportuno.

Etiología

Los abscesos piógenos ocurren generalmente como complicación de procesos infecciosos de otros sitios, que pueden alcanzar el hígado por diversos mecanismos: a) bacteremia portal a partir de apendicitis, diverticulitis o perforación del colon; b) colangitis ascendente en pacientes con obstrucción biliar; c) extensión directa de un absceso vecino; d) traumatismo y e) bacteremia sistémica por vía arterial (36). En años recientes, la frecuencia de infecciones provenientes del apéndice se ha reducido y ha aumentado en cambio en los pacientes inmunodeprimidos y después de maniobras de drenaje biliar en enfermos con cáncer e ictericia obstructiva (37).

En los niños se relaciona con mayor frecuencia con infecciones umbilicales y cuadros de septicemia. No obstante, en cerca de la mitad de los pacientes, no logra determinarse la causa de la infección (26).

Entre los agentes causales más frecuentes se citan gérmenes aerobios entre los que destaca *Echerichia coli*, bacterias anaeróbicas como *Clostridium* y *Bacteroides* provenientes de vías biliares, intestino o pelvis y en caso de infecciones hematógenas, organismos como *Streptococcus aureus* o *S. Mailleri* (26,37–39).

Cuadro clínico

Las manifestaciones clínicas son a menudo reveladoras de la enfermedad. La fiebre suele ser el elemento predominante, alta, en agujas, con sudoración profusa y calosfrío en el 90% de los pacientes; en general, cursa con dolor en el cuadrante superior derecho, hepatomegalia y signos progresivos de ataque al estado general pero la fiebre puede existir como signo único y en cerca de la mitad de los pacientes, principalmente en ancianos y en pacientes inmunodeprimidos; puede también presentarse como un cuadro clínico fiebre en estudio. Suele cursar con leucocitosis de 15.000 a 25.000/mm^3, con neutrofilia y granulación tóxica, anemia normocítica y, en las fases avanzadas, es frecuente la hipoalbuminemia; 90% de los pacientes tienen elevación de la fosfatasa alcalina.

Anatomía patológica

A diferencia de la lesión amibiana, el piógeno es un absceso verdadero, en cuyo interior existe un material denso, amarillento o verdoso, fétido, mezclado a veces con gas y en el cual abundan los piocitos. La lesión puede ser única o múltiple dependiendo de la etiología y del método de diagnóstico que se elija; la multiplicidad es más frecuente en los abscesos de origen biliar que en los hematógenos y la TC, y aun más la RM, tienen mejor sensibilidad para detectar lesiones pequeñas. Los abscesos únicos son más frecuentes en el lóbulo derecho y su tamaño varía entre 1 y 2 cm.

Diagnóstico

Los siguientes son elementos importantes para el diagnóstico:

a) Cuadro febril con hepatomegalia dolorosa,
b) Evidencia de proceso infeccioso biliar, pélvico, peritoneal u otro,
c) Leucocitosis y elevación de la fosfatasa alcalina,
d) Demostración de una o más lesiones focales en US, TAC, MN o IRM.

Diagnostico por imagenes

Radiografías simples de tórax y abdomen

La radiografía simple del tórax puede revelar la mayoría de los signos descritos para el absceso amibiano: elevación del hemidiafragma derecho, disminución de la movilidad del diafragma, infiltrados pulmonares basales y derramepleural.

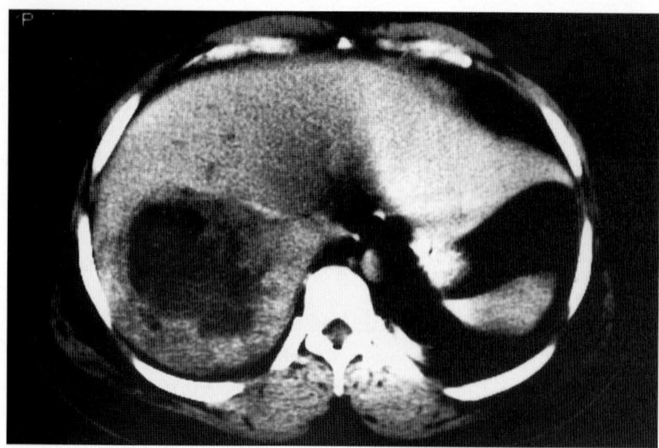

FIG. 13. Absceso hepático piógeno. TC convencional. Gran lesión del segmento posterior del lóbulo derecho. Los caracteres morfológicos son similares a los del absceso amibiano, aunque los bordes muy irregulares y menos precisos y el centro con acúmulos de material denso que representan contenido sólido. (Cortesía del Dr. Javier Casillas, Jackson Memorial, Miami, Florida)

En las radiografías del abdomen pueden encontrarse signos del proceso infeccioso primario: aerobilia, litiasis biliar, signos de peritonitis, abscesos peritoneales o pélvicos, aire en región hepática, subfrénica, o en la vena porta, presencia de nivel hidroaéreo, etc.

Medicina nuclear

La imagen gamagráfica es muy variable, puede presentarse como una sola lesión hipocaptante o un gran defecto de captación del radiocoloide en el parénquima hepático; también puede observarse como múltiples, pequeños defectos de captación del coloide radioactivo diseminados en el parénquima hepático. En la gran mayoría de los casos se acompaña de hepatomegalia y esplenomegalia, la cual se incrementa con relación al tiempo transcurrido de la aparición de la sintomatología.

Ultrasonido

Es aquí también el método primario de exploración, aunque en algunos pacientes recién operados con sondas o canalizaciones, su realización puede ser difícil. La imagen de la lesión es variable e igual que en el absceso amibiano, se modifica en el curso de la evolución.

En la fase aguda puede ser un poco menos ecogénico que el hígado, con finos ecos internos y bordes poco definidos, resultando incluso difícil de detectar por medio del US; conforme se licúa, la zona central se transforma en un área ecolúcida, con reforzamiento posterior, bordes irregulares y es fácil de reconocer. Algunos abscesos pueden contener detritus en la parte baja y a veces forman un nivel; pueden también tener septos y en algunos existe gas en cantidad variable que causa artefactos de refracción (23,26,27,37,38).

La eficacia del US para identificar la lesión piógena es alrededor de 80% (41), pero el diagnóstico diferencial con el absceso amibiano puede ser muy difícil y la punción aspiratoria guiada por US es útil para este propósito.

Al contrario de lo que sucede en la amibiasis, existe concenso respecto a la utilidad de la punción evacuadora que, asociada a los antibióticos, tiene valor curativo en 64 a 98.3% de los pacientes (42).

Tomografía computada

En general se considera la TC más eficaz que el US para demostrar abscesos piógenos, atribuyéndosele una sensibilidad de 95% (41).

La lesión piógena del hígado tiene bordes nítidos, a veces muy irregulares, que contrastan con el parénquima sano vecino y permiten identificarla con facilidad. Unica o múltiple, de tamaño variable, con la zona central hipodensa en la que los coeficientes de atenuación son mayores que los del agua pero menores que los del hígado y no se modifican al inyectar el contraste endovenoso, el cual puede producir un halo de hipercaptación periférica, similar al descrito en el absceso amibiano (Fig. 13).

La presencia de gas en el interior tiene valor diagnóstico cuando no hay antecedente de trauma o cirugía reciente (40) (Fig. 14A), se refiere también como útil para el diagnóstico la presencia de pequeñas lesiones alrededor del absceso principal, imagen conocida como "signo del racimo" (cluster sign) (43), el cual no ha sido descrito en abscesos de origen amibiano.

La TC aventaja al US y la MN, para mostrar la relación del absceso con el hígado y los órganos vecinos (37), y permite a menudo mostrar el sitio primario del proceso infeccioso, en particular cuando se trata de colecciones intraperitoneales.

Resonancia magnética

Debido a su mayor resolución de contraste, la RM tiene capacidad para demostrar un mayor número de lesiones, refiriéndose con este método el hallazgo de lesiones múltiples hasta en 81% de los pacientes (44).

La mayoría tienen forma redonda, a veces oval o lobulada; la intensidad de la señal es menor que la del hígado y las imágenes ponderadas en T1, muestran a veces un anillo periférico. La lesión se observa hiperintensa en las secuencias ponderadas en T2, alcanzando una intensidad a veces similar a la del líquido cefalorraquídeo; esto permite con frecuencia detectar pequeños abscesos que no habían sido vistos en T1.

La inyección de Gadolinio destaca mejor los márgenes de las lesiones y produce aumento de la señal periférica, especialmente en pacientes que tuvieron imágenes de anillos periféricos en T1. Este material de contraste mejora también la detección de pequeñas lesiones.

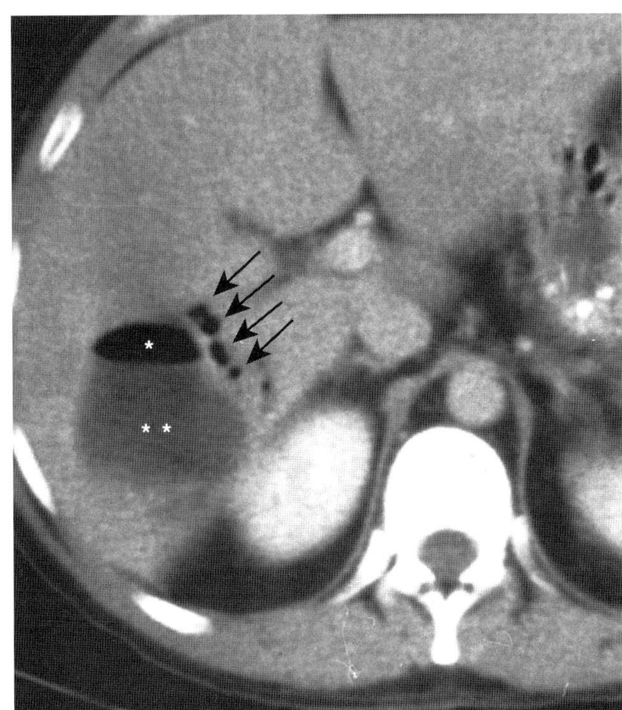
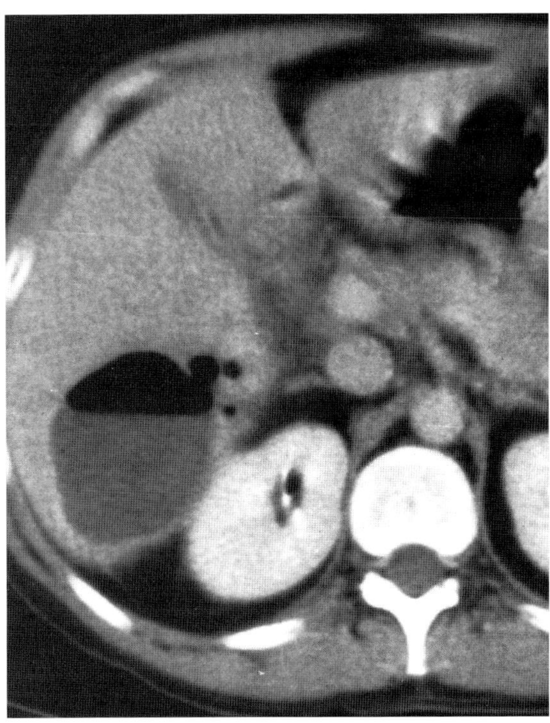

FIG. 14. Absceso hepático piógeno. **A:** Presencia de gas (*) y líquido (**) que forman un nivel hidroaéreo, asociado con pequeñas lesiones alrededor del absceso principal en forma de "racimo de uvas" (*flechas*). **B:** Acercamiento de un corte más alto. (Cortesía del Dr. Javier Casillas, Jackson Memorial, Miami, Florida)

En 50% de los pacientes con absceso piógeno se ha observado edema perilesional (44) similar al descrito en el absceso amibiano y que desaparece con el tratamiento.

ABSCESO MICOTICO

La frecuencia de los abscesos hepáticos de origen micótico ha sido cada vez mayor en los años recientes y está en estrecha relación con el incremento de pacientes inmunodeprimidos por diversas causas, como son el linfoma, los tratamientos quimioterápicos y hoy día con frecuencia creciente, el Síndrome de inmunodeficiencia adquirida (SIDA)

Etiopatogenia

Candida albicans es el microorganismo que con mayor frecuencia causa infecciones fúngicas en pacientes inmunocomprometidos. Una gran parte de las candidiasis hepatoesplénicas ocurre en aquellos pacientes que reciben drogas por padecimientos hematológicos. La asociación frecuente de antibiótico en estos enfermos, altera la flora del intestino y propicia el incremento de *Candida species,* y el daño de la pared intestinal. Como consecuencia, se produce una fungemia portal que produce lesiones en el hígado y el bazo. El diagnóstico puede ser difícil aún en la biopsia, ya que el pequeño tamaño de las lesiones conduce a menudo a resulta-

dos falsos negativos; sólo un 50% de los hemocultivos hechos en estos enfermos resulta positivo.

El SIDA es tal vez hoy día la causa más común con la que se asocian las infecciones fúngicas del hígado y el bazo. *Candida albicans* es también aquí el microorganismo que con más frecuencia infecta estos órganos. Otros gérmenes que pueden encontrarse, aunque con menor frecuencia, son *Mycobacteria Avium intracellulare, Criptosporidium, Aspergillus fumigatus* (45) y rara vez *Pneumocystis carinii* (46).

Diagnóstico por imagen

El US, la TC y la RM pueden revelar la existencia de lesiones micóticas en el hígado y el bazo. El diagnóstico es sin embargo difícil ya que las lesiones pueden ser muy pequeñas (38) y es necesaria una correlación clinicorradiológica muy cuidadosa.

Ultrasonido

El US es el método obligado en pacientes inmunodeprimidos que presentan fiebre y dolor en cuadrante superior derecho. La imagen característica, descrita por Callen et al. (47) y confirmada por Cooperberg et al. (48) está compuesta por una zona central ecogénica que ha sido atribuida a

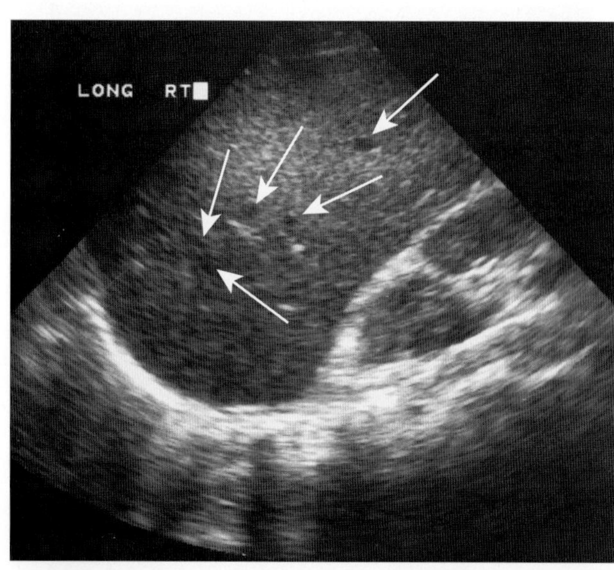

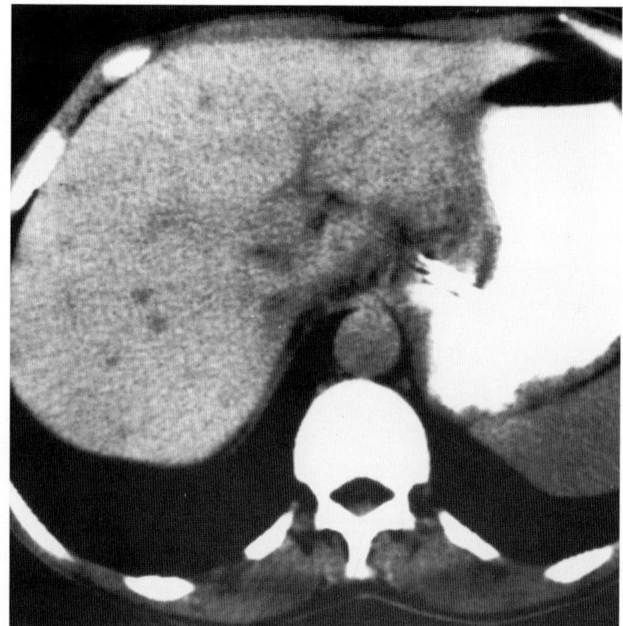

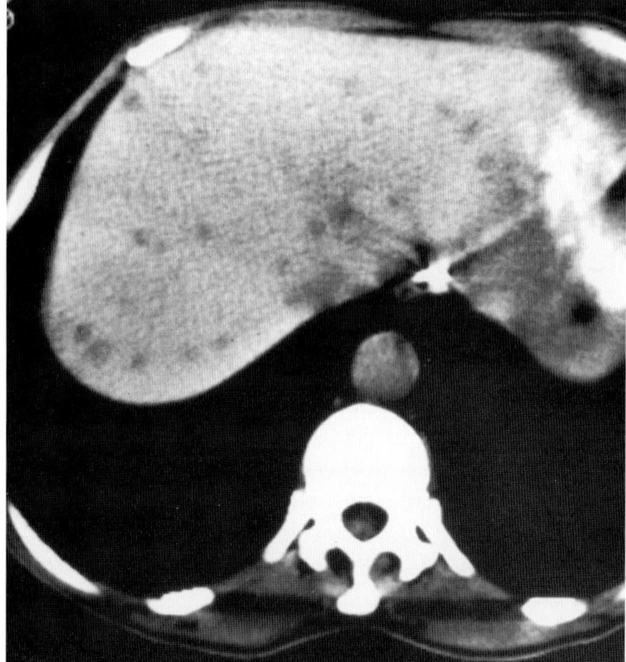

FIG. 15. Absceso micótico (*Candida albicans*). US. Corte longitudinal en el lóbulo derecho. **A:** En la parte alta y posterior hay pequeñas hipodensidades "difíciles de precisar" (*flechas*). **B:** TC en el mismo paciente que muestra innumerables lesiones focales hipodensas, muy pequeñas, la mayor mide 1 cm. **C:** Corte cefálico al anterior, con lesiones similares. (Cortesía del Dr. Javier Casillas, Jackson Memorial Hospital, Miami, Florida)

conglomerados de micelas de los hongos y un área periférica ecolúcida que representa el material inflamatorio que las circunda. Esta imagen deberá sin embargo diferenciarse de la que pueden producir algunas metástasis, para lo cual es decisivo el cuadro clínico.

Debido al pequeño tamaño de las lesiones, el uso de frecuencias ultrasónicas más altas permite una mejor demostración de estos abscesos. Así, se informa que la detección pasa de 0.3 a 9% cuando se usan 3.5 MHz, de 11 a 14% con el empleo de transductores de 5 MHz (49). Debe hacerse notar sin embargo que en algunos pacientes las lesiones pueden ser de muy difícil identificación (Fig. 15A).

Tomografía computada

La apariencia más común es la de múltiples áreas pequeñas, de baja atenuación, menos densas que el parénquima (Fig 15B y C), y típicamente con una zona central que se torna más densa después de inyectar material de contraste endovenoso. En algunos casos puede incrementar también la densidad de la parte exterior.

Resonancia magnética

En forma similar a lo que acontece en los abscesos piógenos, la resolución de contraste de la RM la pone en ventaja para diferenciar múltiples lesiones pequeñas, que son hipointensas en T1 con un pequeño incremento de la señal en la secuencia de T2 (39).

REFERENCIAS

1. González Montesinos F, Lee Ramos AF, Aguirre García J. Influencia del sexo y la edad en la amibiasis invasora del hígado. *Arch Inv Méd* (Méx) 1971;2[supl.1]:395–400.
2. Muñoz O. Clinical spectrum of amebiasis in children. En: Kretschmer R, ed. *Amebiasis: infection and disease by* Entamoeba histolytica. Boca Raton: CRC Press, 1990.
3. Tsutsumi V, Mena López R, Anaya Velázquez F et al. Cellular bases of experimental amebic liver abscess formation. *Ann Pathol* 1984;117:81–89
4. Martínez Palomo A, Tsutsumi V, Anaya Velázquez F et al. Ultrastructure of experimental intestinal invasive amebiasis. *Am J Trop Med Hyg* 1989;41:273–279.
5. Pérez Tamayo R, Martínez RD, Montford I et al. Pathogenesis of acute experimental amebic liver abscess in hamsters. *J Parasitol* 1991;77:982–988.
6. Pérez Tamayo R, Becker I, Montfort I, Pérez Montfort R. Patología de la amibiasis. En: Kretschmer RR, ed. *Amibiasis. infección y enfermedad por* Entamoeba histolytica. México: Ed. Trillas, 1994;155–187.
7. Aguirre-García J. Peculiaridades histopatológicas de la lesión amibiana. *Arch Inv Méd* (Méx) 1970;1[supl. 1]:147–156.
8. Treviño García-Manzo N. Espectro clínico de la amibiasis en el adulto. En: Kretschmer RR, ed. *Amibiasis, infección y enfermedad por* Entamoeba histolytica. México: Ed Trillas, 1994;229–245.
9. Landa L, Stoopen M, Aguirre García J et al. La ictericia en la amibiasis invasora del hígado. *Arch Inv Méd* (Méx) 1974;5[supl. 2]:531–540.
10. Stoopen M, González-Montesinos F, Baz Díaz-Lombardo G, Landa L. Síndrome de Budd-Chiari por absceso hepático amibiano. *Arch Inv Méd* (Méx) 1971;2[supl. 1]:405–413.
11. Cervantes LF, Stoopen M, Barois de Stoopen V, Flores Barroeta F. ¿Por qué no se diagnostican todos los abscesos hepáticos en el hospital? *Arch Inv Méd IMSS* 1973;4[supl. 1]:231–238.
12. Sepúlveda B. Amebiasis: host-pathogen biology. *Rev Infect Dis* 1982;4:836–846.
13. Stoopen M, Elizondo L, Landa L. Estado actual del diagnóstico radiológico de la amibiasis. *Arch Inv Med* (Mex) 1972;3:387–402.
14. Stoopen M, Kimura K. La tecnología de los ochentas. Ultrasonido, tomografía computada y resonancia magnética: ¿han mejorado el diagnóstico del absceso hepático? *Rev Gastroenterol Mex* 1989;54:167–175.
15. Stoopen M, Kimura K, Cardoso M. Imagenología del absceso hepático amibiano: "Veinte años después". *Rev Mex Radiol* 1991;45:165–171.
16. Kimura K, Stoopen M, Reeder M et al. Amebiasis: modern diagnostic imaging with pathologic and clinical correlation. *Sem Roentgenol* 1997;32:250–275.
17. Cardoso JM, Kimura K, Stoopen M et al. Radiology of invasive amebiasis of the colon. *AJR* 1977;128:935–941.
18. Domenech-Torne. Hígado y vías biliares, capítulo 14. En: Herranz R, Rubal A. Barcelona, 1980;203–223.
19. Carlx OS, Sodee DB. *Principles and practice of nuclear medicine*, 2nd ed. Cap 20. USA: Kiosby, 1995.
20. Sukov RJ, Cohen LJ, Sample FW. Sonography of hepatic amebic abscesses. *AJR* 1980;134:911–915.
21. Ralls PW, Collettu PM, Quinn MF et al. Sonographic findings in the hepatic amebic abscess. *Radiology* 1982;145:123–126.
22. Kullgowska E. Connors SK, Shapiro JH. Liver abscess. Sonography in diagnosis and treatment. *AJR* 1982;183:253–257.
23. Ralls PW, Barnes PF, Radin DR et al. Sonographic features of amebic and pyogenic liver abscesses: a blinded comparison. *AJR* 1987;149:499–501.
24. Ralls PW, Collette PM, Quinn MF et al. Sonographic findings in hepatic amoebic abscess. *Radiology* 1982;145:123–126.
25. Grant EG. Liver. Chap 5. En: *General ultrasound*. Mittelstaedt CA, ed. New York: Churchill Livingstone, 1992;208–211.
26. Parulekar SG, Bree R. Liver. Chap. 21. En: McGahan JP, Goldberg BB, ed. *Diagnostic ultrasound. A logical approach*. New York, Philadelphia: Lippincott–Raven, 1997;650–651.
27. Ralls PW, Quinn MF, Bowswell WD Jr et al. Patterns of resolution in successfully treated hepatic amebic abscess: sonographic evaluation. *Radiology* 1983;149:541–543.
28. Le Bras Y, Gervez F, Abraham E, Toussaint T, Verhaegen F. Intérêt de la ponction évacuatrice échoguidée dans le traitement des abscès amibiens du foie. *J Radiol* (Paris) 1991;72:43–47.
29. Leonetti P, Moncany G, Soubeyrond J. L' abscès amibien du foie. Apport de l'échographie au diagnostic evolutif: à propos de 983 cas. *J Radiol* (Paris) 1987;68:259–264.
30. Duquesne J, Ngirabanyginya A. Evolution échographique des abscès amibiens hépatiques. *J Radiol* (Paris) 1990;71:279–285.
31. Van Sonnenberg E, Mueller PR, Schiffman HR et al. Intrahepatic amebic abscess: indications for and results of percutaneous catheter drainage. *Radiology* 1985;156:631–635.
32. Robbin Ml, Van Leeuwen DJ. Importance of sonography in the evaluation of abdominal liver tests. Syllabus: a special in ultrasound course. *The Radiological Society of North America* 1996;69–78.
33. Elizondo G, Weissleder R, Stark D et al. Amebic liver abcess: diagnosis and treatment evaluation with MR Imaging. *Radiology* 1987;165:795–800.
34. Ralls PW, Henley DS, Colleti PM et al. Amebic liver abscess: MR imaging. *Radiology* 1987;165:801–804.
35. Kuligowska E, Conners SK, Shapiro JH. Liver abscess: sonography in diagnosis and treatment. *AJR* 1982;138:253–262.
36. Ferreiros-Domínguez J, Pedrosa CJ. El hígado. El bazo. Cap. 28. En: Pedrosa CJ, Casanova-Gómez R, ed. Diagnóstico por imagen. *Tratado de radiología clínica*. Madrid: Interamericana, 1986;840–882.
37. Khardori N, Wing E, Carrasco Ch et al. Infection associated with biliary drainage in patients with cancer. *Rev Infect Dis* 1991; 13:587–591.
38. Zaleznik DF, Kaspr DL. Intraabdominal infections and abscesses. En: Harrison. *Principles of internal medicine*, 14th ed. New York: Mc-Graw-Hill, 1998;194–795.
39. Allen DA. Focal infections processes, En: Ros RP, Bedgood WD, eds. *Abdominal magnetic resonance imaging*. St. Louis: Mosby, 1993;228–231.
40. Chezmar JL, Bernardino ME. Space occupying lesions of the liver. En: Taveras J, Ferrucci JT, ed. Vol. 4, Chapter 61. New York, Philadelphia: Lippincott-Raven, 1993;8–9.
41. Swartz MN, Simon HB. Peritonitis and intraabdominal abscesses. En: *Scientific American Medicine*. Chapter 7: Infectious diseases, 1993; Chapter XXI:7–9.
42. Giorgio A, Tarantiw L, Mariniello N et al. Pyogenic liver abscesses: 13 years of experience in percutaneous needle aspiration with US guidance. *Radiology* 1995;195:122–124.
43. Jeffrey RB, Tolentino CS, Chang FK et al. CT of the small pyogenic hepatic abscesses: the cluster sign. *AJR* 1988;151:487–489.
44. Mendez RJ, Schiebler ML, Outwater EK et al. Hepatic abscesses: MR imaging findings. *Radiology* 1994;190:431–436.
45. Ow Ch, Maldjian C, Shires GT et al. CT, US and MR imaging of hepatic aspergilloma. *J Comput Ass Tomogr* 1991;15:852–854.
46. Fishman EK, Magid D, Kuhlman JE. Pneumocystis carinii involvement of the liver and spleen. CT demonstration. *J Comput Ass Tomogr* 1990;14:146–148
47. Callen PW, Filly RA, Marcus FS. Ultrasonography and computed tomography in the evaluation of hepatic microabscesses in the immunosuppressed patient. *Radiology* 1980;136:433–434.
48. Ho B, Cooperberg PL, Li DKB et al. Ultrasonography and computed tomography of hepatic candidiasis in immunosuppressed patients. *J Ultrasound Med* 1982;1:157–159.
49. Murray JG, Patel MD, Lee S, Gandhu JS et al. Microabscesses of the liver and spleen in AIDS: detection with 5 MHz sonography. *Radiology* 1995;197:723–727.

Abdomen: Hígado, Bazo, Vías Biliares, Páncreas y Peritoneo, Tomo II.
Editores: M. E. Stoopen, K. Kimura y P. R. Ros.
Lippincott Williams & Wilkins, Philadelphia © 1999.

CAPITULO 4

Radiología de la hidatidosis abdominal

Sergio J. Moguillansky, Carlos R. Giménez y Roberto L. Villavicencio

La hidatidosis humana es una patología de origen zoonótico, que provoca en las zonas endémicas serios problemas en la salud pública. Tiene distribución mundial y afecta fundamentalmente a los países del Mediterráneo, Medio Oriente, Nueva Zelandia, Australia y América del Sur.

Se conoce desde la antigüedad y la referencia más remota de la forma larvaria o quística correspondería a Hipócrates (siglo V, AC) que en su aforismo 55 describe: "los que tienen una hidropesía en hígado, si la serosidad cae en la cavidad del peritoneo, el vientre se llena de ella y el enfermo sucumbe" (1). La palabra hidátide proviene del griego *hydatis, hydatidos,* vocablo con el que se designaba a una "piedra preciosa clara como el agua" (2).

El examen clínico y los antecedentes epidemiológicos permiten sospechar el diagnóstico. Para confirmarlo o descartarlo se ha recurrido a los métodos inmunológicos (Elisa DD5, etc.) y las imágenes. En nuestro medio, las pruebas serológicas se utilizan en áreas rurales, pero en la práctica clínica el diagnóstico se basa en la imagenología.

Los avances en la medicina por imágenes en los últimos años han permitido un diagnóstico más certero, conocer más acabadamente la historia natural del Quiste hidatídico (QH), evaluar la prevalencia en áreas endémicas, medir la efectividad de los programas de control, monitorear los alcances del tratamiento médico y aportar mediante el drenaje percutáneo, una alternativa efectiva de la cirugía.

En este capítulo nos referiremos a estos temas abocándonos principalmente a la hidatidosis hepática por su frecuencia e importancia clínica, sin dejar de destacar los puntos descollantes de las otras localizaciones abdominales. Comenzaremos con una breve descripción de los factores epidemiológicos y del ciclo parasitario y se dará un panorama general de su tratamiento.

Epidemiología

El *Equinococco granulosum* es el agente causal de la hidatidosis clásica o quística. Es un cestodo de distribución cosmopolita con máxima incidencia en aquellas regiones donde la cría de la oveja es la principal actividad económica. América del Sur es una de las zonas más afectadas, especialmente Argentina, Uruguay, Chile, Sur de Brasil y Sierras del Perú (3).

La prevalencia es mayor en las áreas rurales donde se combinan la presencia de ganado y perro, asociados a la irresponsabilidad e ignorancia del hombre que genera condiciones favorables para el ciclo de transmisión. Sin embargo, la enfermedad también ocurre en las zonas urbanas debido al estado sanitario deficiente de los centros de faenamiento sumado a la proliferación de perros callejeros (3). Las tasas brutas de incidencia por 100.000 habitantes fue de 2.4 (1988–92) en Perú, 12.42 (1993) en Uruguay y 3.4 (1982–86) en Chile. En alguna de las provincias endémicas de la Argentina, la tasa varía de 32 a 63.3 (3). Estos valores aumentan con las encuestas seroepidemiológicas y más aun en las ultrasonográficas. Evaluaciones ecográficas catastrales dieron cifras de 5.51% en Argentina (Río Negro) (3) y 1.27% en Uruguay (Departamento de Florida) (4).

Ciclo del parásito

El ciclo normal del parásito se desarrolla entre mamíferos carnívoros como huéspedes definitivos (HD) y ungulados, herbívoros u omnívoros, como huéspedes intermediarios (HI). El hombre se infecta accidentalmente (HIA) al insertarse en el ciclo.

El perro doméstico (HD) y la oveja (HI) conforma el ciclo más importante en la epidemiología de la enfermedad hidatídica. No obstante, otros huéspedes intermediarios (vaca,

Dr. S.J. Moguillansky: Director Médico de Clínica Radiológica "Dr. Pedro Moguillansky," Cipolletti, Argentina.

Dr. C.R. Giménez: Profesor Titular de la Cátedra de Diagnóstico por Imágenes y Terapia Radiante, Universidad Nacional de Rosario, Director de la Escuela de Radiología, Fundacion "Dr. J.R. Villavicencio," Rosario, Argentina.

Dr. R.L. Villavicencio: Presidente de la Fundación "Dr. J.R. Villavicencio" y el Sanatorio Parque S. A., Rosario, Argentina.

cabra, camélidos, etc.) pueden jugar un rol sustancial en la infección humana en otras partes del mundo (5).

El parásito adulto (tenia *Equinococco*) vive en el intestino del perro con la cabeza alojada en las vellosidades intestinales. Mide de 4 a 6 mm y posee una proglótida inmadura, una madura y una grávida (3). Los huevos contenidos en las proglótidas son eliminados con las heces del perro (Fig. 1).

Los animales (HI) se infectan al comer pastos o tomar aguas contaminadas. El hombre (HIA) adquiere la enfermedad al comer verduras o ingerir agua que contengan huevos de tenia o al tomar contacto con perros que al lamerse la región perianal distribuyen huevos en su pelaje y hocico. Esta constituye una vía de transmisión importante en la infancia (6).

Una vez ingeridos los huevos, los jugos intestinales y pancreáticos disuelven sus envolturas quedando libre el embrión hexacanto que atraviesa la barrera intestinal alcanzando el hígado por vía portal. A pesar de que su tamaño es mayor (30 micrones) que el del capilar hepático (20 a 25 micrones) y debido a su plasticidad, puede en ocasiones sortear la barrera hepática y llegar al pulmón. Si supera este filtro alcanza la circulación sistémica. También se mencionan vías alternativas para evitar la barrera hepática como son los cortocircuitos vasculares o los linfáticos (2).

La hidátide está compuesta por una capa externa llamada quitinosa, cuticular, anhista o exoquiste. Es blanda y lechosa. Posee otra capa interna que es la llamada proliferativa, proligera, germinativa o endoquiste y que tiene núcleos activos. A partir de ella se forman la cuticular, las vesículas prolígeras, escolex y el líquido hidatídico (Fig. 2) (2).

Se llama "arenilla hidatídica" al conjunto de escolex, ganchos y vesículas prolígeras. Los escolex son los que tienen la doble potencialidad de evolucionar hacia el parásito adulto en el intestino del perro, o iniciar en el HI una transformación vesicular secundaria (Fig. 3).

La presencia de la vesícula hidatídica provoca en el huésped una reacción llamada periquística o adventicia (Fig. 4).

El ciclo se completa cuando el perro come las vísceras del HI portadores de QH. Se dice que la especie *Equinococco granulosum* dista mucho de ser homogénea y que, detrás de una aparente similitud morfológica, esconde diferencias bioquímicas (metabolismo, proteínas solubles, isoenzimas, composición del ácido dexociribonucleico—ADN), biológicas (especificidad del huésped) e inmunológicas (caracteres antigénicos) (7).

De esta manera se lo ha comparado a un iceberg donde la parte visible corresponde a la morfología, mientras que en la

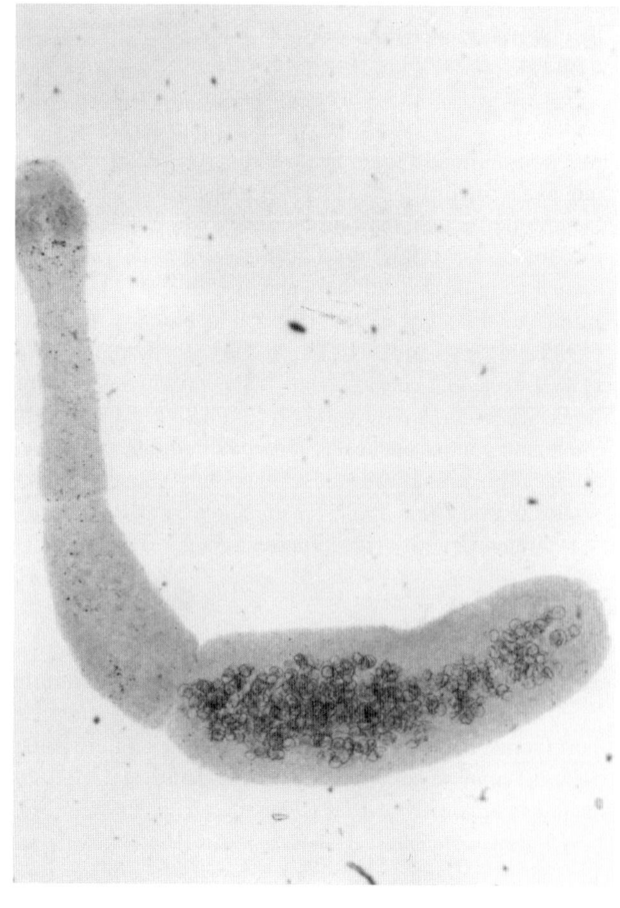

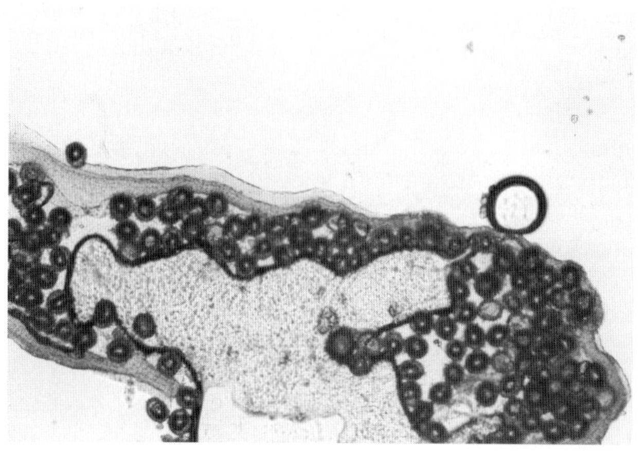

FIG. 1. A: Tenia *Equinococco* con proglótida grávida y huevos en su interior. **B:** Proglótida grávida eliminando huevos. (Cortesía Dr. Veterinario Eduardo Baraboglia, Cipolleti, Argentina)

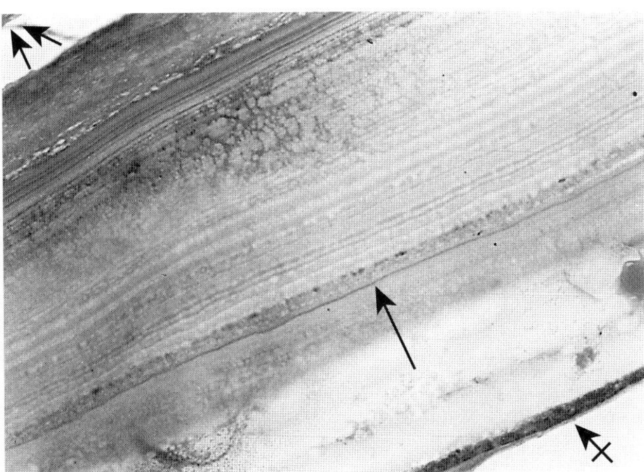

FIG. 2. Membrana anhista por 100 HE (*flecha*). Membrana prolígera (*flecha cruzada*). Adventicia (*doble flecha*) (Cortesía Dr. Enrique Muñoa, Médico Anatomopatólogo, Cipolletti, Argentina)

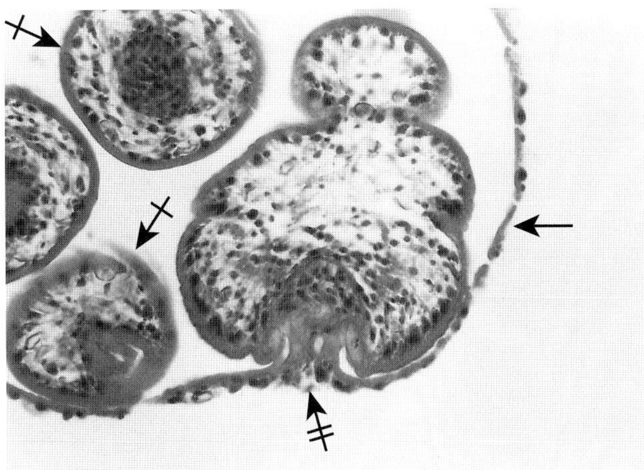

FIG. 3. Membrana prolígera (*flecha*) y escolex (*flechas cruzadas*) invaginados. Se ve cómo nace el escolex de la membrana prolígera (*flecha doble cruzada*). (Cortesía Dr. Enrique Muñoa, Médico Anatomopatólogo, Cipolletti, Argentina)

profundidad concentra las características de subespecies, cepas y clones particulares.

Diagnóstico por imágenes

La conformación del parásito en estado larval y las distintas combinaciones entre los elementos constitutivos que se suceden durante las modificaciones evolutivas e involutivas le confieren a esta patología imágenes muy particulares. Las imágenes en hidatidosis resultan de la presencia de (8): a) Masa o tumor parasitario: en su crecimiento, el QH va desplazando las estructuras parenquimatosas y puede provocar un síndrome canalículobiliar en el hígado, pielocalicilar en el riñón, vascular, etc. b) Estructuras propias del quiste: membrana parasitaria, líquido hidatídico, arenilla y vesículas hijas. c) Adventicia o periquística: reacción que provoca la presencia del parásito en el huésped. Las lesiones pueden verse por medio de la radiología convencional (Rx), la ecografia o ultrasonografía (US), la Tomografía computada o la Resonancia Magnetica (RM). El "estándard de oro" es la US que se utiliza incluso como metodo catastral en las áreas endémicas. Describiremos las modificaciones propias del complejo parasitario (hidátide más adventicia) que traducen la evolución o involución natural del metacestode y luego las complicaciones que básicamente comprenden la ruptura e infección.

Modificaciones propias

Las corrientes migratorias y el fluido tránsito poblacional transitorio actual a través del mundo, exige disponer de parámetros claros para el diagnóstico de la patología hidatídica en cualquier área geográfica y no solamente en las regiones endémicas. De tal manera, los objetivos que debe perseguir una clasificación son (9): ayudar al ecografista a realizar su propio diagnóstico, hacer una etapificación apropiada y permitir al médico seleccionar un tratamiento adecuado. Gharbi HA et al. (10) publicaron en 1981 una clasificación del Quiste hidatídico hepático (QHH) en 5 Tipos (I, II, III, IV y V) de acuerdo a la morfología y estructura. Presenta como ventaja, con respecto a las múltiples aparecidas ulteriormente, de que es mundialmente conocida y es eficiente.

Se denomina QH hialino (nomenclatura clásica) aquél que tiene líquido cristal de roca, es univesicular y las membranas están macroscópicamente íntegras. Hoy lo consideramos el "primer eslabón quístico" y corresponde al Tipo I de Gharbi. Ecográficamente se ve como una lesión redondeada,

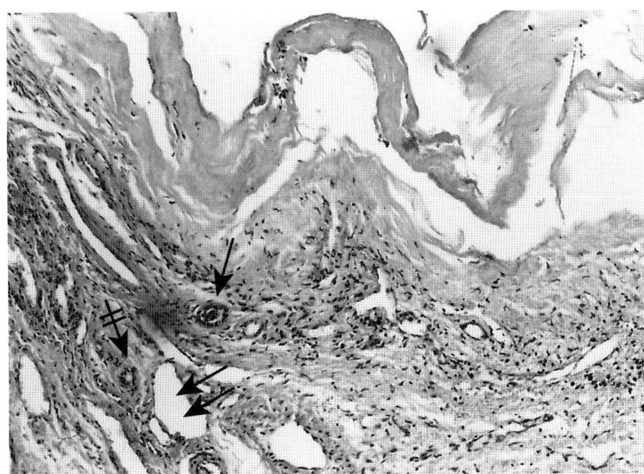

FIG. 4. Adventicia de Q.H.H.: se observan canalículos biliares (*flecha*) y venas (*doble flecha*) incorporadas en la adventicia.

a veces deformada por impactar contra estructuras anatómicas o QHH vecinos. Es anecoica y tiene acentuado refuerzo acústico distal. Suele exhibir, y hay que buscarla intencionalmente, una pared bien definida (Fig. 5A) (8,11).

Es posible identificar en la pared una "doble línea" según Gurses (12) en un 45% de los hialinos. Esfahani (13), sin embargo, la observa en 91% de este tipo (Fig. 5B). La línea externa correspondería a la adventicia y la interna se discute si pertenece a la membrana germinativa (12) o a la quitinosa

(13). Nosotros no hemos encontrado el "signo de la pared" o la "doble línea" en los quistes no parasitarios.

Saint Martin (14) describió un signo muy importante que denominó "nevado". Se lo debe provocar y consiste en tres pasos sucesivos: partiendo de una imagen Tipo I se rota al paciente al decúbito contrario. Luego se espera 15 segundos y se lo gira rápidamente para reexaminarlo en el decúbito original. Pueden aparecer entonces ecos brillantes en el interior del QHH que descienden rápidamente hasta

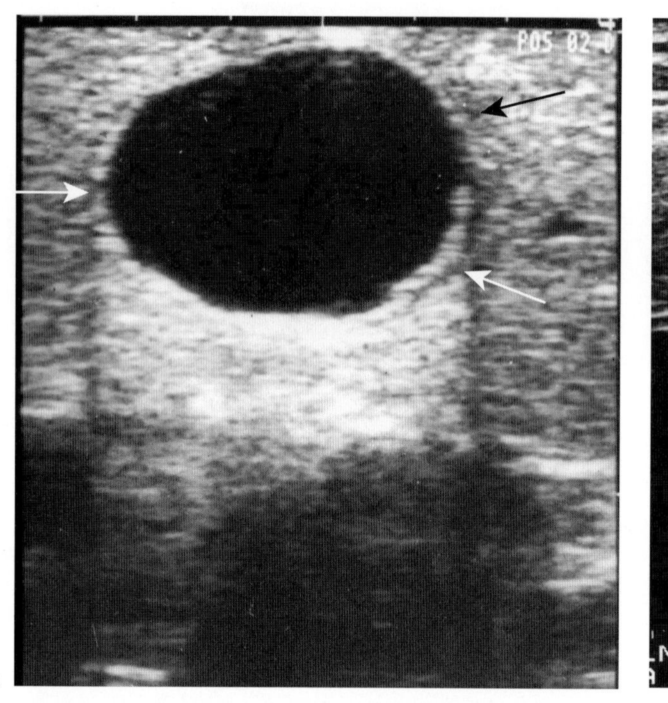

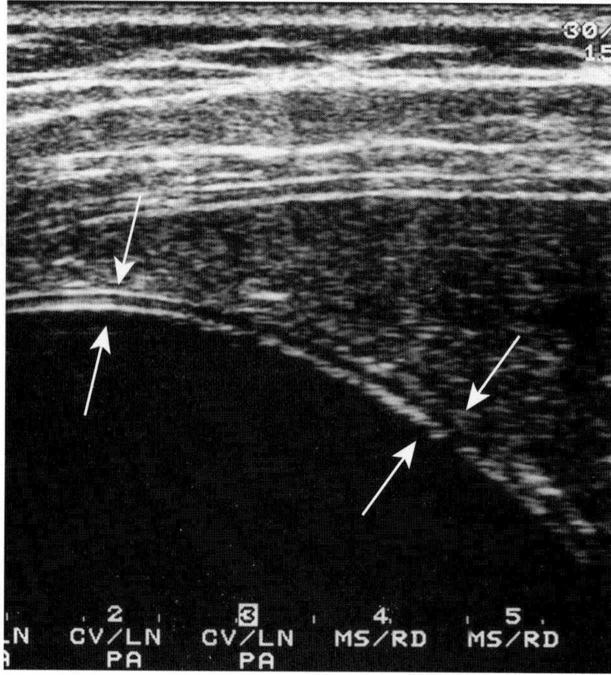

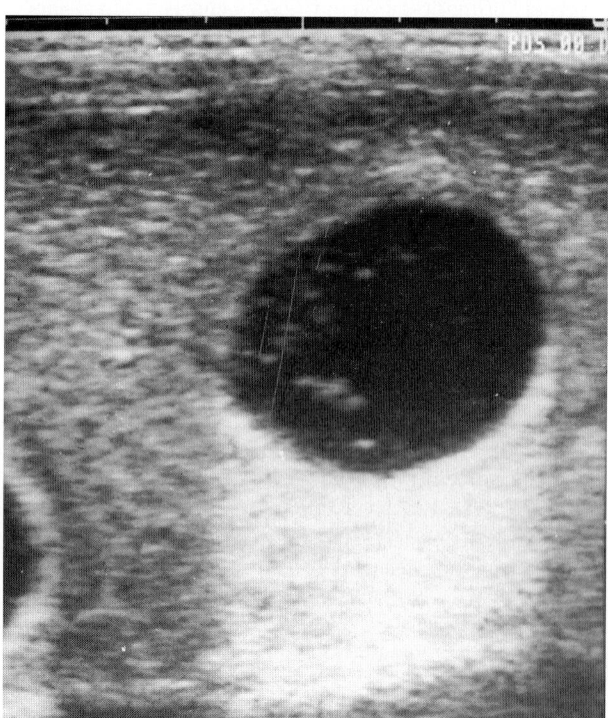

FIG. 5. A: US hepático. QHH Tipo I (Gharbi). Lesión hepática anecogénica con refuerzo acústico distal y pared propia reflectiva (*flechas*). **B:** "Doble línea" de la pared (*flechas*). **C:** Mismo paciente que (A) "nevado" (ecos internos luego de la movilización). Ver texto.

desaparecer, sin dejar ecos estratificados en el fondo (Fig. 5C).

El US puede proporcionar número, tamaño y localización de los QHH así como sus relaciones anatómicas. Se puede encontrar engrosamiento de la pared en los quistes simples y de colédoco cuando han sufrido infecciones reiteradas. Sin embargo, estas entidades no presentan bordes tan reflectivos como signo de la pared, "doble línea" ni "nevado". En el quiste de colédoco adicionalmente se puede demostrar la conexión con la vía biliar (15).

Se menciona engrosamiento parietal de los quistes simples no parasitarios luego de tratamientos esclerosantes (16) pero el antecedente resulta obvio. La TC es en la mayoría de los casos una indicación que surge del US (8), cuando el examen no es definitorio, por problemas técnicos (obesidad, meteorismo, eventraciones, etc.) y en la hidatidosis múltiple (especialmente si se sospecha compromiso extrahepático). Es más efectiva para evaluar la relación con el intestino, la pleura, el peritoneo y las cicatrices de cirugía previa, datos de relevancia cuando se programa un drenaje percutáneo.

Los QHH Tipo I se ven como una formación redondeada, hipodensa (valores similares al agua) que previo a la introducción del material de contraste, exhibe una banda periférica hiperdensa que Marcos y Robles (17) denominó "refuerzo adventicial" (Fig. 6). Es sumamente característico de la hidatidosis. Se debe buscar en el ecuador del quiste para evitar el fenómeno de volumen parcial. Es necesario enfatizar la necesidad de realizar el examen primariamente sin material de contraste, ya que éste puede en ocasiones dificultar su visualización al aumentar la densidad hepática.

La ausencia de pared en TC o US no descarta hidatidosis. Puede faltar en QHH pequeños o cuando la ecogenicidad (hígado graso) o densidad (amiodarone, hemocromatosis, etc.) del parénquima esté aumentada. La RM se utiliza con escasa frecuencia debido a que no se encuentra ampliamente disponible y a la eficiencia de los otros métodos, fundamentalmente de la US. Sin embargo, consideramos que ocupará su lugar en casos de diagnósticos diferenciales dificultosos y para determinadas complicaciones, como en el tránsito hepatotorácico. Será necesario valorar en el futuro qué puede aportar en el entendimiento de los cambios parasitarios producidos por la evolución natural y/o el tratamiento médico, así como en la pesquisa de comunicaciones biliares mínimas.

Como en los métodos mencionados anteriormente, también se identifica la pared como un "anillo periférico hipointenso", especialmente en las secuencias de TR largo (Fig. 7) (18–22). Su carácter circunferencial despeja dudas acerca de posibles artefactos por desviación química (23,24). Es un signo confiable, ya que no se ha descrito en los quistes simples hepáticos. Hay acuerdo entre los diferentes autores de que la secuencia que pondera T2 es más efectiva que la T1 en demostrar el anillo de baja señal, porque proporciona un mayor contraste entre el líquido hiperintenso y la misma. Sin embargo, la caída de la señal hepática (TR-TE largos) puede enmascararla. Al respecto, hemos encontrado muy útil la densidad protónica.

Hay quiénes sostienen que el borde hipointenso se debe al colágeno de la adventicia (18). Compartimos con Taourel et al. (21) de que primariamente es la expresión de la membrana propia del parásito. Luego participa la periquística a medida que aumenta su espesor.

En la etapa que Gharbi clasifica como Tipo II hay un despegamiento de la membrana (ruptura contenida) favorecida seguramente por una disminución de la presión intraquística,

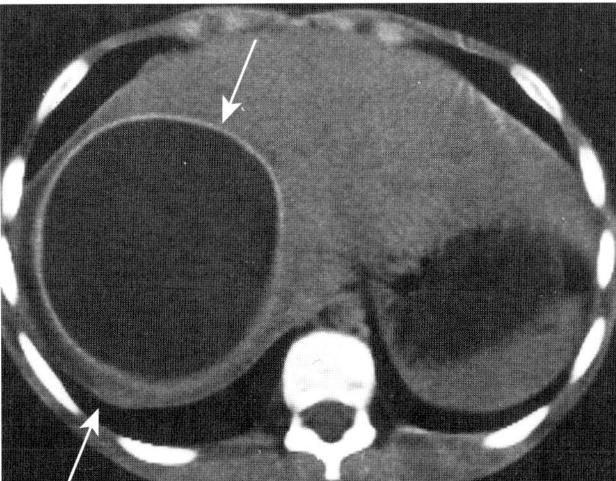

FIG. 6. TC sin material de contraste. Lesión quística con banda periférica hiperdensa (*flechas*).

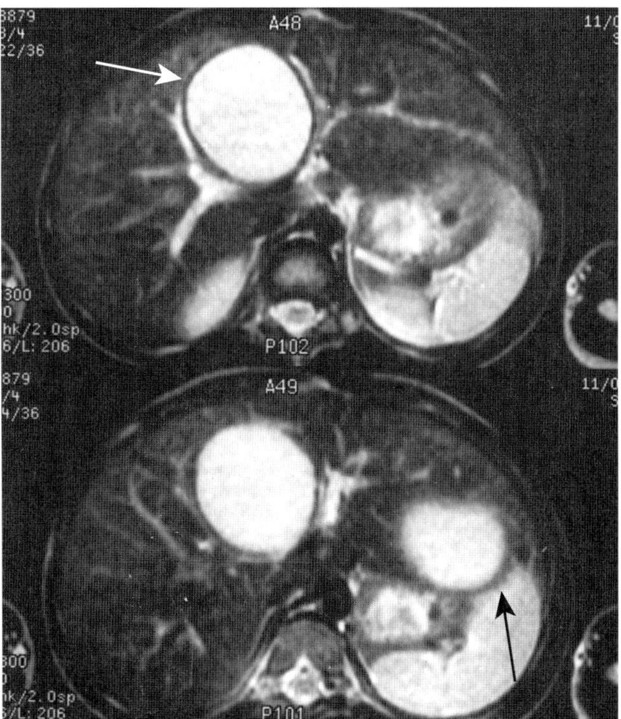

FIG. 7. IRM spineco T2 (2300/90) sección axial. Hidatidosis hepática en segmentos II y IV. Nótese el "anillo hipointenso" (*flechas*).

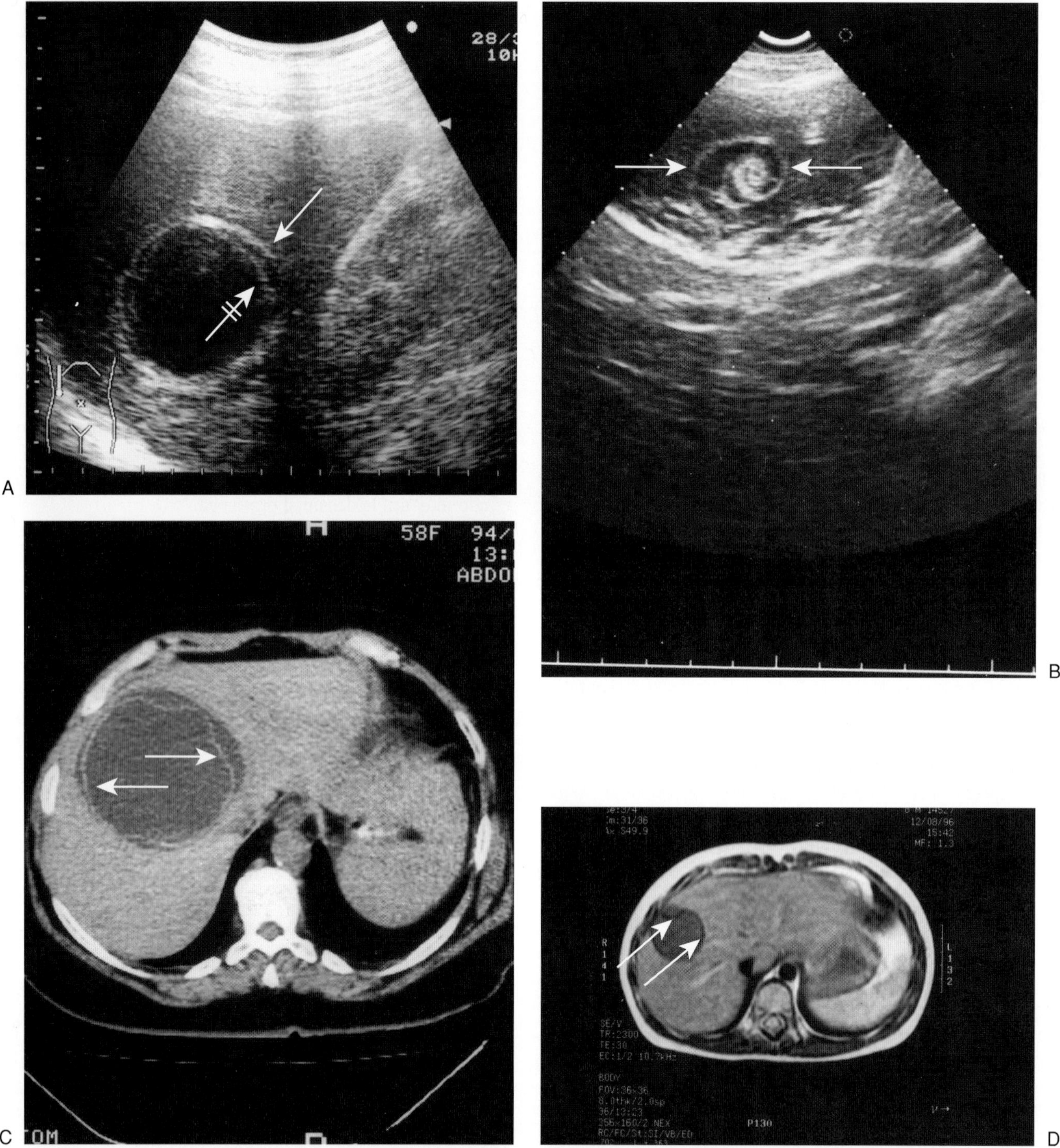

FIG. 8. A: US hepático. "Desdoblamiento de la pared". Adventicia (*flecha*). Membrana propia (*flecha cruzada*). **B:** Ultrasonografía hepática en otro paciente: "signo del camalote". Membranas replegadas (*flechas*). **C:** TC sin material de contraste en otro paciente. Desprendimiento periférico de la membrana propia (*flechas*). **D:** IRM: spineco DP (2300/30). Desprendimiento incipiente de membranas. Nótese que el "anillo hipointenso" está formado en este caso por la membrana propia (*flechas*) y no por la adventicia.

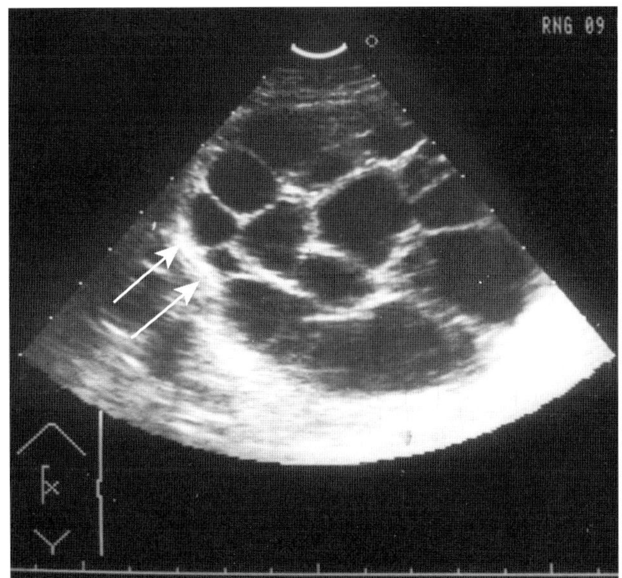 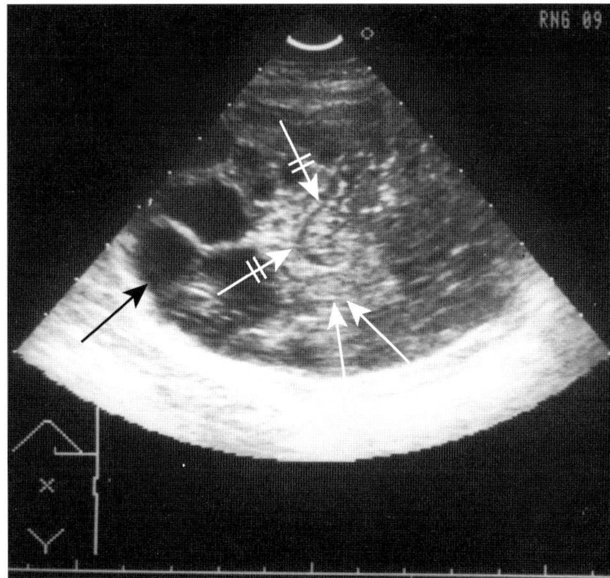

FIG. 9. **A:** US hepático: quiste multivesicular Tipo III en "panal de abejas". Se ve la pared (*flechas*). **B:** Mismo paciente con otro quiste tipo III. Vesículas hijas periféricas (*flecha*) y matriz central (*doble flecha*). Obsérvese la membrana espiral en el interior de la matriz (*flechas cruzadas*).

aunque también intervendrían factores degenerativos de la misma como resultado de envejecimiento, reacción química, mecanismos de defensa del huésped y eventualmente trauma (25,26).

Podemos encontrar imágenes muy evocadoras de hidatidosis. Se pueden graficar con US, TC e IRM abarcando un amplio rango que va desde el desprendimiento incipiente (desdoblamiento de la pared) hasta el repliege y colapso total de las membranas configurando el "signo del camalote ultrasónico" (por el paralelismo con el descrito en el pulmón) (Fig. 8) (27). Se debe destacar la exquisita sensibilidad de la ecografía para demostrar estas estructuras.

La presencia de vesículas hijas le confiere un signo distintivo y le cataloga como Tipo III de Gharbi. Históricamente, se han considerado como respuesta de la hidátide ante injurias químicas, bacterianas, físicas, pero independientemente del mecanismo interno (no aclarado) representarían una etapa más en la evolución quística.

Con US se describe la imagen del "quiste dentro del quiste". Se debe notar que las vesículas hijas tienen bordes altamente reflectivos al igual que el "quiste madre". Cuando llenan la cavidad dan un aspecto de "panal de abejas" o multilocular y los pseudoseptos observados (paredes de vesículas hijas en contacto) son de espesor uniforme (Fig. 9A).

Usualmente, pueden visualizarse entre las vesículas hijas un material ecogénico y amorfo, en cantidad variable, conocido en la literatura como "matriz" (11). Traduce modificación del líquido intraquístico y aglutinación de membranas de vesículas hijas rotas. Estas últimas se deben buscar especialmente como signo inequívoco de la patología (Fig. 9B).

Con TC las imágenes son también muy elocuentes, reconociéndose pared, vesículas hijas, matriz y calcificaciones periféricas curvilíneas, segmentarias o totales (Fig. 10). Se debe tener presente su condición avascular (8). El US es definitivamente superior para buscar las estructuras lineales dentro de la matriz.

La RM con su alta resolución de contraste demuestra con exquisita claridad los distintos componentes de la etapa multivesicular, pero es ineficiente para demostrar las calcificaciones. Las vesículas hijas tienen menor señal que el

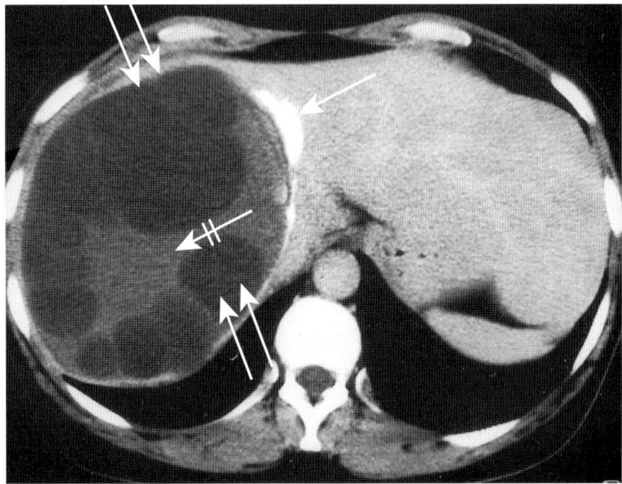

FIG. 10. TC con contraste. QH multivesicular del lóbulo derecho, con calcificación periférica segmentaria (*flecha*), vesículas hijas periféricas (*dobles*) y matriz central (*flecha cruzada*).

contenido del "quiste madre" (matriz) en todas las secuencias (Fig. 11) (22). La diferencia de señal entre vesículas hijas y matriz se reduciría en las infecciones (22). El diagnóstico diferencial de masas multiloculares incluye: Hamartoma mesenquimatoso quístico (HQM), Sarcoma embrionario indiferenciado (SEI), cistoadenoma/cistoadenocarcinoma biliar, quistes simples complicados y, eventualmente, absceso hepático. El HQM (28,29) y el SEI (29–32) ocurren casi exclusivamente en niños (entre 4 meses y 2 años y entre 5 a 15 años respectivamente) presentan algún grado de refuerzo de paredes y septos en TC y la RM en forma adicional puede pesquisar hemorragia en el SEI (30,32).

El cistoadenoma/cistoadenocarcinoma biliar presenta también refuerzo de septos y nódulos y puede exhibir distinto contenido en los lóculos (bilis, sangre o mucus) (30,33–35). En cambio, la hidatidosis multivesicular tiene pared bien definida y gruesa, en ocasiones con extensas calcificaciones curvilíneas características, membranas dentro de la matriz (US) y fundamentalmente una patología avascular. Puede presentarse a cualquier edad pero su incidencia es mayor en tercera y cuarta década, un hecho sustancial para diferenciarlo del HQM.

El quiste simple no tiene paredes discernibles y cuando hay septos son finos, especialmente visibles en ecografía. En los abscesos multiloculados, la clínica y el laboratorio generalmente orientan el diagnóstico. Se pueden encontrar refuerzos en anillo y de los septos en TC e IRM, siendo éste un punto diferencial (36).

El próximo eslabón es el que Gharbi denomina Tipo IV, es la etapa donde pueden surgir problemas con el diagnóstico. Se llega al mismo por la conjunción de antecedentes epidemiológicos, la visualización de otras formaciones hidatídicas y el examen minucioso de la lesión y su contenido.

Cuando la matriz descrita llena toda la cavidad quística, tenemos la denominada "forma pseudotumoral" de la hidatidosis. Se deben extremar los esfuerzos en la búsqueda de membranas y vesículas hijas remanentes como elementos orientadores.

Recientemente, Jouni et al. (37) examinaron en forma prospectiva 147 masas hepáticas sólidas, hidatídicas y no hidatídicas con ecografía para evaluar la sensibilidad y especificidad del método cuando se asocian dos o más de los siguientes signos evocadores: espiral hipoecogénico intramatricial, halo periférico hipoecoico rodeado de borde hiperecogénico, formación anecogénica de pared propia (vesículas hijas), áreas hiperecoicas con sombra acústica (calcificaciones) y/o reforzamiento de la pared posterior.

El halo periférico hipoecoico aislado lo encontraron en más de la mitad de las metástasis (MTTS) y en un 25% de los carcinomas hepatocelulares, pero nunca asociado a un borde hiperecogénico (correspondería a la periquística cargada de sales de calcio) (Fig. 12). El refuerzo acústico distal aislado lo hallaron en 80% de los angiomas. El espiral hipoecogénico intramatricial es un signo valioso y muy específico (mayor de 97%). Analizado de esta manera, la sensibilidad de la ecografía fue de 97.5% y la especificidad del 98.3%.

En ocasiones, la TC con material de contraste puede definir el diagnóstico mostrando su condición avascular, la pared con segmentos de calcificación, etc. Tiene poca importancia la serología por su escasa respuesta de anticuerpos en este período (38).

Se describe como Tipo V el QHH calcificado e inactivo. Las calcificaciones ocurren en la periferia pero también en el magma caseoso interno. Sin embargo calcificaciones periféricas segmentarias o circulares pueden aparecer en cualquiera de los cuatro tipos previamente descritos.

La ecografía muestra un arco ecodenso, con atenuación acústica distal, que impide visualizar con detalle la estructura interna. La TC, no obstante, puede reconocer elementos remanentes típicos (Fig. 13). Gharbi et al. (10) sugirió que su

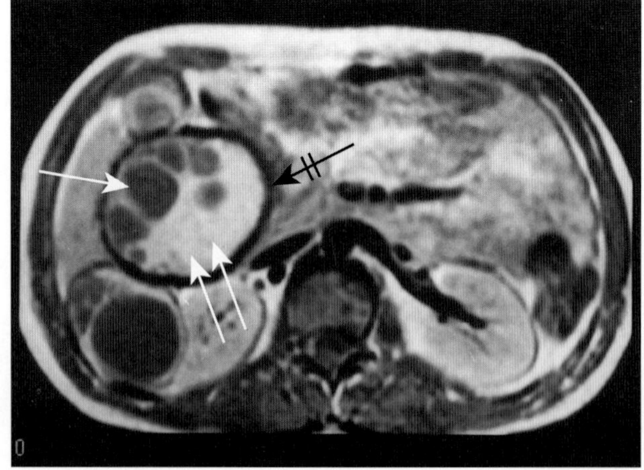
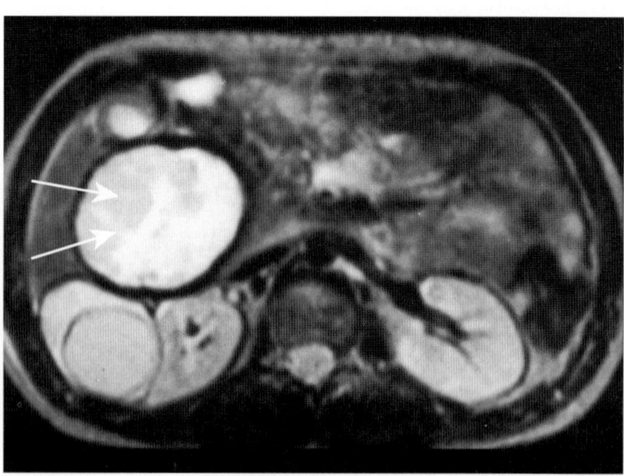

FIG. 11. IRM axial spin-eco. **A:** DP (2500/20). Las vesículas hijas (*flecha*) con menor intensidad intrínseca que el quiste madre (*flecha doble*). El engrosamiento de la pared y su acentuada hiposeñal sugiere calcificaciones (*flecha cruzada*). **B:** Mismo paciente. T2W (2500/90). Las vesículas hijas persisten de menor intensidad que el quiste madre (*flechas*).

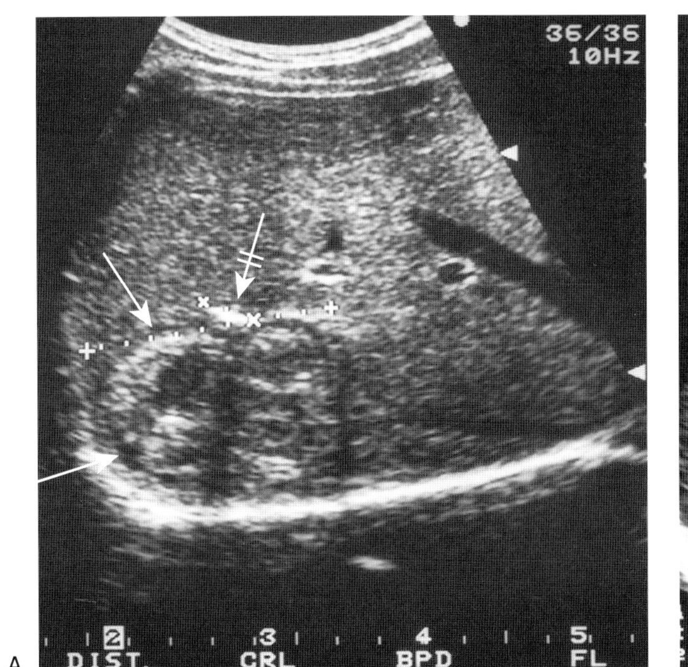 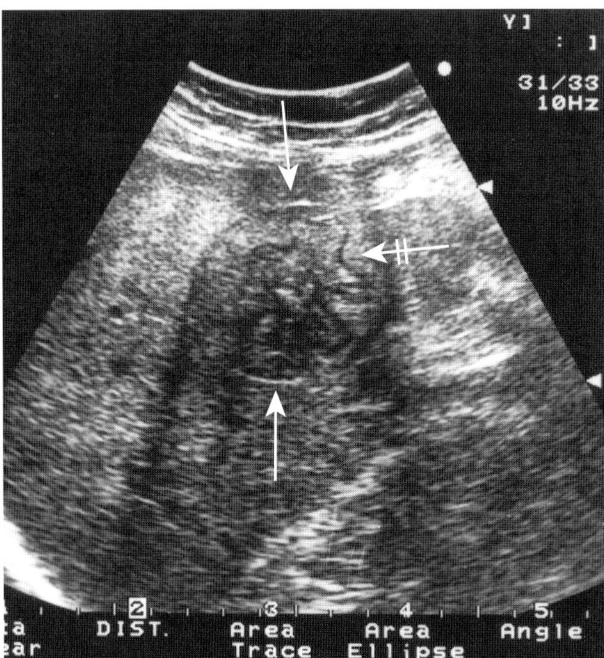

FIG. 12. US hepático: QH Tipo IV. **A:** Halo periférico hipoecoico (*flechas*). Sombra acústica por calcificación periférica (*flecha cruzada*). Contenido heterogéneo. **B:** Otro paciente. Borde hiperecogénico (*flechas*), contenido heterogéneo y espirales hipoecogénicos (*flecha cruzada*).

clasificación podría corresponder también a la evolución natural del parásito.

Se han correlacionado también diferentes tipos de QHH con los distintos grupos etarios (11). Nosotros hemos evaluado retrospectivamente 61 pacientes con QHH hialinos, multivesiculares y calcificados (crenados y completamente calcificados) y también los correlacionamos con la edad (Fig. 14).

Los resultados fueron similares a los de Lewall y McCorkell (11). Los hialinos fueron preponderantes en la primera y segunda década, los multivesiculares de la cuarta a la sexta década y los calcificados tuvieron su pico en la séptima década. Asumiendo que la mayoría de los individuos se infectan en la infancia (aunque puede ocurrir a cualquier edad), esta distribución sugiere la evolución natural de la patología.

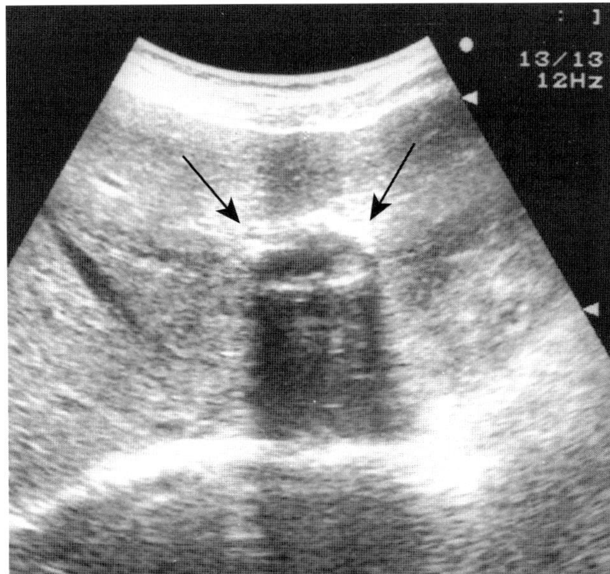 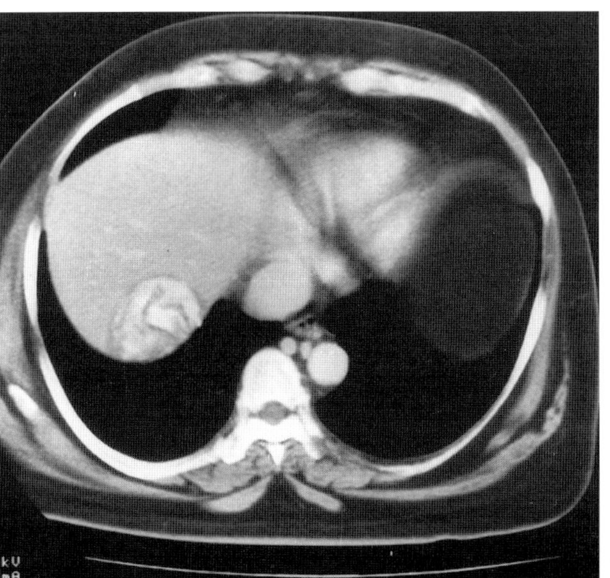

FIG. 13. US hepático: QH Tipo V. **A:** Arco ecodenso (*flechas*) en lóbulo izquierdo hepático, con gran sombra acústica distal. **B:** TC con contraste. Otro paciente. QH calcificado en segmento VII, retraído con membranas.

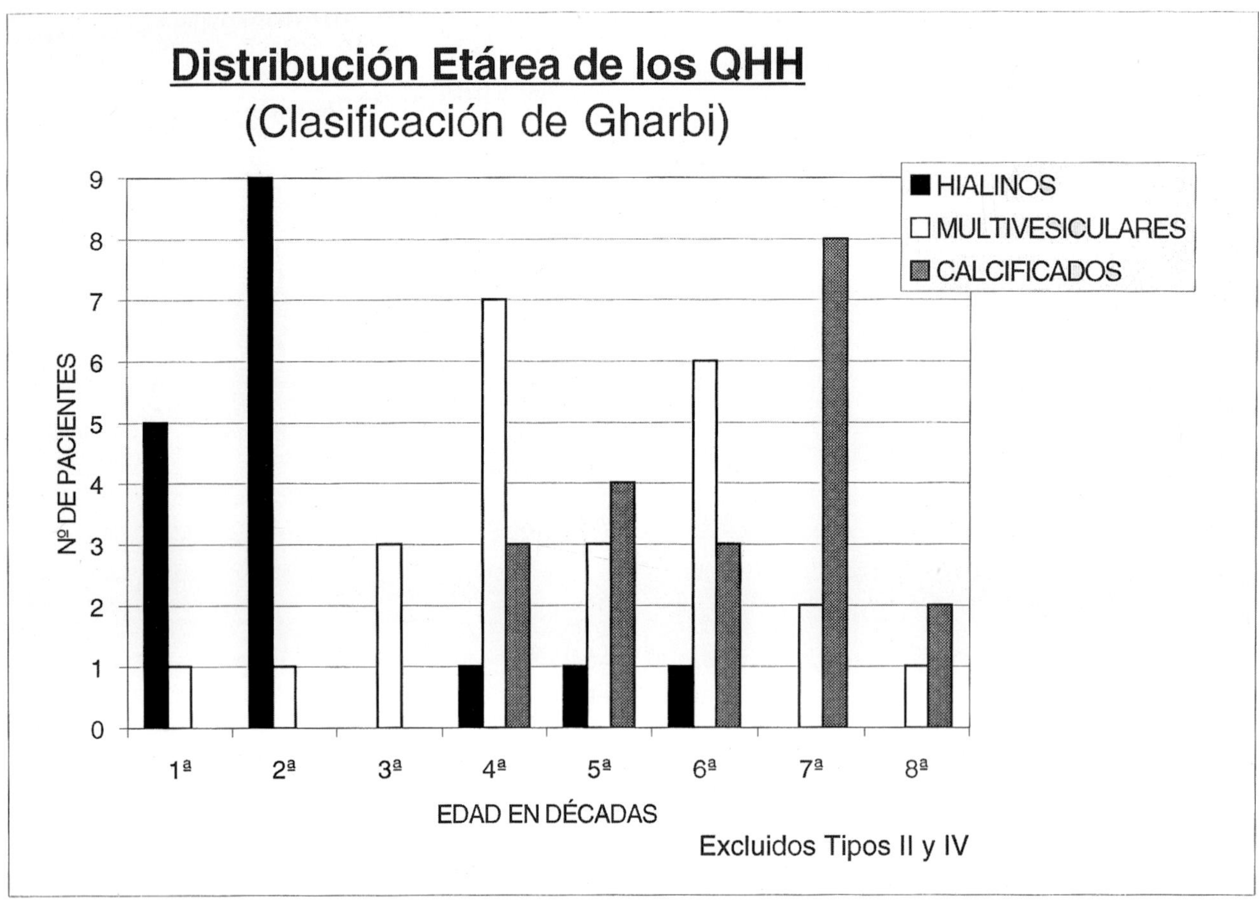

FIG. 14. Distribución etaria de los QHH (clasificación de Gharbi).

Complicaciones del QHH

Comprende la ruptura e infección. Lewall y McCorkell (25) describen 3 tipos de ruptura: a) contenida, que comprende el desprendimiento de membranas descritas en el QHH Tipo II; b) comunicante, cuando el contenido quístico pasa a través de los conductillos biliares incorporados a la periquística y c) directa, que abarca la ruptura combinada de membranas y periquística.

Ruptura en vía biliar

Según algunos autores (39,40), durante la evolución hasta un 90% de los QHH se comunican con los conductillos biliares de la periquística, generalmente en forma de fisuras, con escasa manifestación clínica. Pero en un 5 a 15% de las distintas series (39–41) se suscita una ruptura franca en la Vía biliar (VB), configurando cuadros serios de obstrucción.

La discordancia entre los diagnósticos preoperatorios y el alto porcentaje de comunicaciones biliares encontrados durante la cirugía, se debería al hecho de que estas pequeñas fisuras escapan a la resolución de las técnicas de imágenes seccionales (42). En pacientes portadores de QHH con cóli-cos biliares o cuadros colangíticos a repetición, la Colangio-pancreatografía retrógrada endoscópica (CPRE) es un método valioso para el diagnóstico de la complicación, que conlleva además la probabilidad de asociar un tratamiento no quirúrgico. Sin embargo, no demuestra la comunicación en un 20% de los casos, debido a obstrucciones de la misma con membranas y/o vesículas hijas (39).

La única evidencia directa de ruptura es la observación de la comunicación del QHH con la vía biliar. La ecografía puede diagnosticarla entre 46 y 75% (26). No menos importante desde el punto de vista diagnóstico es la observación de estructuras ecogénicas de diversos tamaños y formas, simulando barro biliar o cálculos sin sombra, en el interior de la VB dilatada. Corresponden a matriz, fragmentos de membranas y/o vesículas hijas (Fig. 15). Los niveles líquido/líquido, son raros y no específicos de ruptura (42).

Se discute el tipo de QHH más frecuentemente asociado con ruptura en vía biliar. Martí-Bonmati (42) tuvo preponderancia de "quistes hipermaduros" (formas ecogénicas), en cambio la serie de Zargar (39) muestra formas con contenido líquido y "signo del camalote".

La TC puede demostrar la discontinuidad de la pared, su conexión con la vía biliar dilatada y estructuras lineales hiperdensas en el interior de esta última en un 77% de las

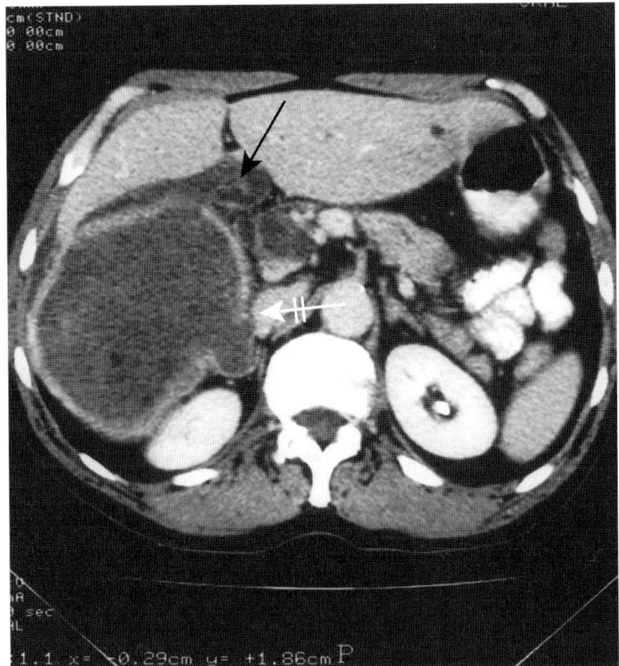

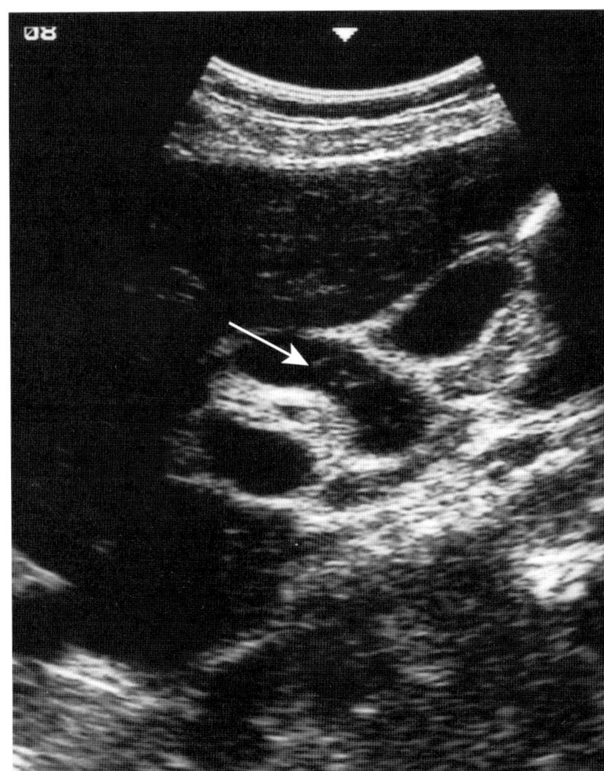

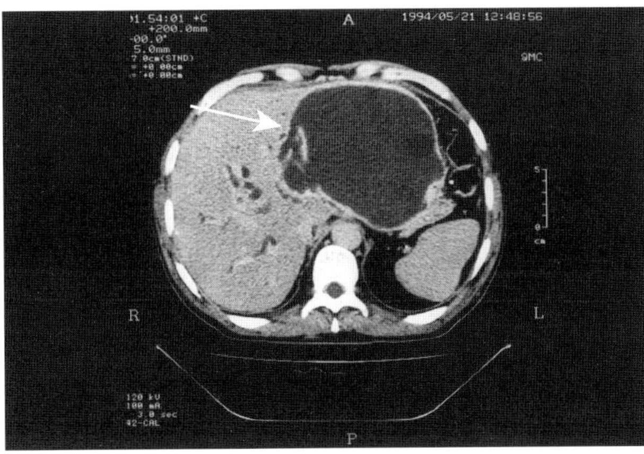

FIG. 15. A: TC con contraste: QH multivesicular. VB dilatada con estructuras lineales hiperdensas en su interior (*flecha*). Discontinuidad de la adventicia con prolapso del contenido (*flecha cruzada*). **B:** US transversal. Mismo paciente: VB dilatada con elementos ecogénicos internos a nivel del hilio hepático (*flecha*). **C:** TC con contraste en otro paciente. Se identifica la "brecha" adventicial y la comunicación con VB dilatada (*flecha*).

rupturas francas (Fig. 15) (26). Si no se dispone de CPRE y hay dudas de obstrucción eventualmente se puede recurrir a la colangiografía transparietohepática (CTPH) (Fig. 16). La asociación de aire intraquístico y neumobilia puede hacer diagnóstico de ruptura en VB (8,42).

La presencia de nivel grasa/líquido (26) fue sugerida como evidencia de lípidos biliares en el QHH y, por ende, de ruptura comunicante por fisura o perforaciones (Fig. 17). Es necesario un mayor número de correlaciones entre los métodos de imágenes y la cirugía con esta observación por las implicancias que conlleva, tanto desde el punto de vista diagnóstico como para la eventual terapéutica percutánea. Sin embargo, no es frecuente. Por otro lado, focos periféricos y aislados, con densidad grasa podrían explicarse por el contenido de lípidos en las capas celulares de la germinal (como se conoce en porcinos y ovinos) (43,44).

En cambio, la presencia de grasa en los QHH tratados quirúrgicamente puede estar en relación con la técnica quirúrgica (omentoplastía) o con la creación iatrogénica de fístulas biliares (26,45). La combinación de QHH y dilatación de la VB no siempre es sinónima de apertura. La asociación de hidatidosis y litiasis es frecuente y eventualmente podría existir un cálculo enclavado en el colédoco. En esta situación la VB se encuentra desplazada sin alcanzar la pared quística (Fig. 18). En forma excepcional puede surgir el diagnóstico diferencial de un cistoadenoma protruyendo (46) en la VB o un cistoadenoma/cistoadenocarcinoma hipersecretor de mucina (47,48) comunicado con la misma. En esta última situación, con el US se puede visualizar el material mucoso intrabiliar, simulando elementos hidatídicos, pero se reconocerán nódulos y/o proyecciones papilares en el interior del tumor quístico. La TC revelará refuerzo de la pared y septos como ya fuera mencionado. En la ruptura directa (adventicia y endoquiste) el líquido o material hidatídico puede escapar a las cavidades anatómicas (peritoneo, pleura, mediastino, víscera hueca, etc).

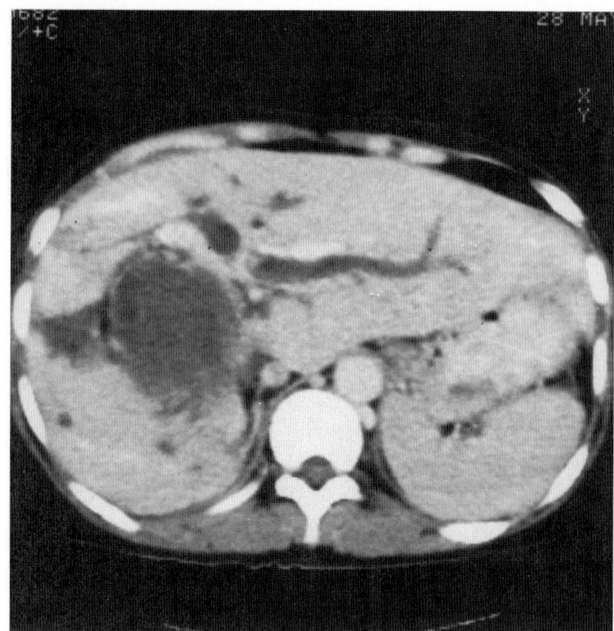

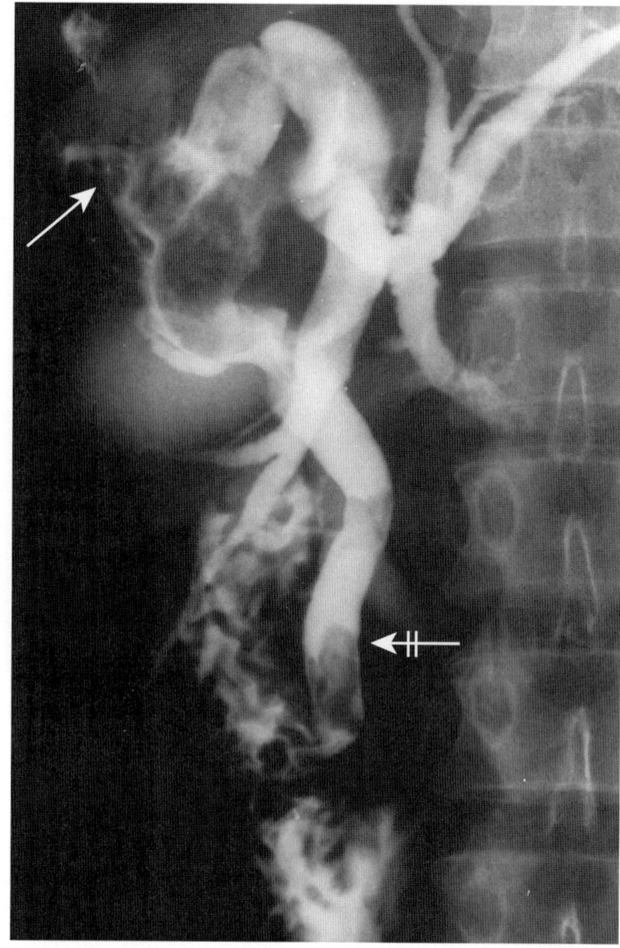

FIG. 16. A: TC con contraste. QHH prolapsando en el hilio hepático con dilatación de VB. **B:** Colangiografía transparietohepática (CTPH) a través del lóbulo izquierdo. Se observa la comunicación entre la cavidad y VB (*flecha*) así como el defecto de lleno en colédoco (*flecha cruzada*).

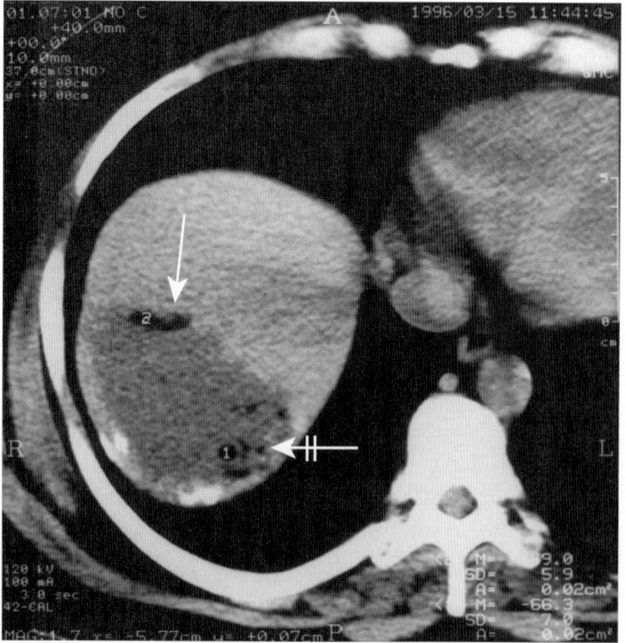

FIG. 17. TC sin contraste. Nivel líquido–grasa en sector superior de QHH (*flecha*). Focos aislados de densidad grasa en el sector posterior (*flecha cruzada*). Calcificaciones periféricas.

Evolución abdominal

La migración abdominal intra o extraperitoneal puede responder a causas iatrogénicas, espontáneas o traumáticas (8). En un principio, puede observarse la irrupción de un QH hacia los espacios perihepático y parietocólico (Fig. 19).

La hidatidosis peritoneal secundaria, según las distintas estadísticas, ocurre en un 5 a 13% (41,49,50). Puede tomar la forma metastásica por pérdida de material infectante a través de microrrupturas generalmente asintomáticas. Los implantes, ubicados en cualquiera de los compartimentos abdominales, están representados por formaciones quísticas en distintos momentos evolutivos y sus características no difieren esencialmente de las mencionadas en el hígado (8). La TC es el método de excelencia para buscar las distintas localizaciones, sin limitaciones por la presencia de gas, abundante grasa o cicatrices (Fig. 20).

La hidatidosis peritoneal enquistada (equinococcosis peritoneal heterotópica) es una condición en la que la pared del QHH se extiende hacia la cavidad peritoneal con todas sus capas intactas cubriendo la superficie interna como si fuera un segundo peritoneo (49). Puede verse como una masa uni o multivesicular y en ocasiones se puede demostrar su porción intrahepática (Fig. 21).

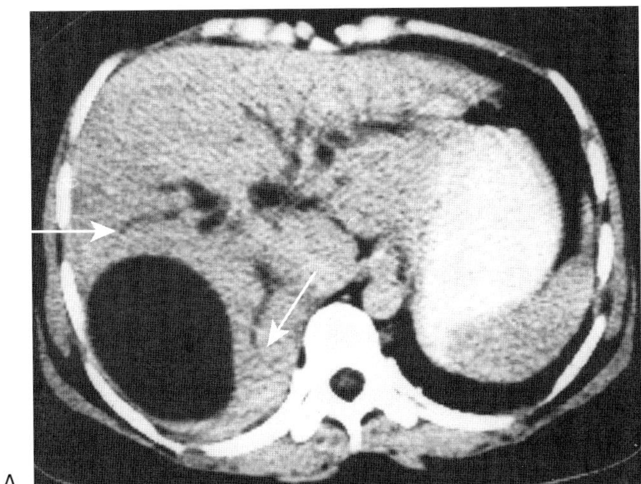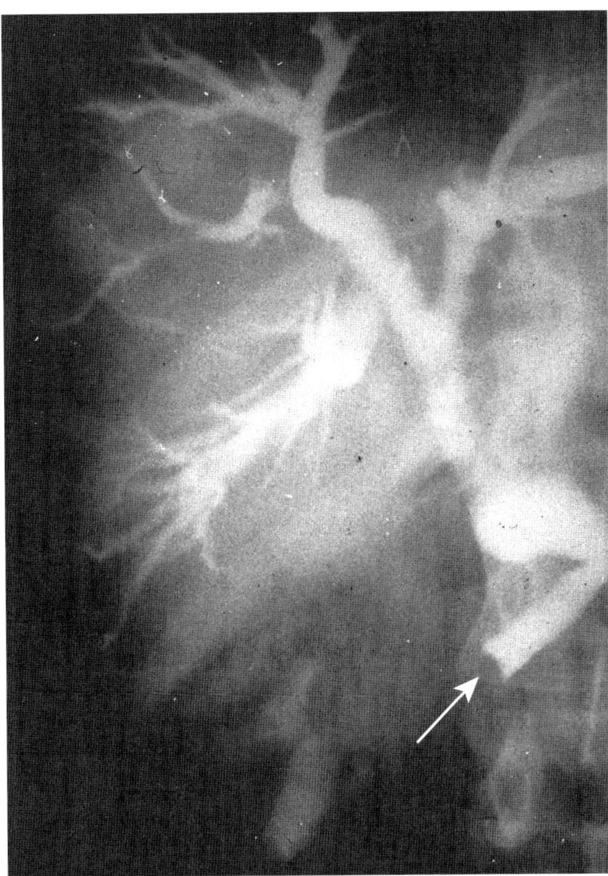

FIG. 18. A: TC sin contraste: QHH en segmento VII. La VB dilatada está desplazada pero no toma contacto con la pared quística (*flechas*). **B:** "Menisco" por cálculo enclavado en colédoco distal (*flecha*).

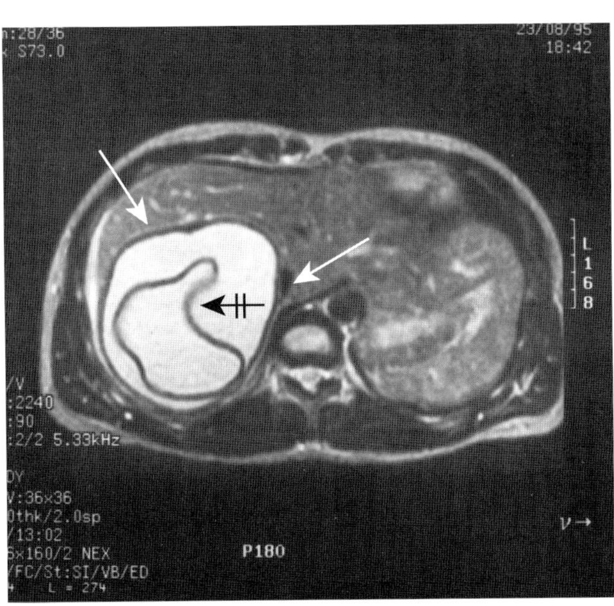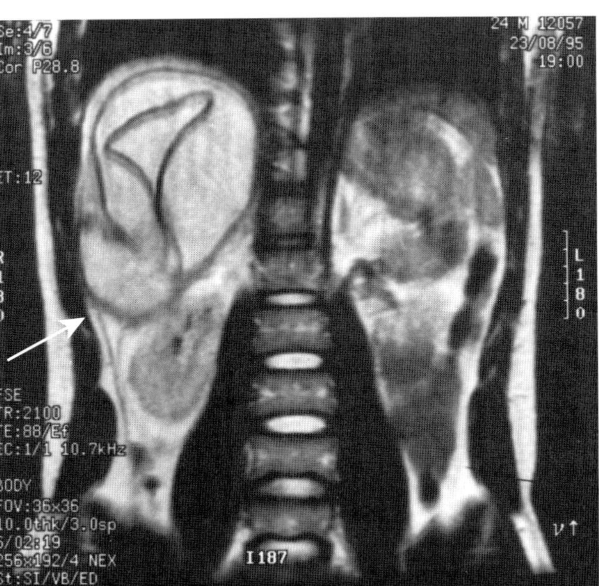

FIG. 19. IRM. **A:** Axial spin-eco (2240/90). QHH con membranas desprendidas y líquido perihepático. En este caso el "anillo hipointenso" estuvo formado conjuntamente por adventicia (*flecha*) y membrana propia (*flecha cruzada*). **B:** Coronal (2100/88). Se identifica la prolongación hacia el espacio perihepático (*flecha*).

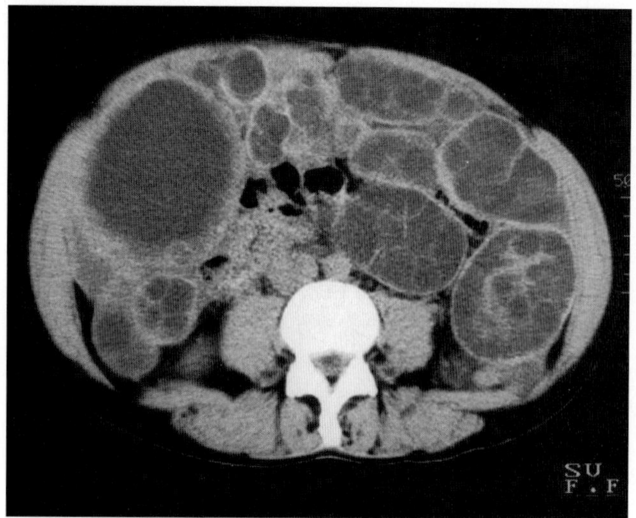

FIG. 20. TC sin material de contraste. Múltiples formaciones hidatídicas peritoneales, todas con pared y vesículas hijas.

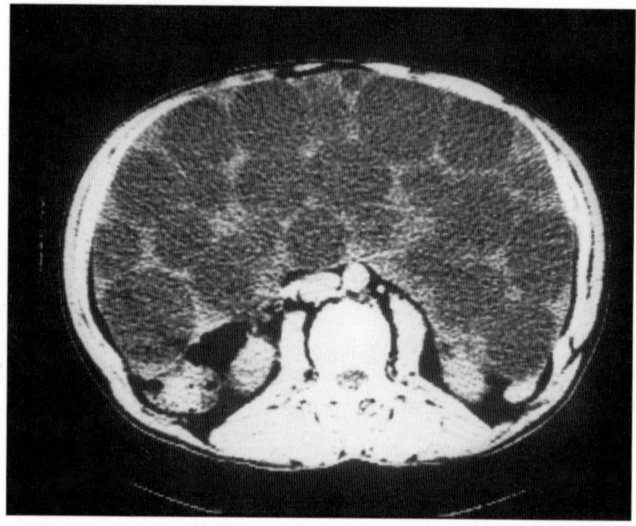

FIG. 21. TC sin material de contraste: hidatidosis peritoneal heterotópica. QH multivesicular que se proyecta desde el hígado, ocupando todo el abdomen.

Apertura en víscera hueca

Raramente se puede encontrar un QHH que se conecte con una víscera hueca vaciando parcial o totalmente su contenido. La fistulización en el tracto gastrointestinal ocurre con una frecuencia de 0.5% (51). La TC puede mostrar aire en la cavidad quística y eventualmente la fístula que luego se puede graficar con radiología tradicional contrastada (Fig. 22).

Evolución torácica

También se llama tránsito hepatotorácico y es la situación que se crea cuando, después de realizarse una sínfisis entre el QHH y el diafragma, se produce una perforación en el mismo. Luego puede abrirse en pleura, pulmón o bronquios (52). La frecuencia publicada en distintas series se estima de 2 a 5% (41,53–56). La migración a través del diafragma es

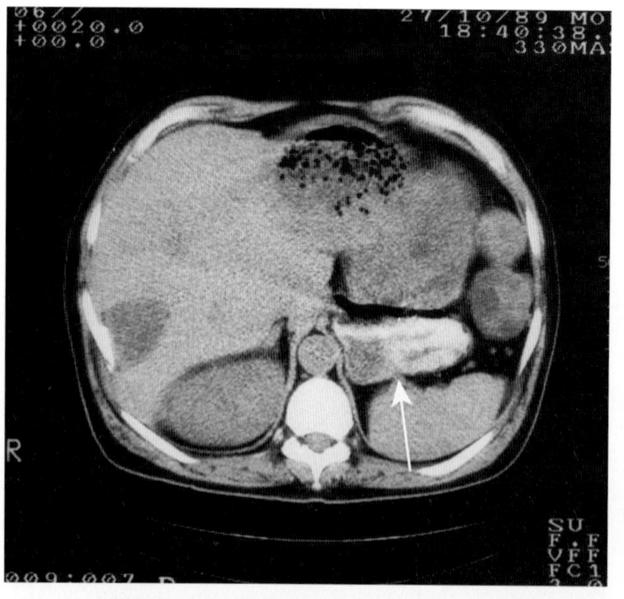

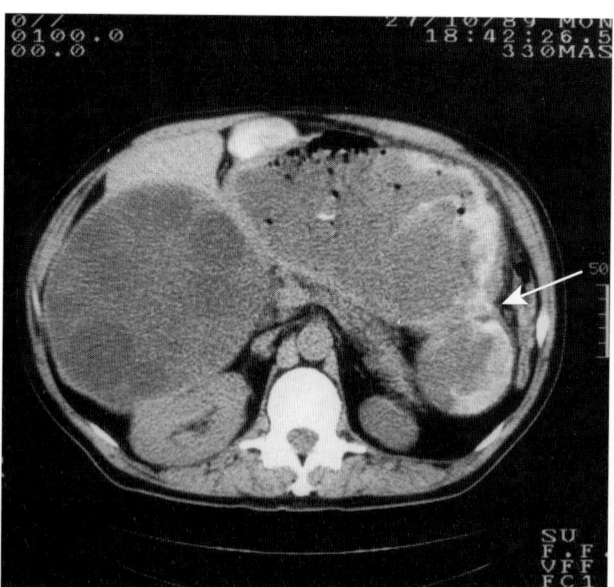

FIG. 22. QHH del lóbulo izquierdo perforado al estómago. **A:** TC sin material de contraste. Cavidad en lóbulo izquierdo con burbujas aéreas internas. Nótese el estómago con contraste oral (*flecha*). **B:** Sección caudal. Se identifica área de perforación de QHH en estómago (*flecha*). QHH multivesicular en lóbulo derecho. (*continúa*)

más común en la vertiente posterior a partir de los segmentos hepáticos VII y VIII. Más raramente ocurre con los QH ubicados en los segmentos II y IV, polo superior del bazo o en el espacio retroperitoneal superior (54). Entre los factores que favorecen la evolución torácica se menciona la continuidad del QHH con la cúpula diafragmática y el gradiente de presión entre el abdomen (positivo) y el tórax (negativo) (54,56).

La brecha diafragmática se produce por la compresión, estiramiento e isquemia de éste músculo, infección del QHH con intervención de una rica red linfática locorregional y corrosión química por la acción de la bilis (cuando hay comunicación con la VB) (54,56).

Concomitantemente, se produce una reacción y sínfisis pleural yuxtadiafragmática, generando un engrosamiento que permite la progresión del proceso hacia el pulmón, abriéndose directamente en bronquios a través de una cavidad intermedia (54,56). Se trata de una complicación grave cuya mortalidad oscila entre 5.6% y 43.7% (54). La radiología puede demostrar elevación del hemidiafragma, irregularidades de las márgenes del mismo, atelectasias laminares y condensación de la base. La conexión anatómica entre la colección subdiafragmática y la abscedación pulmonar condiciona las imágenes en "chimenea" o "reloj de arena" visibles sobre todo en la radiografía de perfil (52,55).

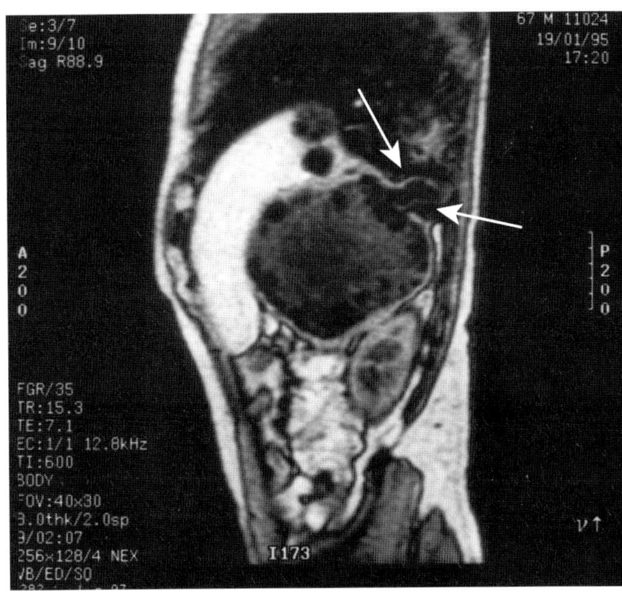

FIG. 23. IRM sagital. Eco por gradiente con respiración suspendida. QHH multivesicular del segmento VII. Se dibuja la brecha diafragmática (*flechas*) y la migración a tórax.

Actualmente se prefieren los métodos seccionales (US, TC e IRM). La TC es muy útil porque permite visualizar la transgresión del diafragma, el componente pleuropulmonar y el estado de la vía biliar. La presencia de aire en el interior quístico sugiere fístula bronquial (55). Se debe tener en cuenta que la presencia de aire en el interior de un QHH puede responder a maniobras instrumentales (antecedente conocido), comunicación con VB en pacientes con neumobilia (derivación biliodigestiva o migración de material hidatídico a través de la papila), perforación en víscera hueca, apertura en tórax o infección (gérmenes formadores de gas) (8,42).

Consideramos que la RM es un método excepcional (Fig. 23 y 24) para el diagnóstico de esta complicación, debido a la resolución de contraste, condición multiplanar y la disponibilidad actual de secuencias rápidas para realizar estudios en apnea. Presenta la desventaja de no ser accesible en todos los ámbitos. Es costosa, pero entendemos que está plenamente justificada porque permite realizar un diagnóstico rápido en una situación que conlleva una elevada morbimortalidad.

Infección

Ocurre en 5 a 8% de los casos de los QHH (26) y requiere una ruptura comunicante o directa para establecerse. Tiene diversas formas clínicas de presentación (8).

La conformación de un absceso hidatídico puede exhibir manifestaciones imagenológicas diversas, no siempre

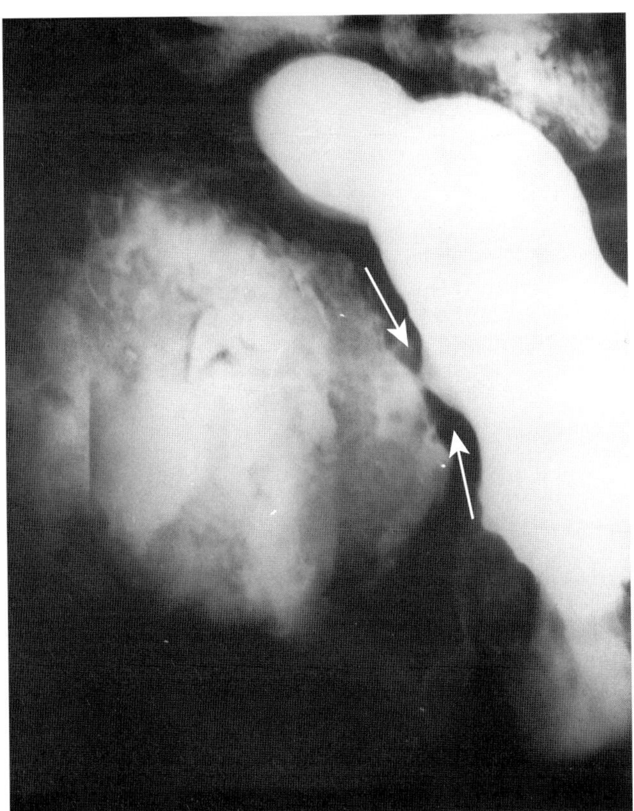

C

FIG. 22. (*continúa de la pagina anterior*) **C:** Sené gástrica perfil. Fístula gastroquística en curvatura menor (*flechas*), con pasaje de sustancia baritada.

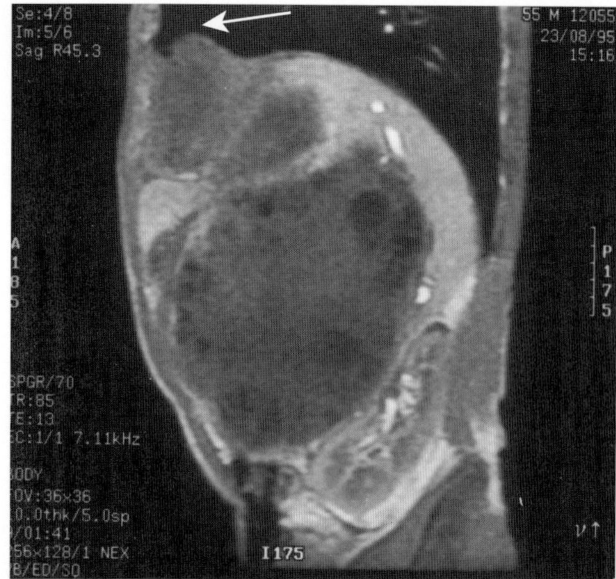

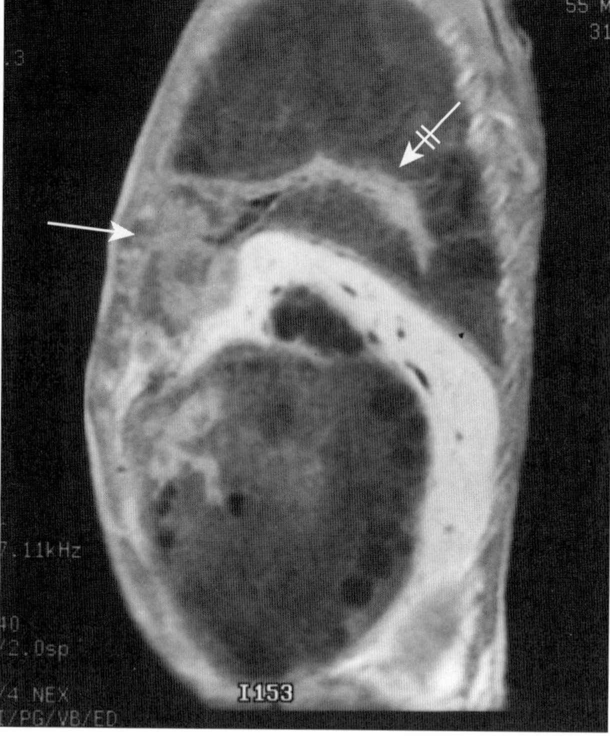

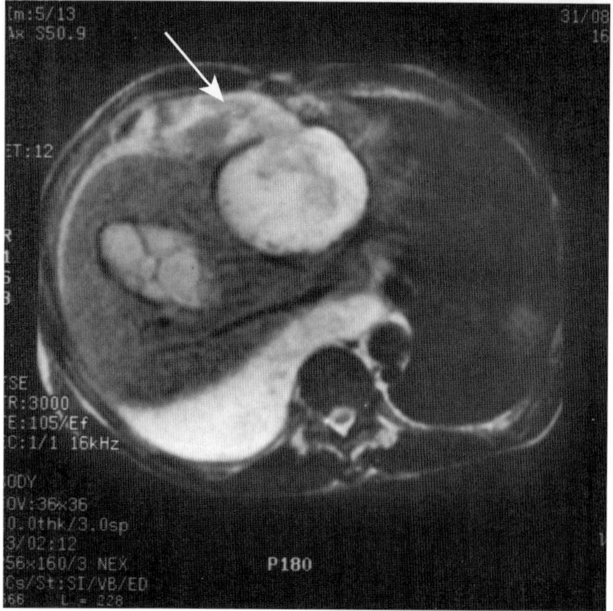

FIG. 24. IRM. **A:** Sagital eco por gradiente en apnea. QHH en segmento IV que se extiende hacia el espacio subfrénico elevando el diafragma (*flecha*). **B:** Sagital spin-eco (487/15) mismo paciente 10 días después. "Brecha diafragmática" (*flecha*), derrame pleural generalizado y atelectasia por compresión (*flecha cruzada*). **C:** Axial spin-eco (3000/105). Se reconoce la apertura en el espacio pleural (*flecha*). QHH multivesicular en segmento VIII.

específicas: nivel líquido–líquido, nivel aire–líquido (pueden ocurrir en quistes intactos o rotos respectivamente pero no infectados), pobre delimitación de los contornos, ECO y TAC, ecos internos hiper o hipoecoicos, etc. (42).

Se debe tener en cuenta el cuadro clínico, (compromiso del estado general, fiebre o febrícula, hepatomegalia dolorosa, etc. El absceso puede mostrar los signos observados en otras etiologías, incluyendo el anillo periférico de refuerzo en TC y RM (Fig. 25) (36). Filice (57) considera el quiste infectado como una indicación de drenaje percutáneo.

HIDATIDOSIS HEPATICA ASINTOMATICA

Catastro y ecografía

Numerosas publicaciones han demostrado la utilidad del US como instrumento catastral en áreas endémicas debido a las ventajas inherentes al mismo y la alta sensibilidad y especificidad comparada con los métodos inmunológicos (4,58–65). Ha permitido realizar un diagnóstico precoz con menor morbilidad operatoria y menor tiempo de hospitalización, evaluar la verdadera prevalencia de la enfermedad en población asin-

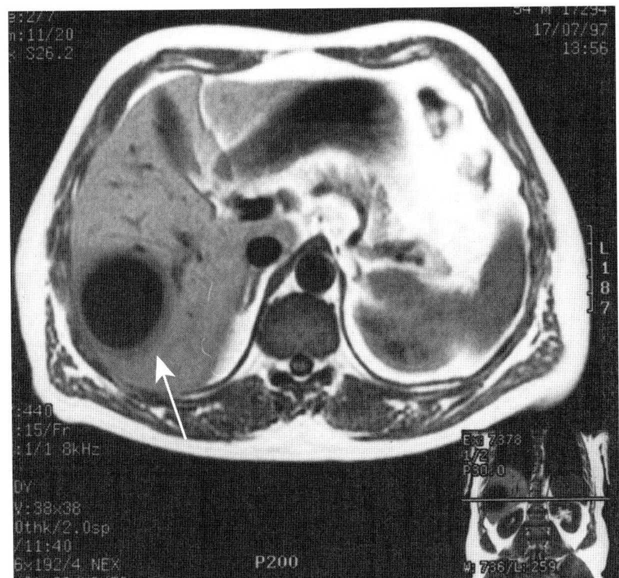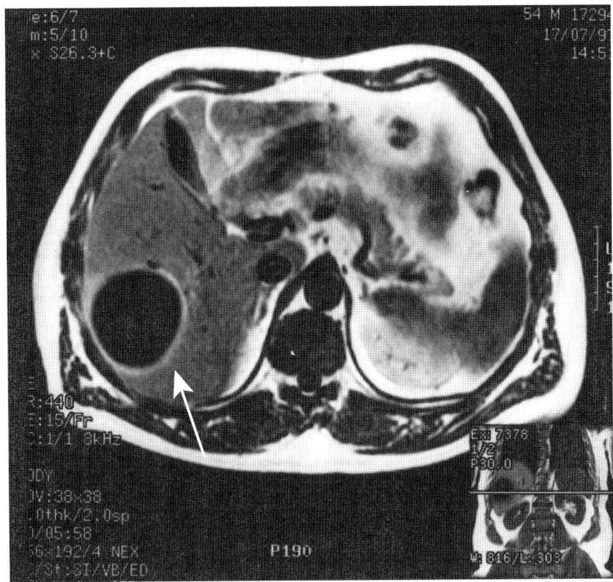

FIG. 25. IRM de absceso hidatídico. **A:** T1W axial spin-eco (440/15). Formación quística con "halo" hipointenso (*flecha*). **B:** T1W axial con contraste (440/15). Refuerzo en "anillo" coincidiendo con el "halo" (*flecha*). Adventicitis.

tomática, medir la efectividad de los programas de control aplicados (más fidedigno que las tasas de incidencia por cirugía) y detectar patología no hidatídica, lo que justifica su aplicación con fines de Atención Primaria de la Salud (62,63).

Estas "encuestas" ecográficas permitieron repasar algunos conceptos clásicos. La relación hígado-pulmón según estudios apareados de US abdominal y radiografía de tórax resultó en 9:1 y no 2:1 como históricamente se aceptaba. Estos datos tienen su correlación con hallazgos de autopsias (7:1) (65).

Frider et al. (66) realizaron una experiencia interesante destinada a sondear profundamente en la historia natural del parásito y de la clínica provocada en su evolución. Para ello, en 1996 examinaron pacientes portadores asintomáticos de QHH ya examinados por ellos en período de 1984 a 1986 y encontraron que 66.62% no había sufrido cambios significativos en el tamaño ni en su situación clínica. Por el contrario, existieron modificaciones evidentes en la ecogenicidad de los quistes como resultado del proceso de envejecimiento. Estos datos suponen la existencia de un equilibrio agente/huésped por el cual el QHH no le acarrea problemas a más de la mitad de los portadores a lo largo de toda su vida (66). Estas conclusiones debieran tener un impacto directo en el manejo de esta patología.

Tratamiento de la hidatidosis hepática

El tratamiento de la hidatidosis hepática ofrece hoy una gama de alternativas entre las que se elige teniendo en cuenta las condiciones físicas del paciente, la localización, tipo y número de QH, los medios disponibles y el entrenamiento de los operadores (radiólogos, cirujanos, infectólogos, terapistas, etc.).

Estamos de acuerdo con Perdomo et al. (4) de que el axioma "hidatidosis significa tratamiento quirúrgico" ya no es válido, aunque muchos QHH necesiten aún ese procedimiento. La conducta actual puede ser expectante, por ejemplo, en los QH hallados por catastros, tratamiento médico (Benzoimidazoles), cirugía abierta o laparoscópica y drenaje percutáneo.

Tratamiento médico

Los resultados del tratamiento médico todavía son controvertidos, pero hay un lugar para ellos en pacientes con riesgo quirúrgico alto, enfermedad inoperable, hidatidosis recurrente, pacientes que rechazan la cirugía y en aquéllos que, siendo asintomáticos, se ha de decidir una conducta expectante. También es utilizado antes y después de la cirugía o los drenajes percutáneos como medio profiláctico ante un eventual escape de líquido.

Los compuestos en uso clínico son los derivados benzoimidazólicos (Mebendazol y Albendazol), los cuales inhiben la captación de glucosa por parte del parásito y la producción de ATP. Compuestos como las isoquinolonas (Praziquantel) y los inmunoestimuladores (isoprinosina y los éteres trans 2-Fenoxiciclohexonol) presentan hasta el momento estudios clínicos limitados (67).

El Albendazole (ABZ) alcanza concentraciones mayores en plasma que el Mebendazole (MBZ) y también mayor concentración de su metabolito activo (ulfóxido de ABZ) en el líquido quístico (67). Se han sugerido estrategias para aumentar la absorción del ABZ, como la administración de comidas grasas o la combinación con Cimetidina u otro inhibidor del metabolismo.

Wen et al. (68) han publicado un informe en el que pacientes que recibían ABZ y Cimetidina tenían mayor concentración del metabolito activo en el interior del QH. Esto se vio reflejado en una mejor respuesta y tasa de curación de la terapia combinada (86%) comparada con los pacientes que recibían solamente ABZ (75%). Sin embargo, el tamaño de la muestra impide obtener firmes conclusiones. La combinación praziquantel y ABZ ha demostrado *in vitro* y en modelos animales que es un escolicida efectivo (67).

En una serie (69) de 1448 pacientes (3454 QH) tratados con ABZ evaluados según curación, mejoría, sin cambios o deterioro, 73.2% mostró alguna respuesta, curado o mejorado y un tercio de los mismos se consideró curados. Con respecto al QH en particular y no al paciente en su totalidad, hubo respuestas: curados y mejorados en 71.8% de los mismos, alcanzándose curación en 24% de los casos.

La viabilidad del quiste disminuye en 50% de los pacientes (69–71). También se demuestra que aumentan estos porcentajes con la duración del tratamiento (69) y es probablemente más eficaz con una modalidad continua (69,71). Estos datos son importantes porque, si bien el tratamiento médico puede no curar la enfermedad completamente, al menos disminuye las recurrencias postoperatorias y hace más seguro el tratamiento percutáneo. Las tasas de recurrencia nos son claras y varían de 9.1 a 22% en las distintas publicaciones citadas por Horton (69). Se reportaron re-tratamientos exitosos de las recurrencias.

Los efectos adversos aparecen especialmente en los tratamientos prolongados (3 meses) y comprenden (69): a) elevación de las transaminasas en 10 a 20% de los pacientes, que desaparece, al detener el tratamiento; b) supresión de la médula ósea, afectando especialmente la producción de glóbulos blancos. Son raras pero se deben monitorear las funciones hematológicas cada 2 semanas; c) alopecia en 1 a 2% de los casos, generalmente reversible; d) efectos colaterales menores que incluyen diarrea, dolor abdominal, náuseas, vómitos y cefaleas y e) como en algunas especies animales demostró ser teratogénico, el ABZ continúa contraindicado en el embarazo.

En un estudio reciente (72) se presentaron 12 pacientes con Hidatidosis quística inoperable (HQI) con un total de 56 QH. Se observó evolución favorable (curación y mejorías) en más de 60% de los pacientes y de los QH. De tal manera, seconsidera al ABZ como una opción terapéutica válida para la HQI, enfermedad con elevada morbimortalidad (Fig. 26 y 27). La respuesta terapéutica se monitorea con los métodos de imágenes.

La respuesta favorable se exterioriza mediante cambios involutivos similares a los del envejecimiento natural. Los signos incluyen disminución del tamaño, pérdida de la redondez, desprendimiento de membranas y aparición progresiva de un patrón sólido (73,74). La persistencia de líquido no significa que la terapia ha sido o no efectiva. Se puede conocer mediante aspiración del contenido quístico por punción (75). Por otro lado, la reaparición de líquido en un QH que había adquirido un patrón sólido, sugiere viabilidad (75,76). La aparición y progresión de calcificación durante el seguimiento puede considerarse también una respuesta terapéutica (73).

Tratamiento quirúrgico

La cirugía de la hidatidosis es todavía causa de debate. Hay quienes promueven la cirugía conservadora (cierre completo de cavidad sin drenaje, cistectomía parcial y capitonaje sin o con drenaje, drenaje interno, u omentoplastia, etc.) argumentando resultados satisfactorios en manos de cirujanos experimentados en esta patología. Consideran que, tratándose de una lesión benigna, las técnicas radicales son muy extensas, peligrosas, desproporcionadas y con riesgos de grandes hemorragias (77,78).

Por otro lado, hay cirujanos que defienden las técnicas radicales (adventicectomía total, parcial y resección hepática) aduciendo que reducen las tasas de recurrencia al eliminar la probabilidad de vesiculización exógena en la periquística, la incidencia de fístulas biliares, al permitir suturar sobre vía biliar sana y se asocian con un período postoperatorio breve. En general los autores no son absolutistas y adoptan un criterio racional, basándose en las condiciones particulares de cada individuo, así como las características del QH en términos de dimensiones, localización, multiplicidad y estado de los QH jóvenes y hialinos, infectados, abiertos, en VB, apertura en bronquios, etc. (41,77–83).

Comunicaciones recientes describen la utilización de técnicas laparoscópicas para el manejo de la hidatidosis hepática (84,85). Saglam (85) utiliza un equipo diseñado para destruir los componentes parasitarios y así aspirarlos fácilmente. Menciona además ventajas al obliterar cavidades quísticas por vacío (VOCC).

Tratamiento percutáneo

A partir de los años 80, algunos autores han publicado experiencias exitosas con el tratamiento percutáneo del QH (86–96). Hasta ese momento la punción del QH estaba contraindicada debido a que supone dos tipos de riesgo: a) escape de material hidatídico con diseminación secundaria y b) choque anafiláctico.

Sin embargo, las punciones realizadas por las publicaciones referidas y aquéllas ocurridas en forma accidental (97,98) no tuvieron complicaciones mayores. En una serie de 24 pacientes (25) con rupturas espontáneas, 4 pacientes (17%) tenían síntomas alérgicos, pero ninguno presentó anafilaxia fatal. El choque anafiláctico es posible, aunque raro (25).

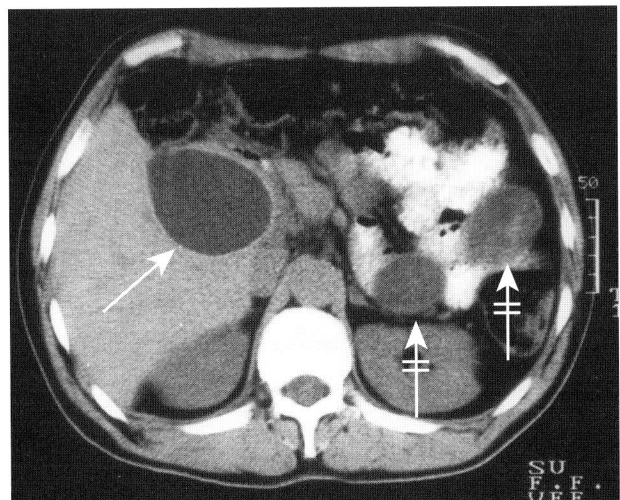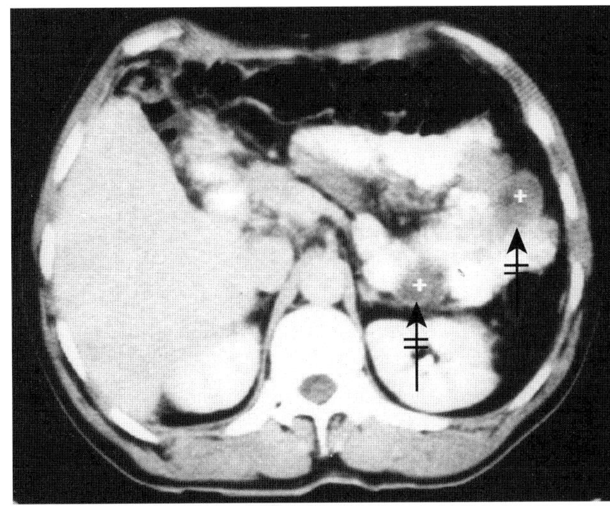

FIG. 26. TC sin material de contraste. **A:** QHH (*flecha*). Se distinguen dos QH peritoneales (*flechas cruzadas*). **B:** Mismo paciente, 4 meses después de tratamiento con ABZ. Desaparición del QHH. Los QH peritoneales han aumentado su densidad (*flechas cruzadas*).

La técnica que se utiliza es la conocida como PAIR (88) e implica la punción del QH guiado por imágenes, aspiración de su contenido, inyección de un agente escolicida (esclerosante en el caso del alcohol absoluto) y reaspiración. Los distintos autores las realizan con ligeras diferencias en el procedimiento, en el escolicida y en la selección del material.

Escolicidas como el bromuro de cetrimide usado en exceso puede causar metahemoglobinemia (95), peritonitis química y formación de adherencias (99). El agua oxigenada ha sido utilizada con algún éxito en cirugía, pero conlleva el riesgo teórico de embolia gaseosa (99,100). La formalina ha dejado de utilizarse por el riesgo de toxicidad sistémica (99). Algunos autores (86,96) han utilizado con éxito el nitrato de plata al 0.5%.

Los dos agentes más utilizados actualmente son la solución hipertónica a 15 a 20% y el alcohol a 95% (Fig. 28). La solución hipertónica es segura y tiene como ventaja adicional su hiperdensidad con la TC. En dilución a 20% tiene una densidad *in vitro* de 240 a 260 UH (90). De esta manera, puede observarse el contacto del líquido de lavado con toda la superficie quística interna. La tinción de la vía biliar es sinónimo de comunicación. Su efecto escolicida se debe a que genera un fuerte gradiente osmótico a través de la cuticular externa del escolex, provocando su lisis.

El alcohol al 95% es un escolicida efectivo que mata los escolex por deshidratación (91). También es un potente esclerosante de la pared tal como Bean y Rodan (101) demostraron en los quistes congénitos del hígado. Aunque

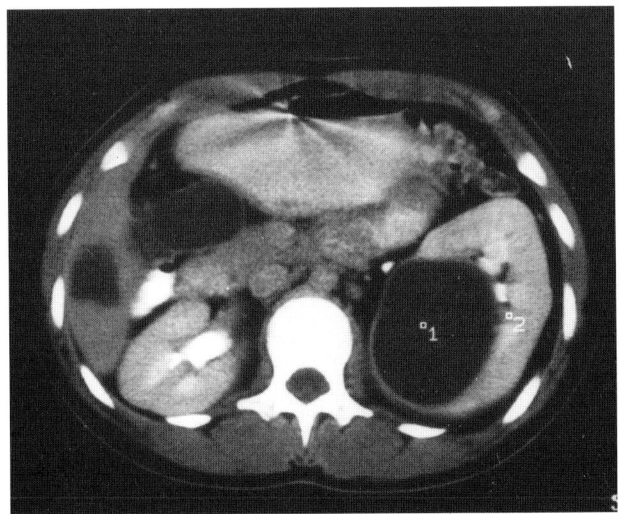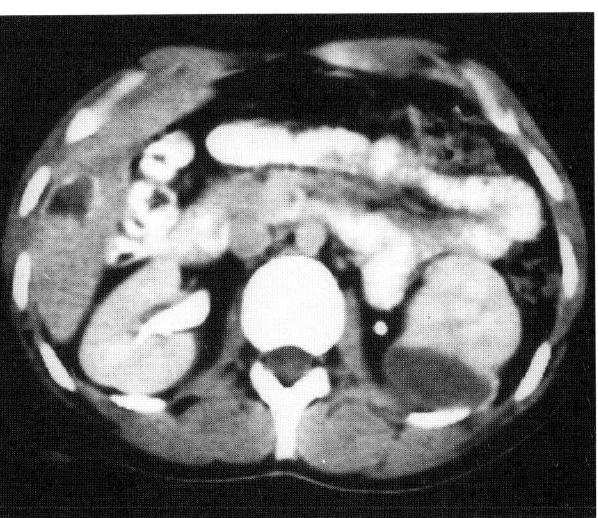

FIG. 27. TC con contraste. **A:** QHH en extremo de lóbulo derecho. Gran QH renal. **B:** Mismo paciente, 34 meses después de tratamiento con ABZ. Reducción del tamaño y calcificación periférica del QHH. Importante disminución de tamaño y aumento de la densidad del QH renal.

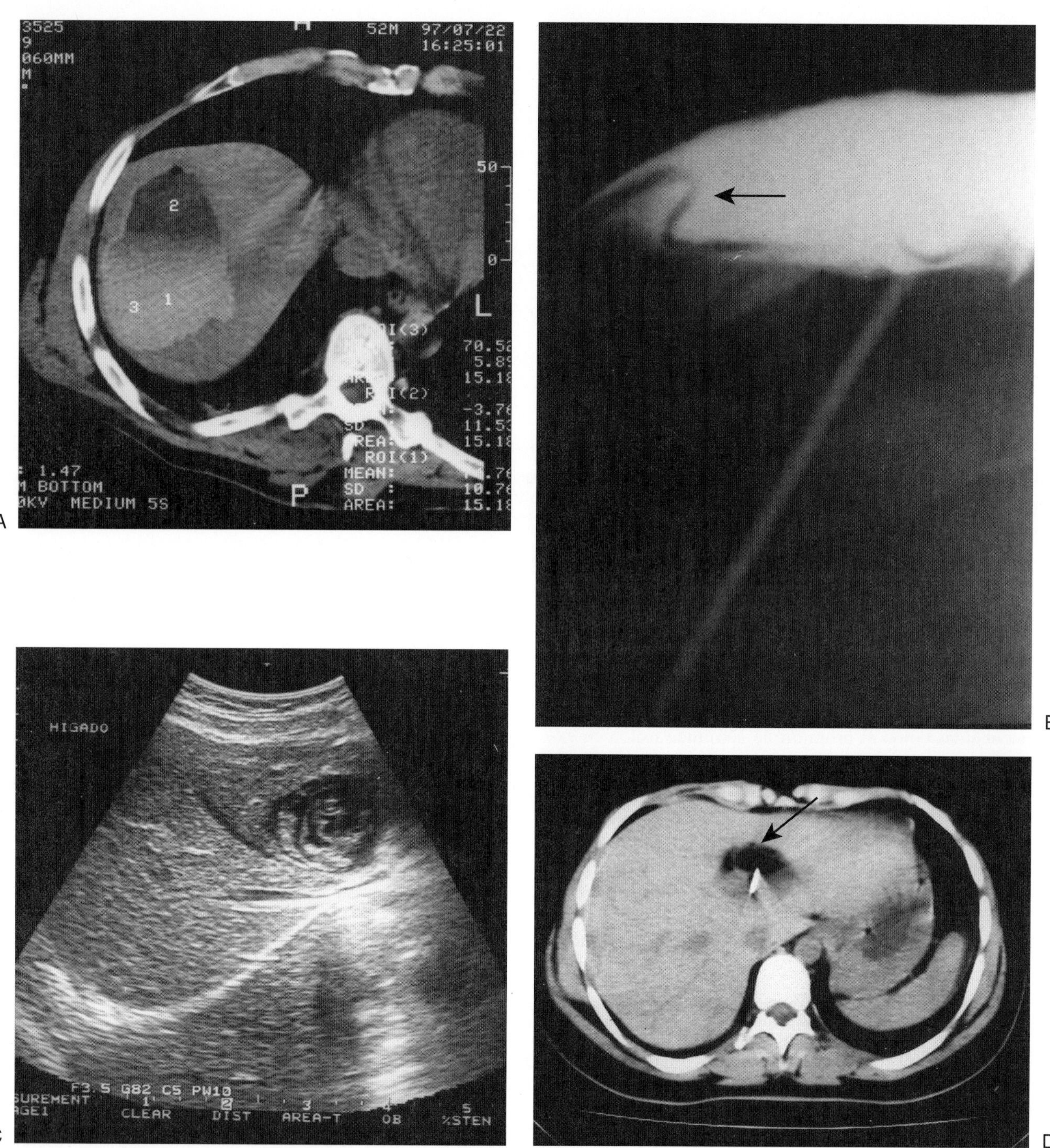

FIG. 28. Drenaje percutáneo de QHH. **A:** TC sin contraste. Hiperdensidad debida a la solución hipertónica dentro de la cavidad quística. **B:** Quistografía. Se observa el desprendimiento de membrana (*flecha*) y la ausencia de comunicación con VB. **C:** US hepático en otro paciente con QHH en segmento IV Tipo II. Nótese el enrollamiento de membranas. **D:** TC sin contraste. Mismo paciente que figura **(C).** Se observa la aguja de punción en el interior del QHH y la hipodensidad del alcohol al 95% (*flecha*).

potencialmente existe la probabilidad de colangitis química, ésta no ha ocurrido en los trabajos mencionados. Es necesario descartar por métodos bioquímicos o radiológicos la comunicación biliar previa a su inyección.

Giorgio y Filice (91,95) demostraron mediante cromatografía gaseosa que no hubo aumento de la alcoholemia en ninguno de esos pacientes. Hay quienes utilizan ambas sustancias escolicidas (94). Se están desarrollando trabajos retrospectivos y prospectivos para comparar la evolución y seguimiento de los pacientes tratados con solución hipertónica o alcohol (95).

La mayoría de los autores utilizan benzoimidazoles antes y después del procedimiento en forma profiláctica para prevenir la diseminación en caso de derrame de material hidatídico. El seguimiento por imágenes (fundamentalmente US) de estos pacientes muestra una importante reducción en el tamaño del QH y una progresiva sustitución del material líquido por un patrón sólido. El método lleva implícita la idea de "acelerar el proceso de envejecimiento (degeneración) natural del parásito".

La PAIR presenta ventajas con respecto al tratamiento médico aislado ya que evita el problema de la resistencia a la droga. Es una alternativa efectiva de la cirugía en términos de costo beneficio si se considera que el tiempo de hospitalización en los casos no complicados es de 7 a 14 días para la cirugía y de 3 días para el drenaje percutáneo (95). También es útil en aquellos pacientes con alto riesgo, recidivas postquirúrgicas y que rechazan la cirugía cuando el tratamiento médico ha sido inefectivo. Está indicado en las embarazadas y QH infectados (95). Se pueden drenar los QH Tipo I y II mientras que los Tipo III dependen de la experiencia del operador. Los QH menores de 5 cm fundamentalmente los hialinos se pueden tratar con ABZ y observar (4). Hay escasa experiencia con el tratamiento percutáneo en el Tipo IV y no existe una clara indicación de PAIR. La experiencia acumulada permite deducir que el PAIR es un método seguro, efectivo y repetible en caso de recurrencias.

Hidatidosis esplénica

Aun en los países endémicos, es una ubicación infrecuente. Sin embargo, en algunas series es la tercera localización después del hígado y pulmón, con un rango de frecuencia de 0.9 a 8%. Safioleas (102), sobre un total de 241 pacientes con hidatosisis abdominal, encontró 14 (5.8%) de localización esplénica.

Las características de las imágenes no difieren esencialmente de las mencionadas en el hígado, siendo los elementos más importantes la visualización de la adventicia, calcificaciones curvilíneas segmentarias o totales, presencia de vesículas hijas, las membranas en un medio líquido o "sólido" y la condición avascular (Fig. 29). Las lesiones quísticas no hidatídicas en general no son frecuentes en el bazo (103,104).

El quiste verdadero epitelial, congénito, epidermoideo, cubre las características de quiste en US, TC e IRM presentando paredes imperceptibles y a veces bordes trabeculados con algún septo (104). En cambio, el QH hialino, Tipo I, muestra en ocasiones una adventicia "blanca" y las membranas desprendidas difieren de los eventuales septos en longitud, trayecto, espesor, ecogenicidad (US) y densidad (TC). Las vesículas hijas le otorgan un signo distintivo.

El infarto esplénico en la fase subaguda puede presentar en TC atenuación muy disminuida con márgenes bien definidas, pudiendo acarrear dificultades en la diferenciación. Sin embargo, la complementación con ecografía demuestra que no es puramente quístico (104). En forma adicional, los antecedentes clínicos: enfermedad tromboembólica, drogadicción EV, LES, artritis, carcinoma pancreático, etc., orientan el diagnóstico.

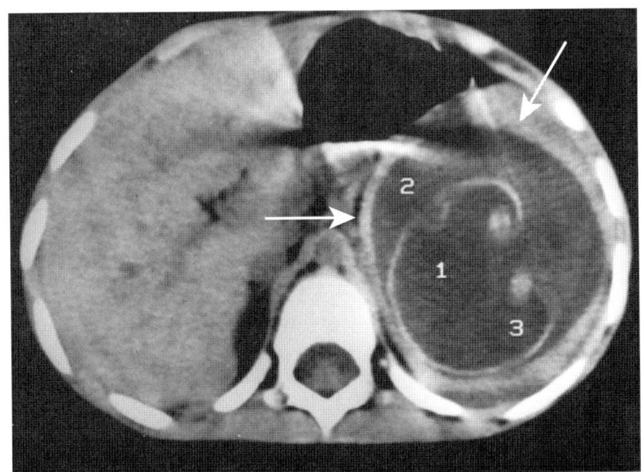

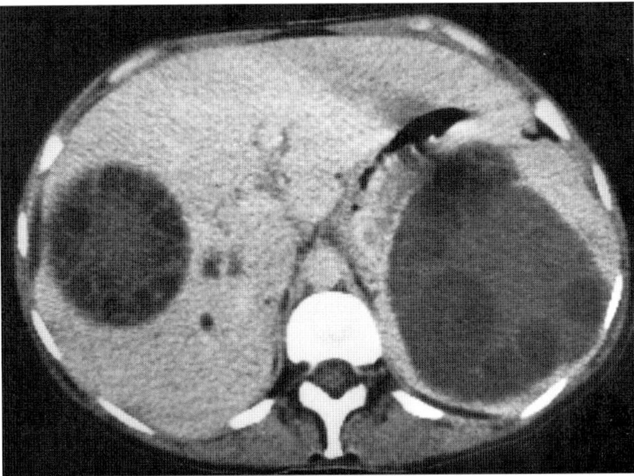

FIG. 29. A: TC sin contraste. QH esplénico con desprendimiento de membranas. Sutil visualización de la adventicia (*flechas*). **B:** QH Tipo III esplénico. Múltiples vesículas hijas dispuestas en la periferia y matriz central. QH multivesicular hepático. *(continúa)*

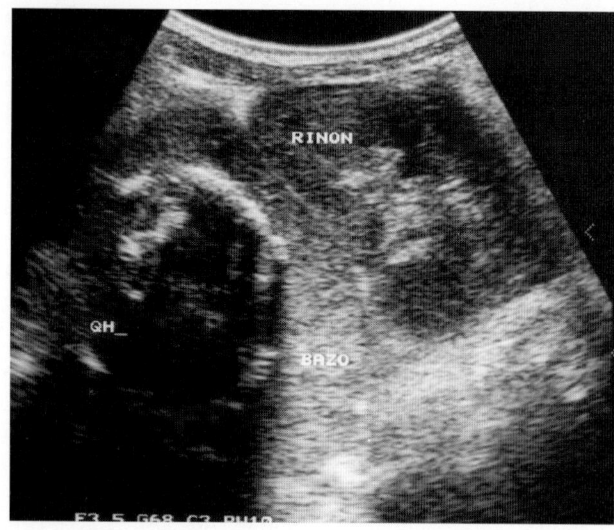

FIG. 29. *(continúa de la página anterior)* **C:** US sección coronal modificada. QH esplénico con arco ecodenso y sombra acústica por calcificaciones.

Seguramente, el problema más importante consiste en descartar un quiste falso, postraumático o pseudoquiste no pancreático, ya que en un 25% presenta calcificaciones de la pared fibrosa (105). El QH puede exhibir estas características también. En general, cuando la calcificación cubre todo el círculo adventicial, suele existir alguna modificación interna que nos oriente (vesículas hijas, membranas, etc.). Como siempre, se debe tener un alto índice de sospecha al examinar los antecedentes epidemiológicos e investigar la presencia de otras lesiones hidatídicas.

La migración a tórax a partir de un QH esplénico es extremadamente rara (107). La TC puede demostrar compromiso concomitante sub y supradiafragmático, pero la IRM es más elocuente (Fig. 30).

Hidatidosis renal

Tiene una frecuencia limitada con un rango estimado de 2 a 5% (107–110). Los síntomas son inespecíficos, masa palpable, macrohematuria, albuminuria, etc. El único signo patognomónico es la hidatiduria (elementos hidatídicos en orina) pero no es habitual. En un estudio que comprende 34 pacientes con hidatidosis renal la frecuencia del mismo fue de 18% (110).

El diagnóstico por imágenes se basa en reconocer las estructuras propias del parásito (líquido, arenilla, membranas y vesículas hijas) y/o la adventicia configurando de acuerdo al momento biológico los distintos tipos ya mencionados en el hígado (Fig. 31–33).

La ecografía es un instrumento apropiado y suficiente para el diagnóstico. Sin embargo, la TC se debe utilizar en los casos dudosos, si se sospecha extensión al retroperitoneo y si existe enfermedad extrarrenal concomitante (mejor evaluación topográfica). En forma adicional, permite valorar el parénquima renal residual y si existe apertura en vías urinarias. A diferencia de los quistes simples no complicados, el QH Tipo I tiene pared uniforme, reflectiva (US) e hiperdensa (TC). Eventualmente, puede existir un "nevado" diagnóstico (Fig. 31).

Ocasionalmente, un QH unilocular con groseras calcificaciones periféricas puede ser indistinguible de un quiste simple complicado e incluso un carcinoma quístico (Tipo III de Bosniak) (111) en US y TC. Se ha intentado diferenciar el quiste simple complicado del carcinoma quístico con RM (112), pero serán necesarios estudios prospectivos para conocer si se puede distinguir entre éstos y el QH con contenido modificado y paredes calcificadas.

Los septos de los quistes simples son delgados y frecuentemente incompletos o parciales (113), diferente a la estructura multivesicular de los QH. Las masas quísticas multiloculares que pueden simular un QH multivesicular fundamentalmente sin matriz son los tumores quísticos multiloculares de los niños (Nefroma quístico multilocular, NQM; Nefroma quístico parcialmente diferenciado, NQPD), el carcinoma quístico multilocular y la displasia quística segmentaria.

El NQM y el NQPD se diferencian del QH multivesicular fundamentalmente por la edad de presentación, de 2 meses a 3 años, pero pueden ocurrir en personas mayores de 30 años. Sin embargo y en forma similar al carcinoma quístico, presentan refuerzo con el material de contraste TC e IRM en la periferia y septos (114).

La displasia multiquística renal segmentaria puede pasar desapercibida en la infancia y simular entonces una masa multilocular del adulto. La ausencia de estructuras hidatídicas y la presencia de malformaciones asociadas como las duplicaciones y ectopías, alejan las eventuales dudas diagnósticas (114,115).

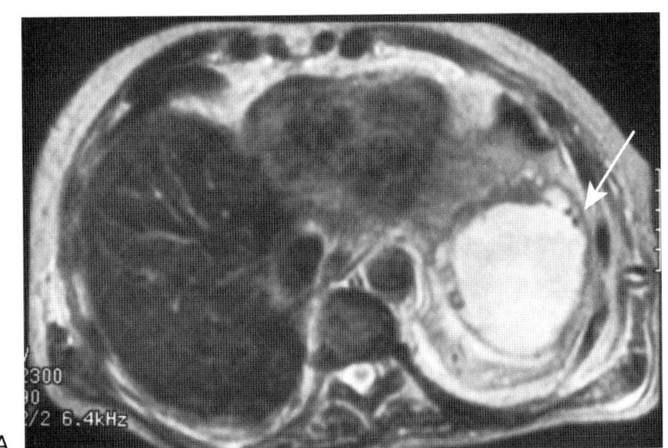

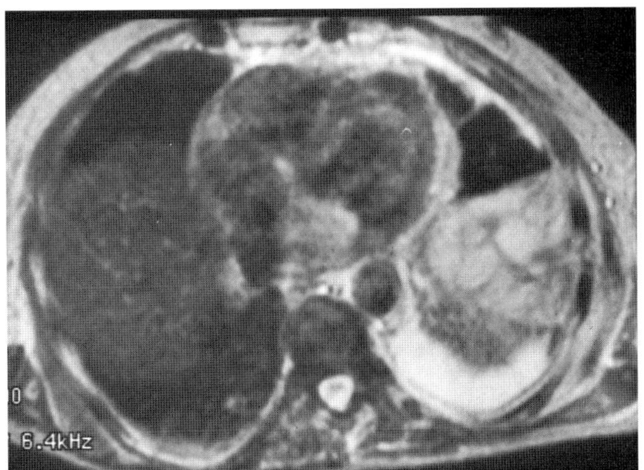

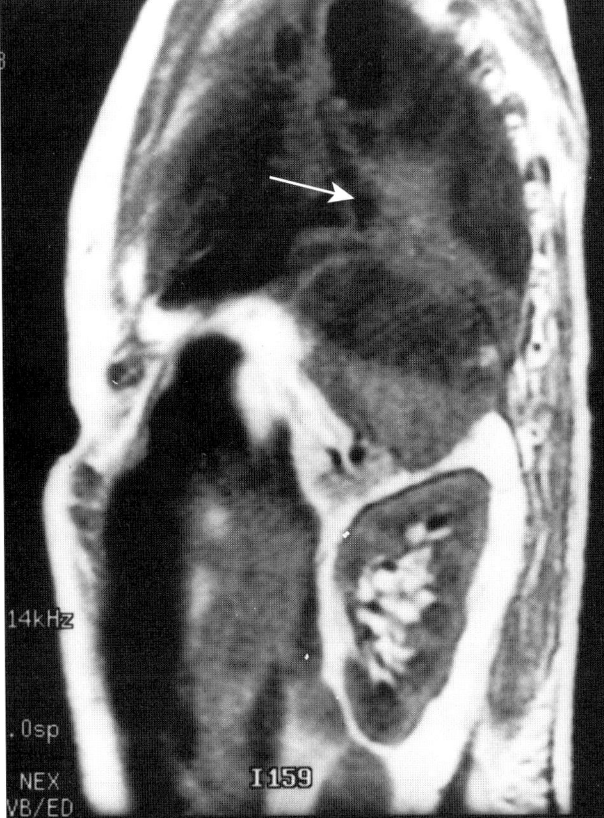

FIG. 30. IRM de QH esplénico migrando a tórax. **A:** Axial T2W (2300/90). QH esplénico con prolapso del contenido a través de la adventicia (*flecha*). Nótese el derrame en seno costofrénico posterior. **B:** Sección cefálica. Irregularidad de los bordes diafragmáticos y vesículas hijas en cavidad quística. **C:** Sección sagital T1W (440/15). Se observa la elevación del hemidiafragma con discontinuidad del mismo en la región central (*flecha*). Engrosamiento pleural adyacente.

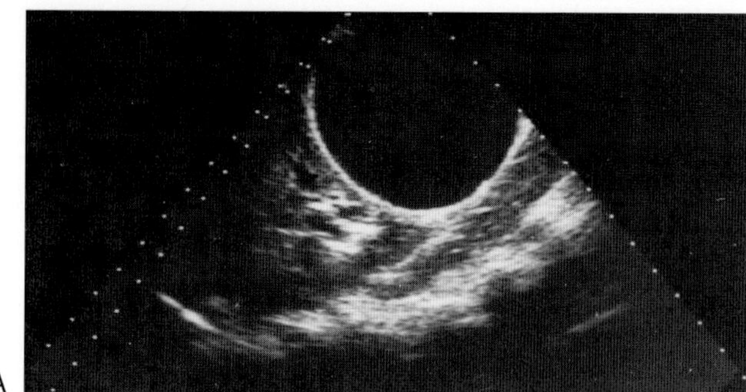

A

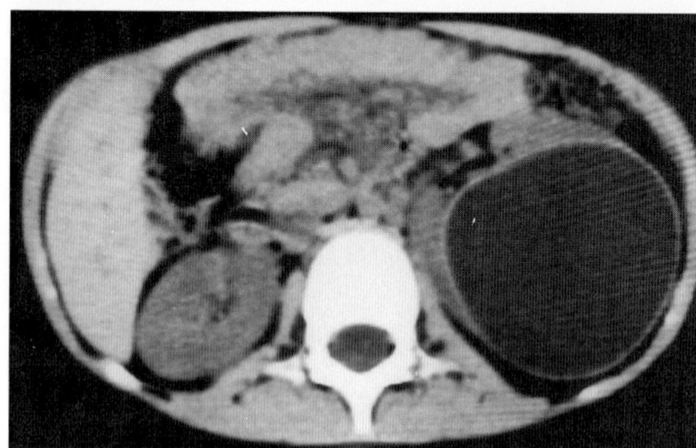

C

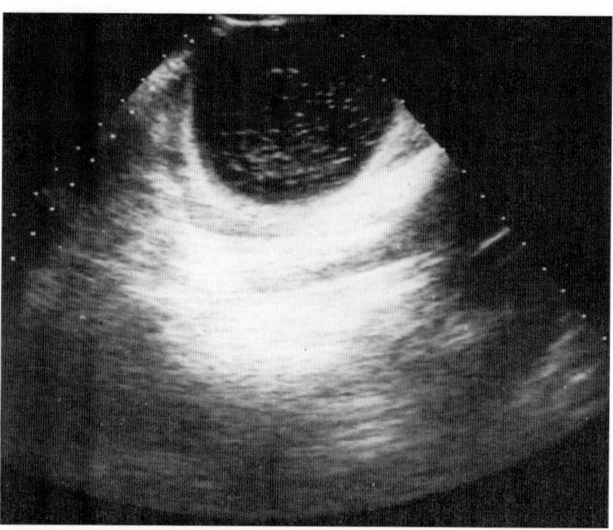

B

FIG. 31. A: US abdominal de QH renal emergente con pared propia. **B:** Mismo paciente que **(A)** con signo del "nevado". **C:** TC sin contraste. Otro paciente. Visualización de la banda hiperdensa periquística.

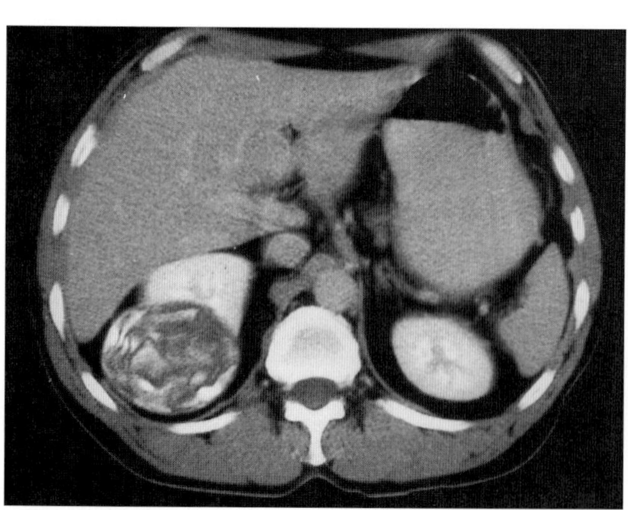

FIG. 32. TC con contraste. QH renal derecho emergente con calcificaciones internas. Obsérvese las hipodensidades lineales en "filigrana" correspondiente a membranas.

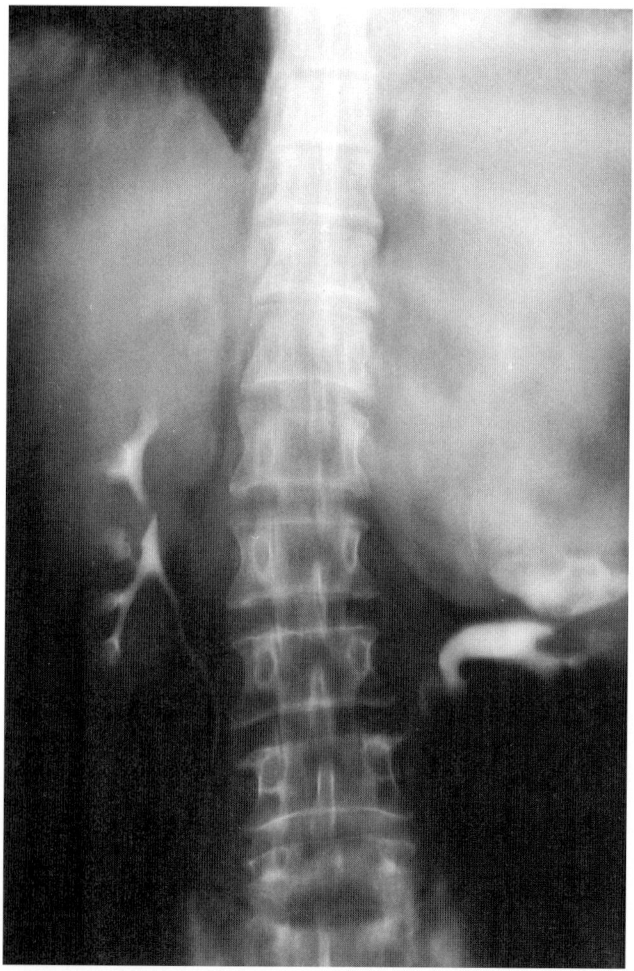

FIG. 33. Nefrotomografía. Signo de la copa (no patognomónico) por QH renal polar superior izquierdo. Nótese los defectos de lleno por vesículas hijas en cáliz superior.

REFERENCIAS

1. Pérez Fontana V. *Tratado de hidatidosis*. Montevideo: Imprenta Nacional, 1944;5–16.
2. Lombardero OJ. *Echinococcus granulosus* parasitología. *Boletín de Hidatidosis* 1983;13:2–8.
3. Larrieu E. Epidemiología y control de hidatidosis/equinococcosis en América del Sur, 1997. (Comunicación personal).
4. Perdomo R, Alvarez C, Monti J et al. Principles of the surgical approach in human liver cystic echinococcosis. *Acta Tropica* 1997;64:109–122.
5. Saulsby EJL. *Echinococcosis hydatidosis* in the world: epizootological and epidemiological analysis: problems in the world. XIII Congreso Internacional de Hidatidología, Madrid, 24–27 abr. 1985. Ponencias: 17–20.
6. Martín R. La hidatidosis. *Boletín de Hidatidosis*. 1983;13:12–16.
7. Euzéby J. Actualisation de l'epidémiologie de l'hydatidose. *Bull Acad Natle Med* 1990;174:571–582.
8. Kremer A, Chiocconi E, Moguillansky SJ. Hidatidosis: clínica y diagnóstico. En: Findor JA, Sapunar I. *Enfermedades del hígado y las vías biliares*. Buenos Aires: Akadia,1985;545–566.
9. Gharbi HA. *Ultrasound in hydatid disease*. VIII Congress World Federation Ultrasound Medicine Biology, Buenos Aires, Argentina, 1–5 sept. 1997.
10. Gharbi HA, Hassine W Brauner, MW et al. Ultrasound examination of the hydatic liver. *Radiology* 1981;139:459–463.
11. Lewall DB, McCorkell SJ. Hepatic echicococcal cysts: sonographic appearance and classification. *Radiology* 1985;155:773–775.
12. Gurses N, Sangur R, Gurses N et al. Ultrasound diagnosis of liver hydatid disease. *Acta Radiol* 1987;28:161–163.
13. Esfahani F, Rooholamini SA, Vessal K. Ultrasonography of hepatic hydatid cysts: new diagnosis signs. *J Ultrasound Med* 1988;7:439–442.
14. Saint Martin G, Chiesa JC. "Nevado" un signo ecográfico patognomónico de hidatidosis. *Rev. Argent. Radiol.* 1984: 126–130.
15. Akhan O, Demirkazik FB, Ozmen MN. Choledochal cysts: ultrasonographic findings and correlation with other imaging modalities. *Abdom Imaging* 1994;19:243–247.
16. vanSonnenberg E, Wroblicka JT, D'Agostino HD et al. Symptomatic hepatics cysts: percutaneus drainage and sclerosis. *Radiology* 1994;190:387–392.
17. Marcos y Robles J. *Tomodensitometría (CT) de la hidatidosis hepática*. Madrid, 1979:169p. (Tesis doctoral).
18. Hoff FL, Aisen AM, Walden ME et al. MR imaging in hydatid disease of the liver. *Gastrointest Radiol* 1987;12:39–42.
19. Severino ADM, Canossi GC, Nicoli FA et al. Hydatid disease: MR imaging study. *Radiology* 1990;175:701–706.
20. Von Sinner W, te Strake L, Clark D et al. MR imaging in hydatid disease. *AJR* 1991;157:741–745.
21. Taourel P, Marty-Ane S, Charasset S et al. Hydatid cyst of liver: comparison of CT and MRI. *J Comput Assist Tomogr* 1993;17:80–85.
22. Kalovidouris A, Gouliamos A, Vlachos L et al. MR of abdominal hydatid disease. *Abdom Imaging* 1994;19:489–494.
23. Soila KP, Viamonte M, Starewicz, PM. Chemical shift misregistration effect in magnetic resonance imaging. *Radiology* 1984;153:819–820.
24. Weinreb JC, Brateman L, Babcok EE et al. Chemical shift artifact in clinical magnetic resonance images at 0.35 T. *AJR* 1985;145:183–185.
25. Lewall DB, McCorkell SJ. Rupture of echinococcal cysts: diagnosis, classification and clinical implications. *AJR* 1986;146:391–394.
26. Méndez Montero JV, Arrazola García J, López Lafuente J et al. Fat–fluid level in hepatic hydatid cyst: a new sign of rupture into the biliary tree? *AJR* 1996;167:91–94.
27. Niron EA, Ozer H. Ultrasound appearances of liver hydatid disease. *Brit J Radiol* 1981;54:335–338.
28. Kaufman RA. Is cystic mesenchymal hamartoma of the liver similar to infantile hemangioendothelioma and cavernous hemangioma on dynamic computed tomography? *Pediatr Radiol* 1992;22:582–583.
29. Ferrozzi F, Bova D, Campodónico F. Cystic primary neoplasms of the liver of the adult: CT features. *Clin Imaging* 1993;17:292–296.
30. Martí-Bonmatí L, Ferrer D, Menor F et al. Hepatic mesenchymal sarcoma: MRI findings. *Abdom Imaging* 1993;18:176–179.
31. Moon WK, Kim WS, Kim IO et al. Undifferentiated embryonal sarcoma of the liver: US and CT findings. *Pediatr Radiol* 1994;24:500–503.
32. Yoon W, Kim JK, Kang HK. Hepatic undifferentiated embryonal sarcoma: MRI findings. *J Comput Assist Tomogr* 1997;21:100–102.
33. Stoupis C, Ros PR, Dolson DJ. Recurrent biliary cystodenoma: MR imaging appearance. *JMRI* 1994;4:99–101.
34. Buetow PC, Buck JL, Pantongrag-Brown L et al. Biliary cystadenoma and cystadenocarcinoma: clinical–imaging–pathologic correlation with emphasis on the importance of ovarian stroma. *Radiology* 1995;196:805–810.
35. Singb Y, Winick A, Tabbara SO. Multiloculated cystic liver lesions: radiologic-pathologic differential diagnosis. *Radiographics* 1997;17:219–224.
36. Méndez R, Schiebler M, Outwater EK. Hepatic abscesses: MR imaging findings. *Radiology* 1994;190:431–436.
37. Jouini S, Menif S, Ben Safta Z. Valeur des ultra-sons dans le diagnostic différentiel du kyste hydatique pseudo-tumoral do foie et des autres masses hépátiques solides (étude prospective). *J Radiol* 1996;77:563–569.
38. Sato H, Kamiya H, Gravert MR. Comparison of seradiagnosis test and ultrasonography for cystic hydatidosis in an epidemiological study of rural Uruguay. *J Parasitol* 1996;82:852–854.
39. Zargar SA, Khuroo MS, Khan BA et al. Intrabiliary rupture of hepatic hydatic cyst: sonographic and cholangiographic appearances. *Gastrointest Radiol* 1992;17:41–45.
40. Kornaros SE, Aboul-Nour, TA. Frank intrabiliary rupture of hydatid hepatic cyst: diagnosis and treatment. *Journal American College Surgeons* 1996;183:466–470.
41. Correa DE. Patología regional: hidatidosis. XXVII Congreso Argentino de Gastroenterología, Rosario, Argentina, 21–24 sept. 1997.
42. Martí-Bonmatí L, Menor Serrano F. Complications of hepatic hydatid cysts: ultrasound computed tomography and magnetic resonance diagnosis. *Gastrointest Radiol* 1990;15:119–125.
43. Beric V, Blomley M. Letter: fat–fluid level in hepatic hydatid cysts: a new sign of rupture into the biliary tree? *AJR* 1997;168:1381–1382.
44. Méndez Fernández R, Arrazola García J. Reply: Beric V, Blomley M. *AJR* 1997;168:1381–1382.
45. Kalovidouris A, Gouliamos A, Demou L et al. Post surgical evaluation of hydatid disease with CT: diagnostic pitfalls. *J Comput Assist Tomogr* 1984;8:1114–1119.
46. Gadzijev E, Dragan S, Verica FM et al. Hepatobiliary cystadenoma protruding into the common bile duct mimicking complicated hydatid cysts of the liver. *Hepatogastroenterology* 1995;42:1008–1010.
47. Kokubo T, Itai Y, Ohtomo K et al. Mucin-hypersecreting intrahepatic biliary neoplasms. *Radiology* 1988;168:609–614.
48. Matsumoto S, Miyake H, Mori H. Case report: biliary cystadenoma with mucin-secretion mimicking a simple hepatic cyst. *Clin Radiol* 1997;52:316–318.
49. Niron EA, Ozer H, Dolunay H. Encysted peritoneal hydatidosis unusual ultrasonographic and clinical presentation of liver echinococcosis. *Brit J Radiol* 1981;54:339–440.
50. Karavias DD, Vagianos CE, Kakkos SK et al. Peritoneal echinococcosis. *World J Surg* 1996;20:337–340.
51. Ruedas Elías O, Escribano Vera J, Aguado Bustos F. Hepatic hydatid cysts perforated into stomach. *AJR* 1996;167:1344–1345.
52. Beltrán de Heredia JM. Tránsitos hidatídicos hepatotorácicos. XIII Congreso Internacional de Hidatidología, Madrid, 24–27 abr. 1985. Ponencias:281–288.
53. Xanthakis DS, Katsaras E, Efthimiadis M et al. Hydatid cyst of the liver with intrathoracic rupture. *Thorax* 1981;36:497–501.
54. Mestiri S, Kilani T. Transits hydatiques hepatothoraciques. XIII Congreso Internacional de Hidatidología, Madrid, 24–27 abr. 1985. Ponencias:289–302.
55. Grande D, Ruiz JC, Elizagaray E et al. Hepatic echinococcosis complicated with transphrenic migration and bronchial fistula: CT demonstration. *Gastrointest Radiol* 1990;15:115–118.
56. Mercapide Ch, Giménez RD, Pereyra RA et al. Tratamiento de la hidatidosis hepática. *Prens Med Arg* 1994;81:273–281.
57. Filice C. Ultrasound intervention in hydatic disease. VIII Congress World Federation Ultrasound Medicine Biology, Buenos Aires, Argentina, 1–5 sept. 1997.
58. Frider B, Larrieu E, Vargas F et al. Catastro ecográfico serológico y radiológico en hidatidosis humana. *Acta Gastroenterol Latinoam* 1985;15:199–211.
59. Frider B, Losada CA, Larrieu E et al. Hidatidosis humana, portadores asintomáticos de áreas endémicas. *Medicina Rural* 1986;15:3–9.

60. Saint-Martin G, Larrieu E, Chiesa JC. Ecografía de campo como método catastral de hidatidosis. *Rev Arg Radiol* 986;1-2:21–25.

61. Frider B, Losada CA, Larrieu E et al. Asymptomatic abdominal hydatidosis detected by ultrasonography. *Acta Radiol* 1988;29:431–434.

62. Larrieu E, Frider B, Andreani G et al. Hidatidosis humana: ecografía de campo para la determinación de grupos de alto riesgo en la evaluación de un programa de control. *Rev Inst Med Trop*, São Paulo, 1989;31:267–270.

63. Frider B, Odriozzola M, Larrieu E. Especificidad de la ecografía en el diagnóstico precoz de la hidatidosis humana. *Acta Gastroenterol Latinoam* 1990;20:13–15.

64. Larrieu E, Guarnera E, Moguillansky SJ et al. Diagnóstico de la hidatidosis humana en población asintomática: evaluación de las técnicas serológicas de ELISA y DD5. Premio: Roberto A Vaccareza. Academia Nacional de Medicina, Buenos Aires, Argentina, 29 ago. 1991.

65. Frider B. Hepatic hydatidosis. *Acta Gastroenterol Latinoam* 1996;26:199–200.

66. Frider B, Larrieu E, Odriozzola M et al. Hidatidosis humana: seguimiento de casos asintomáticos. Aportes del conocimiento de la historia natural de la enfermedad. *Noticias de la hidatidosis* 1997;15:14–16.

67. Fenton L, Morris DL. The management of hydatid disease of the liver: part 2. *Tropical Doctor* 1997;27:87–88.

68. Wen H, Zhang HW, Zou PF et al. Albendazol en el tratamiento de la hidatidosis. *Noticias de la hidatidosis* 1996;14:18–21.

69. Horton RJ. Albendazole in treatment of human cystic echinococcosis: 12 years of experience. *Acta Tropica* 1997;64:79–93.

70. Aktan AO, Yalin R. Preoperative Albendazole treatment for liver hydatid disease decreases the viability of the cyst. *Eur J Gastroenterol & Hepatol* 1997;8:877–879.

71. Luchi S, Vicenti A, Messina F et al. Albendazole treatment of human hydatid tissue. *Scand J Infect Dis* 1997;29:165–167.

72. Calanni L, Chiocconi E, Barral F et al. Resultados preliminares de un estudio fase 2 de tratamiento de hidatidosis quística inoperable con Albenzole. VIII Congreso Panamericano de Infectología, Cartagena de Indias, Colombia, 28–31 May 1995. Libro de Actas-resúmenes 0–17.182:57.

73. Todorov T, Vutova K, Mechkov G et al. Evaluation of response to chemotheraphy of human cystic echinococcosis. *Br J Radiol* 1990;63:523–531.

74. Sciarrino E, Virdone R, Lo Iacono O et al. Ultrasound changes in abdominal echinoccosis treated with Albendazole. *J Clin Ultrasound* 1991;19:143–148.

75. Filice C, Strosselli M, Brunetti E et al. Ultrasound examination of hydatid cysts treated with Albendazole. *J Clin Ultrasound* 1992;20:569.

76. Sciarrino E, Virdone R, Lo Iacono O. Ultrasound examination of hydatid cysts treated with Albendazole: Reply. *J Clin Ultrasound* 1992;20:570.

77. Safioleas M, Misiakos E, Manti Ch et al. Diagnostic evaluation and surgical management of hydatid disease of the liver. *World J Surg* 1994;18:859–865.

78. Vagianos CE, Karavias DD, Kakkos SK et al. Conservative surgery in the treatment of hepatic hydatidosis. *Eur J Surg* 1995;161:415–420.

79. Stettaf A, Mansori F, Sefrioni A et al. Kystes hydatiques du foie: classification a visée thérapeutique et pronostique 378 observations. *Presse Med* 1994;23:362–366.

80. Mercapide CH, Giménez RD, Pereyra RA et al. Tratamiento de la hidatidosis hepática. *Prens Méd Arg* 1994;81:273–281.

81. Losada CA, Moguillansky SJ. Hidatidosis hepática. 1° Curso de Cirugía hepato-bilio-pancreática. 7–9 ago. 1995. Hospital Italiano. Buenos Aires, Argentina: 5–8.

82. Di Matteo G, Bove A, Chiarini S et al. Hepatic echinoccoccus disease: our experience over 22 years. *Hepatogastroenterology* 1996;43:1562–1565.

83. Alfieri S, Doglietto GB, Pacelli F et al. Radical surgery for liver hydatid disease: a study of 89 consecutive patients. *Hepatogastroenterology* 1997;44:496–500.

84. Khoury G, Khoury J, Bikhazi K. Results of laparoscopy treatment of hydatid cysts of the liver. *Surg Endosc* (Germany) 1996;10:57–59.

85. Saglam A. Laparoscopic treatment of liver hydatid cysts. *Surg Laparosc & Endosc* 1996;6:16–21.

86. Mueller PR, Dawson SL, Ferrucci GT et al. Hepatic echinococcal cyst: sucessful percutaneous drainage. *Radiology* 1985;155:627–628.

87. Bret PM, Fond A, Bretagnolle M et al. Percutaneus aspiration and drainage of hydatid cysts in the liver. *Radiology* 1988;168:617–620.

88. Gargouri M, Ben Amor N, Ben Chehida F et al. Percutaneous treatment of hydatid cysts (*Echinococcus granulosus*). *Cardiovasc Intervent Radiol* 1990;13:169–173.

89. Khuroo MS, Zargar SA, Mahajan R. *Echinococcus granulosus* cysts in the liver management with percutaneous drainage. *Radiology* 1991;180:141–145.

90. Acunas B, Rozanes I, Celik L et al. Purely cystic hydatid disease of the liver: treatment with percutaneous aspiration and injection of hypertonic saline. *Radiology* 1992;182:541–543.

91. Giorgio A, Tarantino L, Francica G et al. Unilocular hydatid liver cysts: treatment with US-guided double percutaneous aspiration and alcohol injection. *Radiology* 1992;184:705–710.

92. Saremi F. Percutaneous drainage of hydatid cysts: use of a new cutting device to avoid leakage. *AJR* 1992;158:83–85.

93. Simonetti G, Profili S, Sergiacomi GL et al. Percutaneous treatment of hepatic cysts by aspiration and sclerotheraphy. *Cardiovasc Intervent Rad* 1993;16:81–84.

94. Akhan O, Ozmen MN, Dincer A et al. Liver hydatid disease: long-term results of percutaneous treatment. *Radiology* 1996;198:259–264.

95. Filice C, Brunetti E. Use of PAIR in human cystic echinococcosis. *Acta Tropica* 1997;64:95–107.

96. Dilsiz A, Acikgozoglu S, Gunel E et al. Ultrasound-guided percutaneous drainage in the treatment of children with hepatic hydatid disease. *Pediatr Radiol* 1997;27:230–233.

97. McCorkell SJ. Unintended percutaneous aspiration of pulmonary echinococcal. *AJR* 1984;143:123–126.

98. Livraghi T, Bosoni A, Giordano F et al. Diagnosis of hydatid cyst by percutaneous aspiration: value of electrolyte determinations. *Clin Ultrasound* 1985;13:333–337.

99. Fenton L, Morris DL. The management of hydatid disease of the liver: part I. *Tropical Doctor* 1996;26:173–176.

100. Djilali G, Mahrour A, Oussedik T et al. L'eau oxygénée dans la chirurgie du kyste hydatique. *Presse Med* 1983;12:235–237.

101. Bean W, Rodan BA. Hepatic cysts: treatment with alcohol. *AJR* 1985;144:237–241.

102. Safioleas M, Misiakos E, Manti Ch. Surgical treatment for splenic hydatidosis. *World J Surg* 1997;21:374–378.

103. Rathaus V, Zissin R, Goldberg E. Spontaneous rupture of an epidermoid cyst of spleen: preoperative ultrasonographic diagnosis. *J Clin Ultrasound* 1991;19:235–237.

104. Urrutia M, Mergo PJ, Ros LH et al. Cystic masses of the spleen: radiologic-pathologic correlation. *Radiographics* 1996;16:107–129.

105. Dachman AH, Ros PR, Muran P et al. Nonparasitic splenic cysts: a report of 52 cases with radiologic pathologic correlation. *AJR* 1986;147:537–542.

106. Alba D, Díaz Lobato S, García-Quintero T et al. Splenothoracic fistula complicating primary splenic hydatidosis. *J Thorac Cardiovasc Surg* 1996;111:1103–4.

107. Von Sinner W, Hellstrom M, Kagevi I et al. Hydatid disease of the urinary tract. *J Urol* 1983;149:577–580.

108. Pereira Arias J, Escobal Tamayo V, Jorge Catalina A et al. Hidatidosis renal: importancia del diagnóstico preoperatorio. *Arch Esp Urol* 1995;48:839–841.

109. Odev K, Kilmc M, Arslan A et al. Renal hydatid cysts and the evaluation of their radiologic images. *Eur Urol* 1996;30:40–49.

110. Angulo JC, Sánchez-Chapado M, Diego A et al. Renal echinococcosis: clinical study of 34 cases. *J Urol* 1997;157:787–794.

111. Bosniak MA. The current radiological approach to renal cysts. *Radiology* 1986;158:1–10.

112. Miller MA, Brown JJ. Renal cysts and cystic neoplasms. *MRI Clinics* 1997;5:49–66.

113. Aronson S, Frazier H, Baluch JD. Cystic renal masses: usefulness of the Bosniak classification. *Urol Radiol* 1991;13:83–90.

114. Agrons GA, Wagner BJ, Davidson AJ et al. Multilocular cystic renal tumor in children: radiologic–pathologic correlation. *Radiographics* 1995;15:654–669.

115. Hartman DS, Davis CJ, Sanders RC et al. The multilocular renal mass: considerations and differential features. *Radiographics* 1987;7:29–52.

Abdomen: Hígado, Bazo, Vías Biliares, Páncreas y Peritoneo, Tomo II.
Editores: M. E. Stoopen, K. Kimura y P. R. Ros.
Lippincott Williams & Wilkins, Philadelphia © 1999.

CAPITULO 5

Tumores hepáticos benignos

Luis H. Ros, José M. Artigas y Pablo R. Ros

Las nuevas técnicas de formación de imagen han incrementado sobremanera las posibilidades diagnósticas en el caso de las masas hepáticas. En este capítulo, se abordan los hallazgos más representativos en cada una de las diferentes modalidades de formación de imagen, radiología convencional, Ultrasonografía (US), Tomografía computada (TC), Resonancia magnética (RM) y Medicina nuclear (MN) de los tumores benignos primarios hepáticos más frecuentes. Se enfatiza un abordaje práctico del diagnóstico de los mismos, destacando los hallazgos clave de los distintos tumores benignos hepáticos primarios, en las distintas técnicas de formación de imagen que pueden sugerir un diagnóstico preoperatorio.

Las distintas entidades se comentan en relación con su frecuencia de aparición y así se presenta primero el hemangioma, la hiperplasia nodular focal y el adenoma hepatocelular, que constituyen las 3 neoplasias hepáticas primarias benignas más frecuentes en el adulto. A continuación, dentro de la discusión de los tumores benignos de la edad pediátrica, se considera el más frecuente de los mismos, el hemangioendotelioma infantil y también, aun cuando es más raro, el hamartoma mesenquimal. Finalmente, se incluyen algunas entidades más raras como la hiperplasia nodular regenerativa y los tumores lipomatosos intrahepáticos.

CLASIFICACION

Los tumores hepáticos benignos pueden surgir de cada una de las diferentes líneas celulares presentes en el hígado y

pueden clasificarse desde el punto de vista histológico como epiteliales, vasculares, mesenquimales (no vasculares) y mixtos (epiteliales y mesenquimatosos) (Tabla 1) (1,2).

Los tumores epiteliales benignos pueden a su vez subdividirse en hepatocelulares y colangiocelulares, según se originen en los hepatocitos o a partir de las células de los conductos biliares.

Los tumores mesenquimatosos benignos pueden clasificarse según su origen como vasculares o no vasculares. Dentro de los tumores mesenquimatosos no vasculares, se consideraran el angiomiolipoma y el lipoma. Los cambios grasos focales se comentan en el Capítulo 6, dentro del contexto del diagnóstico diferencial de la enfermedad metastástica.

Hemangioma

El hemangioma es el tumor benigno más frecuente del hígado, encontrándose en 0.4 a 7.3% de las autopsias. Su distribución geográfica es uniforme y afecta predominantemente a la mujer, con una relación varón/hembra de 1 a 5. Puede presentarse en todos los grupos de edad, pero rara vez se ve en los niños pequeños.

Típicamente, el hemangioma se presenta en mujeres en torno a la sexta década de vida. Ocasionalmente, los hemangiomas pueden estar presentes en el momento del nacimiento y no deben de confundirse con el hemangioendotelioma infantil. Por lo general, los hemangiomas son poco frecuentes en el grupo de edad pediátrica.

El hemangioma se define anatomopatológicamente como un tumor constituido por canales vasculares delineados por una única hoja de células endoteliales planas, teniendo estos canales vasculares un tamaño variable, desde la forma capilar a la cavernosa.

Por lo general, las cavidades vasculares que constituyen el hemangioma, contienen líquido hemático o trombos recientes u organizados. Microscópicamente, pueden encontrarse zonas de fibrosis y calcificación y, ocasionalmente, la

Dr. L.H. Ros: Profesor Clinico Asistente, Departamento de Radiología, Universidad de Florida, Facultativo Especialista, Departamento de Radiología, Hospital "Miguel Servet," Zaragoza, España.

Dr. J.M. Artigas: Facultativo Especialista, Departamento de Radiología, Servicio de Radiodiagnóstico, Hospital "Miguel Servet," Zaragoza, España.

Dr. P.R. Ros: Profesor de Radiología, Harvard Medical School, Jefe Asociado de Radiología, Brigham and Women's Hospital, Boston, MA, USA.

TABLA 1. *Clasificación de los tumores hepáticos benignos primarios y de las lesiones pseudotumorales hepáticas*

Hepatocelulares
- Hiperplasia nodular focal
- Adenoma hepatocelular
- Hiperplasia nodular regenerativa

Colangiocelulares
- Adenoma de conductos biliares
- Cistoadenoma biliar
- Papilomatosis biliar

Vasculares
- Hemangioma
- Hemangioendotelioma infantil
- Linfangiomatosis
- Telangiectasia hemorrágica hereditaria

Mesenquimatosos (no vasculares)
- Angiomiolipoma
- Lipoma
- Mielolipoma
- Pseudolipoma
- Leiomioma

Tumores mixtos epiteliales y mesenquimatosos
- Hamartoma mesenquimal
- Teratoma benigno

Miscelánea
- Tumor de restos adrenales
- Heterotópia pancreática
- Endometriosis
- Cambios grasos focales
- Pseudotumor

existencia de zonas amplias de fibrosis e hialinización con obliteración de los canales vasculares da lugar a un hemangioma escleroso.

Macroscópicamente, los hemangiomas suelen ser únicos, pero en 10% de los casos son múltiples, no presentando predilección por uno u otro de los lóbulos hepáticos. La mayoría de los hemangiomas son pequeños (menos de 2 cm de diámetro) aunque en ciertos casos pueden alcanzar un gran tamaño, ocupando la mayor parte de un lóbulo o incluso del hígado. No suelen ser tumores pedunculados.

Microscópicamente, estos tumores suelen ser esféricos con una estructura espongiforme heterogénea de aspecto rojizo, presentando en ocasiones cavidades quísticas llenas de sangre o de material gelatinoso (1).

Desde el punto de vista clínico, muchos hemangiomas son completamente asintomáticos y constituyen un hallazgo incidental. La presencia de manifestaciones clínicas es más frecuente en la mujer, probablemente porque los tumores son más grandes; la sintomatología puede incluir la existencia de masa abdominal, dolor y más raramente dolor brusco en relación con trombosis de la lesión. En los hemangiomas muy grandes pueden aparecer complicaciones hematológicas como trombocitopenia y disminución de fibrinógeno secundario al atrapamiento de plaquetas y de factores de coagulación.

En la radiografía simple de abdomen, en ocasiones pueden detectarse calcificaciones a modo de pequeños flebolitos o incluso calcificaciones más amplias presentes en las zonas de fibrosis del tumor.

Desde el punto de vista ultrasonográfico, la lesión se presenta como una masa de contornos definidos, hiperecoica, con un patrón interno homogéneo. Este aspecto homogéneo suele acaecer en las lesiones de menos de 3 cm de diámetro; en ocasiones, la lesión es hipoecoica o contiene una zona quística central que se correlaciona con los espacios quísticos detectables macroscópicamente. Las calcificaciones en el seno del tumor se manifiestan como zonas de ecos de alto nivel con sombra acústica posterior. No obstante, puede haber también formas complejas desde el punto de vista ecográfico, generalmente aquéllas que corresponden a tumores de gran tamaño. Por lo tanto, el diagnóstico de los hemangiomas de pequeño tamaño puede llevarse a cabo de un modo preciso únicamente con estudio ecográfico, sobre todo si el paciente está asintomático, no hay historia de un tumor primario conocido y las pruebas funcionales hepáticas son normales. En estos casos, no es necesaria la realización de otras pruebas complementarias. En el caso de tumores más grandes con una ecoestructura compleja, deberá de recurrirse al menos a otra modalidad más de formación de imagen, lo mismo que cuando exista un cuadro clínico o se planteen dudas diagnósticas si el paciente tiene un tumor primario conocido.

Desde el punto de vista tomodensitométrico, la lesión en los estudios precontraste se muestra como un área hipodensa, bien definida, pudiendo presentar, cuando tiene un tamaño considerable, zonas centrales con valor de atenuación disminuido que corresponden a las zonas de fibrosis o de cambios quísticos detectables en el espécimen macroscópico. Pueden existir calcificaciones con bordes irregulares. El examen tomodensitométrico dinámico con bolo de contraste es un método que permite el diagnóstico específico de esta entidad. Pueden realizarse cortes seriados en un sólo nivel o en niveles sucesivos durante la inyección del medio de contraste, obteniendo también imágenes retardadas, incluso hasta 60 minutos tras la inyección de material de contraste. El aspecto típico del hemangioma en el transcurso de un examen dinámico con bolo de contraste muestra una intensificación periférica durante la fase dinámica del examen y un llenado isodenso con respecto al resto del parénquima hepático de las fases retardadas (Fig. 1) (3,4,5).

Desde el punto de vista angiográfico, la arteria hepática presenta un calibre normal, aun cuando el hemangioma sea un tumor hipervascular. Este aspecto depende de la ausencia de anastomosis arteriovenosas con alta velocidad del flujo dentro del tumor, el cual presenta como característica un flujo lento a su través. Esta característica fisiológica (el flujo lento de sangre a través del laberinto de canales vasculares que constituyen este tumor) es la principal señal de identidad del hemangioma. Otros tumores tanto benignos como malignos tienen un tiempo más rápido de circulación en relación

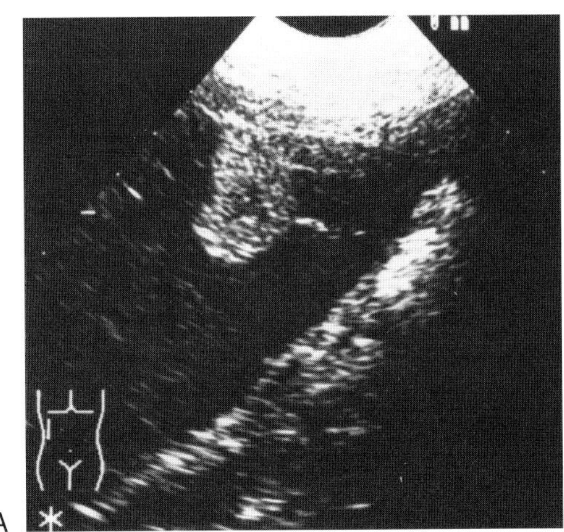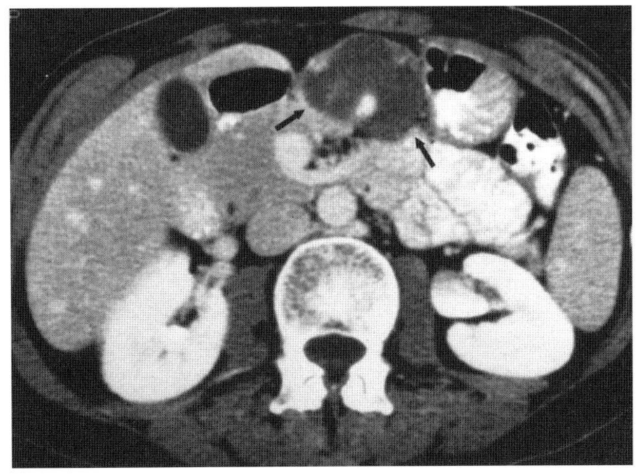

FIG. 1. Hemangioma. **A:** US. Abordaje sagital en el que se define una lesión focal de contornos bien definidos, hiperecoica, con un patrón interno homogéneo salvo en su porción central. **B:** TC. Examen dinámico tras la administración del émbolo de contraste que muestra la lesión hepática focal con marcada intensificación periférica en esta fase precoz del estudio dinámico, definiéndose en los márgenes de la lesión los vasos de alimentación (*flechas*) característicos de este tumor. La semiología ecográfica descrita, lesión focal hiperecoica, complementada con los hallazgos patognomónicos del estudio tomodensitométrico, intensificación periférica precoz y vasos de alimentación, permiten establecer el diagnóstico de hemangioma.

con la existencia de vasos anómalos, anastomosis arteriovenosas y retorno venoso precoz. La presencia de una tinción persistente y prolongada es característica del hemangioma y responsable de su aspecto de "ovillo de lana".

En la actualidad, la especificidad de la RM en el diagnóstico del hemangioma se considera igual o mayor que la de la TC. El criterio principal para el diagnóstico de este tumor hepático mediante RM está basado en el aspecto del mismo en las imágenes ponderadas en T2. Estos criterios son la homogeneidad e hiperintensidad del tumor en relación con el hígado normal. Es lógico que aunque la gran cantidad de sangre que circula lentamente en el seno del tumor justifica la hiperintensidad en las imágenes ponderadas en T2, la homogeneidad de la lesión es un criterio válido únicamente en los hemangiomas pequeños, puesto que en los hemangiomas mayores de 3 cm las áreas de fibrosis, por lo general, se presentan como zonas hipointensas dentro del conjunto hiperintenso del hemangioma. Por otra parte, la diferenciación mediante RM del hemangioma y las metástasis hipervascularizadas, como las secundarias a tumores carcinoides, feocromocitoma o tumores de células de los islotes pancreáticos, puede en ocasiones ser difícil (Fig. 2 y 3) (6,7).

Desde el punto de vista de la MN, los gamagramas isotópicos con sulfuro coloidal tienen baja sensibilidad y especificidad. Por el contrario, los estudios de Tomografia computada por emisión de fotón único (SPECT) utilizando hematíes marcados constituyen un método preciso para la detección de hemangiomas hepáticos, pudiéndose detectar por esta técnica lesiones en torno al 1.5 cm de diámetro.

La punción aspiración percutánea con aguja fina en este tipo de tumor puede llevarse a cabo en situaciones de duda, puesto que no implica grandes riesgos. No obstante, el material obtenido, hematíes y células endoteliales, puede no resultar específico para un diagnóstico definitivo.

Hiperplasia nodular focal

La hiperplasia nodular focal podría considerarse como una lesión pseudotumoral. Aunque existen múltiples teorías sobre su patogénesis, la más ampliamente aceptada es que la lesión surge como reacción a una anomalía vascular localizada. La lesión está irrigada por una arteria anómala y existe una respuesta hiperplásica del hígado en relación con un aumento de flujo a través de la malformación arterial. Esta entidad se ha relacionado también con la utilización de anticonceptivos orales, puesto que este tipo de tumor parece tener mayor tamaño y provocar una mayor sintomatología en las pacientes que los han utilizado.

La hiperplasia nodular focal aparece en ambos sexos y en todas las edades, aun cuando hay un discreto predominio por el sexo femenino con una relación hembra–varón de 2 a 1. El mayor pico de frecuencia tiene lugar entre la tercera y la quinta década de la vida.

Microscópicamente, hay una cicatriz central estrellada que contiene arterias y pequeños conductos biliares; también hay septos fibrosos que irradian desde la cicatriz y entre estos septos fibrosos hay nódulos hiperplásicos compuestos por hepatocitos normales.

Macroscópicamente, el tumor suele ser único, con un tamaño variable pero por lo general menor de 5 cm de diámetro. El tumor puede improntar la superficie del hígado y con frecuencia es pedunculado. Los contornos son netos y

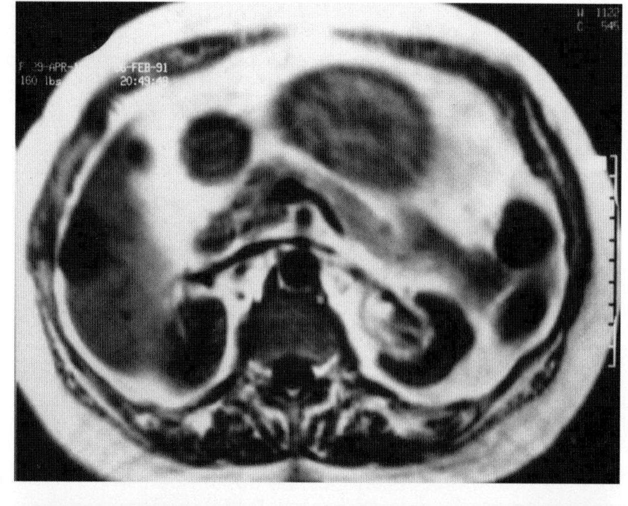

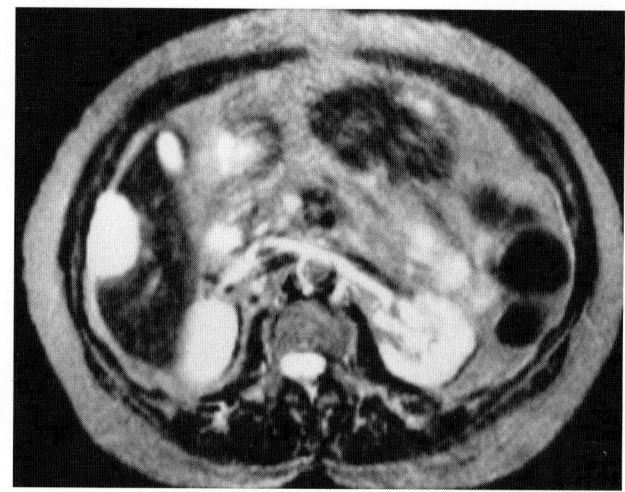

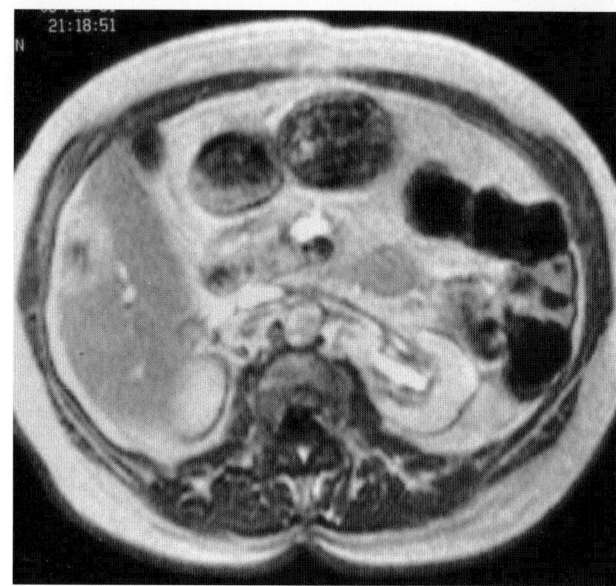

FIG. 2. Hemangioma. RM. **A:** Imagen en T1. Se define a nivel de la periferia del lóbulo hepático derecho una lesión focal de contornos netos y baja intensidad de señal. **B:** Imagen en T2. La lesión muestra una intensidad de señal elevada, lo que se conoce con el nombre de "efecto bombilla" que resulta muy específico del hemangioma. **C:** Imagen tras administración de gadolinio endovenoso. Obtenida precozmente permite evaluar la intensificación periférica de la lesión focal con un carácter centrípeto de la misma. Este comportamiento es patognomónico de hemangioma.

la superficie del tumor es fenuemente nodular con una consistencia firme. Aun cuando los márgenes son netos, no hay evidencia de una cápsula peritumoral. Al ser una lesión bien vascularizada no suelen existir zonas de necrosis o hemorragia (1,2).

Desde el punto de vista clínico, la lesión suele ser asintomática y constituye un hallazgo incidental. No obstante, en 25% de los pacientes puede provocar síntomas que oscilan desde dolor abdominal importante a una pequeña molestia. En otras ocasiones, se presenta como masa palpable en el cuadrante superior derecho. La ruptura espontánea es muy rara, aun cuando a veces puede provocarse y dar lugar a un hemoperitoneo.

En la radiografía simple de abdomen no suele haber hallazgos significativos, salvo que la lesión sea pedunculada y se proyecte por fuera del margen hepático dando la sensación de una masa extrahepática.

En US, la lesión aparece como un área bien definida hiperecoica aun cuando este patrón no es constante y se describen situaciones en las que la lesión puede ser tanto iso como hipoecoica con respecto al parénquima hepático circundante. En conjunto, el aspecto ultrasonográfico de la hiperplasia nodular focal varía, pero los márgenes bien definidos y la naturaleza homogénea son hallazgos constantes que pueden orientar hacia su diagnóstico.

En la TC simple la lesión es hipodensa, aun cuando experimenta incremento de su valor de atenuación tras la administración del material de contraste endovenoso como corresponde a una lesión bien vascularizada, haciéndose isodensa o incluso hiperdensa con respecto al parénquima hepático adyacente. En ocasiones, si únicamente se lleva a cabo examen tomodensitométrico tras la administración de material de contraste endovenoso, la lesión puede no ser identificada al ser isodensa con respecto al hígado. La identificación

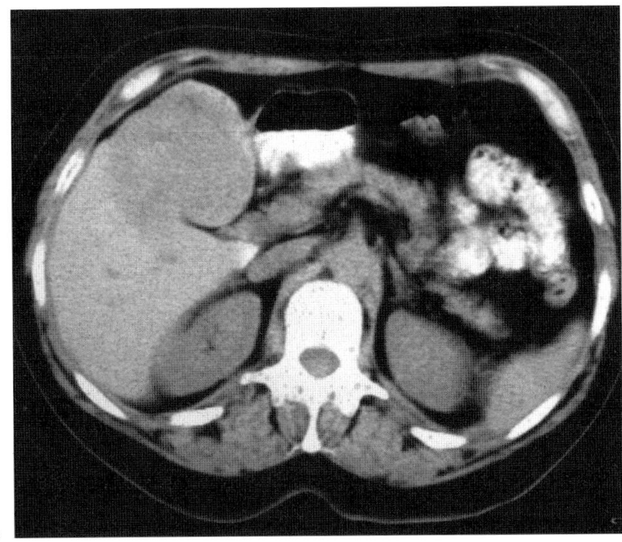
A

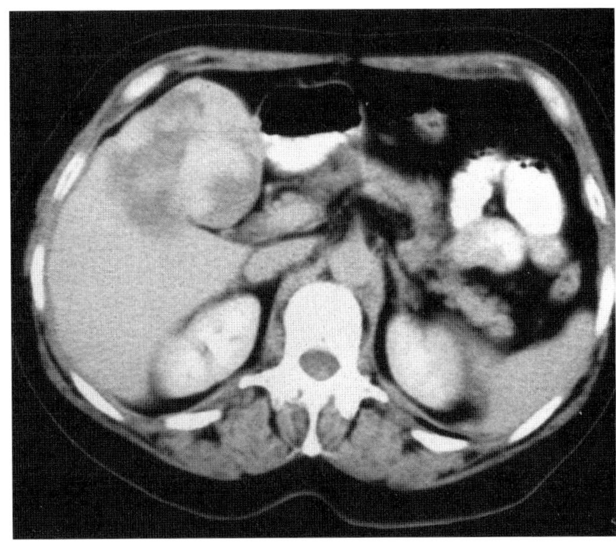
B

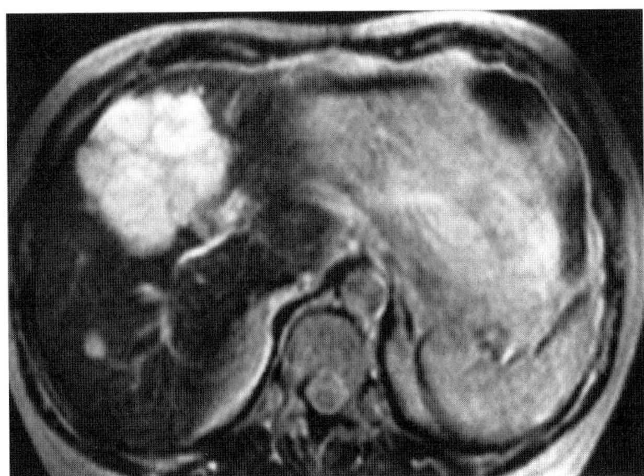
C

FIG. 3. Hemangioma. **A:** TC simple. Se aprecia la existencia a nivel del lóbulo hepático izquierdo de una lesión focal de morfología redondeada con valor de atenuación inferior al del parénquima hepático adyacente. **B:** TC con contraste IV. Se pone de manifiesto la intensificación retardada, centrípeta, desde la periferia de la lesión, que refleja el aspecto anatomopatológico de la misma, la presencia de canales vasculares a cuyo través la sangre circula lentamente. **C:** RM. Imagen ponderada en T2 que muestra la característica intensidad de señal elevada propia de este tumor. A nivel del lóbulo hepático derecho existe otra pequeña lesión angiomatosa que no fue detectada en la exploración tomodensitométrica.

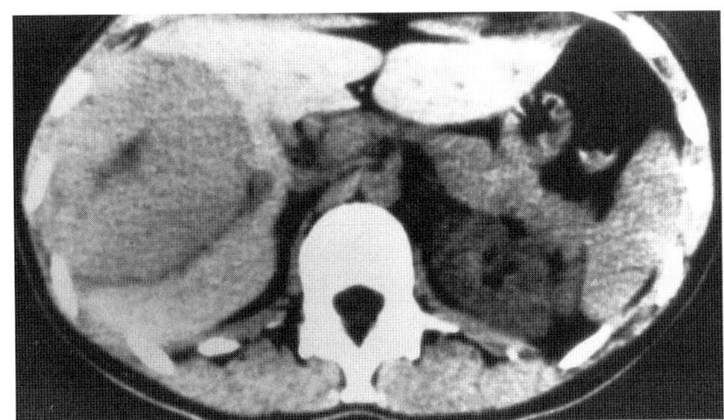
A

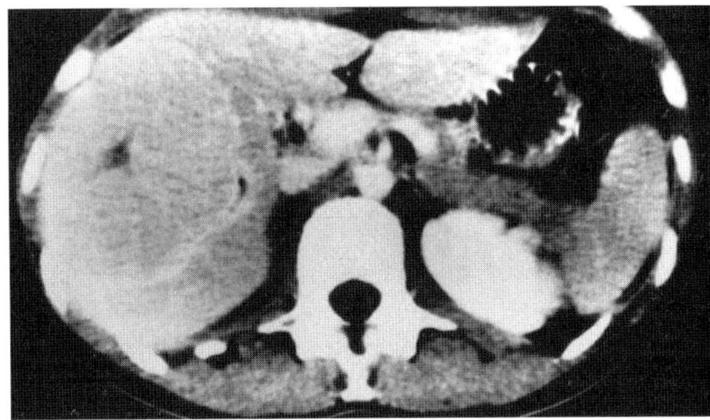
B

FIG. 4. Hiperplasia nodular focal. **A:** TC simple. Muestra la existencia de una voluminosa lesión hepática focal, con un valor de atenuación inferior al del parénquima hepático circundante y una zona estrellada central que corresponde a la cicatriz fibrosa. **B:** TC con contraste IV. El estudio dinámico muestra incremento del valor de atenuación de la lesión hepática focal que se presenta isodensa con respecto al parénquima hepático adyacente. Se identifica la cicatriz fibrosa central con menor valor de atenuación.

de una zona central irregular e hipodensa correspondiente a la cicatriz fibrosa central puede ser la clave para el diagnóstico de esta entidad (Fig. 4) (8,9,10).

Angiográficamente, la lesión aparece como una masa hipervascular, con un patrón relativamente típico en el que se aprecian vasos que se irradian desde el centro a la periferia constituyendo el patrón en "rueda de carro". En la fase capilar, hay una intensa tinción homogénea sin presencia de zonas avasculares, siendo este hecho uno de los criterios de diagnóstico diferencial con respecto al adenoma hepatocelular, en el cual con frecuencia se ven zonas avasculares correspondientes a áreas de hemorragia intratumoral. Mediante RM puede definirse un patrón específico en aquellos casos típicos, puesto que la lesión suele aparecer, en todas las secuencias de pulso, isointensa con respecto al parénquima hepático adyacente o hiperintensa en las secuencias ponderadas en T2. Este es un criterio importante de diagnóstico diferencial con otras lesiones que pueden tener un aspecto similar como el carcinoma fibrolamelar; en esta última entidad además, la cicatriz central es fibrosa, carente de vasos y no es hiperintensa en las imágenes ponderadas en T2 (Fig. 5).

Las técnicas de MN también aportan datos específicos para el diagnóstico de esta entidad. Los gammagramas isotópicos con sulfuro coloidal por lo general muestran en más de la mitad de los pacientes un acúmulo normal del radioisótopo a nivel del tumor, hecho éste que es poco frecuente en el caso de los adenomas y mucho más raro en otras lesiones tumorales hepáticas. Así pues, la hiperplasia nodular focal es la lesión ocupante de espacio a nivel hepático que con mayor frecuencia muestra captación de sulfuro coloidal. Aproximadamente en 10% de los pacientes hay hiperconcentración del radioisótopo, lo que se relaciona con incremento de la vascularización o con una alta concentración de células de Kupffer. La hiperconcentración de sulfuro coloidal en una masa hepática sugiere casi de un modo específico el diagnóstico de hiperplasia nodular focal.

No obstante, hay que considerar que esta lesión que puede diagnosticarse en los casos típicos tiene un perfecto poder de camuflaje y por ello, si el aspecto radiológico de la misma no es típico, puede recurrirse a la biopsia con objeto de caracterizarla.

A veces, aun cuando el aspecto sea relativamente típico, puede plantearse el diagnóstico diferencial con el carcinoma fibrolamelar. Ambas entidades tienen ciertas similitudes: edad de presentación, ausencia de cirrosis subyacente, negatividad de la alfafetoproteína y una naturaleza fibrosa e hipervascular, sin hemorragia ni grasa y con una cicatriz central. Los criterios que pueden ser útiles para diferenciarlas desde el punto de vista radiológico son los siguientes: la cicatriz en el caso del carcinoma fibrolamelar carece de vasos, lo que puede ponerse de manifiesto mediante Doppler o RM, puede presentar calcificaciones y tiene baja señal en las imágenes de RM ponderadas en T2, no intensificándose tras la administración de gadolinio o en el examen tomodensitométrico retardado post contraste. El carcinoma no experimenta captación de sulfuro coloidal en los estudios de MN y suele presentar nódulos satélites (11–13).

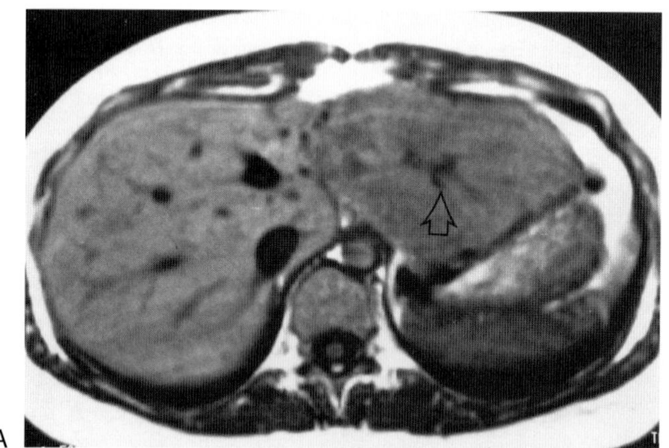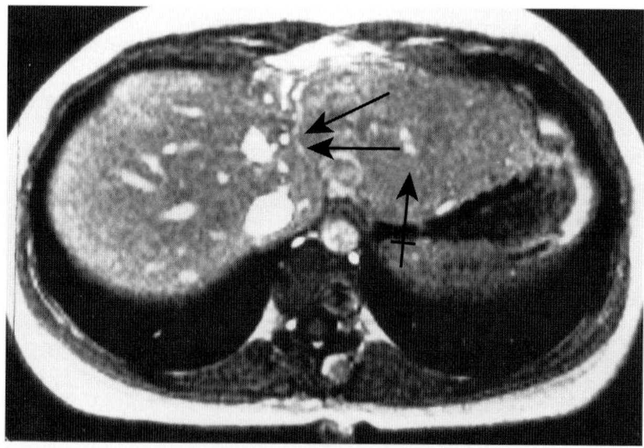

FIG. 5. Hiperplasia nodular focal. **A:** RM. Imagen ponderada en T1 en la que se define a nivel del lóbulo hepático izquierdo una lesión ocupante de espacio, voluminosa, de contornos relativamente netos y con una intensidad de señal similar a la del resto del parénquima hepático. Se identifica en el centro de la lesión focal una zona estrellada de baja intensidad de señal (*flecha*) que corresponde a la cicatriz fibrosa. **B:** RM. Técnica de eco de gradiente. Esta técnica resulta muy útil para valorar las estructuras vasculares, las cuales aparecen hiperintensas (*flechas*). En el caso de la lesión hepática focal se aprecia cómo la zona estrellada central se presenta hiperintensa en relación con la existencia de vasos en el seno de la cicatriz fibrosa (*flecha cruzada*). Este es un criterio específico de esta entidad que resulta útil para establecer el diagnóstico diferencial con el carcinoma fibrolamelar, entidad en la que la cicatriz central carece de estructuras vasculares y por lo tanto permanece hipointensa en todas las secuencias de pulso utilizadas.

Adenoma hepatocelular

El adenoma hepatocelular se presenta casi exclusivamente en pacientes del sexo femenino durante la edad reproductiva. En la actualidad y en relación con el uso de anticonceptivos orales, este tumor que antaño era uno de los más raros se ha convertido en el tumor hepático benigno más frecuente de la mujer que utiliza esteroides anticonceptivos. El riesgo de desarrollar esta lesión aumenta progresivamente en relación con la duración del tratamiento con anticonceptivos orales y no raramente puede retrogradar tras el cese de su uso. El tumor también puede presentarse en varones que utilizan esteroides androgénicos y en pacientes con glucogenosis tipos 1A y 6. La lesión surge típicamente en un hígado no cirrótico, generalmente es única y encapsulada con una localización subcapsular. Suele tener una consistencia blanda y generalmente es bastante grande en el momento del diagnóstico.

Macroscópicamente, suele presentar áreas hemorrágicas o de infarto. Microscópicamente, está constituida por hepatocitos dispuestos en trabéculas estrechas que comprimen a los sinusoides situados entre las mismas. Contrariamente al hígado normal, no hay estructuras venosas portales o centrolobulillares ni conductos biliares. Las células del tumor son más grandes y más pálidas que los hepatocitos normales en relación con un mayor contenido en grasa y glucógeno. En contraste con la hiperplasia nodular focal, no hay cicatriz central ni septos que contengan conductos biliares. La lesión contiene células de Kupffer (1,2).

Desde el punto de vista clínico, la forma de presentación suele consistir en una masa a nivel de abdomen superior con o sin síntomas gastrointestinales asociados; por lo general, las pruebas de función hepática y los niveles de alfafetoproteína son normales. Un tercio de los pacientes pueden presentarse con abdomen agudo en relación con hemorrágia o infarto intratumoral o secundario a la ruptura del tumor con hemoperitoneo. Hay un mayor riesgo de ruptura tumoral durante el embarazo.

Debido a la alta frecuencia de complicaciones serias, la mayor parte de los autores recomiendan la resección quirúrgica del tumor como tratamiento de elección. Es por lo tanto importante desde el punto de vista clínico distinguir esta lesión de la hiperplasia nodular focal y de otras como el hemangioma, que no requieren tratamiento quirúrgico (14).

En la radiografía convencional, cuando el tumor tiene tamaño suficiente puede presentarse como una masa sin calcificaciones, que distorsiona los contornos normales del hígado. Si ha habido ruptura tumoral puede detectarse ascitis.

En US, el tumor se presenta como una masa sólida heterogénea sin rasgos distintivos. En la mayor parte de los pacientes, dentro de un mismo tumor pueden encontrarse zonas hiper, iso e hipoecoicas, correspondiendo las áreas hiperecoicas al depósito de grasa y glucógeno dentro de los hepatocitos, mientras que las zonas hipoecoicas se relacionan con hemorrágia o necrosis. Ecográficamente, puede detectarse la existencia del líquido libre intraperitoneal cuando el tumor se ha roto.

En el examen de TC simple, precontraste, la lesión aparece típicamente como un área focal bien definida con bajo valor de atenuación, si existe hemorragia intratumoral estas zonas se manifiestan como áreas de alto valor de atenuación. De modo análogo, el hemoperitoneo puede detectarse como líquido libre intraabdominal de alta densidad. Tras la administración de material de contraste endovenoso, el tumor aparece como una lesión compleja con áreas de diferente valor de atenuación en su seno. Contrariamente a lo que ocurre en la hiperplasia nodular focal, no se identifica la cicatriz central de bajo valor de atenuación (Fig. 6) (15).

Desde el punto de vista angiográfico, la lesión es hipervascular con un incremento tanto del tamaño como del número de vasos sanguíneos. Pueden identificarse zonas de hipo o avascularidad que se relacionan con áreas de hemorragia y necrosis. En contraposición con el carcinoma hepatocelular, no hay anastomosis arteriovenosas o signos de infiltración vascular.

Desde el punto de vista de la RM no existe un patrón específico de esta lesión. En las imágenes ponderadas en T1, el adenoma puede presentar zonas hiperintensas en relación con cambios grasos o hemorrágicos. En las imágenes ponderadas en T2, el aspecto del tumor suele ser heterogéneo con zonas de hipo o hiperseñal en dependencia de la naturaleza interna de la lesión (Fig. 7) (16,17).

Desde el punto de vista de la MN, el adenoma suele presentarse como una zona sin captación del radioisótopo, aun cuando esto no se relaciona con la ausencia de células de Kupffer, puesto que algunos adenomas hepatocelulares pueden mostrar una captación similar o algo inferior a la del hígado normal y, por lo tanto, este criterio semiológico no puede utilizarse como definitivo para excluir el diagnóstico de este tumor.

Hemangioendotelioma infantil

El hemangioendotelioma infantil es el tumor hepático vascular más frecuente de la edad pediátrica. No debe confundirse con el hemangioendotelioma epitelioide del hígado, que constituye una lesión completamente diferente, mucho más rara y que se presenta en el adulto con potencial metastatizante extrahepático.

La mayor parte de los pacientes con hemangioendotelioma hepático infantil suelen tener menos de 6 meses. La relación hembra–varón es 2 a 1, siendo la manifestación clínica más frecuente la masa palpable, la hepatomegalia o el aumento difuso del perímetro abdominal. Pueden encontrarse hemangiomas cutáneos asociados hasta en el 45% de los pacientes. La asociación con insuficiencia cardíaca congestiva es una complicación que puede presentarse en un alto porcentaje de pacientes; otras complicaciones potenciales incluyen la coagulopatía de consumo, la ruptura hepática y la trombocitopenia.

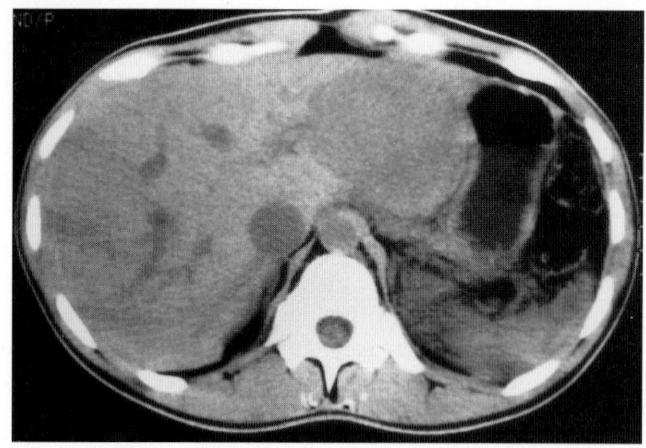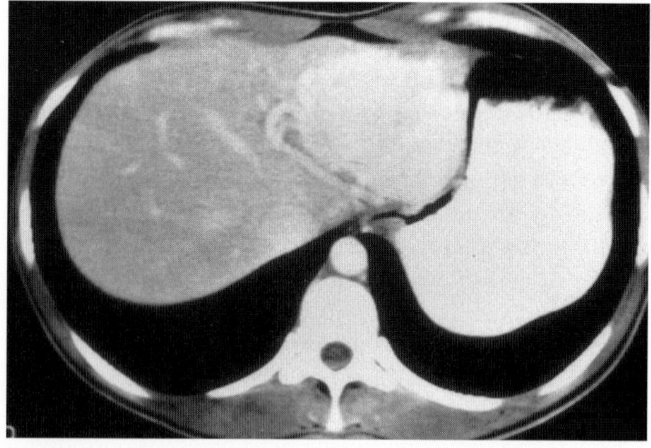

FIG. 6. Adenoma hepatocelular. A: TC simple. Se define la existencia de una voluminosa lesión hepática focal a nivel del lóbulo izquierdo con un valor de atenuación inferior al del parénquima hepático adyacente. La paciente presentaba antecedentes de uso de anticonceptivos. B: TC con contraste IV. El examen dinámico pone de manifiesto una llamativa intensificación de la lesión focal, cuyo valor de atenuación es superior al del parénquima hepático circundante. La hipervascularización tumoral es una de las características anatomopatológicas del adenoma hepatocelular, lo que en ocasiones justifica la presencia de zonas de hemorrágia interna.

El tumor tiende a crecer rápidamente pero también tiende a retrogradar espontáneamente en un período de varios meses. No obstante, en casos más raros el tumor persiste hasta la edad adulta.

Desde el punto de vista anatomopatológico, el tumor carece de cápsula verdadera, aun cuando suelen ser tumores con contornos bien definidos respecto al parénquima hepático normal, puesto que crecen más por compresión que por invasión. Tienen consistencia blanda con una coloración blanquecina o rojiza y las lesiones de mayor tamaño pueden presentar áreas centrales de fibrosis, infarto o hemorragia. Pueden también identificarse calcificaciones focales distróficas pero, por lo general, no son evidentes desde el punto de vista radiológico y constituyen un hallazgo microscópico.

El tumor está constituido por espacios vasculares de tamaño diferente revestidos por células endoteliales relativamente inmaduras, a veces conformando hojas múltiples. El estroma de sostén es fibroso a veces con tejido mixomatoso sobreañadido. Se diferencian dos subtipos histológicos el

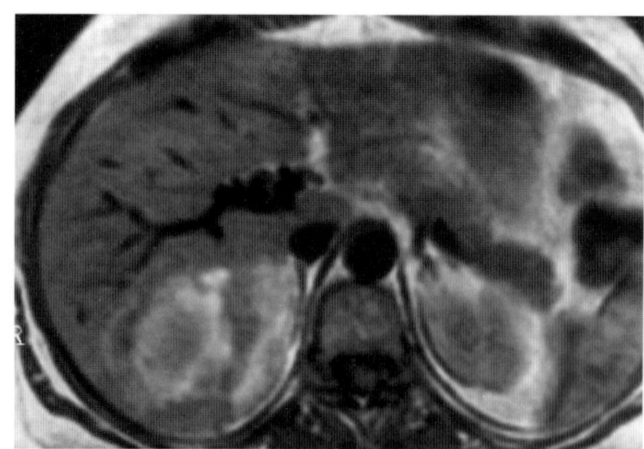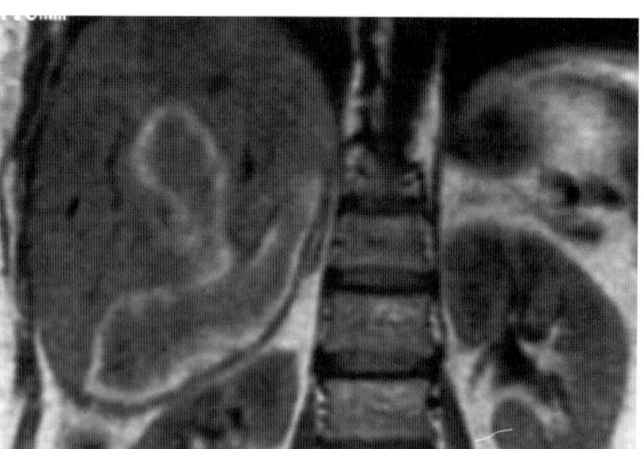

FIG. 7. Adenoma hepatocelular. A: RM. Imagen ponderada en T1. La proyección axial transversa define la existencia a nivel de la parte posterior del lóbulo hepático derecho de una lesión focal, con intensidad heterogénea, en la que destacan zonas con intensidad de señal elevada. Este hecho depende de la existencia de un componente hemorrágico intratumoral, dato que puede ser sugestivo del diagnóstico de adenoma hepatocelular. B: RM. Plano coronal. Imagen ponderada en T1. Se confirma el aspecto heterogéneo de la lesión hepática focal con zonas de elevada intensidad de señal en relación con el componente hemorrágico, definiendo con nitidez en esta proyección la extensión subcapsular del mismo. Desde el punto de vista de la RM, el aspecto del adenoma hepatocelular es poco específico, salvo que exista el componente hemorrágico que puede identificarse por su intensidad de señal elevada en las imágenes ponderadas en T1.

tipo 2 es el más agresivo, con células mayores, más inmaduras y pleomórficas (1,2).

La radiografía simple de abdomen puede mostrar hepatomegalia o la presencia de una masa en el abdomen superior, y puede a veces identificar calcificaciones. La radiografía de tórax puede mostrar signos de insuficiencia cardíaca congestiva.

Los hallazgos de US son variados aunque el aspecto típico es el de una masa hepática compleja con grandes venas suprahepáticas de drenaje, que puede ser predominantemente hipo o hiperecoicas. Pueden identificarse lesiones múltiples. Las lesiones pueden incrementar su ecogenicidad con el paso del tiempo.

En el examen de TC en precontraste, el tumor aparece como una masa hipodensa bien definida, relativamente homogénea. Tras la administración de contraste endovenoso, el aspecto es muy similar al de los hemangiomas, con una intensificación inicial periférica, y tiene en las imágenes retardadas un grado variable de tinción centrípeta con zonas centrales que persisten sin contrastar (Fig. 8) (18).

Desde el punto de vista angiográfico, en la mayor parte de los casos se identifican varias arterias de alimentación, tortuosas y con calibre aumentado, drenaje venoso precoz y grandes lagos vasculares con retención prolongada del material de contraste. Típicamente, la aorta tiene un calibre disminuido en la zona distal al origen de la arteria hepática.

En RM, por lo general, el tumor tiene un aspecto multinodular. En las imágenes ponderadas en T1, la lesión presenta una intensidad de señal heterogénea en relación con la existencia de áreas hemorrágicas, necróticas y de fibrosis. En las imágenes ponderadas en T2, hay un grado variable de hiperintensidad en relación con la naturaleza vascular del tumor, que puede presentar un aspecto similar al del hemangioma (Fig. 9) (19).

Hamartoma mesenquimal

El hamartoma mesenquimatoso del hígado es una lesión quística benigna rara, que probablemente no constituya una verdadera neoplasia. La mayoría tienen lugar en los primeros 3 años de vida con un pequeño predominio por el sexo masculino. El tumor por lo general crece lentamente, aun cuando a veces puede presentar un rápido aumento de tamaño en relación con el acúmulo del líquido en el seno de los quistes. Este rápido aumento del tamaño del tumor puede causar distrés respiratorio y edema de las extremidades inferiores. No suele haber alteración de los datos analíticos y la resección quirúrgica, que no suele plantear problemas, supone la curación del paciente (20).

Desde el punto de vista anatomopatológico, la lesión es una masa de aspecto quístico, consistencia blanda y de gran tamaño que, generalmente, se localiza en el lóbulo derecho del hígado y suele estar bien definida y a veces encapsulada o pedunculada. Histológicamente, el tumor está constituido por espacios quísticos, remanentes de triadas portales, hepatocitos periportales y mesenquimatosos (1,2).

La radiografía simple de abdomen suele detectar la existencia de una masa con densidad de partes blandas y ausencia de calcificaciones.

En el examen de US puede demostrarse la existencia de grandes quistes con septos internos y con menor frecuencia quistes más pequeños con gruesos septos entre los mismos.

En TC, la lesión aparece como una masa bien definida con un área central hipodensa y presencia de septos internos (21,22).

Desde el punto de vista angiográfico, el tumor suele ser hipo o avascular origina el desplazamiento de los vasos adyacentes y puede detectarse hipervascularización periférica.

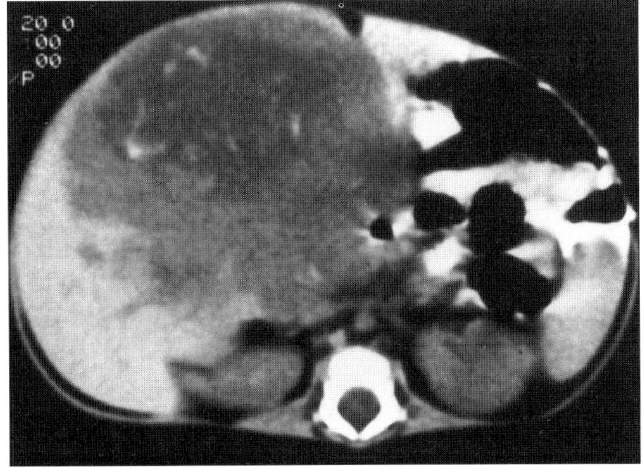
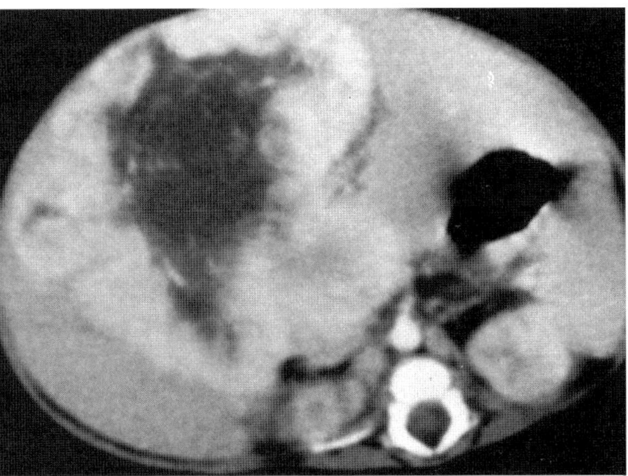

A   B

FIG. 8. Hemangioendotelioma infantil. **A:** TC simple. Muestra la existencia de una masa compleja hepática en este paciente de edad pediátrica, efecto de insuficiencia cardíaca. Los contornos de la lesión son deflecados y el contenido de la misma heterogéneo. **B:** TC con contraste IV. Estudio dinámico en fase precoz que demuestra la existencia de una llamativa intensificación periférica inicial con repleción centrípeta, aspecto muy similar al de los hemangiomas.

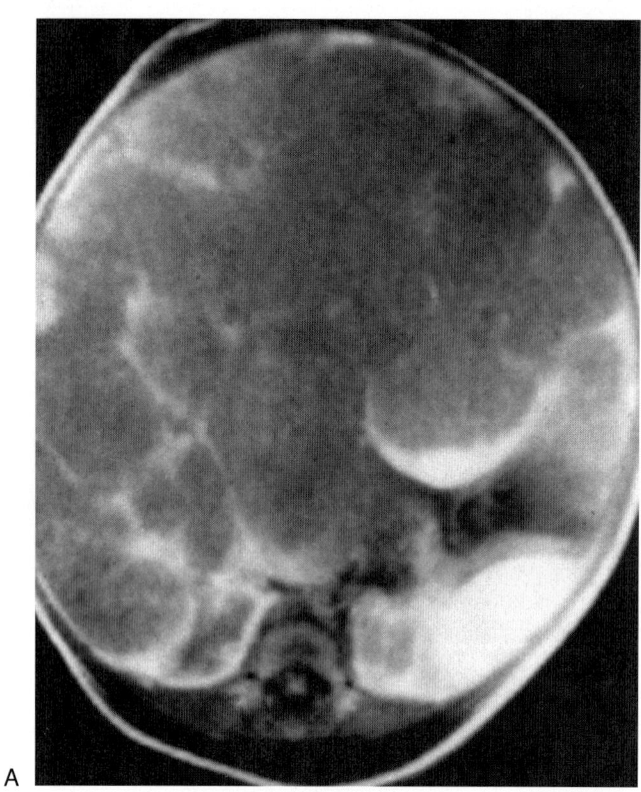

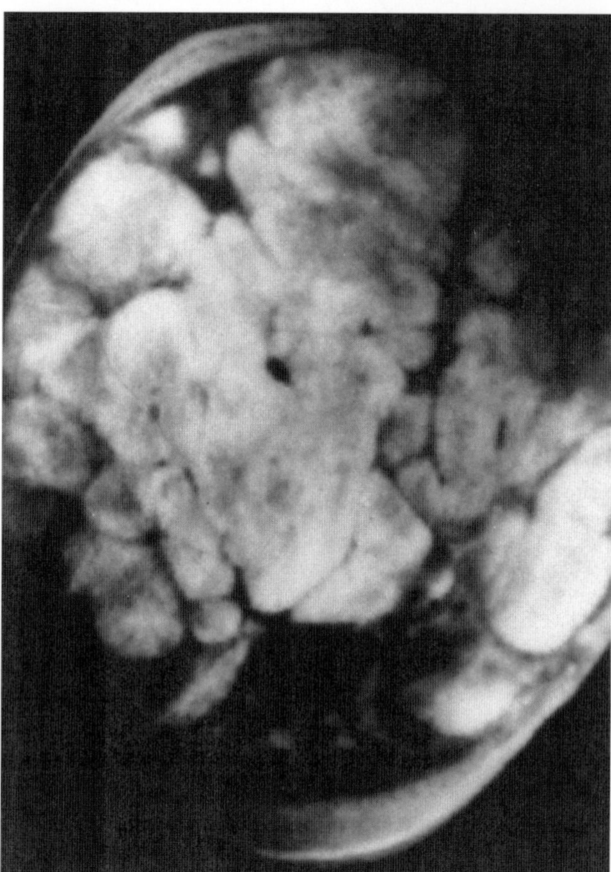

FIG. 9. Hemangioendotelioma infantil. **A:** RM. Imagen ponderada en T1. Se aprecia la naturaleza multinodular de la lesión tumoral que prácticamente reemplaza la totalidad del parénquima hepático. La lesión tiene una intensidad de señal un poco heterogénea pero predominantemente baja. **B:** RM. Imagen ponderada en T2. Se evidencia un grado variable de hiperintensidad de señal de la lesión tumoral en relación con la naturaleza vascular de la misma, con un aspecto muy similar al del hemangioma.

En RM, el aspecto del tumor varía en relación con la naturaleza interna del mismo. En las imágenes ponderadas en T1, el tipo predominantemente mesenquimatoso muestra baja intensidad de señal en relación con el componente fibroso, mientras que el tipo quístico tiene una señal variable en relación con el contenido proteico de las loculaciones. En las imágenes ponderadas en T2, el tipo mesenquimatoso mantiene una baja señal mientras que el tipo quístico presenta una marcada hiperintensidad, siendo visibles los septos que conforman las distintas loculaciones (Fig. 10).

La RM puede ser una técnica muy útil a la hora de determinar el origen hepático de este tumor, lo que a veces resulta difícil pues se trata de lesiones de gran tamaño, con un predominio generalmente quístico, que se presentan en niños muy pequeños (23).

Hiperplasia nodular regenerativa

La hiperplasia nodular regenerativa se conoce por numerosos sinónimos: transformación nodular del hígado, hiperplasia adenomatoidea hepática e hiperplasia nodular difusa. His-

tológicamente, se caracteriza por una afectación difusa del hígado por nódulos hiperplásicos compuestos por células que semejan hepatocitos normales. Los nódulos varían en tamaño desde muy pequeños hasta conglomerados nodulares que conforman grandes masas. Independientemente del tamaño, no hay fibrosis significativa a nivel de los nódulos o alrededor de los mismos. Este hecho constituye una diferencia importante entre la hiperplasia nodular regenerativa y otras entidades mucho más frecuentes como los nódulos de regeneración de la cirrosis o la hiperplasia nodular focal.

La existencia de esta entidad se ha reportado en pacientes de todas las edades, sin preferencia por uno u otro sexo y en todas las razas. Frecuentemente, se presenta asociada a diversas enfermedades sistémicas y fármacos, aun cuando el papel etiológico de estas entidades o fármacos es incierto.

Las enfermedades asociadas incluyen síndromes mieloproliferativos (policitemia vera, leucemia mieloide crónica y metaplasia mieloide), síndromes linfoproliferativos (linfoma, leucemia linfocítica crónica y discrasias de células plasmáticas) o procesos vasculares crónicos (artritis reumatoide, poliarteritis nodosa, esclerodermia y lupus eritema-

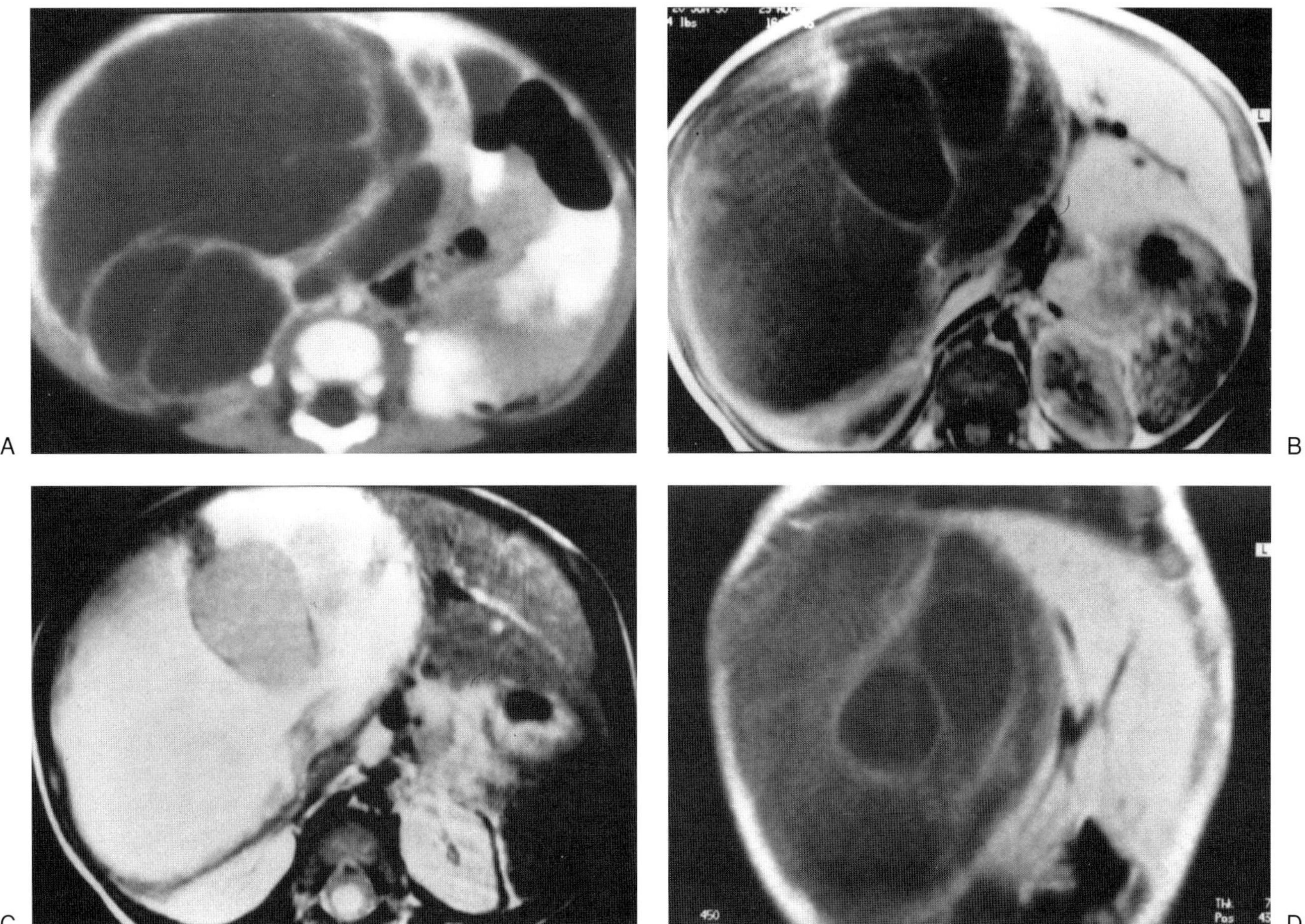

FIG. 10. Hamartoma mesenquimatoso. **A:** TC con contraste IV. Se define la existencia de una voluminosa masa hepática, de aspecto multiquístico, con un contenido de bajos valores de atenuación y presencia de múltiples septos internos que parecen intensificarse en el transcurso del examen dinámico. **B:** RM. Imagen ponderada en T1. Se definen las cavidades quísticas y los septos internos intratumorales, evaluando la lesión con un contenido de baja intensidad de señal, aun cuando existen zonas periféricas con señal algo más elevada. Estas características de intensidad de señal están en relación con el diferente contenido de los espacios quísticos. **C:** RM. Imagen ponderada en T2. Se aprecia cómo el contenido de las loculaciones quísticas presenta, en conjunto, una intensidad de señal elevada. Este comportamiento es característico de las lesiones quísticas. La imagen de RM también define con nitidez el origen hepático de la lesión. **D:** RM. Plano coronal. Imagen ponderada en T1. El plano coronal complementa los hallazgos de la proyección axial transversa y confirma el origen hepático del tumor.

toso). Entre los fármacos implicados se incluyen los esteroides y las drogas antineoplásicas.

Desde el punto de vista clínico, hay tres formas de presentación: como hallazgo incidental, bajo la forma de hipertensión portal o por ruptura hepática con hemorragia intraperitoneal. La forma más frecuente es la de hipertensión portal y se cree que esta entidad es la causa principal de hipertensión portal no cirrótica en el mundo occidental. Se postula que el incremento de la presión portal se debe a la obstrucción del flujo venoso por los nódulos hiperplásicos. La presencia de ascitis y de várices esofágicas son signos secundarios.

Desde el punto de vista macroscópico, la entidad aparece como una nodularidad difusa del hígado con presencia de

múltiples nódulos cuyo tamaño oscila de 0.1 a 1 cm. Ocasionalmente, pueden detectarse masas más grandes de hasta 10 cm de diámetro.

Desde el punto de vista microscópico, los nódulos están formados por hepatocitos hiperplásicos, siendo éstos de tamaño mayor a lo normal pero sin otras alteraciones.

Los hallazgos radiológicos de la entidad reflejan su aspecto macro y microscópico. Los nódulos pueden tener una ecogenicidad variable en el estudio ecográfico y generalmente son hipodensos, sin intensificación significativa en los estudios tomodensitométricos postcontraste. La presencia de fenómenos hemorrágicos en el seno de nódulos de mayor tamaño puede justificar la presencia de áreas de ecoestructura compleja en el examen ultrasónico o de

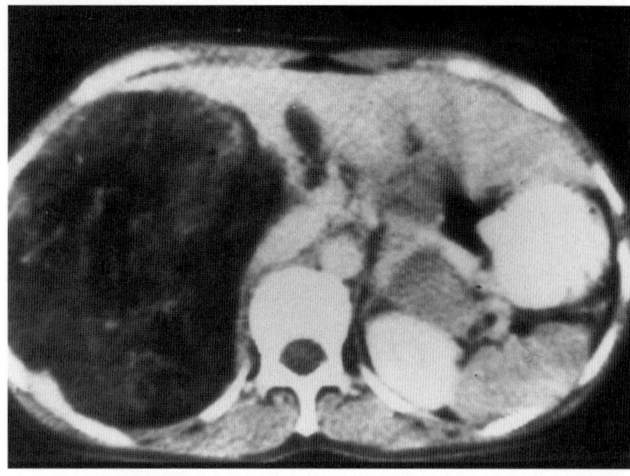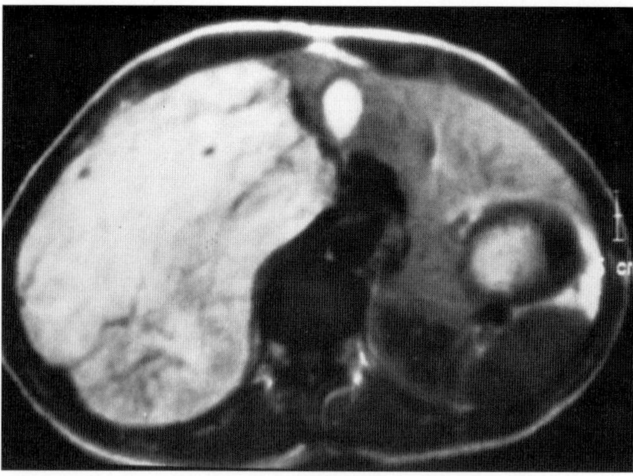

A

B

FIG. 11. Angiomiolipoma hepático. **A:** TC con contraste IV. La exploración dinámica pone de manifiesto la existencia de una lesión focal a nivel del lóbulo hepático derecho con un valor de atenuación bajo, en el rango del correspondiente a la grasa, identificándose en el seno de la lesión pequeñas imágenes lineales de mayor valor de atenuación que corresponden al componente muscular y angiomatoso. El aspecto predominantemente graso de la lesión permite establecer el diagnóstico de angiomiolipoma. **B:** RM. Imagen ponderada en T1. La lesión presenta una intensidad de señal elevada, similar a la de la grasa del tejido celular subcutáneo, lo que resulta también patognomónico de esta entidad. El paciente sufría de esclerosis tuberosa.

densidad variable en el estudio tomodensitométrico en relación con el estadio evolutivo del foco hemorrágico.

Angiográficamente, los nódulos suelen ser hipervasculares replecionándose desde la periferia. La presencia de células de Kupffer en el seno de los nódulos justifica la captación de sulfuro coloidal en los estudios isotópicos.

En conjunto, los hallazgos radiológicos no son específicos y pueden semejar los de otras lesiones tumorales tales como la hiperplasia nodular, el adenoma hepatocelular o incluso las metástasis o el carcinoma hepatocelular. Así pues esta entidad, que frecuentemente se ve en pacientes con hipertensión portal y que en ocasiones puede pasar desapercibida, no presenta hallazgos radiológicos específicos, y pueden manifestarse bajo la forma de masas hepáticas únicas o múltiples o incluso con un hígado macroscópicamente normal (24,25).

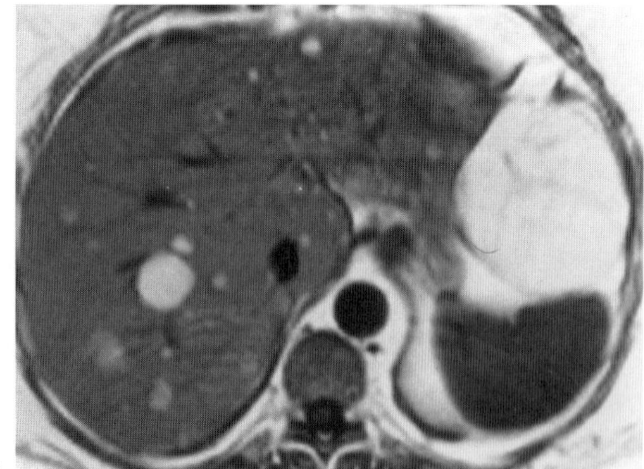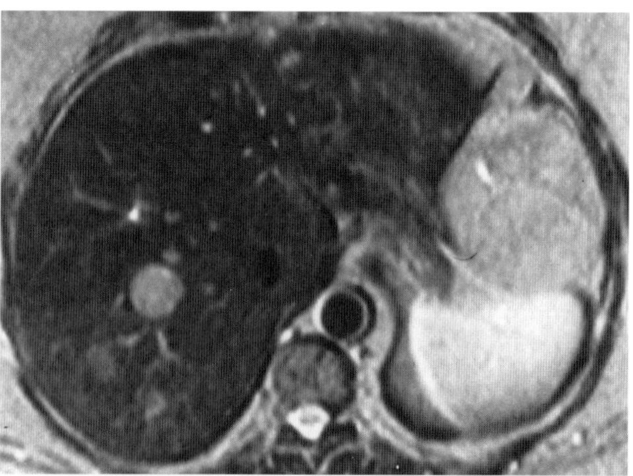

A

B

FIG. 12. Angiomiolipomas hepáticos múltiples. **A:** RM. Imagen ponderada en T1, que pone de manifiesto la existencia de múltiples lesiones focales de diversos tamaños, dispersas por ambos lóbulos hepáticos que presentan una intensidad de señal elevada, propia del componente graso predominante en este tipo de tumores. **B:** RM. Imagen ponderada en T2. Las lesiones focales hepáticas múltiples presentan una intensidad de señal algo menor que en las imágenes ponderadas en T1, pero similar a la del resto de estructuras grasas visualizadas en la imagen (tejido celular subcutáneo y grasa mesentérica). Este criterio semiológico es también muy específico de la naturaleza grasa de este tipo de tumoraciones.

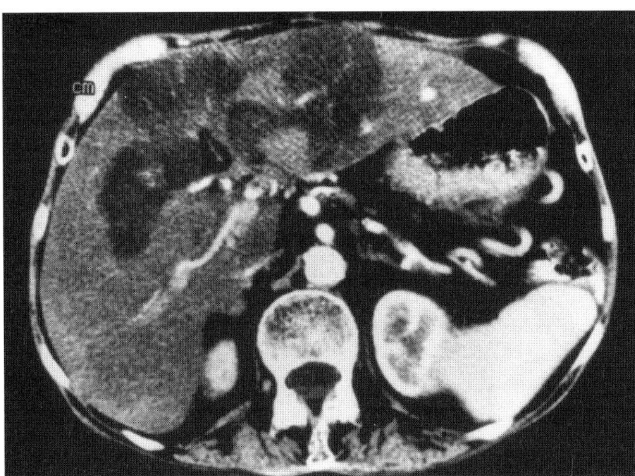

FIG. 13. Cambios grasos focales. La exploración tomodensitométrica dinámica pone de manifiesto la existencia de varias lesiones focales en el seno del parénquima hepático, con unos contornos netos, pudiendo evaluar cómo a su través discurren las estructuras vasculares sin ningún tipo de desplazamiento o compresión extrínseca. Estos criterios semiológicos, además del valor de atenuación, resultan bastante específicos de las zonas de transformación grasa focal y resultan útiles para establecer el diagnóstico diferencial con otras lesiones ocupantes de espacio a nivel hepático.

Tumores lipomatosos

Varias entidades pueden incluirse en la categoría de tumores lipomatosos del hígado. Los lipomas están constituidos en su totalidad por grasa madura, los mielolipomas contienen grasa y tejido hematopoyético y los angiomiolipomas grasa, vasos sanguíneos y tejido muscular.

Los lipomas o angiomiolipomas hepáticos son tumores extremadamente raros. Acaecen todos en adultos, sin predominio por uno u otro sexo. La historia natural de estos tumores es desconocida. La mayor parte son asintomáticos y se presentan como hallazgos incidentales en los pacientes con angiomiolipomas renales, especialmente aquellos con esclerosis tuberosa. No se ha comprobado que los angiomiolipomas hepáticos tengan la misma tendencia hemorrágica que los de localización renal. Sin embargo, los lipomas o angiomiolipomas hepáticos pueden también presentarse sin lesiones renales asociadas.

Los angiomiolipomas hepáticos de pequeño tamaño son altamente ecogénicos desde el punto de vista ecográfico e indistinguibles de los hemangiomas. En el examen tomodensitométrico aparecen como lesiones bien definidas, de bajo valor de atenuación, en el rango de los valores negativos correspondientes a la grasa. Desde el punto de vista angiográfico, los angiomiolipomas son hipervasculares (Fig. 11 y 12) (26–28).

Otros tumores grasos hepáticos incluyen los pseudolipomas y los cambios grasos focales. Los pseudolipomas representan apéndices epiploicos adheridos a nivel del parénquima hepático. Los cambios grasos focales pueden presentarse también como lesiones que simulan tumora-

ciones, pudiendo a veces ser múltiples. La ausencia de manifestaciones clínicas o analíticas, conjuntamente con su aspecto en las distintas técnicas de formación de imagen suele permitir, en la mayor parte de los pacientes, establecer el diagnóstico diferencial con las metástasis (Fig. 13) (29–31).

CONCLUSION

En este capítulo se han comentado los hallazgos radiológicos más representativos en cada una de las distintas técnicas de formación de imagen de los tumores hepáticos benignos. Es importante considerar los hallazgos clave que pueden permitir un diagnóstico radiológico de los mismos, puesto que la mayor parte de estos tumores hepáticos benignos, como por ejemplo el hemangioma y la hiperplasia nodular focal, no requieren tratamiento quirúrgico. Aun cuando a veces el diagnóstico pueda ser apuntado por una u otra de las distintas técnicas de formación de imagen, la confirmación del mismo con la mayor especificidad posible requiere la combinación de los hallazgos de las distintas modalidades de diagnóstico por imagen, hecho éste importante en cuanto que en la mayor parte de estos tumores benignos no quirúrgicos incluso la punción aspiración percutánea no suele aportar resultados diagnósticos definitivos.

REFERENCIAS

1. Craig JR, Peters RL, Edmondson HA. Tumors of the liver and intrahepatic bile ducts. En: Craig JR, Peters RL, Edmondson HA, ed. *Atlas of tumor pathology*. Fasc 26, ser 2. Washington, DC: Armed Forces Institute of Pathology, 1989;1–280.
2. Karhunen PJ. Benign hepatic tumors and tumor-like conditions. *J Clin Pathol* 1986;39:183–188.
3. Hanafusa K, Ohashi Y, Himeno Y et al. Hepatic hemangioma: findings with two–phase CT. *Radiology* 1995;196:465–469.
4. Mungovan JA, Cronan JJ, Vaccaro J. Hepatic cavernous hemangiomas: lack of enlargement over time. *Radiology* 1994;191:111–113.
5. Itok K, Honjo K, Tanaka R et al. Distinction of hemangiomas from hepatic tumors with delayed enhancement by incremental dynamic CT. *J Comput Assist Tomogr* 1992;16:572–577.
6. Tung GA, Vaccaro JP, Rogg JM. Cavernous hemangioma of the liver: pathologic correlation with high-field MR imaging. *AJR* 1994;162:1113–1117.
7. Hamm B, Thoeni RF, Gould RG et al. Focal liver lesions: characterization with nonenhanced and dynamic contrast material-enhanced MR imaging. *Radiology* 1994;190:417–423.
8. Learch J, Ralls P, Johnson M et al. Hepatic focal nodular hyperplasia: findings with color Doppler sonography. *J Ultrasound Med* 1993;12:541–544.
9. Shamsi K, de Schepper A, Degryse H et al. Focal nodular hyperplasia of the liver: radiologic findings. *Abdom Imaging* 1993;18:32–38.
10. Golli M, Mathieu D, Anglade M et al. Focal nodular hyperplasia of the liver: value of color Doppler US in association with MR imaging. *Radiology* 1993;187:113–117.
11. Vilgrain V, Flejou J, Arrive L et al. Focal nodular hyperplasia of the liver: MR imaging and pathologic correlation in 37 patients. *Radiology* 1992;184:699–703.
12. Mahfouz A, Hamm B, Tauppitz M et al. Hypervascular liver lesions: differentiation of focal nodular hyperplasia from malignant tumors with dynamic gadolinium-enhanced MR imaging. *Radiology* 1993;186:133–138.
13. Hamrick-Turner JE, Shipkeg FH, Cranston PE. Fibrolamellar hepatocellular carcinoma: MR appearance mimicking focal nodular hyperplasia. *J Comput Assist Tomogr* 1994;18:301–304.

14. Belghiti J, Paterson D, Panis Y et al. Resection of presumed benign liver tumor. *Br J Surg* 1993;80:380–383.
15. Mathieu D, Bruneton JN, Drouillard J et al. Hepatic adenomas and focal nodular hyperplasia: dynamic CT study. *Radiology* 1986;160:53–58.
16. Arrive L, Flejou JF, Vilgrain V et al. Hepatic adenoma: MR findings in 51 pathologically proved lesions. *Radiology* 1994;193:507–512.
17. Paulson EK, McClellan JS, Washington K et al. Hepatic adenoma: MR characteristics and correlation with pathologic findings. *AJR* 1994;163:113–116.
18. Lucaya J, Enríquez G, Amat L et al. Computed tomography of infantile hepatic hemangioendothelioma. *AJR* 1985;144:821–826.
19. Keslar PJ, Buck JL, Selby DM. Infantile hemangioendothelioma of the liver revisited. *RadioGraphics* 1993;13:657–670.
20. Stocker JT, Ishak KG. Mesenchymal hamartoma of the liver: report of 30 cases and review of the literature. *Pediatr Pathol* 1983;1:245–267.
21. Ros PR, Goodman ZD, Ishak KG et al. Mesenchymal hamartoma of the liver: radiologic–pathologic correlation. *Radiology* 1986;158:619–624.
22. Stanley P, Hall TR, Woolley MM et al. Mesenchymal hamartomas of the liver in childhood: sonographic and CT findings. *AJR* 1986;147:1035–1039.
23. Boechat MI, Kangarloo H, Ortega J et al. Primary liver tumors in children: comparison of CT and MR imaging. *Radiology* 1988;169:727–732.
24. Steiner PE. Nodular regenerative hyperplasia of the liver. *Am J Pathol* 1959;49:943–953.
25. Dachman AH, Ros PR, Goodman ZD et al. Nodular regenerative hyperplasia of the liver: clinical and radiologic observations. *AJR* 1987;148:717–722.
26. Goodman ZD, Ishak KG. Angiomyolipomas of the liver. *Am J Surg Pathol* 1984;8:745–750.
27. Roberts JL, Fishman EK, Hartman DS et al. Lipomatous tumors of the liver: evaluation with CT and US. *Radiology* 1986;158:613–617.
28. Prayer LM, Schurawitski HJ, Wimberger DM. Case report: lipoma of the liver: ultrasound, CT and MR imaging. *Clin Radiol* 1992;45:353–354.
29. Quinn SF, Gosink BB. Characteristic sonographic signs of hepatic fatty infiltration. *AJR* 1985;145:753–755.
30. Flournoy JG, Pather JL, Sullivan BM et al. CT appearance of multifocal hepatic steatosis. *J Comput Assist Tomogr* 1984;8:1192–1194.
31. Baker MK, Wenker JC, Cockerill EM et al. Focal fatty infiltration of the liver: diagnostic imaging. *RadioGraphics* 1985;5:923–939.

Abdomen: Hígado, Bazo, Vías Biliares, Páncreas y Peritoneo, Tomo II.
Editores: M. E. Stoopen, K. Kimura y P. R. Ros.
Lippincott Williams & Wilkins, Philadelphia © 1999.

CAPITULO 6

Tumores hepáticos malignos

Luis H. Ros, Teresa Marcuello y Pablo R. Ros

En este capítulo se presentan los hallazgos más representativos en las distintas técnicas de formación de imagen de los tumores hepáticos malignos primarios, se enfatiza un abordaje práctico y se destacan los hallazgos clave que pueden sugerir el diagnóstico preoperatorio.

El capítulo está dividido en entidades patológicas específicas que se comentan según las distintas líneas celulares de las que pueden originarse los tumores hepáticos. En primer lugar, se presentan las neoplasias de naturaleza hepatocelular tales como el carcinoma hepatocelular, el carcinoma fibrolamelar y el hepatoblastoma. Ulteriormente, se comentan los tumores derivados de las células de los conductos biliares, colangiocarcinoma y finalmente las neoplasias mesenquimatosas entre las que se incluyen el angiosarcoma y el sarcoma embrionario indiferenciado.

CLASIFICACION DE LOS TUMORES HEPATICOS MALIGNOS PRIMARIOS

Los tumores hepáticos malignos derivan de cada una de las diferentes líneas celulares que están presentes en el hígado. Pueden clasificarse según su diferente origen histológico como tumores epiteliales o mesenquimatosos (Tabla 1).

A su vez, los tumores epiteliales malignos pueden subdividirse en hepatocelulares y colangiocelulares, según que se originen en los hepatocitos o en las células de los conductos biliares. Entre éstos se considera el carcinoma hepatocelular, el carcinoma fibrolamelar, el hepatoblastoma y el colangiocarcinoma intrahepático que son las neoplasias epiteliales

Dr. L.H. Ros: Profesor Clinico Asistente, Departamento de Radiología, Universidad de Florida, Facultativo Especialista, Departamento de Radiología, Hospital "Miguel Servet," Zaragoza, España.

Dra. T. Marcuello: Facultativo Especialista, Departamento de Radiología, Servicio de Radiodiagnóstico, Hospital "Miguel Servet," Zaragoza, España.

Dr. P.R. Ros: Profesor de Radiología, Harvard Medical School, Jefe Asociado de Radiología, Brigham and Women's Hospital, Boston, MA, USA.

más significativas. El colangiocarcinoma extrahepático y el cistoadenocarcinoma se consideran como neoplasias biliares.

Las neoplasias mesenquimatosas malignas pueden dividirse a su vez en tumores de origen vascular, muscular, fibroso o indeterminado. Se comentarán el angiosarcoma y el sarcoma embrionario indiferenciado. En este grupo, pueden considerarse otros tumores mucho menos frecuentes como el hemangioendotelioma epitelioide, el leiomiosarcoma y el fibrosarcoma hepático (1).

CARCINOMA HEPATOCELULAR

El carcinoma hepatocelular tiene una distribución geográfica bimodal: es raro en el mundo industrializado y relativamente frecuente en Asia y en el Africa subsahariana.

En las áreas de baja incidencia presenta una relación varón-hembra de 2.5 a 1. La edad de presentación más frecuente es entre los 70 y 80 años de edad y entre los antecedentes destacan la cirrosis alcohólica de larga evolución, la hemocromatosis o una historia previa de uso de esteroides.

En las zonas de baja incidencia, el inicio de los síntomas es insidioso e incluye fiebre y dolor abdominal, siendo rara la ictericia. Las pruebas hepáticas son anormales y no permiten diferenciar el tumor de la cirrosis subyacente salvo que existan unos valores elevados de alfafetoproteína. Este antígeno fetal, cuya presencia es anormal después del nacimiento, se considera como un marcador específico tumoral. Hay otras proteínas producidas por el carcinoma hepatocelular que pueden originar diversos síndromes paraneoplásicos tales como eritrocitosis, hipercalcemia, hipercolesterolemia e hirsutismo.

En las áreas de alta incidencia, la edad de presentatión es en torno a los 30 a 40 años y los varones presentan una incidencia 8 veces superior a las hembras. Los factores etiológicos primarios son la hepatitis B y la exposición previa a aflatoxinas. En estas áreas de alta incidencia el carcinoma

TABLA 1. *Clasificación de los tumores hepáticos malignos primarios*

Tumores epiteliales	Tumores mesenquimales	Miscelánea

• Hepatocelulares
    Carcinoma hepatocelular
    Carcinoma fibrolamelar
    Hepatoblastoma: epitelial, mixto
• Colangiocelulares
    Colangiocarcinoma
    Cistoadenocarcinoma
	• Tumores de los vasos sanguíneos
	    Angiosarcoma
	    Hemangioendotelioma epitelioide
	• Tumores del tejido muscular
	    Leiomiosarcoma
	    Rabdomiosarcoma
	• Otros
	    Sarcoma embrionario indiferenciado
	    Fibrosarcoma
		• Carcinosarcoma
		• Teratoma maligno
		• Carcinoide
		• Carcinoma escamoso
		• Linfoma primario

hepatocelular tiene un curso muy agresivo, pudiendo a veces presentarse con ruptura hepática y hemoperitoneo masivo.

Desde el punto de vista histológico, el carcinoma hepatocelular suele ser un tumor bien diferenciado con hepatocitos malignos dispuestos en trabéculas o cordones. Se distinguen varios patrones histológicos de crecimiento: un patrón sólido en el que hay aposición de trabéculas que conforman densas hojas de células tumorales y el tipo accinar, que tiene un patrón celular menos acentuado con zonas centrales a nivel de las trabéculas que contienen canalículos dilatados replecionados con secreciones tumorales (1).

Desde el punto de vista macroscópico, se diferencian tres formas principales: la forma masiva con o sin nódulos satélites, la forma nodular y la forma difusa o cirroticomimética.

Independientemente de su aspecto macroscópico, el hepatocarcinoma es un tumor blando que frecuentemente se necrosa con tendencia a sufrir fenómenos hemorrágicos, siendo frecuente la invasión vascular hacia la vena porta, las venas suprahepáticas y la vena cava inferior. Por el contrario, la invasión biliar no suele ser frecuente. Una variante macroscópica, el carcinoma hepatocelular encapsulado, presenta un mejor pronóstico al ser más fácilmente resecable que otros tipos de hepatocarcinomas. Este tipo de tumor tiende a crecer lentamente, lo que justifica una gruesa cápsula fibrosa. Otra variante macroscópica interesante para el radiólogo es la forma quística que parece relacionarse con la presencia de necrosis tumoral masiva.

Habitualmente, la radiografía simple de abdomen no suele aportar datos específicos, salvo en caso de tumoraciones muy voluminosas que si se localizan en el lóbulo izquierdo pueden desplazar el luminograma gástrico. Por lo general, no suelen existir calcificaciones tumorales. Cuando el tumor aparece en pacientes con hemocromatosis (20%), la radiología convencional de las extremidades puede demostrar cambios degenerativos similares a los de la artritis reumatoide.

Desde el punto de vista ultrasonográfico el tumor suele presentarse como una masa hipoecoica, no obstante, en un 25% de los pacientes, el tumor es ecogénico y esta ecoestructura parece corresponderse histológicamente con la presencia de zonas de transformación grasa o de dilatación sinusoidal marcada. El estudio ecográfico puede detectar tumoraciones muy pequeñas, en torno a los 2 a 3 cm de diámetro y esta técnica, en combinación con los niveles de alfafetoproteína, se considera el método ideal de despistaje para los pacientes de alto riesgo.

Mediante un estudio US, es posible valorar de un modo no invasivo la presencia de trombo tumoral en las venas suprahepáticas y en la vena porta, así como en la vena cava inferior. Las técnicas de US Doppler codificado en color y el Doppler de potencia pueden poner en evidencia vasos intratumorales y cortocircuitos que habitualmente no existen en otros tumores del hígado. Permiten también estudiar los trombos de la vena porta y distinguir los trombos neoplásicos de los trombos no tumorales, ya que los primeros tienen vasos y la señal puede detectarse con el Doppler a color.

Esta técnica permite evaluar la vascularización del tumor. Este dato, así como el índice resistivo de los vasos tumorales, se utiliza para diferenciar el hepatocarcinoma de otras lesiones neoformativas. En este tumor, la US Doppler a color demuestra una maraña de vasos en el interior de la lesión, el patrón en "cesta", que aparece hasta en 15% de los pacientes y que es indicativo de la hipervascularización y de la existencia de anastomosis vasculares, en contraposición a lo que ocurre en el caso de los hemangiomas, en los que el estudio US mediante Doppler a color muestra los vasos de alimentación en la periferia de la lesión pero sin un flujo significativo en el seno de la misma.

En cuanto al diagnóstico diferencial con el hepatoblastoma, éste puede resultar más difícil, aunque esta variante tumoral se asocia con altos cambios de frecuencia Doppler que se correlacionan con la neovascularización típica de este tumor. En conjunto, el Doppler a color es una técnica útil en el estudio de las lesiones tumorales malignas hepáticas que puede aportar criterios semiológicos que permitan el diagnóstico diferencial entre las mismas.

Por otra parte, la experiencia inicial con el uso de ecorealizadores (contrastes) ha mostrado que incrementan significativamente la detección del flujo sanguíneo vascular y tumoral, con lo cual se espera ampliar la capacidad diagnóstica de la US Doppler en los tumores del hígado.

Finalmente, mediante guía ecográfica puede realizarse punción biopsia percutánea para establecer el diagnóstico histológico y también la inyección intratumoral de etanol con fines terapéuticos (2).

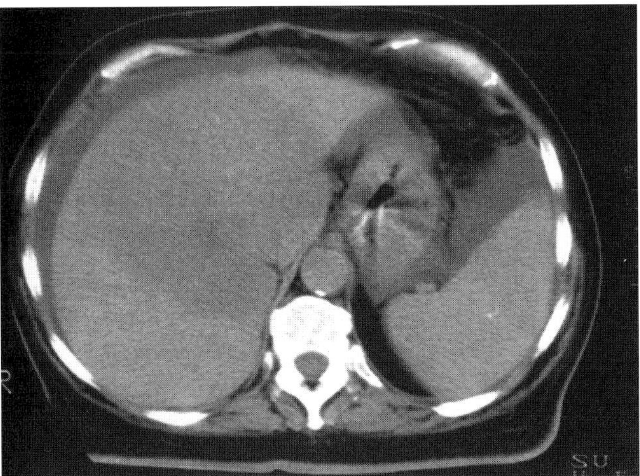

FIG. 1. Hepatocarcinoma: forma masiva. Estudio de TC. Se evidencia una amplia lesión hepática focal, un poco heterogénea, que prácticamente reemplaza la totalidad del parénquima hepático. No se evidencian lesiones satélites. Puede identificarse una delgada lámina de líquido ascítico en torno a la periferia del hígado.

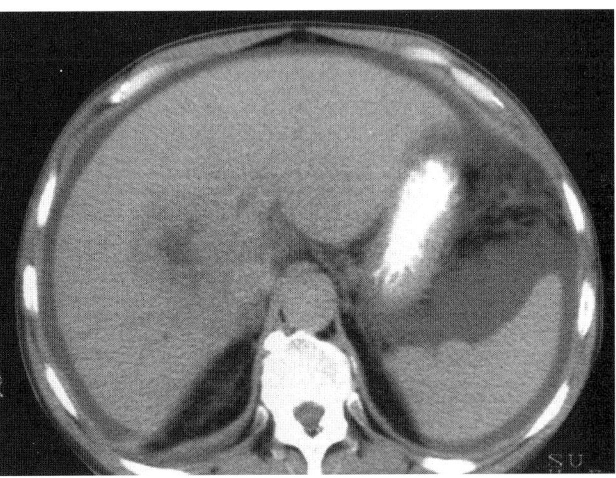

FIG. 2. Hepatocarcinoma: forma nodular. Estudio de TC. Se evidencia a nivel del lóbulo hepático derecho una lesión focal de contornos imprecisos con un centro necrótico de menor valor de atenuación. Existe ascitis alrededor del hígado y del bazo.

La Tomografía computada (TC), por lo general, muestra una masa hepática de menor valor de atenuación que el parénquima circundante con rápida intensificación en los estudios dinámicos. En ocasiones, el hepatocarcinoma puede tener un valor de atenuación similar al del parénquima hepático normal y en estos casos resulta de gran valor la consideración de los posibles cambios en el contorno hepático o de otros signos secundarios. Con cierta frecuencia el tumor presenta áreas centrales de densidad disminuida que se correlacionan con focos de necrosis (Fig. 1–3).

La TC puede, fácilmente, detectar el hemoperitoneo asociado con la ruptura del tumor así como la invasión de estructuras vasculares adyacentes al mismo (Fig. 4 y 5). En los pacientes con hemocromatosis, se identifican con nitidez los signos cirróticos secundarios a esta entidad: hígado con valor de atenuación aumentado, contornos irregulares, atrofia del lóbulo derecho e hipertrofia del lóbulo caudado, así como la presencia de ascitis (3–6).

La Tomografía computada helicoidal o espiral (TCH) de doble fase resulta muy útil en la evaluación de las lesiones tumorales hepáticas. Esta tecnología permite la evaluación del flujo hepático en dos etapas diferentes, una durante la fase hepática arterial y ulteriormente durante la fase venosa portal. Aporta información de gran valor en cuanto a la vascularización de las lesiones hepáticas focales, permitiendo obtener en dependencia del comportamiento vascular de las mismas criterios semiológicos que pueden resultar específicos para los distintos tipos de tumores.

En el estudio dinámico mediante TCH el hepatocarcinoma, que es por lo general un tumor hipervascular, muestra de un modo característico una rápida captación del medio de contraste, así como también una rápida eliminación del mismo. Por lo tanto, la máxima intensificación se ve en las imágenes obtenidas en fase arterial, declinando en las imágenes retardadas.

Por lo que respecta al diagnóstico diferencial con las metástasis cuyo aporte vascular es, en la mayor parte de los casos, arterial, aunque algunas metástasis hepáticas procedentes de tumores primarios del lecho esplánico (colon, estómago, páncreas) originalmente derivan su aporte sanguíneo de la vena porta, si bien éste progresivamente se hace arterial; los rasgos más característicos en el estudio dinámico

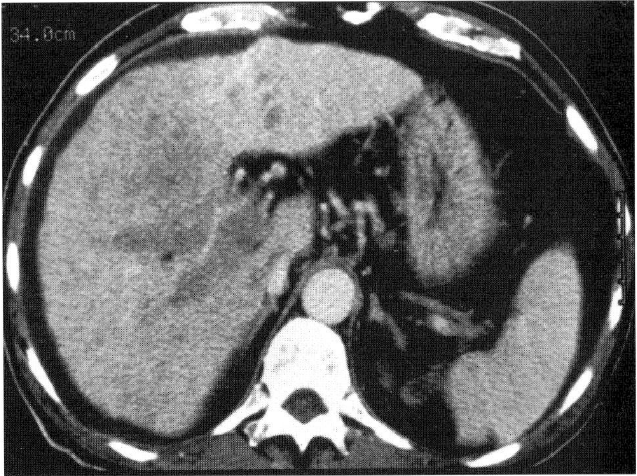

FIG. 3. Hepatocarcinoma: forma difusa o cirroticomimética. Estudio de TC. La exploración dinámica, tras administración del bolo de contraste, pone de manifiesto una alteración generalizada de los valores de atenuación del parénquima hepático, que aparece muy heterogéneo. Se identifican estigmas cirróticos tales como los contornos lobulados del hígado, presencia de ascitis y una hipertrofia del lóbulo caudado.

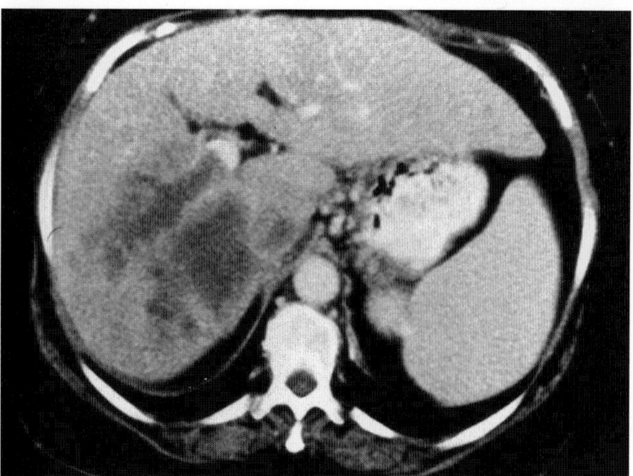

FIG. 4. Hepatocarcinoma: invasión de estructuras vasculares. Estudio de TC. La exploración dinámica pone de manifiesto una amplia zona heterogénea a nivel del lóbulo hepático derecho, que provoca amputación de la rama derecha de la vena porta.

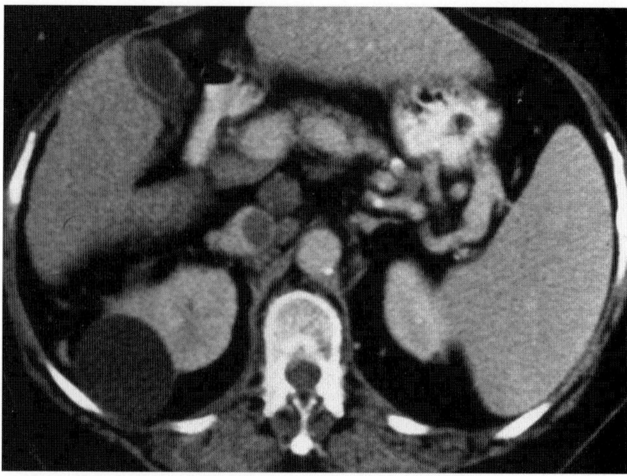

FIG. 5. Hepatocarcinoma: invasión de estructuras vasculares. Estudio de TC. Se evidencia la trombosis de la vena cava inferior, cuya luz aparece ocupada por un contenido de bajos valores de atenuación. La trombosis estaba en relación con un hepatocarcinoma, no evidenciable en la presente imagen.

con TCH hacen referencia a una intensificación periférica circunferencial en la fase arterial con una imagen característica de lavado periférico del material de contraste, persistiendo un cierto grado de intensificación central en las imágenes retardadas.

La apariencia del hemangioma hepático no suele presentar problemas de diagnóstico diferencial con lesiones malignas, caracterizándose esta lesión, como ya se sabe, por una intensificación periférica globular y precoz con una repleción parcial o completa de la lesión, desde la periferia al centro en las fases tardías. En conjunto, la TCH resulta de gran interés en cuanto que permite evaluar el comportamiento vascular de las distintas lesiones tumorales hepáticas, identificando incluso las alteraciones de perfusión del parénquima hepático y la existencia de anastomosis vasculares o de variantes anatómicas, información que en conjunto puede permitir establecer el diagnóstico específico de un determinado tipo de tumor.

Desde el punto de vista angiográfico, el hepatocarcinoma es un tumor hipervascularizado y, por lo general, existen conexiones arteriovenosas, vasos anormales y signos de invasión vascular. La presencia de zonas avasculares o hipovasculares está en relación con la existencia de áreas necróticas.

La colangiografía percutánea o retrógrada ocasionalmente puede demostrar obstrucción del árbol biliar cuando el tumor ha invadido los conductos biliares. Aun cuando es muy poco frecuente que el carcinoma hepatocelular produzca obstrucción biliar, esto debe de tenerse en cuenta e incluirse dentro del diagnóstico diferencial de las masas biliares.

En Resonancia magnética (RM) el tumor tiene un aspecto variable y pueden verse patrones diversos en cuanto a la intensidad de señal. Si hay zonas de esteatosis, el tumor tendrá predominantemente una alta intensidad de señal, mientras que si lo que predomina es la fibrosis, la intensidad de señal será baja. La RM es una técnica muy adecuada para evaluar la posible invasión de las estructuras vasculares hepáticas y perihepáticas de un modo no invasivo (Fig. 6–8) (7–10).

Desde el punto de vista de la Medicina nuclear (MN), el carcinoma hepatocelular suele presentarse como un defecto de captación en un hígado difusamente alterado, y puede evaluar así hepatomegalia con una captación heterogénea del radionúclido y distribución del radiocoloide en el bazo y médula ósea, indicando la existencia de cirrosis. Suele haber acúmulo de galio en casi todos los casos y, por lo tanto, la centellografía con galio complementa la exploración realizada con sulfuro coloidal cuando ésta demuestra la existencia de un defecto en un hígado con enfermedad hepatocelular difusa.

Variantes del carcinoma hepatocelular: encapsulado y quístico

Además de la forma multifocal o nodular, se han de considerar estas dos formas de presentación desde el punto de vista radiológico. En US el carcinoma hepatocelular encapsulado muestra un discreto anillo hipoecoico circundando una masa ecogénica que corresponde a la cápsula fibrosa. La TC resulta también muy útil en la identificación del carcinoma encapsulado y en estos casos se define también un anillo de baja atenuación en torno al tumor en los estudios precontraste. Esta formación nodular se intensifica tras la administración del material de contraste endovenoso. Sin embargo, este signo anular que caracteriza al hepatocarcinoma encapsulado se identifica con mayor frecuencia mediante RM que por medio de TC (Fig. 9).

En los casos en los que existe una necrosis masiva en el interior del tumor, el hepatocarcinoma puede aparecer como

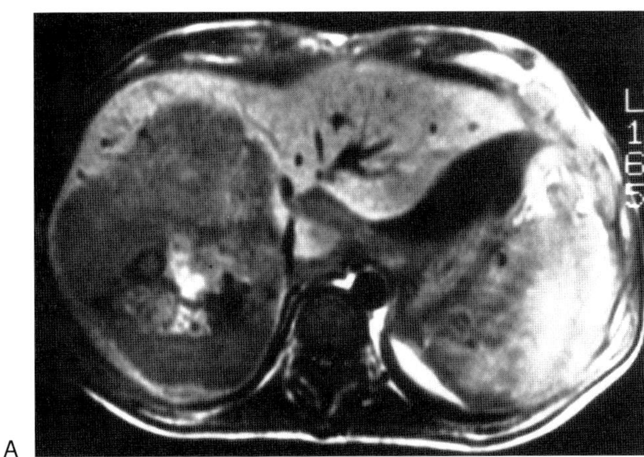

A

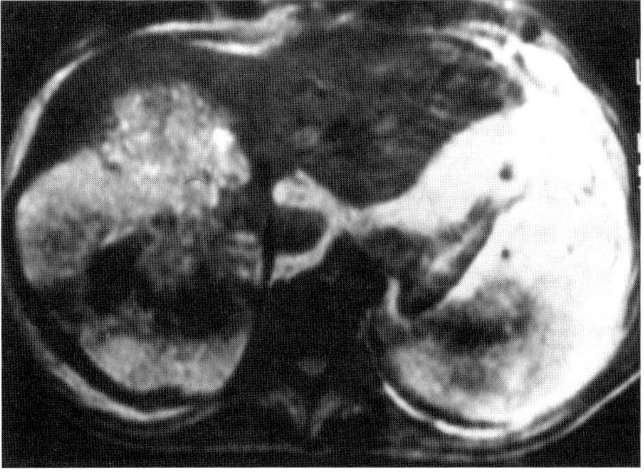

B

FIG. 6. Hepatocarcinoma. Estudio de RM. **A:** Imagen ponderada en T1. Muestra una voluminosa lesión ocupante de espacio a nivel del lóbulo hepático derecho con una intensidad de señal heterogénea, predominantemente baja, si bien en el centro de la lesión se aprecian zonas de intensidad de señal elevada y otras casi carentes de señal, en relación con el componente hemorrágico y fibrótico, respectivamente, de la lesión. **B:** Imagen ponderada en T2. Se define la intensidad de señal elevada de la lesión hepática focal, que presenta zonas centrales heterogéneas, con menor intensidad de señal. Tanto en la imagen ponderada en T1 como en ésta se aprecia un llamativo engrosamiento del epiplón gastrohepático en relación con la infiltración tumoral del mismo.

quístico tanto en el estudio US como en la TC y a veces, aun cuando se detecta la presencia de detritus dentro de la lesión quística, ésta puede presentar problemas de diagnóstico diferencial con el quiste hidatídico, el cistoadenoma o incluso con el quiste biliar simple (11).

CARCINOMA FIBROLAMELAR

El carcinoma fibrolamelar se considera actualmente como una entidad diferente más que como un subtipo de carci-

noma hepatocelular. Esta distinción está justificada por los hallazgos clínicos, radiológicos y anatomopatológicos. Esta neoplasia constituye una minoría de todos los tumores malignos del hígado, únicamente 2%, pero es significativa en cuanto que suele afectar a adultos jóvenes, siendo frecuentemente resecable y por lo tanto potencialmente curable (1,12,13).

Es un tumor que suele presentarse en adolescentes y adultos jóvenes sin predominio por uno u otro sexo. No hay asociación con la toma de anticonceptivos orales y clínicamente

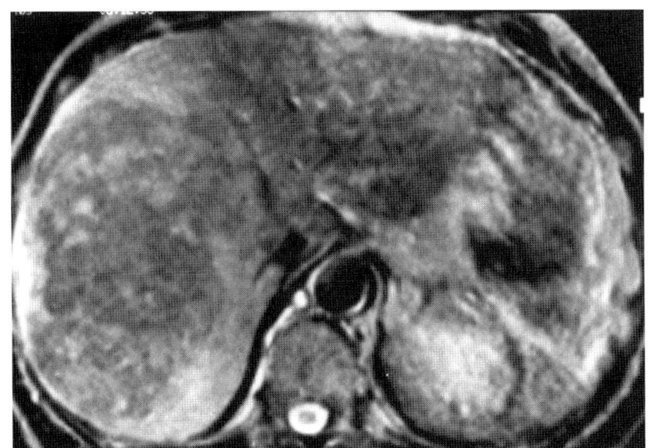

A

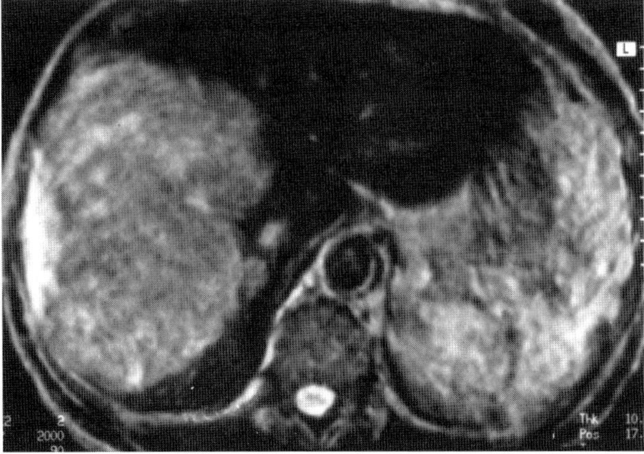

B

FIG. 7. Hepatocarcinoma. Estudio de RM. **A:** Imagen ponderada en T2. Parece definirse cierto grado de alteración de la intensidad de señal del lóbulo hepático derecho sin llegar a evaluar con nitidez la existencia de una lesión ocupante de espacio. **B:** Imagen ponderada en T2 tras administración intravenosa de ferrita. Se define con nitidez la lesión focal del lóbulo hepático derecho con una intensidad de señal elevada. La utilización de contrastes específicos del sistema retículoendotelial, como el óxido de hierro, mejora la detección de este tipo de lesiones. El parénquima hepático normal que capta el contraste disminuye su intensidad de señal, mientras que las zonas tumorales con sistema retículoendotelial alterado, que no captan el contraste, persisten con una intensidad de señal elevada.

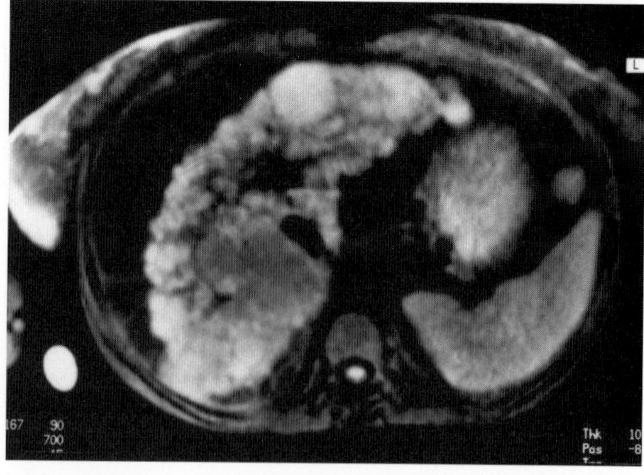

FIG. 8. Hepatocarcinoma desarrollado sobre cirrosis preexistente. Estudio de RM. **A:** Imagen ponderada en T1. Muestra los estigmas típicos de un hígado cirrótico con atrofia del lóbulo derecho, irregularidad de los contornos hepáticos y presencia de ascitis. Se identifican diversas formaciones nodulares, y es difícil valorar si todas ellas corresponden a nódulos de regeneración o bien a alguna zona de transformación neoplásica. **B:** Imagen ponderada en T2. La elevada intensidad de señal de la formación nodular localizada en la periferia del lóbulo hepático izquierdo es muy sugestiva de corresponder a una zona de transformación carcinomatosa.

el paciente se presenta con dolor, pérdida de peso y en ocasiones ictericia. En dos tercios de los pacientes se detecta una masa palpable y los niveles de alfafetoproteína son normales (14).

Desde el punto de vista macroscópico, el carcinoma fibrolamelar es una masa de consistencia firme bien circuns-crita con bordes un tanto lobulados. Las dos terceras partes de los casos comunicados en la literatura se localizan en el lóbulo izquierdo. Ocasionalmente, puede haber nódulos satélites o focos múltiples de carcinoma fibrolamelar. A la sección, el tumor tiene septos fibrosos que se irradian desde una cicatriz central, mimetizando así el aspecto macroscópico de la hiperplasia nodular focal. Histológicamente, el tumor se caracteriza por la existencia de fibrosis abundante que se dispone en láminas alternantes con células neoplásicas.

En la radiología convencional puede detectarse la existencia de una masa hepática que presenta calcificaciones en su interior. Los hallazgos ecográficos y tomodensitométricos reflejan la naturaleza homogénea de este tumor y su fibrosis prominente. En US el tumor aparece como una masa ecogénica homogénea que puede tener zonas con ecos de mayor nivel y sombra acústica posterior en relación con las calcificaciones. En el examen con TC simple, la lesión se presenta como una masa hipodensa con un contorno lobulado; la existencia de un área central de densidad todavía menor se corresponde con la cicatriz central que a veces se calcifica. Tras la administración del medio de contraste endovenoso hay una acusada intensificación tumoral (Fig. 10).

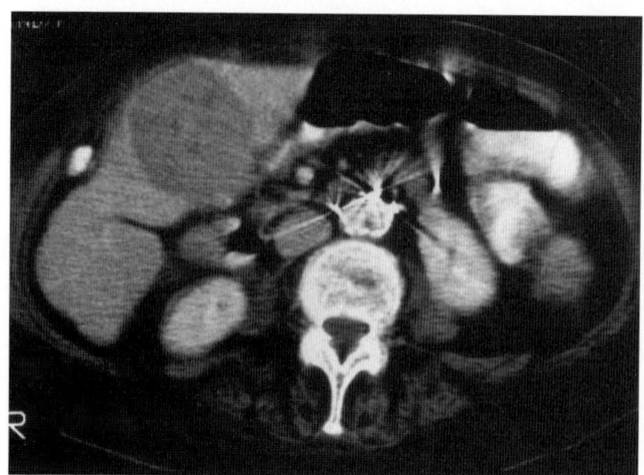

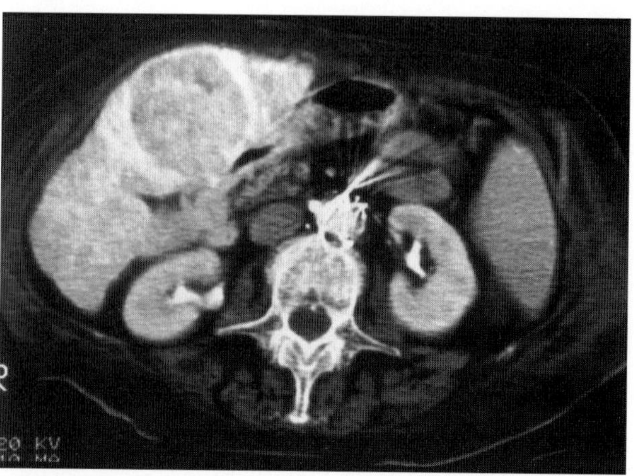

FIG. 9. Hepatocarcinoma encapsulado. Estudio de TC. **A:** Fase inicial del estudio dinámico donde se evidencia una lesión ocupante de espacio a nivel del lóbulo izquierdo con morfología redondeada, que deforma los contornos de dicho lóbulo. **B:** En las imágenes retardadas se comprueba una zona de intensificación periférica de la lesión, a modo de anillo, que delimita la lesión tumoral.

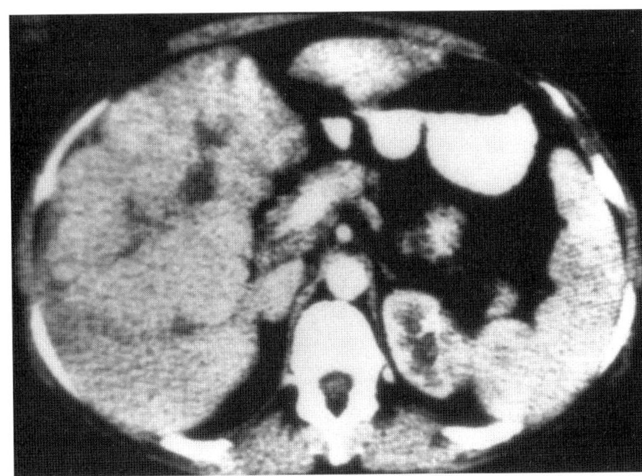

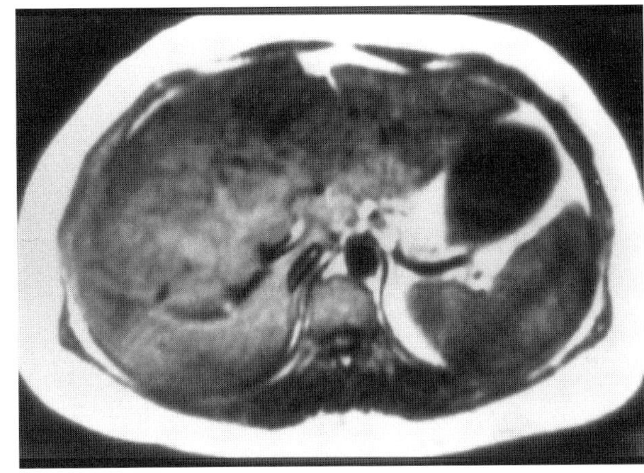

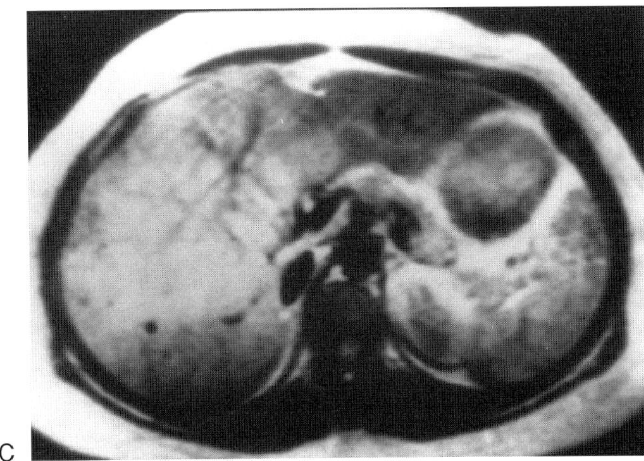

FIG. 10. Carcinoma fibrolamelar. **A:** Estudio de TC con contraste IV. Se aprecia la existencia de una lesión ocupante de espacio de contornos lobulados que presenta una formación estrellada central de bajos valores de atenuación, que corresponde a la cicatriz característica de esta lesión. **B:** RM. Imagen ponderada en T1. La lesión presenta una intensidad de señal muy similar a la del parénquima hepático adyacente, evaluando la cicatriz central con baja intensidad de señal. **C:** Imagen ponderada en T2. La lesión ha incrementado discretamente su intensidad de señal, aun cuando ésta es bastante similar a la del resto del parénquima hepático. La formación cicatricial central persiste con una baja señal. Este hecho depende del carácter exclusivamente fibroso de dicha cicatriz y constituye un criterio semiológico útil para establecer el diagnóstico diferencial con la hiperplasia nodular focal, entidad en la que la cicatriz central presenta vasos y, por lo tanto, éstos son hiperintensos en las imágenes ponderadas en T2.

Desde el punto de vista angiográfico, el tumor es hipervascular y suele presentar compartimentación en la fase capilar.

En la gamagrafía con sulfuro coloidal se presenta como un defecto de captación en el interior de un hígado normal; contrariamente a lo que ocurre en el carcinoma hepatocelular, no hay evidencia de cirrosis.

Si existen nódulos satélites o una forma multifocal, el tumor se presenta como lesiones múltiples, masas ecogénicas desde el punto de vista ecográfico o lesiones con bajo valor de atenuación en el examen tomodensitométrico (15,16).

HEPATOBLASTOMA

El hepatoblastoma es la neoplasia hepática primaria más frecuente de la infancia. Se presenta por lo general en los primeros 3 años de vida, pudiendo estar presente ya al nacimiento. Más raramente, el hepatoblastoma puede presentarse en adolescentes y adultos. Es más frecuente en varones, en relación de 2 a 1 respecto a las hembras.

Macroscópicamente, suelen ser tumores grandes, bien delimitados, generalmente únicos en 80% de los pacientes, con una superficie nodular o lobulada (1,17,18).

Desde el punto de vista anatomopatológico, el tumor puede clasificarse como epitelial o mixto (epiteliomesenquimal). La forma epitelial está constituida por células fetales o embrionarias, mientras que el hepatoblastoma mixto tiene un componente epitelial y su componente mesenquimatoso consistente en mesénquima primitivo, osteoide o cartílago. Esta clasificación histológica tiene valor pronóstico, puesto que el tipo epitelial con predominio fetal tiene un mejor pronóstico que otras formas diferentes. Puede también darse una forma anaplásica con peor pronóstico.

Desde el punto de vista clínico, los pacientes refieren hinchazón abdominal que no suele acompañarse de anorexia o pérdida de peso. Los niveles de alfafetoproteína están elevados en la mayor parte de los pacientes. La evolución suele ser rápida, siendo frecuentes las metástasis pulmonares (19).

La radiografía simple de abdomen suele mostrar una masa hepática de gran tamaño o bien la existencia de hepatomegalia, generalmente con calcificaciones. Estas suelen ser densas, sobre todo en el hepatoblastoma mixto en relación con la presencia o formación de osteoide. El hemangioendotelioma infantil, tumor hepático benigno de la edad pediátrica, frecuentemente presenta también calcificaciones, pero éstas tienen un patrón granular fino, lo que permite diferenciarlas de las que se presentan en el hepatoblastoma.

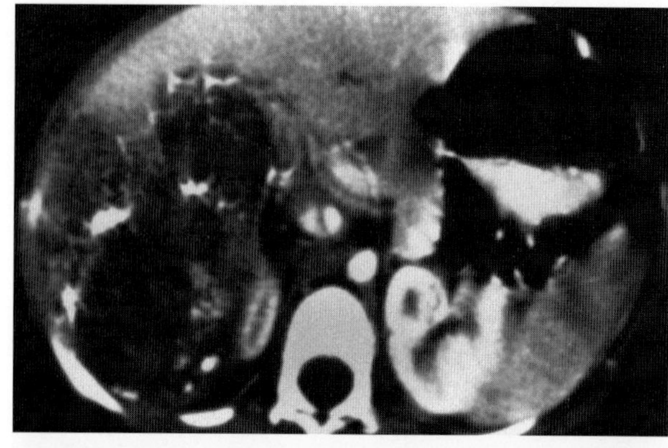

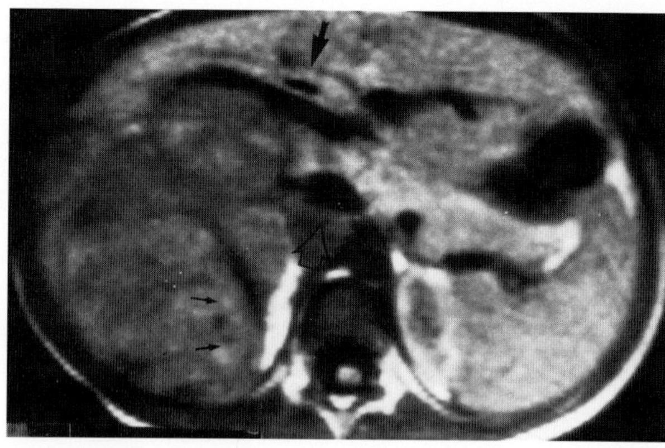

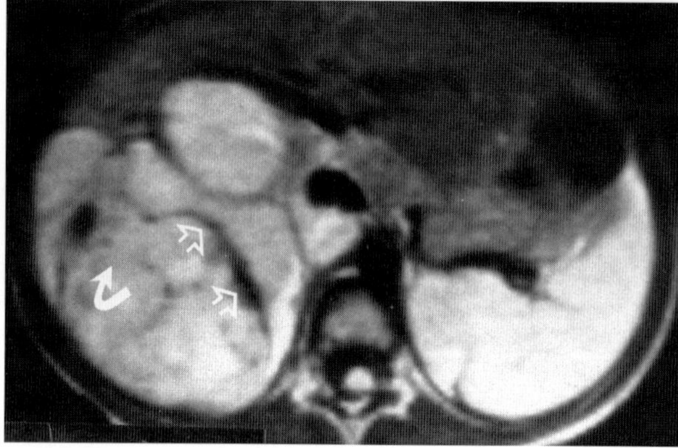

FIG. 11. Hepatoblastoma. **A:** Estudio de TC con contraste IV. Se evidencia una voluminosa formación heterogénea a nivel del lóbulo hepático derecho con bajo valor de atenuación y presencia de calcificaciones en su seno. **B:** RM. Imagen ponderada en T1. Se define la lesión con una baja intensidad de señal, evaluando discretos septos internos (*flechas pequeñas*) y definiendo también con nitidez el desplazamiento de las estructuras vasculares adyacentes (*flechas grandes*). **C:** RM. Imagen ponderada en T2. La lesión se presenta hiperintensa, definiéndose en esta secuencia con mayor nitidez los septos internos y la existencia de bandas hipointensas correspondientes a fibrosis (*flechas*).

En US el tumor se presenta como una masa intrahepática ecogénica con focos de ecos de alto nivel y sombra acústica posterior que corresponden a las calcificaciones. La existencia de pequeñas áreas hipoecoicas se relaciona con la existencia de zonas hemorrágicas o necróticas.

En el estudio con TC, el tumor aparece como una masa sólida hipodensa con presencia de calcificaciones y una intensificación postcontraste muy discreta. En el tipo mixto suelen encontrarse áreas heterogéneas y presencia de calcificaciones. El estudio tomodensitométrico detecta mejor la existencia de lobulaciones y septos internos intratumorales que la ecografía.

Desde el punto de vista de la RM, la lesión se presenta hipointensa en las imágenes ponderadas en T1 e hiperintensa en las imágenes ponderadas en T2; esta técnica demuestra muy bien la presencia de septos internos así como la existencia de bandas hipointensas que corresponden a fibrosis (Fig. 11).

Desde el punto de vista angiográfico, el hepatoblastoma es una masa hipervascular, a veces con un patrón en "rueda de carro"; no es frecuente la presencia de anastomosis arteriovenosas ni de invasión vascular (20).

COLANGIOCARCINOMA INTRAHEPATICO

El colangiocarcinoma intrahepático es la tumoración hepática maligna primaria más frecuente tras el hepatocarcinoma. Por lo general, se presenta en la séptima década de la vida, con un pequeño predominio por el sexo masculino. El tumor se origina en los conductos intrahepáticos de pequeño tamaño y representa aproximadamente 10% de todos los colangiocarcinomas (1).

Existen diversos factores etiológicos implicados en la aparición de este tipo de tumor, incluyendo la colangitis esclerosante, la atresia biliar congénita, la enfermedad de Caroli, la exposición al dióxido de torio, la existencia previa de anastomosis coledocoentéricas y la colelitiasis crónica. Desde el punto de vista clínico, los pacientes con este tipo de tumor se presentan con dolor abdominal y generalmente masa palpable en el abdomen superior. Rara vez existe ictericia como síntoma de presentación.

En el examen macroscópico, el tumor se presenta como una masa de gran tamaño de consistencia firme, con presencia de áreas fibrosas centrales y rara vez tiene zonas internas de necrosis o hemorragia. Desde el punto de vista microscópico, el tumor es un adenocarcinoma con un patrón glandular y presencia de células que semejan epitelio biliar. No hay rasgos anatomopatológicos diferenciales entre el colangiocarcinoma intrahepático y el adenocarcinoma metastático. En ocasiones, puede demostrarse la presencia de mucina y calcificaciones.

En la radiografía simple de abdomen, el tumor, una vez que adquiere cierto tamaño, puede presentarse como una masa abdominal que frecuentemente tiene a su nivel calcificaciones secundarias a la existencia de secreciones mucosas por parte de la lesión.

En el US, el colangiocarcinoma intrahepático aparece como una masa homogénea hiperecoica, pudiendo detec-

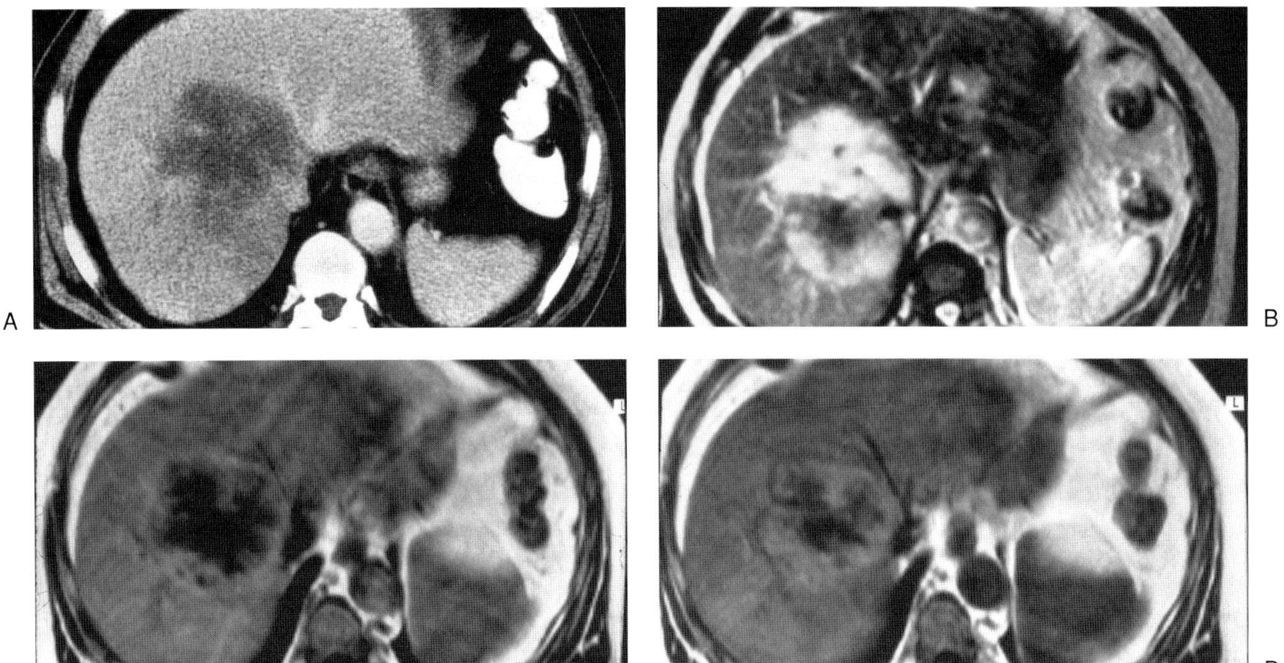

FIG. 12. Colangiocarcinoma intrahepático. **A:** Estudio de TC dinámico. Se evidencia una lesión focal de contornos desflecados y bajo valor de atenuación que provoca infiltración de las venas suprahepáticas adyacentes. **B:** RM. Imagen ponderada en T2. La lesión muestra una intensidad de señal elevada, salvo en su porción central, donde se aprecia un área hipointensa que se relaciona con el componente fibroso típico de esta tumoración. **C:** Imagen de tras administración de gadolinio endovenoso. Se identifica realce periférico de la lesión en esta fase inicial postcontraste, manteniendo la lesión una baja intensidad de señal. **D:** Examen de RM tras administración de gadolinio endovenoso, fase tardía. Se comprueba una intensificación centrípeta de la lesión, persistiendo una zona central de baja señal que corresponde al componente fibroso detectado en las imágenes ponderadas en T2.

tarse focos de calcificación que se muestran como ecos de alto nivel con sombra acústica posterior (21).

La TC por lo general muestra una masa homogénea, hipodensa en los estudios precontraste, que muestra una intensificación difusa, discreta, tras la administración del material de contraste endovenoso. Dentro del tumor y en relación con zonas de fibrosis pueden detectarse pequeñas áreas de baja densidad. La exploración tomodensitométrica puede mostrar de un modo muy definido la extensión del tumor hacia la cápsula hepática y los órganos adyacentes al hígado. Ocasionalmente, el colangiocarcinoma intrahepático puede presentar otros patrones de intensificación diferentes del descrito, intensificación que puede ser central o periférica y en ocasiones parecerse a la de los hemangiomas (22).

Con poca frecuencia el tumor puede presentar también en el estudio tomodensitométrico amplias zonas hipodensas que se relacionan con áreas de fibrosis extensas (Fig. 12) (23,24).

Angiográficamente, el tumor es predominantemente hipovascular o avascular y es poco frecuente la invasión tumoral de la vena porta o de las venas suprahepáticas.

Desde el punto de vista de la MN, la lesión se presenta como un defecto de repleción en los estudios realizados con sulfuro coloidal y los derivados del ácido iminodiacético (IDA), no habiendo acumulación en los rastreos realizados con galio.

ANGIOSARCOMA

El angiosarcoma es un tumor maligno hepático poco frecuente ($\frac{1}{30}$ en relación con el hepatocarcinoma). El tumor suele estar asociado en muchos casos a la exposición previa al dióxido de torio, cloruro de polivinilo, arsenicales y esteroides. Se le ha encontrado también en asociación con hemocromatosis. El angiosarcoma por lo general se presenta en adultos en la sexta y séptima décadas y hay una relación varón hembra de 4 a 1 (1).

Desde el punto de vista clínico, suele existir dolor abdominal, pérdida de peso, hepatomegalia, ascitis y astenia. En ocasiones puede existir ictericia.

Desde el punto de vista macroscópico, el tumor se presenta como una masa de cierto tamaño, sin cápsula, solitaria o multicéntrica con múltiples focos que corresponden a áreas hemorrágicas rellenas con detritus sanguíneos y que presentan una coloración purpúrea. Desde el punto de vista microscópico, la lesión está constituida por células endoteliales malignas que crecen a lo largo de los sinusoides, formando nódulos sólidos (25).

La radiografía simple de abdomen puede mostrar la existencia de zonas con aumento de densidad radiológica localizadas en el hígado, bazo y ganglios linfáticos. Estas zonas representan dióxido de torio atrapado en el sistema

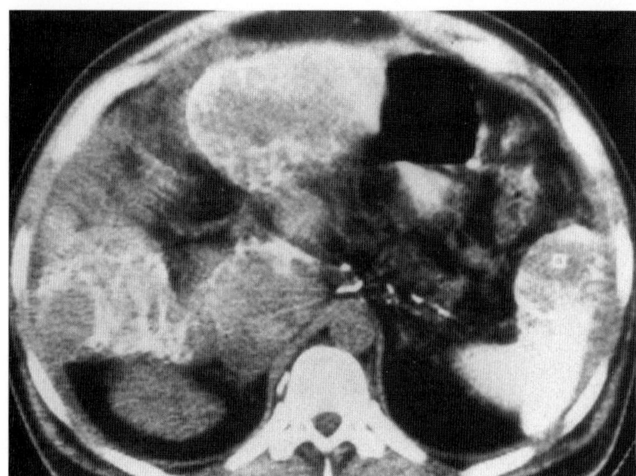

FIG. 13. Angiosarcoma. Estudio de TC. Se aprecian varias lesiones focales a nivel de hígado y bazo con un elevado valor de atenuación que corresponden a focos de angiosarcoma desarrollados sobre los depósitos previos de torio. Cuando hay antecedentes de exposición al Thorotrast® y pueden identificarse los depósitos de este material, el aspecto del angiosarcoma puede resultar bastante específico.

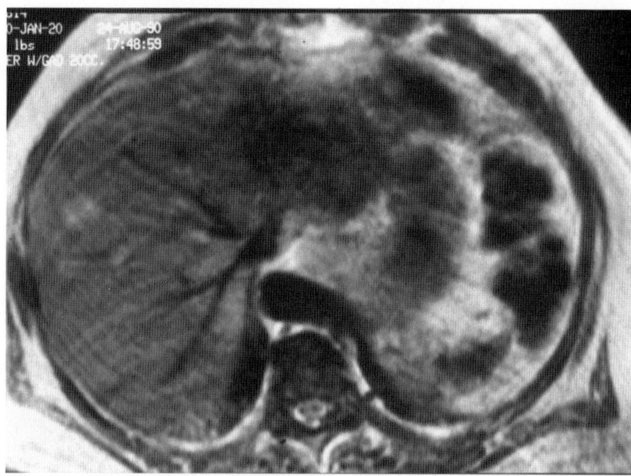

FIG. 14. Angiosarcoma. RM. Imagen ponderada en T2. Muestra una pequeña formación nodular hiperintensa en la periferia del lóbulo hepático derecho. Contrariamente a lo que ocurre con los depósitos de hierro, los depósitos de dióxido de torio no provocan modificaciones de la intensidad de señal del parénquima hepático.

retículoendotelial. El desplazamiento circunferencial del Thorotrast® está producido por el crecimiento de nódulos de angiosarcoma. Si no hay Thorotrast® residual, el tumor se presenta como una masa inespecífica con densidad similar a la de las partes blandas.

La US y la TC identifican fácilmente la presencia del Thorotrast® como zonas ecogénicas o hiperdensas. Desde el punto de vista ecográfico, el tumor se presenta como una masa ecogénica con zonas hiperecoicas que corresponden a focos de hemorragia reciente. La TC muestra una masa hipodensa con poca intensificación postcontraste que puede presentar zonas hiperdensas que corresponden a focos hemorrágicos, pudiendo existir también zonas de menor valor de atenuación que reflejan necrosis o zonas de hemorragia antigua. Ocasionalmente el tumor puede romperse espontáneamente provocando hemoperitoneo (Fig. 13 y 14) (26–28).

Desde el punto de vista angiográfico, el tumor es moderadamente hipervascular con zonas difusas de acúmulo de contraste.

En los rastreos con sulfuro coloidal la lesión aparece como un defecto de captación del radiocoloide.

SARCOMA EMBRIONARIO INDIFERENCIADO

El sarcoma embrionario indiferenciado es un tumor maligno poco frecuente de origen mesenquimatoso. Su nombre es generalmente aceptado puesto que el tumor es marcadamente indiferenciado y parece muy primitivo, de ahí el término embrionario. Aunque raro, es el cuarto tumor hepático primario más frecuente del grupo de edad pediátrico tras el hepatoblastoma, el hemangioendotelioma infantil y el carci-

noma hepatocelular (1). La mayor parte de los casos suelen tener lugar en pacientes entre los 6 y los 10 años de edad.

Los síntomas en el momento del diagnóstico suelen ser dolor y masa abdominal. En ocasiones hay también fiebre, ictericia, pérdida de peso y molestias gastrointestinales. Los niveles de alfafetoproteína no suelen estar elevados (29).

Macroscópicamente es una masa esférica, de gran tamaño, única, con márgenes bien definidos y en ocasiones presencia de una pseudocápsula. La superficie de corte tiene un aspecto muy abigarrado, pudiendo estar presentes áreas quísticas de tamaño variable que contienen debris necróticos, líquido hemorrágico, sangre coagulada o material gelatinoso. Es más frecuente que el tumor presente un predominio quístico y no un aspecto por completo sólido. El patrón anatomopatológico es el de un tumor indiferenciado con mitosis abundantes. La existencia de matriz mixoide abundante en el seno del tumor puede ser la causa del aspecto hipodenso en el estudio tomodensitométrico.

La radiografía simple de abdomen muestra la presencia de una masa generalmente sin calcificaciones en la porción superior del abdomen. Desde el punto de vista de la US, el aspecto varía desde una masa multiseptada, de aspecto quístico, con loculaciones de tamaño variable de milímetros a varios centímetros, a una masa heterogénea predominantemente ecogénica. El aspecto hipoecoico del tumor se correlaciona con el componente quístico presente en el examen macroscópico.

En el estudio de TC, la lesión se presenta como una masa hipodensa, a veces con una densidad casi líquida y es frecuente la identificación de septos como áreas densas dentro del componente quístico existente en el seno de las porciones sólidas. A veces, puede identificarse a modo de pseudocápsula tumoral un delgado anillo de tejido más denso que circunda el componente quístico de la lesión (30).

El estudio angiográfico muestra una masa de gran tamaño que puede ser tanto hipo como hipervascular en comparación con el parénquima hepático normal adyacente. Pueden identificarse aneurismas conjuntamente con anastomosis arteriovenosas y signos de infiltración arterial. El patrón hipervascular corresponde a los tumores predominantemente sóli-dos mientras que los tumores más quísticos muestran un patrón avascular.

Los estudios isotópicos hepáticos muestran una masa bien definida con defecto de captación del radioisótopo (Fig. 15).

METASTASIS

En 25 a 50% de todas las muertes por cáncer se identifican metástasis hepáticas. Los tumores primarios que con mayor

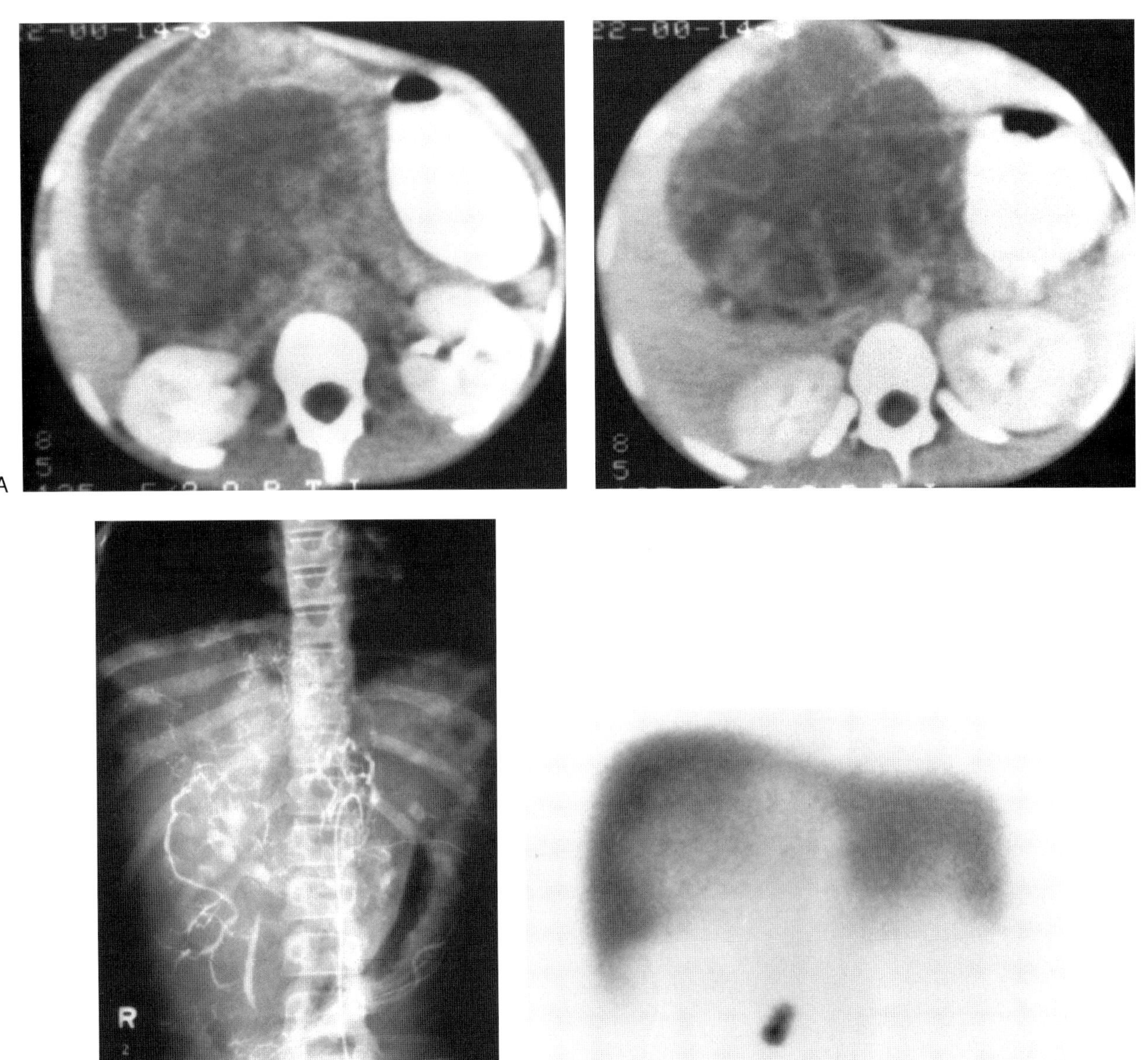

FIG. 15. Sarcoma embrionario. **A** y **B:** Estudio de TC con contraste IV. Se evidencia una masa esférica, de gran tamaño y márgenes definidos casi a modo de pseudocápsula. La lesión presenta un componente predominantemente quístico, si bien se identifican septos más densos dentro del componente quístico. **C:** Estudio angiográfico. La lesión se muestra predominantemente hipovascular, si bien hay una llamativa distorsión de la arquitectura vascular con presencia de microneurismas y signos de infiltración arterial. **D:** Gammagrafía hepática. Se aprecia una amplia zona de defecto de captación del radioisótopo que se corresponde con la localización de la lesión tumoral.

frecuencia las producen son los de pulmón, colon, mama y páncreas. En los pacientes oncológicos, los estudios de imagen del hígado se realizan con objeto de establecer una clasificación por estadios de tumor. Las tasas de detección de metástasis hepáticas oscilan de 93% para la TC, 86% para los estudios de MN y 82% para la US en los pacientes con carcinoma de mama y colon.

Para una óptima vigilancia del paciente oncológico debe utilizarse la modalidad de imagen con la mayor sensibilidad, pero también es importante la especificidad de la técnica que se utilice, puesto que, por ejemplo, los hemangiomas hepáticos y los quistes simples pueden mimetizar el aspecto de las metástasis hepáticas. En conjunto, estas dos entidades acaecen hasta en 10% de la población adulta general.

Aunque hoy en día la RM se ha sumado al arsenal de medios diagnósticos de que dispone el radiólogo, la TC permanece como la modalidad estándar aceptada para la detección y clasificación por estadios de la enfermedad metastática hepática. El aspecto típico de las metástasis es el de una o más lesiones focales redondeadas con un valor de atenuación inferior al del parénquima hepático, aun cuando numerosos patrones diferentes pueden estar presentes: lesiones focales o difusas, pequeñas o grandes, regulares o irregulares en cuanto a contornos, homogéneas o heterogéneas y con diferentes valores de atenuación. El patrón de intensificación postcontraste también varía ampliamente. Todas estas características varían no sólo en relación con los diferentes tumores primarios sino también en metástasis con la misma histología e incluso dentro de un mismo paciente (Fig. 16).

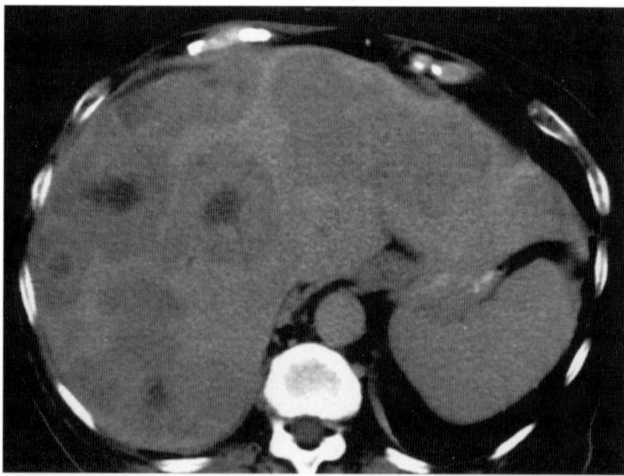

FIG. 16. Metástasis hepáticas. Estudio de TC. Se evidencian múltiples lesiones focales de distintos tamaños, dispersas por ambos lóbulos hepáticos. Alguna de ellas presenta una zona central de menor valor de atenuación con una apariencia en diana. En la mayor parte de los casos, no puede definirse por la apariencia morfológica de las metástasis hepáticas cuál es el tumor primario que las origina, aun cuando en este caso el aspecto en diana pudiera ser orientador de una tumoración del tracto digestivo.

En el estudio de TC simple, la mayor parte de las metástasis son hipodensas, aun cuando un 20% se muestran isodensas. La administración de contraste incrementa la tasa de detección de las mismas y mediante estudio tomodensitométrico dinámico se alcanza una sensibilidad que oscila entre 91 y 98% (31).

La tasa más alta de detección de metástasis se logra con la angiotomografía computada (angio TC), inyectando el medio de contraste a través de un catéter percutáneo colocado selectivamente en la arteria hepática, esplénica o en la mesentérica superior. Tanto los tumores primarios como los metastáticos reciben soporte sanguíneo casi exclusivamente de la arteria hepática, mientras que 75 a 80% del aporte sanguíneo del parénquima hepático normal es portal; así, las metástasis hepáticas aparecerán como lesiones de baja densidad en el estudio tomodensitométrico durante la portografía arterial.

En casos de metástasis hipervasculares, la inyección directa en la arteria hepática provee la máxima intensificación de la lesión durante el examen tomodensitométrico. Aun cuando es una modalidad costosa, la angio TC aporta información crucial en los casos en que los estudios convencionales muestran la existencia de un lóbulo hepático o de un segmento libre de enfermedad metastática y se considere la posibilidad de llevar a cabo una hepatectomía parcial. Con objeto de evitar cirugía innecesaria, la resección debe de llevarse a cabo únicamente cuando pueda demostrarse la existencia de un segmento o lóbulo hepático libre de enfermedad y a este respecto el método de detección más sensible es la angio TC (32–34).

Los patrones de intensificación postcontraste no permiten establecer una diferenciación entre los distintos tipos histológicos de metástasis. Tumores de diferentes histologías pueden tener el mismo patrón de intensificación y en ocasiones tumores de la misma histología pueden presentar diferentes patrones de intensificación. Además, estos patrones pueden cambiar en el transcurso del crecimiento de las lesiones (35).

Hay que considerar que en ocasiones hay lesiones que, tras la administración del material de contraste endovenoso, se muestran isodensas con el parénquima hepático circundante y, por lo tanto, únicamente serán detectables en los exámenes tomodensitométricos precontraste. Esto suele acaecer en el caso de lesiones hipervasculares, de modo que, ante la sospecha de metástasis hepáticas de tumores primarios hipervasculares tales como carcinoma de células renales, tumor carcinoide, feocromocitoma, carcinoma de tiroides o tumores de los islotes pancreáticos, deben realizarse estudios pre y postcontraste.

El examen precontraste es también útil para la detección de metástasis calcificadas, siendo el adenocarcinoma mucinoso de colon el tumor primario que con mayor frecuencia las produce. Otros tumores que pueden originarlas incluyen el cistoadenocarcinoma papilar seroso de ovario, osteosarcoma, condrosarcoma, carcinoma de células renales y tumores gástricos. También las metástasis tratadas pueden calcificar (Fig. 17).

En manos experimentadas, la US de tiempo real y alta resolución puede igualar o incluso superar la sensibilidad de la TC en la detección de pequeñas metástasis hepáticas. Sin embargo, este tipo de examen es mucho más dependiente del operador y tiene más limitaciones en aquellos pacientes en los que hay una pobre transmisión sónica debido al hábito corporal o a la superposición de gas intestinal; en este tipo de pacientes debe realizarse el estudio tomodensitométrico.

Desde el punto de vista US, las masas homogéneas por lo general tienen un aspecto relativamente homogéneo y sonolúcido, mientras que la existencia de tractos fibrosos, hipervascularización o calcificación se relaciona con un aspecto ecogénico heterogéneo. La existencia de una zona central hipoecoica se relaciona con un área necrótica en el seno de la metástasis. Las metástasis de tumores del tracto gastrointestinal o las que tienen focos hemorrágicos recientes tienden a ser ecogénicas. Las lesiones vasculares e hipovasculares pueden presentarse tanto como masas hiper o hipoecoicas. Estos criterios semiológicos son únicamente de carácter general y suele haber muchas discordancias entre la correlación histológica y el aspecto ecográfico de cada caso específico.

La US es un método muy útil para la evaluación de las lesiones redondeadas de bajo valor de atenuación que incidentalmente se diagnostican mediante estudio tomodensitométrico. La demostración de las características específicas de un quiste simple en el estudio ecográfico, como lesión completamente anecoica, con refuerzo de pared posterior y bordes lisos, excluye una metástasis hepática. Una lesión metastática tendrá invariablemente un cierto grado de ecogenicidad (36,37).

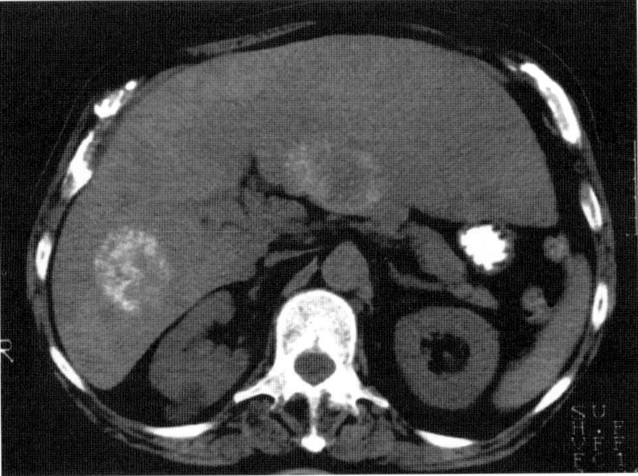

FIG. 17. Metástasis hepáticas calcificadas. Estudio tomodensitométrico sin material de contraste. El examen precontraste resulta útil para la detección de las metástasis calcificadas, las cuales son muy sugestivas de corresponder a un adenocarcinoma mucinoso.

En la actualidad, la RM está en condiciones de competir con la tomodensitometría por la supremacía en la detección de las metástasis hepáticas. Las nuevas técnicas que eliminan los artefactos producidos por la movilidad respiratoria o cardíaca utilizando tiempos cortos de repetición y de eco o la utilización de secuencias obtenidas en una fase de apnea han incrementado sobremanera la capacidad de la resonancia en el diagnóstico de las metástasis hepáticas.

Las metástasis tienen por lo general un tiempo de relajación más prolongado que el parénquima hepático normal, suelen presentarse hipointensas en las imágenes ponderadas en T1 e hiperintensas en las imágenes ponderadas en T2, aportando las primeras un mayor detalle morfológico y las segundas una mayor información sobre las características de intensidad de señal con vistas a intentar establecer un diagnóstico específico; ambos tipos de secuencias son complementarias (38,39).

No obstante, no hay patrones específicos que permitan identificar las lesiones procedentes de diferentes tumores primarios. La especificidad de la RM hepática es útil en determinados casos. Los quistes hepáticos simples se diagnostican de un modo muy específico por su baja intensidad de señal en las imágenes ponderadas en T1, mientras que los hemangiomas por lo general tienen una alta intensidad de señal en las imágenes ponderadas en T2, lo que no suele ocurrir en las metástasis típicas. No obstante, el aspecto de las metástasis hipervasculares y de los hemangiomas es coincidente hasta en un 39% de los pacientes. Los cambios grasos focales, por lo general, tienen el mismo aspecto que el hígado normal en las secuencias de pulso habitualmente utilizadas, un hallazgo que puede distinguirlos de las metástasis (Fig. 18).

La utilización de agentes paramagnéticos de contraste, como el gadolinio, mejora la sensibilidad y especificidad de la RM en el estudio de las metástasis hepáticas. El examen con gadolinio endovenoso suele llevarse a cabo con secuencias ponderadas en T1 y debe de realizarse inmediatamente tras la administración del mismo, al igual que los medios de contraste yodados utilizados en TC el gadolinio rápidamente difunde en el espacio extravascular, lo que puede justificar que los tumores se hagan isointensos con respecto al hígado circundante (Fig. 19 y 20) (40,41).

La RM no supera las posibilidades de la TC en la detección y delineación de la enfermedad metastática extrahepática y tampoco es una técnica con una disponibilidad tan amplia como la TC. Por estas dos razones, el examen tomodensitométrico permanece como la técnica de formación de imagen preferida para el despistaje de metástasis hepáticas.

En resumen, en la detección de metástasis hepáticas, tanto la sensibilidad como la especificidad de la técnica de imagen a utilizar son importantes. La sensibilidad es crucial en los casos en donde se esté considerando una hepatectomía parcial. En estas situaciones, aunque es una técnica invasiva para ser utilizada como técnica de despistaje, la angio TC debe de llevarse a cabo porque es la modalidad con una

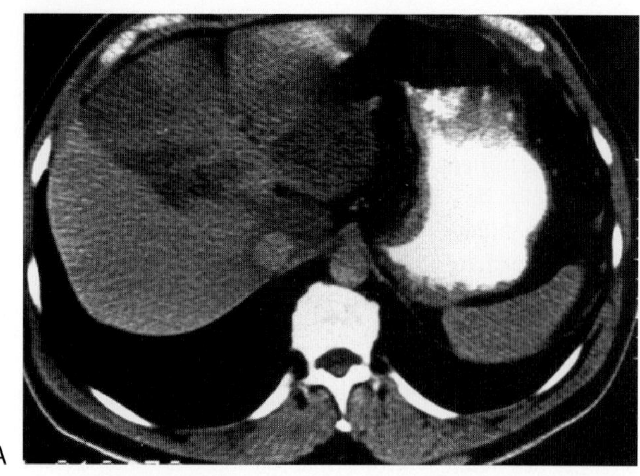 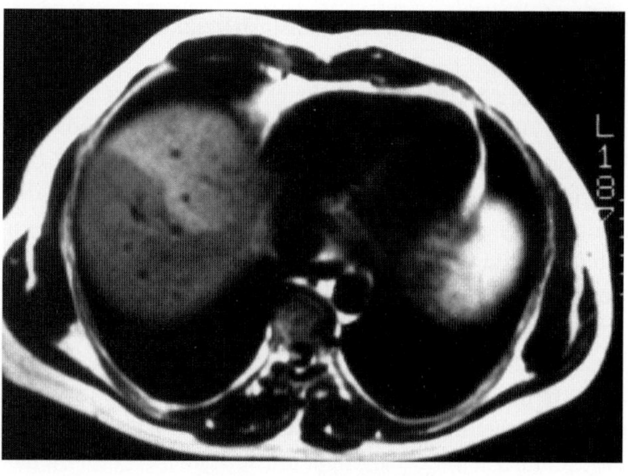

FIG. 18. Cambios grasos focales. **A:** Estudio de TC. Se evidencian varias zonas de menor valor de atenuación a nivel del hígado que no parecen llegar a conformar formaciones nodulares. **B:** RM. Imagen ponderada en T1. Se evidencia en la correlación de RM la zona heterogénea, detectada en el estudio tomodensitométrico, con un valor de atenuación superior al del parénquima hepático circundante, lo cual es muy sugestivo de corresponder a una zona de esteatosis focal. Sus contornos son bien definidos y las estructuras vasculares presentes en el interior de la zona de transformación grasa focal no presentan ningún tipo de distorsión o desplazamiento.

mayor sensibilidad. Para un despistaje rutinario pueden valorarse distintas técnicas de imagen; en la actualidad, la RM ha igualado la sensibilidad de la TC y es la técnica preferida en aquellos casos en los que no puede utilizarse material de contraste endovenoso en la exploración tomodensitométrica, cuando existan artefactos que pueden enmascarar los hallazgos de la exploración tomodensitométrica, artefactos dependientes de grapas quirúrgicas en relación con intervenciones previas y también en el grupo de edad pediátrica en el que la ausencia de grasa dificulta la delineación de las distintas estructuras orgánicas mediante TC.

Mientras que la RM tiene una mayor resolución de contraste, la TC tiene una mayor resolución espacial y sus resultados no se ven afectados por los movimientos peristálticos intestinales, dos factores importantes a la hora de valorar la existencia de posible patología extrahepática tal como linfadenopatías. La TC es también una técnica mucho más asequible y con mayor disponibilidad que la RM.

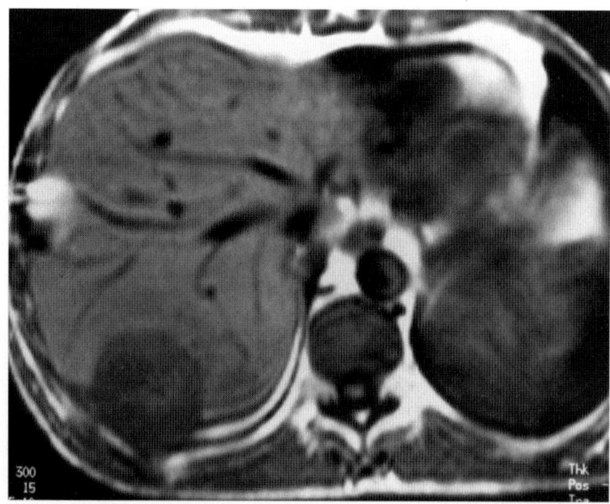 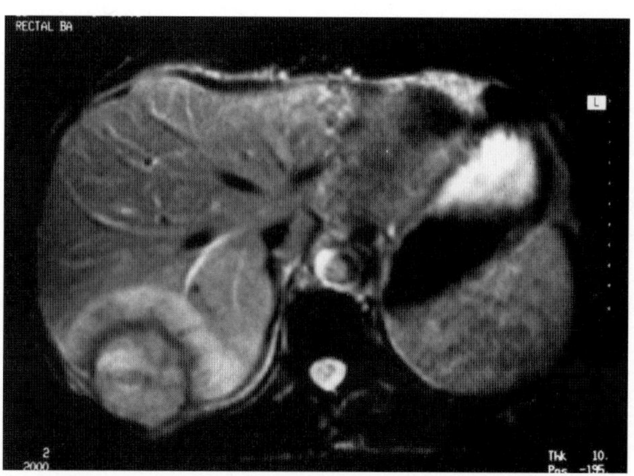

FIG. 19. Metástasis hepáticas. RM. **A:** Imagen ponderada en T1. Se define la lesión focal de baja intensidad de señal a nivel de la parte posterior del lóbulo hepático derecho. No se detectan otras zonas de alteración de señal en el resto del parénquima. **B:** Imagen ponderada en T2. Se define la lesión focal evaluando un halo periférico con intensidad de señal elevada. Este hecho tiene trascendencia, en cuanto que, si se considera la posible resección quirúrgica de la metástasis, el margen de seguridad debe englobar también la zona periférica con intensidad de señal elevada.

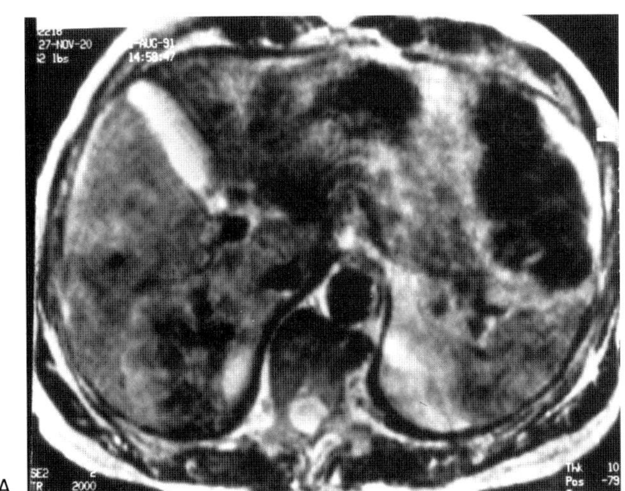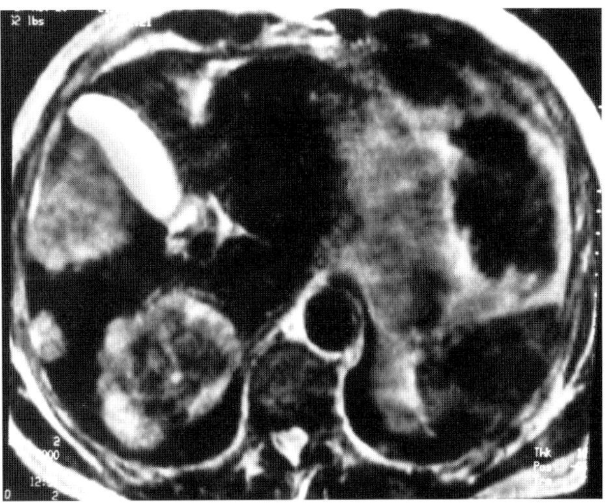

FIG. 20. Metástasis hepáticas. RM. Utilidad de los medios de contraste. **A:** Imagen ponderada en T2. Se definen con nitidez dos zonas de alteración de intensidad de señal a nivel de la parte posterior del lóbulo hepático derecho, lo cual puede corresponder a metástasis en este paciente con antecedentes de carcinoma de colon. **B:** Imagen ponderada en T2 tras administración endovenosa de óxido de hierro. La intensidad de señal del parénquima hepático disminuye globalmente, salvo a nivel de las zonas metastáticas, definiéndose con nitidez las dos lesiones focales previamente detectadas y evidenciándose otra lesión metastática adyacente a la vesícula biliar, no detectada en el estudio precontraste.

La US es también una modalidad de despistaje muy útil y de bajo costo, aunque es menos sensible que la TC y altamente dependiente del operador.

Las técnicas de MN tienen la sensibilidad más baja de todas las que hasta ahora se han venido comentando, no obstante, los rastreos isotópicos con sulfuro coloidal resultan muy útiles para diferenciar los cambios grasos focales de las metástasis y el Tomografía computada por emisión de fotón único (SPECT) con hematíes marcados puede ser también muy útil en el diagnóstico de los hemangiomas hepáticos.

LINFOMA

El linfoma hepático primario es muy raro. La afectación hepática secundaria tanto en el curso del linfoma de Hodgkin como en el no Hodgkin no es infrecuente y acaece en 23% y 16% de los pacientes, respectivamente. Desde el punto de vista morfológico, hay dos formas de afectación hepática y la más frecuente es la forma difusa infiltrativa con invasión microscópica a lo largo de los tractos periportales. La forma focal es mucho menos frecuente (1,42,43).

La imagen del linfoma hepático en TC no es específica, siendo difícil a veces detectar la forma infiltrativa, que suele aparecer como una heterogeneidad difusa en un hígado de tamaño normal o un poco aumentado de tamaño. La forma focal es más fácil de detectar y se manifiesta como una masa hipodensa que no se intensifica tras la administración del contraste endovenoso. La TC resulta también una técnica adecuada para valorar la respuesta de esta masa focal al tratamiento. Otra ventaja adicional de la TC es la posibilidad de detectar la existencia de ganglios linfáticos patológicos en el resto del abdomen.

Desde el punto de vista ultrasónico el linfoma hepático se presenta como una masa hipoecoica con márgenes relativamente bien definidos, aun cuando a veces pueden verse masas ecogénicas que simulan metástasis. La forma difusa por lo general resulta muy difícil de diagnosticar por medio de la ecografía (44,45).

ENFOQUE PRACTICO EN LOS TUMORES HEPATICOS

Un abordaje práctico en los tumores hepáticos debe ser sistemático e incluir tanto el aspecto radiológico como los datos clínicos, con objeto de estrechar las posibilidades de diagnóstico diferencial.

Antes de analizar las imágenes correspondientes a una masa hepática focal, es importante conocer ciertos datos sobre el paciente como edad y sexo, posibles antecedentes de exposición a sustancias hepatotóxicas, datos de laboratorio y clínica (hallazgo incidental, versus lesión sintomática), puesto que esta información puede ayudar a caracterizar el tumor hepático detectado radiológicamente.

Las dos claves más importantes desde el punto de vista clínico son la edad y sexo del paciente. En el adulto, el carcinoma fibrolamelar, la hiperplasia nodular focal y el adenoma hepatocelular aparecen en pacientes por debajo de los 40 años de edad. Por el contrario, el carcinoma hepatocelular típico, el colangiocarcinoma intrahepático, el angiosarcoma y el hemangioma se ven con mayor frecuencia en pacientes de más de 50 años de edad. En el grupo pediátrico, los tumores vasculares (hemangioendotelioma infantil y hemangioma) se ven en los primeros 6 meses de vida. El hepatoblastoma por lo general se presenta en los primeros 3 años de vida y aun cuando puede estar presente en el momento del nacimiento, el pico de máxima frecuencia es a los 18 meses. El hamartoma mesenquimatoso benigno tiene una edad de presentación similar a la del hepatoblastoma. Los tumores que se presentan en los niños mayores y en los adolescentes son el carcinoma hepatocelular y el sarcoma embrionario indiferenciado.

Por lo que respecta al sexo, como regla general los tumores malignos son más frecuentes en el varón mientras que los benignos aparecen con mayor frecuencia en la mujer.

En el hígado no cirrótico, las metástasis son con diferencia las lesiones malignas más frecuentes, tanto en el grupo de edad pediátrico como en la población adulta. Sin embargo, en el hígado cirrótico el carcinoma hepatocelular es más frecuente que las metástasis.

Otros datos clínicos importantes son una historia crónica de consumo de esteroides, ya sea como anticonceptivos orales o esteroides anabólicos usados por los atletas o bien como tratamiento crónico de ciertas patologías y los niveles de alfafetoproteína sérica y la posible existencia de dolor abdominal.

Los tumores hepáticos relacionados con la utilización crónica de esteroides son primariamente el adenoma hepatocelular y, en un menor grado, la hiperplasia nodular focal, la hiperplasia nodular regenerativa, el hemangioma y el hepatocarcinoma. Los niveles elevados de alfafetoproteína constituyen un hallazgo típico de las neoplasias hepatocelulares tales como el carcinoma hepatocelular y el hepatoblastoma, aun cuando no están incrementados en el carcinoma fibrolamelar. Por lo general, las masas hepáticas no dolorosas corresponden a hemangiomas, hiperplasia nodular focal o pequeños adenomas hepatocelulares.

Desde el punto de vista radiológico, los criterios semiológicos a considerar en las distintas técnicas de formación de imagen son los siguientes: lesión única frente a masas múltiples, presencia de calcificaciones, características de los contornos de las lesiones focales, presencia, ausencia o persistencia de intensificación tras administración de contraste endovenoso en TC y RM, afectación de los vasos perihepáticos y la existencia de posible extensión extrahepática de la patología hepática. Desde el punto de vista de la US, los criterios más importantes hacen referencia a la ecogenicidad de la lesión, sólida o de aspecto quístico (Tabla 2), presencia o no de sombra acústica posterior, homogeneidad de la lesión y presencia de invasión vascular.

La TC es capaz de definir no sólo la anatomía normal del hígado y de analizar la posible existencia de lesiones focales, sino también de proporcionar información sobre la naturaleza interna de estas lesiones. Una distinción básica desde el punto de vista morfológico en las neoplasias hepáticas es la presencia de necrosis/hemorragia versus cicatriz/fibrosis dentro del tumor. La TC puede ser muy útil en la diferenciación de estas dos formas: lesiones hemorrágicas versus lesiones fibróticas.

Los tumores hemorrágico necróticos aparecerán heterogéneos desde el punto de vista de la TC con zonas de marcada disminución de la densidad en relación con los fenómenos de necrosis licuefactiva, existiendo a veces también zonas de densidad aumentada en relación con los fenómenos hemorrágicos recientes. Estas masas hemorrágicas en el adulto incluyen el carcinoma hepatocelular, angiosarcoma, hemangioma y carcinoma hepatocelular. En el otro extremo, los tumores que frecuentemente presentan fibrosis o cicatrices en su seno son el carcinoma fibrolamelar, la hiperplasia nodular focal, el colangiocarcinoma intrahepático y el hemangioma (Tabla 3). Las zonas de fibrosis aparecen en TC como zonas de densidad disminuida que no suelen intensificarse tras la administración del medio de contraste endovenoso, sin embargo la distinción entre fibrosis y necrosis muchas veces no puede llevarse a cabo mediante TC; para establecer esta diferenciación la RM es más útil que la TC.

La RM es útil en la determinación de la naturaleza fibrótica de las zonas hipodensas vistas mediante TC en los tumores hepáticos y por lo tanto es muy útil para determinar si una masa pertenece al grupo de tumores fibróticos o necróticos. La RM también es muy útil en la determinación de la existencia de una cápsula fibrosa que puede circundar al tumor y también en el diagnóstico de la presencia de lesiones satélites dentro del hígado. La técnica es también capaz de determinar la naturaleza grasa de ciertas lesiones (lipoma) y los cambios grasos focales. Mediante la utilización de técnicas especiales (imágenes multi eco ponderadas en T2) es posible establecer criterios de caracterización tisular en ciertos tumores benignos como por ejemplo el hemangioma, diferenciándolo de lesiones metastáticas. Por la capacidad de visualizar las estructuras vasculares, la RM resulta muy

TABLA 2. *Masas hepáticas quísticas*

Congénitas	Inflamatorias	Neoplásicas	Miscelánea
• Quiste simple	• Abceso piogénico	• Metástasis	• Biloma
• Enfermedad poliquística del adulto	• Quiste hidatídico	• Cistoadenoma/Cistoadenocarcinoma biliar	• Pseudoquiste pancreático intrahepático
• Enfermedad de Caroli	• Abceso amibiano	• Carcinoma hepatocelular	• Hematoma
	• Abceso micótico	• Colangiocarcinoma	• Peliosis hepática
		• Teratoma	• Infarto
		• Adenoma hepatocelular	

TABLA 3. *Naturaleza interna de las neoplasias hepáticas (masas hemorrágicas versus tumores fibrosos)*

Tumores hemorrágicos	Tumores fibrosos
• Carcinoma hepatocelular	• Carcinoma fibrolamelar
• Angiosarcoma	• Hiperplasia nodular focal
• Hemangioma	• Colangiocarcinoma intrahepático
• Adenoma hepatocelular	• Hemangioma

útil para determinar la invasión de las mismas, que es uno de los hallazgos característicos del carcinoma hepatocelular. La utilización de contrastes, bien sean paramagnéticos (gadolinio u óxido de hierro superparamagnético), incrementa las posibilidades de la técnica en la detección y diagnóstico de los tumores hepáticos.

Las metástasis no son las únicas lesiones focales múltiples que pueden verse en el hígado. El carcinoma hepatocelular en su forma multifocal o nodular también puede ser múltiple, así como también el colangiocarcinoma intrahepático (20% de los casos), el angiosarcoma, la hiperplasia nodular regenerativa y el hemangioma, hasta en un 10% de los casos. El linfoma en su forma focal también puede ser múltiple.

La decisión más importante que debe de hacer el radiólogo es determinar si una lesión focal es quirúrgica o no (Tabla 4). En el adulto, los 2 tumores primarios hepáticos no quirúrgicos de mayor frecuencia son el hemangioma y la hiperplasia nodular focal. Otras lesiones ocupantes de espacio no neoplásicos tales como zonas de transformación grasa, abscesos y quistes son lesiones no quirúrgicas. El resto de las neoplasias primarias del hígado son lesiones potencialmente quirúrgicas, si son resecables.

Por lo tanto, la misión más importante del radiólogo es determinar, por una parte, si la masa hepática es un hemangioma o una hiperplasia nodular focal y, en el caso de que no lo sea, si la masa hepática es resecable o no. Las metástasis, el carcinoma hepatocelular, el carcinoma fibrolamelar, el colangiocarcinoma intrahepático, el angiosarcoma y adenoma hepatocelular son todas ellas lesiones quirúrgicas en el adulto.

En el niño, el hepatoblastoma, el sarcoma embrionario indiferenciado, el carcinoma hepatocelular y el hamartoma mesenquimal son todas lesiones quirúrgicas. El hemangioendotelioma infantil no requiere cirugía si el paciente puede sobrevivir y por lo tanto esperar hasta que el tumor retrograde espontáneamente.

Desde el punto de vista diagnóstico, debemos también considerar las posibilidades de la biopsia percutánea guiada por una u otra técnica de formación de imagen, generalmente US o TC, que puede ser muy útil para definir aquellos tumores que no tengan un aspecto radiológico característico.

En general, no hay hallazgos radiológicos característicos que permitan establecer un diagnóstico radiológico específico en cada uno de los diferentes tumores del hígado. Sin

TABLA 4. *Lesiones no quirúrgicas en adultos*

Hiperplasia nodular focal
Hemangioma
Quiste
Cambios grasos
Absceso

embargo, el análisis cuidadoso de los criterios semiológicos aportados por las diferentes modalidades de formación de imagen y la correlación con los datos clínicos puede, en muchos pacientes, sugerir un correcto diagnóstico preoperatorio.

REFERENCIAS

1. Craig JR, Peters RL, Edmondson HA. Tumors of the liver and intrahepatic bile ducts. En: *Atlas of tumor pathology,* Fasc 26, ser 2. Washington, DC: Armed Forces Institute of Pathology, 1989.
2. Honda H, Onitsuka H, Murakami J et al. Characteristic findings of hepatocellular carcinoma: an evaluation with comparative study of US, CT and MRI. *Gastrointest Radiol* 1992;17:245–249.
3. Freeny PC, Baron RL, Teeley SA. Hepatocellular carcinoma: reduced frequency of typical findings with dynamic contrast enhanced CT in a non-Asian population. *Radiology* 1992;182:143–148.
4. Muramatsu Y, Takayasuk, Moiyama N et al. Peripheral low-density area of hepatic tumors: CT–pathologic correlation. *Radiology* 1986; 160:49–52.
5. Itai Y, Furui S, Ohtomo K et al. Dynamic CT features of arterioportal shunts in hepatocellular carcinoma. *AJR* 1994;163:857–862.
6. Kanematsu M, Imaeda T, Yamawaki Y et al. Rupture of hepatocellular carcinoma: predictive value of CT findings. *AJR* 1992;158:1247–1250.
7. Desantis M, Romagnoli R, Cristani A et al. MRI of small hepatocellular carcinoma: comparison with US, CT, DSA and Lipiodol-CT. *J Comput Assist Tomogr* 1992;16:189–197.
8. Kadoya M, Matsui O, Takashima T et al. Hepatocellular carcinoma: correlation of MR imaging and histopathologic findings. *Radiology* 1992;183:819–825.
9. Inoue E, Kuroda C, Fujita M et al. MR features of various histologic grades of small hepatocellular carcinoma. *J Comput Assist Tomogr* 1993;17:75–79.
10. Lalonde L, Van Beers B, Jamart J et al. Capsule and mosaic pattern of hepatocellular carcinoma: correlation between CT and MR imaging. *Gastrointest Radiol* 1992;17:241–244.
11. Ros PR, Murphy BJ, Buck JL et al. Encapsulated hepatocellular carcinoma: radiologic findings and pathologic correlation. *Gastrointest Radiol* 1990;15:233–237.
12. Craig JR, Peters RL, Edmondson JL. Fibrolamellar carcinoma of the liver. *Cancer* 1980;46:372–379.
13. Bermant MA, Burnham JA, Sheahan DG. Fibrolamellar carcinoma of the liver: an immunohistochemical study of nineteen cases and a review of the literature. *Hum Pathol* 1988;19:784–794.
14. Renaro V, Merlet C, Hagege H. Fibrolamellar liver cell carcinoma. *Ann Gastroenterol Hepatol* 1992;27:314–321.
15. Friedman AC, Lichtenstein JE, Goodman Z et al. Fibrolamellar hepatocellular carcinoma. *Radiology* 1985;157:583–587.
16. Francis IR, Agha FP, Thompson NW et al. Fibrolamellar hepatocarcinoma: clinical, radiologic and pathologic features. *Gastrointest Radiol* 1986;11:67–72.
17. Shak KG, Glunz PR. Hepatoblastoma and hepatocarcinoma in infancy and childhood. Report of 47 cases. *Cancer* 1967;20:396–422.
18. Weinberg AG, Fineglod MJ. Primary malignant tumors of childhood. *Hum Pathol* 1983;14:512–537.
19. Giacomantonio M, Ein SH, Mancer K et al. Thirty years of experience with pediatric primary malignant liver tumors. *J Pediatr Surg* 1984;19:523–516.
20. Dachman AH, Parker RL, Ros PR et al. Hepatoblastoma: a radiologic-pathologic correlation in 50 cases. *Radiology* 1987;164:15–19.
21. Garber SJ, Donald JJ, Lees WR. Cholangiocarcinoma: ultrasound features and correlation of tumor position and survival. *Abdomin Imaging* 1993;18:66–69.

22. Ros PR, Buck JL, Goodman ZD et al. Intrahepatic cholangio-carcinoma: radiologic-pathologic correlation. *Radiology* 1988;167:689–693.

23. Fan ZM, Yamashita Y, Harada M et al. Intrahepatic cholangio-carcinoma: spin-echo and contrast-enhanced dynamic MR imaging. *AJR* 1993;161:313–317.

24. Hamrick-Turner J, Abbitt PL, Ros PR. Intrahepatic cholangio-carcinoma: MR appearance. *AJR* 1992;158:77–19.

25. Ito Y, Kojiro M, Nakashima T et al. Pathomorphologic characteristics of 102 cases of Thorotrast-related hepatocellular carcinoma, cholangio-carcinoma, and hepatic angiosarcoma. *Cancer* 1988;62:1153–1162.

26. Levy DW, Rindsberg S, Friedman AC et al. Thorotrast-induced hepatosplenic neoplasia: CT identification. *AJR* 1986;146:997–1004.

27. Azodo Mvu, Gutiérrez OH, Greer T. Thorotrast-induced ruptured hepatic angiosarcoma. *Abdomin Imaging* 1993;18:78–81.

28. Buetow PC, Buck JL, Ros PR et al. Malignant vascular tumors of the liver: radiologic-pathologic correlation. *RadioGraphics* 1994;14:153–166.

29. Stocker JT, Ishak KG. Undifferential (embryonal) sarcoma of the liver. Report of 31 cases. *Cancer* 1978;42:336–348.

30. Ros PR, Olmsted WW, Dachman AH et al. Undifferentiated (embryonal) sarcoma and rhabdomyosarcoma of the liver: radiologic-pathologic correlation. *Radiology* 1986;160:141–145.

31. Aeon RL, Freeny PC, Moss AA. The liver. En: Moss AA, Gamsu G, Genant HK, eds. *Computed tomography of the whole body,* 2nd ed. Philadelphia: WB Saunders, 1992;735–822.

32. Bernardino ME, Erwin BC, Steinberg HV et al. Delayed hepatic CT scanning: increased confidence and improved detection of hepatic metastases. *Radiology* 1986;159:71–74.

33. Soyer P, Lacheheb D, Levesque M. False-positive CT portography: correlation with pathologic findings. *AJR* 1993;160:285–289.

34. Soyer P, Levesque M, Caudron C et al. MRI of liver metastases from colorectal cancer vs. CT during arterial portography. *J Comput Assist Tomogr* 1993;17:67–74.

35. Dodd GD III, Baron RL. Investigation of contrast enhancement in CT of the liver: the need for improved methods. *AJR* 1993;160:643–646.

36. Viscomi GN, González R, Taylor KJW. Histopathological correlation of ultrasound appearances of liver metastases. *J Clin Gastroenterol* 1981;3:395–399.

37. Marn CS, Bree RL, Silver TM. Ultrasonography of liver: technique and focal and diffuse disease. *Radiol Clin North Am* 1991;29:1151–1170.

38. Thoeni RF. Clinical applications of magnetic resonance imaging of the liver. *Invest Radiol* 1991;26:266–273.

39. Reinig JW. Differentiation of hepatic lesions with MR imaging: the last word? *Radiology* 1991;179:601–602.

40. Outwater E, Tomaszewski JE, Daly JM et al. Hepatic colorectal metastases: correlation of MR imaging and pathologic appearance. *Radiology* 1991;180:327–332.

41. Saini S. Contrast-enhanced MR imaging of the liver. *Radiology* 1992;182:12–14.

42. Ryan J, Straus DJ, Lange C. Primary lymphoma of the liver. *Cancer* 1988;61:370–375.

43. Ohsawa M, Aozasa K, Horiuchi K et al. Malignant lymphoma of the liver. *Dig Dis Sci* 1992;37:1105–1109.

44. Bruneton JN, Schnider M. *Radiology of lymphoma.* New York: Springer-Verlag, 1986.

45. Shirkhoda A, Ros PR, Farah J et al. Lymphoma of the solid abdominal viscera. *Radiol Clin North Am* 1990;28:785–799

Abdomen: Hígado, Bazo, Vías Biliares, Páncreas y Peritoneo, Tomo II.
Editores: M. E. Stoopen, K. Kimura y P. R. Ros.
Lippincott Williams & Wilkins, Philadelphia © 1999.

CAPITULO 7

Lesiones difusas del hígado

Patricio Sepúlveda Seminario, Patricia J. Mergo y Pablo R. Ros

Antes del advenimiento de las actuales técnicas de imágenes que nos permiten realizar cortes en diferentes planos con una muy buena resolución espacial y de contraste, la radiología tenía un pequeño papel en la identificación de las Enfermedades hepáticas difusas (EHD). Actualmente, la Tomografía axial computada (TC) y la Resonancia magnética (RM) nos permiten no solamente la identificación de la EHD, sino que además nos proveen de un medio no invasivo para conocer en un gran porcentaje la extensión de la enfermedad y, en algunas instancias, la etiología que la produjo.

En muchos textos se enumeran listas de enfermedades hepáticas difusas que rápidamente son olvidadas. Consideramos que un factor común en muchas de las EHD lo constituye la presencia de cirrosis, por lo cual nos ha parecido ordenar las etiologías de éstas en cuatro grupos de acuerdo a su mayor o menor relación con la fibrosis hepática. Un primer grupo (Tabla 1), en que se enumeran las causas de EHD íntimamente relacionadas con la cirrosis, ya que todas pueden llevar a fibrosis hepatocelular. Un segundo grupo (Tabla 2), en que se mencionan las causas de EHD que pueden ocurrir con o sin cirrosis y, aunque también están relacionadas, éstas no son agentes directos de fibrosis hepática. Un tercer grupo (Tabla 3 y Fig. 1), en que se enumeran causas de EHD no relacionadas con cirrosis y un cuarto y último grupo (Tabla 4) en que se mencionan causas de EHD que acontecen en hígados predominantemente no cirróticos, como es el compromiso difuso maligno del hígado.

En este capítulo, se analiza en forma breve la etiopatogenia de estas entidades y sus imágenes características, con especial énfasis en las imágenes obtenidas a través de la TC y RM, especialmente en aquellas enfermedades que pueden ser reconocidas y diferenciadas solamente a través de estas imágenes. Ejemplo de esto constituyen la hemocromatosis y el síndrome de Budd–Chiari, cuyos hallazgos imagenológicos son virtualmente patognomónicos.

TABLA 1. *Causas de EHD íntimamente relacionadas con cirrosis*

- Enfermedad hepática alcohólica
- Hepatitis BC,D, NoA–NoB y por citomegalovirus
- Hemocromatosis
- Enfermedad de Wilson
- Síndrome de Budd-Chiari y congestión hepática venosa
- Esquistosomiasis
- Sarcoidosis
- Amiloidosis
- Cirrosis biliar primaria y secundaria
- Enfermedades hereditarias: deficiencia de alfa–1 antitripsina, enfermedades por depósito de glicógeno y tyrosinemia.
- Fármacos: nitrofurantoína, alfa–metil–dopa methotrexato e isoniacida

TABLA 2. *Causas de EHD relacionadas con cirrosis*

Esteatosis hepática
Carcinoma hepatocelular

TABLA 3. *Causas de EHD no relacionadas con cirrosis*

Síndrome de inmunodeficiencia adquirida (SIDA)
Radiación
Infartos múltiples hepáticos (Fig. 1)

Dr. P. Sepúlveda Seminario: Investigador visitante, University of Florida College of Medicine, Radiólogo, Servicio de Diagnóstico por Imágenes, Hospital Naval, Viña del Mar, Chile.

Dra. P.J. Mergo: Profesor Asistente del Departamento de Radiología, University of Florida School of Medicine, Gainesville, FL, USA.

Dr. P.R. Ros: Profesor de Radiología, Harvard Medical School, Jefe Asociado de Radiología, Brigham and Women's Hospital, Boston, MA, USA.

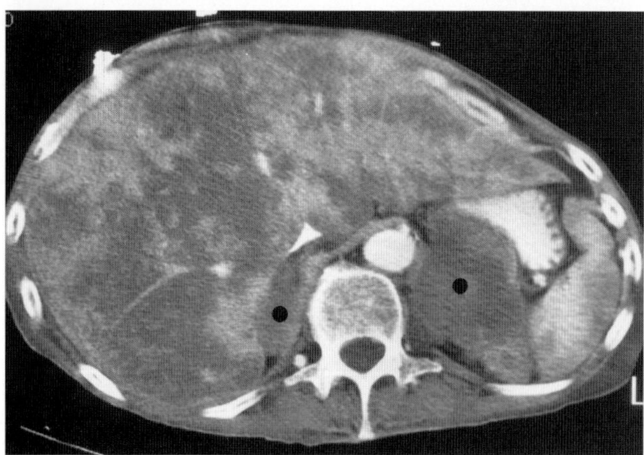

FIG. 1. Infartos hepáticos múltiples. TC con material de contraste en la que se observa una hepatomegalia con múltiples imágenes hipodensas distribuidas en el parénquima hepático y bazo, que representan infartos. Obsérvese además las masas hipodensas en ambas suprarrenales (*puntos*), que representan diseminación secundaria de un tumor primario pulmonar.

TECNICAS DE EXAMEN

Radiografía simple de abdomen

En la evaluación y diagnóstico de las EHD, la radiografía simple de abdomen no tiene un papel importante debido a que la mayoría de las EHD no presentan alteraciones evidentes en esta técnica. Pueden ser evidentes cambios secundarios de enfermedad hepática, tales como la hepatomegalia y ascitis. Solamente en la EHD producida por el depósito de dióxido de thorium (Thorotrast®), se observa el hígado anormal, apreciándose extremadamente denso en la radiografía simple del abdomen. Este hallazgo patognomónico es raro en la actualidad desde que se dejó de utilizar el Thorotrast®.

Medicina nuclear

El estudio de Medicina nuclear (MN) ha sido utilizado con menos frecuencia en la evaluación de las EHD, desde que el laboratorio y los métodos de imágenes obtenidas en cortes realizados en diferentes planos nos han aportado la información necesaria. Los isótopos radioactivos más frecuentemente usados para el estudio de las EHD son el sulfuro coloidal tecnesio 99m (TcSc) y el citrato de galio 67 (67Ga). El TcSc es atrapado en los sinusoides hepáticos y luego captado por las células de Kupffer. El 67Ga es captado preferentemente por las células inflamatorias y neoplásicas del hígado. En las EHD los cambios resultantes son una captación disminuida, la que resulta heterogénea y "parchada". En el

TABLA 4. *Causas de EHD que acontecen en hígado*
predominantemente no cirrótico

Enfermedad hepática metastásica
Linfoma

estudio de pacientes con hepatitis con 67Ga, las áreas con inflamación difusa producen un aumento en la captación, lo que no sucede en el hígado normal. El TcSc es el agente más útil para la evaluación de las EHD que afectan la función del sistema retículoendotelial. A pesar de que la disminución en la captación del radionucleótido puede ser detectada y en muchos casos acompañada por un aumento de la captación dentro de la médula ósea, este hallazgo es completamente inespecífico y puede ser visto en varias entidades tales como cirrosis, hepatitis aguda, esteatosis hepática aguda, amiloidosis y hemocromatosis (1).

Sin embargo, pese a que el mayor rol del TcSc puede ser la detección de las EHD, su falta de especificidad y la capacidad de otras técnicas más sensibles y específicas tales como la Ultrasonografía (US), TC y RM, limitan su papel en la evaluación de esta entidad.

Angiografía

Con el advenimiento de técnicas menos invasivas para la evaluación del flujo arterial, venoso y portal del hígado, el uso de la angiografía en este órgano ha disminuido.

La US Doppler provee en la mayoría de los casos una adecuada evaluación del sistema venoso portal. Cuando se requiere una información adicional, la angiografía por RM puede ser empleada para evaluaciones posteriores.

Actualmente, el rol de la angiografía se ha desplazado más hacia la intervención con la técnica de colocación de catéteres intrahepáticos a través de la vena yugular, creando un corto circuito portosistémico para aliviar la hipertensión portal (en inglés TIPS = Transjugular intrahepatic portosystemic shunt).

Ultrasonografía

La detección de las EHD a través de la US no ha recibido una gran atención en la literatura. En pacientes con hígado esteatósico o cirrótico, la penetración de la onda de ultrasonido puede estar significativamente disminuida en comparación con aquéllos cuyos hígados son normales. Sumado a lo anterior, cambios en el tamaño y forma del hígado y la distribución, tamaño y permeabilidad de los vasos son fácilmente detectados usando los modernos equipos de US Doppler a color.

En la hepatitis aguda, la US puede mostrar hepatomegalia, disminución completa de la ecogenicidad del hígado y una ecogenicidad de las paredes de las ramas de la vena porta. Estos cambios generalmente no son evidentes en la hepatitis crónica, ya que la ecogenicidad del hígado se ha normalizado o ha aumentado, resultando una menor diferencia de ecogenicidad entre el hígado y las paredes de los vasos portales.

En la cirrosis, pueden existir cambios en el tamaño y contornos del hígado. El aspecto típico es el de un hígado pequeño, contraído y de ecogenicidad aumentada, y la transmisión de la onda de ultrasonido a través del órgano puede estar disminuida. En la cirrosis macronodular, puede apreciarse una notable nodularidad del contorno hepático, lo que es menos evidente en la cirrosis micronodular. La evaluación del flujo venoso portal con Doppler a color es un aspecto importante en el examen ultrasonográfico del hígado cirrótico, siendo la trombosis venosa portal, el flujo venoso portal hepatofuga, la presencia de colaterales periportales y cortocircuitos portosistémicos, hallazgos relativamente frecuentes.

Todos los cambios en la ecogenicidad del hígado son inespecíficos, pues se observan también en la esteatosis hepática, hemocromatosis y muchos otros procesos hepáticos difusos.

Tomografía computada

A pesar de que la razón principal para solicitar una TC del hígado es a menudo la evaluación de enfermedades malignas, estas condiciones frecuentemente se presentan con alteraciones en el tamaño, forma o densidad del hígado, que pueden sugerir una EHD. Las características específicas a la TC que se encuentran en procesos tales como la esteatosis hepática, cirrosis, esquistosomiasis y, síndrome de Budd–Chiari, permiten identificar y, en algunas instancias, cuantificar la extensión de la enfermedad. Otras entidades tales como la enfermedad de Wilson, hemocromatosis, enfermedad por depósito de glicógeno, administración previa de Thorotrast y toxicidad por amiodorona o sales de oro, pueden producir un aumento de la densidad hepática que permite la categorización de la enfermedad. Desafortunadamente, a menudo no es posible hacer una mayor diferencia entre estas entidades con la TC. Además, existen otras situaciones en las que los hallazgos por TC de la EHD son completamente inespecíficos o no son detectables. Estas entidades incluyen la enfermedad neoplásica difusa, sarcoidosis, amiloidosis y hepatitis.

Es importante reconocer el aspecto normal del hígado en la TC para poder evaluar posteriormente las alteraciones difusas del parénquima. Esto incluye poder reconocer las características normales de la densidad y el contorno. Cuando se necesita medir la densidad del hígado, ésta debe realizarse sin material de contraste, obteniéndose de esta manera el verdadero coeficiente de atenuación. Las mediciones de la densidad del hígado y del bazo ayudarán posteriormente en la detección de anormalidades hepáticas.

El promedio de la densidad del hígado en una persona adulta ha sido calculado en aproximadamente 27 unidades Hounsfield (UH), con un rango que varía entre las 16 UH a 38 UH (2,3). La explicación más acertada para este amplio margen se debe a que existen diferencias en los tomógrafos, en las técnicas utilizadas (Kv, mA) y en la manera de efectuar las mediciones. La densidad en UH puede también variar con el tamaño de los pacientes; así, aquéllos de mayor tamaño tienen menor promedio en UH, lo que está relacionado con una relativa menor penetración de los fotones en estos pacientes. Además, la cantidad de glicógeno en el hígado contribuye la variación, dependiendo si los pacientes se han alimentado recientemente y en forma más rápida.

El promedio de la densidad en UH del hígado y bazo en 100 pacientes adultos resultó ser el siguiente. Hígado: 24.9±4.6UH (16.7–37.2) y bazo: 21.1±4.1UH (14.8–34.2) (2). La diferencia entre el hígado y el bazo fue de 3.8±2.1 UH (0–9.7), con una densidad del hígado en UH al menos igual o mayor que la del bazo en todos los sujetos. La densidad normal alta del hígado estuvo siempre asociada con una densidad normal alta del bazo y viceversa. El reconocimiento de la relación que existe entre las densidades del hígado y bazo normales es importante cuando uno intenta cuantificar la cantidad de esteatosis o depósito de hierro en el hígado por medio de la TC.

Cuando se evalúan los contornos del hígado por medio de la TC, existen generalmente sólo dos alteraciones en el contorno normal y uniforme de éste. Estos incluyen la protuberancia normal del lóbulo caudado, el que se proyecta entre la vena cava inferior (VCI) y la vena porta, pudiendo extenderse hasta la línea media, y la indentación producida por el ligamento falciforme, que separa los segmentos medial y lateral del lóbulo hepático izquierdo.

En algunas instancias, sólo el reconocimiento de diferencias en el contorno y cambios en la densidad no nos permite una adecuada evaluación de las enfermedades hepáticas. En estos casos, la RM nos ayudará a conocer otras alteraciones adicionales.

Resonancia magnética

La RM es particularmente útil en la evaluación del hígado cirrótico, permitiendo la identificación de las principales causas de cirrosis a través de los cambios característicos en la intensidad de señal. La hemocromatosis es un ejemplo en el cual la etiología de la cirrosis puede ser determinada reconociendo los cambios característicos en la intensidad de señal consistentes con una disminución anormal de la intensidad de la señal que se observa en la secuencia potenciada en T2, secundaria a los efectos paramagnéticos producidos por el depósito de hierro.

Muchos procesos hepáticos difusos producen cambios significativos en la intensidad de la señal en el hígado, los que ocurren fundamentalmente por cambios en los tiempos de relajación de T1 y T2. Estos cambios son mejor apreciados en las secuencias espíneco.

La RM resulta particularmente útil en el hígado con cirrosis, ya que existen diferencias en el tiempo de relajación T2 entre el carcinoma hepatocelular y los nódulos de regeneración y displásicos, lo que permite una evaluación no invasiva de las características del flujo y la circulación colateral.

Desafortunadamente, no ocurre lo mismo en todas las EHD pues no en todas se producen cambios significativos en la intensidad de la señal. Aquellas entidades en las que existe un cambio de intensidad de señal muy pequeño o no significativo, como ocurre en la enfermedad de Wilson, la amiloidosis y sarcoidosis, la biopsia hepática se mantiene como el procedimiento diagnóstico preferido. La RM todavía puede llegar a ser de utilidad en la evaluación de las enfermedades anteriormente mencionadas, cuando cursan con cirrosis y sus posibles complicaciones.

El desarrollo de los equipos de RM y nuevas secuencias de pulsos nos hacen ser optimistas y esperar que en un futuro no muy lejano, podamos hacer el diagnóstico etiológico de muchas de estas entidades sin necesidad de recurrir a una biopsia hepática.

DIAGNOSTICO POR IMAGEN

Esteatosis

La esteatosis puede estar presente siempre que se produzca un aumento en la producción o movilización de ácidos grasos o exista una disminución en la salida de ácidos grasos del hígado, tal como ocurre en el daño hepatocelular. Las causas de esteatosis incluyen la ingesta de alcohol exagerada, obesidad, diabetes mellitus, hepatitis, secundaria a tratamiento con algunos medicamentos tales como los corticoides o quimioterapia, hiperalimentación y el transplante hepático. El daño hepatocelular puede ser causado por un evento agudo aislado, o un proceso crónico, con repetidos episodios de injuria que producen finalmente fibrosis y cirrosis.

Las alteraciones producidas por la esteatosis pueden tener un aspecto muy variado en los estudios por imágenes, incluyendo un patrón de presentación focal (Fig. 2), multifocal (Fig. 3) y difuso (Fig. 4).

El compromiso difuso puede ser tanto uniforme (Fig. 4) o parchado, de distribución "geográfica" y no uniforme (Fig. 5) (4,5). El aspecto de la esteatosis en US es un aumento de la ecogenicidad, con disminución de la transmisión de la onda de ultrasonido a través del parénquima (6), que

mantiene su arquitectura normal. En forma similar, la TC simple muestra áreas de menor densidad, típicamente 10 UH menos que las del bazo y 25 UH menos en comparación con el bazo en el estudio con material de contraste endovenoso (EV) (7,8). En comparación con el hígado normal presenta 4 a 8 UH más que el bazo en la TC simple.

Clásicamente, los vasos transcurren en las áreas de esteatosis sin sufrir alteraciones (Fig. 5). Este es un hecho útil que debe considerarse como valioso, aunque ocasionalmente puede ser imitado por las lesiones malignas (9).

Las alteraciones de la señal de RM (Fig. 2) a menudo no son significativas, aunque cuando están presentes se aprecian mejor en las secuencias con supresión de grasa. Esto puede ser de utilidad para excluir compromiso neoplásico cuando la esteatosis tiene un aspecto poco claro en US y TC.

Cirrosis

Reconocer y comprender las imágenes observadas en la cirrosis es de vital importancia para el diagnóstico adecuado de las EHD, ya que la cirrosis constituye un hallazgo común en muchas de estas entidades. Básicamente la cirrosis es una respuesta crónica a episodios repetidos de daño hepatocelular, caracterizada por episodios cíclicos de alteración y deterioro de la circulación, inflamación, regeneración y fibrosis.

Microscópicamente, la cirrosis puede ser micronodular, macronodular o mixta. La variedad micronodular se observa en pacientes con cirrosis alcohólica (cirrosis de Laennec) y hemocromatosis, presentando nódulos en forma difusa, menores de 3 mm de tamaño, con finos septos fibrosos. Al contrario, la cirrosis macronodular es más comúnmente secundaria a una hepatitis viral y se caracteriza por nódulos mayores de 3 mm, con gruesos septos fibrosos. El resultado final en cada caso es una fibrosis progresiva que puede lle-

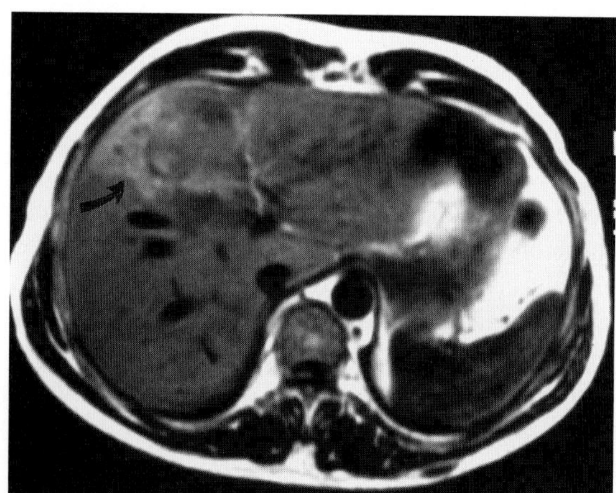

FIG. 2. Esteatosis hepática focal. Imagen axial de RM que corresponde a una secuencia T1 (300/15) spineco (SE) donde se observa una imagen moderadamente hipertensa con respecto al resto del parénquima hepático y de bordes bien definidos (*flecha*) que corresponden a una infiltración grasa focal.

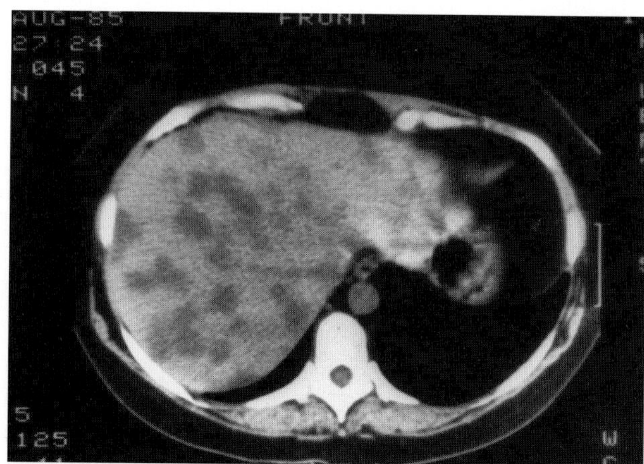

FIG. 3. Esteatosis hepática multifocal. La imagen obtenida en una TC sin material de contraste muestra múltiples imágenes hipodensas, algunas redondeadas, distribuidas en ambos lóbulos hepáticos, de preferencia el derecho, que corresponden a una esteatosis hepática multifocal. Este puede ser el aspecto también de un hígado metastásico.

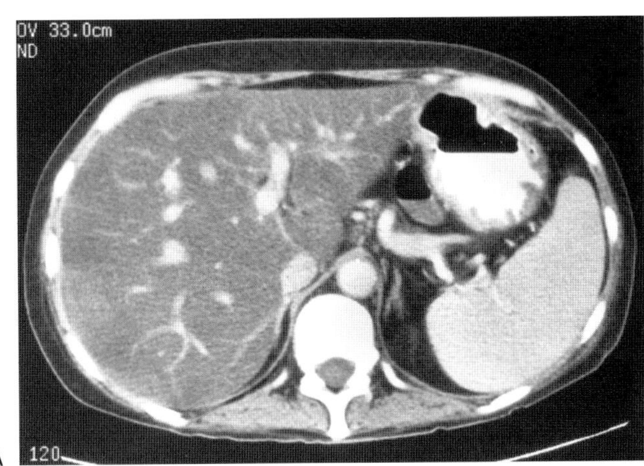 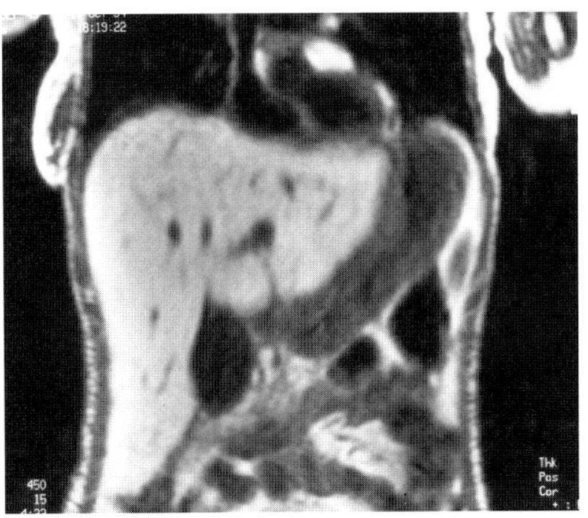

FIG. 4. Esteatosis hepática difusa uniforme. **A:** TC con material de contraste que muestra una hipodensidad difusa del hígado, secundaria a una esteatosis hepática. Nótese cómo se realza la visualización de los vasos y la significativa diferencia de densidad entre el parénquima hepático y el bazo. **B:** En esta imagen de RM que corresponde a una secuencia T1 (450/15) de la misma paciente, se observa un hígado marcadamente hiperintenso, con una intensidad de la señal casi comparable a la grasa del tejido celular subcutáneo.

var a insuficiencia hepática e hipertensión portal, con las complicaciones asociadas tales como ascitis, várices hemorrágicas y carcinoma hepatocelular.

Las imágenes obtenidas a partir de cortes realizados en diferentes planos en el hígado con cirrosis pueden revelar cambios en el tamaño, la configuración de sus contornos y la textura del órgano. Se ha descrito que el lóbulo derecho puede reducir su volumen con un crecimiento de los lóbulos izquierdo y caudado del hígado (Fig. 6). Una relación entre el lóbulo caudado y lóbulo derecho igual o mayor a 0.65 es un hallazgo que presenta un 90% de especificidad para la presencia de cirrosis (10).

Otro signo específico que indica hipertensión portal, es un diámetro de la vena porta mayor a 1.3 cm (Fig. 6). La

subyacente nodularidad del hígado es a menudo difícil de apreciar con la TC o RM, debido al pequeño tamaño de los nódulos de regeneración. Con las actuales técnicas de imágenes, cuando se reconoce la nodularidad en el hígado, este hallazgo es mayormente atribuido a cambios macronodulares. La combinación de la nodularidad y cambios fibróticos pueden resultar en una apariencia en "tachuela" del contorno hepático (Fig. 7).

Además de los nódulos de regeneración y displásicos, el Carcinoma hepatocelular (CHC) puede ocurrir concomitantemente en el hígado cirrótico y dar lugar a un nódulo en el contorno. La identificación de cada una de estas entidades es importante cuando se cree que los nódulos displásicos constituirán una condición premaligna y la presencia de CHC obliga a la extirpación de esta lesión y al eventual transplante hepático.

La RM tiene una gran utilidad en la evaluación del hígado cirrótico, ya que provee una caracterización adicional de las formaciones nodulares (Fig. 7) y provee cierta información fisiológica con respecto a la hipertensión portal.

Los nódulos de regeneración y displásicos producen una señal de baja intensidad en una secuencia potenciada en T2 y en una secuencia eco gradiente, con un pequeño aumento de la intensidad de la señal en una secuencia potenciada en T1 (Fig. 6 y 7). Estos cambios de señal son secundarios a la acumulación de hierro y hemosiderina dentro de los nódulos. El CHC se distingue por un aumento en la intensidad de la señal en una secuencia potenciada en T2 (Fig. 7).

En general, la intensidad de la señal del resto del parénquima no difiere de la del hígado normal. Adicionalmente, la angiografía por RM nos provee de una información útil en lo que respecta a la presencia o no de trombosis en la vena porta y de flujo en las colaterales de los cortos circuitos portosistémicos (Fig. 17). Estos hallazgos han mostrado tener

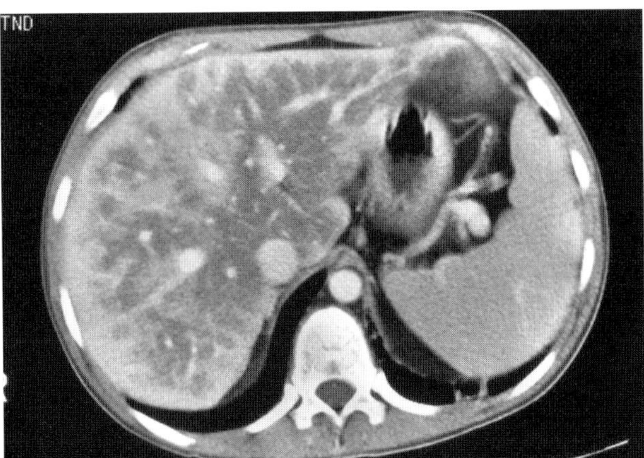

FIG. 5. Esteatosis hepática difusa no uniforme. TC con material de contraste que muestra una disminución difusa y parchada o no uniforme de la densidad del hígado. Nótese que el trayecto y el calibre de los vasos en el parénquima hepático están respetados.

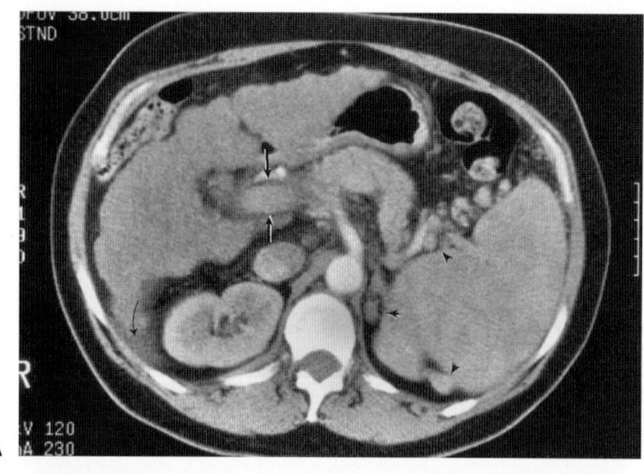

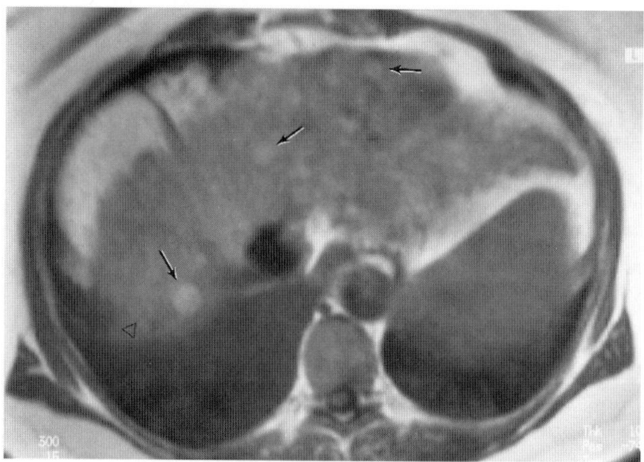

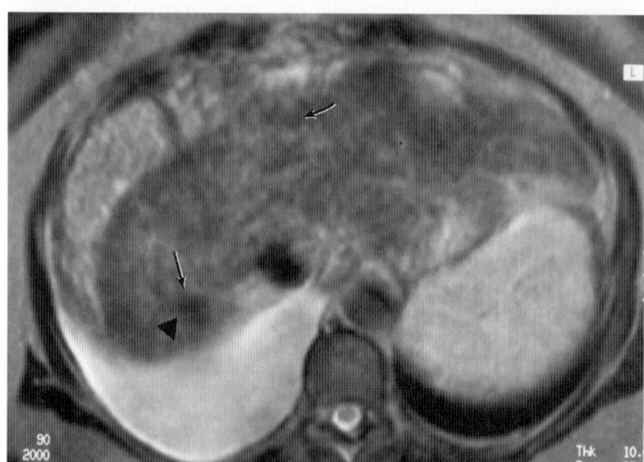

FIG. 6. Cirrosis hepática. **A:** TC con material de contraste en la que se observa un hígado de contorno irregular, un lóbulo hepático derecho atrófico, un aumento del diámetro de la vena porta (*flechas*), esplenomegalia, colaterales porto-sistémicas (*cabezas de flechas*), pequeña ascitis (*flecha curva*) e interposición del colon entre el hígado y la pared abdominal, secundario a la atrofia del lóbulo hepático derecho. **B:** Imagen de RM, secuencia T1 (300/15) de la misma paciente obtenida 10 días más tarde en la que se demuestran claramente algunas imágenes nodulares moderadamente hiperintensas distribuidas en ambos lóbulos (*flechas*) y que corresponden a nódulos de regeneración o displásicos. **C:** Los nódulos se observan hipointensos (*flechas*) en una secuencia T2 (2000/90). Nótese, además, el aspecto heterogéneo del parénquima hepático secundario a la fibrosis y el derrame pleural (*cabeza de flecha*).

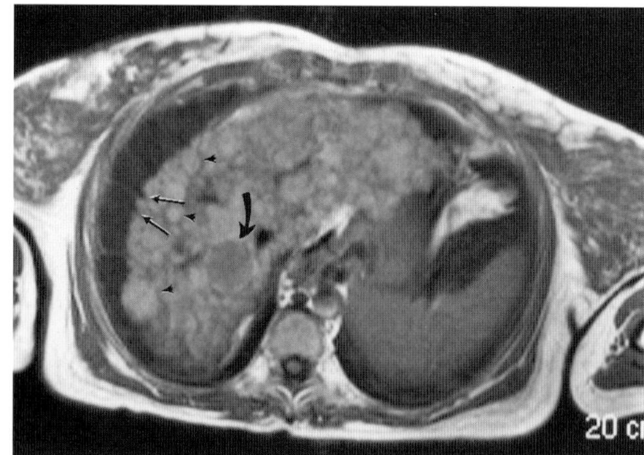

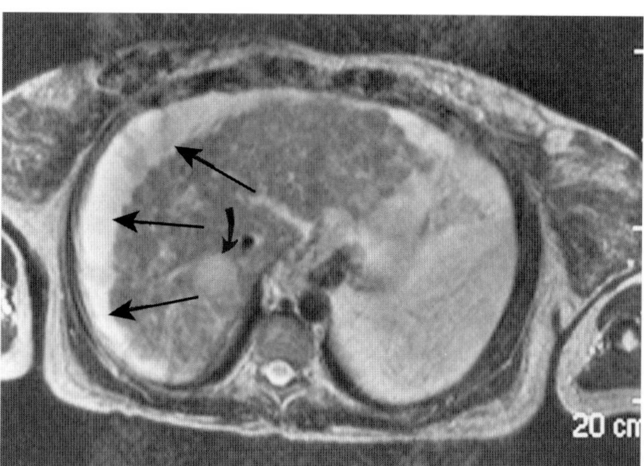

FIG. 7. Hígado cirrótico con nódulos de regeneración y displásicos y CHC. **A:** Imagen de RM de una secuencia T1 (300/15) donde se observa un hígado de contorno irregular con imágenes con aspecto de "tachuelas" (*flechas*) y una marcada nodularidad, apreciándose nódulos de diferentes tamaños, la mayoría iso o un poco hiperintensos que corresponden a nódulos de regeneración o displásicos (*cabezas de flechas*) y uno de mayor tamaño hipointenso (*flecha curva*). Nótese que en esta secuencia T1 la ascitis se observa hipointensa. **B:** En esta secuencia T2 (2000/90), en la que la ascitis se observa hiperintensa (*flechas*), sobresale un nódulo moderadamente hiperintenso (*flecha curva*) que en la secuencia anterior es significativamente hipointenso y que resultó ser un CHC.

buena correlación con los encontrados con el Doppler a color (11).

El examen ultrasonográfico es de gran utilidad, ya que es un medio más económico para la evaluación del flujo venoso portal, que además permite observar todas las alteraciones antes mencionadas, tales como el crecimiento del lóbulo hepático izquierdo y caudado y de una atrofia del lóbulo derecho. Sin embargo, el aumento difuso y heterogéneo en la ecogenicidad del hígado cirrótico puede hacer difícil la detección de pequeñas lesiones hepáticas, por lo que a menudo se requerirá de una evaluación adicional con RM.

Otros signos que se asocian a la enfermedad hepatocelular y que son demostrados en varias modalidades diagnósticas incluyen la esplenomegalia, resultando cuando es muy acentuada en el signo del "beso hepato–esplénico", ensanchamiento del ligamento falciforme, interposición del colon, ascitis y edema del intestino delgado, secundarios a la hipoproteinemia e hipertensión portal.

Por lo tanto, el diagnóstico de la cirrosis hepática a través de imágenes obtenidas en cortes realizados en diferentes planos, requiere conocer los cambios en el tamaño, forma y textura del hígado, asociados a los signos secundarios de hipertensión portal y disfunción hepatocelular. Una vez que el diagnóstico de cirrosis es sugerido, la etiología de cualquier lesión focal debe ser evaluada adicionalmente. La RM es la más útil en este aspecto, permitiendo la diferenciación entre nódulos de regeneración y displásicos del CHC, hipointensos e hiperintenso en T2 respectivamente (Fig. 7). Otras etiologías de lesiones focales hiperintensas en T2 tales como las metástasis o los hemangiomas no son consideradas usualmente en la esfera de los hallazgos imagenológicos de la cirrosis, ya que éstos no ocurren generalmente en esta patología.

Hepatitis

El término hepatitis se utiliza en general para describir la inflamación aguda o crónica del hígado. Habitualmente, se refiere a la hepatitis producida por un pequeño grupo de virus; sin embargo, esta alteración puede ocasionarse por otras causas tales como infecciones por bacterias u hongos, ricketsias, o secundaria a la inhalación, ingesta o administración parenteral de muchos agentes tales como el alcohol, acetaminofeno, tetracloruro de carbono, halotano, isoniacida y medicamentos como clorpromacina, anticonceptivos orales, alfa metil-dopa, methotrexato, azathiopina, 6 mercaptopurina y otros.

En US existe una adecuada correlación entre la magnitud clínica e histológica de la enfermedad y puede observarse desde un hígado sin alteraciones significativas hasta hallazgos muy evidentes. Con frecuencia existe hepatoesplenomegalia. Cuando el daño del parénquima es intenso, la ecogenicidad disminuye y las paredes de la vena porta se observan más brillantes que lo habitual. También puede existir un engrosamiento de la pared vesicular, lo cual debe tenerse presente, ya que uno de los objetivos de la US en los cuadros de hepatitis es descartar una obstrucción de la vía biliar.

El rol fundamental de la TC en pacientes con hepatitis es excluir la existencia de masas focales o CHC que pueden pasar desapercibidas al US en pacientes con enfermedad hepática crónica que tienen un hígado ecogénico. Los signos de la hepatitis aguda en la TC son a menudo inespecíficos, siendo los más frecuentes hepatomegalia, engrosamiento de la pared vesicular e hipodensidad periportal (Fig. 8). Esta se debe a la presencia de una pequeña cantidad de edema periportal, que también puede verse en pacientes con SIDA, traumatismos, neoplasias, rechazo de trasplante hepático y en las cardiopatías congestivas.

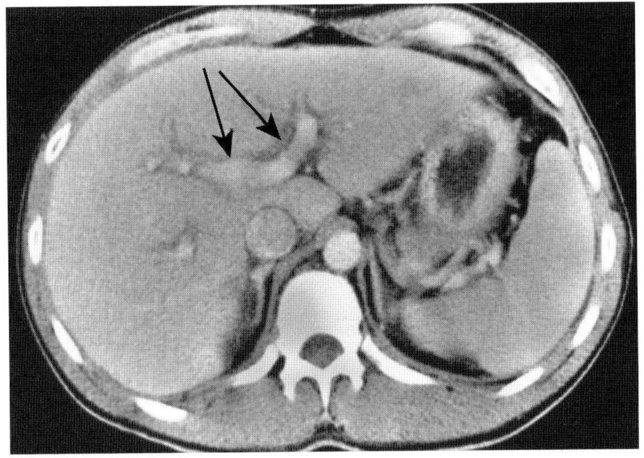
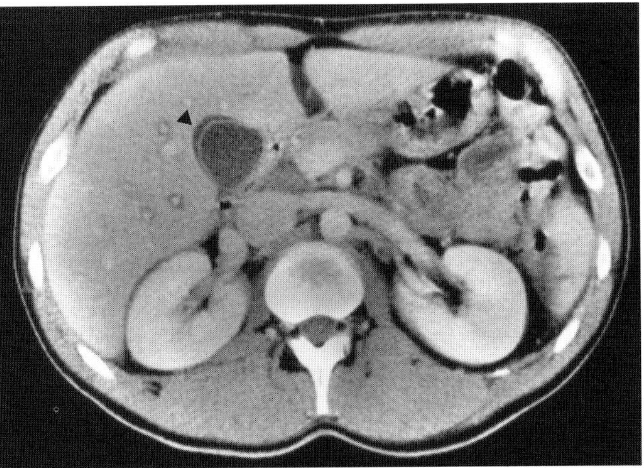

A

B

FIG. 8. Hepatitis. **A:** TC con material de contraste que muestra imágenes hipodensas portales (*flechas*). **B:** Alrededor de la pared vesicular (*cabeza de flecha*) que representan pequeña cantidad de edema a estos niveles. Este hallazgo es inespecífico y puede ser observado en otras patologías.

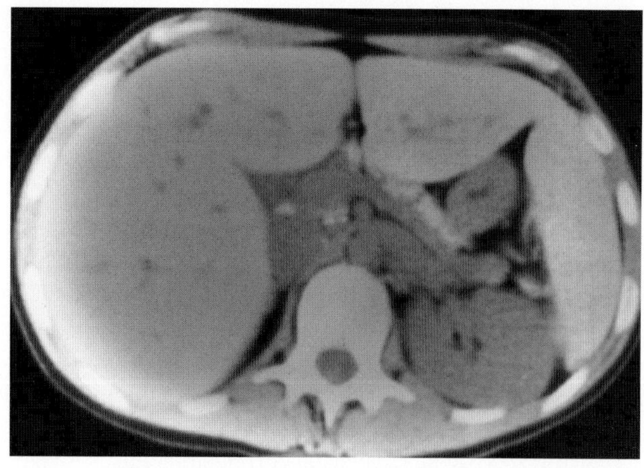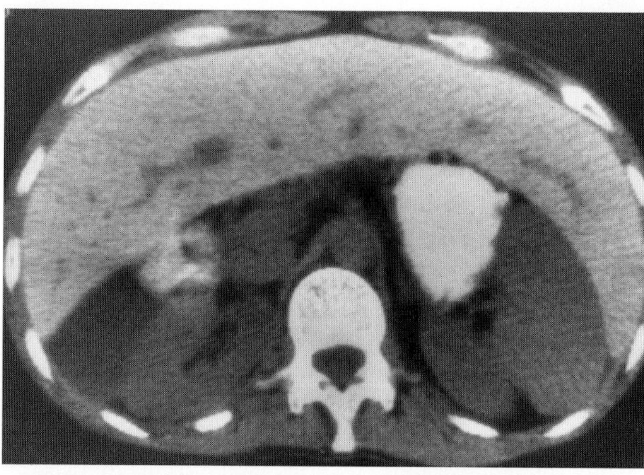

FIG. 9. Hemocromatosis. **A:** TC sin material de contraste de una paciente que recibió múltiples transfusiones que muestran un marcado aumento de la densidad del hígado secundario al depósito de hierro. Obsérvese, además, que también existe un aumento de la densidad del bazo por ser también un órgano del sistema reticuloendotelial. **B:** TC sin material de contraste de otro paciente en que se observa un importante aumento de la densidad del parénquima hepático también secundario al depósito de hierro. Obsérvese, además, el coeficiente de atenuación o densidad normal del bazo y vasos hepáticos. Se aprecia también una marcada hipertrofia del lóbulo hepático izquierdo.

En pacientes con hepatitis crónica activa pueden encontrarse linfonodos a nivel de la *porta hepatis*, ligamento gastrohepático y retroperitoneo en el 65%, pudiendo representar la única anormalidad por TC en sujetos con severa disfunción hepática (12).

La RM juega un pequeño rol en los pacientes con hepatitis y su finalidad consiste en descartar masas o aclarar anormalidades encontradas con otras técnicas de imagen. Un aspecto interesante de la TC y la RM, es el que ocurre en la caracterización de la necrosis hepática y nódulos de regeneración secundarios a una hepatitis fulminante. En un trabajo publicado recientemente (13), se observan hallazgos diferentes a los citados con anterioridad, por lo que se estima que trabajos futuros con mayor número de pacientes permitirán caracterizar mejor estas lesiones.

Hemocromatosis

El término hemocromatosis se refiere a la alteración producida por la sobrecarga de hierro, pudiendo ser primaria o secundaria. La hemocromatosis primaria es una alteración hereditaria, autosómica recesiva, que afecta a los hombres 10 veces más que a las mujeres. El aumento de la absorción intestinal de hierro con un depósito excesivo en el hígado, páncreas y miocardio, como así también en las glándulas endocrinas, articulaciones y piel es característico. Las manifestaciones clínicas incluyen la clásica tríada de enfermedad hepática, hiperpigmentación y diabetes mellitus, como así también insuficiencia cardíaca y arritmias, alopecia y artropatías de las pequeñas articulaciones de las manos.

La hemocromatosis secundaria resulta en un depósito de hierro en el sistema retículoendotelial, sin un compromiso adicinal de otros órganos. Esto ocurre en pacientes que re-quieren transfusiones repetidas de sangre, en personas con una alta ingesta de hierro y en pacientes con una enfermedad hepática subyacente tal como cirrosis o corto circuito portocava. En ambas formas, tanto primaria como secundaria, cuando ocurre la cirrosis, los pacientes aumentan el riesgo de desarrollar un CHC o colangiocarcinoma.

Los hallazgos de depósito de hierro en la TC son característicos, resultando patognomónicos en la RM. Adicionalmente la RM permite distinguir y la hemocromatosis primaria o hereditaria y la secundaria, demostrando en la primera cambios en la intensidad de la señal en otros órganos comprometidos, tales como páncreas y miocardio, y permite una mejor evaluación del flujo venoso portal y de la presencia o no de CHC.

En la TC, el aumento del depósito de hierro resulta en un aumento secundario de la densidad hepática al alto número atómico de éste, con una densidad del parénquima que varía típicamente entre los 75 a 130 UH (Fig. 9). La TC de energía dual ha sido utilizada para cuantificar el depósito exacto de hierro presente (14); sin embargo, no es un examen rutinario para la evaluación en muchas instituciones.

Los hallazgos característicos en la RM consisten en una marcada disminución de la intensidad de la señal en una secuencia T2, secundario a los efectos paramagnéticos del hierro (Fig. 10) (15). Esto constituye virtualmente un hallazgo patognomónico ante la ausencia de la administración de un medio de contraste paramagnético. En la hemocromatosis primaria o hereditaria, se observa un hallazgo similar de disminución de la intensidad de la señal a nivel del miocardio, páncreas y otras glándulas endocrinas (15,16).

Una imagen hiperintensa en una secuencia T2 con baja intensidad de señal circundante, sugiere el desarrollo de un CHC (Fig. 10). En la TC se verán lesiones de baja densidad

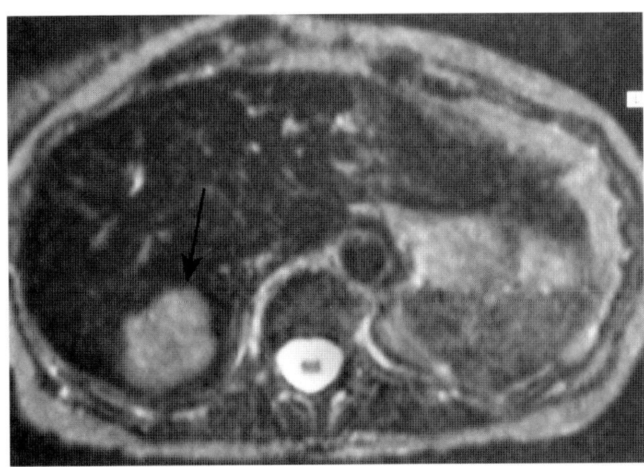

FIG. 10. Hemocromatosis, cirrosis y carcinoma hepatocelular. Imagen de RM de una secuencia T2 (2700/160) en la que se observa una acentuada disminución de la intensidad de la señal en el hígado, secundaria al depósito de hierro. Se observa además una hipertrofia del lóbulo hepático izquierdo y moderada del caudado y cierta irregularidad del contorno hepático, los que son indicativos de cirrosis. Además, en el lóbulo hepático derecho se observa una imagen nodular hiperintensa (*flecha*), de bordes bien definidos, altamente sugerente de carcinoma hepatocelular, el que fue comprobado con anatomía patológica.

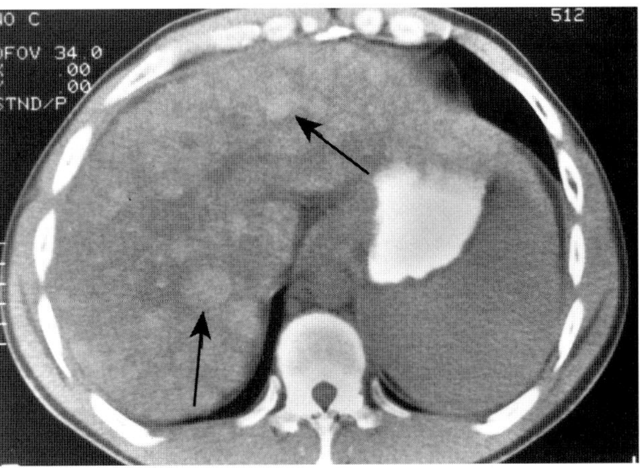

FIG. 11. Enfermedad de Wilson. TC sin material de contraste donde se observan múltiples imágenes nodulares de discreta mayor densidad (*flechas*), que representan cambios cirróticos secundarios al depósito de cobre. Obsérvese además la hipertrofia del lóbulo hepático izquierdo y la esplenomegalia.

en el hígado con un alto coeficiente de atenuación o hiperdenso.

La US es la modalidad menos útil para la evaluación de la hemocromatosis, ya que el depósito de hierro no altera en forma específica la ecogenicidad del hígado a pesar de que ésta pueda modificarse secundariamente cuando se desarrolle una cirrosis.

Enfermedad de Wilson

La enfermedad de Wilson es una alteración autosómica recesiva del metabolismo del cobre, en la que se acumulan en el hígado, cerebro y córnea grandes cantidades de este elemento (17); un hallazgo clínico de este hecho, es la formación de anillos de Kayser–Flischer. El cobre se deposita a lo largo de los sinusoides hepáticos y en las regiones periportales, provocando una reacción inflamatoria, cambios grasos y eventualmente cirrosis.

El depósito de cobre resulta en un aumento difuso en la densidad del hígado en la TC debido al alto número atómico de este metal (18). Este hallazgo es variable, ya que el cambio de densidad puede ser compensado por una disminución en el coeficiente de atenuación por la esteatosis hepática que se produce en forma concomitante. En la RM no hay alteraciones en la intensidad de la señal, ya que el cobre es un metal no ferromagnético. Sin embargo, tanto la US, la TC y RM pueden ser útiles para la demostración de la cirrosis en la enfermedad avanzada, siendo la TC la mejor modalidad de imagen para demostrar la enfermedad de Wilson (Fig. 11).

Síndrome de Budd–Chiari

El Síndrome de Budd–Chiari (SBC) es la manifestación clínica que resulta de la obstrucción del flujo venoso hepático (19). Los pacientes pueden presentar ascitis, hepatomegalia, dolor en hipocondrio derecho y en un menor porcentaje esplenomegalia (20). El SBC puede tener una presentación aguda o crónica, presentando ambas formas una intensa congestión centrolobulillar, necrosis hepatocelular y atrofia. La forma aguda es secundaria a la trombosis de la vena cava inferior suprahepática, intrahepática o de las venas hepáticas principales. Esta trombosis puede ser secundaria a estados de hipercoagulabilidad tales como ocurre en la policitemia vera, embarazo y el uso de anticonceptivos orales (21). La trombosis puede ocurrir también debido a una invasión tumoral, principalmente de CHC, carcinoma de células o de las glándulas suprarrenales. En forma adicional, membranas intravasculares o anomalías en la aurícula derecha o vena cava inferior pueden producir una significativa obstrucción del flujo venoso hepático. En la forma crónica del SBC, se produce una fibrosis de las venas intrahepáticas, presumiblemente relacionada con procesos inflamatorios. Aproximadamente en 50% de los pacientes no se encuentra un factor etiológico (20).

Otras alteraciones del flujo venoso hepático presentan manifestaciones clínicas similares como la insuficiencia cardíaca derecha avanzada y enfermedad hepática veno–oclusiva. Esta última resulta de la obliteración de las pequeñas venas hepáticas sublobulillares y centrales (22).

El examen inicial con US Doppler a color tiene gran ventaja en costoefectividad. En la etapa aguda o subaguda, los infartos hemorrágicos pueden ser vistos como áreas hipoecogénicas, en la medida que estas zonas de infarto se

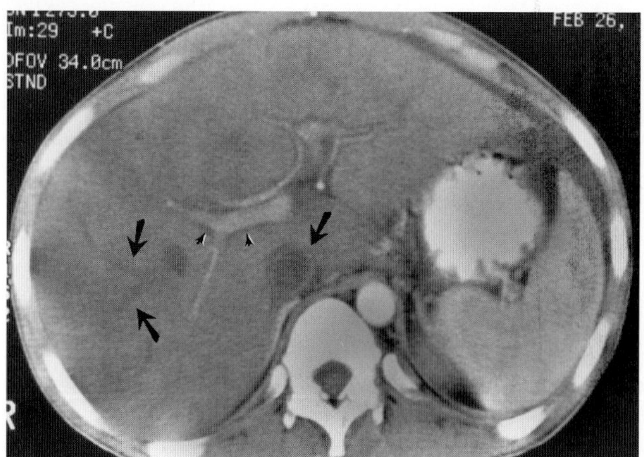

FIG. 12. Síndrome de Budd–Chiari. TC con material de contraste que muestra una hepatomegalia con crecimiento del lóbulo caudado, una densidad heterogénea del hígado, con áreas de disminución de la densidad en la periferia secundarias a la congestión vascular. Nótese el trombo en la vena cava inferior y su extensión a las venas hepáticas (*flechas*) y el edema periportal (*cabezas de flechas*).

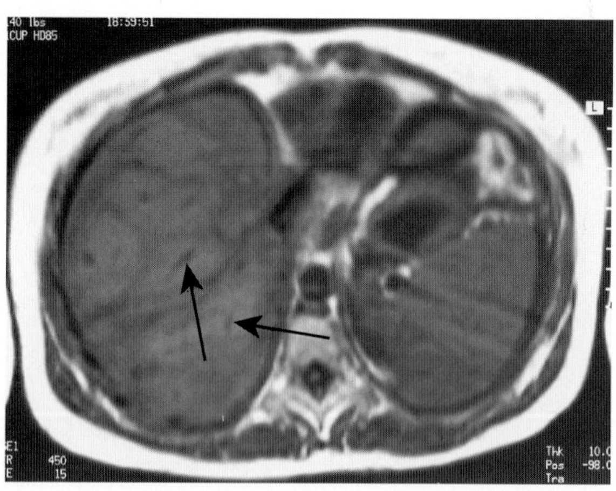

FIG. 13. Síndrome de Budd–Chiari. Imagen de RM de una secuencia T1 (450/15) donde se observan las várices intrahepáticas en forma de coma (*flechas*) y una moderada esplenomegalia.

fibrosan y la ecogenicidad se incrementa. El lóbulo caudado aumenta de tamaño por aumento del flujo a través de éste. En el examen con Doppler puede observarse una estenosis de las venas hepáticas con dilatación proximal, engrosamiento de las paredes, trombosis y presencia de colaterales intrahepáticas (20).

Por otro lado, tanto la TC como la RM presentan imágenes características en el SBC. En la TC son evidentes áreas parchadas de mayor contraste con un retardo en el realce del medio de contraste en la periferia del hígado y alrededor de las venas hepáticas como resultado de la congestión del hígado (Fig. 12). El lóbulo caudado, puede presentar un crecimiento compensatorio debido a que tiene un drenaje independiente con un aumento del realce del medio de contraste. Un hallazgo similar se observa en medicina nuclear con Tc99, que muestra un lóbulo caudado "caliente".

Además de los hallazgos mencionados anteriormente, la RM puede demostrar bien las alteraciones vasculares que se producen en el SBC. En forma característica existen várices intrahepáticas en forma de coma (Fig. 13) que se forman debido a la obstrucción del flujo venoso en la vena cava. Hay disminución en el calibre y no visualización o trombosis de las venas hepáticas y VCI (Fig. 14) (23).

La insuficiencia cardíaca derecha puede mostrar también áreas similares parchadas con el medio de contraste y cambios congestivos en el hígado. Sin embargo y a diferencia

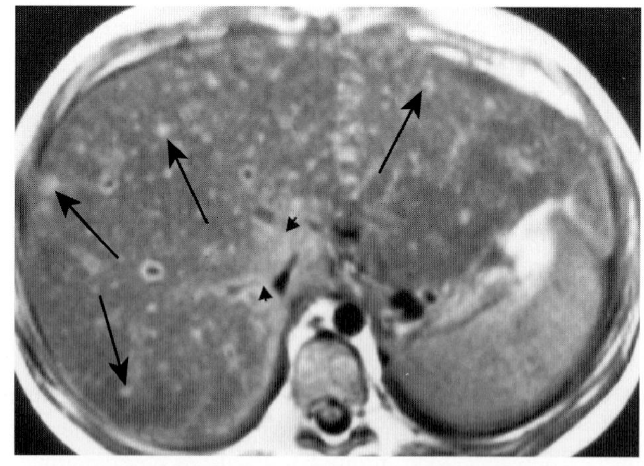

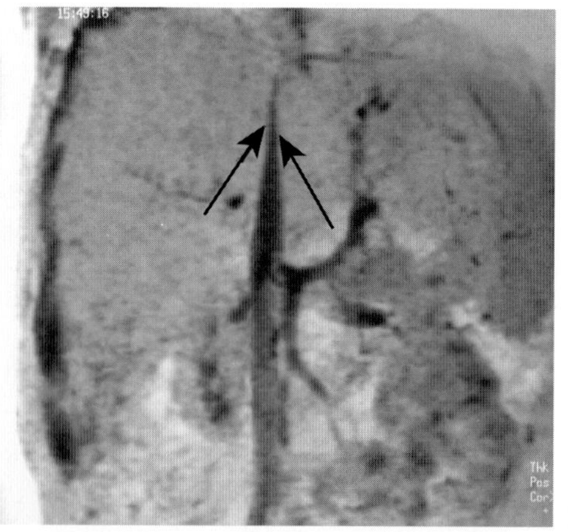

FIG. 14. Síndrome de Budd–Chiari. **A:** Imagen axial de RM de una secuencia T1 (500/15) que muestra múltiples focos hiperintensos en el hígado (*flechas*) que representan várices intrahepáticas. Obsérvese que la luz de las venas hepáticas principales (*cabezas de flechas*) es prácticamente virtual. **B:** Corte coronal de la misma paciente que corresponde a una angiografía por RM (esta secuencia de pulso es una gradiente Tr=39, Te=12, ángulo de inclinación=15°) donde se observa una disminución de calibre de la porción intrahepática de la VCI (*flechas*). Las venas hepáticas no son visibles debido a la obstrucción.

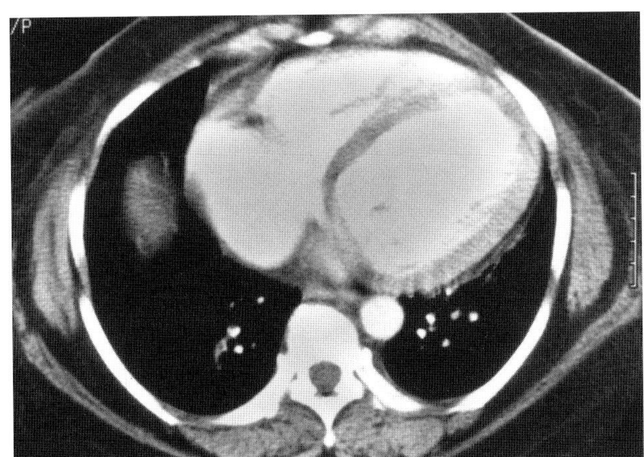

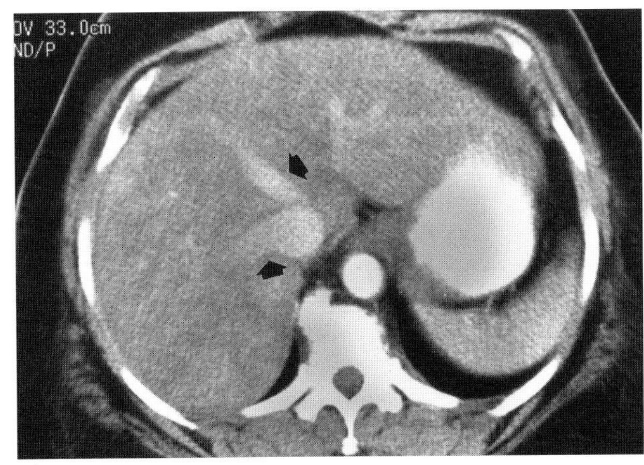

FIG. 15. Congestión hepática. **A:** TC con material de contraste de una paciente de 59 años que muestra una importante cardiomegalia con un gran ventrículo izquierdo y aurícula derecha. **B:** Obsérvese, además, hepatomegalia con una densidad heterogénea del hígado, con áreas de menor densidad como suele verse en el síndrome de Budd–Chiari, pero, a diferencia de este último, la vena cava inferior y las venas hepáticas están permeables y distendidas (*flechas*).

del SBC, las venas hepáticas suelen estar dilatadas y distendidas (Fig. 15).

Esquistosomiasis

Seis especies de esquistosomas utilizan al ser humano como huésped, entre las cuales el *Schistosoma japonicum* y el *Schistosoma mansoni* provocan en forma típica EHD. Las infecciones provocadas por el *S. japonicum* son frecuentes en China, Japón y Filipinas, mientras que las del *S. mansoni* ocurren en Africa y algunos países del Caribe y América Latina. La infección se produce cuando la piel del ser humano se pone en contacto con aguas contaminadas con el parásito, que traspasa la piel y se introduce en el flujo sanguíneo. Después de un período de migración y maduración, el gusano adulto vivo se aparea y coloca sus huevos en las venas mesentéricas. Algunos de los huevos embolizan hacia las ramas terminales de la vena porta, donde desencadenan una reacción granulomatosa, con el resultado final de fibrosis e hipertensión presinusoidal. Los huevos finalmente mueren y pueden calcificar.

Las calcificaciones distróficas producidas por los huevos del *S. japonicum*, se localizan predominantemente en el espacio periportal y a lo largo de la cápsula hepática, dan en la US y la TC un aspecto septado único del hígado llamado "en caparazón de tortuga" (Fig. 16) (24). Por otro lado, la infección por el *S. mansoni* se caracteriza predominantemente por la producción de fibrosis periportal. Esta se observa como un engrosamiento ecogénico periportal en la US y cambios de baja densidad en la TC, que se realzan significativamente después de la administración del medio de contraste endovenoso (25). Además de las imágenes anteriormente mencionadas en la infección de ambas especies, pueden observarse alteraciones debidas a cirrosis y eventualmente el desarrollo de CHC. La RM tiene desventajas en

la evaluación de la esquistosomiasis, ya que no permite una adecuada identificación de las calcificaciones tan características. De lo anterior se desprende que tanto la US como la TC son las mejores modalidades para la evaluación de esta enfermedad.

Sarcoidosis

La sarcoidosis es una enfermedad multisistémica, de etiología desconocida, caracterizada por la presencia de granulomas epitelioides no caseosos que pueden localizarse en cualquier órgano del cuerpo. El diagnóstico se hace muchas

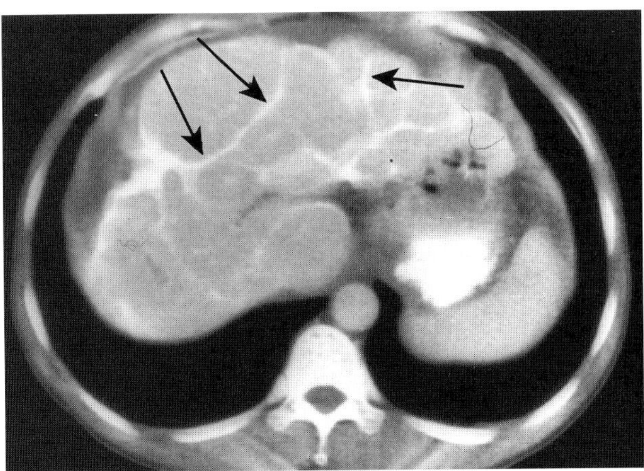

FIG. 16. Esquistosomiasis. TC sin material de contraste donde se observan imágenes lineales calcificadas en el parénquima hepático (*flechas*) que dan un aspecto "en caparazón de tortuga", y que corresponde al aspecto característico de la infección por el *S. japonicum*. Estas imágenes lineales representan calcificaciones de los huevos depositados por el esquistosoma en los espacios periportales y cápsula hepática.

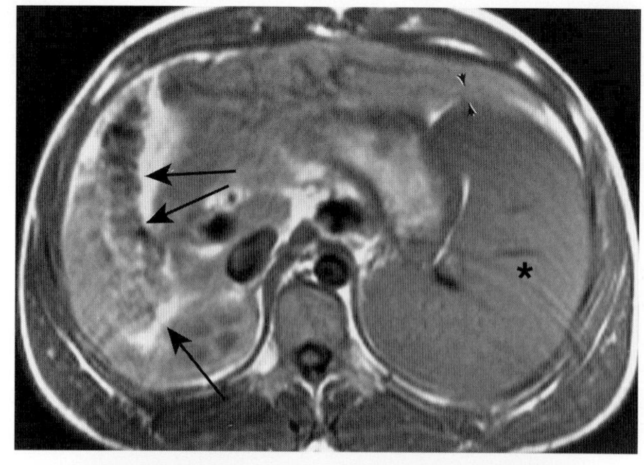

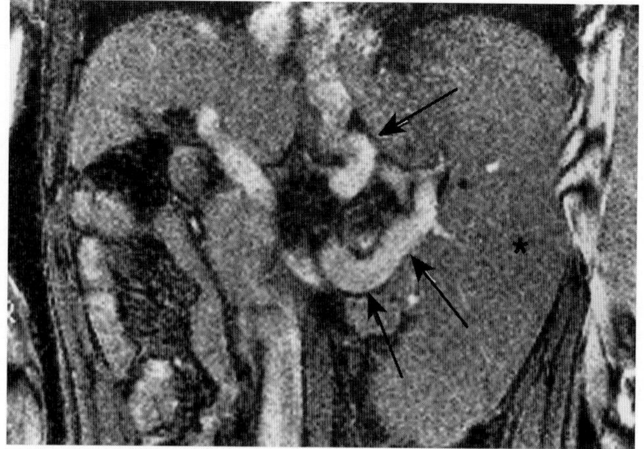

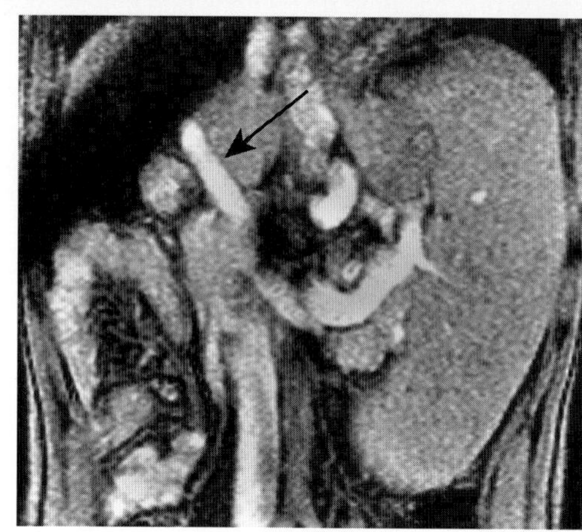

FIG. 17. Sarcoidosis. **A:** En la imagen de RM que corresponde a una secuencia T1 (300/20), se observa un parénquima hepático heterogéneo con cambios fibróticos secundarios a la infiltración granulomatosa por la sarcoidosis. Nótese la interposición del colon (*flechas*). Se observa además una esplenomegalia (*) y el signo del beso entre el hígado y el bazo (*cabezas de flechas*). **B:** Imagen coronal de RM que corresponde a una gradiente de pulso en que se aprecia una grave esplenomegalia (*) e importantes colaterales portosistémicas (*flechas*) secundarias a la hipertensión portal. **C:** En esta imagen posterior con banda de saturación (*banda negra en el borde superior izquierdo*) se demostró flujo hepatofuga en la vena porta (*flecha*).

veces por la exclusión de otras patologías. El pulmón es el órgano más frecuentemente afectado; la sarcoidosis ha sido a menudo citada como la causa más frecuente de granulomas hepáticos (26).

El cambio granulomatoso se manifiesta más en los espacios periportales que en el resto del parénquima, pudiendo llevar finalmente a la hipertensión portal. Lo anterior es un hecho importante, ya que representa una de las pocas instancias en que la hipertensión portal puede ser efectivamente tratada con medicamentos (corticoides). En ausencia de tratamiento, los septos fibrosos formados en los espacios periportales llevan eventualmente a la cirrosis e hipertensión portal irreversible.

Los hallazgos en los métodos de imagen son desafortunadamente inespecíficos e incluyen las alteraciones producidas en la cirrosis y hepatoesplenomegalia (Fig. 17). Los granulomas son generalmente muy pequeños para ser observados en estas modalidades diagnósticas y no producen cambios de intensidad de señal que puedan ser apreciables en la RM.

Amiloidosis

El hígado es el tercer órgano más comúnmente comprometido por la amiloidosis, siendo los riñones y el bazo los órganos más frecuentes afectados por el depósito de las fibras del complejo de proteomucopolisacáridos (27). Las fibras de amiloides se depositan a lo largo de los sinusoides hepáticos, dentro del espacio de Disse, y puede alterarse la arquitectura normal del hígado como resultado del compromiso del parénquima hepático. Inicialmente, se describieron dos formas de amiloidosis, primaria y secundaria, que se distinguían por la presencia de una enfermedad inflamatoria crónica en la forma secundaria.

Actualmente, la amiloidosis se clasifica por la composición bioquímica de las fibras amiloides (28). Sea cual sea la clasificación que se utilice, el compromiso hepático es similar en los diferentes tipos de fibras de amiloides, aunque existen algunas variaciones en cuanto a la extensión del compromiso de los sinusoides hepáticos en las diferentes formas. El depósito masivo de amiloide produce hepatomegalia, demostrable en las diferentes modalidades de estudio por imágenes. Los cambios en la ecogenicidad son variables en US y las alteraciones en la RM no han sido aún bien caracterizadas. En la TC sin material de contraste pueden observarse áreas aisladas de disminución de la densidad en el hígado y bazo, que corresponden a sitios de depósito focal de amiloide. Esto ha sido también demostrado en TC con contraste (29), que es la mejor modalidad de imágenes disponible para la evaluación de la amiloidosis, aunque todavía dista de ser ideal.

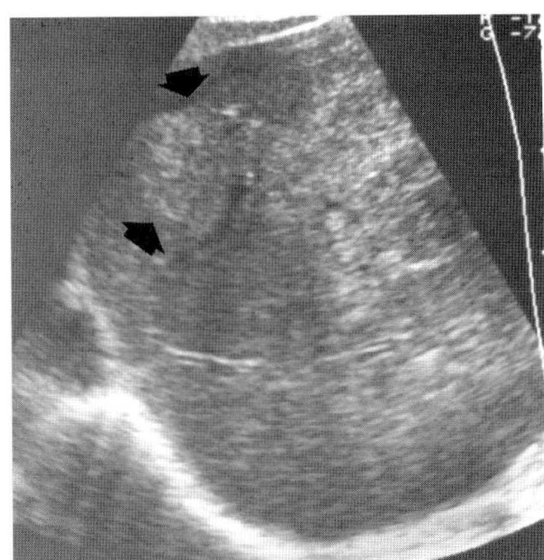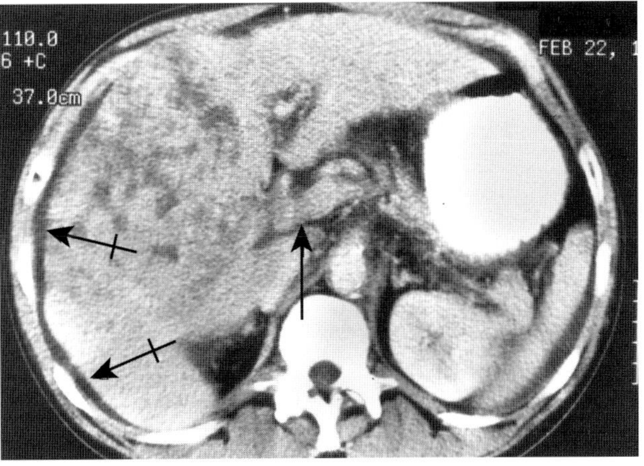

FIG. 18. Carcinoma hepatocelular. **A:** Imagen de US que muestra un aspecto heterogéneo del hígado donde se logra delimitar parcialmente una imagen de mayor ecogenicidad (*flechas*). **B:** En la TC con material de contraste de este mismo paciente, se observan imágenes hipodensas distribuidas en forma difusa, preferentemente en el segmento 8 del lóbulo hepático derecho y en el segmento 4A del izquierdo y que corresponden a un compromiso multifocal por un carcinoma hepatocelular. Nótese que se observa además una trombosis parcial de la vena porta (*flecha*), pequeña hipertrofia del lóbulo hepático izquierdo, contorno irregular del hígado y mínima ascitis (*flechas cruzadas*), lo que ayuda además a plantear el diagnóstico de CHC, que fue corroborado por anatomía patológica.

Carcinoma hepatocelular

El CHC es el tumor primario más frecuente en el hígado. Tiene una alta incidencia en el sudeste asiático ecuatorial y es más raro en el mundo occidental. En el hemisferio occidental, 80 a 90% de los pacientes con CHC tienen cirrosis como enfermedad de base (30). Este tumor puede presentarse bajo tres formas diferentes: como una masa solitaria, como nódulos únicos multifocales o como enfermedad hepática difusa. La forma difusa, que es menos frecuente y se conoce también como cirroticomimética, se caracteriza por pequeños focos de células malignas de localización difusa en el parénquima del hígado, dando un aspecto nodular que simula una cirrosis. Es frecuente la infiltración vascular, siendo común la invasión de la vena porta y sus ramas, y en menor medida, la de las venas hepáticas.

Los focos de CHC aparecen como imágenes hipodensas a la TC (Fig. 18), típicamente con cierto realce al inyectar medio de contraste. La forma cirroticomimética puede producir un contorno lobulado del hígado que puede simular un hígado cirrótico. La infiltración neoplásica produce en cambio una señal hiperintensa en la secuencia potenciada en T2.

La identificación de zonas hipertensas en T2 permite diferenciar focos de CHC de nódulos de regeneración o displásicos, como fue mencionado con anterioridad. La presencia de signos de cirrosis ayuda a diferenciar el CHC de la enfermedad metastásica difusa. La US es menos sensible que la TC y la RM para la detección del CHC.

Enfermedad metastásica

Las metástasis son la causa más frecuente de tumor maligno en el hígado no cirrótico. No es usual que las metástasis ocurran en un hígado con cirrosis debido a que las alteraciones que en ésta produce resultan desfavorables para la siembra metastásica. La TC ha sido la modalidad estándar para la detección de metástasis, informándose en la literatura una sensibilidad que va desde 38 a 96% (31–35). Estas lesiones generalmente son hipodensas en comparación con el hígado normal tanto antes como después de la administración del medio de contraste (Fig. 19). Las metástasis hipervasculares, en cambio, son menos frecuentes y provienen de primarios tales como carcinoma de células renales, carcinoma tiroideo, coriocarcinoma, angiosarcoma,

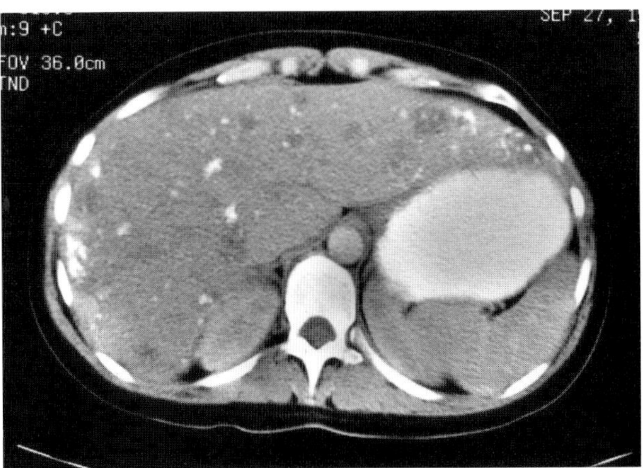

FIG. 19. Metástasis difusas. TC con material de contraste que muestra una moderada hepatomegalia con calcificaciones e imágenes hipodensas distribuidas en el parénquima hepático. Estas calcificaciones aparecieron después del tratamiento con quimioterapia en una paciente portadora de un carcinoma primario del pulmón de células pequeñas.

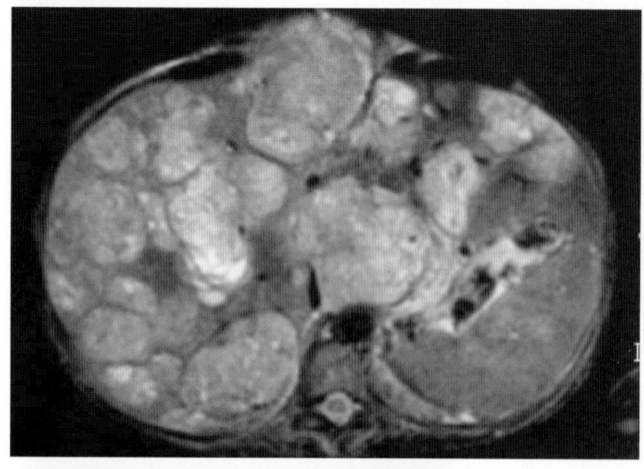
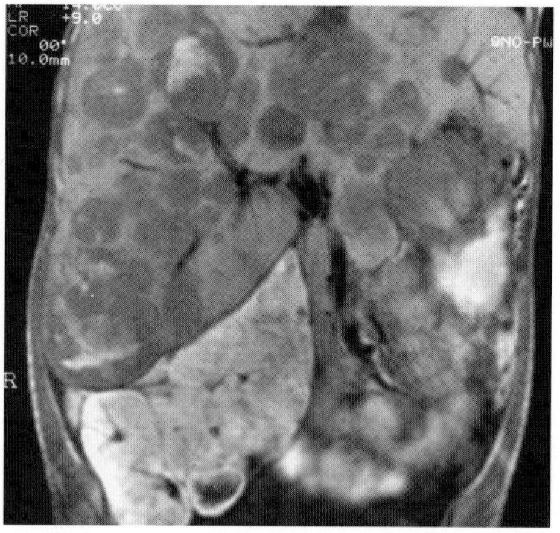
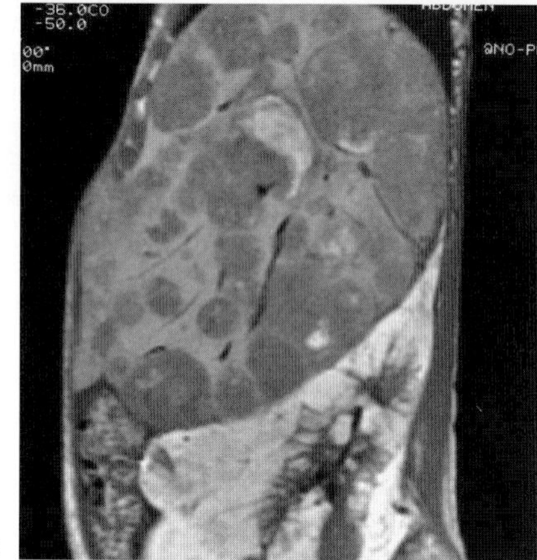

FIG. 20. Metástasis difusas. **A:** Imagen axial del RM de una secuencia densidad protónica (2000/40) que muestra una hepatomegalia con un parénquima hepático completamente reemplazado por nódulos y masas de diferentes tamaños que corresponden a metástasis. **B:** Corte coronal de abdomen T1 (300/15). **C:** Corte sagital del mismo paciente (Cortesía del Dr. Luis H. Ros, Zaragoza, España).

melanoma y tumores neuroendocrinos, realzándose con el medio de contraste en muchas ocasiones tan rápido como el resto del parénquima hepático, lo cual hace difícil su diagnóstico en la TC simple o con material de contraste retardado.

Se ha demostrado que la RM es al menos tan sensible como la TC con material de contraste para la detección de enfermedad metastásica (Fig. 20), en la cual las lesiones aparecen típicamente hiperintensas en una secuencia T2 (31–35). El compromiso difuso del hígado metastásico puede ser particularmente difícil de identificar ya que causa alteraciones muy sutiles en la arquitectura, trama vascular y heterogeneidad del parénquima hepático. La US es menos sensible que la TC y la RM para la detección de metástasis.

Linfoma

El linfoma puede comprometer el parénquima hepático en forma primaria o secundaria. El linfoma primario del hígado es extremedamente raro y se presenta como una masa focal hepática (36). El compromiso secundario, como una manifestación más en la enfermedad sistémica, es mucho más común y puede ser observado tanto en el linfoma de Hodgkin como en el no Hodgkin. Existen tres formas de compromiso hepático que son la presencia de una masa focal, infiltración difusa y una forma mixta de masa focal con infiltración difusa del parénquima.

El compromiso difuso del hígado puede ser difícil de identificar por medio de la US, TC y RM debido a que estas alteraciones no producen cambios significativos en la arquitectura del parénquima hepático.

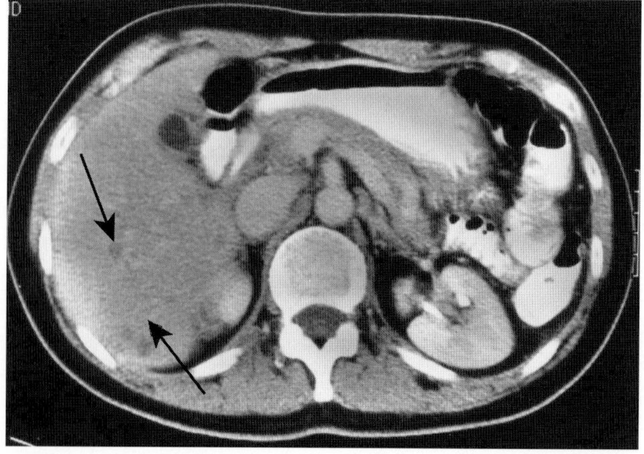

FIG. 21. Linfoma. TC con material de contraste donde se observan algunas pequeñas imágenes hipodensas distribuidas en el lóbulo hepático derecho (*flechas*) y que representan una infiltración difusa por el linfoma.

En la US las lesiones son generalmente hipoecoicas. En la TC pueden observarse imágenes hipodensas que contrastan en forma variable con el medio de contraste (Fig. 21) (37). En la RM pueden verse como focos de mayor intensidad de la señal en una secuencia T2, con una relativa disminución de la intensidad de la señal en T1. La infiltración difusa del hígado puede resultar en un pequeño aumento de la intensidad de la señal del parénquima hepático en una secuencia T2 (38). Entre todas las modalidades de diagnóstico por imágenes anteriormente mencionadas, la TC es en la actualidad, el método de elección para la evaluación del compromiso hepático por el linfoma.

Conclusiones

La radiografía asume un papel cada vez más preponderante en el diagnóstico de las enfermedades hepáticas difusas. La mayoría son causales de cirrosis o se producen con mayor frecuencia en esta entidad, por lo que reconocer los diferentes cambios que acontecen en la fibrosis hepática tiene vital importancia para una adecuada aproximación al estudio de las enfermedades hepáticas difusas.

Los avances logrados en las técnicas de imágenes obtenidas a través de cortes realizados en diferentes planos, particularmente en la RM, permiten conocer alteraciones adicionales en la arquitectura y densidad del parénquima hepático, en estrecha correlación con los cambios anátomopatológicos de la enfermedad.

Mientras todavía algunas entidades no tienen alteraciones específicas, otras sí las presentan. Afortunadamente, algunas de las que ocurren con más frecuencia producen imágenes características. Los nuevos avances que se producen día a día con las diferentes técnicas de imágenes nos permitirán sin duda alguna acercarnos cada vez más al diagnóstico etiológico de la mayoría de las enfermedades hepáticas difusas.

REFERENCIAS

1. Hattner RS, Engelstad BL. Diagnostic imaging and quantitating physiologic function using radionuclide techniques in gastrointestinal disease. En: Sleisenger M, Fortran J, ed. *Gastrointestinal disease,* 3rd ed., Philadelphia: WB Saunders, 1983: chap 101.
2. Piekarski PR, Goldberg HI, Royal SA et al. Difference between liver and spleen CT numbers in the normal adult: its usefulness in predicting the presence of diffuse liver disease. *Radiology* 1980; 137:727–733.
3. Ritchings RT, Pullan BR, Lucas SB. An analysis of the spacial distribution of attenuation values in computed tomographic scans of the liver and spleen. *J Comput Assist Tomogr* 1979;3:361–369.
4. Baker MK, Wenker JC, Cockerill EM et al. Focal fatty infiltration of the liver: diagnostic imaging. *RadioGraphics* 1985;5:923–939.
5. Flournoy JG, Pather JL, Sullivan BM et al. CT appearance of multifocal hepatic steatosis. *J Comput Assist Tomogr* 1984;8:1192–1194.
6. Quinn SF, Gosink BB. Characteristic sonographic signs of hepatic fatty infiltration. *AJR* 1985;145:753–755.
7. Bydder GM, Chapmann RWG, Harry D et al. Computed tomography attenuation values in fatty liver. *Comput Tomogr* 1981;5:33–38.
8. Alpern MB, Lawson TL, Foley DE et al. Focal hepatic mass and fatty infiltration detected by enhanced dynamic CT. *Radiology* 1986;158:45–49.
9. Apicella PL, Mirowitz SA, Weinreb JC. Extension of vessels through hepatic neoplasms: MR and CT findings. *Radiology* 1944;191:135–136.
10. Harbin WP, Robert NJ, Ferrucci JT. Diagnosis of cirrhosis based on regional changes in hepatic morphology: radiological and pathologic analysis. *Radiology* 1980;135:273–279.
11. Kraus BB, Sabatelli FN, Abbitt PL et al. Comparison of MR imaging, CT and US in the evaluation of candidates for transjugular intrahepatic portosystemic shunts. *Radiology* 1993;189:253–257.
12. Gore RM. Diffuse liver disease. En: Gore RM, Levine MS, Laufer I, ed. *Textbook of gastrointestinal radiology.* Philadelphia: WB Saunders, 1994:1968–2027.
13. Murakami T, Beron LR, Peterson SM. Liver necrosis and regeneration necrosis after fulminant hepatitis: pathologic correlation with CT and MRI findings. *Radiology* 1996;198:239–242.
14. Chezmar JL, Nelson RC, Malko JA et al. Hepatic iron overload: diagnosis and quantification by non-invasive imaging. *Gastrointest Radiol* 1990;15:27–31.
15. Stark DD, Mosely ME, Bacon BR et al. Magnetic resonance imaging of hepatic iron overload. *Radiology* 1985;154:137–142.
16. Siegelman ES, Mitchell ME, Rubin R et al. Parenchymal versus reticuloendothelial iron overload in the liver: distinction with MR imaging. *Radiology* 1991;179:361–366.
17. Walshe JM. The liver in Wilson's disease (hepatolenticular degeneration). En: Schiff L, Schiff ER, ed. *Diseases of the liver.* Philadelphia: JB Lippincott, 1982:1037–1050.
18. Dixon AK, Walshe JM. Computed tomography of the liver in Wilson's disease. *J Comput Assist Tomogr* 1984;8:46–48.
19. Mitchell MC, Boitnott JK, Kaufman S et al. Budd-Chiari syndrome: etiology, diagnosis and management. *Medicine* 1982;61:199–218.
20. Withers CE, Wilson SR. The liver. En: Rumak CM, Wilson SR, Charboneau JW, ed. *Diagnostic ultrasound.* St. Louis: Mosby, 1991:45–86.
21. Maddrey WC. Hepatic vein thrombosis in Budd-Chiari syndrome: possible association with the use of oral contraceptives. *Semin Liver Dis* 1987;7:32–39.
22. Rollins BF. Hepatic venoocclusive disease. *Am J Med* 1992;81:297–306.
23. Stark DD, Hahn PF, Trey C. MRI of Budd-Chiari syndrome. *AJR* 1986;146:1141–1148.
24. Monzawa S, Vohiyama G, Ohtomo K et al. *Schistosomiasis japonicum* of the liver: contrast-enhanced CT findings in 113 patients. *AJR* 1993;161:323–327.
25. Fatar S, Bassiony H, Satyanath S. CT of hepatic *Schistosomiasis mansoni. AJR* 1985;145:63–66.
26. Kanel GC, Reynolds TB. Hepatic granulomas. En: Kaplowitz N, ed. *Liver and biliary diseases.* Baltimore: Williams & Wilkins, 1996;455–462.
27. Levine RA. Amyloid disease of the liver. *Am J Med* 1962;33:349–357.
28. Ros PR, Sobin LH. Amyloidosis: the same cat, with different stripes. *Radiology* 1994;190:14–15.
29. Marmolya G, Karlins NL, Petrelli M et al. Unusual computed tomography findings in hepatic amyloidosis. *Clin Imaging* 1990;14:248–250.
30. La Brecque RD. Neoplasias of the liver. En: Kaplowitz N, ed. *Liver and biliary diseases.* Baltimore: Williams and Wilkins, 1996;391–436.
31. Reining JW, Dwyer AJ, Miller DL et al. Liver metastasis detection: comparative sensitivity of MR imaging and CT scanning. *Radiology* 1987;162:43–47.
32. Stark DD, Wittenberg J, Butch RJ et al. Hepatic metastasis: controlled comparison of detection with MR imaging and CT. *Radiology* 1987;265:399–406.
33. Chezmar JL, Rumancik WM, Megibow AJ et al. Liver and abdominal screening in patients with cancer: CT versus MR imaging. *Radiology* 1988;168:43–47.
34. Ferrucci JT, Freeny PC, Stark DD et al. Advances in hepatobiliary radiology. *Radiology* 1988;168:319–338.
35. Heoken JP, Weyman PJ, Lee JK et al. Detection of focal hepatic masses: prospective evaluation with CT, delayed CT, CT during portography, and MR imaging. *Radiology* 1989;171:47–51.
36. Ryan J, Strauss DJ, Lange C et al. Primary lymphoma of the liver. *Cancer* 1988;61:370–375.
37. Zornoza J, Ginaldi S. CT in hepatic lymphoma. *Radiology* 1981;138:405–410.
38. Ros PR, Ros LH, Stoupis C. Liver: diffuse disease. En: Ros PR, Bidgood WD, ed. *Abdominal magnetic resonance imaging.* St. Louis: Mosby, 1993:237–245.

Abdomen: Hígado, Bazo, Vías Biliares, Páncreas y Peritoneo, Tomo II.
Editores: M. E. Stoopen, K. Kimura y P. R. Ros.
Lippincott Williams & Wilkins, Philadelphia © 1999.

CAPITULO 8

Hipertensión portal

Jorge Hernández Ortiz

La hipertensión portal es un síndrome caracterizado por alteraciones hemodinámicas en el territorio venoso esplácnico producidas por la elevación de la presión sanguínea en el árbol portal cuyas consecuencias son: la congestión y dilatación de las tributarias, seguida de la formación de vías de circulación colateral, principalmente hacia el área esofagogástrica donde se formarán várices esofagogástricas. Otras consecuencias de la hipertensión portal son la ascitis, el hiperesplenismo y la encefalopatía hepática.

ANATOMIA

La vena porta se forma de la unión de la vena mesentérica superior y la vena esplénica hacia el borde superior del cuello del páncreas. Su trayecto es ascendente hacia la *porta hepatis* y pasa por detrás de la primera porción del duodeno, desde donde se acompaña por la vía biliar principal y la arteria hepática en su trayecto hacia el hígado. En el hilio hepático se divide en una rama derecha y otra izquierda. A esta última rama se le une un cordón fibroso, remanente de la vena umbilical, que se denomina ligamento redondo, y un segundo cordón fibroso más corto que el ligamento venoso, que se dirige de la vena porta izquierda a la vena hepática. La longitud promedio de la vena porta es de 7 cm y su diámetro promedio de 11 mm (Fig. 1).

La vena mesentérica superior conduce la sangre proveniente del intestino delgado y colon derecho.

La vena esplénica conduce la sangre proveniente del bazo, páncreas y parte del estómago. Desde el hilio esplénico se dirige transversalmente hacia la derecha por detrás del cuerpo y la cabeza del páncreas, hasta unirse con la vena mesentérica superior para formar el tronco de la vena porta.

La vena gástrica izquierda deriva la sangre que proviene de ambas caras del estómago, cursa la curvatura menor y generalmente desemboca en la parte baja de la vena porta.

La vena mesentérica inferior deriva la sangre proveniente del colon izquierdo, tiene una dirección ascendente y desemboca por lo general en la vena esplénica hacia el borde vertebral izquierdo.

La totalidad de la sangre venosa que ingresa al hígado se deriva por las venas suprahepáticas hacia la vena cava inferior (1–3).

Etiología y fisiopatología

Hemodinámicamente, la presión (P) es el resultado de la resistencia (R) por el volumen (V): $P = R \times V$, de donde resulta que el aumento de la resistencia o del volumen, se refleja en incremento de la presión. De esta manera, se señalan dos grandes mecanismos: a) hipertensión portal por aumento del volumen y b) hipertensión portal por aumento de la resistencia.

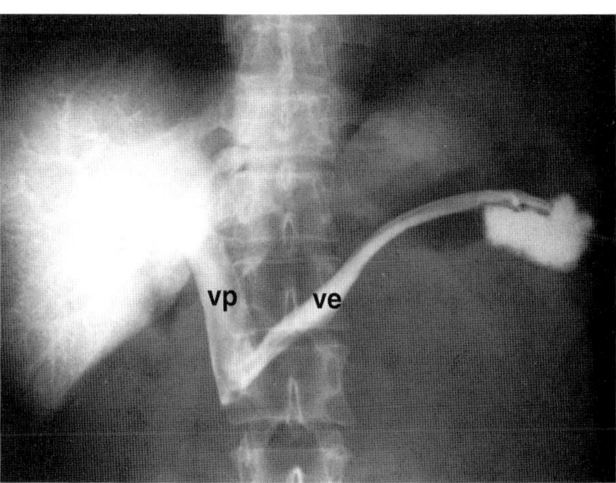

FIG. 1. Sistema esplenoportal normal. (*ve, vena esplénica; vp, vena porta*)

Dr. J. Hernández Ortiz: Profesor de Radiología, Universidad Nacional Autónoma de México, Jefe del Departmento de Radiología e Imagen, "Dr. Adan Pitol Croda," Instituto Nacional de la Nutrición "Salvador Zubirán," México D.F.

El aumento del flujo portal es una causa poco frecuente de hipertensión portal y se debe habitualmente a fístulas arteriovenosas en el área hepática esplénica o mesentérica (4). También se ha descrito este tipo de hipertensión portal en pacientes con gran esplenomegalia (metaplasia mieloide, etc).

El aumento de la resistencia al flujo portal puede situarse en el hígado o fuera de él. En el segundo caso, puede ser en las vías de salida (venas suprahepáticas) o en las de su llegada (obstrucción de la porta extrahepática) (5).

Obstrucción del flujo de salida

Las venas suprahepáticas son las encargadas de drenar la totalidad de la sangre venosa del hígado hacia la vena cava, por lo que la obstrucción o el aumento de la presión en las venas o sus ramas generan un incremento en la presión sinusoidal y de la porta.

La obstrucción del tracto venoso de salida del hígado se denomina síndrome de Budd–Chiari y, más frecuentemente, se asocia a endoflebitis o estados protrombóticos. Otras causas incluyen la presencia de diafragmas en la vena cava inferior, y desde luego, la insuficiencia cardíaca derecha y la pericarditis constrictiva.

El cuadro clínico depende de la rapidez y el grado de obstrucción, pero lo común es que sea de instalación gradual y se manifieste por la presencia de ascitis y luego daño hepatocelular.

Obstrucción de la vena porta extrahepática

En la obstrucción de la vena porta se produce hipertensión que se refleja en el área esplácnica y por lo general no se complica con daño hepatocelular. Puede ser de origen congénito por atresia o hipoplasia de la vena porta, lo cual es raro. La degeneración cavernomatosa de la vena porta es más frecuente y probablemente representa trombosis y recanalización mediante la formación de numerosos canales dilatados y tortuosos, que substituyen a la vena porta (Fig. 2A). Otras causas a considerar son trauma, compresión extrínseca por adenopatía, tumor o fenómeno inflamatorio (Fig. 2B).

La trombosis aislada de la vena esplénica, usualmente producida por pancreatitis o trauma, causa hipertensión de un compartimento y se manifiesta por esplenomegalia y várices esofágicas (Fig. 2C).

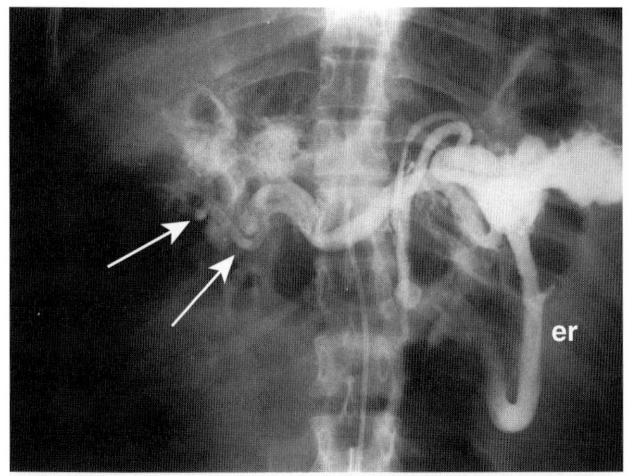

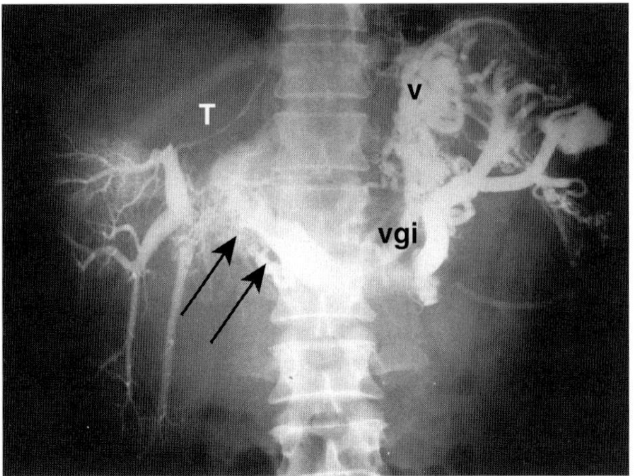

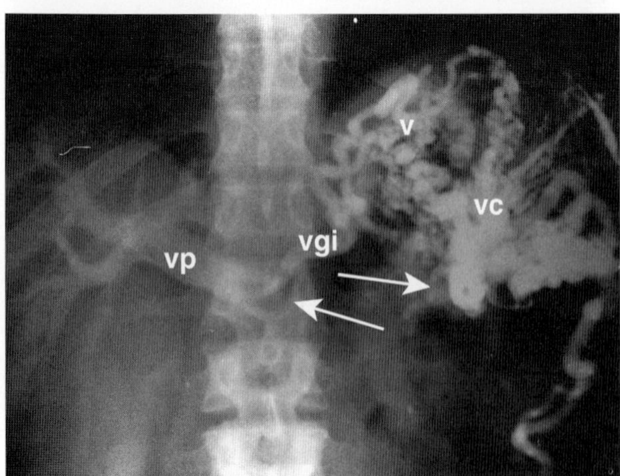

FIG. 2. Obstrucción prehepática. **A:** Trombosis de la vena porta con circulación colateral hepatopetal hacia la *porta hepatis* (*flechas*). Derivación esplenorrenal izquierda espontánea (*er*). **B:** Trombosis porta por invasión tumoral de la porta y bloqueo de la rama izquierda del árbol portal. (*T, tumor hepático; vgi, vena gástrica izquierda; v, várices del fundus gástrico; flechas, circulación colateral hepatopetal*) **C:** Hipertensión portal segmentaria de trombosis de la vena esplénica (*flechas*). Circulación colateral vía vasos cortos hacia la vena gástrica izquierda y a la porta. (*vc, vasos cortos; v, várices del fundus gástrico; vgi, vena gástrica izquierda; vp, vena porta*)

Obstrucción intrahepática

La obstrucción intrahepática constituye la gran mayoría de los casos de hipertensión portal. La incidencia en diversas series alcanza hasta 90% y existen multiplicidad de causas. Sin embargo, los factores patógenos son comunes a muchas causas y los más frecuentemente demostrados son la fibrosis hepática que produce compresión venosa, los nódulos de regeneración que distorsionan al parénquima hepático y comprimen los canales vasculares, el aumento del flujo arterial, la infiltración inflamatoria y/o grasa y la obstrucción de los vasos intrahepáticos.

La cirrosis hepática es la causa más frecuente de hipertensión portal intrahepática en prácticamente todo el mundo y de manera característica es en el lado venoso del sinusoide hepático donde se produce la resistencia al flujo portal, lo cual la define como postsinusoidal. La etiología más común de la cirrosis es el alcoholismo; sin embargo, en 10 a 15% de los casos es producida por cirrosis postnecrótica, que es el resultado de infección viral B o C, aunque eventualmente también puede ser producida por tóxicos.

Otras causas de hipertensión portal intrahepática son la cirrosis biliar, la hemocromatosis, la enfermedad de Wilson o degeneración hepáticolenticular y las enfermedades infiltrativas del hígado. La esquistosomiasis y la fibrosis hepática congénita también producen hipertensión portal, aunque el sitio de resistencia al flujo portal es característicamente presinusoidal y, por lo general, no se acompañan de daño en la función hepática sino hasta etapas tardías de la enfermedad.

Medición de la presión portal

Se han diseñado varios métodos para determinar la presión portal; la mayor parte se efectúan durante el acto quirúrgico y por medio de la canulación de una vena del sistema esplácnico o del tronco de la porta misma. Otro método que fue muy utilizado, es la medición de la presión en la pulpa esplénica, por la vía percutánea. Sin embargo, la obtención de la medición de la presión en cuña de una vena suprahepática ha reemplazado prácticamente en su totalidad a los otros métodos y se hace con el cateterismo selectivo de las venas, introduciendo el catéter por vía de la vena yugular o femoral. Los valores normales de la presión portal por este método (presión sinusoidal corregida) son hasta 5 mm Hg.

El aspecto morfológico de la imagen de la fase sinusoidal ha mostrado tener cierta utilidad en la valoración de la hipertensión portal y la cirrosis, además de mostrar el aspecto del árbol venoso portal intrahepático que a mayor presión portal, se puede llenar con mayor extensión e incluso puede demostrarse la inversión del flujo portal. El llenado del tronco de la vena porta también puede observarse en casos de obstrucción extrahepática de la vena porta, aunque en esta situación, la presión sinusoidal no estará elevada (Fig. 3A–D).

El estudio hemodinámico se efectúa generalmente en conjunto con el estudio angiográfico del hígado, que debe incluir la demostración del árbol arterial hepático, el sistema esplenoportal y eventualmente el mesoportal y el sistema venoso suprahepático, pruebas que al realizarlas en conjunto reciben el nombre de Panangiografía hepática (6). En algunos casos, el estudio del paciente habrá de complementarse con la realización de una esplenoportografía.

El propósito de ambos estudios es tratar de determinar el sitio de obstrucción, evaluar aproximadamente el volumen del flujo portal preservado y la dirección de dicho flujo, para con ello planear el tipo de tratamiento quirúrgico más conveniente para cada paciente.

Efectos de la hipertensión portal

El sistema venoso esplácnico, tributario de la vena porta, carece de válvulas y la dirección del flujo es hacia el hígado, por lo que recibe el nombre de circulación hepatopetal.

Al instalarse la hipertensión portal y reflejar la presión en el sistema esplácnico, se produce una dilatación de las venas que le son tributarias, seguido de la dilatación de las comunicaciones existentes con otros sistemas que conectan al circuito esplácnico con la circulación venosa mayor, como son la vena gástrica izquierda hacia las venas del plexo esofágico que desembocan al sistema ácigos y de ahí a la vena cava superior, constituyendo la circulación colateral (Fig. 4A), el plexo hemorroidal superior que se comunica con los plexos hemorroidales medio e inferior y, por esta vía, hacia la vena cava inferior (Fig. 4B).

La vena umbilical, que termina en la rama izquierda de la porta, puede recanalizarse en un número importante de pacientes con hipertensión portal, hasta en 20%, y comunicarse con venas de la pared abdominal y hacia el ombligo, las que dilatadas dan lugar a la llamada "cabeza de medusa". Esta vía de escape condiciona el síndrome de Cruveilhier–Baumgarten y el flujo desemboca finalmente en la vena cava superior, a través de las venas mamarias e intercostales (Fig. 4C). Por último, se dilatan las comunicaciones retroperitoneales hacia las venas de Retzius y hacia la vena cava inferior.

La carencia de válvulas en el sistema esplácnico permite que el flujo sanguíneo se llegue a invertir y se aleje del hígado a lo que se llama circulación hepatofuga (7). Sin embargo, y a pesar de la diversa circulación colateral a la que estos mecanismos dan lugar, sólo rara vez es capaz de descomprimir el sistema hipertenso.

La importancia de la dilatación de las venas, particularmente en las áreas de comunicación con otros sistemas, radica en que son capaces de producir atrofia de la mucosa, seguida de ruptura de las varicosidades y hemorragia. Esta situación es particularmente frecuente en la región esofagogástrica mediante la dilatación de vénulas de la gástrica izquierda y del plexo submucoso del esófago. La hemorragia por ruptura de várices esofágicas y/o gástricas es

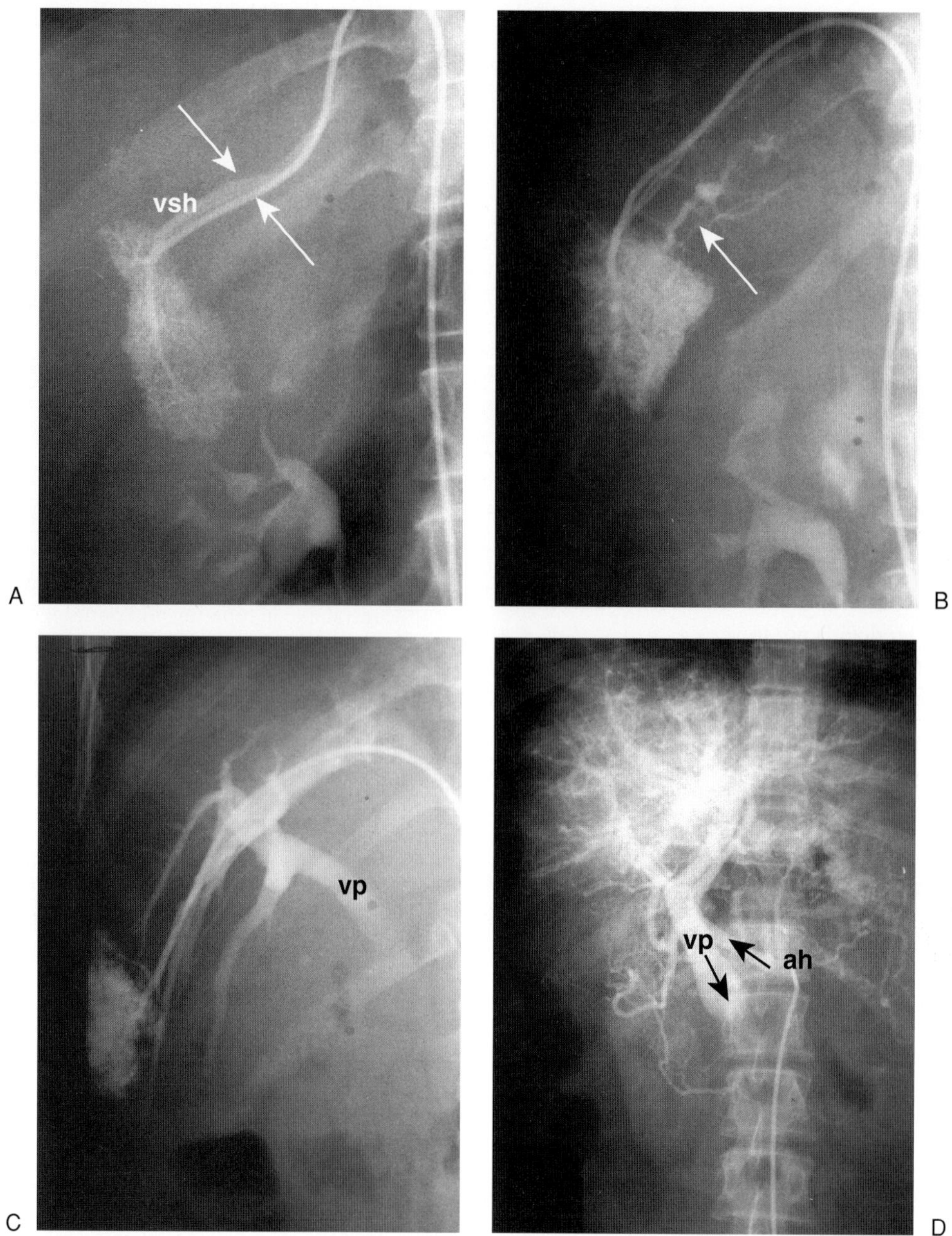

FIG. 3. Venografía de las suprahepáticas normales e inversión del flujo. **A:** Fase sinusoidal hepática normal. Obsérvese el dibujo sinusoidal y el flujo normal hacia la vena suprahepática (*flechas*). **B:** Fase sinusoidal hepática irregular. Llenado de ramas portales (*flecha*), que denota hipertensión portal. **C:** Llenado más amplio del árbol venoso portal y fase sinusoidal hepática irregular que sugiere mayor hipertensión portal. (*vp, vena porta*) **D:** Arteriografía hepática. Llenado precoz de la vena porta por inversión completa del flujo. Apertura de cortocircuitos intrahepáticos. (*ah, arteria hepática; vp, vena porta*)

una de las complicaciones más graves del paciente con cirrosis e hipertensión portal. Hasta 50% de estos pacientes mueren en el primer episodio de sangrado y hasta un 70% durante el primer año que sigue al sangrado inicial.

En casos de obstrucción del tronco extrahepático de la vena porta por trombosis, puede desarrollarse una multitud de vasos de circulación colateral que reemplaza a dicho tronco y que tienen circulación hepatopetal. En estos casos puede también haber flujo adicional mediante las venas de Sappey (Fig. 4D). Cuando la obstrucción de la vena esplénica es segmentaria, también se produce circulación hepatopetal por vía de los vasos cortos hacia la vena gástrica

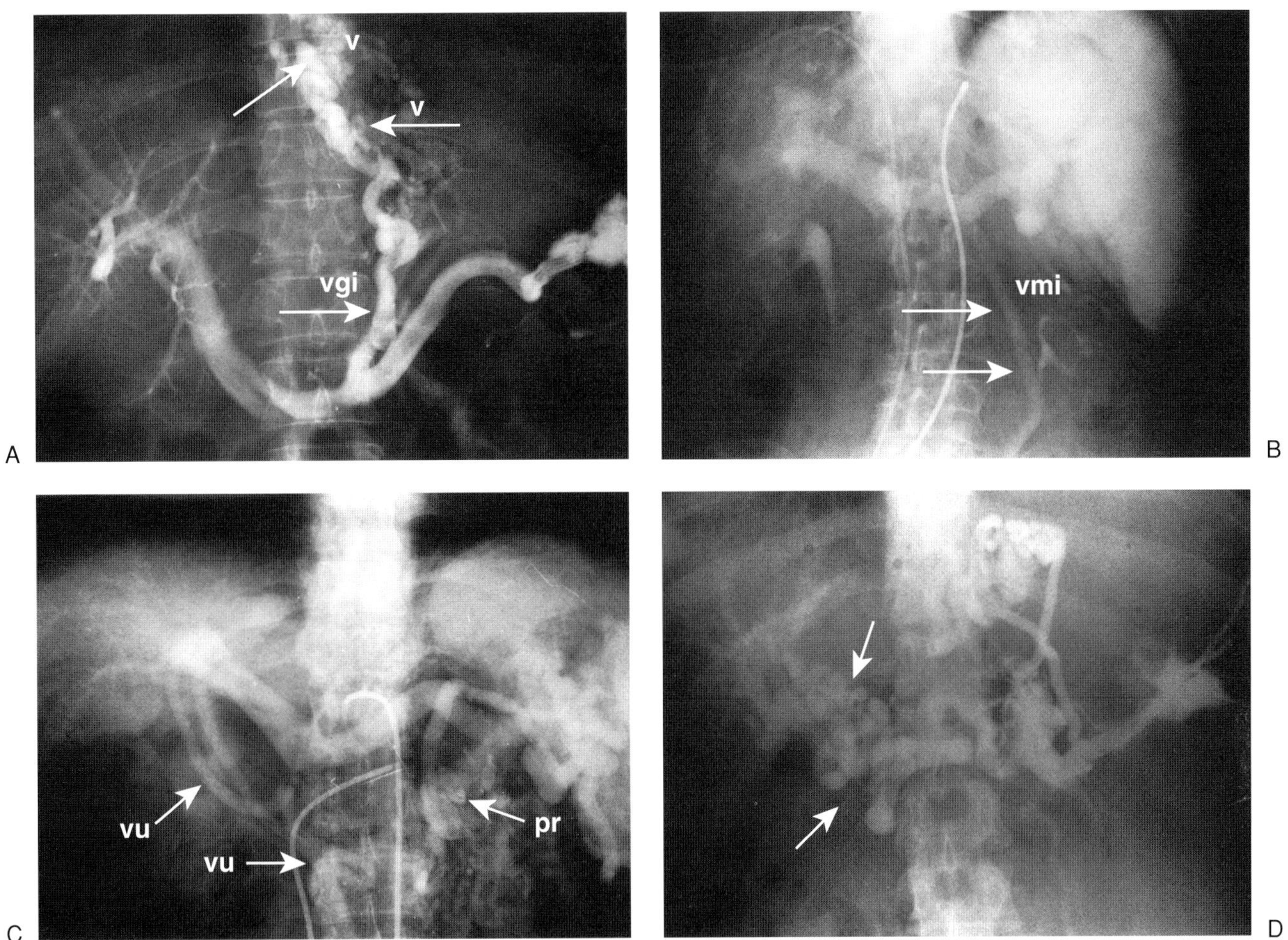

FIG. 4. Vías de circulación colateral. **A:** Hipertensión portal. Derivación considerable del flujo hacia várices gástricas y esofágicas y hacia el sistema hemiácigos (*flechas*). (*vgi, vena gástrica izquierda; v, várices esofágicas*) **B:** Portografía indirecta. Derivación parcial del flujo hacia la vena mesentérica inferior (*flechas*). (*vmi, vena mesentérica inferior*) **C:** Recanalización de la vena umbilical (*vu*) y hacia el plexo retroperitoneal (*pr*). **D:** Cavernomatosis de la vena porta. Una gran circulación colateral sustituye al tronco porta con flujo de dirección petal (*flechas*).

izquierda y de ahí el flujo se encamina hacia la vena porta extrahepática.

Tratamiento

El tratamiento de la hipertensión portal está encaminado a resolver la complicación más grave que es la ruptura de las várices esofágicas, así como tratar de prevenir nuevos sangrados y tratar de reducir la presión en el área esplénica.

En caso de hemorragia aguda, se indica el empleo de métodos directos de taponamiento como la sonda de balones o la escleroterapia; o indirectos, que buscan la reducción del flujo portal con el uso de fármacos como el propanolol, la somatostatina o la vasopresina, o bien con métodos de radiología intervencionista, que incluyen la derivación portosistémica mediante la colocación de una Endoprótesis vascular intrahepática (TIPS). Los diversos procedimientos quirúrgicos existentes se encaminan a derivar la sangre de

áreas peligrosas como el área gastroesofágica o bien a desvascularizar dichas zonas o disminuir el flujo portal (8–10). A la fecha, la recidiva de la hemorragia por hipertensión portal es de 3% en los pacientes tratados con un proceso derivativo, contra 30% en aquéllos tratados con el método de esclerosis de las várices.

REFERENCIAS

1. Schwartz SL, Shires GT, Spencer FC. *Principles of surgery,* 6th ed. McGraw-Hill: 1994;1319.
2. Viamonte M, Le Page J, Russell E et al. The hemodynamics of diffuse liver diseases. *Seminars in Roentgenol* 1975;10:187–196.
3. Viamonte M. Abdomino-visceral venography. *Radiol Clin of North Am* 1976;14:241–264.
4. Viamonte M, Martínez L, Parks RE et al. Liver shunts. *AJR* 1968; 102:773.
5. Grauer S, Schwartz SI. Extrahepatic portal hypertension. Retrospective analysis. *Ann Surg* 1979; 189: 566-574.
6. Viamonte M, Warren W, Fomon J. Liver panangiography in the assesment of portal hypertension in liver cirrhosis. *Radiol Clin of North Am* 1979;8:147–167.

7. Warren W, Fomon J, Viamonte M. Spontaneous reversal of portal blood flow in cirrhosis. *Surg Gynecol Obst* 1968;126:315–323.

8. McCarthy PM, Van Heerden JA, Adson MA et al. The Budd–Chiari syndrome: medical and surgical management of 30 patients. *Arch Surg* 1985;120:657–662.

9. Klein AS, Sitzmann JV, Coleman J et al. Current management of the Budd–Chiari syndrome. *Ann Surg* 1990;212:144–149.

10. Orozco H, Takahashi T, Mercado MA et al. The Sugiura procedure for patients with hemorrhagic portal hypertension secondary to extrahepatic portal vein thrombosis. *Surg Gynecol Obst* 1991;173:45–48.

PARTE II

Bazo

Abdomen: Hígado, Bazo, Vías Biliares, Páncreas y Peritoneo, Tomo II.
Editores: M. E. Stoopen, K. Kimura y P. R. Ros.
Lippincott Williams & Wilkins, Philadelphia © 1999.

CAPITULO 9

Anatomía y técnicas de exploración del bazo

Luis H. Ros, Carmen García Mur y Pablo R. Ros

El bazo es un órgano intraperitoneal que, por su localización anatómica en la encrucijada toracoabdominal, resulta poco accesible a los métodos de exploración clínica. Sin embargo, dentro de los métodos de diagnóstico por imagen, existen distintas técnicas exploratorias que van a permitir una adecuada valoración del bazo, aportando información anatómica, funcional y patológica.

Como señalaba Straub, "el desconocimiento de las ventajas de las nuevas técnicas de diagnóstico por la imagen en determinados problemas clínicos, produce incertidumbre entre clínicos y radiólogos, lo cual frecuentemente lleva a un aumento de los costos y a un insuficiente uso de los métodos" (1).

En el presente capítulo se describe la anatomía del bazo en las distintas técnicas de formación de imagen, se valoran los criterios semiológicos aportados por cada una de ellas y sus indicaciones principales dentro del concepto del diagnóstico combinado por imagen.

CONSIDERACIONES GENERALES

Anatomía

El bazo es un órgano intraperitoneal localizado en la región supramesocólica del abdomen, a nivel del hipocondrio izquierdo. Se mantiene en su posición por una serie de reflexiones del peritoneo, que le confieren cierta movilidad por estar bajo la influencia de los movimientos respiratorios y de la repleción de los órganos vecinos (estómago, colon).

Dr. L.H. Ros: Profesor Clinico Asistente, Departamento de Radiología, Universidad de Florida, Facultativo Especialista, Departamento de Radiología, Hospital "Miguel Servet," Zaragoza, España.

Dra. C. García Mur: Médico Residente, Servico de Radiodiagnóstico. Hospital "Miguel Servet," Zaragoza, España.

Dr. P.R. Ros: Profesor de Radiología, Harvard Medical School, Jefe Asociado de Radiología, Brigham and Women's Hospital, Boston, MA, USA.

Presenta una morfología variable, aunque habitualmente adopta la forma de un ovoide o pirámide triangular (2).

Celda esplénica

El bazo está alojado en un compartimento anatómico constituido en tres de sus lados por el hemidiafragma izquierdo. La porción inferior comprende dos resaltes: uno posterior, en relación con la cápsula suprarrenal y la cara externa del riñón izquierdo, y otro anterior, representado por la parte superior del ángulo esplénico del colon.

En su porción medial no está cerrada y corresponde a la porción posterior del estómago y a la cola del páncreas (Fig. l). La íntima relación del bazo con el riñón izquierdo, páncreas y tracto gastrointestinal va a facilitar la extensión de distintos procesos (neoplásicos, infecciosos, etc.) de una forma directa, por un mecanismo vascular o linfático o por medio de los repliegues peritoneales.

Peritoneo esplénico

El bazo está rodeado por peritoneo que lo fija a los órganos vecinos por medio de los repliegues peritoneales (3). El epiplón gastroesplénico es una lámina vertical que va de la curvatura mayor del estómago a la parte interna del bazo (borde anterior del hilio). Está formado por dos hojas adosadas, por entre las cuales discurren la arteria gastroepiploica izquierda y los vasos cortos. Una de estas hojas proviene de la cara anterior del estómago y otra de su cara posterior y se dirigen hacia el hilio del bazo. El epiplón pancreaticoesplénico contiene el pedículo vascular del bazo y la cola del páncreas. El epiplón frenoesplénico es un repliegue del anterior. El ligamento esplenomesocólico que desde el polo inferior del bazo se dirige al colon transverso (ángulo esplénico) o al mesocolon transverso. El último repliegue es el ligamento esplenorrenal (lienorrenal) que desde el riñón izquierdo se proyecta al hilio esplénico. En él se encuentran la arteria y la vena esplénica.

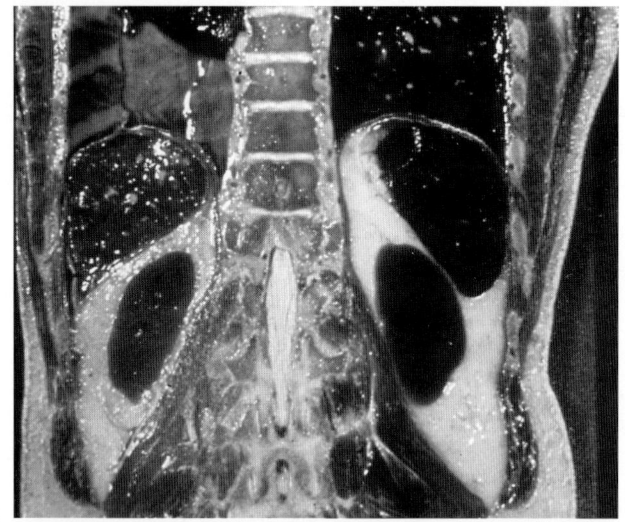

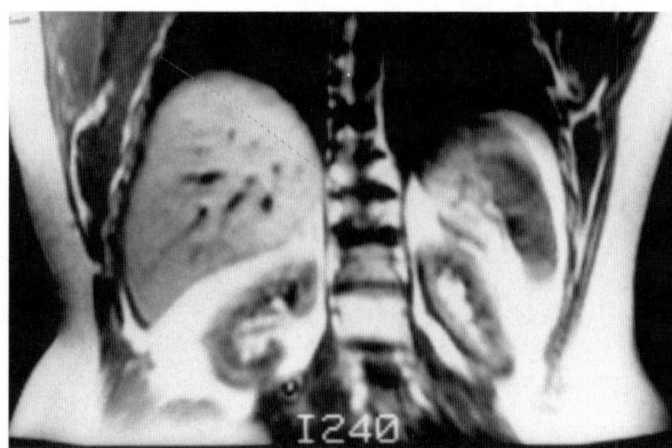

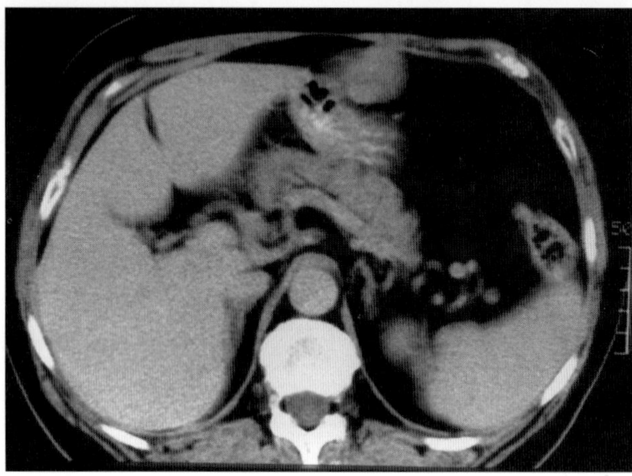

FIG. 1. Relaciones anatómicas. **A:** Espécimen macroscópico, apreciando el bazo en un corte coronal y las vísceras de la vecindad. **B:** Correlación con imagen de RM, en plano coronal, en donde se definen las relaciones del bazo con el hemidiafragma, riñón izquierdo y la pared costal. **C:** Imagen tomodensitométrica, que muestra el bazo y órganos anexos como son el estómago, ángulo esplénico del colon y celda renal.

METODOS DE EXPLORACION

Radiología convencional

La radiografía simple de abdomen como método de diagnóstico clásico en la patología abdominal sigue siendo el primer eslabón en el diagnóstico multidisciplinario de la patología esplénica, dado su bajo costo, la dosis relativamente baja de radiación y su amplia accesibilidad.

La radiología convencional del abdomen aporta datos indirectos en la valoración del tamaño esplénico. El bazo está parcialmente delimitado por grasa del omento mayor y del mesocolon transverso distal y por la neumatización de las vísceras de vecindad, el estómago y el colon transverso (4). Una esplenomegalia se traduce por una deformación de los ángulos con las estructuras viscerales adyacentes, pudiendo observar el polo inferior esplénico por debajo del borde costal (Fig. 2).

El parénquima esplénico tiene una densidad radiológica homogénea encontrando ocasionalmente calcificaciones en su interior. Cuando éstas son múltiples y de pequeño tamaño suelen corresponder a granulomas, mientras que si presentan un halo hipodenso central son altamente sugestivas de flebolitos esplénicos (Fig. 3).

Las diferentes causas de calcificaciones esplénicas se resumen en la Tabla 1 (Fig. 4). La causa más frecuente de calcificación anular en el hipocondrio izquierdo es el aneurisma de la arteria esplénica (5). Otro posible hallazgo en radiología convencional es la presencia de gas extraluminal en el hipocondrio izquierdo, que puede indicar la existencia de un absceso esplénico, aunque con mayor frecuencia es debido a neumoperitoneo o abscesos subfrénicos. Una radiografía en decúbito lateral con rayo horizontal puede en estos casos ayudar en el diagnóstico diferencial. En el neumoperitoneo o absceso subfrénico la colección aérea modifica su localización, respecto a la placa realizada en decúbito supino.

Ultrasonido (US)

Anatomía

El patrón ecográfico esplénico normal es homogéneo y con una ecogenicidad interna un poco menor a la del hígado, debido a la gran cantidad de sangre que contiene. La superficie es lisa y regular (6). El hemidiafragma izquierdo se visualiza como una estructura curvilínea, ecogénica, en íntimo contacto con la superficie anterior y lateral del bazo. El eje lon-

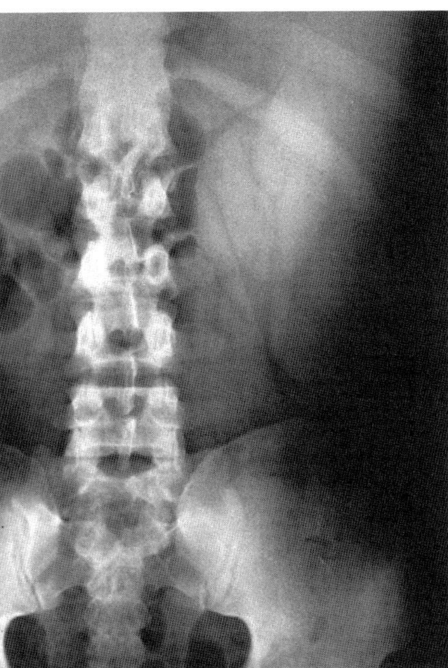

FIG. 2. Abdomen simple en un paciente con esplenomegalia. El polo inferior del bazo se proyecta por debajo del borde costal, provocando una deformación de los planos grasos adyacentes.

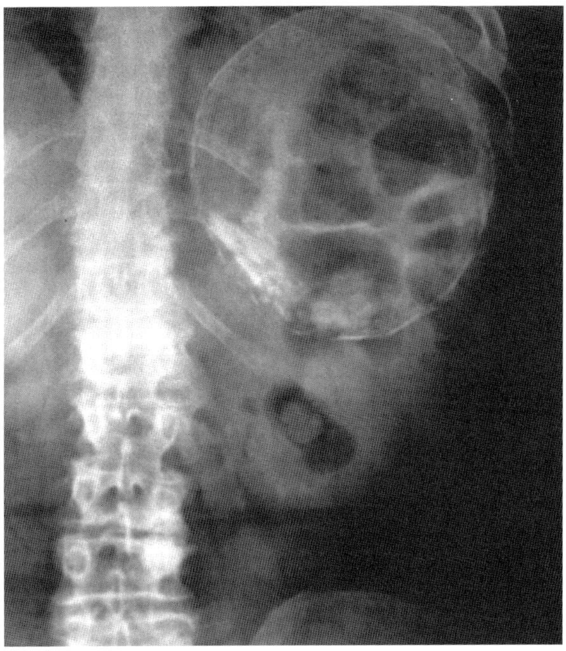

FIG. 4. Calcificación de morfología redondeada en hipocondrio izquierdo, correspondiente a quiste hidatídico calcificado.

gitudinal esplénico representa la máxima distancia entre los dos polos del bazo y por lo general mide de 8 a 11 cm. La anchura máxima es de 3 a 4 cm y es la distancia más corta desde el ápex de la convexidad hasta el hilio esplénico. Por lo general, el borde inferior del bazo no alcanza el tercio superior del riñón izquierdo. Esta condición no siempre se cumple, pues un bazo de gran tamaño puede desplazar el riñón sin sobrepasarlo (7).

La morfología del bazo puede variar en los diferentes planos ecográficos. Generalmente, es ovoide en los cortes longitudinales y transversales que no exploran el hilio, presenta una morfología más triangular en los planos que incluyen el pedículo vascular, por la impresión cóncava del hilio. En ocasiones, pueden identificarse escotaduras en su borde anteromedial que representan la zona de fijación de los ligamentos esplénicos.

A nivel del hilio, se identifican la arteria esplénica con sus primeras ramificaciones y la vena esplénica como estructuras tubulares anecógenas. La arteria esplénica, generalmente, rama del tronco celíaco, presenta un trayecto tortuoso y es fácil de identificar por ecografía. La vena esplénica presenta una situación retropancreática, condición importante en la localización de procesos expansivos de los órganos de la vecindad, como la suprarrenal izquierda y la cola pancreática (8).

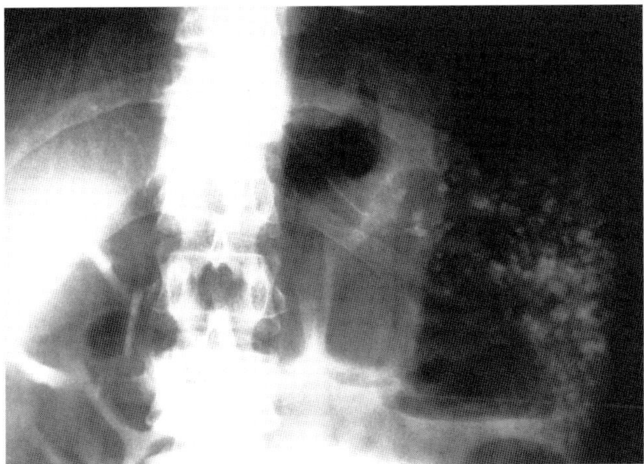

FIG. 3. Granulomas múltiples calcificados en el parénquima esplénico.

TABLA 1. *Calcificaciones esplénicas*

Curvilíneas
    Ateroesclerosis de la arteria esplénica
    Quiste hidatídico o postraumático
Nodulares, pequeñas y múltiples
    Flebolitos
    Hemangioma
    Tuberculosis
    Histoplasmosis
    Brucelosis
    Anemia de células falciformes
Solitaria, mayor de 1 cm
    Hematoma o infarto curado
    Absceso curado
    Tuberculosis

Técnica de exploración

No se precisa una preparación especial del paciente previa a una ecografía del bazo. La forma más habitual de explorarlo es por medio de cortes intercostales posterolaterales en el hipocondrio izquierdo, con el paciente en decúbito supino o ligeramente rotado hacia su derecha. Se obtienen cortes sagitales y transversales durante la inspiración mantenida. Si se sitúa al paciente en decúbito lateral derecho con su brazo izquierdo por encima del hombro, se consigue una mejor ventana acústica, al aumentar la distancia entre los arcos costales. También se puede explorar en decúbito prono (Fig. 5).

La mayoría de los estudios se realizan utilizando ecógrafos en modo B, en tiempo real. Se utilizan sondas de 3 a 3.5 MHz, reservándose frecuencias mayores (5 MHz) para los niños y los adultos muy delgados (9). Puesto que la exploración debe hacerse a través de los espacios intercostales, es preferible utilizar transductores de tipo sectorial, por su mejor adaptabilidad y por facilitar la valoración de la porción infradiafragmática del bazo, la cual resulta difícil por la interposición del aire del seno pleural que impide la llegada de los ultrasonidos. La presencia de derrame pleural facilita la conductividad sonora, permitiendo en estas situaciones un correcto estudio del polo craneal del bazo.

El estudio con US Doppler, debe incluir la valoración de la arteria esplénica en su salida del tronco celíaco y a nivel del hilio esplénico donde se divide en 4 ó 5 ramas principales, un mapa vascular del bazo y el estudio de la vena esplénica en el hilio y en su confluencia mesentérico-portal (10).

El Doppler en color (DC) no sólo facilita el reconocimiento de los vasos de pequeño calibre haciendo más rápida la exploración, sino que, con la tecnología actual y utilizando los filtros adecuados, se puede obtener una correcta valoración del parénquima esplénico y detectar lesiones isquémicas (11). La sensibilidad para estudiar vasos pequeños aumenta cuando se emplea la modalidad de Doppler de potencia, llamada también Doppler de energía.

Semiología

La exploración con US permite el cálculo de los tres diámetros esplénicos, permitiendo definir una esplenomegalia como el aumento del eje longitudinal por encima de los valores de referencia normal. La mayoría de los autores consideran 11 ó 12 cm de eje máximo. Existen distintas fórmulas para calcular el volumen del bazo, pero actualmente la mayoría de los ecógrafos obtienen directamente el volumen esplénico, midiendo los diámetros máximos sagital, trans-

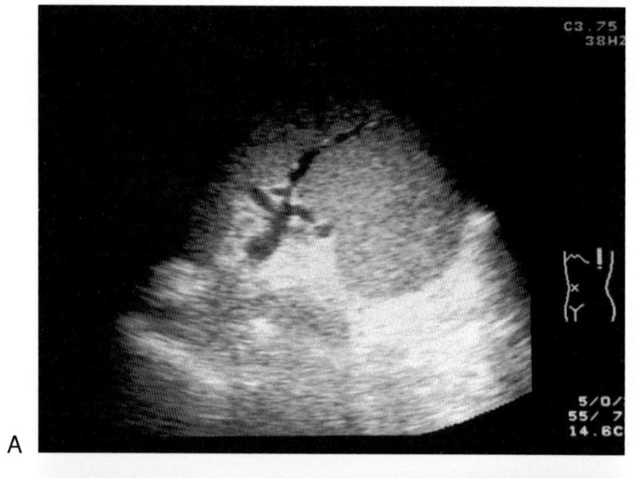

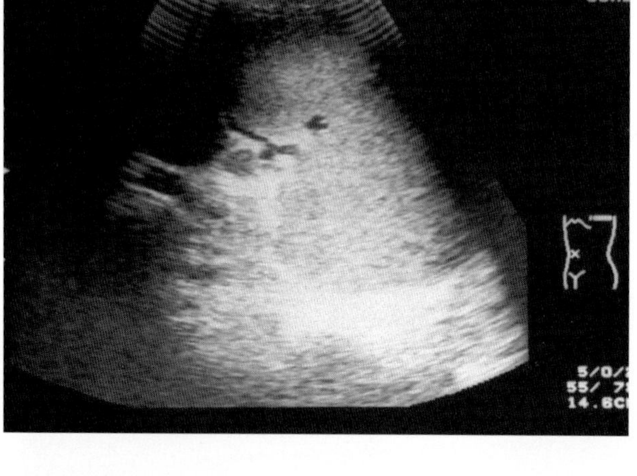

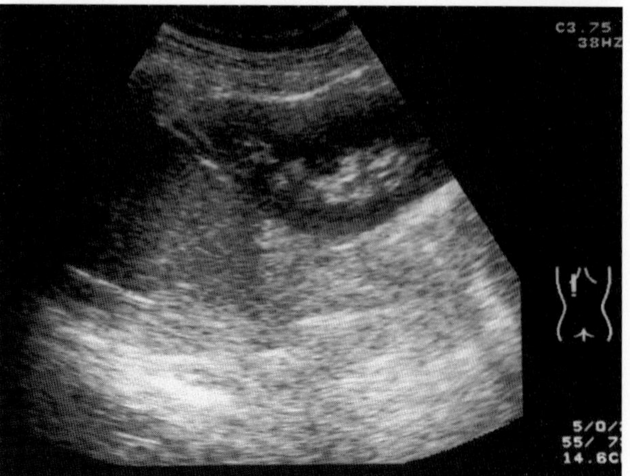

FIG. 5. Semiología ultrasonográfica del bazo. **A:** Imagen del bazo en plano longitudinal. **B:** En sección transversal, muestra una morfología triangular a nivel del hilio visceral. **C:** Visualización del bazo por vía de abordaje posterior, valorando sus relaciones con la celda renal.

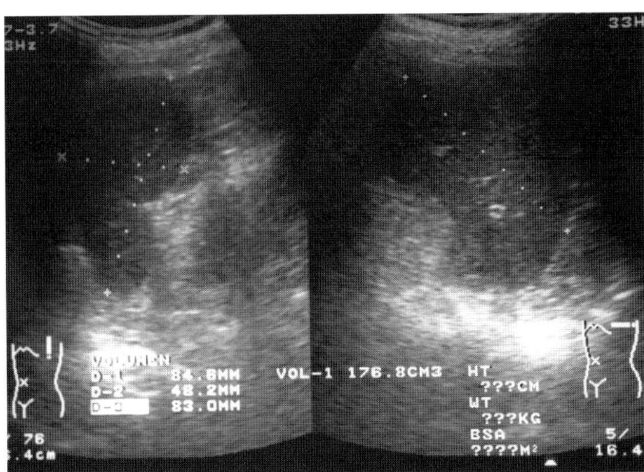

FIG. 6. Cálculo del volumen esplénico. Plano longitudinal y axial. Medida ecográfica de los tres diámetros del bazo.

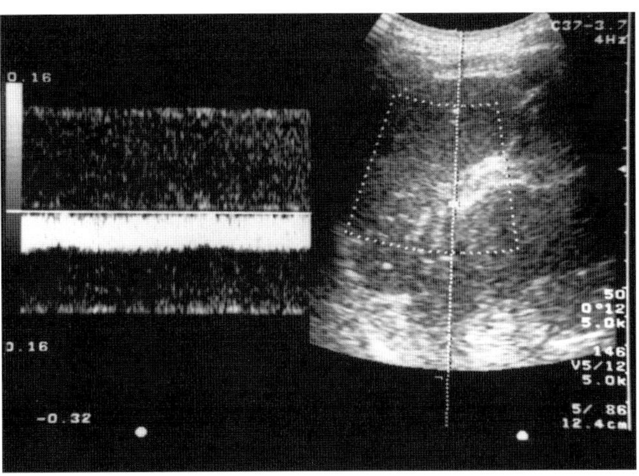

FIG. 7. Estudio Doppler-Duplex (DD) de la vena esplénica. Se aprecia una curva de velocidad / tiempo continua y negativa (transductor en hipocondrio izquierdo).

versal y anteroposterior. El volumen esplénico normal suele ser inferior a 175 cc (Fig. 6).

Las alteraciones en la morfología y en la superficie esplénica orientan sobre la existencia de patología intraesplénica, que deforma el contorno del órgano. El bazo patológico puede presentar una ecogenicidad aumentada (hiperecogénico) o disminuida (hipoecogénico), de forma difusa o circunscrita, clasificando las lesiones esplénicas en este último caso en focales, únicas o múltiples, homogéneas o heterogéneas. La ecografía caracteriza una lesión en sólida (hiper, iso o hipoecógena), líquida (anecógena) o mixta (12). En la Tabla 2, se presenta una clasificación de la patología esplénica según sus características ultrasonográficas.

Respecto a los vasos esplénicos, la exploración US debe valorar su localización, permeabilidad y medir sus diámetros. En condiciones normales, la vena esplénica, al igual que la porta y la vena mesentérica, aumentan de calibre durante la inspiración y con la maniobra de Valsalva y lo disminuyen con la espiración. En ningún caso sobrepasan los

10 mm de diámetro en individuos normales. El estudio Doppler de la vena esplénica, muestra una curva de velocidad/tiempo continua (flujo continuo sistólico/diastólico), "positiva", de baja velocidad, que se incrementa con la inspiración (Fig. 7). La dirección del flujo debe ir desde el hilio esplénico hacia la confluencia mesentericoportal (13).

Si se explora desde el epigastrio, se obtiene una gráfica por encima de la línea de base (positiva, acercándose al transductor) y desde el hipocondrio izquierdo, a nivel del hilio esplénico, se obtiene un registro por debajo de la línea de base (negativo, alejándose del transductor). Como en cualquier vaso del organismo, se puede hacer una cuantificación del flujo, calculando la velocidad media y el diámetro del vaso. Ambas medidas conllevan cierto error de apreciación: el cálculo de la velocidad depende del ángulo de abordaje del vaso al ser explorado y el diámetro de la vena esplénica se modifica con los movimientos respiratorios. Por lo tanto, el valor será siempre aproximado.

TABLA 2. *Clasificación de las lesiones esplénicas según el patrón ecográfico*

1. Aumento difuso de la ecogenicidad	2. Disminución difusa de la ecogenicidad	3. Aumento focal de la ecogenicidad	4. Disminución focal de la ecogenicidad
Hipertensión portal de larga evolución	Hipertensión portal de corta evolución	Hemangiomas capilares	Abscesos
Policitemia vera tras irradiación	Linfangiomatosis quística	Hematomas organizados	Metástasis
Procesos granulomatosos: tuberculosis, brucelosis	Hematomas	Angiomiolipomas	
Sarcoidosis	Leucemias y linfomas	Infarto crónico	
Procesos hematológicos: leucemias, linfomas, esferocitosis hereditaria, mielofibrosis	Candidiasis esplénica	Quistes complicados	
Amiloidosis			
Enfermedades por depósito: Gaucher, Niemman Pick			

En condiciones normales, la vena esplénica aporta el 40% del flujo portal, pero este porcentaje puede variar. Después de la ingestión de alimentos, se incrementa el flujo mesentérico y en pacientes con hiperesplenismo, el flujo de la vena esplénica está muy aumentado (14). La arteria esplénica se identifica correctamente en su salida del tronco celíaco, donde el espectro Doppler muestra una onda de deflexión sistólica rápida, seguida de un flujo desorganizado durante la diástole (Fig 8). Su trayecto sinuoso dificulta su completa valoración, visualizándose correctamente a nivel del hilio esplénico. El examen por medio del Doppler permite establecer el diagnóstico diferencial entre lesiones quísticas pancreáticas y patología vascular, al comprobar la existencia de flujo en su interior (15).

Indicaciones del estudio US

El US se usa para la estimación del volumen esplénico, el estudio de sospecha clínica de esplenomegalia y en los traumatismos abdominales. En éstos, donde es frecuente la afectación esplénica, el hallazgo de una disrupción de la cápsula esplénica generalmente asociada a la presencia de líquido periesplénico o en la gotera paracólica izquierda, es un signo inequívoco de rotura. Una imagen subcapsular o periesplénica, más o menos hipoecógena en un paciente con antecedente traumático, es sugestiva de hematoma subcapsular o periesplénico.

Además, el US se usa para la detección de lesiones esplénicas y su caracterización posterior, permitiendo en muchos casos orientar hacia un diagnóstico de presunción. Así la constatación de una imagen hipoecogénica hace sospechar un nódulo linfomatoso, tuberculoso o metastático y una imagen hiperecogénica nos plantea como primera posibilidad su origen angiomatoso, un hematoma esplénico y, más raramente, una metástasis (16). El US también permite hacer el seguimiento en la eficacia o respuesta del tratamiento apli-

cado en la patología esplénica neoplásica, inflamatoria e infecciosa.

El US es muy útil en el diagnóstico y control evolutivo de la patología vascular esplénica (17) y en la valoración morfológica de la misma. Los cambios de calibre de la arteria esplénica quedan limitados a grandes esplenomegalias y a los aneurismas, que se presentan como una masa hipoecogénica o sonolucente, redondeada u oval, sin refuerzo posterior y, en ocasiones, con calcificaciones parietales. La vena esplénica puede aparecer rechazada, lo que obliga a descartar patología pancreática subyacente.

La tecnica es util en los infartos donde una disminución en su tamaño y un aumento de su ecogenicidad orientan hacia su curación, y en el estudio de la Hipertensión portal (HTP), que se manifiesta como una esplenomegalia congestiva sonolucente en fases iniciales, e hiperecogénica en las formas crónicas por la fibrosis secundaria al estasis venoso. El calibre de la vena esplénica es importante en la valoración de la HTP; su diámetro puede ser superior a 10 mm (Fig. 9) y lo más importante es que no se modifica con los movimientos respiratorios ni con la maniobra de Valsalva. En los casos de trombosis, la vena esplénica pierde su sonolucencia normal, observándose una dilatación de la misma con trombos en su interior.

La utilización del Doppler en sus distintas modalidades permite obtener información adicional sobre la vascularización esplénica en cuanto a su velocidad, dirección del flujo hepatópeto y hepatofugo e índice de congestión portal, así como la valoración de vasos colaterales (*shunts* portosistémicos) (18). También mediante guia ecografica se puede realizar la punción-biopsia esplénica con aguja fina.

Por último, los estudios US facilitan la valoración de las anomalías congénitas de bazo. La más frecuente es el bazo accesorio, siendo su aspecto ecográfico característico: imagen redondeada de pequeño tamaño cerca del hilio esplénico, con una sonolucencia igual que el bazo, criterios

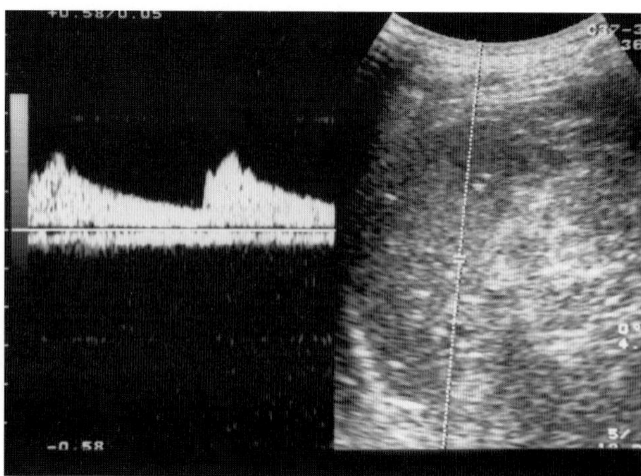

FIG. 8. Estudio DD de la arteria esplénica. Se observa la curva con una deflexión sistólica rápida, seguida de un flujo desorganizado en diástole.

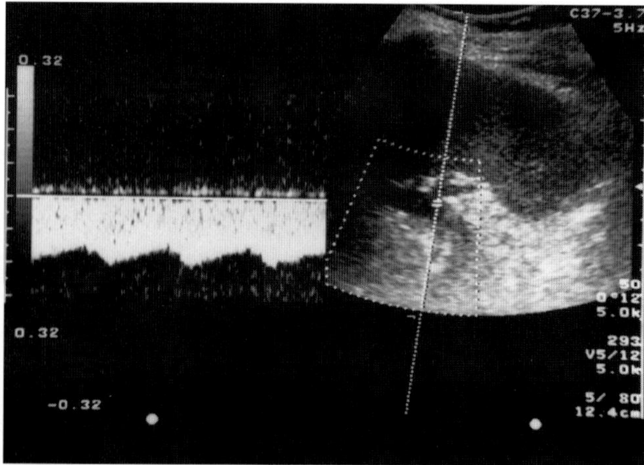

FIG. 9. Estudio DD de la vena esplénica en un paciente con hipertensión portal. Calibre superior a 10 mm, sin modificarse con los movimientos respiratorios.

útiles para establecer el diagnóstico diferencial con adenopatías. Otras lesiones menos frecuentes incluyen el bazo flotante o móvil, asplenia, poliesplenia y *situs inversus*.

Tomografía axial computada (TC)

Anatomía

Las características tomodensitométricas del bazo son determinadas por su anatomía histológica; la pulpa blanca formada por folículos linfoides y células retículoendoteliales, se intercala con la pulpa roja constituida por lagos vasculares. La grasa mesentérica y omental que rodean al bazo delimitan la cápsula y la vasculatura hiliar. La arteria esplénica es tortuosa y la vena esplénica puede variar en su relación con el páncreas, y dar el aspecto morfológico de un Wirsung dilatado (19).

Por medio de TC pueden identificarse con nitidez las características morfológicas previamente descritas y las relaciones anatómicas con los órganos vecinos, presentando el bazo un valor de atenuación homogéneo y similar al del hígado en los estudios precontraste. Existe la posibilidad de obtener reconstrucciones en el plano coronal y sagital, que pueden complementar, en ocasiones, las imágenes obtenidas en proyección axial transversa.

Técnica de exploración

Por lo general, el bazo suele estudiarse en el conjunto de una exploración tomodensitométrica abdominal. La opacificación de los órganos gastrointestinales adyacentes se consigue tras la administración oral de un contraste radioopaco (al menos 500 cc) para distender el estómago y opacificar las primeras asas de intestino delgado y el ángulo esplénico del colon. Los medios de contraste endovenoso mejoran la calidad de la exploración tomodensitométrica (20). La inyección del material de contraste por medio de un perfusor mecánico proporciona un mayor contraste de imagen que la la que se logra con goteo. En el estudio del bazo se suele administrar el contraste en un bolo único y rápido a velocidad de 2 cc/seg. La exploración comienza a los 40 a 50 seg después del inicio del bolo, obteniendo una rápida secuencia de imágenes con menos de 3 segundos de intervalo entre las mismas.

En la actualidad, se dispone de la TC espiral o volumétrica que ha revolucionado el mundo de la TC convencional, pues permite realizar estudios dinámicos y reconstrucciones multiplanares, especialmente útiles en la valoración de regiones anatómicas complejas, como son las adyacentes al diafragma. Igualmente, permite reducir el tiempo de estudio de las exploraciones, minimizar los artefactos producidos por el peristaltismo y la respiración. En este tipo de exploraciones, pueden ser necesarios retrasos mayores, ya que no existe cadencia entre las imágenes obtenidas, pues se consigue examinar volúmenes amplios con desplazamientos grandes en tiempos muy cortos (21).

La mejor forma de examinar el bazo es realizando cortes sucesivos de l0 mm de espesor, tras la inyección de medio de contraste intravenoso. Si se sospecha patología esplénica, pueden utilizarse cortes de grosor más fino e intervalos de 5 a 10 mm. Cada imagen se obtiene durante la misma fase de la respiración para evitar cambios en la posición del bazo debido a las incursiones diafragmáticas.

Semiología

La densidad del bazo normal es homogénea y menor o igual a la del hígado, oscilando entre 15 Unidades Hounsfield (UH) en las exploraciones sin material de contraste y 45 UH en los exámenes con contraste endovenoso (Fig. 10). La inyección intravenosa (IV) en bolo, produce un realce intenso de la vasculatura hiliar y una cierta heterogeneidad parenquimatosa inicial (imagen "atigrada"). Esta heterogeneidad se establece por un realce vascular en la fase capilar que produce las áreas hiperdensas y por ausencia del retorno venoso intraesplénico del contraste que causa las áreas hipodensas de morfología curvilínea. Este fenómeno vascular es debido a los diferentes flujos que se establecen en la pulpa roja (22). La inyección IV lenta del medio de contraste genera un aumento uniforme de la densidad esplénica. Las alteraciones en la densidad esplénica que perduran tras 40 segundos después del pico aórtico de realce, indican la existencia de un proceso patológico, mientras que si se establece este patrón por debajo de los 40 segundos, se correlacionan con los cambios hemodinámicos normales del bazo (23).

Los pacientes hipotensos pueden mostrar un retraso en el realce esplénico en relación al hepático, debido a la sensibilidad de la vasculatura esplénica a la estimulación simpática. Este hecho es importante en los traumatismos abdominales, por la existencia de un posible retardo en el realce esplénico que se explicaría por un aumento de la secreción catecolamínica y no por una interrupción en su aporte vascular.

Del mismo modo que en la exploración con US, la patología esplénica que vamos a encontrar desde el punto de vista de la TC se clasifica en lesiones difusas o focales, que a su vez pueden ser únicas o múltiples, con mayor o menor valor de atenuación.

Indicaciones

La TC valora con gran precisión la forma, tamaño, localización y la relación del bazo con las estructuras vecinas, lo que justifica que hoy en día sea una de las técnicas de formación de imagen más adecuadas para la evaluación de esta víscera (24).

Lesiones difusas

El bazo está expuesto a un amplio número de procesos patológicos que se manifiestan en la práctica habitual como un aumento del tamaño esplénico. La esplenomegalia se diagnostica en TC en base a criterios subjetivos, como el

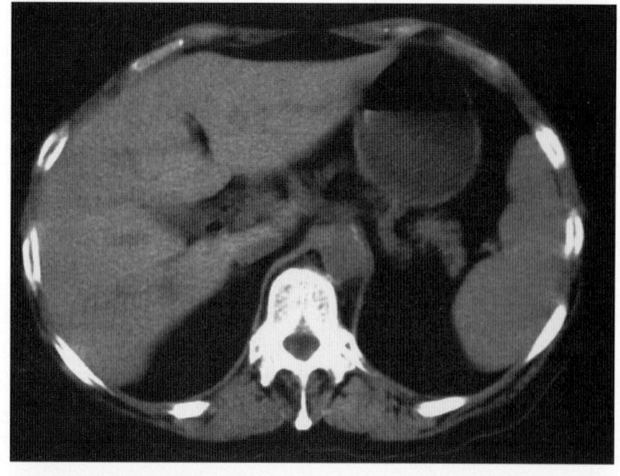

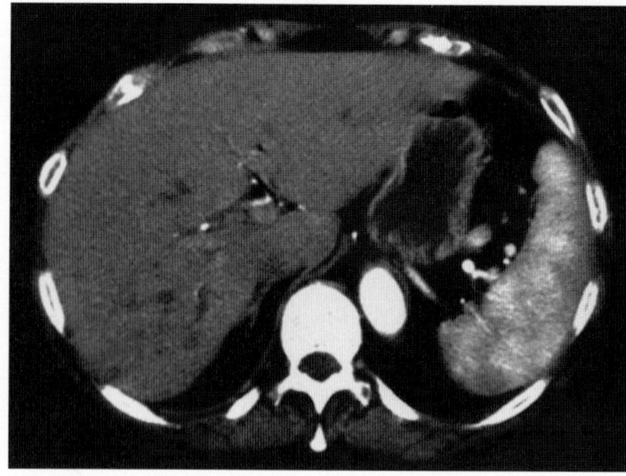

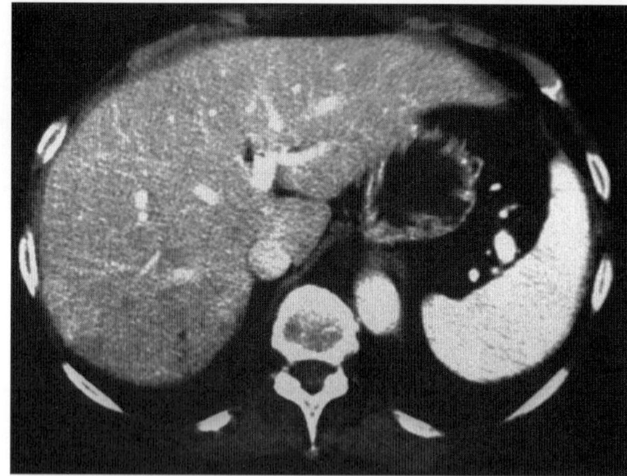

FIG. 10. TC del hemiabdomen superior. **A:** Sin contraste. Bazo con densidad homogénea similar a la del hígado. **B:** Con contraste. Bazo con heterogeneidad inicial (morfología atigrada). **C:** Fase de equilibrio. Bazo con realce homogéneo.

descenso del polo caudal por debajo del borde costal o cuando ocupa más de dos tercios de la distancia entre la pared anterior y posterior del abdomen. El llamado Indice esplénico (IE), que es el producto de longitud (L), anchura (A) y grosor (G), ha sido propuesto como indicador del tamaño esplénico en TC (25). La TC es un método fiable para el cálculo del volumen esplénico (utilizando medidas lineales o mediante el método de sumación de áreas), presentando un margen de error de un 4%. El volumen esplénico no depende de datos físicos, al no correlacionarse con peso, altura, índice de masa corporal o el diámetro de la primera vértebra lumbar.

Las causas de esplenomegalia son numerosas. La más frecuente en nuestro medio es la cirrosis con su correspondiente hipertensión portal. El 30% se debe a patología linfoproliferativa, aunque el Síndrome de inmunodeficiencia adquirida (SIDA) y el uso de drogas por vía intravenosa que originan esplenomegalias moderadas por hiperplasia linfoide reactiva (26) son causas cada vez más frecuentes.

Lesiones focales

La TC es actualmente una técnica muy utilizada en el protocolo diagnóstico de la lesión esplénica focal, pues aporta in-

formación morfológica respecto a su tamaño, contornos y relación con las vísceras de vecindad y, por otro lado, analiza su comportamiento (valor de atenuación) antes y después de la administración de material de contraste intravenoso.

Lesiones de órganos de vecindad

La exploración dinámica en fase arterial es útil para distinguir el bazo normal de las estructuras adyacentes y permite establecer el diagnóstico diferencial a nivel del hilio esplénico, entre bazo accesorio o ganglios linfáticos, várices, tumores de la cola pancreática o aneurismas de la arteria esplénica. Las várices muestran un realce sincrónico con el de la vena esplénica y el aneurisma de la arteria alcanza su realce máximo al mismo tiempo que la aorta abdominal. Los bazos accesorios en general se encuentran en el ligamento gastroesplénico cerca del hilio y pueden crecer de forma espectacular tras esplenectomías. Presentan un realce similar al bazo normal, mientras que las adenopatías del hilio esplénico raramente experimentan un realce significativo (27).

Traumatismo abdominal

El bazo es el órgano de la parte superior del abdomen que está expuesto a un mayor número de lesiones en los traumatismos abdominales cerrados. La TC se ha convertido en la técnica de elección para la valoración de los pacientes que permanecen estables tras un traumatismo abdominal. Es muy sensible para el diagnóstico de lesiones traumáticas del bazo, hígado y riñones y también en el diagnóstico del hemoperitoneo y de la hemorragia retroperitoneal (28).

La semiología aportada por la TC puede ser muy específica. Por ejemplo, el hematoma subcapsular o intraesplénico tiene la forma de media luna, de baja densidad a lo largo de su borde lateral, o en "capas de cebolla", por la alternancia de sangre en distintos momentos evolutivos. El desgarro esplénico se manifiesta en TC por la presencia de límites esplénicos poco definidos, heterogeneidad parenquimatosa, desgarros lineales, estrellados o redondeados de bajo valor de atenuación, coágulos periesplénicos y líquido libre en la cavidad peritoneal (29).

Radiología vascular

Anatomía

La arteria esplénica presenta una longitud aproximada de 13 cm con un rango de 8 a 23 cm. En 25% de los casos, las 3 ramas del tronco celíaco emergen de un punto común y dentro de las variaciones normales se incluye el origen de la arteria esplénica de la porción ventral o derecha del tronco celíaco, de la aorta abdominal o de la arteria mesentérica superior. Puede también existir una rama polar superior que irriga este segmento esplénico; ésta emerge directamente del tronco celíaco, dando la apariencia de una doble arteria esplénica. En su primera porción, la arteria esplénica da lugar a las arterias gastroepiploicas y a las gástricas cortas. La tortuosidad de la arteria esplénica es variable y aumenta con la edad. Hay dos patrones de distribución vascular: a) El tipo básico (70%), formado por numerosas ramas pequeñas que emergen de un tronco corto y penetran de forma radial a través de

la superficie medial esplénica y b) El tipo compacto (30%), en el cual, por medio de un hilio estrecho, la arteria esplénica da varias ramas hiliares que penetran localmente por la superficie medial esplénica.

Técnica de exploración

La aortografía abdominal se puede realizar por vía venosa mediante angiografía por sustracción digital o bien por cateterismo femoral con arteriografía convencional. La arteriografía del tronco celíaco se realiza mediante cateterismo selectivo generalmente por vía femoral (30). En la fase parenquimatosa de la arteriografía, la densidad del bazo depende de la relación volumen esplénico/volumen inyectado del medio de contraste, y en condiciones normales es homogénea o un poco moteada. El retorno venoso suele verse a los 7 segundos tras la inyección arterial (Fig. 11).

Indicaciones

Las indicaciones primarias de la angiografía esplénica son hoy en día muy limitadas y se resumen así Nemcek y Vogelzang (31):

Evaluación de los desórdenes arteriales esplénicos primarios

Evaluación del sistema esplenoportal La trombosis portal es la causa más frecuente de hipertensión portal presinusoidal de origen extrahepático, que si bien puede diagnosticarse por el estudio angiográfico (se requieren volúmenes altos de contraste y tiempos prolongados para una correcta valoración del trombo portal), en la actualidad se prefieren otras técnicas de formación de imagen como el Doppler o la TC.

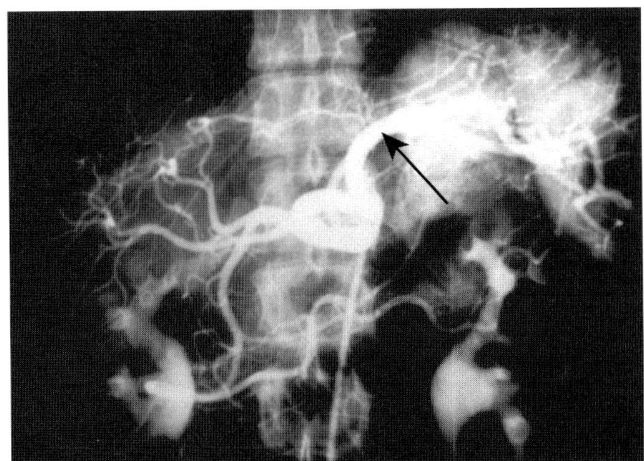
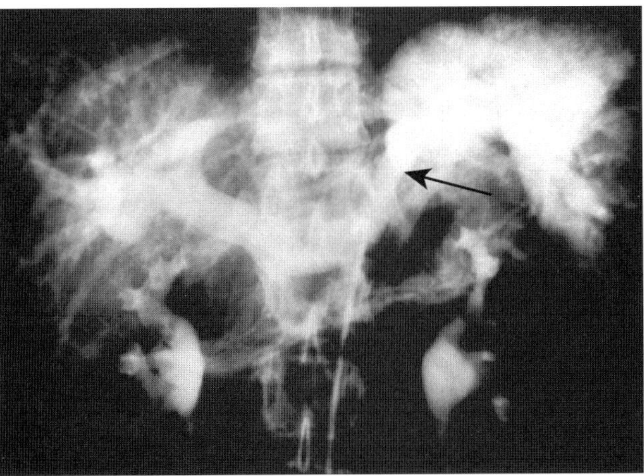

FIG. 11. Anatomía arteriográfica del bazo. Arteriografía selectiva de tronco celíaco: fase arterial **(A)** y de retorno venoso **(B)**. Se visualizan las tres ramas del tronco celíaco y el trayecto tortuoso de la arteria esplénica (*flecha*) y sus ramificaciones intraparenquimatosas. En la fase de retorno, se evalúa el parenquimograma esplénico y la vena (*flecha*) en su recorrido para conformar el sistema portal.

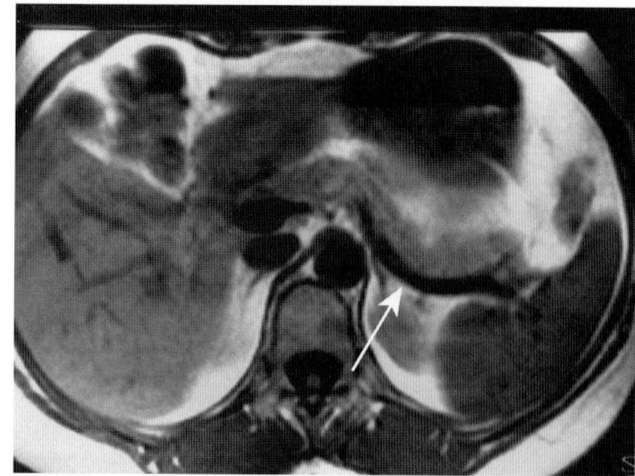 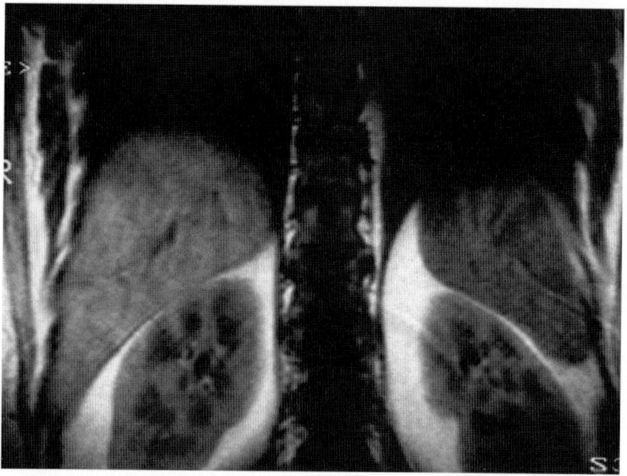

FIG. 12. RM del bazo. Plano axial transverso **(A)** y coronal **(B)** del hemiabdomen superior. Se identifica el bazo y sus relaciones con el hemidiafragma y la silueta renal izquierda. La intensidad de señal en la imagen ponderada en T1 es similar a la del parénquima hepático. En plano axial se identifica la vena esplénica (*flecha*) en situación retropancreática con su característico vacío de señal propio de la técnica realizada con espín eco.

La trombosis de la vena esplénica suele ser secundaria en más del 60% de los casos a una pancreatitis crónica y debe sospecharse ante una trombosis portal o de la vena mesentérica superior. Clínicamente, suele ser asintomática pero, la hipertensión venosa retrógrada, puede causar esplenomegalia y várices gástricas.

Los signos angiográficos incluyen opacificación incompleta de un segmento o de la totalidad de la vena esplénica, a pesar de observar las venas hiliares o intraesplénicas, circulación colateral que drena el bazo, opacificación de la vena porta a través de colaterales y várices gástricas, más frecuentes que las esofágicas, pues estas últimas drenan por medio de la vena coronaria estomáquica al hígado.

Masas esplénicas

El estudio angiográfico queda relegado a la evaluación preoperatoria de lesiones extraesplénicas que pueden invadir el bazo (32).

Traumatismos esplénicos

En la actualidad, no es indicación primaria ante un traumatismo abdominal, salvo como primer paso para un procedimiento intervencionista.

Complicaciones vasculares en la enfermedad pancreática

El estudio angiográfico puede poner de manifiesto estenosis focales por fibrosis, oclusión de la arteria o vena esplénica, pseudoaneurismas y afectación por contiguidad de neoplasias pancreáticas.

El uso de las *técnicas intervencionistas* en el bazo se resume en técnicas de embolización en las esplenomegalias (33), en la hipertensión portal, en los traumatismos esplénicos y en tratamientos coadyuvantes preoperatorios en las esplenectomías.

Resonancia magnética (RM)

La RM es la última de las modalidades de formación de imagen que se ha añadido al arsenal de medios de diagnóstico de que dispone el radiólogo. A nivel esplénico, igual que en el resto de las estructuras del abdomen superior, las posibilidades de la técnica dependen de una serie de características inherentes al mecanismo de obtención de las imágenes. Las características generales de la RM que justifican su utilización en el abdomen superior son las siguientes (34): a) resolución de contraste, b) capacidad multiplanar (planos axiales, coronales, sagitales y oblícuos), c) caracterización tisular según las características de intensidad de señal de la patología en las distintas secuencias de pulso, d) versatilidad técnica para adaptarse a los distintos procesos patológicos (secuencias de pulso, plano de imagen), e) visualización de estructuras vasculares sin necesidad de utilizar medios de contraste y f) no utilización de radiación ionizante, y sin riesgo biológico conocido.

Anatomía

Como consecuencia de su contenido hemático, el bazo tiene tiempos de relajación T1 y T2 largos; esto justifica que su intensidad de señal en las secuencias ponderadas en T1 (TR corto) sea similar o algo inferior a la del parénquima hepático, mientras que en las secuencias ponderadas en T2 (TE largo) su intensidad de señal es mayor que la del hígado, similar a la corteza renal (35).

La arteria esplénica puede ser identificada en ocasiones, cuando emerge del tronco celíaco. En las secuencias reali-

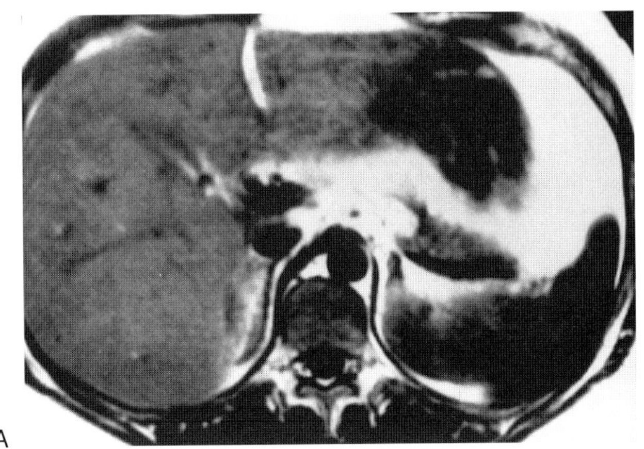
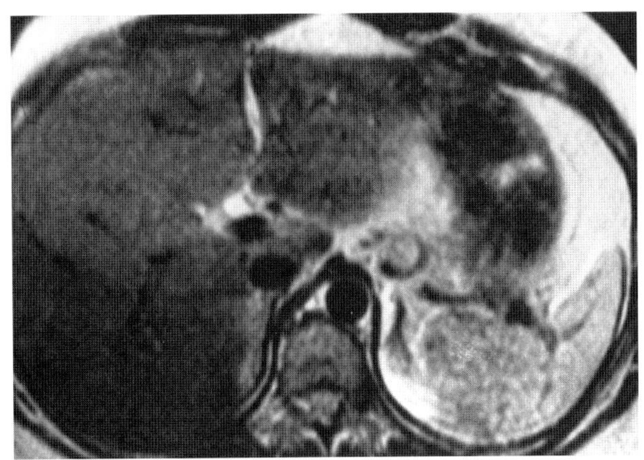

A

B

FIG. 13. Planos axiales ponderados en T1 **(A)** y T2 **(B)**, valorando el aumento en la intensidad de señal del bazo con respecto al parénquima hepático en las imágenes ponderadas en T2.

zadas con técnica de espín eco, la vena esplénica aparece como una estructura con vacío de señal situada dorsalmente al cuerpo y cola del páncreas. A nivel del hilio esplénico, las estructuras vasculares pueden identificarse con nitidez, si bien más allá del hilio las ramas de la vena esplénica sólo se observan parcialmente (Fig. 12 y 13).

Técnica de exploración

El protocolo de estudio del bazo es similar al del hígado. De un modo básico, deben obtenerse imágenes al menos en dos planos espaciales, generalmente en T1 y T2; las primeras son más anatómicas, mientras que las segundas son útiles para valorar las características de intensidad de señal de la patología sometida a estudio, con objeto de establecer criterios de caracterización tisular. El examen puede completarse con la administración de material de contraste intravenoso. El más utilizado es el gadolinio (36), con un comportamiento similar al de los contrastes yodados en TC, con objeto de definir la vascularización de las distintas lesiones. Las imágenes postgadolinio endovenoso se realizan en T1.

En la actualidad, están en vías de desarrollo otros medios de contraste endovenosos, destacando los que son específicos del sistema retículoendotelial (ferrita), cuyo mecanismo de acción resulta diferente del gadolinio, pues producen una disminución de señal del parénquima esplénico normal, mejor valorada en las imágenes ponderadas en T2, por lo que las zonas patológicas que no captan el contraste aparecen con mayor intensidad de señal. Este tipo de contraste parece

tener un gran interés en el estudio de la posible afectación esplénica en el curso de la patología linfoproliferativa (37).

Semiología

Los criterios semiológicos a evaluar en la RM son de dos tipos: morfológicos, en los que resulta de gran interés la posibilidad de obtener imágenes en distintos planos del espacio y de intensidad de señal, que en ocasiones permiten una caracterización tisular de diversas patologías (38). La valoración del volumen esplénico, al igual que las relaciones con el hemidiafragma izquierdo y los órganos intra y retroperitoneales se ve facilitada con los planos coronales y sagitales. Las imágenes ponderadas en T1 caracterizan las lesiones hemorrágicas y con contenido graso por su intensidad de señal elevada. La patología quística muestra también criterios de intensidad de señal relativamente específicos en relación con su contenido interno, baja señal en las imágenes ponderadas en T1 y alta en las ponderadas en T2.

Indicaciones

Lo mismo que en el resto de los órganos del abdomen superior, podemos diferenciar una serie de indicaciones generales y otras específicas (Tablas 3 y 4).

En conjunto y de un modo global, la RM puede considerarse como la técnica a utilizar para solventar los problemas o dudas diagnósticas que todavía persistan tras la utilización de otras modalidades de formación de imagen menos

---

TABLA 3. *Indicaciones generales de la RM*

Examen de US o TC subóptimo (clips quirúrgicos múltiples)
Resultados equívocos o negativos del examen ecográfico o tomodensitométrico
Alergia a medios de contraste yodados
Embarazo (a partir del segundo trimestre)
Patología vascular

TABLA 4. *Indicaciones específicas de la RM*

Detección/caracterización de lesiones focales: hematoma, hemangioma, candidiasis, infartos
Caracterización de colecciones líquidas
Lesiones difusas: linfoma, enfermedad de Gaucher, anemia de células falciformes
Esplenomegalia

TABLA 5. *Contraindicaciones de la RM*

Absolutas	Relativas
Marcapasos	Claustrofobia
Clips intracraneales ferromagnéticos	Pacientes inestables o graves
Implantes cocleares	Embarazo (en el período de embriogénesis)
Algunos filtros de vena cava inferior	

sofisticadas, fundamentalmente el US y la TC (39). Las contraindicaciones de la técnica se sumarizan en la Tabla 5.

Medicina nuclear

El uso de la medicina nuclear para el estudio de la patología esplénica ha quedado relegado a un segundo término, ya que, aunque en algunos procesos la sensibilidad del US y la gamagrafía son muy similares, se prefiere la primera porque no utiliza radiaciones ionizantes y permite la exploración de otros órganos abdominales (40).

En la actualidad, los sistemas detectores de tomografía, como la tomografía por emisión de fotón único (SPECT) ampliamente utilizada en distintos campos médicos y la tomografía obtenida mediante emisión de positrones (PET), han supuesto un avance metodológico e instrumental abriendo nuevas expectativas dentro del campo de la medicina nuclear.

Radiofármacos y técnicas

La naturaleza de los trazadores que se utilizan para la observación del bazo determinan dos tipos de procedimientos: a) fagocitosis a nivel del sistema retículoendotelial si se utilizan coloides marcados y b) retención en los sinusoides esplénicos si se utilizan hematíes alterados (función hemoclástica).

El radiofármaco más utilizado es el 99 mTc en forma de sulfuro coloidal. El mayor inconveniente de estos trazadores es que se obtienen imágenes simultáneas hepatoesplénicas. Si sólo queremos valorar la función esplénica, los eritrocitos marcados con 51 Cr, 111 In o 99 Tc son los preferidos, ya que no son captados por el hígado y, por tanto, no interfieren con la imagen esplénica (41). Las imágenes esplénicas se realizan alrededor de una hora tras la inyección del trazador para reducir la radioactividad de fondo. En ambos casos, la exploración puede efectuarse con gammacámara o con un gammágrafo lineal. La correcta exploración del bazo precisa obtener proyecciones anteriores, posteriores, laterales y oblicuas (Fig. 14).

Las imágenes obtenidas permiten obtener información sobre el tamaño, morfología, posición y distribución del radiofármaco en el interior del órgano (42). Los defectos focales pueden encontrarse en la rotura esplénica, hematoma

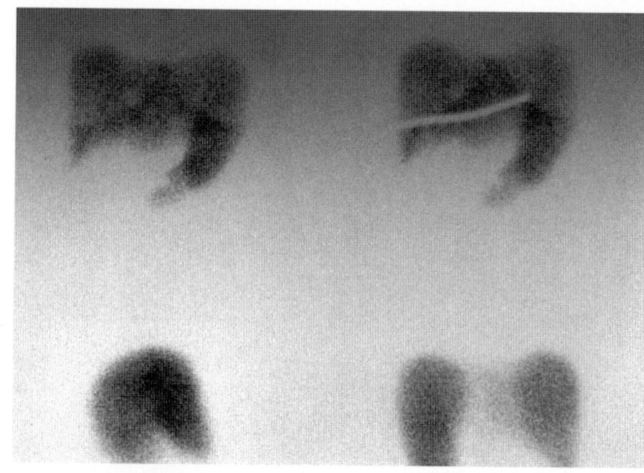

FIG. 14. Gamagrafía hepatoesplénica. Imagen hepática de morfología y distribución de la actividad normal. Aumento de tamaño esplénico con distribución homogénea del radiofármaco.

subcapsular, linfoma, quiste, infarto e histiocitosis. La disminución generalizada de la captación es propia de las alteraciones de la circulación o de un trastorno a nivel retículoendotelial, la captación aparece aumentada en los procesos que afectan al hígado, ya que disminuye la actividad del sistema retículoendotelial de éste y aumenta la del bazo.

Indicaciones

Las indicaciones clínicas son limitadas por la poca especificidad de la medicina nuclear para el estudio de las distintas entidades patológicas que pueden acontecer en el bazo. Básicamente, se definen en dos grupos (43): a) detección de tejido esplénico (demostración del bazo y del tejido esplénico accesorio) y b) evaluación morfológica y funcional del bazo.

Diagnóstico combinado

Como hemos visto, las técnicas de formación de imagen que pueden utilizarse en el estudio del bazo son variadas. La misión del radiólogo estriba en seleccionar la más adecuada en cada caso concreto, y establecer un algoritmo o pauta de actuación para solucionar el problema clínico. Por lo general, en la patología de urgencias, la radiología simple de abdomen suele ser el primer paso, y a continuación se realiza el estudio ecográfico. En el resto de las situaciones, el US suele constituir el primer eslabón del protocolo diagnóstico.

El US ha aportado la posibilidad de evaluar la forma, el tamaño y la estructura interna del bazo, detectar lesiones focales y difusas, variantes anatómicas y anomalías congénitas. Igualmente, permite valorar las estructuras abdominales adyacentes. Es también un buen método de escrutinio, en el algoritmo del diagnóstico diferencial del dolor abdominal. En la detección de metástasis, el US tiene una sensibilidad similar a la TC y a la RM, pero sus imágenes son de difícil reproducción en el seguimiento y control ulterior.

Hoy en día, la técnica de elección en la sospecha de trauma esplénico es la TC con medio de contraste, que además permite una correcta evaluación multiorgánica.

En la mayor parte de los casos, si el problema diagnóstico no queda resuelto tras la realización del estudio ecográfico, suele llevarse a cabo un estudio tomodensitométrico. La aspiración con aguja fina o la biopsia dirigida por US o por TC, debe considerarse como un procedimiento diagnóstico útil en la valoración de las lesiones focales esplénicas de etiología desconocida.

La RM puede utilizarse para intentar aclarar las dudas o problemas que persistan tras la realización del resto de las técnicas de formación de imagen, y constituye en la mayor parte de los casos, el último eslabón del protocolo de diagnóstico por imagen.

La arteriografía queda relegada a la obtención de un mapa vascular prequirúrgico o como etapa previa de un procedimiento intervencionista. La gamagrafía esplénica puede ser útil en su vertiente funcional, en el estudio de ciertas hemopatías, siendo muy limitadas sus indicaciones morfológicas. En la actualidad, queda un horizonte abierto a la tomografía con emisión de fotón único.

REFERENCIAS

1. Sopena MR, Vilar SJ, Martí-Bonmatí L. *Algoritmos en diagnóstico por la imagen.* Barcelona: Masson, S.A., 1996:18.
2. Sobbotta–Becher. *Atlas de anatomía humana.* Tomo III ed. Barcelona: Toray S.A., 1974;262–267.
3. Testut L, Latarjet A. *Compendio de anatomía descriptiva.* Barcelona: Salvat, 1981.
4. Ferreiros DJ. El bazo. En: Pedrosa CS, ed. *Diagnóstico por imagen. Tratado de radiología clínica.* Emalsa S.A., 1986;871–882.
5. Chapman S, Nakielny R, *Gamuts en radiología.* Madrid: Marbán S.L., 1993:239.
6. Rosenberg HK, Markowitz RI, Kolerbg H et al. Normal splenic size in infants and children: sonographic measurements. *AJR* 1990;157:119–121.
7. Donoso L, Sabaté JM, Martínez-Noguera A. Ultrasonografía del bazo y del tracto gastrointestinal. *Medicine* 1991;81:884–893.
8. Pennutter GS. Ultrasound measurements of the spleen. En: Golderberg B, Kurt AB, ed. *Atlas of ultrasound measurement.* Chicago: 1990: 126–138.
9. Mittelstaedt CA. *Ecografía general bazo.* Madrid: Marbán S.L., 1995:657–700.
10. Goerg C, Schwerk WB. Color Doppler imaging of focal splenic masses. *Eur J Radiol* 1994;18:214–219.
11. Goerg C, Schwerk WB. Splenic infarction: sonographic patterns, diagnosis, follow-up, and complications. *Radiology* 1990;174:803–807.
12. Goerg C, Schwerk WB, Goerg K. Sonography of focal lesions of the spleen. *AJR* 1991;156:949–953.
13. Nelson RC, Lovett KE, Chezmar JL et al. Splenic venous exceeding portal venous flow at Doppler sonography. *AjR* 1993;161:563–567.
14. Sabbá C, Weltin GG, Cichetti DV et al. Observer variability in echo-Doppler measurements of portal flow in cirrhotic patients and normal volunteers. *Gastroenterology* 1990;98:1603–1611.
15. Siniluoto TMJ, Tikkakoski T, Láhde ST et al. Ultrasound or CT in splenic diseases? *Acta Radiol* 1994;35:597–605.
16. Abbit LP. *Ecografía general I.* Madrid: Marbán, S.L. 1997:139–159.
17. Bolognesi M, Sacerdoti R, Merkel L et al. Splenic Doppler impedance indices: influence of different portal hemodynamic conditions. *Hepatology* 1996;23:1035–1040.
18. Zoli M, Cordiani M, Marchesini C et al. Ultrasonographic follow-up of liver cirrhosis. *J Clin Ultrasound* 1990;18:91–96.
19. Grumbach K, McDowell R. The spleen. En: Haaga JR, Lanzieri CF, Sartoris DF, Zerhouni ED, ed. *Computed tomography and magnetic resonance imaging of the whole body,* 3rd ed. St. Louis, MO: Mosby Year Book. 1994:1136–1147.
20. Brant MT. Páncreas y bazo. *Fundamentos de radiología digestiva.* Madrid: Marbán, S.L. 1995:78–84.
21. Brink JA. Technical aspects of helical (spiral) CT. *Radiologic Clinics of North America* 1995;33:825–841.
22. Krasny RM, Lu D. S.K. Helical computed tomography for abdominal imaging. *World J Surg* 1996;20:248–252.
23. Taylor AJ, Dodds WJ, Erickson SJ et al. Pictorial essay: CT of acquired abnormalities of the spleen. *AJR* 1991;157:1213–1219.
24. Webb WR, Brant WE, Helms CA. Bazo. Fundamentos de TAC Body. Madrid: Marbán, S.L. 1993:161–166.
25. Prassopoulos P, Daskalogiannaki M, Raissaki M et al. Determination of normal splenic volume on computed tomography in relation to age, gender and body habitus. *Eur Radiol* 1997;7:246–248.
26. Gil GM, Delgado MT, Martínez NM et al. *Manual de radiología clínica.* Barcelona: Mosby/Doyma libros S.A., 1994:466.
27. Freeman JL, Jafri SZH, Roberts JL et al. CT of congenital and acquired abnormalities of the spleen. *RadioGraphics* 1993;13:597–610.
28. Fishman EK. Spiral CT: applications in the emergency patient. *RadioGraphics* 1996;16:943–948.
29. Lawson DE, Jacobson JA, Spizarny DL et al. Splenic trauma: Value of follow-up CT. *Radiology* 1995;194:97–100.
30. Nazarian LN, Wechsler RJ, Grady CK. Frequency, appearance, and significance of splenic perfusion defects on CT arterial porthography. *Abdom Imag* 1996;21:53–57.
31. Nemcek AA, Vogelzang RL. Angiography and interventional radiology. En: Gore Levine MS, Laufer I, ed. *Textbook of gastrointestinal radiology.* Philadelphia: WB Saunders, 1994;2227–2235.
32. Hagiwara A, Yukioka T, Shoichi O et al. Non-surgical management of patients with blunt splenic injury: efficacy of transcatheter arterial embolization. *AJR* 1996;167:159–166.
33. Spigos DG, Tan WS, Mozes IA et al. Partial splenic embolization in the treatment of hypersplenism. *AJR* 1979;132:777–782.
34. Ros Mendoza LH, Ros PR: Overview of abdominal magnetic resonance imaging. En: Ros PR, Bidgood, ed. *Abdominal magnetic resonance imaging.* St. Louis, MO: Mosby, 1993:165–171.
35. Rabushka LS, Kawashima A, Fishman EK. Imaging of the spleen: CT with supplemental MR examination. *RadioGraphics* 1994;14: 307–332.
36. Mirowitz SA, Brown JJ, Lee JKT et al. Dynamic gadolinium-enhanced MR imaging of the spleen: normal enhancement patterns and evaluation of splenic lesions. *Radiology* 1991;179:681–686.
37. Urrutia M, Mergo PJ, Ros LH et al. Cystic masses of the spleen: radiologic-pathologic correlation. *RadioGraphics* 1996;16:107–129.
38. Lee KJ, Sagel SS, Stanley RJ. *Computed body tomography with MRI correlation,* 2nd ed. New York: Raven Press, 1989:521–541.
39. Mitchell DG, Semelka RC. Magnetic resonance imaging of the body, 3rd ed. En: Higgins CB, Hricak H, and Helms CA, ed. New York: Lippincott–Raven Press, 1997.
40. Otto AC, Ninham E, Pretorius PH et al. Difference between splenic volume measured at necropsy and that measured *in vivo* by radionuclide tomography. *Clin Nucl Med* 1994;19:979–980.
41. Pérez Piqueras JL, Labanda Tejedor JP, Secades Ariz I et al. *Medicina nuclear clínica.* Madrid: Marbán, S.L. 1994.
42. Domenech-Tomé F.M, Setoain QJ. *Imágenes en medicina nuclear: diagnóstico morfológico y funcional* Madrid: Ed. Idepsa, 1990:71–78.
43. Asensio Del Barrio C, Lapeña GL. Gamagrafía esplénica. *Sangre* 1997;42:301–307.

Abdomen: Hígado, Bazo, Vías Biliares, Páncreas y Peritoneo, Tomo II.
Editores: M. E. Stoopen, K. Kimura y P. R. Ros.
Lippincott Williams & Wilkins, Philadelphia © 1999.

CAPITULO 10

Patología del bazo

Luis H. Ros, Antonia Blanch y Pablo R. Ros

En el presente capítulo se abordan las distintas entidades patológicas esplénicas, intentando definir los criterios semiológicos más representativos de las mismas en las distintas técnicas de formación de imagen.

Se consideran inicialmente los quistes esplénicos, y se valora ulteriormente la patología infecciosa e inflamatoria, la patología vascular (infarto esplénico) y los tumores, clasificándose éstos en benignos y malignos.

QUISTES ESPLENICOS

Los quistes esplénicos forman un grupo muy heterogéneo, relativamente infrecuente. Siguiendo a Fowler (1), podemos clasificarlos en parasitarios y no parasitarios.

Quistes no parasitarios

Los quistes no parasitarios del bazo se clasifican en dos categorías: a) quistes verdaderos o primitivos y b) quistes falsos o secundarios, en función de la presencia o ausencia de revestimiento epitelial. Los quistes epiteliales representan 10 a 25% de las lesiones benignas quísticas no parasitarias (1,2).

Histología

Los quistes epidermoides tienen un origen congénito, resultado de la migración de células mesoteliales durante el período embrionario (3,4). La mayoría de los casos son esporádicos, habiéndose descrito sólo dos en la literatura de

---

Dr. L.H. Ros: Profesor Clinico Asistente, Departamento de Radiología, Universidad de Florida, Facultativo Especialista, Departamento de Radiología, Hospital "Miguel Servet," Zaragoza, España.

Dra. A. Blanch: Médico Residente, Departamento de Radiodiagnóstico, Hospital "Miguel Servet," Zaragoza, España.

Dr. P.R. Ros: Profesor de Radiología, Harvard Medical School, Jefe Asociado de Radiología, Brigham and Women's Hospital, Boston, MA, USA.

quistes epidermoides de origen familiar con una herencia autosómica recesiva.

Los quistes secundarios o pseudoquistes no tienen una verdadera pared epitelial, entre sus causas más frecuentes estan los traumatismos, infartos y procesos infecciosos previos. Su contenido puede ser seroso, hemorrágico, inflamatorio o degenerativo. Su localización más frecuente es en el polo superior esplénico, siendo 65% subcapsulares. Un 80% son uniloculares y solitarios y un 10% calcifican.

Hallazgos clínicos

La edad más frecuente de aparición es entre la segunda y la tercera década (4).

Un 70% son asintomáticos, evolucionan lentamente en el tiempo y presentan sintomatología cuando el quiste tiene un cierto volumen. Los signos y síntomas, totalmente inespecíficos, incluyen sensación de plenitud, dolor o malestar en el hipocondrio izquierdo, dolor en el hombro izquierdo, disnea, anorexia, náuseas intratables y vómitos persistentes.

Otras veces la forma clínica de presentación es a modo de dolor abdominal agudo por un marcado aumento del tamaño del quiste en el caso de producirse una hemorragia intraquística, una infección o una rotura intraperitoneal del quiste, sea espontánea o postraumática.

Hallazgos radiológicos

La radiografía simple de abdomen, los estudios con bario y la urografía excretora pueden mostrar una opacidad en el hipocondrio izquierdo y signos de compresión extrínseca sobre los órganos vecinos. Puede haber desplazamiento medial del estómago, desplazamiento caudal del riñón izquierdo, desplazamiento caudal del ángulo esplénico del colon, elevación del hemidiafragma izquierdo, disminución del espacio intercostal y atelectasias laminares basales izquierdas. Las calcificaciones intralesionales o parietales son infrecuentes, se observan sólo en 5 a 10% de los casos y se

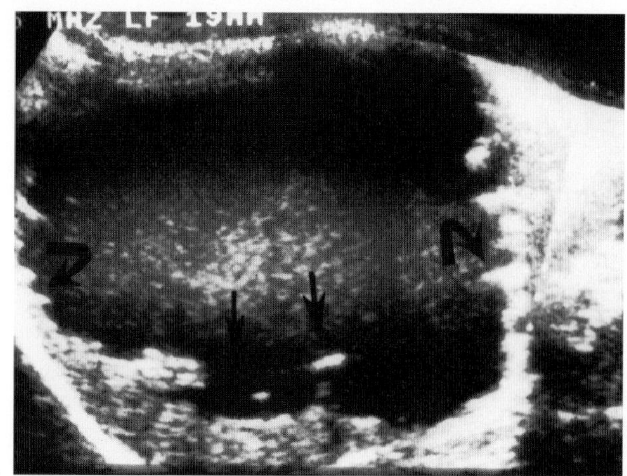
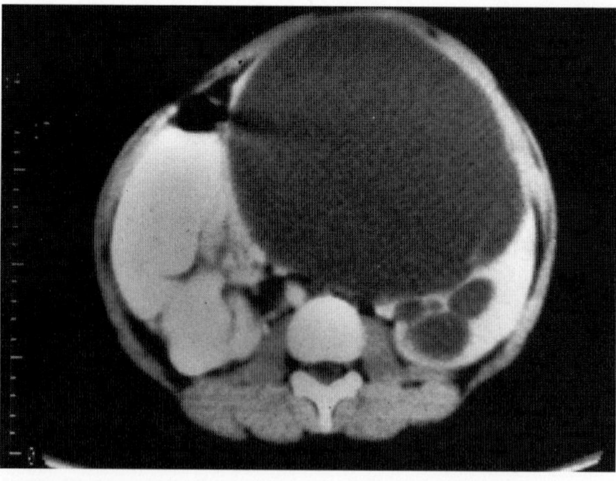

FIG. 1. Quiste esplénico verdadero. **A:** Estudio ecográfico. Se aprecia la existencia a nivel esplénico de una voluminosa lesión ocupante de espacio de contornos netos, con una ecoestructura predominantemente anecoica y presencia de tabiques internos en la parte posterior de la lesión (*flechas*). **B:** TC con medio de contraste IV. Se aprecia la voluminosa lesión esplénica focal, con contornos netos y bien definidos, con un valor de atenuación bajo, en el rango del correspondiente al agua, y se ven con nitidez los septos internos en la parte posterior del quiste. La presencia de tabiques internos es más frecuente en los quistes esplénicos verdaderos que en los quistes postraumáticos.

observan a modo de imágenes curvilíneas o de placas, siendo menos comunes en los quistes verdaderos.

El patrón ecográfico típico de los quistes (áreas anecoicas con pared delgada y refuerzo posterior) suele hallarse tanto en los quistes congénitos como en los de origen postraumático. Los quistes epidermoides presentan una imagen hipoecógena o anecógena con paredes bien delimitadas y con una buena transmisión del sonido. Su pared posterior puede ser irregular debido a la existencia de trabeculaciones periféricas (5). Pueden observarse ecos internos que corresponden a cristales de colesterol producidos por las células epiteliales o bien a coágulos, si se ha producido un sangrado intraquístico (4). El patrón ecográfico predominante en los quistes falsos es el de una imagen quística anecógena, si bien un 15% pueden presentar un patrón mixto con un componente sólido.

En la Tomografía computada (TC) encontramos una lesión quística, bien definida, esférica, uni o multilocular, con niveles de atenuación similares al agua, de pared fina y sin anillo de realce tras la administración de medio de con-

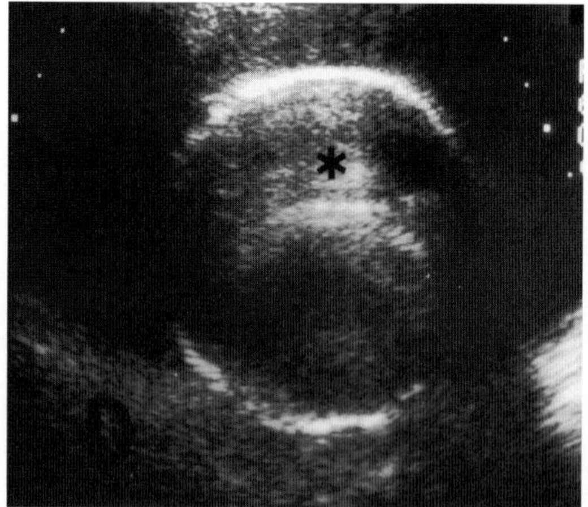
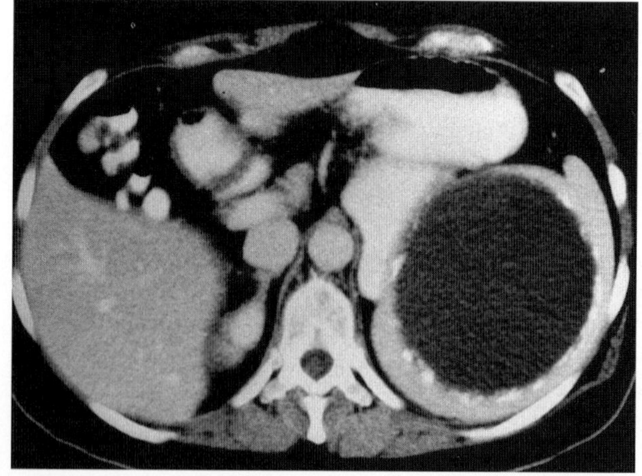

FIG. 2. Quiste esplénico falso. **A:** Ultrasonido (US). Abordaje oblicuo del cuadrante superior izquierdo del abdomen que muestra una masa esplénica redondeada, de contornos bien definidos, con una pared gruesa y ecogénica, con zonas de sombra acústica posterior sugestivas de corresponder a calcificaciones parietales. En el interior de la masa, se identifican ecos de bajo nivel de atenuación (*asterisco*), aunque predominantemente la masa se muestra hipoecoica, lo que sugiere su naturaleza quística. **B:** TC. La correlación tomodensitométrica confirma la naturaleza quística de la masa esplénica, mostrando con nitidez la pared calcificada y el contenido de bajo valor de atenuación. La presencia de calcificaciones parietales es más frecuente en los quistes postraumáticos que en los quistes esplénicos verdaderos.

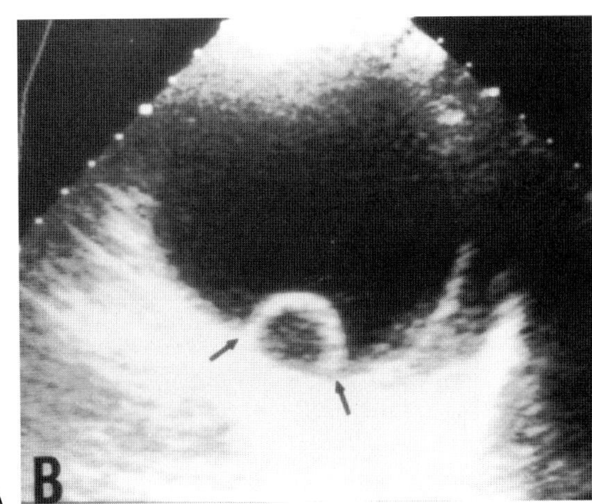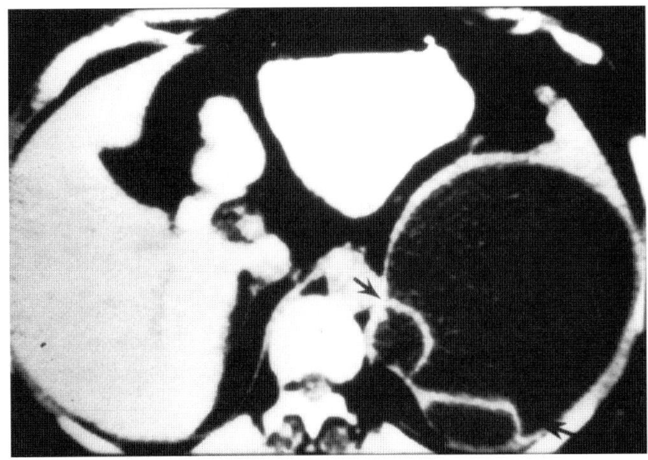

FIG. 3. Quiste hidatídico esplénico. **A:** US. Muestra una lesión esplénica focal, anecoica y con refuerzo de pared posterior, identificándose en la periferia de la lesión una pequeña imagen redondeada y de contornos netos que corresponde a una vesícula hija (*flechas*). **B:** TC. Se identifican con nitidez las vesículas hijas a nivel de la parte posterior del quiste (*flechas*), siendo este aspecto muy sugestivo de hidatidosis multivesicular en los países endémicos.

traste, salvo los septos internos, que sí pueden realzarse (6,7). Las paredes con trabeculación y septos periféricos son más frecuentes en los quistes verdaderos, mientras que los falsos presentan calcificaciones. Pueden existir áreas de hiperdensidad debidas a hemorragia, infección, o a contenido proteico en un 33% de los quistes falsos (Fig. 1 y 2).

La Resonancia magnética (RM) muestra una masa redondeada, bien definida, que presenta una intensidad de señal líquida tanto en secuencias ponderadas en T1 como en T2, aunque la intensidad de señal en secuencias ponderadas en T1 puede variar de acuerdo a su contenido hemorrágico o proteico.

Quistes parasitarios

La localización esplénica de los quistes hidatídicos representa 2% de las localizaciones viscerales de la enfermedad (4). Si consideramos exclusivamente la patología quística no neoplásica del bazo, los quistes parasitarios son los más frecuentes. La edad media de aparición es a los 55 años y no existe diferencia entre los sexos. El microorganismo causante más frecuente es la *Taenia equinoccocus*. En una gran parte de los casos, la infestación es primitiva, y el parásito llega al bazo a través del sistema arterial tras atravesar los filtros hepático y pulmonar.

Histología

El examen microscrópico muestra la pared del quiste hidatídico formada por una capa de células germinales y membranas laminadas, rodeada por una banda de tejido fibroso conocida como periquística. Los *scolex* y los fragmentos de la pared germinal constituyen las arenas hidatídicas. El examen macroscópico muestra los quistes como uni o multiloculares. Las loculaciones en la periferia, ocasionadas por la

invaginación de las capas de células germinales, dan origen a las vesículas hijas (6).

Hallazgos clínicos

El hallazgo más frecuente en la exploración física es la esplenomegalia. Las manifestaciones clínicas de la hidatidosis son del todo inespecíficas, y pueden debutar ocasionalmente como infección, rotura quística y shock anafiláctico (8).

Hallazgos radiológicos

En la radiología simple de abdomen, observamos los signos inducidos por un efecto de masa y, sobre todo, la presencia de calcificaciones curvilíneas completas o parciales.

Ecográficamente se dividen en cinco tipos, que reflejan la evolución natural del quiste:

Tipo I: colección líquida pura, con refuerzo posterior, con una pared de bordes bien definidos y un engrosamiento localizado.

Tipo II: colección líquida con desdoblamiento de pared. Es un signo patognomónico, observándose en el caso de membranas flotantes totalmente despegadas. Este signo debe buscarse sistemáticamente en todas las colecciones líquidas.

Tipo III: colección líquida de aspecto multivesicular a modo de nido de abejas.

Tipo IV: quiste infectado, de ecoestructura heterogénea.

Tipo V: quiste calcificado, con una imagen hiperecógena que asocia sombra posterior (8).

La TC demuestra una lesión de bordes bien delimitados, redondeada, que no capta contraste y con niveles variables de atenuación de acuerdo al contenido intraquístico. Los quistes hidatídicos presentan generalmente un contenido líquido homogéneo con valores de atenuación similares a los del agua (Fig. 3). La presencia de debris o arenas hidatídicas, de células inflamatorias y de vesículas hijas condicionarán altos niveles de atenuación (6,8).

En ocasiones pueden hallarse calcificaciones, cuya detección puede escapar a otros métodos diagnósticos en los primeros estadios de la enfermedad. Debe sospecharse en áreas endémicas ante una lesión quística con pared calcificada. La presencia de las vesículas hijas en los ultrasonidos y en la TC es patognomónica, pero es un hallazgo muy infrecuente.

ENFERMEDAD INFLAMATORIA ESPLENICA

Abscesos bacterianos

El bazo, por su actividad fagocitaria y por su competencia inmune, tiene una elevada resistencia al desarrollo de infecciones locales, lo cual determina la baja frecuencia de abscesos en esta localización, con una incidencia de 0.14 al 0.7% en autopsias. Su frecuencia está en incremento en la actualidad debido, en parte, a la mayor incidencia de pacientes seropositivos para el Virus de la inmunodeficiencia humana (VIH) y también al aumento de pacientes inmunocomprometidos. Un 24% de los abscesos esplénicos inciden en pacientes inmunocomprometidos y, de éstos, 80% aparecen en el curso de una enfermedad sistémica (9). El 57% de las infecciones son debidas a microorganismos aeróbicos, como *Staphylococcus, Streptococcus, Escherichia coli* y *Salmonella enteritidis*. El microorganismo causal también puede ser un Gram negativo como los enterobacilos.

Hallazgos clínicos

El diagnóstico clínico es difícil, con una sintomatología inespecífica, estan casi siempre presentes la fiebre y la leucocitosis. Pueden presentar como complicación la ruptura intraperitoneal. Su alta mortalidad unida a la inespecificidad de su diagnóstico clínico, hacen necesario un diagnóstico precoz preciso, dado que existe una relación directa entre el retraso en el diagnóstico y una mayor mortalidad.

Hallazgos radiológicos

Las radiografías simples de tórax y abdomen, pueden mostrar signos localizados en hemitórax y en hemiabdomen izquierdos, como derrame pleural, disminución de la ventilación basal, esplenomegalia, desplazamiento de las estructuras de vecindad y presencia de niveles hidroaéreos.

Los hallazgos ecográficos varían en dependencia del estadio evolutivo y, aunque inespecíficos, son muy sugestivos según el contexto clínico. El bazo puede presentar un aspecto normal en la fase presupurativa. Puede ser hipoecógeno, con buena transmisión del sonido, mal delimitado, de contornos irregulares y con pared propia, la cual puede ser ecogénica o mixta, con septos y debris ecógenos en su interior. También puede presentarse como una lesión globalmente hiperecógena, con pequeños ecos refringentes que asocian sombra acústica posterior o con reverberación, como efecto de la presencia de bullas gaseosas. En otras ocasiones, el absceso esplénico puede presentar una imagen indiferenciable de la del infarto. No obstante, ninguna de las imágenes descritas tiene un carácter patognomónico, el diagnóstico diferencial se plantea con hematomas, quistes, infartos y neoplasias (10).

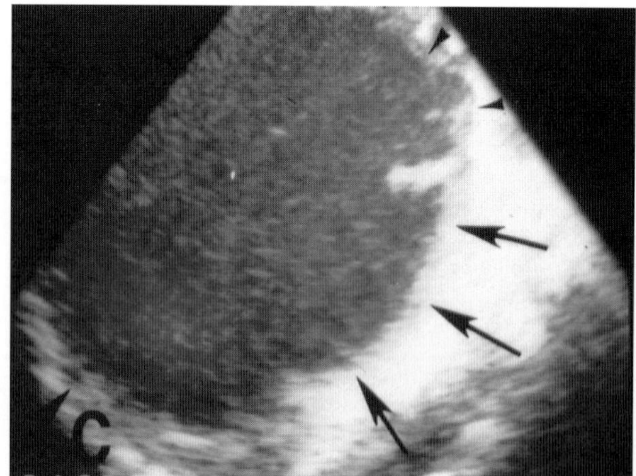
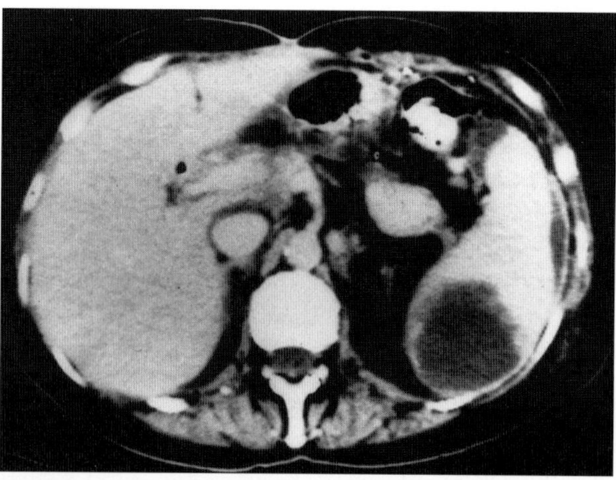

FIG. 4. Absceso esplénico. **A:** Estudio US. Se aprecia la existencia de una lesión ocupante de espacio de ecoestructura hipoecoica con pared gruesa y un poco irregular (*flechas*). **B:** TC. Se confirma la existencia de una lesión esplénica focal, situada en la parte posterior, con bajo valor de atenuación y contornos irregulares, que se intensifican discretamente en la exploración tomodensitométrica con contraste endovenoso. Se aprecian también colecciones subcapsulares de bajo valor de atenuación según la extensión a ese nivel del proceso infeccioso.

La TC es el método diagnóstico de elección, con una sensibilidad de 90% (7). Los abscesos bacterianos se muestran en la TC como lesiones intraparenquimatosas o subcapsulares, hipodensas, con un centro necrótico, y pueden presentar septos de un grosor entre 1 y 10 mm. Si tienen cápsula, esta se realza tras la administración de contraste yodado. La presencia de gas en una colección intraesplénica es diagnóstica. Sin embargo, la mayoría de estos abscesos no tiene gas. El gas puede estar disperso a modo de finas burbujas de baja atenuación o bien coalescer en una o más colecciones grandes. La TC permite un mejor estudio de la extensión locorregional y, sobretodo, de la presencia de burbujas de gas. La afectación esplénica séptica puede ocurrir como una lesión aislada o bien a modo de múltiples pequeñas áreas de afectación que representan microabscesos de 1 a 2 cm (Fig. 4 y 5) (11).

Anatomopatológicamente, existen varias formas de presentación:

a) Abscesos miliares diseminados, que son los más frecuentes y que, debido a su pequeño tamaño, suelen escapar a las distintas técnicas de exploración. Su pronóstico es fatal, siendo habitualmente un hallazgo de autopsia.

b) Abscesos múltiples, de 1 a 2 cm, cuyo pronóstico depende de la situación inmunológica del paciente y de la presencia simultánea de abscesos en otras localizaciones.

c) Abscesos solitarios, que son en realidad muy voluminosos, pudiendo existir dos o tres. Su evolución espontánea es muy grave y mortal, pueden evolucionar a la rotura, siendo necesario su tratamiento antibiótico asociado a un drenaje quirúrgico o percutáneo.

d) Absceso sobre una zona infartada. Su diagnóstico suele ser difícil, se presentan como un bazo heterogéneo, fisurado, con múltiples lesiones y colecciones asociadas, de localización periesplénica o subfrénica. Corresponden a infartos sépticos múltiples con rotura espontánea. Su pronóstico es severo y el tratamiento, es quirúrgico (10).

Otra prueba diagnóstica aplicable es la arteriografía, aunque queda reservada para la búsqueda de aneurismas micóticos.

Infecciones micóticas

Los abscesos producidos por hongos representan 26% de los abscesos esplénicos y aparecen exclusivamente en pacientes inmunodeprimidos que han recibido un tratamiento quimioterápico en el transcurso de leucosis agudas y en pacientes con síndrome de VIH (7). La afectación es diseminada, siendo las localizaciones hepática, esplénica y pulmonar las más frecuentes (12). Debido a su pequeño tamaño, los abscesos micóticos en pacientes neutropénicos pueden no ser detectados por ninguna técnica diagnóstica. Es necesario un diagnóstico histológico antes de iniciar el tratamiento, puesto que los cultivos tisular y sanguíneo pueden proporcionar muchos falsos negativos, sobre todo en las infecciones por *Cándida albicans*.

Histología

Histológicamente, son lesiones mal definidas con presencia de pseudohifas y células inflamatorias con áreas centrales de necrosis o pus, rodeadas de fibrosis.

Hallazgos clínicos

Los hallazgos clínicos son inespecíficos con fiebre persistente y resistente al tratamiento antibiótico. La hepatoesplenomegalia puede ser el signo inicial (13).

Hallazgos radiológicos

Ecográficamente han sido descritos cuatro tipos de imagen:

Tipo I: Imagen de "rueda dentro de rueda": corresponde a un nódulo ecógeno con un nido hipoecógeno más o menos central y rodeado de un anillo claro.

Tipo II: Imagen en "ojo de buey": se caracteriza porque se visualiza un área central ecógena rodeada por un área hipoecógena traduciendo la presencia de células inflamatorias rodeadas de una banda fibrosa.

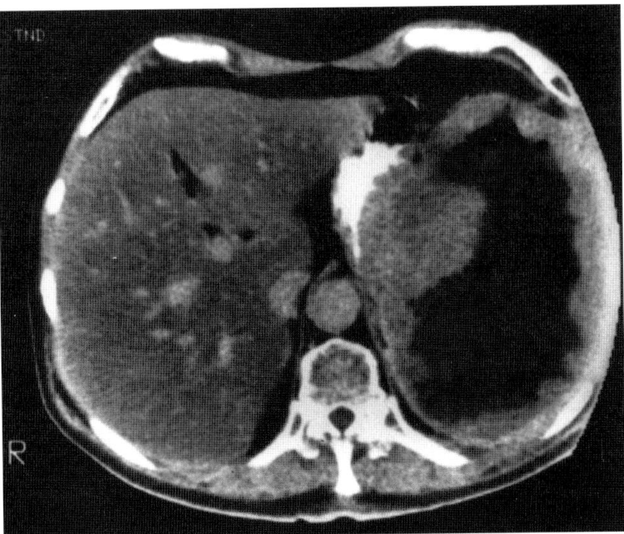

FIG. 5. Absceso esplénico. La exploración tomodensitométrica contrastada muestra una marcada desestructuración del parénquima esplénico con una zona central de baja atenuación y presencia de burbujas aéreas, delimitada por unos contornos irregulares. El absceso piógeno se desarrolló en un paciente con linfoma conocido. La presencia de burbujas aéreas resulta patognomónica y permite el diagnóstico específico de absceso.

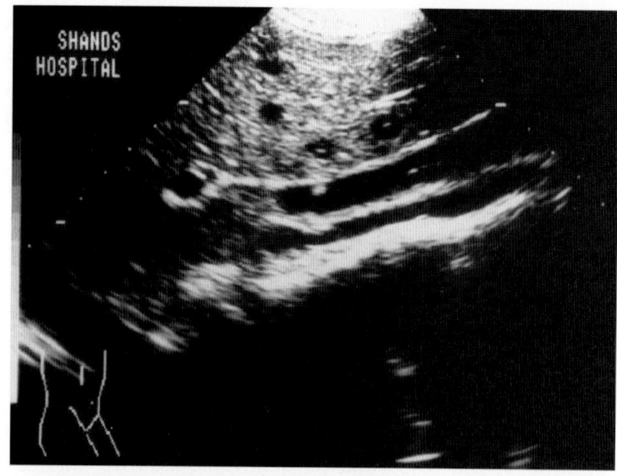

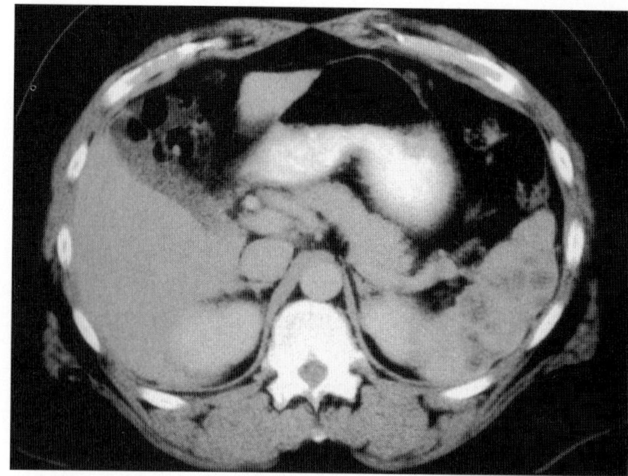

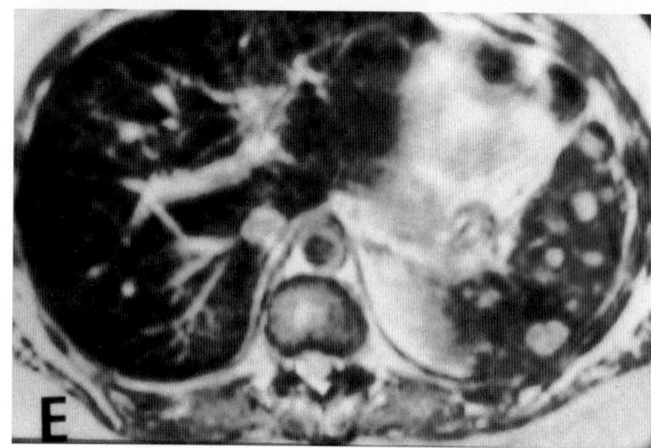

FIG. 6. Abscesos micóticos. **A:** US. El sonograma sagital muestra múltiples pequeñas áreas hipoecoicas diseminadas en el seno del parénquima esplénico, algunas con una pequeña zona central ecogénica. **B:** TC. Se aprecian en el seno del parénquima esplénico múltiples lesiones bien definidas de bajo valor de atenuación. **C:** Estudio de RM. Imágenes ponderadas en T2. Se evidencian múltiples áreas redondeadas con intensidad de señal elevada que resultan netamente diferenciables del parénquima esplénico adyacente. La existencia de lesiones focales múltiples en un paciente inmunodeprimido permite establecer el diagnóstico de microabscesos micóticos.

Tipo III: Al desaparecer la región central inflamatoria se produce fibrosis de la lesión que se traduce ecográficamente en una lesión uniformemente hipoecogénica.

Tipo IV: Corresponde a un estadio tardío, se observa un pequeño nódulo ecogénico, en torno a los 2 a 5 centímetros al que se asocia un cono de sombra posterior.

Las lesiones de tipo I y II sugieren la presencia de una infección activa por cándidas, mientras que las lesiones de tipo III y IV sugieren que la enfermedad está en remisión (12).

En la TC se observan como microabscesos, a modo de pequeñas lesiones de baja atenuación (7), de un tamaño inferior a 2 cm de diámetro, bien definidas y que no se realzan tras la administración de material de contraste. Las lesiones de tipo I pueden mostrar un área central de alta atenuación (Fig. 6) (14).

La utilización de la RM está limitada, al ser difícil la obtención de buenos resultados, mostrando múltiples lesiones de pequeño tamaño con una señal intermedia en T1 y alta señal en T2 (7).

Infección por micobacterias

Epidemiología y patogénesis

De los 10 a 20 millones de nuevos casos anuales de infección por *Mycobacterium tuberculosis*, un 85% son de locali-

zación respiratoria y un 15% tienen localización extrarrespiratoria. La incidencia exacta de afectación abdominal por tuberculosis es de 0.55 a 1% en series autópsicas (15). El aumento del número de pacientes seropositivos para el VIH, ha variado sensiblemente el espectro de la enfermedad asociada con la infección por *Mycobacterium tuberculosis* (MT) y por *Mycobacterium avium intracellulare* (MAI).

La infección esplénica por tuberculosis usualmente ocurre en las formas miliares de diseminación hematógena (9). Existen dos formas de presentación de la tuberculosis esplénica: a) tuberculosis miliar esplénica, como la forma más frecuente y b) tuberculosis esplénica macronodular, que constituye una forma rara de presentación en la cual no existe afectación pulmonar. Las vías de diseminación del *MT* son la hematógena y la linfática, a partir de un foco a distancia, generalmente pulmonar. El MAI es un bacilo ácido-alcohol resistente, de localización intracelular. Es un agente patógeno localizado en el agua, cuya puerta de entrada es la vía digestiva. Se disemina a los órganos linfáticos mesentéricos y retroperitoneales, así como a las vísceras abdominales.

Hallazgos clínicos

Las manifestaciones clínicas de la tuberculosis son polimórficas, pudiendo incluir fiebre, astenia, anorexia, hepatoesplenomegalia y más raramente hiperesplenismo (15).

Hallazgos radiológicos

Es muy sugerente del diagnóstico la presencia en la radiografía simple de tórax de hallazgos propios de una tuberculosis pulmonar, pues es muy infrecuente que la tuberculosis abdominal no vaya acompañada de afección extrabdominal. El aspecto de la afección esplénica en ecografía y TC puede variar, según la forma de presentación:

a) Formas micronodulares. Cuando las lesiones son mayores de 8 a 10 mm, se observan como múltiples y pequeñas lesiones hipoecógenas. Ecográficamente, estos pacientes van a desarrollar lesiones de pequeño tamaño que pasan desapercibidas con transductores de 3.5 MHz, por lo que Murray propone que todo paciente VIH+ en el que se sospeche una infección hepatoesplénica por micobacterias, sea explorado con sondas de 5 MHz (16). La TC mostrará áreas irregulares de baja atenuación, mal definidas y de muy pequeño tamaño. Ocasionalmente, se encuentran imágenes periféricas triangulares que corresponden a infartos secundarios a embolismos sépticos (Fig. 7) (17).

b) Formas macronodulares. El aspecto ecográfico es el de formaciones nodulares, bien circunscritas, hipoecógenas y sin presencia de refuerzo posterior, aspecto que por otra parte es del todo inespecífico (18). Estas formaciones nodulares son hipodensas en la TC y, en ocasiones, se realzan débilmente en la periferia tras la administración de contraste intravenoso. Suelen ser múltiples y corresponden a tuberculomas o abscesos fríos.

c) Formas granulomatosas. En los estadios crónicos, se encuentran ecográficamente focos ecogénicos con sombra acústica posterior (18) que traducen la presencia de calcio. La TC mostrará micronódulos calcificados. Este es un hallazgo totalmente inespecífico que aparece en el contexto de múltiples enfermedades inflamatorias.

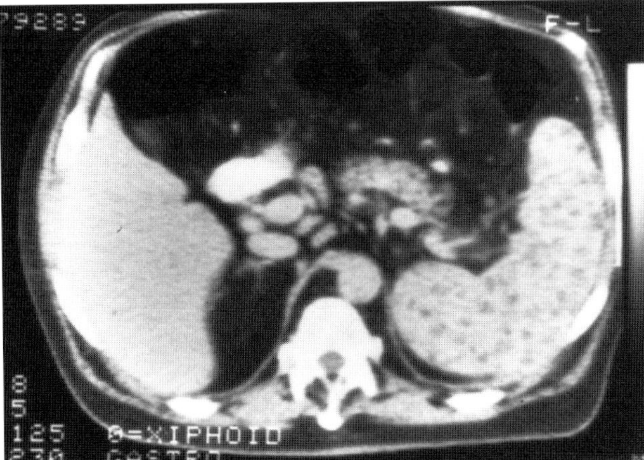

FIG. 7. Afectación esplénica tuberculosa. Examen tomodensitométrico que muestra múltiples pequeñas zonas de bajo valor de atenuación dispersas en el parénquima esplénico. El paciente presentaba una tuberculosis miliar.

El diagnóstico diferencial por imagen de la afección tuberculosa esplénica debe establecerse en las formas micronodulares con la sarcoidosis, la infección por cándidas, el linfoma y las metástasis. Por su parte, las formas macronodulares deben diferenciarse del linfoma, las metástasis y de las infecciones parasitarias.

Infección por *Pneumocystis carinii*

Epidemiología y patogenia

El *Pneumocystis carinii* es el microorganismo oportunista más frecuente en pacientes VIH+, que desarrollan neumonías. Es rara su localización extrapulmonar y las vías de diseminación más frecuentes son la hematógena y la linfática (19).

Hallazgos clínicos

La infección intraesplénica por *Pneumocystis carinii* suele ser un hallazgo incidental en la realización de una TC por fiebre inexplicable.

Hallazgos radiológicos

En la radiografía simple de abdomen se puede observar en los estadios iniciales una esplenomegalia y, en los estadios tardíos, calcificaciones múltiples distribuidas por bazo, hígado, riñones y glándulas suprarrenales (19).

El aspecto ecográfico en los estadios iniciales, es el de una esplenomegalia con presencia de ecos refringentes sin sombra acústica posterior asociada. También puede manifestarse como masas hipoecoicas con contenido quístico. En estadios tardíos pueden observarse grupos de ecos confluyentes con sombra acústica posterior y un anillo ecogénico alrededor de la masa (20).

La TC abdominal en la infección por *Pneumocystis carinii* puede mostrar calcificaciones múltiples viscerales y ganglionares y, menos frecuentemente, lesiones esplénicas de baja atenuación, que pueden ser puntiformes, mayores de 2 cm, nodulares o en anillo. La TC es más sensible que los US y que la radiología simple en la detección de estas calcificaciones (21,22).

Peliosis bacilar

La angiomatosis bacilar y la peliosis bacilar angiomatosa, son entidades descritas recientemente en pacientes VIH+. Son debidas a alteraciones vasculares asociadas a una infección por *Rochalimaeae henselae* y *Rochalimaeae quintana*, pertenecientes a la familia de las Rickettsias (21).

El estudio mediante TC permite identificar en este caso múltiples lesiones hepatoesplénicas de baja atenuación, así como hepatoesplenomegalia y adenopatías homogéneas. Son lesiones que presentan comunicación con los sinusoides hepáticos, por lo que muestran una atenuación similar a la de los vasos opacificados (23).

Enfermedad por arañazo de gato

La enfermedad por arañazo de gato es una infección bacteriana que generalmente afecta a niños y adolescentes después de un contacto con gatos domésticos. La afectación hepatoesplénica es inusual, manifestándose la enfermedad habitualmente como una adenopatía locorregional. Clínicamente se caracteriza por fiebre y linfadenitis supurativa unilateral.

El estudio ecográfico permite visualizar lesiones hepatoesplénicas de 3 mm a 2 cm, hipoecoicas, que se corresponden con lesiones de baja atenuación en la TC (24).

Pseudotumor inflamatorio

El pseudotumor inflamatorio es una rara entidad benigna y clínicamente asintomática. Los US demuestran una masa ecogénica bien definida con sombra acústica posterior si está calcificada. La TC sin material de contraste revela una masa hipodensa parcialmente calcificada que presenta una opacificación progresiva tras la administración de material de contraste y en la cual puede persistir a veces una región central hipodensa sin realzar, debida a fibrosis (25).

INFARTO ESPLENICO

Los infartos esplénicos son una patología muy frecuente, apareciendo en multitud de situaciones clínicas, como en la endocarditis bacteriana y en afectaciones hematológicas tales como las hemoglobinopatías, leucosis, linfoma y drepanocitosis. El mecanismo de producción más habitual es por un embolismo arterial, seguido de la obliteración de la arteria esplénica o de sus ramas por trombosis (26). Patológicamente, los infartos se caracterizan por ser lesiones de morfología triangular con el vértice orientado hacia la periferia y la base dirigida hacia la cápsula, donde se encuentra recubierto de fibrina.

Hallazgos clínicos

Clínicamente en el estadio agudo, debuta con un dolor intenso en el hipocondrio izquierdo, aunque en numerosas ocasiones pasan desapercibidos, hallándose incidentalmente.

Hallzagos radiológicos

Distinguimos dos tipos de infartos:

a) Infartos localizados. En las fases agudas, se observa ecográficamente una lesión hipoecoica o anecoica, de morfología triangular y localización periférica (27). El hallazgo clásico en la TC es el de una lesión triangular en la periferia, hipodensa, bien delimitada y que presenta un escaso realce tras la administración de medio de contraste (11). En esta fase, la TC puede mostrar áreas hiperdensas debidas a sangrado en el parénquima infartado (Fig. 8).

En las formas múltiples, la TC puede mostrar un bazo heterogéneo con múltiples zonas nodulares mal delimitadas o bien, un bazo globalmente hipodenso con licuefacción masiva.

En las fases subagudas, existe una evolución hacia la necrosis, observando un componente líquido que puede sobreinfectarse (27). En las fases crónicas, los infartos espléni-

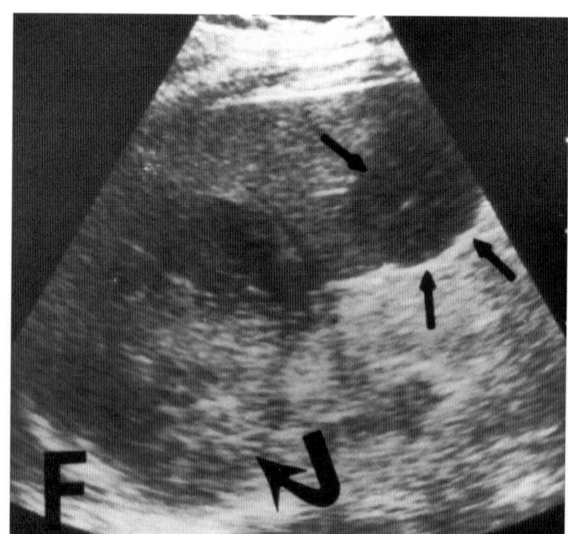
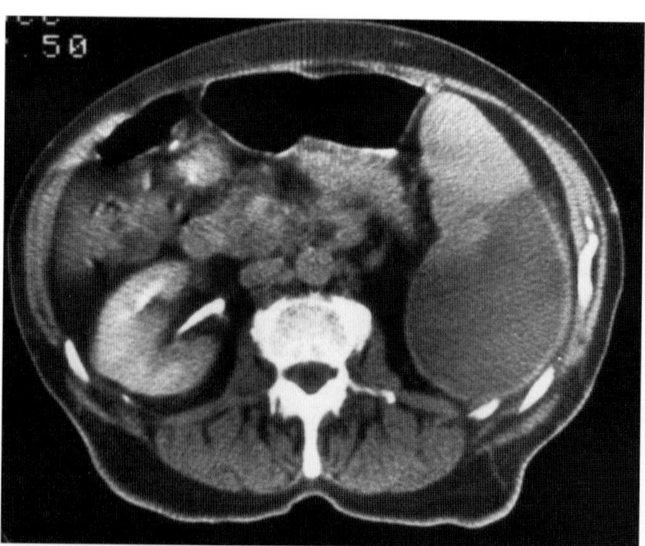

FIG. 8. Infarto esplénico. **A:** US. Proyección sagital que muestra una masa hipoecoica y bien definida en el polo inferior del bazo (*flechas rectas*). A nivel del polo superior del bazo se identifica una amplia zona de infarto de ecoestructura heterogénea, predominantemente hiperecoica (*flecha curva*), representativa de un contenido hemorrágico, con presencia de detritus necróticos. **B:** TC con contraste IV. Se evidencia una amplia zona de alteración del valor de atenuación del parénquima esplénico, con base en la periferia, correspondiente a un área de infarto, en un paciente con un estado de hipercoagulabilidad.

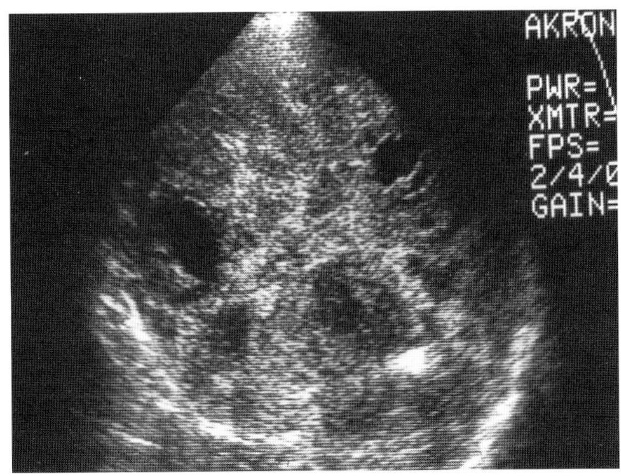
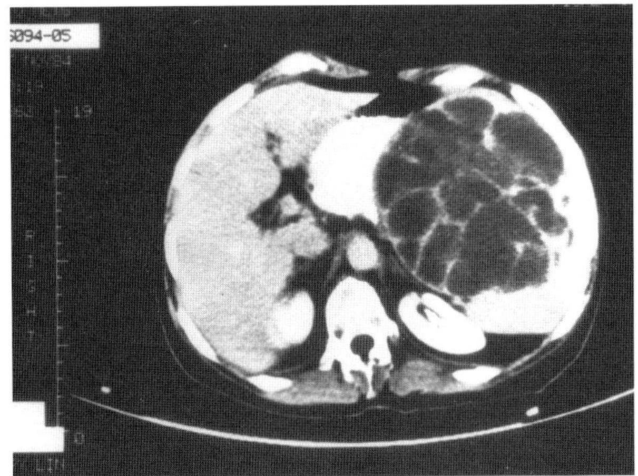

FIG. 9. Infarto esplénico masivo. **A:** US. Sonograma transverso que muestra una masa compleja, heterogénea, con presencia de áreas hipoecoicas redondeadas dispersas en el parénquima, en relación con los detritus hemorrágicos del infarto. **B:** TC con contraste IV. Muestra múltiples áreas de bajo valor de atenuación, secundarias al infarto y la necrosis subsiguiente.

cos aparecen como áreas hiperecógenas de aspecto cicatricial, debido todo ello a la fibrosis y a la atrofia acompañantes (27).

En el estadio de secuelas, las diferentes técnicas de diagnóstico por imagen pueden mostrar la presencia de calcificaciones, un bazo de pequeño tamaño y poco funcionante (autoesplenectomía, hipoesplenismo funcional) .

b) Infarto masivo. Existe inicialmente una esplenomegalia homogénea, que evoluciona posteriormente hacia la necrosis. La TC con medio de contraste demuestra un realce nulo del parénquima. Existe un alto riesgo de rotura, siendo necesaria la esplenectomía (11).

La angiografía es la técnica más sensible para el diagnóstico de los infartos esplénicos, demuestra la oclusión de la arteria esplénica y de sus ramas, aunque no suele realizarse. Debe establecerse el diagnóstico diferencial con los abscesos esplénicos, hematomas o neoplasias, mediante correlación clínica o biopsia percutánea si es necesario (Fig. 9).

PATOLOGIA TUMORAL BENIGNA

Hemangioma

Los hemangiomas, aunque poco frecuentes, constituyen la tumoración primaria benigna más común del bazo. Su frecuencia en diversas series de autopsias varía entre 0.3 y 14% (28). Suelen ser un hallazgo incidental en estudios de rutina y en autopsias. Pueden formar parte de una angiomatosis generalizada con afección de varios órganos, conocida como síndrome de Klippel-Trenaunay-Weber. Son tumores propios del adulto, mas frecuentos en edades comprendidas entre los 35 y los 55 años.

Histología

Microscópicamente, se caracterizan por una proliferación de vasos de tamaño variable, incluyendo desde capilares hasta formaciones cavernosas, revestidos por una capa única de células endoteliales (29). Macroscópicamente, constituyen lesiones sólidas de tamaño variable. En la hemangiomatosis, todo el tejido esplénico es sustituido por hemangiomas, separados por bandas de tejido fibroso.

Hallazgos clínicos

Los hemangiomas esplénicos son con frecuencia asintomáticos. En ocasiones y sobre todo cuando son voluminosos, pueden producir un cuadro de anemia, trombocitopenia y coagulopatía secundarias al secuestro celular producido en el interior del hemangioma y al consumo local de los factores de la coagulación. Dicha entidad se denomina síndrome de Kasabach-Merritt. A pesar de ser un tumor benigno de excelente pronóstico, una posible complicación es su rotura, que puede ocurrir espontáneamente, manifestándose clínicamente con un cuadro de abdomen agudo.

Hallazgos radiológicos

El hallazgo en una radiografía simple de abdomen de una gran masa en el hipocondrio izquierdo y la existencia de calcificaciones centrales puntiformes o periféricas curvilíneas en dicha localización pueden ayudar a establecer el diagnóstico en un contexto clínico adecuado.

La aparencia ecográfica es variable, pueden mostrar una masa hiperecogénica en las formas de predominio sólido, o bien, una masa hipoecógena con refuerzo posterior en las formas predominantemente quísticas. Son lesiones bien delimitadas, que suelen medir entre 1 y 2 cm, aunque pueden ser de mayor tamaño (30,31). El estudio con US Doppler muestra en la lesión un flujo constante que desaparece con la compresión para volver a reaparecer, evidenciando de este modo su caracter vascular (32).

Los hallazgos en la TC reflejan el caracter histológico de la lesión, según se trate de formas capilares, cavernosas o

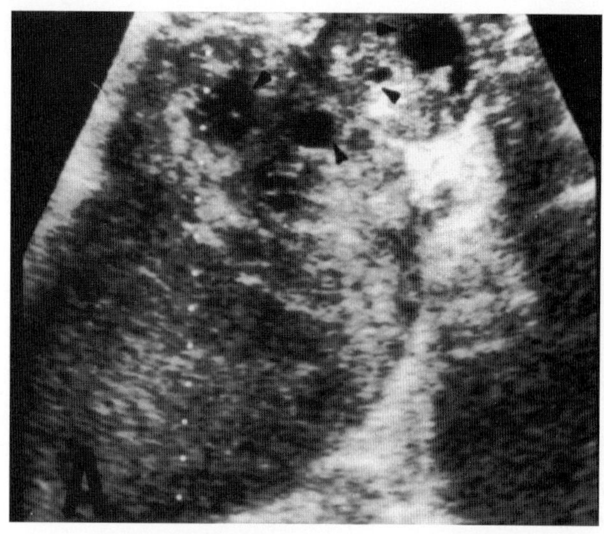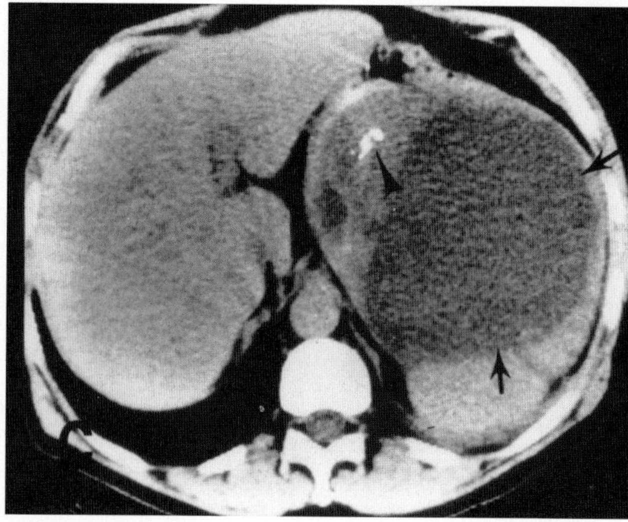

FIG. 10. Hemangioma esplénico. **A:** US. Proyección sagital que muestra una gran masa, compleja e hiperecoica con zonas hipoecoicas internas diseminadas en el seno de la masa (*cabezas de flecha*). **B:** TC con contraste IV. Se aprecia la gran masa esplénica, predominantemente de bajo valor de atenuación (*flechas*), la calcificación moteada anteromedial (*cabeza de flecha*) se identifica a nivel de una zona de mayor valor de atenuación.

mixtas. El tamaño también va a influir, dado que cuanto más voluminosa sea la lesión, más favorece la aparición de áreas de infarto, necrosis o la formación de un pseudoquiste. En la TC, los hemangiomas capilares se observan como masas sólidas, iso o hipodensas, homogéneas y bien delimitadas, con un realce homogéneo y marcado tras la administración de contraste. Los hemangiomas cavernosos pueden presentar una apariencia quística, con áreas sólidas iso o hipodensas que son las que captarán contraste de forma tardía y heterogénea. En las fases tardías, tras la administración de material de contraste, no hallaremos en los hemangiomas es-

plénicos el marcado realce central característico de los hemangiomas hepáticos, observando por el contrario áreas moteadas de densidad heterogénea (Fig. 10 y 11) (33).

La RM muestra, al igual que en los hemangiomas hepáticos, lesiones de baja intensidad de señal en T1 y de alta intensidad de señal en T2. En T1 pueden verse también áreas de alta intensidad de señal en relación con hemorragia subaguda (32). Tanto la TC como la RM, tras la administración de contraste, van a mostrar un realce prolongado debido al estancamiento del contraste en los sinusoides de sustancia roja (Fig. 12).

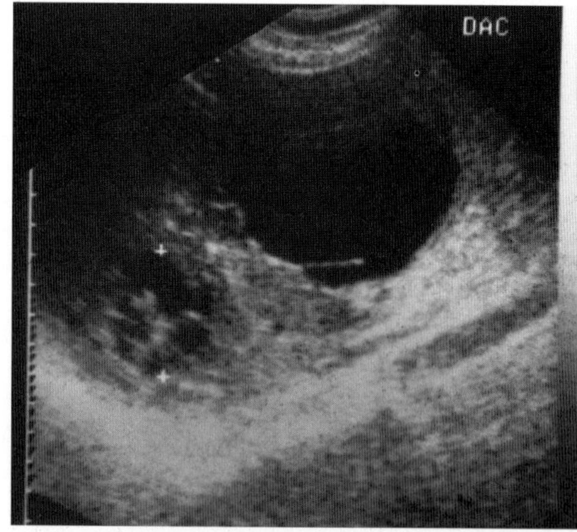

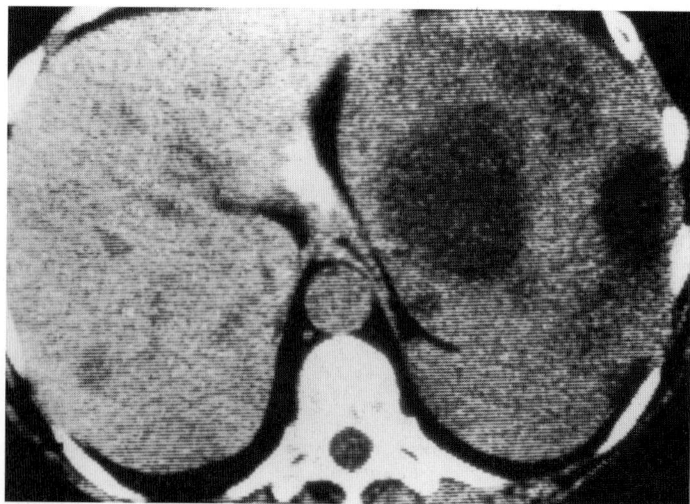

FIG. 11. Hemangioma quístico. **A:** US. Proyección sagital del cuadrante superior izquierdo del abdomen que muestra una masa quística con pequeñas trabeculaciones internas en su pared posterior. Se identifica una segunda masa de ecoestructura más compleja en la parte superior del bazo. **B:** TC con contraste IV. Muestra múltiples masas esplénicas bien definidas, con bajo valor de atenuación, que corresponden a los canales vasculares neoformados con flujo lento a su través.

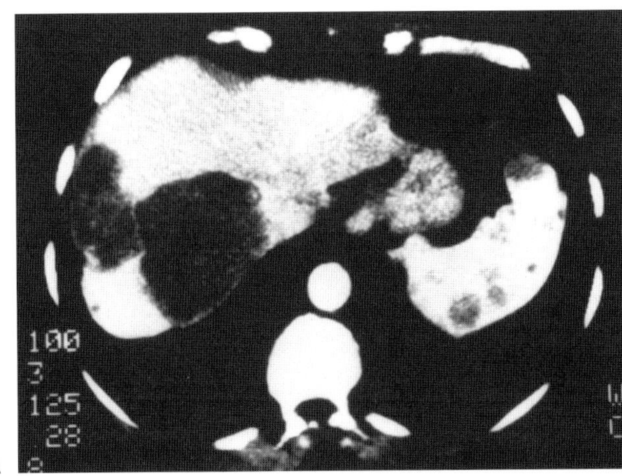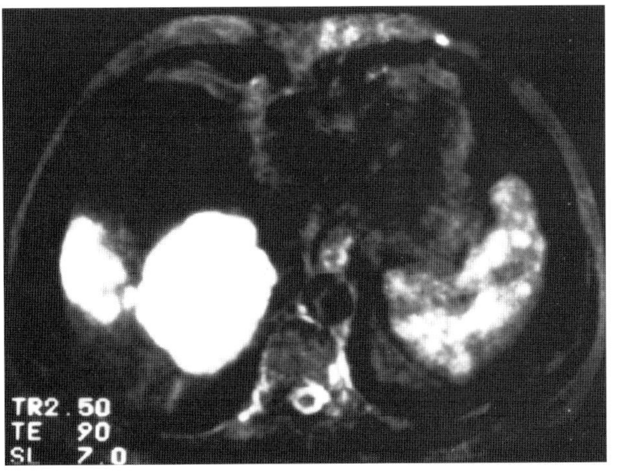

FIG. 12. Hemangiomas múltiples. **A:** TC. Estudio dinámico obtenido inmediatamente tras la administración endovenosa del material de contraste, que muestra múltiples lesiones redondeadas, de bajo valor de atenuación a nivel del bazo con pequeña intensificación periférica. Se aprecian también hemangiomas a nivel hepático. **B:** RM. Imagen ponderada en T2 donde se aprecia la elevada intensidad de señal de las lesiones focales esplénicas y hepáticas, criterio semiológico muy específico del diagnóstico de hemangiomas.

La angiografía puede mostrar dos patrones en el hemangioma esplénico: el de una masa hipervascularizada cuando son hemangiomas sólidos, o bien, el de una masa hipovascular cuando son quísticos.

Hamartoma esplénico

El hamartoma esplénico es una lesión benigna muy infrecuente, descrita por primera vez en 1861 por Rokitanski con una incidencia de 0.35 en autopsias (34).

Histología

Macroscópicamente, constituyen formaciones nodulares sólidas, bien delimitadas, formadas por una proliferación desorganizada de canales vasculares recubiertos por endotelio y por tejido anómalo, rodeado todo ello de cordones fibrosos de células típicas de la pulpa roja esplénica, con o sin pulpa blanca. Pueden presentar calcificaciones diminutas (35).

Hallazgos clínicos

En la exploración física, pueden presentar esplenomegalia. El 8% van a desarrollar hiperesplenismo que se manifiesta con anemia, trombocitopenia y pancitopenia. Un 8% se complican con rotura esplénica.

Hallazgos radiológicos

El hallazgo ecográfico característico es el de una lesión focal bien definida, homogénea, ecogénica y de naturaleza sólida que puede presentar calcificación (36).

En la TC sin contraste el aspecto característico es el de una lesión hipodensa, debido a depósitos de hemosiderina. Ocasionalmente, pueden visualizarse áreas de hiperdensidad en su interior (7,34).

Los hamartomas aparecen en secuencias de RM ponderadas en T1 como lesiones bien delimitadas isointensas e hiperintensas en T2. Tanto la TC como las secuencias de RM ponderadas en T1 van a mostrar un realce prolongado tras la administración de medio de contraste, debido al estancamiento de éste en los sinusoides de la sustancia roja (36).

En la angiografía son tumores hipervascularizados con lagos vasculares y dilatación aneurismática de las ramas arteriales (36).

Linfangioma esplénico

El linfangioma esplénico es una tumoración benigna rara, más frecuente en la infancia, en la adolescencia y en mujeres de edad inferior a 40 años. Puede afectar a múltiples sistemas orgánicos, denominándose linfangiomatosis sistémica, o bien, tener una localización visceral aislada, siendo ésta y especialmente la esplénica, extremadamente rara (37).

Histología

Descrito por primera vez por Rodenber, los linfangiomas esplénicos se clasifican, el tamaño y los espacios vasculares, en capilares, cavernosos y quísticos (33). Microscópicamente, es un tumor compuesto por espacios quísticos recubiertos de endotelio con material eosinofílico homogéneo en su interior.

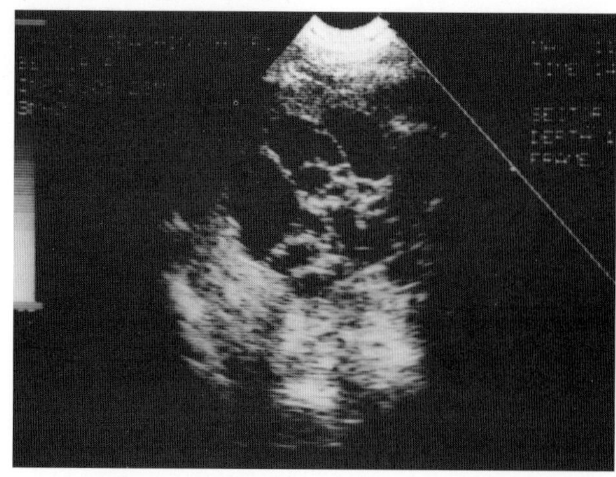

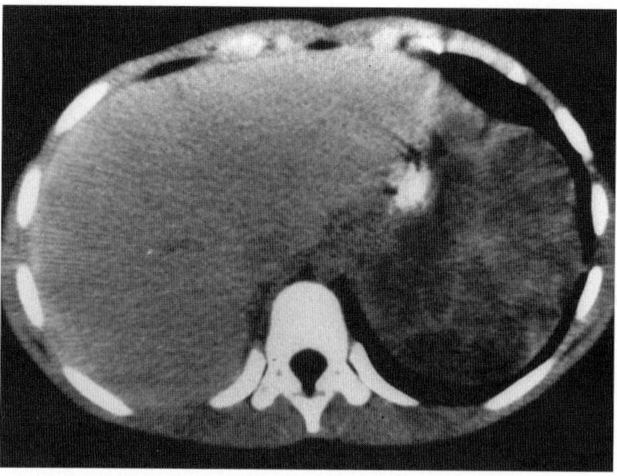

FIG. 13. Linfangioma esplénico. **A:** US. Se evidencia una lesión focal predominantemente anecoica con zonas de refuerzo posterior y presencia de tabicaciones internas. **B:** TC. Muestra el aspecto multiquístico del linfangioma esplénico, con múltiples zonas de bajo valor de atenuación que prácticamente ocupan la totalidad del parénquima.

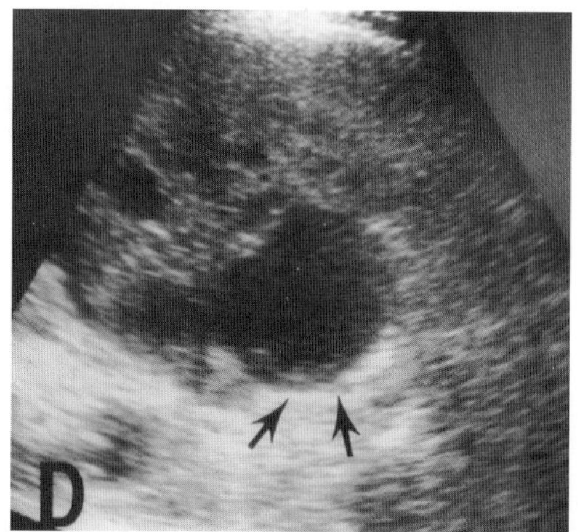

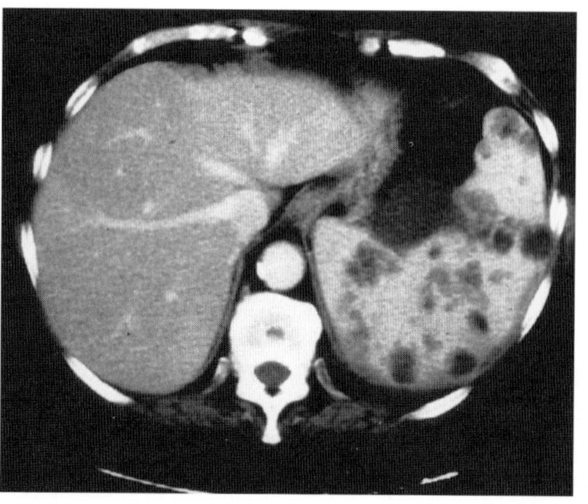

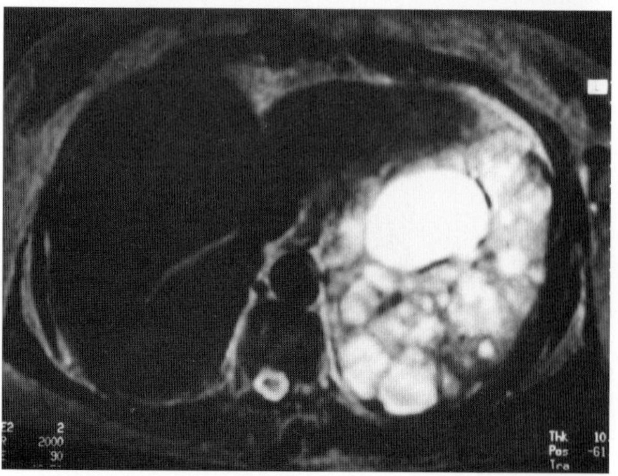

FIG. 14. Linfangioma esplénico. **A:** US. Se aprecia la existencia de múltiples masas redondeadas, hipoecoicas, de diferentes tamaños. La lesión más grande contiene ecos de bajo nivel en su interior (*flechas*) en relación con el contenido proteináceo. **B:** TC con contraste IV. Se confirman las múltiples lesiones que no se intensifican tras la administración del contraste endovenoso, la lesión de mayor tamaño está situada a nivel subcapsular. **C:** RM. Imágenes ponderadas en T2 que muestran las lesiones focales múltiples, de diferentes tamaños, con una marcada hiperintensidad de señal.

Hallazgos clínicos

Clínicamente, son asintomáticos, o bien, pueden producir un efecto de masa en el hipocondrio izquierdo.

Hallazgos radiológicos

Los hallazgos en la radiografía simple de abdomen son debidos a la esplenomegalia; también pueden existir calcificaciones amorfas parenquimatosas o curvilíneas de la pared (37).

La ecografía identifica una lesión de naturaleza quística, uniloculada, de localización subcapsular, o bien, poliquística, ocupando la totalidad de la sustancia esplénica. La presencia de ecos internos depende del tamaño de los espacios linfáticos y de la existencia de material proteico en su interior. Las formas capilares y cavernosas pueden presentar un patrón complejo (Fig. 13).

En la TC el linfangioma se presenta como una lesión hipodensa, bien delimitada, de paredes delgadas, con pequeño realce de algún área tras la administración de medio de contraste. Ocasionalmente, pueden observarse calcificaciones periféricas (Fig. 14) (38,39).

En el estudio arteriográfico se visualizan las arterias intraesplénicas rodeando a una masa avascular, dando el aspecto característico de "queso de Gruyere".

PATOLOGIA TUMORAL MALIGNA

Angiosarcoma

Los sarcomas esplénicos constituyen una patología muy infrecuente, habiendo sido descritos en la literatura sólo trescientos casos (40). Tienen un pronóstico muy maligno, produciéndose diseminación metastásica en estadios precoces, sobre todo hepática, con una elevada mortalidad al año de su diagnóstico (41).

Patología

Macroscópicamente, el hemangiosarcoma corresponde a masas sólidas, rodean los espacios quísticos o los nódulos hemorrágicos (41). Microscópicamente, corresponde a canales vasculares, rodeados de estroma sarcomatoso.

Hallazgos clínicos

Los síntomas y signos clínicos más frecuentes son fiebre, dolor y masa abdominal, hepatoesplenomegalia y, en ocasiones, ascitis. Son tumores de rápido crecimiento, que evolucionan a la rotura espontánea en 25% de los casos (42).

Hallazgos radiológicos

La ecografía muestra una masa sólida, muy heterogénea, con zonas hiperecógenas y otras libres de ecos, con límites muy mal definidos (43).

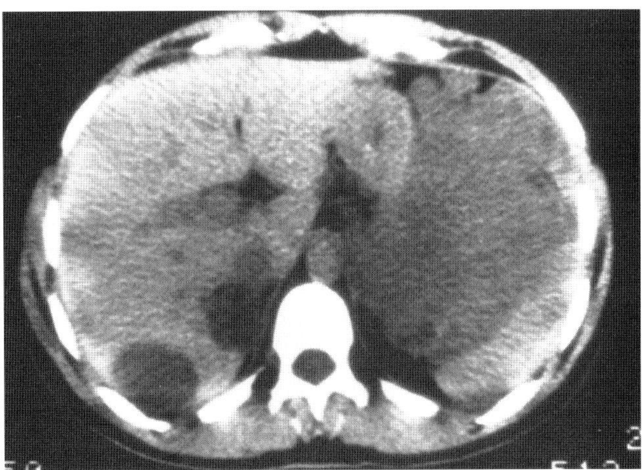

FIG. 15. Angiosarcoma. Estudio tomodensitométrico que muestra una lesión focal esplénica de gran tamaño, con bajos valores de atenuación, que prácticamente reemplaza la totalidad del parénquima esplénico. A nivel hepático se aprecian otras dos lesiones focales en la parte posterior del lóbulo derecho. Esta apariencia puede ser difícil de diferenciar de otras lesiones esplénicas como los hemangiomas múltiples o las metástasis.

El examen mediante TC muestra múltiples lesiones de distintos tamaños, hipodensas e hiperdensas que se realzan periféricamente tras la administración medio de contraste (Fig.15 y 16) (44).

La arteriografía muestra una masa hipervascular, con neoformación de vasos y distribución anárquica de los mismos, y resultan a veces difícil de diferenciar de tumores vasculares benignos como los hemangiomas.

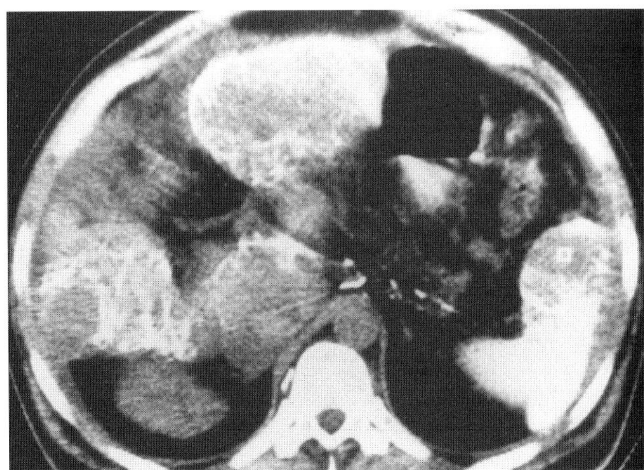

FIG. 16. Angiosarcoma. Se evidencian varias lesiones, tanto a nivel hepático como esplénico, con valor de atenuación elevado, que corresponden a las zonas de depósito de dióxido de torio, a cuyo nivel se han desarrollado las formaciones tumorales que crecen de un modo expansivo, desplazándolo. En estos casos en que hay antecedentes de exposición al Thorotrast®, la imagen resulta patognomónica y permite establecer el diagnóstico específico de angiosarcoma.

Linfoma

El linfoma es la neoplasia esplénica maligna más frecuente. Es importante determinar si existe o no afectación esplénica en pacientes con diagnóstico de linfoma, pues de ello va a depender la terapéutica a seguir.

La afectación linfomatosa del bazo, suele ser expresión de enfermedad sistémica. Aproximadamente, un tercio de los pacientes con linfoma, tanto Hodgkin (LH) como no Hodgkin (LNH) tienen afectación esplénica a modo de lesiones menores de 1 cm, siendo este patrón infiltrativo de difícil detección (11). Si se detecta una esplenomegalia masiva en pacientes con LNH, existe una alta probabilidad de infiltración linfomatosa, pero la presencia aislada de una esplenomegalia no es indicativa de infiltración, ya que ésta es debida en 30% a hiperplasia reactiva o congestión. Asimismo, un tercio de los pacientes con linfoma sistémico no tienen esplenomegalia, aunque sí tienen infiltración linfomatosa.

Histología

El linfoma esplénico puede ser primario o secundario a una diseminación sistémica. El linfoma esplénico primario es una forma muy infrecuente, representa menos de 1% de todos los casos de LNH (45).

Macroscópicamente, se describen 4 patrones de afectación esplénica: a) esplenomegalia homogénea sin afectación nodular, b) lesiones miliares inferiores a 5 mm, c) múltiples masas de distintos tamaños y d) masa única de gran tamaño (45). Los LNH y LH de alto grado en estadios avanzados, suelen mostrar los dos últimos patrones.

Hallazgos clínicos

La sintomatología que presentan estos pacientes es inespecífica: fiebre, pérdida de peso, sudoración nocturna, dolor abdominal y esplenomegalia.

Hallazgos radiológicos

La afectación esplénica en el curso de un proceso linfomatoso puede ser difusa o bien nodular.

Ecográficamente los nódulos se observan a modo de múltiples lesiones hipoecoicas de pequeño tamaño que representan nódulos linfomatosos, en los LH tratados, los nódulos se visualizan hiperecógenos, debido a su componente fibroso (46). Goerg (26) describe tres patrones ecográficos: a) afectación difusa con lesiones hipoecoicas de tamaño inferior a 1 cm, b) lesiones nodulares hipoecoicas mayores de 1 cm y c) lesiones nodulares hipoecoicas de gran tamaño. Asimismo, la presencia de nódulos localizados superficialmente va a deformar el contorno esplénico.

Algunos autores como Goerg han establecido una correlación entre el grado de malignidad del linfoma y el tamaño de las lesiones esplénicas. Así en los LNH de alto grado suelen hallarse lesiones mayores de 3 cm, los LH y LNH de bajo grado tienen desestructuración focal y difusa del parénquima esplénico y en los LNH de bajo grado son típicas las lesiones menores de 3 cm. La demostración de dichas lesiones en un paciente con afectación linfomatosa conocida, así como la afectación hepática diagnosticada histológicamente, determinan que las lesiones esplénicas sean consideradas como parte de la afectación linfomatosa.

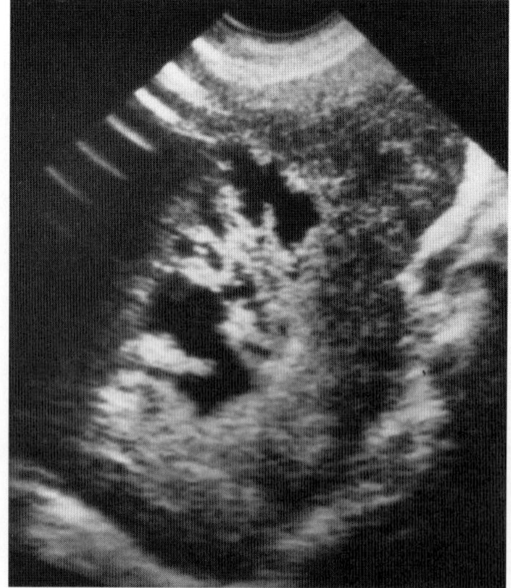
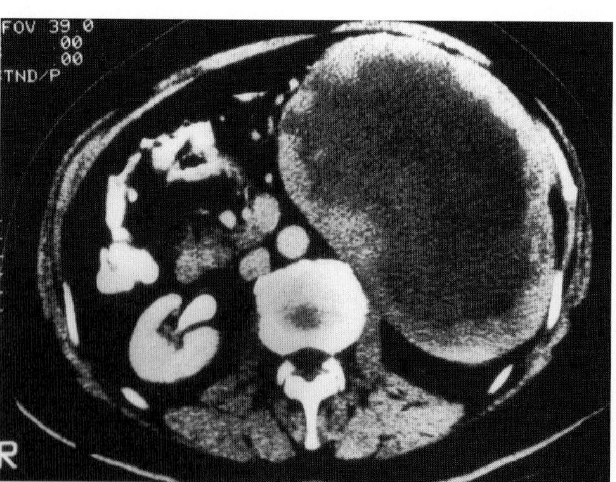

FIG. 17. Linfoma. **A:** US. Sonograma longitudinal que muestra una masa compleja a nivel esplénico con una zona central hipoecoica, mal definida, que corresponde a un área central de degeneración quística. Se aprecian también áreas hiperecoicas en el seno de la lesión. **B:** TC con contraste endovenoso. Se aprecia la existencia de una gran masa a nivel esplénico, de contornos mal definidos, con bajos valores de atenuación. No se identifica adenopatías.

Mediante TC vamos a hallar diversos patrones: a) esplenomegalia homogénea, b) múltiples lesiones hipodensas de pequeño tamaño que se definen mejor tras la administración de contraste y c) lesión de gran tamaño, de límites irregulares y que se realza poco tras la administración de material de contraste. Las lesiones múltiples o solitarias inferiores a 1 cm se observan en la TC como pequeñas lesiones hipodensas, con un realce tras la administración de medio de contraste del parénquima esplénico difuso e irregular (47,48). Debe analizarse cuidadosamente el parénquima esplénico en la fase precoz tras la administración de material de contraste, dado que el bazo muestra en numerosas ocasiones una densidad heterogénea, debido a las variaciones de flujo en la pulpa roja. Las calcificaciones antes y después del tratamiento son muy raras y suelen corresponder a calcificaciones de tipo distrófico secundarias a necrosis y a hemorrágia. La necrosis es un hallazgo infrecuente, a modo de una lesión quística (Fig. 17).

El linfoma esplénico primario puede invadir la cápsula esplénica y los órganos adyacentes como estómago, páncreas y pared abdominal.

La sensibilidad de la TC en la detección de afectación esplénica por linfoma es de 58 a 65%, la TC no refleja el estado actual del bazo, por lo que nódulos inferiores a 1 cm de diámetro pueden no ser detectados. El hallazgo en la TC de pequeñas lesiones hipodensas en un paciente con esplenomegalia, adenopatías en retroperitoneo e hilio esplénico debe orientar hacia el diagnóstico de linfoma.

La apariencia tanto ecográfica como tomodensitométrica es inespecífica pero, debido a la baja incidencia de lesiones focales esplénicas (0.1%), su presencia en pacientes con linfoma advierte de su probable afectación linfomatosa.

En aquellos pacientes en los que existe sospecha de lesiones focales esplénicas por ecografía o TC, la RM muestra las lesiones, pero su señal es indistinguible de la que tienen otras patologías tales como las leucemias, la sarcoidosis o los infartos. Aunque la RM puede detectar las lesiones esplénicas en pacientes afectos de linfoma, su sensibilidad y especificidad no es superior a la de la ecografía y la TC en el LNH y a la de la laparotomía en el LH (Fig. 18).

Metástasis

La metastatización del bazo en los procesos tumorales es infrecuente, se observa sólo en 5 a 7% de las autopsias de pacientes fallecidos por cáncer (11). Un 2% de los bazos con afectación metastásica tienen lesiones focales de un tamaño suficiente para ser detectadas mediante técnicas de diagnóstico por la imagen.

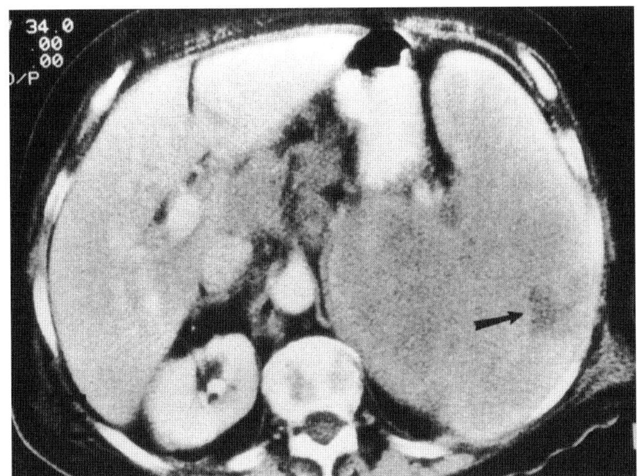

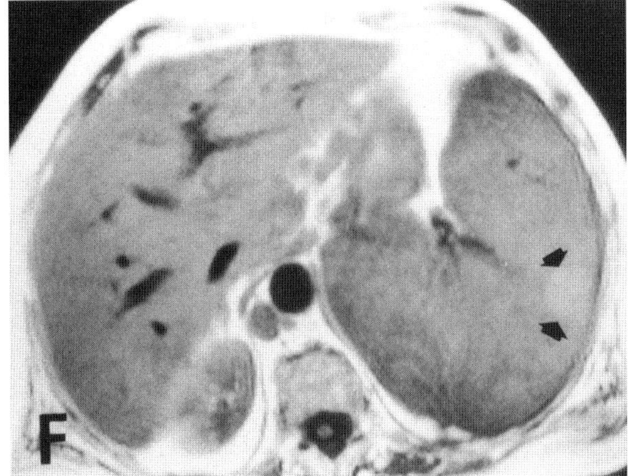

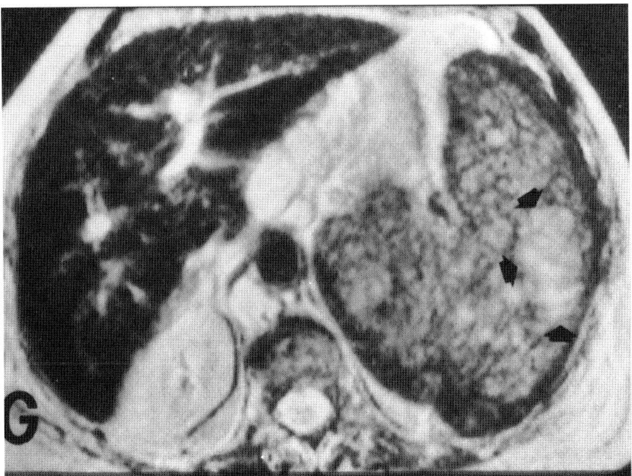

FIG. 18. Linfoma difuso. **A:** TC con contraste IV. Se evidencia una llamativa esplenomegalia, con una zona periférica de bajo valor de atenuación (*flecha*) correspondiente a una zona de necrosis. **B:** RM. Imagen ponderada en T1, en la que el área de menor valor de atenuación identificada en el estudio tomodensitométrico se presenta un poco hiperintensa, no hay zonas llamativas de alteración de señal en el resto del parénquima (*flechas*).**C:** RM. Imagen ponderada en T2. La totalidad del bazo muestra un llamativo incremento de su intensidad de señal con aspecto heterogéneo, secundaria a la afectación difusa del parénquima esplénico. Se identifica también la lesión periférica con intensidad de señal elevada (*flechas*).

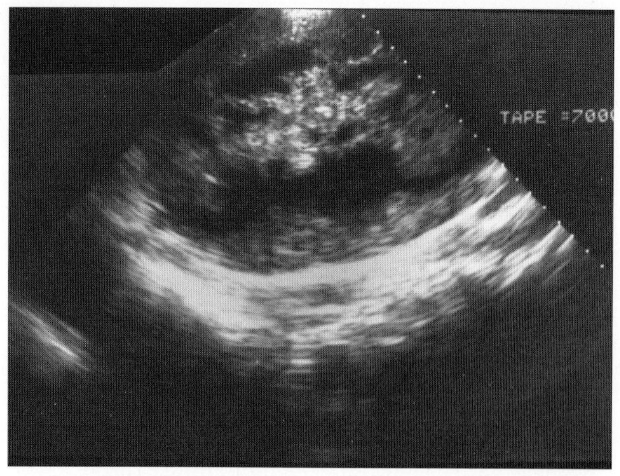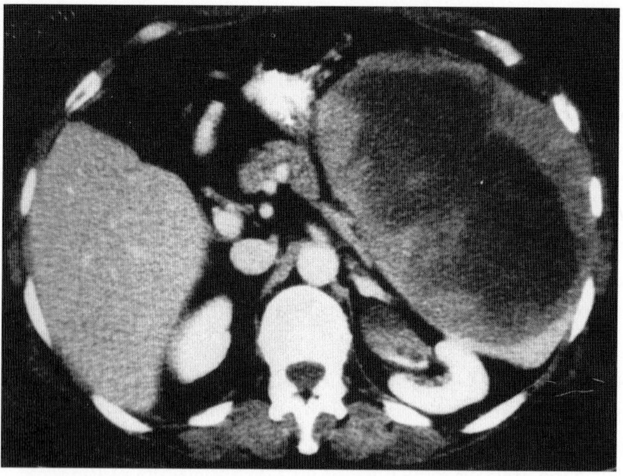

FIG. 19. Metástasis esplénica. **A:** US. Sonograma transverso que revela la existencia de una masa compleja con áreas hipoecoicas, irregulares y una zona central hiperecoica. Los hallazgos corresponden a una metástasis de carcinoma de colon. **B:** TC. Se evidencia con nitidez la desestructuración del parénquima esplénico con una amplia zona central de bajo valor de atenuación y contornos desflecados e irregulares.

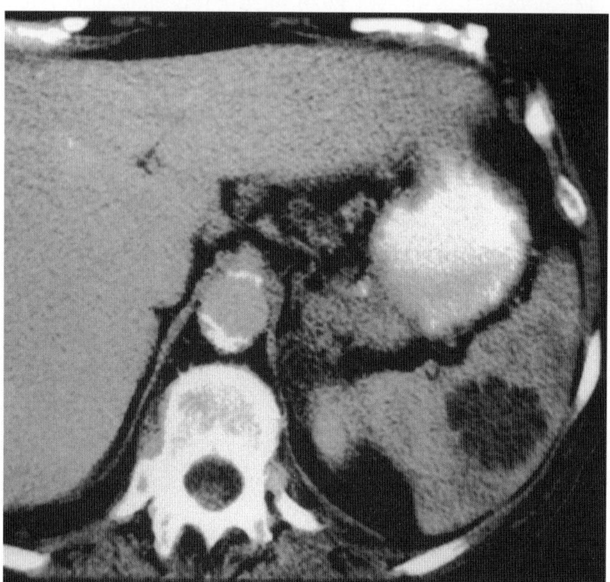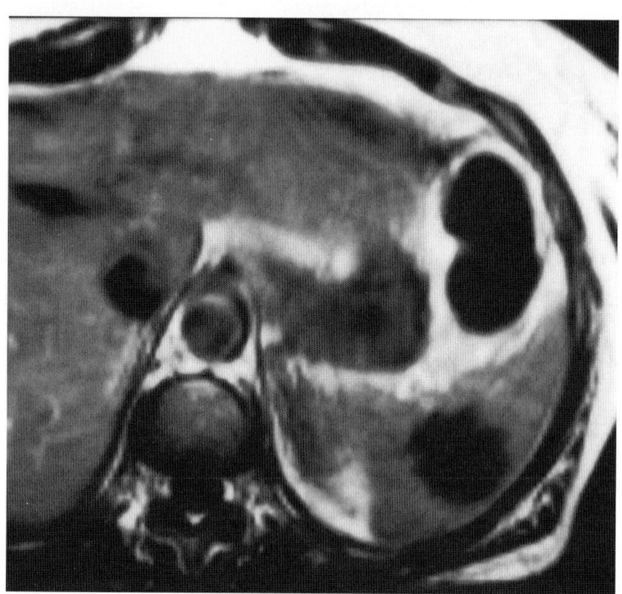

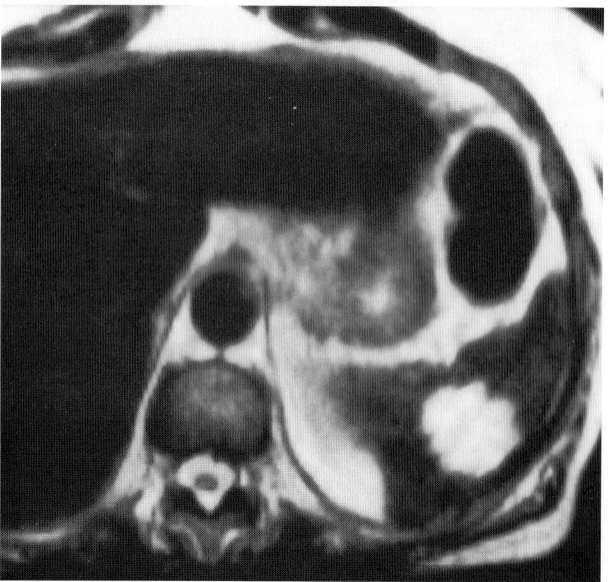

FIG. 20. Metástasis de un adenocarcinoma primario de origen desconocido. **A:** TC con contraste IV. Se evidencia una masa de bajo valor de atenuación bien definida con respecto al parénquima esplénico adyacente, con contornos irregulares. **B:** RM. Imagen ponderada en T1 en la que se evidencia la lesión focal con baja intensidad de señal. **C:** RM. Imagen ponderada en T2. La lesión aparece hiperintensa en relación con su alto contenido acuoso. En la mayor parte de los casos, los hallazgos por las distintas técnicas de formación de imagen no permiten precisar el tumor primario responsable de las metástasis esplénicas.

La afectación metastásica esplénica tiene una aparición tardía, y su diseminación es por vía hematógena. Las neoplasias que metastatizan más frecuentemente en el bazo incluyen el carcinoma de mama (21%), el bronquial (18%), el ovárico (8%), el gástrico (7%) y el prostático (6%) (49). El melanoma requiere una mención especial pues es el tumor que metastatiza con más frecuencia en el bazo (34%). Aunque la metastatización ocurre en un contexto de diseminación, están descritas también las metástasis solitarias esplénicas.

Hallazgos clínicos

Estas lesiones no siempre se acompañan de esplenomegalia, suelen ser asintomáticas y son descubiertas mediante técnicas de diagnóstico por imagen.

Hallazgos radiológicos

El hallazgo ecográfico más frecuente es la presencia de lesiones nodulares hipoecógenas, las cuales a veces tienen un contenido necrótico. En algunas neoplasias como las de páncreas y de ovario se ha descrito un patrón de afectación metastásica a modo de lesiones nodulares hiperecógenas, rodeadas a veces de un halo hipoecógeno. En el melanoma, las lesiones esplénicas suelen ser múltiples, hipoecoicas o isoecoicas y con ecos en su interior, quísticas por necrosis, y puede estar presente el signo del halo (50).

No existe correlación entre los hallazgos ecográficos y el tipo de tumor primario y, como es imposible un diagnóstico específico basándonos sólo en la apariencia hipoecoica de una lesión, es necesario el seguimiento ecográfico, la biopsia aspirativa o la laparotomía para establecer la naturaleza de la lesión (27,5).

En cuanto a la TC, el hallazgo más frecuente es un bazo heterogéneo con lesiones hipodensas, que pueden ser quísticas o sólidas (10). Estas lesiones típicamente no se realzan tras la administración de contraste, aunque las lesiones quísticas o necróticas sí pueden mostrar un realce periférico y septal. Otras lesiones pueden tener un patrón infiltrativo con un bajo nivel de atenuación con respecto al parénquima esplénico normal (7). Las metástasis calcificadas son raras, siendo más frecuentes en el adenocarcinoma mucinoso.

Se ha visto afectación metastásica esplénica en 35% de las autopsias de pacientes con melanoma, aunque sólo un 1.4 a 4.5% de dichas metástasis fueron detectadas mediante TC (51). Las metástasis de melanoma son generalmente quísticas, múltiples y con un tamaño variable entre los 6 mm y los 8.5 cm (52). Otros tumores primarios que producen metástasis esplénicas quísticas son los de ovario, mama y endometrio (Fig. 19 y 20).

CONCLUSION

La patología esplénica constituye un reto diagnóstico para el radiólogo. Aunque los actuales métodos de formación de imagen permiten una aproximación diagnóstica muy fiable de la misma, en pocas ocasiones permiten un diagnóstico específico, siendo muy importante la correlación clínica y, en muchos casos, necesaria la confirmación histopatológica.

REFERENCIAS

1. Robbins FG, Yellin AE, Lingua RW et al. Splenic epidermoid cysts. *Ann Surg* 1978;187(3):231–235.
2. Ragozzino MW, Singletary H, Patrick R. Familial splenic epidermoid cyst. *AJR* 1990;155:1233–1234.
3. Fowler RH. Non-parasitic benign cystic tumors of the spleen. *Int Abstr Surg* 1953,96:209–227.
4. Dachman A, Ros P, Muran P, Olmsted W, Lichtenstein J. Non-parasitic splenic cysts; a report of 52 cases with radiologic-pathologic correlation. *AJR* 1986;147:537–542.
5. Solbiati L, Chiara M, Belloti E, Ravetto C, Montali G. Focal lesions in the spleen: sonographic patterns and guided biopsy. *AJR* 1983;140:59–65.
6. Urrutia M, Mergo P, Ros LH, Torres GM, Ros PR. Cystic mases of the spleen: radiologic-pathologic correlation. *RadioGraphics* 1996;16:107–129.
7. Rabushka L, Kawasinma A, Fishman E. Imaging of the spleen: CT with supplemental MR examination. *RadioGraphics* 1994;14:307–332.
8. Franquet T, Montes M, Lecumberri T, Esparza J, Bescos JM. Hydatid disease of the spleen: imaging findings in nine patients. *AJR* 1990;154:525–528.
9. Caslowitz PL, Labs JD, Fishman EK et al. The changing spectrum of splenic abscess: a multicenter study and review of the literature. *Clin Imaging* 1989;13:201–207.
10. Denizet D, Fournier L, Vernouillet. Exploration par l'imagerie de la rate normale et pathologique. Encycl. Méd. Chir, *Radiodiagnostic IV* 1990;33605 A10:1–22.
11. Taylor A, Dodds W, Erickson J, Stewart E. CT of acquired abnormalities of the spleen. *AJR* 1991;157:1213–1219.
12. Pastakia B, Shawkher TH, Thaler M, O'Leary T, Pizzo PA. Hepatosplenic candidiasis: wheels within wheels. *Radiology* 1988;166:417–421.
13. Von Eiff M, Essink M, Roos P et al. Hepatosplenic candidiasis, a late manifestation of *Candida septicaemia* in neutropenic patients with hematologic malignances. *Blunt* 1990;60:242–248.
14. Chew FS, Smith PL, Barboriak D. Candidal splenic abscesses. *AJR* 1991;156:474.
15. Dafiri R, Zakari S, Iraqui G, Bouzakri M, Imani F. Apport de l'écographie dans la tuberculose des viscères pleins de l'abdomen. *J Radiol* 1990;71(2):73–79.
16. Murray J, Patel MD, Lee S, Sandhu J, Feldstein V. Microabscesses of the liver and spleen in AIDS: detection with 5-MHz sonography. *Radiology* 1995;197:723–727.
17. Hulnick DH, Megibow AJ, Naidich DP et al. Abdominal tuberculosis: CT evaluation. *Radiology* 1985;157:199–204.
18. Kapoor R, Jain AK, Chatuverdi U et al. Case report. Ultrasound detection of tuberculomas of the spleen. *Clin Radiol* 1991;43:128–129.
19. Radin Dr, Baker EL, Klatt EC et al. Visceral and nodal calcification in patients with AIDS-related *Pneumocystis carinii* infection. *AJR* 1990;154:27–331.
20. Spouge AR, Wilson SR, Gophinath N et al. Extrapulmonary *Pneumocystis carinii* in a patient with AIDS: sonographic findings. *AJR* 1990;155:76–78.
21. Randall R. HIV infection: analysis in 259 consecutive patients with abnormal abdominal CT findings. *Radiology* 1995;197:712–722.
22. Lubat E, Megibow AJ, Balthazar EJ, Goldenber AS, Birnbaum BA, Bosniak MA. Extrapulmonary *Pneumocystis carinii* infection in AIDS: CT findings. *Radiology* 1990;174:157–160.
23. Radin Dr, Kanel GC. Peliosis hepatis in a patient with inmunodeficiency virus infection. *AJR* 1991,156:91–92.
24. Rapapport D, Cumming A, Ros PR. Disseminated hepatic and splenic lesions in cat-scratch disease: image features. *AJR* 1991;156:1227–1228.
25. Franquet T, Montes M, Aizcorbe M et al. Inflammatory pseudotumor of the spleen: ultrasound and computed tomographic findings. *Gastrointest Radiol* 1989;14:275–278.

26. Goerg C, Schwerk WB. Splenic infarction: sonographic patterns, diagnosis, follow-up, and complications. *Radiology* 1990;174:803–807.

27. Adil A, Ousehal A, Abdelouafi A, Kadiri R. Apport de l'échographie dans les lésions circonscrites de la rate. A propos de trente huit cases. *Ann Radiol* 1994;37(4):259–266.

28. Husni EA. The clinical course of splenic hemangioma. *Arch Surg* 1961; 83:681–688.

29. Rappaport H. Tumors of the hematopoietic system. *Atlas of tumor pathology.* Fasc 8,sec. 3. Washington DC: Armed Forces Institute of Pathology, 1966;357–388.

30. Peene P, Wilms G, Stocks L, Rigauts H, Vanhoenacker P, Baert A. Splenic hemangiomatosis: CT and MR features. *J Computed Assisted Tomography* 1991;15(6):1070–1073.

31. Disler D, Chew F. Splenic hemangioma. *AJR* 1991;157:44.

32. Niizawa M, Ishida H, Morikawa P, Naganuma H, Masamune O. Color Doppler sonography in a case of splenic hemangioma: value of compressing tumor. *AJR* 1991;157:965–966.

33. Ferrozzi F, Bova D, Draghi F, Garlashi G. CT findings in primary vascular tumors of the spleen. *AJR* 1996;166:1097–1101.

34. Silverman ML, Liviolsi VA. Splenic hamartoma. *Am J Clin Pathol* 1978;70:224–9.

35. Ros PR, Mooser RP, Dachman A, Murari PJ, Olmsted WW. Hemangioma of the spleen: radiologic–pathologic correlation in ten cases. *Radiology* 1987;162:73–77.

36. Ohtomo K, Fukuda H, Mori K, Minami M, Itai Y, Inoue Y. CT and MR appearances of splenic hamartoma. *J Computed Assisted Tomography* 1992;16(3):425–428.

37. Bhaskara KR, Aubuchon J, Lieberman L, Polcyn RE. Cystic lymphangiomatosis of the spleen: a radiologic–pathologic correlation. *Radiology* 1981;141:781–782.

38. Pyatt RS, Williams ED, Clarck M et al. CT diagnosis of splenic cystic lymphangiomatosis. *J Computed Assisted Tomography* 1981; 5:446–448.

39. Pistoia F, Markowitz SK. Splenic lymphangiomatosis: CT diagnosis. *AJR* 1988;150:121–122.

40. Doutre LP, Perissat J, Bobois JP, Grenet J. Les sarcomes primitifs de la rate. *Bordeaux Med* 1976;9:2001–2004.

41. Garvin DF, King FM. Cysts and nonlymphomatous tumors of the spleen. *Pathol Annu* 1982;16:61–80.

42. Mahony B, Jeffrey RB, Federle MP. Spontaneous rupture of hepatic and splenic angiosarcoma. *AJR* 1982;138:965–966.

43. Wafula JMC. Ultrasound and CT demonstration of primary angiosarcoma of the spleen. *Br J Radiol* 1985;58:903–907.

44. Kaneko K, Onitsuka H, Murakami J, Honda H, Kimura M et al. MRI of primary spleen angiosarcoma with iron accumulation. *J Computed Assisted Tomography* 1992;16(2):298–300.

45. Ahman DL, Kieley JM, Harrison EG et al. Malignant lymphoma of the spleen: a review of 49 cases in which the diagnosis was made at splenectomy. *Cancer* 1966;19:461–469.

46. Meyer JE, Harris NL, Elman A, Stomper PC. Large-cell lymphoma of the spleen: CT appearance. *Radiology* 1983; 148:199–201.

47. Strij SP, Wagener DJ, Bogman MJ et al. The spleen in Hodgkin disease: diagnosis value of CT. *Radiology* 1985;154:753–757.

48. Fishman EK, Kuhlman JE, Jones RJ. CT of lymphoma: spectrum of disease. *Radiographics* 1991;11:647–669.

49. Berge T. Splenic metastases: frequencies and patterns. *Acta Pathol Microbiol Scand* 1974;82:499–506.

50. Siniluoto T, Paivansalo M, Iahde S. Ultrasonography of splenic metastases. *Acta Radiol* 1989;30:463–465.

51. Silverman PM, Kulhman JE, Schuter LM et al. Computed tomography in the diagnosis of malignant melanoma metastases. *Invest Radiol* 1984;19:309–312.

52. Fishman EK, Kulhman JE, Schuter LM. CT of malignant melanoma in the chest, abdomen, and musculoskeletal system. *Radiographics* 1990; 10:603–620.

PARTE **III**

Vesícula y Vías Biliares

Abdomen: Hígado, Bazo, Vías Biliares, Páncreas y Peritoneo, Tomo II.
Editores: M. E. Stoopen, K. Kimura y P. R. Ros.
Lippincott Williams & Wilkins, Philadelphia © 1999.

CAPITULO 11

Anatomía y técnicas del examen de la vesícula y vías biliares

Francisco A. Quiroz y Ferrari y Thomas L. Lawson

VESICULA BILIAR

Anatomía

La vesícula biliar es un saco en forma de pera situado en una depresión de la cara posterior del lóbulo derecho del hígado, inmediatamente adyacente a la fisura interlobar. Hay una gran variación en cuanto a la forma y tamaño de la vesícula en diferentes individuos y mide hasta 10 cm de longitud y 3 a 4 cm de ancho en adultos normales (1). La pared de la vesícula biliar mide 1 a 2 mm de grosor y varía dependiendo si el órgano está en un estado relajado o contraído.

Las regiones de la vesícula biliar son: fondo, cuerpo y cuello. El cuerpo forma el segmento más grande y disminuye de tamaño hacia el infindíbulo, el cual es un segmento que se elonga en forma focal entre el cuerpo y cuello (bolsa de Hartmann) y se continúa con el conducto cístico. El fondo es la terminación ciega del saco y habitualmente se proyecta por debajo del margen caudal del lóbulo derecho del hígado. El conducto cístico comunica a la vesícula biliar con el conducto biliar extrahepático y contiene las válvulas de Heister, que son pliegues tortuosos. El conducto cístico a menudo se une hacia la porción lateral derecha del conducto hepático común en 70% de los pacientes y su longitud varía de 4 a 65 mm; el diámetro promedio es de 1.8 mm (2). Hay variantes anatómicas en la inserción del conducto cístico (3).

Las capas de la vesícula biliar incluyen el epitelio superficial, la lámina propia, músculo liso, tejido conectivo sub-

Dr. F.A. Quiroz y Ferrari: Profesor Asociado de Radiología, Medical College of Wisconsin, Jefe de la Sección de Ultrasonido, Departamento de Radiología, Froedtert Memorial Lutheran Hospital, Milwaukee, WI, USA.

Dr. T.L. Lawson: Profesor y Jefe de Radiología, Loyola University of Chicago, Jefe del Departamento de Radiología, Foster McGaw Hospital, Loyola University Medical Center, Maywood, IL, USA.

seroso perimuscular y serosa. La vesícula biliar carece de muscularis mucosa y de submucosa.

Los senos de Rokitansky-Aschoff representan herniación del epitelio hacia la lámina propia, músculo liso y tejido conectivo subseroso. En especímenes de vesículas inflamadas o con cálculos, 86% tienen senos de Rokitansky-Aschoff, casi 90% de los cuales penetran hacia o a través del músculo liso (4).

El flujo sanguíneo arterial a la vesícula biliar es a través de la arteria cística, habitualmente una rama de la arteria hepática cerca de su origen y la cual está localizada superior al conducto cístico. El drenaje venoso consiste en parte en pequeños canales venosos por el lado hepático de la vesícula biliar y que se dirigen directamente hacia el hígado y también hacia el sistema venoso portal extrahepático por anastomosis con la vena mesentérica superior y venas coledocianas.

El drenaje linfático de la vesícula incluye uno o más ganglios linfáticos en el cuello vesicular o conducto cístico continuándose superiormente al hilio hepático o, inferiormente, a ganglios linfáticos en el ligamento hepatoduodenal. Linfáticos de estos ganglios alcanzan a otros ganglios linfáticos del tronco celíaco.

Se puede utilizar una gran variedad de técnicas radiológicas y de imagen para examinar la vesícula biliar; éstas incluyen: radiografías simples, colecistografía oral, colangiografía endovenosa, Ultrasonido (US), Tomografía computada (TC), colecistocentelleografía y Resonancia magnética (RM).

El US, la TC y la colecistografía juegan un papel importante en la imagenología moderna de la vesícula. El US es el método más útil para detectar patología vesicular y ha reemplazado en forma importante a la colecistografía oral, la cual fue considerada examen estándar de la vesícula, hasta los finales de la década de los 70 (5).

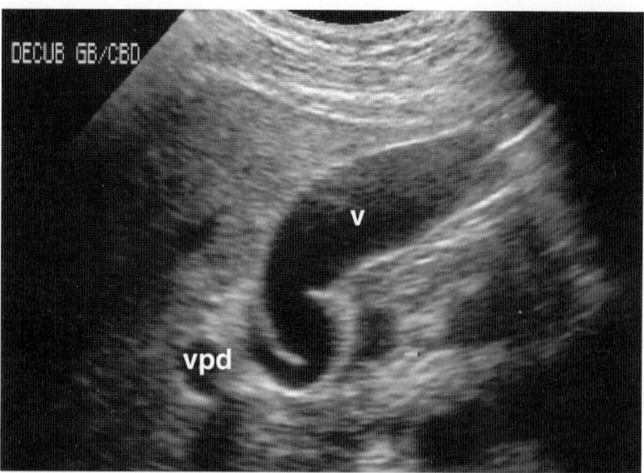

FIG. 1. Anatomía normal de la vesícula biliar. Imagen de US obtenida en la posición oblicua derecha anterior demuestra desdoblamiento de la vesícula biliar (*v*) con visualización adecuada del fondo, cuerpo y cuello. (*vpd, vena porta derecha*)

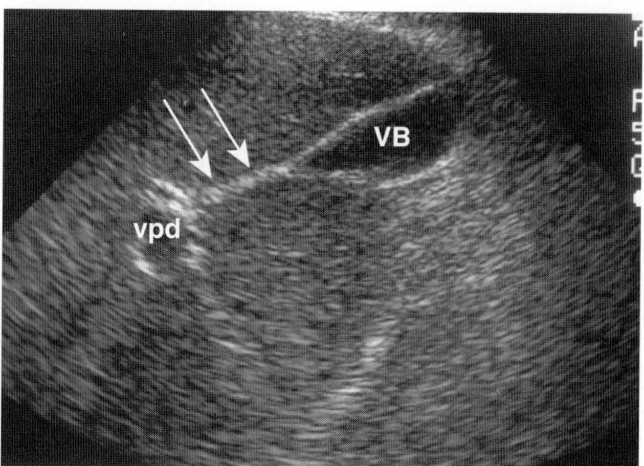

FIG. 2. Anatomía normal de la vesícula biliar. En esta imagen de US, el eco brillante linear (*flechas*) representa la fisura interlobar del hígado, la cual se observa conectada a la vesícula biliar (*VB*) con la vena porta derecha (*vpd*) y es un indicador anatómico confiable para la localización de la vesícula biliar.

Ultrasonido

Las principales ventajas del US vesicular incluyen: ausencia de radiación ionizante, no necesita material de contraste, es rápido, fiable y portátil, ya que puede utilizarse en la misma cama del paciente. Este procedimiento es efectivo para su costo y provee información de órganos adyacentes como el hígado, páncreas y conductos biliares. Este procedimiento no requiere material de contraste y se puede llevar a cabo independientemente de anomalías de la absorción, función hepática o biliar. La certeza del ultrasonido para detectar cálculos es de 93 a 95%; mientras que la de la colecistografía oral es de 65% (6).

Técnica

La vesícula biliar debe estar distendida en forma óptima, de tal manera que es necesario un ayuno de 8 a 12 horas para mejorar la detección de cálculos. Los transductores sectoriales se prefieren a los de arreglo linear para un rastreo subcostal óptimo o cuando el rastreo se lleva a cabo a través de los espacios intercostales. Se deben utilizar los transductores de la frecuencia más alta posible para que produzcan imágenes satisfactorias de la vesícula biliar. En la mayor parte de los casos, esto se obtiene con transductores de 3.5 a 5 MHz. Las frecuencias más altas se utilizan habitualmente en pacientes delgados o en aquéllos en los que la vesícula biliar

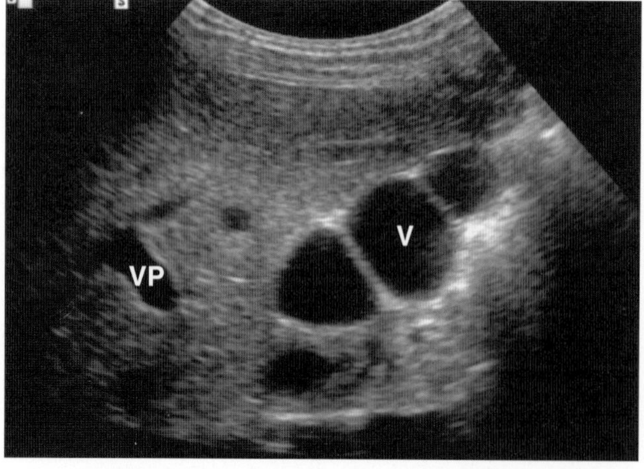

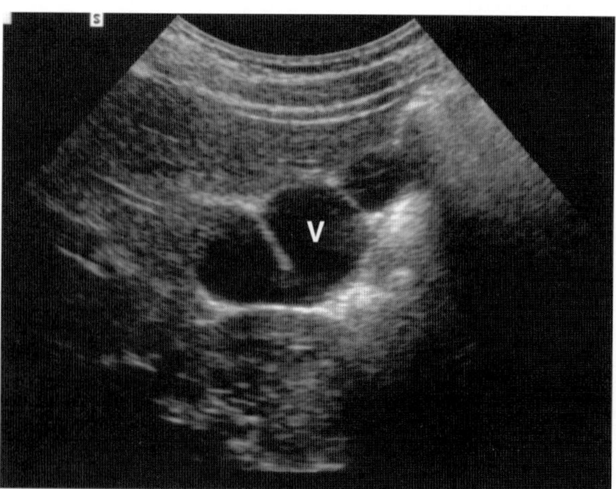

FIG. 3. Vesícula plegada. **A:** Sonograma longitudinal que muestra configuración multiloculada o septada de la vesícula (*V*) debida a plegamientos múltiples. **B:** Imagen obtenida en la posición de decúbito lateral izquierdo que demuestra desdoblamiento parcial con cambio de la apariencia pseudoseptada.

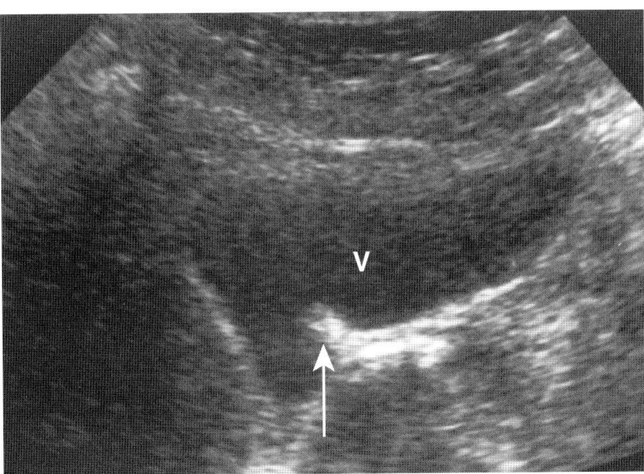

FIG. 4. Anatomía normal de la vesícula. Pliegue de unión. Rastreo de US longitudinal demuestra el pliegue (*flecha*) localizado posteriormente en el cuello de la vesícula (*V*). Ocasionalmente, este pliegue puede exihibir sombra acústica y puede ser confundido con cálculo.

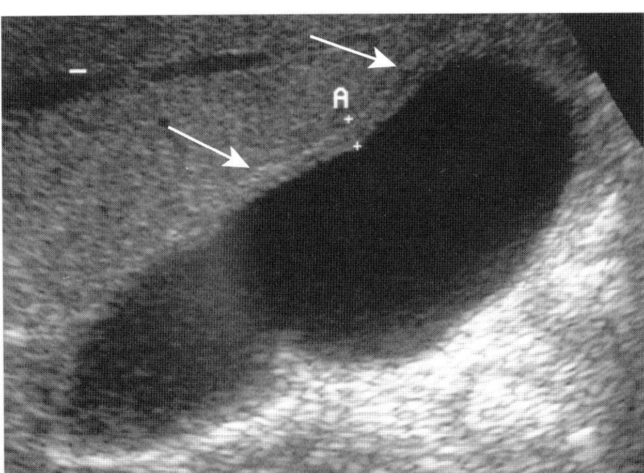

FIG. 6. Engrosamiento de la pared vesicular. El engrosamiento mural de la vesícula (*flechas*) es relativamente común e inespecífico. Este engrosamiento es habitualmente uniforme, ecogénico y sin sonolucencia intramural y las causas comunes son contracción vesicular, colecistitis crónica y alteraciones metabólicas.

está localizada anteriormente. El examen se lleva a cabo con el paciente en posición supina utilizando un abordaje subcostal, habitualmente en inspiración profunda.

Las imágenes se obtienen en los planos longitudinal, transverso y oblicuo. Las imágenes longitudinales obtenidas en posición oblicua anterior derecha y en decúbito lateral izquierdo son extremadamente útiles para desplazar el gas intestinal y para desdoblar la vesícula biliar y valorar mejor todas las partes de la vesícula, en aquellas vesículas plegadizas (Fig. 1). Los cálculos localizados en el cuello vesicular se desplazan hacia el fondo y se hacen más detectables en esta posición. Ocasionalmente, se deben llevar a cabo rastreos con el paciente en posición erecta o prona para observar cálculos en la porción dependiente de la vesícula biliar. El uso de inspiración profunda y suspendida permite el movimiento caudal de la vesícula biliar hacia una posición

más accesible para un rastreo óptimo subcostal. El rastreo intercostal oblicuo es también necesario en casos donde el abordaje subcostal es subóptimo debido a hígado pequeño o por sobreposición de intestino y gas en el cuadrante superior derecho del abdomen.

La vesícula biliar normal es visible en casi todos los pacientes cuando está distendida y aparece como una estructura sonolúcida oval con pared delgada y uniforme. Se ha sugerido que la ingesta oral de agua y material de contraste diluido, tal como el que se usa para los exámenes de TC, puede parcialmente contraer la vesícula biliar simplemente por llenado y dilatación del duodeno (7). La posición de la vesícula biliar puede ser variable de paciente a paciente o puede también cambiar en el mismo paciente, dependiendo de cambios en la posición del mismo. La mayoría de las veces, la vesícula está localizada por una relación anatómica fija del cuello vesicular con la fisura lobar principal y la vena porta derecha, antes de su división. La fisura interlobar es el marcador sonográfico de la vesícula y se identifica como un eco linear brillante que conecta a la vesícula con la vena porta principal o la rama derecha de la misma y es visible en casi 70% de los exámenes (Fig. 2) (8).

El tamaño y forma de la vesícula biliar pueden variar. Los límites superiores de tamaño por US son 8 a 10 cm de longitud y 4 a 10 cm en diámetro. Se han descrito variantes de la apariencia radiológica de la forma vesicular. La vesícula biliar puede mostrar plegamiento importante, dobleces o retorcimiento en 14.5% (Fig. 3A y B). El pliegue más común se observa entre el cuerpo e infundíbulo y se ha descrito como el pliegue de unión, el cual habitualmente aparece en la pared posterior de la vesícula biliar, pero también se puede observar anteriormente (Fig. 4) (9). El gorro frigio es un pliegue asintomático del fondo vesicular. Las tabicaciones parciales o completas son menos comunes (Fig. 5). Las

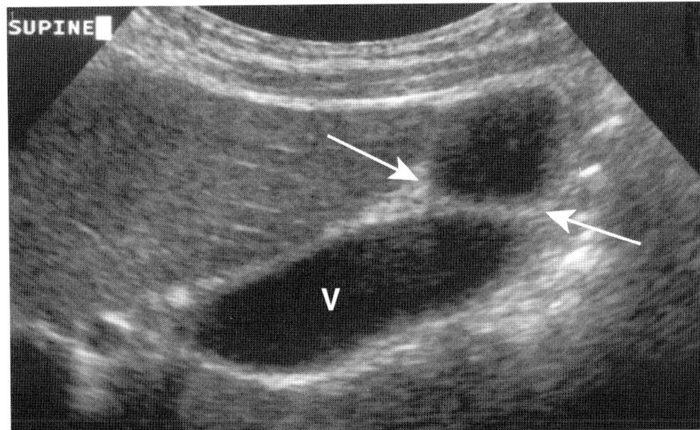

FIG. 5. Gorro frigio. Esta es la anomalía de forma más común de la vesícula y está caracterizada por un pliegue o septo de la vesícula (*V*) entre el cuerpo y el fondo (*flechas*).

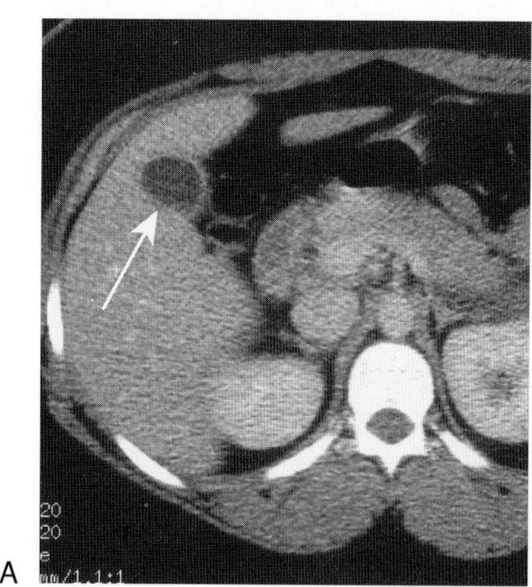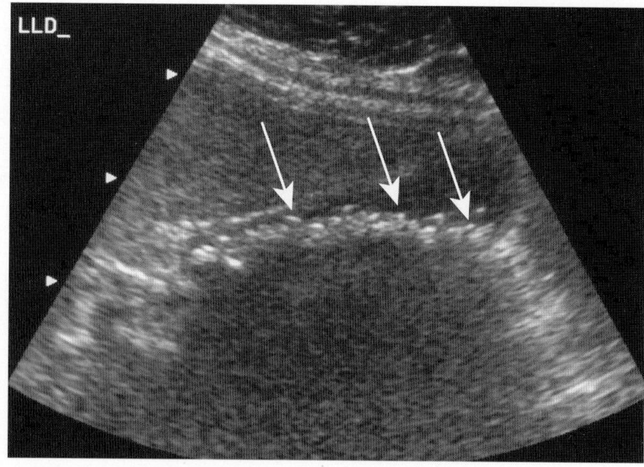

FIG. 7. Cálculos vesiculares. **A:** TC que muestra vesícula normal (*flecha*). **B:** US que muestra múltiples cálculos intraluminales no identificados en la TC. Muchos cálculos (*flechas*) pueden no ser vistos en la tomografía debido a que tienen atenuación radiográfica similar a la de la bilis.

localizaciones anómalas de la vesícula biliar son raras y deben ser tomadas en consideración cuando la vesícula biliar no sea visualizada por US. Otras localizaciones incluyen: intrahepática, por debajo del lóbulo izquierdo, transversa y retrohepática (10). Cuando la vesícula biliar no se encuentra, la mayor parte de las veces está relacionada a contracción vesicular con cálculos, calcificaciones vesiculares o gas intramural. La agenesia vesicular es rara (11).

La pared vesicular es visible como una línea ecogénica delgada menor de 3 mm de grosor. El engrosamiento de la pared vesicular es un hallazgo sonográfico inespecífico que puede observarse no sólo en enfermedad intrínseca de la vesícula, sino también en hepatitis aguda, insuficiencia cardíaca derecha, enfermedad renal hepática y ascitis (Fig.

6) (12,13). El uso del Doppler en color ha sido descrito en el diagnóstico de colecistitis aguda y en el diagnóstico diferencial de masas vesiculares con resultados variables (14).

Tomografía computada

La TC juega un papel limitado en la vesícula biliar. Tiene mayor sensibilidad que la radiografía simple para la detección de calcio en los cálculos, pero los cálculos no calcificados pueden ser difíciles de detectar (Fig. 7). La TC es más certera que el US para determinar la composición de los cálculos y para la detección de calcificación (Fig. 8). La sensibilidad de la TC para detectar cálculos vesiculares es más baja que con US (80 a 85%) y también tiene un costo mayor

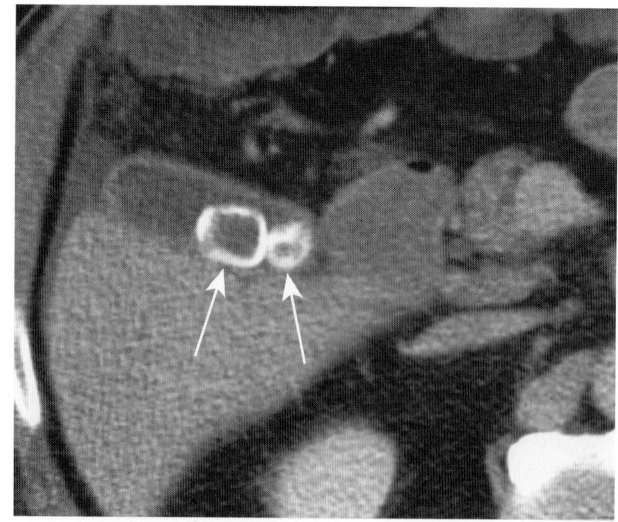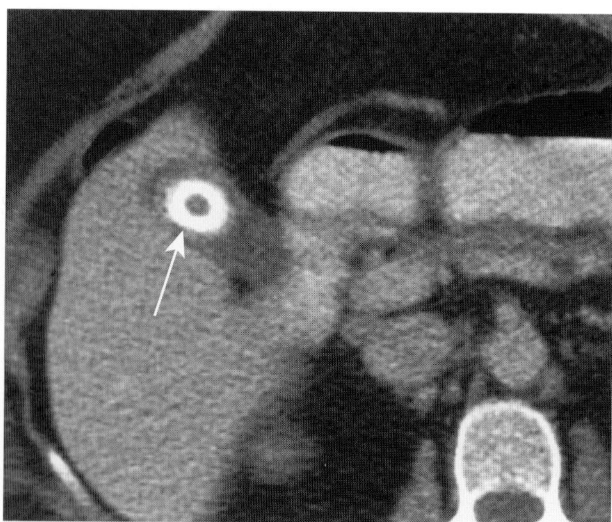

FIG. 8. Cálculos vesiculares. **A:** En esta imagen de TC, la vesícula biliar muestra dos cálculos facetados calcificados (*flechas*). **B:** Cálculo calcificado (*flecha*) claramente identificado dentro de la luz vesicular.

(15). La principal indicación de la TC de la vesícula es en el diagnóstico y etapificación del carcinoma vesicular y la valoración de las complicaciones de colecistitis.

Técnica

El examen de TC se lleva a cabo después de ayuno de toda la noche. Es deseable la administración de material de contraste oral diluido, especialmente en casos de tumores vesiculares. El uso del material de contraste endovenoso es útil para delinear mejor la pared vesicular. La vesícula biliar es habitualmente valorada como parte del examen de rutina del abdomen superior. El uso de colimadores y secciones delgadas puede ser de beneficio en la valoración de áreas sospechosas.

La vesícula biliar se demuestra como una estructura en forma de pera, llena de líquido de baja atenuación y fija a la superficie inferior del segmento anterior del lóbulo derecho y el segmento medial del lóbulo izquierdo en la fisura interlobar del hígado. El cuello vesicular es superior y medial al fondo y está a menudo plegado. El fondo se proyecta anteriormente y lateralmente. También se han demostrado variantes de forma y posición con US (16).

Colecistografía oral

La colecistografía oral ha sido casi totalmente reemplazada por el US como un método de mayor sensibilidad para demostrar cálculos vesiculares. Algunos investigadores, sin embargo, sugieren que la colecistografía oral y el US son complementarios y puede existir ventaja si la colecistografía oral es el primer examen que se lleve a cabo (17). Actualmente, la colecistografía oral se usa predominantemente para complementar la colecistosonografía en casos en los cuales los hallazgos ultrasonográficos han fallado para demostrar enfermedad vesicular en aquellos pacientes con síntomas fuertemente positivos o en los cuales los hallazgos ultrasónicos han demostrado anomalías inespecíficas (18).

La introducción de tratamiento con ácidos biliares administrados por vía oral, disolución de contacto y la litotripcia por onda de choque extracorpórea (ESWL) requieren información referente al tamaño, número, composición de los cálculos y determinación de la permeabilidad del conducto cístico. La colecistografía oral ha sido resucitada debido a estas necesidades. La colecistografía oral provee información referente a permeabilidad del conducto cístico y función vesicular y es certera en determinar el número y tamaño de los cálculos, así como su composición. La medición del tamaño vesicular en el rastreo US es certera para cálculos menores de 2 cm pero es menos exacta para cálculos mayores de 2 cm. La superioridad de la colecistografía oral para contar el número de cálculos puede ser aplicada en base a la resolución superior de la técnica radiográfica.

Colecentelleografía

En contraste con otras técnicas de imagen tales como US o TC las cuales proveen información anatómica de la vesícula biliar y las vía biliares, las técnicas de medicina nuclear son usadas para determinar la función, más que las características morfológicas de imagen. La colecentelleografía se usa para documentar la obstrucción del conducto cístico en el diagnóstico de colecistitis aguda.

Técnica

La técnica requiere la administración intravenosa de tecnesio 99-M ácido iminodiacético que es rápidamente extraído por el hígado y excretado hacia el conducto biliar, vesícula biliar e intestino delgado, sin que se lleve a cabo la conjugación del compuesto. El examen se realiza con el paciente en ayunas. Después de la inyección intravenosa del radioisótopo, se obtienen centelleogramas seriados del cuadrante superior derecho del abdomen, siguiendo al radioisótopo a través de la fase de poza vascular y el llenado de los conductos biliares, la vesícula biliar y durante su vaciamiento hacia el duodeno, lo que ocurre en 30 a 60 minutos (Fig. 9). El llenado de la vesícula biliar excluye virtualmente la colecistitis aguda con un valor predictivo negativo de 99% (19,20).

La falta de visualización de la vesícula biliar a la hora y a las cuatro horas es altamente eficaz para el diagnóstico para colecistitis aguda y se considera que es el procedimiento de elección para confirmar este diagnóstico (20,21). La no visualización de la vesícula biliar a la hora, con visualización retardada a las cuatro horas, sugiere fuertemente colecistitis crónica.

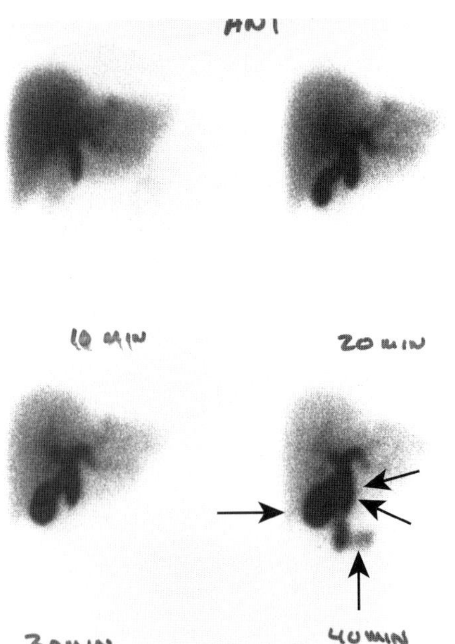

FIG. 9. Colecentelleografía normal. Imágenes frontales obtenidas a los 10, 20, 30 y 40 minutos después de la administración del radioisótopo, muestran la visualización normal de la vesícula (*flecha media*), conductos biliares (*flecha superior*) y duodeno (*flecha inferior*).

La colecistoquinina (CCK o sulfato de morfina) puede ser administrado como parte del examen para aumentar la eficiencia de este procedimiento. La CCK ayuda a diagnosticar la colecistitis crónica alitiásica y otros trastornos acalculosos tales como el síndrome del conducto cístico y la disquinesia vesicular (22). La CCK se infunde 15 a 30 minutos después de la inyección del análogo de ácido iminodiacético marcado con tecnesio 99-M y se mide la fracción de eyección del radioisótopo por la contracción vesicular. La razón de la prueba es que una disminución en el vaciamiento vesicular se correlaciona con colecistitis acalculosa. Una fracción de eyección de 35% se considera anormal y es indicación para cirugía para muchos investigadores, aun si se cuenta con un US normal (Fig. 10) (22). La colecentelleografía es menos confiable en pacientes gravemente enfermos. En estos pacientes, la alteración de la dinámica biliar puede ser el mecanismo responsable por la falla del llenado de la vesícula.

La colecistocentelleografía incrementada con morfina puede confirmar o excluir el diagnóstico de colecistitis aguda en pacientes criticamente enfermos o en aquéllos con alto riesgo (23). Con esta técnica, si la vesícula biliar no se observa y el radioisótopo está en el intestino, el paciente recibe una inyección intravenosa de sulfato de morfina de 0.05 a 0.1 mg por k y se toman imágenes seriadas hasta 250 minutos.

La morfina incrementa el tono del esfínter de Oddi, aumentando la presión del conducto biliar para superar la obstrucción parcial o funcional del conducto cístico y dismuye la frecuencia de exámenes falsos positivos (no visualización). Con esta técnica se ha informado una certeza de 94 a 98% y una especificidad de 100% (23).

Resonancia magnética

La obtención de imágenes de la vesícula biliar con RM ha estado limitada por disponibilidad y costo. Sin embargo, la RM puede proveer información anatómica y fisiológica de la vesícula biliar. La intensidad de la señal de la bilis en la vesícula puede variar. La bilis que no está concentrada aparece de señal de intensidad baja en T1 y la bilis concentrada muestra señal de alta intensidad por su alta concentración proteica y de colesterol. La bilis aparece con señal de intensidad alta en imágenes de T2 ponderado debido al alto contenido de grasa. Las secuencias útiles para demostrar la pared vesicular incluyen imágenes con supresión de grasa ponderadas T1 con y sin gadolinio. Las imágenes incrementadas con gadolinio en T1 son útiles para demostrar la pared vesicular. Recientemente, han sido investigados nuevos materiales de contraste que se eliminan por las vías biliares, con uso potencial en la vesícula biliar y vías biliares, tales como gadolinio EOB-DTPA, gadolinio BOPTA, dimeglumina y mangafodipir (24,25).

Los cálculos vesiculares se visualizan bien entre la señal de alta intensidad de la bilis, debido a la baja intensidad de la señal de los cálculos, lo cual se demuestra en todas las secuencias; además, pueden ser distinguidos en forma confiable de los pólipos, por la falta del incremento o brillantez

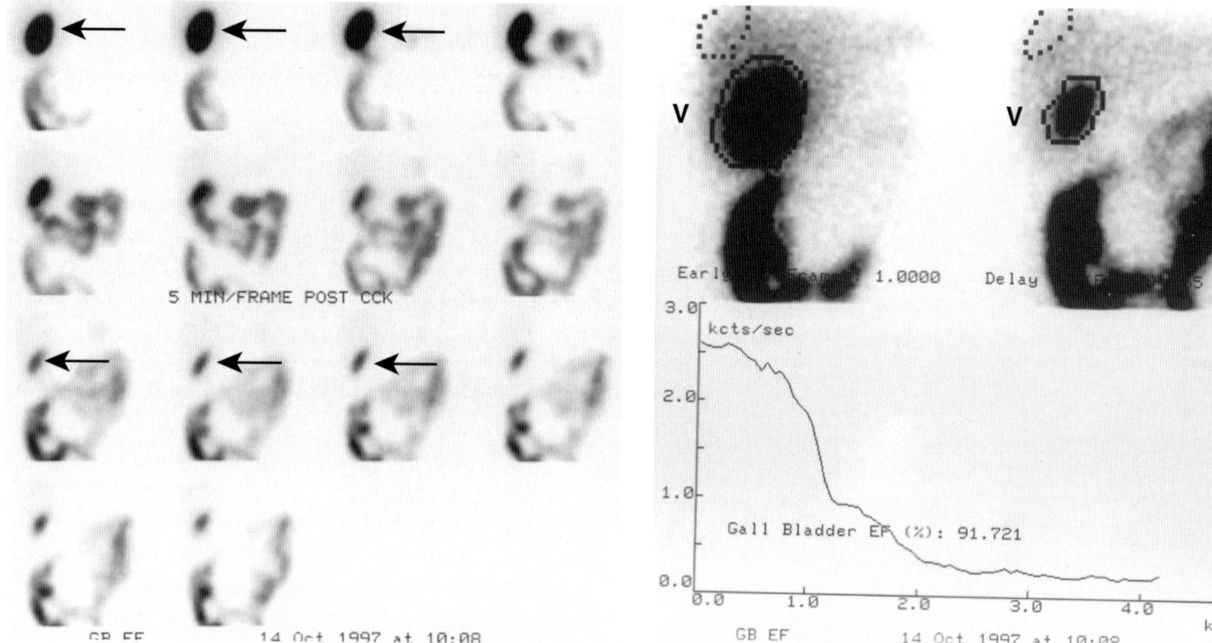

FIG. 10. Colecentelleografía vesicular con CCK. **A:** Imágenes obtenidas 70 minutos después de la inyección intravenosa de tecnesio 99-M DISIDA, muestra buena visualización de la vesícula (*flechas superiores*). Las imágenes obtenidas después de la administración intravenosa de CCK muestran contracción vesicular (*flechas inferiores*). **B:** Procesamiento computarizado de los datos muestra 92% de la fracción de eyección vesicular, la cual es normal. (*V, a vesícular*)

en las imágenes postgadolinio. En la colecistitis aguda, la RM demuestra un aumento del reforzamiento de la pared con un reforzamiento transitorio del parénquima hepático adyacente en las imágenes de gradiente postgadolinio. Estas pueden servir como una modalidad que resuelve problemas en pacientes con sospecha de colecistitis aguda, con hallazgos equívocos en otras técnicas de imagen (24).

CONDUCTOS BILIARES

La imagenología de los conductos biliares incluye técnicas de diagnóstico tales como el US y la TC, las cuales son frecuentemente utilizadas en la valoración inicial del paciente ictérico. La opacificación directa del árbol biliar se ha utilizado por muchos años. El uso de la colangiografía intravenosa es actualmente obsoleta y la toxicidad de los agentes de contraste limitan su uso a algunos casos poco habituales. Actualmente, la colangiografía directa se lleva a cabo con el uso de colangiografía transhepática percutánea o con la Colangiopancreatografía (CPRE) retrógrada por endoscopia. Estos procedimientos no sólo proveen la información diagnóstica requerida, especialmente en patología obstructiva, sino que son también el primer paso para realizar un procedimiento de tratamiento por intervención.

Recientemente, la colangiografía por RM se está desarrollando como un método de imagen efectivo y no invasivo para examinar a pacientes con enfermedad biliar. Los objetivos de los procedimientos de imágenes en el sistema biliar incluyen la confirmación o exclusión del proceso obstructivo y la determinación del nivel y la causa de la obstrucción.

Anatomía

Los conductos biliares intrahepáticos ramifican en una forma predecible siguiendo la distribución de los segmentos hepáticos y viajan en las tríadas portales, paralelos a las vena porta y la arteria hepática. Aunque en la mayor parte de los casos los conductos biliares intrahepáticos pueden estar localizados anterior a ramas de la vena porta, la relación de estos conductos con la vena porta y la arteria hepática es variable (26). En 50% de los casos, el conducto biliar es anterior; en 30%, la vena porta es anterior y en 20% están entrelazadas. Los conductos hepáticos derecho e izquierdo se unen para formar el conducto hepático común. El conducto hepático común, junto con la vena porta y la arteria hepática, viajan dentro del ligamento hepatoduodenal. La unión del conducto cístico con el conducto hepático común marca el origen del colédoco. El colédoco tiene aproximadamente 8 cm de longitud. En la porción intrapancreática de la cabeza, el colédoco se une al conducto pancreático principal y ambos desembocan en el ámpula de Vater, en la segunda porción del duodeno. La inserción del conducto cístico puede ser muy variable desde el nivel del conducto intrahepático derecho y hacia abajo hasta el segmento intrapancreático del colédoco. Ocasionalmente, un conducto hepático derecho drena directamente en el conducto hepático común.

Ultrasonido

Técnica

El árbol biliar puede ser valorado con transductores de 3.5 o 5.0 MHz. Normalmente, los conductos biliares intrahepáticos pueden no ser vistos; sin embargo, con el uso de transductores modernos de alta resolución especialmente en pacientes delgados, es posible por ahora visualizar estructuras tubulares intrahepáticas que representan ya sea conductos biliares normales o arterias hepáticas. El uso de sonografía con Doppler a color puede ser útil para distinguir conductos intrahepáticos dilatados de estructuras vasculares (Fig. 11) (27). Cuando los conductos biliares están dilatados, se ven estructuras adicionales llenas de líquido adyacentes a las ramas venosas portales, dando la apariencia de un número

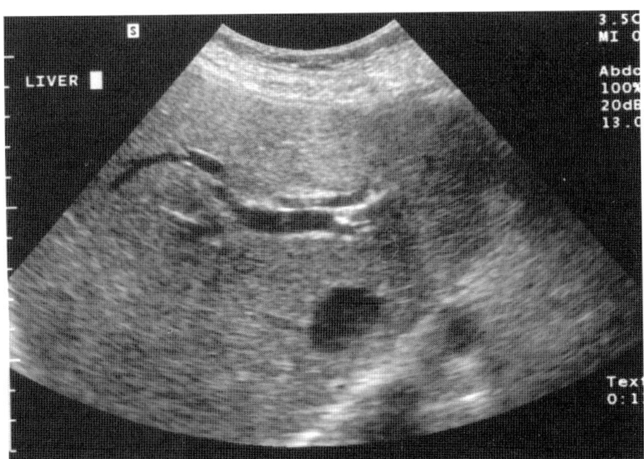
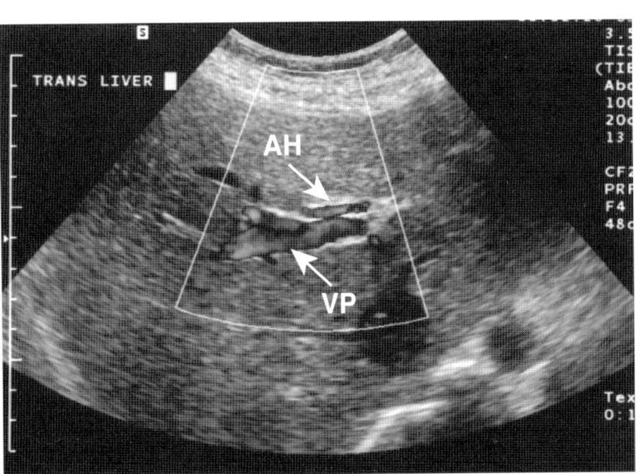

FIG. 11. Simuladores. Arteria hepática grande simulando dilatación de conducto biliar intrahepático.
A: Rastreo transverso del lóbulo izquierdo del hígado muestra dos estructuras tubulares paralelas.
B: Doppler a color demuestra flujo sanguíneo dentro de ambas estructuras tubulares. La posterior corresponde a una rama de la vena porta (*VP*) y la anterior a la rama izquierda de la arteria hepática (*AH*).

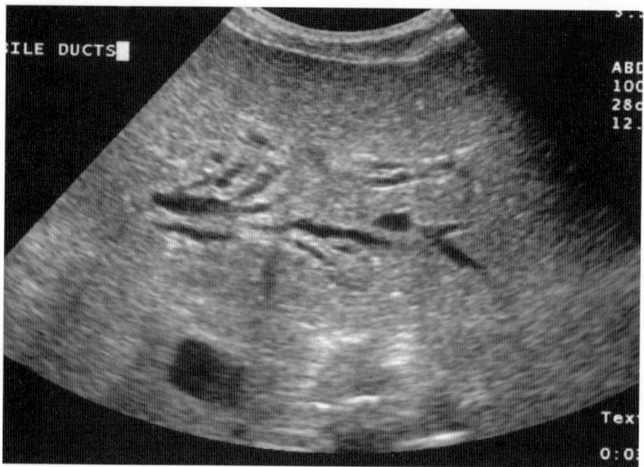

FIG. 12. Dilatación de conductos biliares intrahepáticos. Rastreo transverso izquierdo del hígado muestra múltiples estructuras irregulares tortuosas y ramificadas que corresponden a conductos biliares intrahepáticos dilatados. Esta imagen se refiere al signo de "muchos conductos".

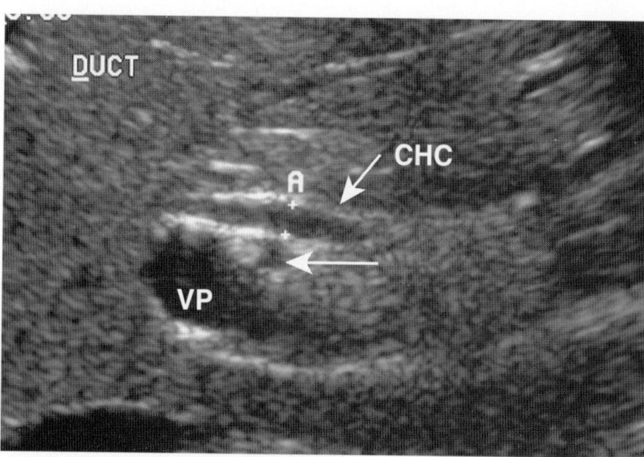

FIG. 13. Conducto hepático común normal con US. Vista longitudinal demuestra el conducto hepático común (*CHC*) como una estructura tubular sonolúcida anterior a la arteria hepática derecha (*flecha*) y la vena porta derecha (*VP*). El cursor y la letra *A* muestran la medición de la dimensión interna del conducto de pared interna a pared interna.

excesivo de estructuras tubulares llenas de líquido con configuración ramificada (Fig. 12).

El conducto hepático común y el colédoco proximal se examinan en forma separada del conducto colédoco distal (28) y esto habitualmente se lleva a cabo con rastreos parasagitales, con el paciente en posición supina oblicua izquierda posterior (Fig. 13) (29). El conducto colédoco distal a menudo está oscurecido por gas del duodeno y es visto sólo en forma ocasional con este abordaje. Algunos autores sugieren que el conducto colédoco distal sea examinado inicialmente, rastreando al paciente con cortes transversales en posición erecta oblicua derecha posterior, porque esto

mejora la observacion de la porción intrapancreática de los conductos y de tal manera mejora la identificación de coledocolitiasis (Fig. 14) (28).

El conducto hepático común normal casi siempre se observa en la región del hilio hepático, en el nivel donde la arteria hepática derecha pasa entre el conducto común y la vena porta (85%) o ventral al conducto común (15%). El conducto biliar común mide 4 a 6 mm a este nivel. Dicha medida es la dimensión interna del conducto de pared interna a pared interna, de otra forma esta medida será sobrestimada. Medidas de 6 a 8 mm serían equívocas y medidas entre 7 y 11 mm pudieran representar conductos aumentados

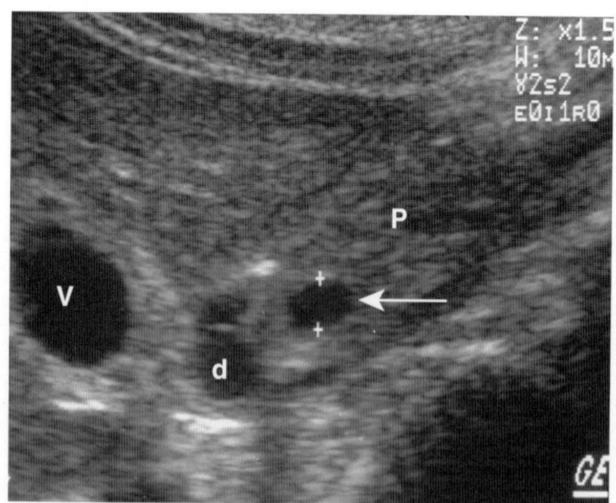

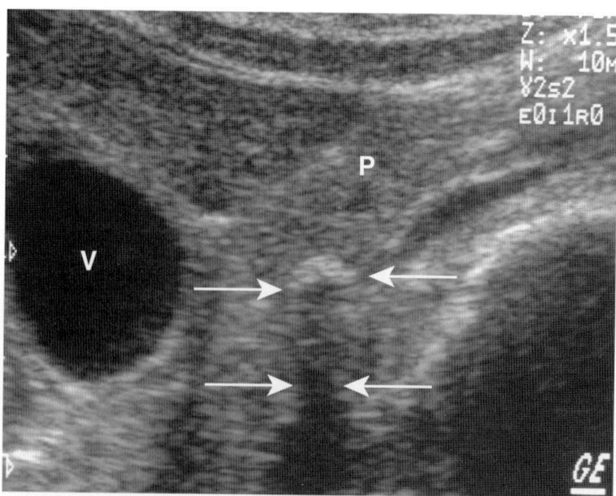

FIG. 14. Coledocolitiasis. **A:** Rastreo transversal de la cabeza del páncreas (*P*). El conducto colédoco está un poco dilatado y se ve como una estructura sonolúcida ovoide en el margen posterior y lateral de la cabeza del páncreas (*flecha*). **B:** Rastreo transverso en posición inferior demuestra un cálculo en el conducto colédoco mostrándose como un eco brillante (*flechas superiores*) que exhibe sombra acústica posterior (*flechas inferiores*). (*P*, páncreas; *V*, vesícula biliar; *d*, duodeno)

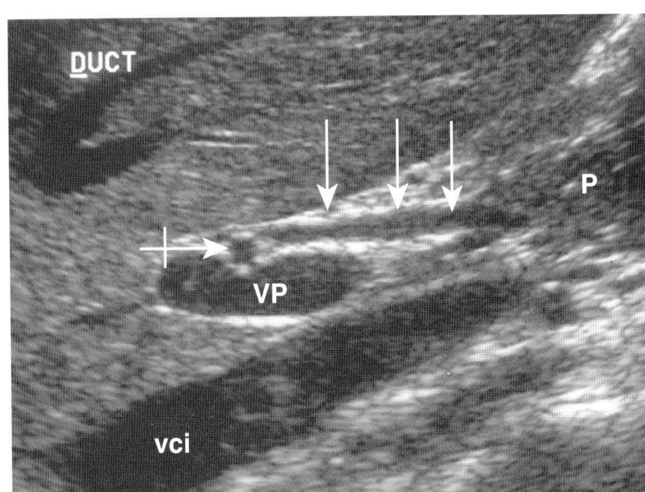

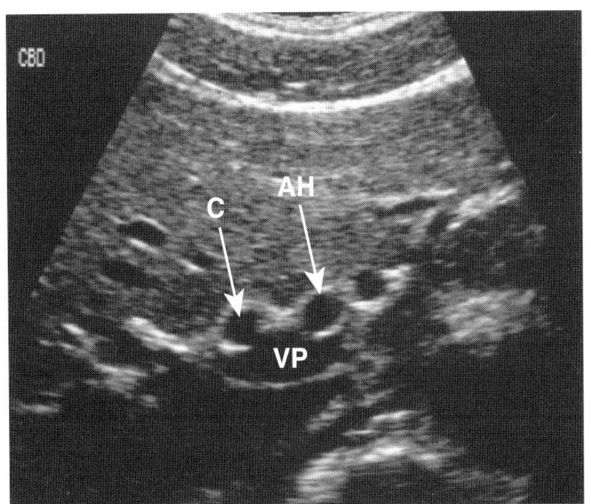

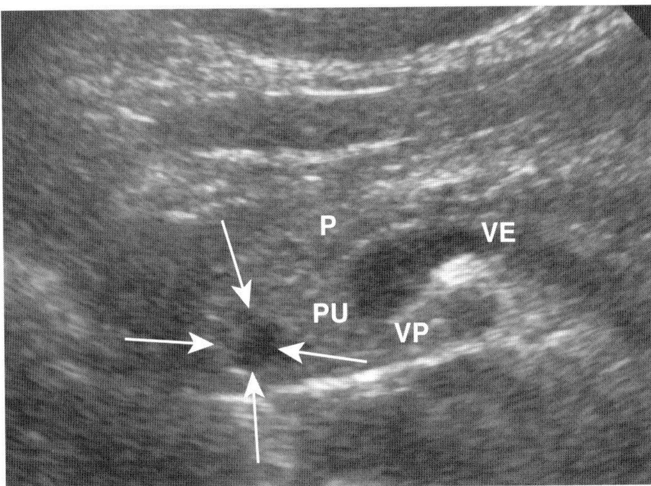

FIG. 15. Anatomía ductal normal y del hilio hepático. **A:** Vista parasagital oblicua de US que muestra el conducto colédoco (*flechas*) extendiéndose hacia el páncreas. La arteria hepática derecha (*flecha cruzada*) está interpuesta entre el conducto biliar y la vena porta (*VP*). (*VCI, vena cava inferior*) **B:** Conducto colédoco normal. Rastreo transversal del hilio hepático muestra el colédoco (*C*) anterior y lateral a la vena porta principal (*VP*). La arteria hepática común (*AH*) está medial a la vena porta. Esta configuración peculiar ha sido descrita como el signo del "ratón Miguelito" **C:** Rastreo transverso de la porción intrapancreática distal del colédoco (*flechas*). (*VP, vena porta; P, páncreas; PU, proceso uncinado; VE, vena esplénica*)

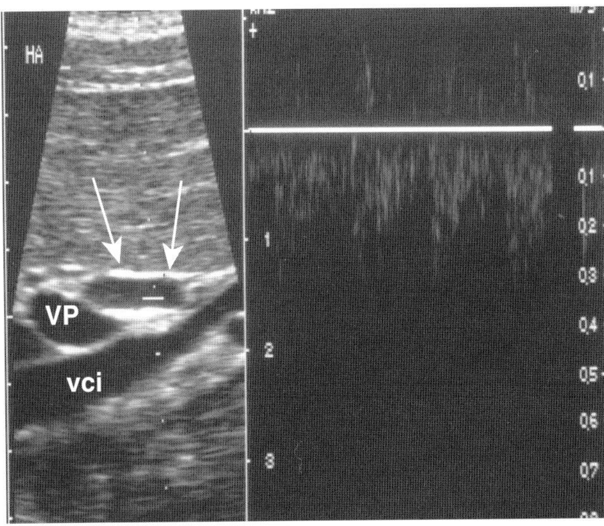

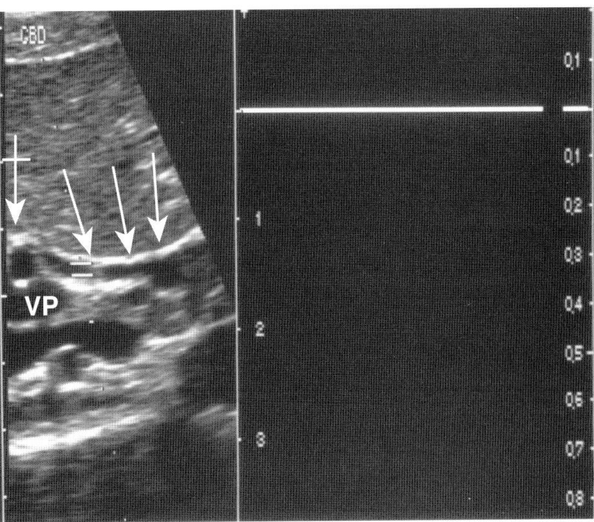

FIG. 16. Anatomía normal del hilio hepático. con Doppler duplex. **A:** Rastreo parasagital demuestra una estructura tubular anterior a la vena porta (*VP*). El uso de Doppler pulsado con análisis espectral confirma la onda arterial de la arteria hepática (*flechas*). **B:** El rastreo parasagital demuestra una estructura tubular anterior a la vena porta (*VP*) que muestra ausencia de flujo o trazo arterial y que corresponde al conducto colédoco (*flechas*). (*Flecha cruzada, arteria hepática; vci, vena cava inferior*)

de tamaño, aunque no obstruidos, u obstrucción temprana antes de que el conducto hepático se dilate; medidas mayores de 11 mm indican obstrucción biliar, por lo general.

El conducto colédoco desciende en el ligamento hepatoduodenal con la vena porta principal y la arteria hepática. Proximalmente, el conducto biliar es anterior y lateral a la vena porta y, distalmente, el colédoco se hace posterior al descender y entrar al páncreas (Fig. 15). El uso de Doppler en color es útil cuando hay confusión sobre cuál estructura en la región del hilio hepático representa el conducto y cuál es la arteria (Fig. 16) (30).

Hay también desacuerdo en cuanto a si el conducto colédoco se dilata después de la colecistectomía. Algunos autores sostienen que el conducto colédoco está dilatado postcolecistectomía. Otros artículos recientes no apoyan esta observación (31,32). Un estudio reciente indica que el diámetro del colédoco aumenta un poco después de la colecistectomía, pero la mayoría de los pacientes no tienen dilatación compensatoria significativa del conducto (31).

En general, se considera que el límite superior máximo después de la colecistectomía es de 10 mm.

También se han descrito algunas variaciones fisiológicas en el diámetro del colédoco. El diámetro del conducto colédoco puede aumentar hasta un milímetro durante la inspiración en 37% de los pacientes, debido a un acortamiento del conducto que causa ensanchamiento del diámetro para acomodar el volumen de bilis en su interior (33). Durante la maniobra de Valsalva, el diámetro del conducto hepático común a nivel de la vena porta puede disminuir más de 1 mm. La obstrucción biliar extrahepática previene este cambio (34).

El conducto cístico tiene de 3 a 4 cm de longitud y se ve en 51% de los pacientes con un conducto colédoco normal y vesícula biliar normal y el conducto cístico distal habitualmente se ve en situación posterior al conducto hepático común y ocasionalmente anterior. Es más frecuente verlo cuando el colédoco está dilatado (2).

Tomografía computada

La Tomografía computada helicoidal (TCH) ofrece ventajas sobre la TC convencional que incluyen: a) uso de adquisición continua de datos con respiración sostenida, de tal manera que se disminuye o eliminan los artefactos debidos al movimiento respiratorio, b) capacidad de desarrollar rastreo de cortes delgados con reconstrucción a pequeños intervalos, disminuyendo los artefactos de efecto parcial de volumen y aumentando la sensibilidad para la detección de cálculos y c) capacidad de desarrollar reconstrucciones tridimensionales.

La colangiografía por TCH hecha durante la colangiografía endovenosa, ha sido utilizada para examinar el árbol biliar en algunos pacientes con sospecha de enfermedad biliar (35).

En pacientes con obstrucción biliar, dicha colangiografía con TCH con material de contraste colangiográfico intravenoso puede no ser posible. En estos casos es posible crear

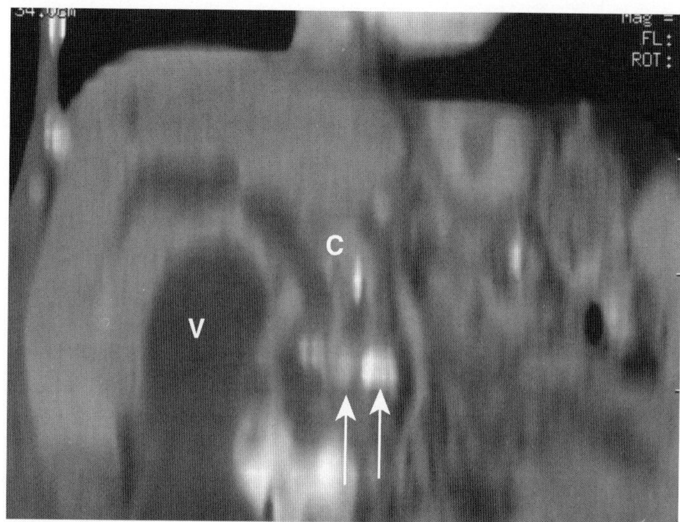

FIG. 17. Dilatación de conductos biliares intra y extrahepáticos. La reconstrucción coronal de la TC muestra dilatación del colédoco (*C*) hasta la cabeza pancreática, la cual muestra calcificaciones (*flechas*) relacionadas a pancreatitis crónica calcificada. Hay dilatación de conductos biliares hepáticos así como extensión vesicular. (*V, vesícula biliar*)

imágenes de tercera dimensión de los conductos biliares con técnicas de TCH tales como las que se utilizan para vasos esplácnicos, sin el uso de material de contraste colangiográfico (Fig. 17). Esta técnica tiene la ventaja de que la baja atenuación de los conductos biliares es comparada con el hígado y otros tejidos blandos adyacentes y puede ser usada para definir la anatomía ductal preoperatoria facilitando la planificación quirúrgica (36).

Técnica

Para la valoracíon óptima del tracto biliar, se recomienda colimación fina utilizando 5 a 7 mm para proporcionar buena resolución espacial. Las imágenes se obtienen a intervalos de 5 mm utilizando un rastreador helicoidal y a intervalos de 7 a 8 mm si se usa un rastreador convencional.

Ocasionalmente, se obtienen imágenes adicionales para proporcionar mayor detalle y determinar la causa de la obstrucción. En estos casos, se obtiene colimación más delgada utilizando espesores de 3 a 5 mm a intervalos más cercanos (3 a 5 mm). Con la adquisición helicoidal pueden ser utilizadas reconstrucciones axiales sobrepuestas para identificar hallazgos en la zona de transición, sin el requerimiento de rastreo adicional cuando ya no se encuentra presente el máximo reforzamiento de material de contraste.

El paciente recibe una inyección de un bolo de 150 cc de material de contraste yodado al 60% el cual es útil para proporcionar los marcadores vasculares y la opacificación de los órganos, lo que aumenta la visualización de los conductos biliares. Si se sospechan anomalías del tracto biliar, se utiliza agua como un agente de contraste gastrointestinal, la cual es útil porque no oscurece el detalle del ámpula de Vater

(37). Algunas veces, se obtienen los rastreos simples para determinar la presencia de calcificaciones de los conductos biliares intrahepáticos y para optimizar la detección de los cálculos coledocianos.

Los conductos biliares intrahepáticos normales no se veían con los rastreadores antiguos. Los rastreadores modernos permiten ver en forma ocasional pequeños conductos intrahepáticos al cursar éstos a través del hígado, o adyacentes a radicales de la vena porta (38). Normalmente, la pared ductal demuestra reforzamiento de contraste. Al cursar de la región del hilio hepático hacia el páncreas el conducto biliar normal se visualiza en imágenes axiales de TC como imágenes de círculos secuenciales de atenuación cercana a la del agua, los cuales demuestran un adelgazamiento gradual del conducto en su curso hacia el páncreas y al ámpula de Vater (Fig. 18). El análisis cuidadoso de estas imágenes permite la identificación de la zona dilatada del conducto y la no dilatada, similar al análisis obtenido en colangiografía. El uso de las reconstrucciones multiplanares sin el uso de material de contraste biliar puede también ser útil para demostrar la anatomía ductal en los planos coronal y sagital, aunque la mayoría de las veces la información con respecto a normalidad o anormalidad del conducto puede ser identificada en las imágenes axilares.

Colangiografía por RM

La Colangiopancreatografía con resonancia magnética (CPRM) es una aplicación nueva de la RM que combina las técnicas de imagen de proyección y de anatomía seccional. Las imágenes que produce se asemejan a aquellas imágenes obtenidas por colangiografía directa, utilizando el abordaje transhepático percutáneo o la CPRE, los cuales son medios invasivos para valorar el tracto biliar. La CPRM demuestra el árbol biliar y el conducto pancreático en forma no invasiva y sin necesidad de inyectar material de contraste, ofreciendo por este motivo ventajas sobre la colangiografía invasiva directa (39).

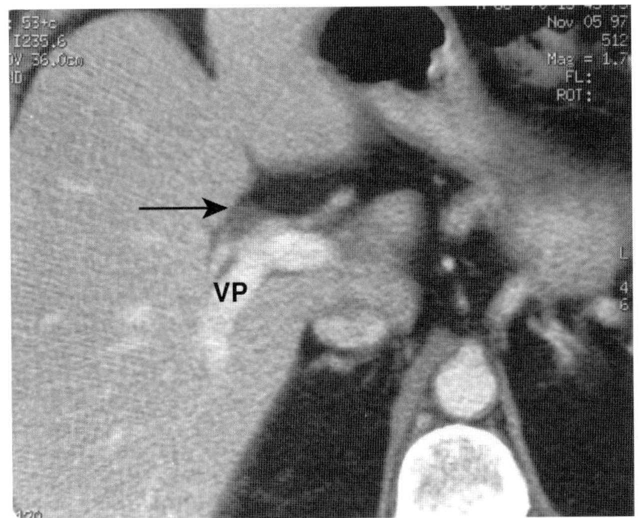

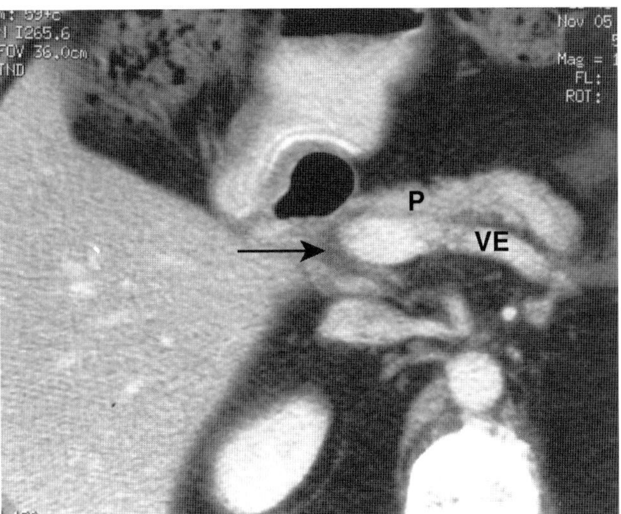

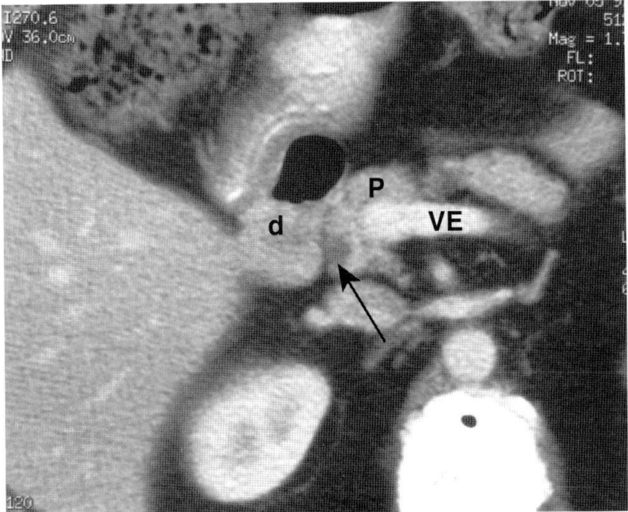

FIG. 18. TC. Conductos biliares extrahepáticos normales. **A:** El conducto colédoco (*flecha*) está localizada anterior a la vena porta (*VP*) y muestra la luz con atenuación similar a la del agua con pared apenas perceptible. **B** y **C:** El conducto colédoco cursa a través de la cabeza del páncreas (*flechas*). (*P, páncreas; VE, vena esplénica; d, duodeno*)

Técnica

La CPRM se basa en el tiempo largo de relajación de los fluidos estáticos. Las secreciones biliares y pancreáticas demuestran una señal de intensidad alta mientras que la intensidad de la señal de los órganos adyacentes y tejidos está fuertemente suprimida. Los datos volumétricos se utilizan para algoritmos de reconstrucción tales como proyecciones de intensidad máxima y despliegue de superficies sombreadas (DSS). La proyección de máxima intensidad (MIP) semejan las imágenes obtenidas por la colangiografía directa.

Varias técnicas han sido utilizadas con una variedad de secuencia de pulsos. Recientemente, han sido introducidas técnicas utilizando T2 fuertemente ponderado y secuencias de *fast-spin-echo* (*FSE*). Esta técnica provee mayor proporción de señal a ruido y de contraste a ruido, permite el uso de secciones delgadas y disminuye la sensibilidad al artificio de movimiento y de flujo lento. Esta técnica también está reforzada con la incorporación de técnicas de saturación de grasa que aumentan la observación de los conductos biliares, diferenciándolos de la grasa intrabdominal adyacente, y un gradiente de momento nulo que reduce artificios de movimiento periódico, tales como el movimiento respiratorio.

Recientemente, se han introducido técnicas tridimensionales (3D) de FSE que permiten cortes más delgados que la imagen en 2D. Esto aumenta la resolución espacial de las imágenes, los artefactos de mal registro se reducen y la claridad en la imagen se incrementa cuando las reconstrucciones se llevan a cabo en planos oblicuos a los planos de adquisición (40).

El grupo de datos puede ser reconstruido en múltiples planos. Los datos se obtienen generalmente en el plano coronal, plano oblicuo (35 a 45° del plano coronal), que simula una proyección oblicua anterior derecha en la colangiografía directa, y el plano axial. La interpretación de las imágenes se facilita grandemente a causa de la rotación de un plano a otro. La CPRM no requiere preparación del paciente ni administración de agentes de contraste. El tiempo del examen varía de 20 a 30 minutos. Los conductos biliares extrahepáticos normales se visualizan en casi 100% de los pacientes y los conductos biliares no dilatados pueden ser seguidos hasta el tercio externo del parénquima hepático en más de 90% de los casos (Fig. 19).

Comparada con la CPRM retrógrada por endoscopia, la CPRM no demuestra ni la morbilidad ni la mortalidad ni las complicaciones vistas en la colangiografía directa. La colangiografía retrógrada tiene también las limitaciones de ser altamente dependiente del operador con 3 a 9% de canulaciones no exitosas del colédoco o del conducto pancreático. Además, la CPRM no está limitada en pacientes con alteración de la anatomía como son los pacientes con cirugía biliar previa y anastomosis enterobiliar o en pacientes con anastomosis del tipo Bilroth II. La CPRM sin embargo, tiene algunas limitaciones relacionadas a contraindicaciones o

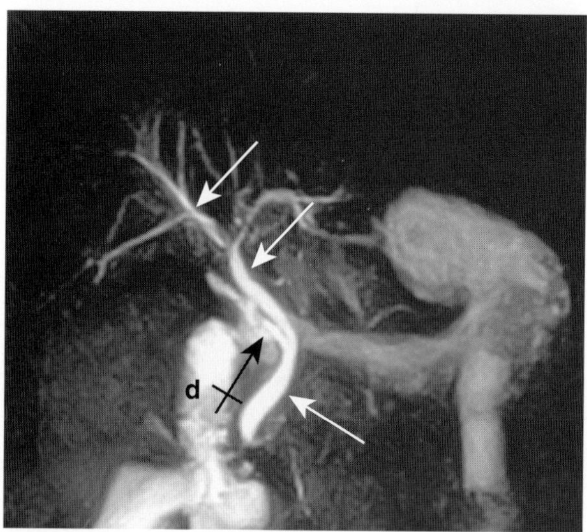

FIG. 19. Anatomía biliar normal. Colangiografía por RM en T2. Muestra los conductos biliares intrahepáticos normales (*flecha superior*) conducto hepático común (*flecha media*), colédoco (*flecha inferior*) y cístico (*flecha cruzada*). (*d, duodeno*)

claustrofobia. También son observados artificios de imagen debidos a grasas quirúrgicas y a pérdida de la señal por neumobilia y artificios de movimiento. La CPRM también carece de la resolución espacial de la colangiografía directa convencional. Probablemente, una de las mayores desventajas de esta técnica cuando se compara con la colangiopancreatografía retrógrada es que no se pueden llevar a cabo intervenciones terapéuticas (41).

Colangiopancreatografía retrógrada endoscópica

La colangiopancreatografía retrógrada endoscópica (CPRE) es una técnica combinada que requiere la participación de un radiólogo y un endoscopista. El papel diagnóstico de la CPRE ha sido modificado con el uso actual de US de alta resolución y TC. Se emplea más para maniobras terapéuticas que para establecer un diagnóstico (20). La CPRE es útil para confirmar anormalidades morfológicas o para obtener material de biopsia y patología.

Técnica

Se utilizan radiografías preliminares para verificar la presencia de grapas quirúrgicas o calcificaciones. Se utiliza material de contraste al 30% de concentración. La inyección del material de contraste es vigilada fluoroscópicamente. Es necesario contar con equipo fluoroscópico de alta resolución para demostrar pequeños conductos biliares y pancreáticos.

El endoscopista canula la papila mayor con un porcentaje de éxito en exceso de 95%. La canulación exitosa de la papila menor es más baja, en el rango de 80% (42). La mayoría de los exámenes requieren de 5 a 6 imágenes. Los conductos redundantes pueden requerir imágenes adicionales.

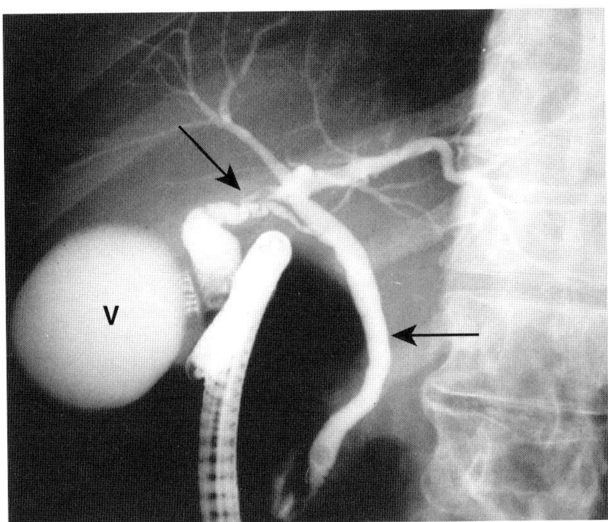

FIG. 20. CPRE normal. Hay adecuada opacificación de los conductos biliares intrahepáticos de calibre normal, conducto cístico (*flecha superior*), vesícula (*V*) y el conducto colédoco (*flecha inferior*).

En la posición prona hay un llenado preferencial del conducto hepático y de los conductos intrahepáticos izquierdos debido a la gravedad. Los cambios posicionales resultan en redistribución del contraste permitiendo la opacificación satisfactoria del conducto hepático derecho y del colédoco. La oclusión temporal con un globo durante la inyección del contraste permite la opacificación completa de los conductos intrahepáticos. Los conductos biliares normales demuestran contorno liso y afilamiento gradual de las porciones extras a las intrahepáticas (Fig. 20). La bifurcación de los conductos intrahepáticos derecho e izquierdo es extrahepática y se ve mejor con el paciente en la posición lateral. La visualización del conducto cístico define la transición del conducto hepático hacia el colédoco.

La medida del conducto hepático y el colédoco es habitualmente algunos milímetros mayor que las medidas obtenidas por US, debido a la distensión de los conductos biliares durante la inyección del contraste.

Los procedimientos de intervención se llevan a cabo para descomprimir la obstrucción maligna y para proveer confirmación de malignidad, ya sea con biopsia o citología (Fig. 21). Las complicaciones de la CPRE se encuentran en 3% de los pacientes (43) e incluyen principalmente colangitis y pancreatitis. El uso de antibióticos apropiados en los pacientes con estenosis de conductos biliares es también más notoria, ya que reduce el riesgo de colangitis ascendente. La mortalidad relacionada a la sepsis casi se ha eliminado con el uso de antibióticos. Una limitación a la canulación exitosa es aquélla relacionada a pacientes con procedimientos enterobiliares.

Colangiografía transhepática percutánea

La opacificación directa del conducto biliar ha sido ampliamente aceptada en los procedimientos clínicos con la introducción de una aguja de pared delgada y de pequeño calibre

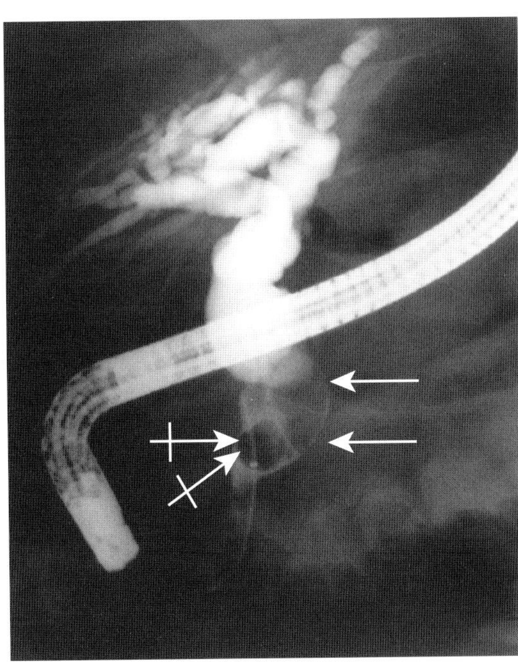
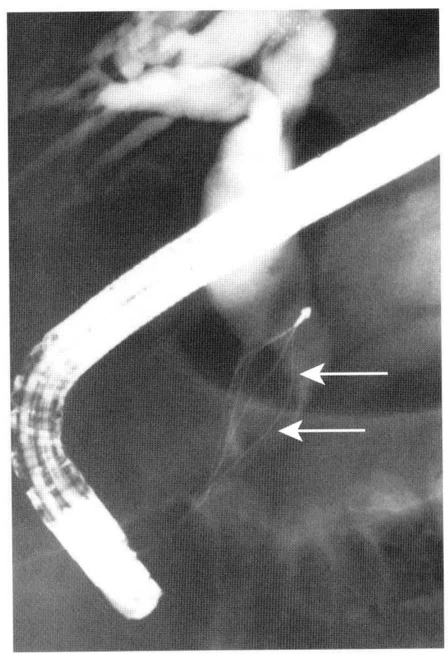

FIG. 21. Dilatación de los conductos biliares en una CPRE. **A:** Los conductos biliares intra y extrahepáticos están dilatados. Un gran defecto de llenado representando un cálculo grande (*flechas*) está presente en el conducto colédoco distal. Un catéter con balón está colocado para ocluir temporalmente el conducto biliar y mejorar la opacificación (*flechas cruzadas*). **B:** El cálculo del colédoco distal (*flechas*) está siendo retirado con una canastilla.

de 1974 demostrando que la colangiografía puede ser llevada a cabo con seguridad para el estudio del tracto biliar (44).

El papel actual de la colangiografía percutánea (CTP) es como un paso preliminar durante el curso de la descompresión biliar. La CTP proporciona información certera del sitio y causa de la obstrucción y también provee un mapa para la colocación de drenajes biliares percutáneos o prótesis.

Técnica

El paciente se medica con antibióticos intravenosos para cubrirlo contra organismos gram positivos y gram negativos. Las pruebas de coagulación deben ser vigiladas antes del procedimiento.

Se utiliza un abordaje por la línea medio axilar lateral en el octavo o noveno espacio intercostal. Este abordaje puede ser modificado de acuerdo al tamaño y configuración hepática. La aguja se dirige a la región epigástrica siguiendo un curso horizontal paralelo a la mesa. El abordaje subsifoídeo izquierdo puede ser necesario en casos de obstrucción biliar.

La inyección de material de contraste se lleva a cabo bajo control fluoroscópico durante el retiro lento de la aguja. Se pueden llevar a cabo múltiples pasos con ángulos variados para localizar el conducto intrahepático. Una vez que el conducto está localizado, se administra mayor cantidad de material de contraste para valorar la anatomía ductal y el sitio de la obstrucción. La punción de los conductos centrales no se recomienda por el aumento del riesgo de complicaciones.

Las radiografias se obtienen en las proyecciones supina anterior y posterior, oblicua derecha e izquierda. Puede existir confusión diagnóstica referente al nivel de la obstrucción debido a la elevada presión biliar y pobre mezcla de contraste con la bilis. La opacificación puede ser mejorada al colocar al paciente en 45° hacia la posición erecta y en posición lateral izquierda u oblicua izquierda posterior para llenar los conductos izquierdos que son más anteriores que los derechos.

La opacificación exitosa ductal en conductos dilatados ha sido descrita en 97% de los pacientes con conductos dilatados y sólo en 70% de aquéllos sin dilatación ductal (45).

Las complicaciones de la CTP son menores de 5%. El choque séptico es la complicación seria más común y ocurre en 2 a 3% de los pacientes, especialmente en aquellos con obstrucción biliar. De tal manera, la profilaxis con antibióticos es indispensable antes de y durante el examen. Se han informado otras complicaciones incluyendo escape biliar con peritonitis biliar, hemorrágia y aun la muerte en cifras menores de 10%.

REFERENCIAS

1. Dodds WJ, Groh WJ, Darwesh RM et al. Sonographic measurement of gallbladder volume. *AJR* 1985;145:1009–1011.
2. Parulekar SG. Sonography of the distal cystic duct. *J Ultrasound Med* 1989;8:367.
3. Gore RM. Examination techniques and normal anatomy. En: Gore RM, Levine MS, Laufer I, eds. *Textbook of gastrointestinal radiology,* Philadelphia, PA: WB Saunders, 1994;1570–1583.
4. Frierson HF. The gross anatomy and histology of the gallbladder, extrahepatic bile ducts, vaterian system and minor papilla. *Am J Surg Pathol* 1989;13:146–162.
5. Feld R, Kurtz AB, Zeman RK. Imaging the gallbladder: a historical perspective. *AJR* 1991;156:730.
6. Amberg JR, Leopold GR. Is oral cholecystography still useful? *AJR* 1988;15:1.
7. Starinsky R, Alon Z. Gallbladder size: is it affected by the oral intake of water or dilute contrast medium? *J Ultrasound Med* 1994;13:435–438.
8. Callen PW, Filly RA. Ultrasonic localization of the gallbladder. *Radiology* 1979;133:687–691.
9. Sukov RJ, Sample WF, Sarti DA et al. Cholecystosonography. The junctional fold. *Radiology* 1979;133:435–436.
10. Meilstrop JW, Hopper KD, Thierme GA. Imaging of gallbladder variants. *AJR* 1991;157:1205–1208.
11. Hammond DL. Unusual cases of sonographic non-visualization of the gallbladder: a review. *J Clin Ultrasound* 1988;16:17–85.
12. Shlaer WJ, Leopold GR, Scheible FW. Sonography of the thickened gallbladder wall: a nonspecific finding. *AJR* 1981;136:337–339.
13. Colli A, Cocciolo M, Buccino G et al. Thickening of the gallbladder wall in ascites. *J Clin Ultrasound* 1991;19:357–359.
14. Paulson E, Kliewer B, Paine S et al. Diagnosis of acute cholecystitis with color Doppler ultrasonography: significance of arterial flow in thickened gallbladder wall. *AJR* 1944;162:1105–1108.
15. Barakos JA, Ralls PW, Lapin SA et al. Cholelithiasis: evaluation with CT. *Radiology* 1987;162:415–418.
16. Itai Y. Computed tomographic evaluation of gallbladder disease. *CRC Diag Im* 1987;27:113–152.
17. Gelfund DW, Wolfman NT, Ott DJ et al. Oral cholecystography vs gallbladder sonography: a prospective blinded reappraisal. *AJR* 1988;151:69–72.
18. Maglinte DD, Torres WE, Laufer I. Oral cholecystography in contemporary gallstone imaging: a review. *Radiology* 1991;178:49–58.
19. Krishnamurthy S, Krishnamurthy G. Nuclear medicine. En: Gore R, Levine M, Laufer I, ed. *Textbook of gastrointestinal radiology.* Philadelphia: WB Saunders 1994:1607–1619.
20. Weissman HS, Badia J, Sugarman LA et al. Spectrum of 99^M TC-IDA cholescintigraphic pattern in acute cholecystitis. *Radiology* 1981;138:167–175.
21. Weissman HS, Berkowitz D, Fox M et al. The role of technetium-99^M iminodiacetic acid (IDA) cholescintigraphy in acute and calculous cholecystitis. *Radiology* 1983;145:177–180.
22. Gore R. Cholecystokinin-enhanced cholescintigraphy in the diagnosis of gallbladder disease. *JAMA* 1993;270:11.
23. Flanabaum L, Choban PS, Sinha R et al. Morphine cholescintigraphy in the evaluation of hospitalized patients with suspected acute cholecystitis. *Annals of Surgery* 1994;20:25–31.
24. Kelekis N, Semelka R. MR imaging of the gallbladder. *Topics in Magnetic Resonance Imaging* 1996;8:312–320.
25. Van Beers B, Gallez B, Pringot J. Contrast-enhanced MR imaging of the liver. *Radiology* 1997;203:296–306.
26. Bret PM, de Stempel J, Atri M et al. Intrahepatic bile duct and portal vein anatomy revisited. *Radiology* 1988;169:405–407.
27. Ralls PW, Mayekawa DS, Leek P et al. The use of color Doppler sonography to distinguish dilated intrahepatic ducts from vascular structures. *AJR* 1989;152:291–292.
28. Laing FC, Jeffrey RB, Wing VW. Improved visualization of choledocholithiases by sonography. *AJR* 1984;143:949–952.
29. Behan M, Kazam E. Sonography of the common bile duct: value of the right anterior oblique view. *AJR* 1978;130:701–709.
30. Berland L, Lawson TL, Foley WD. *Porta hepatis:* sonographic discrimination of bile ducts from arteries with pulsed Doppler with new anatomic criteria. *AJR* 1982;138:833–840.
31. Feng B, Song Q. Does the common bile duct dilate after cholecystectomy? Sonographic evaluation in 234 patients. *AJR* 1995; 165:859–861.
32. Mueller PR, Ferrucci JT, Simeone JF et al. Postcholecystectomy bile duct dilation: myth or reality. *AJR* 1981;136:355–358.
33. Wachsberg RH. Respiratory variation of extrahepatic bile duct diameter during ultrasonography. *J Ultrasound Med* 1994;13:617–621.
34. Quinn RJ, Meredith C, Slade L. The effect of the Valsalva maneuver on the diameter of the common bile duct in extrahepatic biliary obstruction. *J of Ultrasound Med* 1992;11:143–145.

35. Stockbergen SM, Wass JL, Sherman S et al. Intravenous cholangiography with helical CT: comparison with endoscopic retrograde cholangiography. *Radiology* 1994;192:675–680.

36. Zeman RK, Berman PA, Silverman PM et al. Biliary tract: three dimensional helical CT without cholangiographic material. *Radiology* 1995;196:865–867.

37. Winter TC, Ager JD, Nghiem HU et al. Upper gastrointestinal tract and abdomen: water as an orally administered contrast agent for helical CT. *Radiology* 1996;201:365–370.

38. Liddell RM, Baron RL, Ekstrom JE et al. Normal intrahepatic bile duct: CT depiction. *Radiology* 1990;176: 633–635.

39. Reinhold C, Bret PM. MR cholangiopancreatography. *Abdom Imaging* 1996;21:105–116.

40. Soto J, Barish MA, Yucel K et al. MR cholangiopancreatography: findings on 3D fast spin echo imaging. *AJR* 1995;165:1397–1401.

41. Reinhold C, Bret PM. Current status of MR cholangiopancreatography. *AJR* 1996;166:1285–1295.

42. Gore RM. Endoscopic retrograde cholangiopancreatography. En: Gore RM, Levine MS, Laufer I, ed. *Textbook of gastrointestinal radiology.* Chap 27. Philadelphia: W B Saunders Company, 1994; 1594–1605.

43. Bilbao MK, Dotter CT, Leet G et al. Complications of endoscopic retrograde cholangiopancreatography (ERCP). A study of 10,000 cases. *Gastroenterology* 1976;70:314–320.

44. Okuda K, Tanikuwa K, Emura T et al. Nonsurgical percutaneous transhepatic cholangiography. Diagnostic significance in medical problems of the liver. *Am J Dig Dis* 1974;17:21–36.

45. Harbin WP, Mueller PR, Ferrucci JT. Transhepatic cholangiography: complications and use patterns of fine needle transhepatic cholangiography: a multi-institutional study. *Radiology* 1980;135:15–22.

Abdomen: Hígado, Bazo, Vías Biliares, Páncreas y Peritoneo, Tomo II.
Editores: M. E. Stoopen, K. Kimura y P. R. Ros.
Lippincott Williams & Wilkins, Philadelphia © 1999.

CAPITULO 12

Patología de la vesícula biliar

Francisco A. Quiroz y Ferrari y Thomas L. Lawson

COLECISTITIS AGUDA

Hallazgos clínicos y patofisiología

La colecistitis aguda es una de las causas más comunes de dolor abdominal en gran parte debido a la gran frecuencia de cálculos biliares en el continente americano. Antes de los 50 años hay una predominancia de hombre a mujer de 3 a 1 en la incidencia de colelitiasis y colecistitis. La proporción de mujer a hombre disminuye aproximadamente de 1.5 a 1 después de la edad de 50 años. Los síntomas clínicos más comunes de colecistitis aguda son dolor del cuadrante superior derecho del abdomen o dolor epigástrico, náusea y vómito. El dolor puede ser referido al hombro derecho debido a irritación diafragmática. La mayoría de los pacientes con colecistitis aguda también tienen fiebre. Uno de los hallazgos físicos clásicos en la colecistitis aguda es el signo de Murphy. El signo de Murphy es positivo cuando el dolor se produce con la palpación clínica del área vesicular. Esta observación es también vista durante el examen ultrasonográfico y será discutida posteriormente en esta sección.

En la gran mayoría de los pacientes, la colecistitis aguda está relacionada a la obstrucción física del conducto por cálculos. Sin embargo, la obstrucción física del conducto por sí sola no causa colecistitis aguda y deben invocarse otros factores en la patogenia de la enfermedad. La obstrucción aguda del conducto cístico origina un aumento de la presión en el interior de la vesícula biliar. Esto resulta en distensión vesicular, la cual causa dolor en el cuadrante superior derecho. Este es a menudo llamado cólico biliar. La distensión progresiva del órgano conduce a una obstrucción del flujo venoso y linfático y al desarrollo de edema de la pared vesi-

cular e infiltración de la misma con células inflamatorias. Finalmente, se desarrolla necrosis isquémica que lleva a la perforación vesicular y peritonitis biliar secundaria.

Estudios de imagen

El ultrasonido (US) y la centelleografía biliar han demostrado tener valor para el diagnóstico de colecistitis aguda. A menudo, estos estudios son complementarios y proveen información importante en el manejo de casos difíciles. El US tiene ventajas definitivas sobre la centelleografía biliar. La

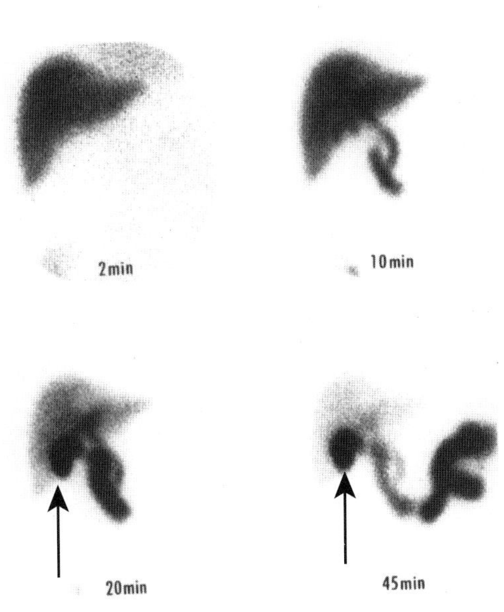

FIG. 1. Colecentelleografía normal con tecnecio 99 m DISIDA. Hay excreción pronta del radioisótopo hacia el conducto colédoco a los 10 min. La vesícula (*flechas*) se observa prontamente, indicando la permeabilidad del conducto cístico.

Dr. F. A. Quiroz y Ferrari: Profesor Asociado de Radiología, Medical College of Wisconsin, Jefe de la Sección de Ultrasonido, Departamento de Radiología, Froedtert Memorial Lutheran Hospital, Milwaukee, WI, USA.

Dr. T.L. Lawson: Profesor y Jefe de Radiología, Loyola University of Chicago, Jefe del Departamento de Radiología, Foster McGaw Hospital, Loyola University Medical Center, Maywood, IL, USA.

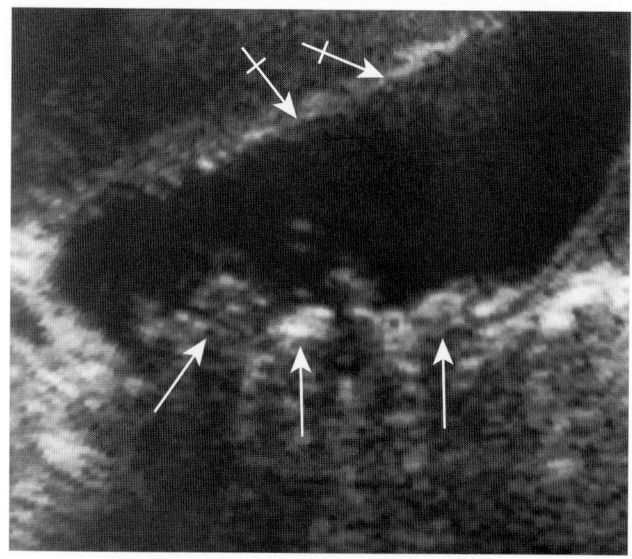

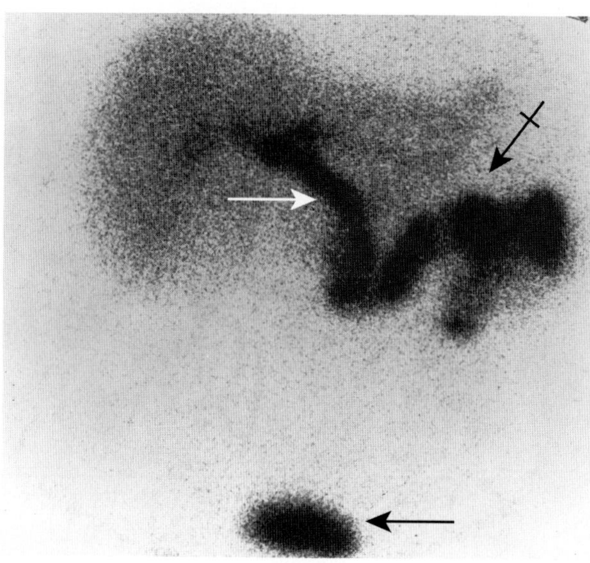

FIG. 2. Colecistitis aguda. **A:** Sonograma longitudinal enfocado a la vesícula que demuestra numerosos cálculos dentro de la porción dependiente de la vesícula (*flechas*) y engrosamiento de la pared vesicular (*flechas cruzadas*). El diagnóstico de colecistitis aguda se sospechó clínicamente. **B:** Esto fue confirmado en la colecentelleografía con tecnecio 99m DISIDA que no mostró la vesícula, aun en imágenes tardías. Hay visualización del conducto colédoco (*flecha*), intestino delgado (*flecha cruzada*) y vejiga urinaria (*flecha inferior*).

más importante es el hecho de que es menos cara y puede llevarse a cabo más rápidamente. El US no es específico a un sólo órgano y puede valorar todos los órganos sólidos del abdomen completo. Este hecho es importante, ya que en menos de 35% de los pacientes con dolor del cuadrante superior derecho del abdomen y síntomas clínicos sugestivos de colecistitis aguda se confirma que tengan este diagnóstico. El US también puede llevarse a cabo en pacientes con disfunción hepática grave y puede ser practicado en la cama de sujetos críticamente enfermos.

Hay, sin embargo, algunas limitaciones al US. Los cálculos del conducto cístico son extremadamente difíciles de detectar, de tal manera que la sonografía no puede diagnosticar en forma confiable la obstrucción del conducto cístico.

La centelleografía biliar ha tenido un uso generalizado por más de una década. Se practica comúnmente con un derivado del ácido iminodiacético (IDA) marcado con tecnecio 99 m (Fig. 1). Después de que el radioisótopo se inyecta por vía intravenosa, hay una captación por los hepatocitos normales con excreción hacia el sistema biliar, proporcionando la imagen del conducto colédoco, la vesícula biliar y el tracto gastrointestinal (Fig. 1). En la mayor parte de los pacientes normales, la vesícula biliar se observa dentro de la primera hora de la inyección, lo cual documenta la permeabilidad del conducto cístico y excluye virtualmente el diagnóstico de colecistitis aguda. Sin embargo, en algunos pacientes con estasis biliar puede ser necesario obtener imágenes retardadas hasta por 24 horas para prevenir diagnósticos falsos positivos. La inyección intravenosa de morfina y colecistoquinina han sido utilizadas para incrementar la demostración temprana de la vesícula y para obviar la

necesidad de rastreos tardíos. En pacientes con colecistitis aguda y función hepática normal, el conducto colédoco es visible y aún en imágenes tardías no se obtiene la imagen de la vesícula (Fig. 2).

Tanto la sonografía como la centelleografía biliar tienen una certeza diagnóstica excelente de 80 a 90% en el diagnóstico de colecistitis aguda (1–4). Cuando se utilizan juntas, son complementarias y aumenta la certeza diagnóstica (Fig. 2). El papel de la Tomografía computada (TC) en la colecistitis aguda no complicada es muy limitado. La TC puede identificar cálculos (Fig. 3) pero no tan certeramente como el US. Sin embargo, la TC puede ser útil en pacientes con colecistitis aguda complicada, perforación vesicular y formación de absceso.

Criterios de imagen para el diagnóstico de colecistitis aguda

Los datos sonográficos típicos de colecistitis aguda no complicada incluyen: cálculos vesiculares, dolor focal de la vesícula (signo de Murphy sonográfico positivo) y engrosamiento mural de la pared vesicular (Fig. 4) (5–7). Sin embargo, muchos pacientes con cálculos vesiculares no tienen colecistitis aguda, de tal manera que deben utilizarse criterios adicionales para establecer el diagnóstico. La presencia de líquido perivesicular (absceso) y de membranas intraluminales son hallazgos típicos de la colecistitis gangrenosa, pero estos hallazgos no se presentan en colecistitis aguda no complicada temprana.

Sonográficamente, los cálculos vesiculares son altamente ecogénicos y muestran sombra acústica posterior (Fig. 5).

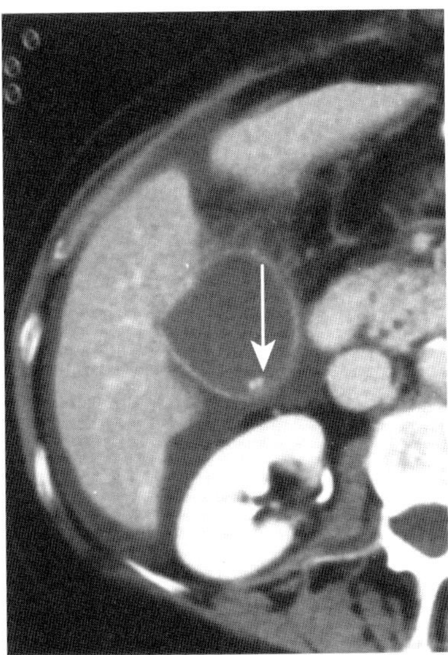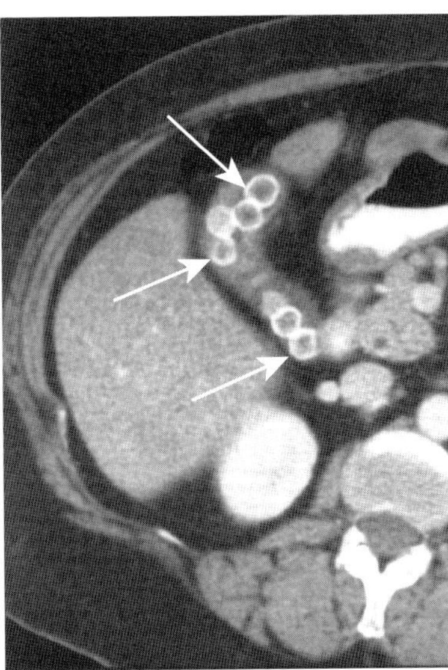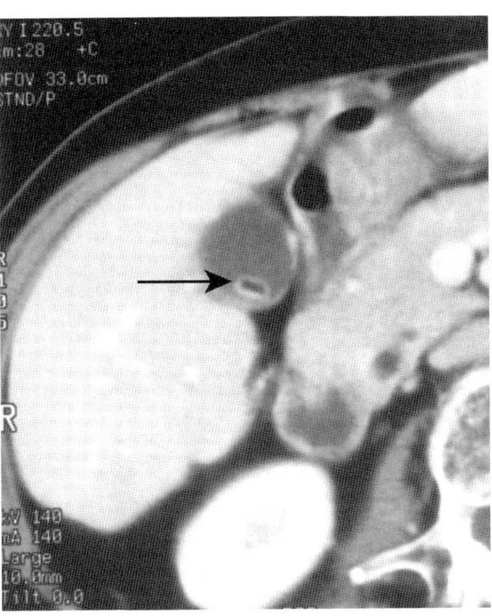

A–C

FIG. 3. Cálculos. Tomografías computadas en 3 pacientes diferentes demuestran cálculos de varios tamaños y composición (*flechas*). Ya que los cálculos pueden estar compuestos de calcio, sales biliares y colesterol, su apariencia en TC puede variar. Puede ser de atenuación y alta homogénea debido al calcio **(A)** o el calcio puede estar depositado solamente a lo largo de la periferia de los cálculos con un nido central de baja atenuación de las sales biliares **(B)** o colesterol **(C)**.

Cuando los cálculos son grandes y llenan completamente la vesícula pueden ser difíciles de diagnosticar. En estos casos, el cálculo aparece en el US como una reflexión brillante lineal, con sombra acústica distal. En el margen proximal de la pared pueden habitualmente ser identificados (Fig. 6). A menos que estén impactados en el cuello vesicular, los cálculos vesiculares suelen ser móviles. La presencia de focos ecogénicos murales no móviles y sin sombra, son típicos de pólipos vesiculares, más comúnmente de los pólipos de colesterol (Fig. 7).

El signo US de Murphy es un hallazgo importante de colecistitis aguda. Se refiere a dolor local desencadenado por la presión del transductor del US directamente sobre la vesícula biliar que está siendo vista. El signo sonográfico de

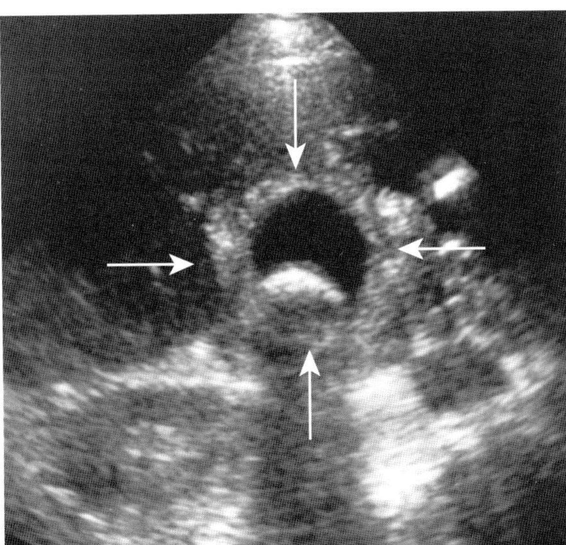

FIG. 4. Colecistitis aguda. US transverso de la vesícula que demuestra engrosamiento acentuado de la pared vesicular (*flechas*) y un gran cálculo hacia la porción dependiente. Estos hallazgos son sugestivos pero inespecíficos de colecistitis aguda.

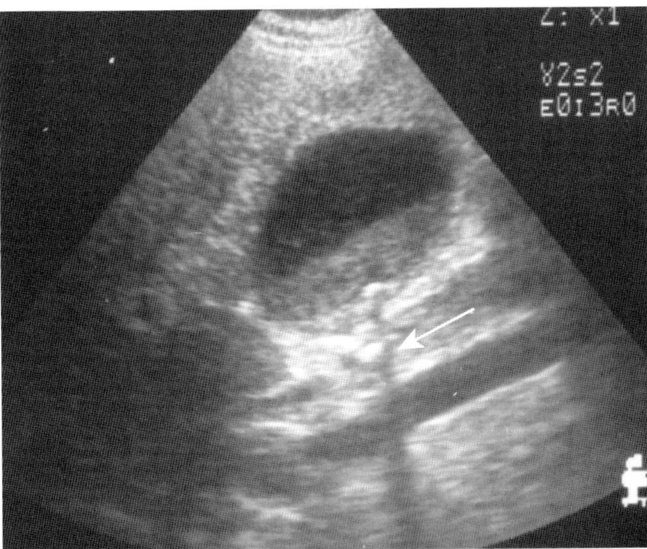

FIG. 5. Cálculo y bilis ecogénica (lodo biliar). US longitudinal de la vesícula que demuestra un cálculo ecogénico dependiente que exhibe sombra acústica distal (*flecha*). La vesícula contiene bilis ecogénica (lodo biliar). Nótese la falta de sombra por detrás del lodo biliar.

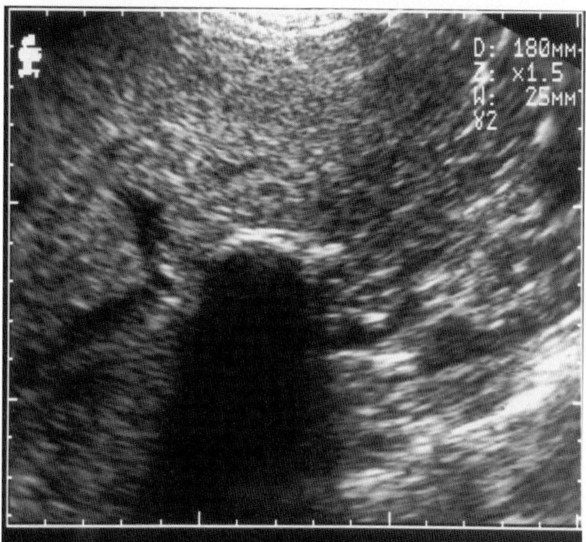

FIG. 6. Gran cálculo y complejo de sombra ecogénica parietal. El US longitudinal a través del abdomen superior demuestra una reflexión ecogénica brillante y curvilínea con sombra acústica distal prominente y limpia. La valoración cuidadosa del borde proximal del eco brillante curvilíneo demuestra tres líneas. Una línea inicial brillante representa la serosa de la vesícula, la línea hipoecoica representa la pared del músculo liso vesicular y la tercera línea muy ecogénica representa el cálculo.

Murphy debe ser llevado a cabo en dos maniobras separadas. Inicialmente, se le pide al paciente que muestre el sitio de máximo dolor con un dedo. Los rastreos pueden ser obtenidos sobre esta área para ver si coincide con la posición de la vesícula. La segunda maniobra incluye aplicar presión con el traductor sobre cuadrantes diferentes del abdomen para ver si el punto del máximo dolor del paciente coincide con el eje longitudinal mayor visualizado de la vesícula. El signo puede ser considerado positivo si una o ambas de estas maniobras consistentemente demuestran que el dolor del paciente coincide con la localización anatómica de la vesícula. Aunque el signo sonográfico de Murphy es relativamente subjetivo, tiene gran valor para confirmar el diagnóstico de colecistitis aguda cuando es convincentemente positivo.

La pared vesicular normal mide 3 mm o menos. Sin embargo, las medidas confiables de la pared vesicular son difíciles y hay muchas causas normales de engrosamiento de la misma, tales como la contracción normal que ocurre en el paciente en etapa postprandial, de tal manera que el engrosamiento simétrico y generalizado de la pared vesicular es un hallazgo inespecífico que puede no ser debido a patología biliar intrínseca. Otras enfermedades comúnmente asociadas con engrosamiento de la pared vesicular incluyen hepatitis, insuficiencia cardíaca congestiva, hipoalbuminemia, ascitis, colecistosis hiperplásica y colecistitis crónica.

El engrosamiento asimétrico de la vesícula puede estar asociado con abscesos intramurales, carcinoma vesicular, adenomiomatosis y metástasis. De tal forma, el significado del engrosamiento de la pared vesicular está sujeto a algunas dudas (8–11).

Se han identificado tipos diferentes de engrosamiento de la pared vesicular: a) patrón estriado consistente en múltiples capas hipoecoicas separadas por zonas ecogénicas (Fig. 8), b) irregularidades asimétricas de la pared proyectándose hacia la luz (ver Fig. 12), c) una zona hipoecoica central separada por capas ecogénicas (Fig. 9) y d) una apariencia uniformemente ecogénica de toda la pared (Fig. 10). Desafortunadamente, ninguno de estos patrones de engrosamiento parietal es específico de la colecistitis aguda.

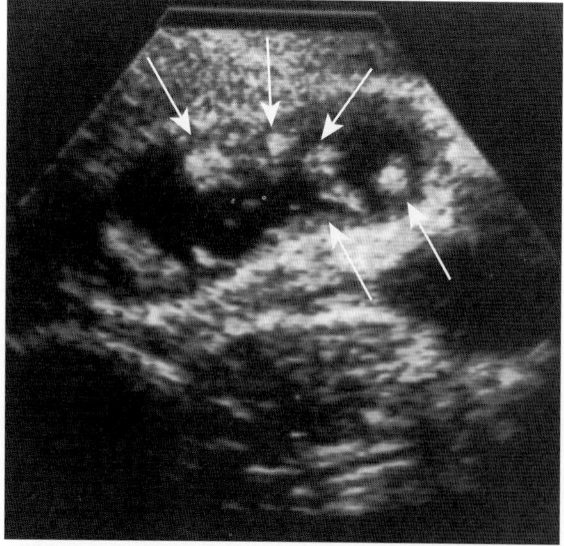

A

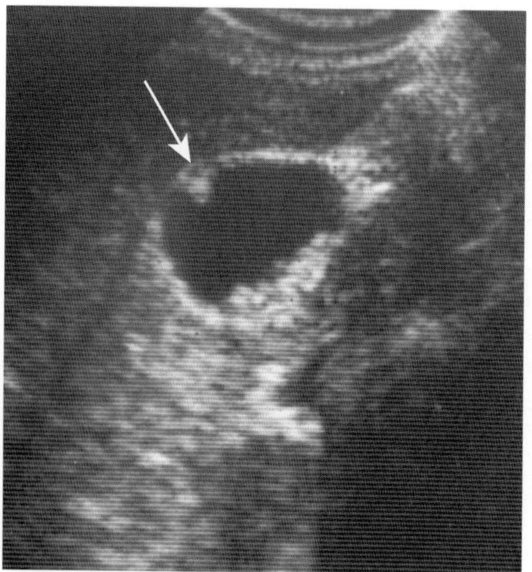

B

FIG. 7 A y B. Pólipos vesiculares. Sonogramas longitudinales de 2 pacientes diferentes que demuestran masas ecogénicas prominentes sin sombra dentro de la vesícula (*flechas*). En cirugía, éstas resultaron ser pólipos de colesterol.

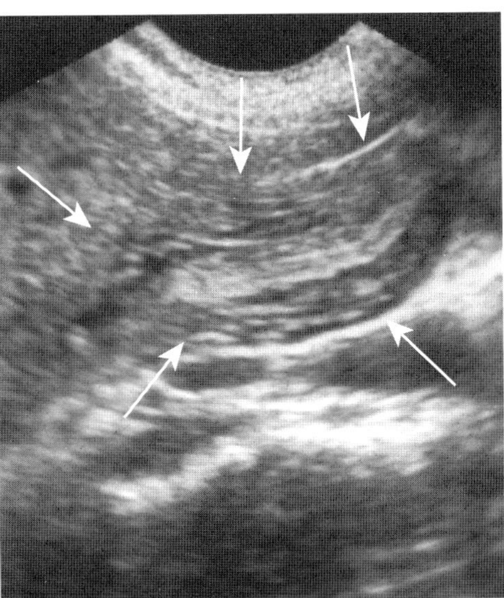

FIG. 8. Edema estriado de la pared vesicular secundario a hepatitis. El US longitudinal demuestra engrosamiento acentuado de la pared vesicular. La vesícula biliar está contraída y se identifica la mucosa ecogénica central con capas alternantes hipoecoicas lineares y ecogénicas en la pared de la vesícula (*flechas*).

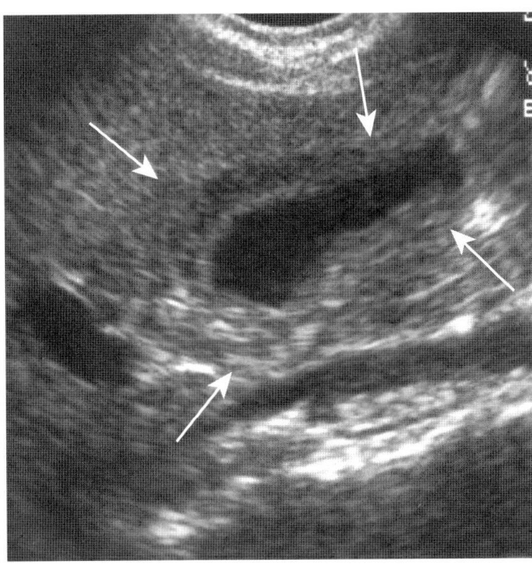

FIG. 9. Pared edematosa hipoecoica vesicular en un paciente con hipoalbuminemia. La pared vesicular está marcadamente engrosada (*flechas*) con una zona hipoecoica central.

COLECISTITIS AGUDA ACALCULOSA

La colecistitis acalculosa es poco común. Se asocia con una gran variedad de condiciones predisponentes incluyendo hiperalimentación, procedimientos quirúrgicos mayores, trauma, quemaduras, sepsis, hipotensión prolongada y diabetes. Debido al alto porcentaje de enfermedades asociadas graves, establecer el diagnóstico clínico temprano de colecistitis acalculosa es extremadamente difícil. Como resultado del difícil diagnóstico temprano, la colecistitis acalculosa tiene una mortalidad y morbilidad significativamente más grande que la de la colecistitis aguda acalculosa no complicada. La patofisiología de la colecistitis acalculosa es pobremente entendida y hay gran desacuerdo sobre su origen. Se han propuesto numerosos mecanismos incluyendo isquemia, colestasis, infección del flujo retrógrado de la bilis o diseminación hematógena que lleva hacia la inflamación vesicular. La isquemia causada por períodos intermitentes de bajo flujo sanguíneo e hipotensión es también un factor probable. La colestasis puede llevar al desarrollo de bilis muy viscosa o lodo. Esta bilis viscosa y lodo pueden causar obstrucción mecánica del conducto cístico llevando a la distensión e inflamación vesicular.

Hallazgos de imagen

El diagnóstico temprano de colecistitis acalculosa es extremadamente difícil, lo que explica la significativa variabilidad en los resultados de certeza de varias modalidades de imagen (12–15)

El criterio primario para diagnosticar colecistitis acalculosa con colecentelleografía es la no visualización de la vesícula por 4 horas. Los hallazgos sonográficos de colecistitis acalculosa son inespecíficos e incluyen membranas intraluminales, detritus ecogénicos, engrosamiento de la pared vesicular, distensión vesicular y líquido perivesicular (Fig. 11). El signo sonográfico de Murphy puede estar enmascarado en aquellos pacientes con estado crítico e intubación. El engrosamiento de la pared vesicular por sí solo es

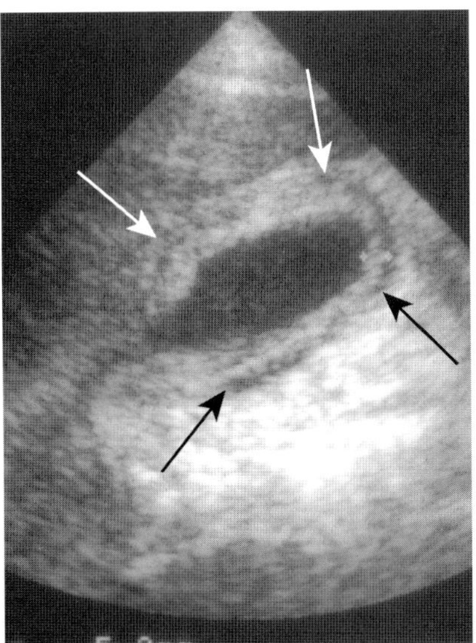

FIG. 10. Edema de la pared vesicular que aparece como difusamente ecogénica en un paciente con colecistitis aguda. El US longitudinal de la vesícula demuestra pared vesicular engrosada difusamente ecogénica (*flechas*).

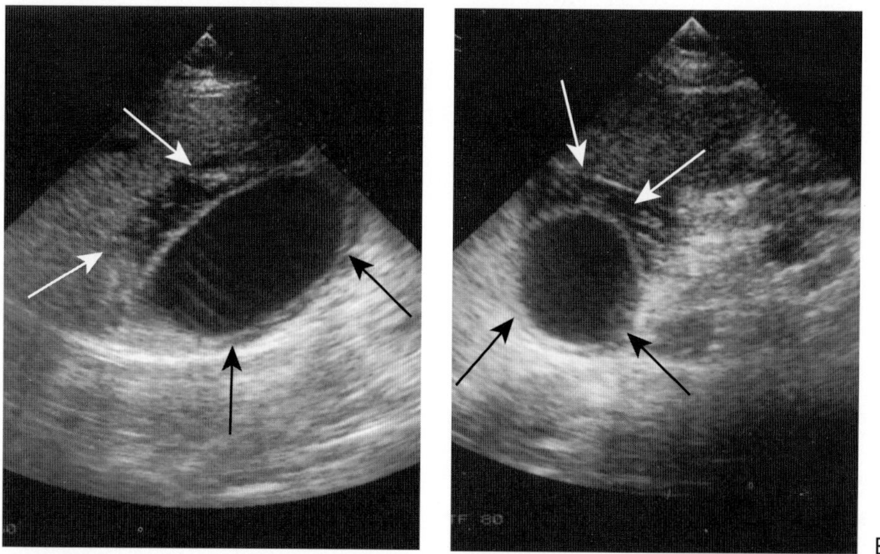

FIG. 11. Colecistitis acalculosa. Imágenes de US longitudinal **(A)** y transversal **(B)** obtenidas en un paciente en la unidad de cuidados intensivos. No hay cálculos, sin embargo, hay un engrosamiento sutil de la pared vesicular (*flechas superiores*) y líquido perivesicular (*flechas inferiores*).

inespecífico, el engrosamiento asimétrico de la pared vesicular por sí solo es inespecífico, en cambio el engrosamiento asimétrico de la pared vesicular con líquido asociado (abscesos) son signos útiles. Los sonogramas iniciales de la vesícula en pacientes con colecistitis acalculosa pueden ser normales, por lo tanto, los exámenes de seguimiento son importantes para documentar cambios progresivos en la apariencia de la vesícula. Mientras que la TC tiene un pequeño valor en pacientes con colecistitis acalculosa no complicada, puede tener más valor como un adjunto a la sonografía o centelleografía en pacientes con sospecha de colecistitis acalculosa. Una de las principales ventajas de la TC es la capacidad de demostrar edema y cambios inflamatorios focales en la grasa perivesicular.

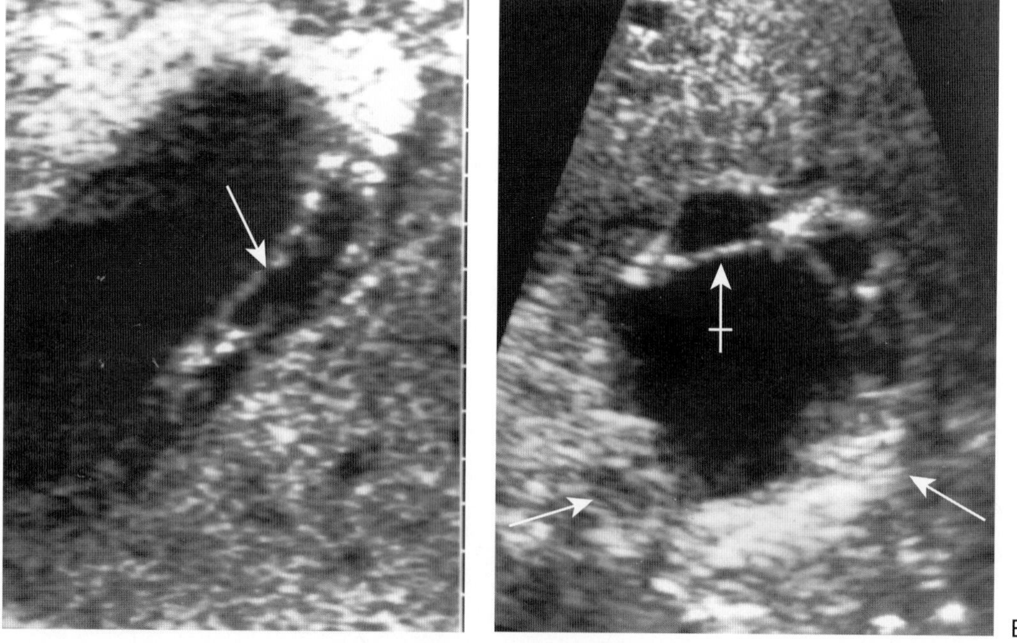

FIG. 12. Colecistitis gangrenosa. US longitudinal **(A)** y transversal **(B)** de la vesícula que demuestran engrosamiento regular de la pared vesicular (*flechas rectas*) y membranas intramurales (*flecha cruzada*) secundarios a mucosa esfacelada proyectándose hacia la luz vesicular. Estos signos son de mal presagio y deben indicar la intervención quirúrgica pronta.

COMPLICACIONES DE LA INFLAMACION VESICULAR AGUDA: COLECISTITIS GANGRENOSA

El retardo en hacer el diagnóstico de colecistitis aguda lleva a la colecistitis gangrenosa con perforación y formación de absceso. La morbilidad y mortalidad aumentan substancialmente si la colecistitis gangrenosa no se trata pronto. La colecistitis gangrenosa desde el punto de vista patológico se caracteriza por hemorragia intramural, necrosis mural y formación de absceso. Uno de los propósitos de la imagen diagnóstica es identificar a pacientes con riesgo de esta complicación en forma temprana durante su curso clínico. Desafortunadamente, hay pocos criterios diagnósticos de certeza que en forma confiable distingan a la colecistitis gangrenosa de la colecistitis no complicada. El signo sonográfico de Murphy puede estar ausente en pacientes con colecistitis gangrenosa. Se ha postulado que esto se debe a la necrosis de las rutas nerviosas de la pared vesicular.

Los datos sonográficos que sugieren colecistitis gangrenosa incluyen: membranas intramurales y detritus secundarios a mucosa esfacelada, engrosamiento asimétrico de la pared secundario a hemorragia o formación de absceso y líquido perivesicular (Fig. 12). La TC puede ser de utilidad para valorar los cambios inflamatorios perivesiculares y la formación de abscesos en estos pacientes (16–20).

La colecistitis gangrenosa lleva a la perforación de la vesícula con formación de abscesos perivesiculares si no se trata rápidamente. Esto puede ser acompañado por hemorragia dentro de la vesícula y en tejidos adyacentes a la vesícula biliar.

COLECISTITIS ENFISEMATOSA

La colecistitis enfisematosa es una forma poco común de infección vesicular causada por organismos productores de gas. Es más común en diabéticos y pacientes de edad avanzada y, a diferencia de otros procesos inflamatorios vesiculares, es más prominente en hombres que en mujeres. La infección formadora de gas se desarrolla ya sea en la luz o en la pared. Rara vez el gas se puede extender hacia el sistema biliar ductal.

La morbilidad y mortalidad de la colecistitis enfisematosa es significativamente mayor que de la colecistitis aguda no complicada. Paradójicamente, los pacientes con colecistitis enfisematosa pueden tener un curso clínico inicial de tipo benigno. El signo sonográfico de Murphy está a menudo ausente. Sonográficamente, hay focos ecogénicos con artificios de reverberación secundarias al gas en la pared vesicular o en la porción no dependiente de la vesícula (Fig. 13). La presencia de aire puede ser confirmada ya sea con radiografías simples o quizás más certeramente con TC.

COLECISTOSIS HIPERPLASICAS

Los dos tipos patológicos principales de las colesterolosis hiperplásicas son adenomiomatosis y colesterolosis. La adenomiomatosis es una proliferación de la mucosa vesicular que resulta en aumento del grosor mural y formación de saculaciones murales hacia o a través de la vesícula. Estas saculaciones o divertículos son llamados senos de Rokitanski. La adenomiomatosis es poco común pero no rara, informándose una frecuencia aproximada de 5%. La adenomiomatosis

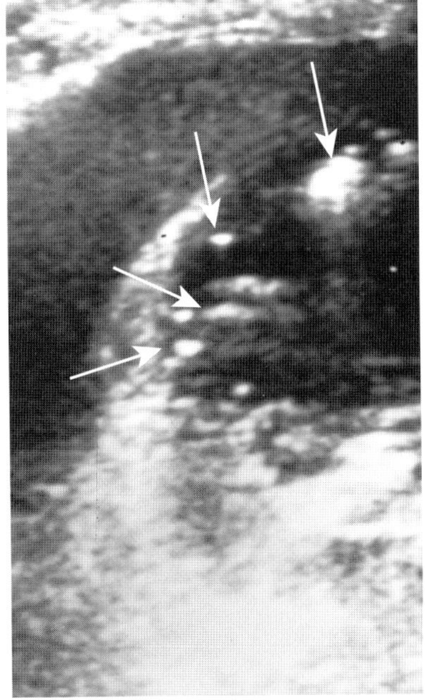
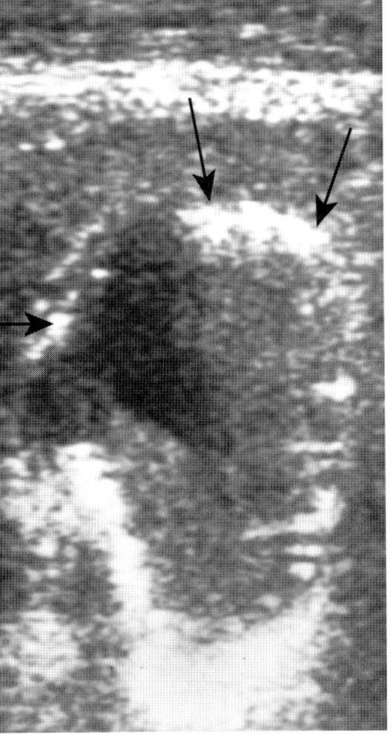

FIG. 13. Colecistitis enfisematosa. US longitudinal **(A)** y transversal **(B)** de la vesícula que demuestran numerosos focos ecogénicos no dependientes dentro de la vesícula (*flechas*). Nótese que hay artificio de reverberación por detrás de muchos de estos focos ecogénicos brillantes. Esto debería sugerir el diagnóstico de aire. Además, hay focos ecogénicos dependientes con sombra que representan cálculos.

puede ser difusa, circunferencial o localizada. La afección focal circunferencial de la vesícula puede resultar en su división en compartimentos de la vesícula con el desarrollo de cálculos. En la ausencia de cálculos existe desacuerdo acerca de si la adenomiomatosis es por sí sola una indicación para colecistectomía.

Los hallazgos sonográficos característicos de adenomiomatosis incluyen focos ecogénicos intramurales de gran amplitud con reverberación ("artificios de cola de cometa"), localizados dentro de porciones engrosadas de la pared vesicular, y engrosamientos focales o difusos de la pared de la vesícula (Fig. 14). Los llamados "artificios de cola de cometa" son probablemente debidos a cristales de colesterol dentro de los senos de Rokitanski-Aschoff. Cuando la pared vesicular está engrosada en forma circunferencial y hay numerosos senos de Rokitansky-Aschoff, se dice que las imágenes sonográficas seccionales tienen la apariencia de "anillo de diamantes".

El engrosamiento de la pared secundario a adenomiomatosis puede ser confundido con carcinoma vesicular. Sin embargo, si no hay cálculos y si los artificios de reverberación de cola de cometa son identificados, el diagnóstico diferencial debe ser más fácil.

La colesterolosis, descrita a veces como "vesícula en fresa", se caracteriza por depósitos de colesterol dentro de la lámina propia de la vesícula. En el análisis macroscópico, la mucosa vesicular tiene una apariencia moteada debido a las excrecencias amarillas del colesterol sobrepuestas en la mucosa vesicular enrojecida e hiperémica. La etiología de la colesterolosis es incierta, pero puede estar relacionada a absorción excesiva de colesterol en la mucosa vesicular. En US se identifican múltiples lesiones polipoidéas, ecogénicas, pequeñas de 2 a 4 mm de diámetro, sin sombra acústica, a lo largo de la superficie intraluminal de la vesícula biliar. Las áreas afectadas pueden estar localizadas o generalizadas en toda la vesícula.

POLIPOS VESICULARES

Los pólipos vesiculares pueden ser identificados durante el rastreo rutinario de la vesícula biliar. Generalmente, son pequeños y menores de 2 a 3 mm de diámetro y frecuentemente puede verse un pequeño perículo. Cuando estas lesiones son pequeñas y presentan un pedículo claramente, no se requiere mayor investigación. Sin embargo, cuando son sésiles o mayores de 4 mm, probablemente se requiera evaluación adicional con US endoscópico (Fig. 15). Los pólipos pueden ser de varios tipos patológicos, incluyendo los pólipos raros o adenomatosos verdaderos, pólipos de colesterol que son más comunes y los llamados pólipos inflamatorios.

CARCINOMA VESICULAR

El carcinoma de la vesícula es el tumor maligno más común de las vias biliares y es la quinta neoplasia maligna más común del aparato digestivo; representa aproximadamente 3% de todas las neoplasias (21). El cáncer de la vesícula biliar afecta con más frecuencia a los ancianos y es más común

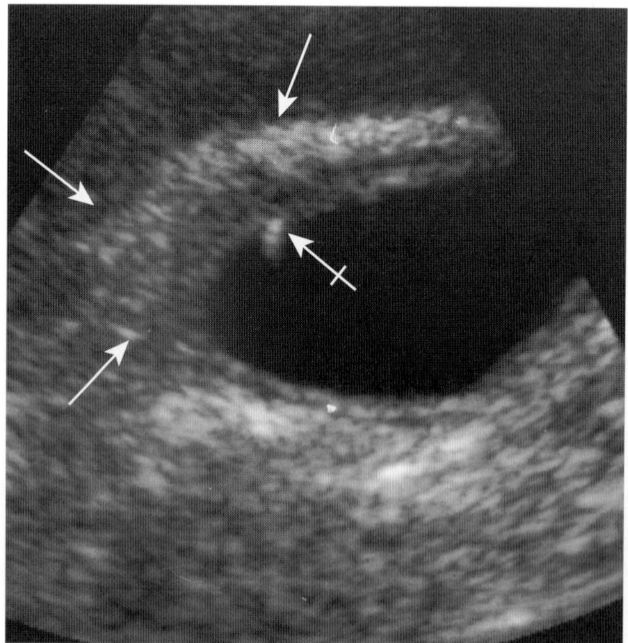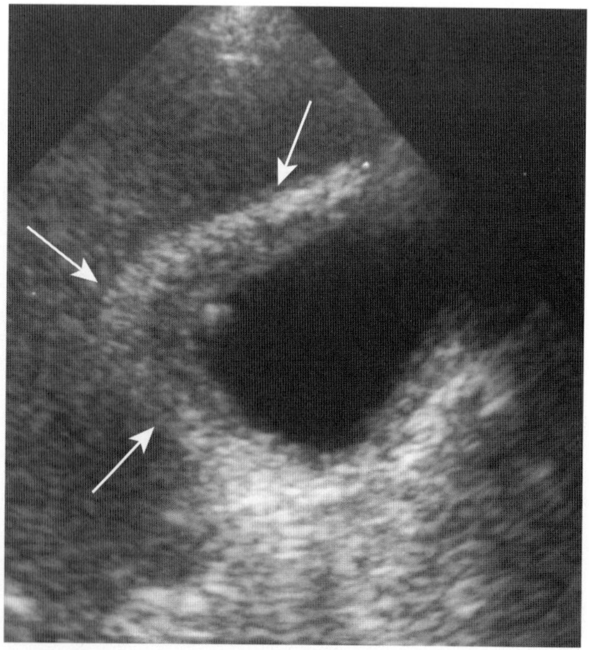

FIG. 14. Adenomiomatosis. US vesicular en corte longitudinal **(A)** y transversal **(B)** que demuestra engrosamiento focal de la pared vesicular (*flechas*) asociada con reflexión ecogénica brillante (*flecha cruzada*). Nótese que este foco ecogénico es de forma lineal o triangular. Esta reverberación se llama artificio "en cola de cometa" y está asociada con cristales de colesterol.

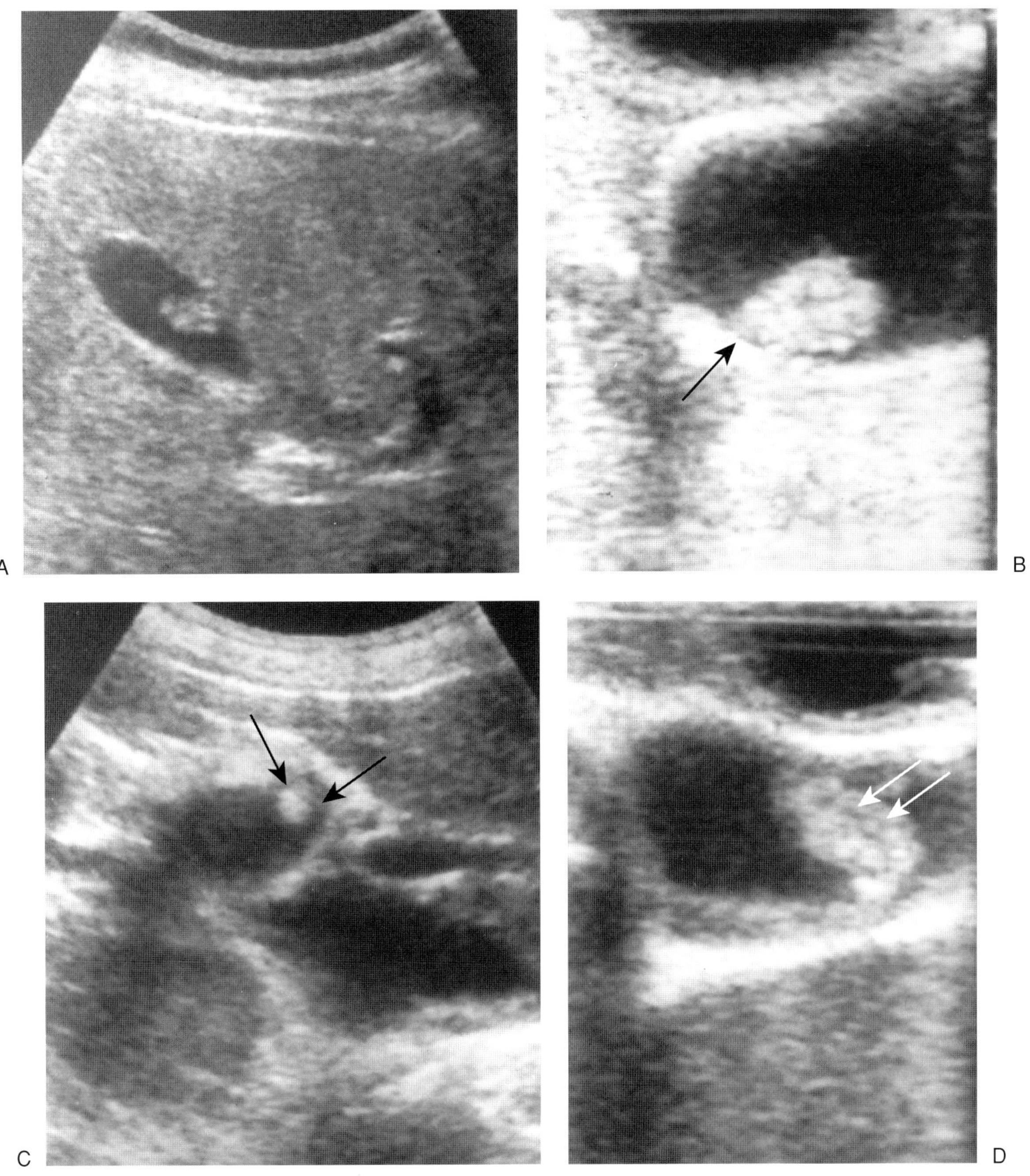

FIG. 15. Pólipo adenomatoso vesicular y cáncer vesicular en 2 pacientes diferentes. Los sonogramas convencionales de la vesícula **(A)** demuestran una masa grande polipoidéa y pediculada dentro de la vesícula. La valoración con US endoscópico **(B)** demuestra que esta masa tiene un pedículo corto pero definido (*flecha*). US convencional en otro paciente **(C)** demuestra una masa de la pared vesicular relativamente sésil y defecto de llenado polipoide luminal (*flechas*). **(D)** US endoscópico. En este paciente demostró una masa sésil que causa engrosamiento focal de la pared vesicular. Se encontró que éste representaba un cáncer de la vesícula (*flechas*).

en mujeres mayores de 65 años de edad; la mayor incidencia ocurre en la sexta y séptima década de la vida. La predominancia de mujer a hombre es de 4 a 1 (22,23).

La incidencia del carcinoma vesicular varía por áreas geográficas y por grupos étnicos. En los Estados Unidos, la incidencia es baja y es mayor en americanos nativos y en mexicano-americanos nacidos en los EUA que en otros grupos de población. El cáncer de la vesícula es más común en judíos y pacientes de origen europeo y también en países como Chile y México, que reportan una incidencia mayor de esta enfermedad (23). La etiología del carcinoma vesicular es desconocida, pero se han propuesto varios factores de

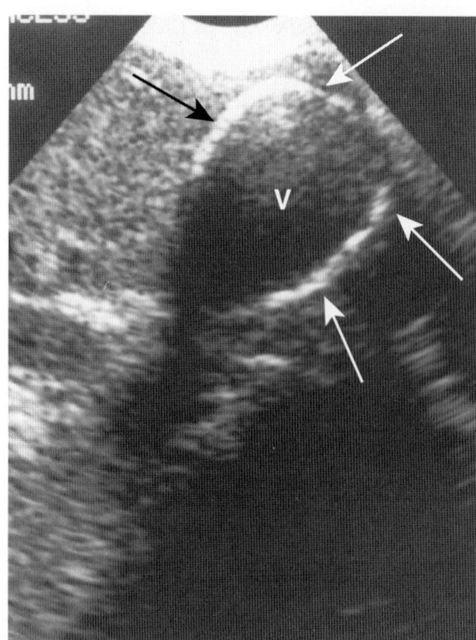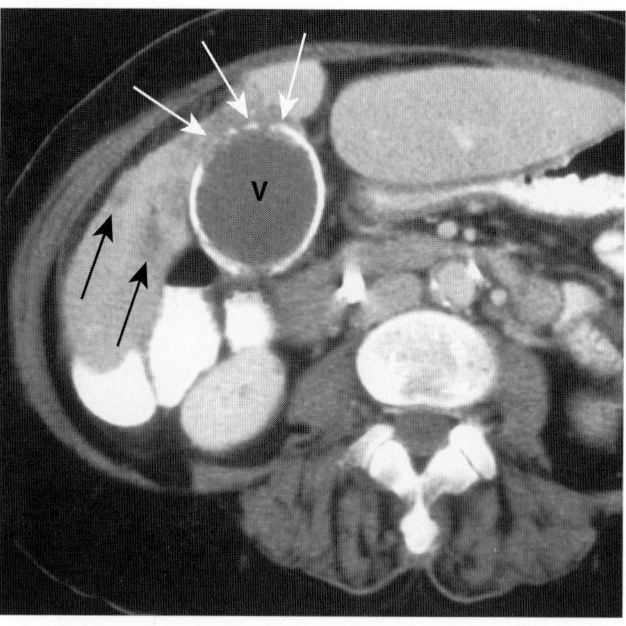

A

B

FIG. 16. Vesícula en porcelana. **A:** US longitudinal que demuestra calcificación hiperecoica de la pared cercana y lejana (*flechas*) de la vesícula (*V*) con sombra acústica parcial. **B:** TC que muestra calcificación circunferencial de la pared vesicular (*V*), así como una masa de tejidos blandos excéntrica anteriormente en relación con el carcinoma (*flechas*). Areas focales de baja atenuación en el hígado representan invasión directa o metastásica (*flechas inferiores*).

riesgo. Entre éstos, la colelitiasis ha sido la más frecuentemente implicada, ya que se encuentra en 68 a 98% de los pacientes con carcinoma vesicular. El riesgo también aumenta directamente con el tamaño del cálculo y la duración de los cálculos en la vesícula (24,25). Otros factores de riesgo que predisponen al desarrollo del carcinoma vesicular incluyen la vesícula en porcelana, neoplasias benignas y carcinogénicos químicos tales como las nitrosaminas y el metilcolantreno, los que se ven en trabajadores de la industria del hule (26,27).

La vesícula en porcelana es una manifestación relativamente rara de las colecistosis vesiculares que produce calcificación de la pared vesicular y está asociada al carcinoma de la vesícula. La incidencia reportada varía entre 12.5 y 61% con un promedio de 25% (Fig. 16) (27). En los estadios tempranos, el carcinoma de la vesícula es habitualmente asintomático, lo que impide la detección temprana en un estado resecable. Cuando ocurren síntomas, habitualmente semejan los de la enfermedad vesicular benigna. Los síntomas comunes incluyen dolor abdominal, náusea, vómito, pérdida de peso y anorexia. La presencia de ictericia, masa palpable, pérdida de peso y las pruebas anormales de funcionamiento hepático generalmente reflejan la presencia de enfermedad avanzada no resecable. La patología de esos tumores corresponde a adenocarcinoma en 90% y carcinoma de células escamosas en 10%. Otros tipos histológicos son raros.

El carcinoma de la vesícula demuestra dos patrones: la de carcinoma infiltrante que causa engrosamiento focal o difuso de la pared y la de carcinoma fungoide. El carcinoma vesicular tiene un pronóstico pobre con supervivencia a 5 años de 2 a 3%. Esto se correlaciona con el estadio avanzado de la enfermedad durante su presentación (21,22).

Imagenología

Las imágenes de US y TC se correlacionan fuertemente con la apariencia macroscópica en patología del carcinoma de la vesícula. Se han descrito 3 patrones distintos de presentación: a) masa que reemplaza a la vesícula biliar (36 a 45%), b) engrosamiento de la pared vesicular (19 a 47%) y c) masa vesicular intraluminal (14%) (23,28). Otros investigadores reportan 2 grandes grupos de hallazgos en US y TC. En el grupo 1, se identificó una masa dentro de la luz vesicular y, en el grupo 2, se observó una gran masa en la fosa vesicular que reemplaza totalmente a la vesícula. El grupo 1 fue subdividido en tres tipos de acuerdo a la morfología de la lesión: tipo 1, masa que llena casi completamente la luz, tipo 2, una masa polipoide proyectándose hacia la luz y tipo 3, tumor infiltrante visto como engrosamiento focal o difuso de la pared (29,30).

La forma más común de cáncer vesicular es la de una masa que reemplaza a la vesícula. La masa aparece en US como un tumor heterogéneo en el espacio subhepático. El atrapamiento de cálculos dentro de la masa indica el origen vesicular del tumor (Fig. 17). Los tumores intraluminales dentro de la vesícula se ven como masas fungoides fuertemente sospechosas de carcinoma, pero ésta es la presentación menos común del carcinoma vesicular (Fig. 18). Se reporta que el tamaño del tumor está estrechamente relacionado con la extensión tumoral al momento de hacer el diagnóstico. Los

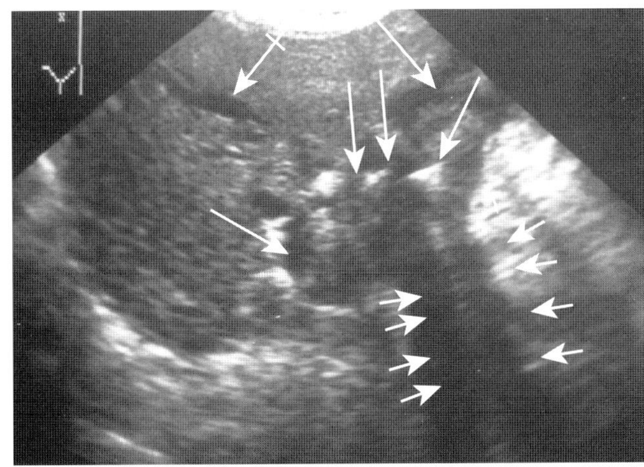
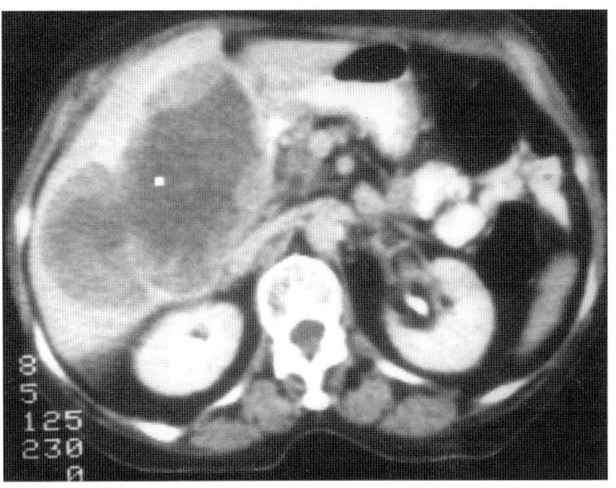

A

B

FIG. 17. Carcinoma vesicular. **A:** US oblicuo muestra una masa grande de tejidos blandos o mal definida remplazando a la vesícula. Múltiples cálculos englobados dentro de la masa (*flecha*) indican el origen vesicular de este tumor. Se demuestra la sombra acústica posterior a los cálculos (*flechas pequeñas*). También está presente dilatación biliar intrahepática (*flecha cruzada*). **B:** TC que demuestra una masa grande lobulada de tejidos blandos que reemplaza completamente a la vesícula y se extiende hacia el parénquima hepático.

tumores de más de 1 cm son más probablemente malignos, mientras que los tumores menores de 1 cm, a menudo son benignos y comúnmente están relacionados con pólipos de colesterol (31). El engrosamiento de la pared vesicular puede ser focal o difuso y ésta es la forma de tumor que es más difícil de distinguir de colecistitis crónica (Fig. 19).

La diferencia de grados de engrosamiento de la pared vesicular es un signo poco confiable de cáncer. En cambio, análisis de ciertos patrones específicos de ecogenicidad de la pared tales como ecolucencia submucosa, estratificación y edema mural pueden ser de utilidad en el diagnóstico diferencial entre carcinoma vesicular y condiciones inflamatorias benignas. La irregularidad de la pared vesicular con o sin engrosamiento difuso y la discontinuidad mucosa ocurre con mayor frecuencia en pacientes con carcinoma vesicular (32).

El diagnóstico temprano del carcinoma de la vesícula por los métodos de imagen es poco común en el preoperatorio y la mayoría de los casos en el estadio I son hallazgos incidentales durante colicistectomías por colelitiasis o son hallazgos del espécimen patológico.

El carcinoma vesicular se describe como un tumor nodular, en forma de placa o cambios de trabeculación mucosa,

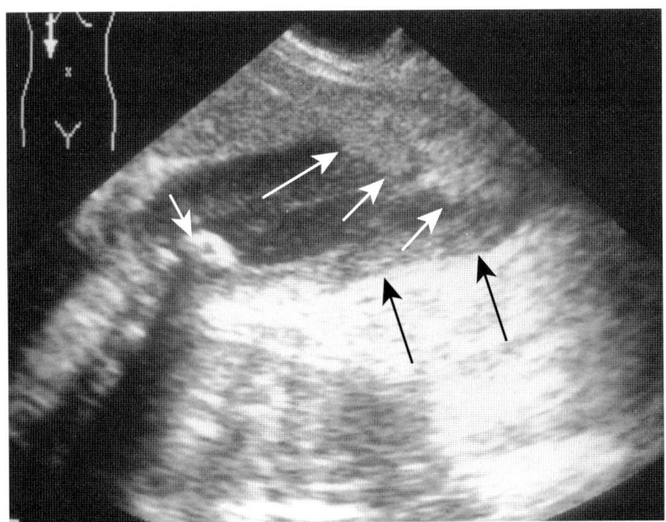
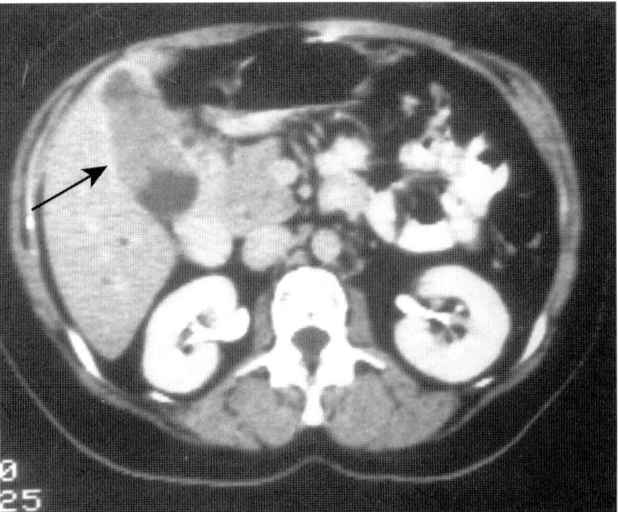

A

B

FIG. 18. Carcinoma vesicular. **A:** El US demuestra una masa polipoidéa intraluminal (*flechas superiores*) asociada con engrosamiento pariental en el fondo (*flechas inferiores*). Un cálculo con sombra acústica está presente en el infundíbulo vesicular (*flecha corta*). **B:** TC en un paciente diferente demuestra un gran tumor intraluminal polipoide que ocupa una gran porción de la luz vesicular (*flecha*). No se observa engrosamiento pariental asociado.

sin protrusión hacia la luz. El diagnóstico US de los carcinomas tempranos se ha logrado en sólo 30% de los casos. Las lesiones polipoidéas protuyentes y de tipo sésil son más fácilmente detectables, mientras que las lesiones superficiales, incluyendo el tipo de levantamiento superficial o el tipo plano, son más difíciles o imposibles de visualizar (33).

Los hallazgos asociados al carcinoma vesicular en US y TC incluyen colelitiasis, dilatación de los ductos biliares, invasión a estructuras adyacentes, principalmente al hígado, y, menos frecuentemente, diseminación hacia órganos adyacentes como el estómago, duodeno y el ángulo hepático del colon, metástasis hepáticas y extensión a los ganglios regionales (Fig. 20). El manejo quirúrgico del carcinoma vesicular varía de acuerdo a la extensión del tumor primario, así que es importante etapificar este tumor adecuadamente.

El carcinoma de la vesícula puede diseminarse por las siguientes rutas: extensión directa, linfática, vascular, renal, intraductal e intraperitoneal. La extensión directa y las rutas linfáticas son los medios más comunes de diseminación (Fig. 21). La invasión localizada del hígado puede deberse a extensión directa por diseminación linfática retrógrada o, más comúnmente, a diseminación directa a través de estructuras venosas. La obstrucción biliar es común y puede ser se-

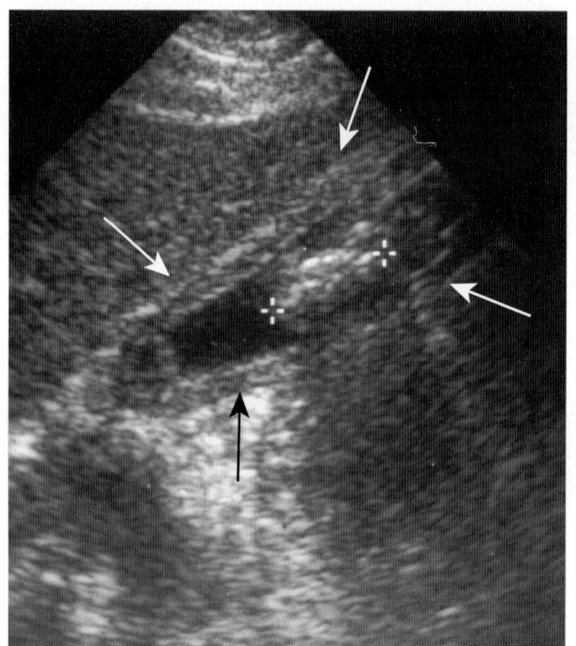

A

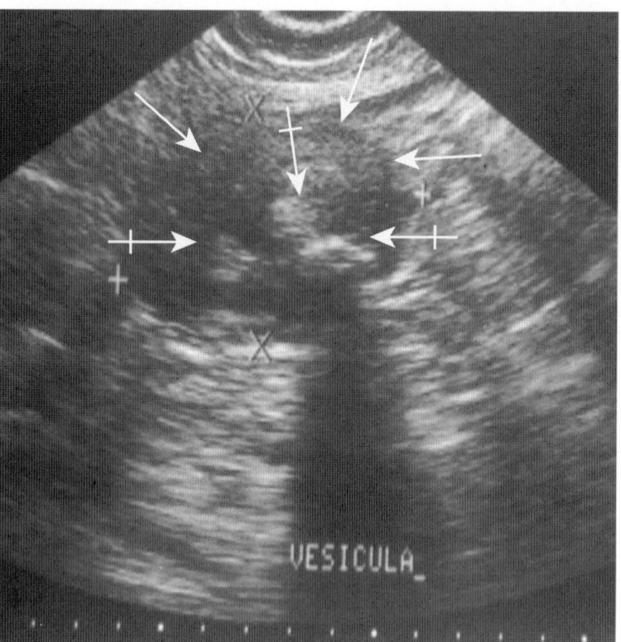

B

C

FIG. 19. Carcinoma vesicular. **A:** US longitudinal que demuestra engrosamiento parietal difuso (*flechas*) y un cálculo con sombra acústica (*cursores*). Esta apariencia es poco confiable y puede verse también en enfermedad inflamatoria crónica o aguda. **B:** US longitudinal en un paciente diferente que muestra engrosamiento asimétrico con componente polipoide intraluminal (*flechas*) y cálculos múltiples (*flechas cruzadas*). **C:** TC en un paciente diferente demuestra carcinoma vesicular manifestado por engrosamiento irregular, asimétrico y grueso (*flechas*).

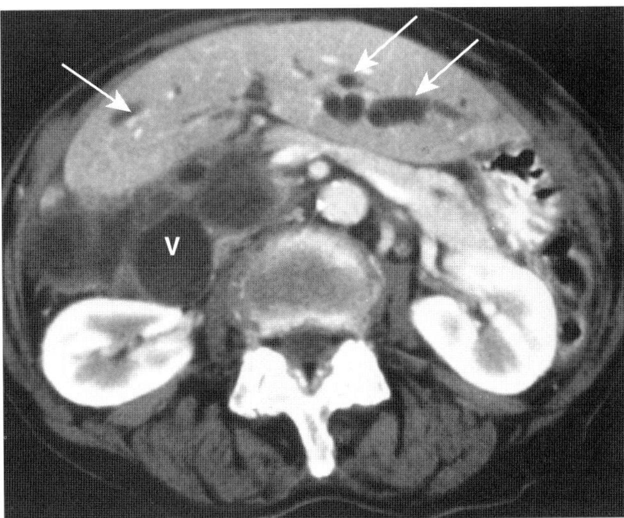

FIG. 20. Carcinoma vesicular. TC que demuestra un gran tumor irregular de la vesícula (*V*) con infiltración hacia estructuras vecinas. Se nota infiltración del hilio hepático con acentuada dilatación biliar intrahepática (*flechas*).

cundaria a extensión directa a los conductos biliares extrepáticos o resultado de enfermedad ganglionar.

Los ganglios linfáticos de la pared vesicular drenan directamente o por la vía de los ganglios císticos hacia ganglios pericoledocianos a los ganglios pancreatoduodenales

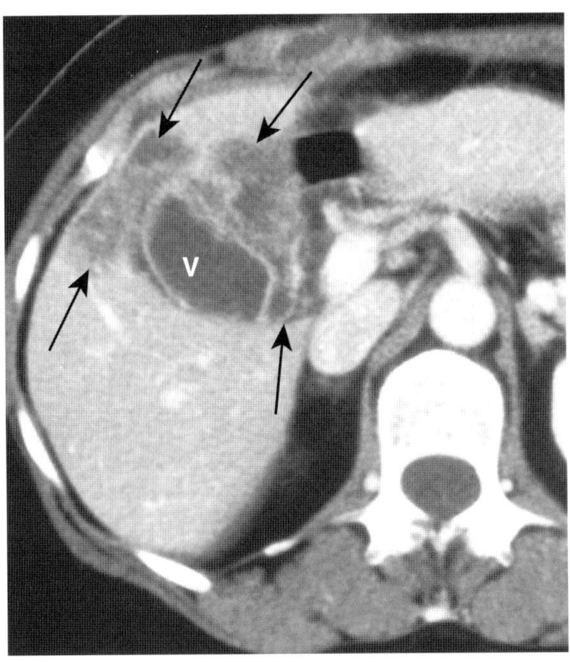

FIG. 21. Carcinoma vesícular. TC que demuestra extensión directa hacia el parénquima hepático adyacente (*flechas*). La vesícula (*V*) carece de submucosa y la *muscularis propiae* de doble capa vista en otras áreas del tracto gastrointestinal. La extensión directa hacia los tejidos adyacentes a través de esta pared relativamente delgada ocurre frecuentemente.

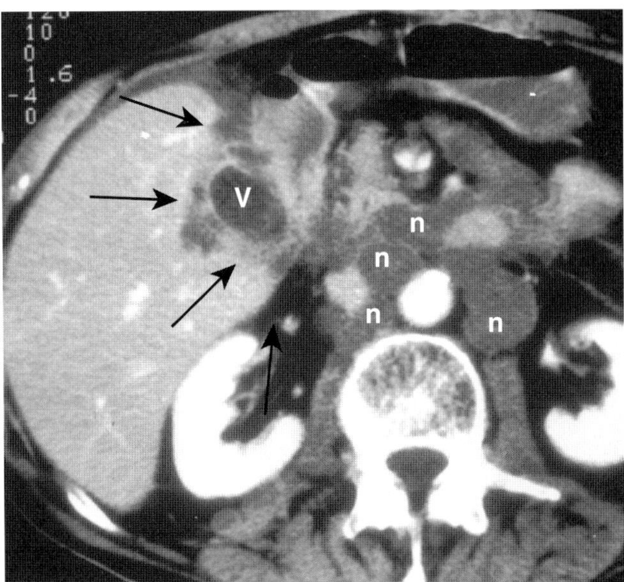

FIG. 22. Carcinoma vesicular. Diseminación linfática. TC que muestra tumor vesicular infiltrando al hígado adyacente (*flechas*) y adenopatía peripancreática extensa, paraaórtica y paracaval. Este compromiso ganglionar extenso es un paso más avanzado que el compromiso inicial de los ganglios o del conducto cístico y ganglios pericoledocianos. (*n, ganglios; V, vesícula*)

superiores (Fig. 22). La TC es mejor para delimitar la extensión de la invasión tumoral de las estructuras adyacentes y los ganglios linfáticos y es importante para etapificar la enfermedad, planear tratamiento y valorar el pronóstico (Fig. 23) (34,35).

El crecimiento de los ganglios linfáticos alrededor del conducto colédoco y en la región de la cabeza de páncreas se puede confundir en US y en TC con el carcinoma pancreático. El lodo vesicular, particularmente el lodo de aspecto tumoral o hematoma pueden producir ecos intraluminales que pueden ser difíciles de distinguir de tumor. Ocasionalmente, los ecos intraluminales pueden llenar enteramente la luz o producir una masa tumefacta indistinguible de tumor (Fig. 24).

Se ha descrito el uso de US Doppler en color para demostrar vascularidad dentro de la masa intraluminal de la vesícula, diferenciándola del tumor intraluminal del lodo isoecoico o del pus. Sin embargo, la ausencia de flujo no excluye tumor. En los pólipos vesiculares y el adenocarcinoma metastásico de la vesícula es menos probable demostrar aumento de flujo (36,37).

Recientemente, la Resonancia magnética (RM) se ha usado como una modalidad sensible para la detección del tumor y su extensión. El tumor muestra imágenes hipointensas en T1 e hiperintensas en T2 ponderado. La intensidad de la señal del tumor permanece similar cuando el tumor invade el hígado, ya sea por extensión directa o por diseminación hematógena. La detección de extensión directa del tumor hacia las estructuras vecinas diferentes del hígado se facilita por la intensidad del contraste de la señal de T1 entre el

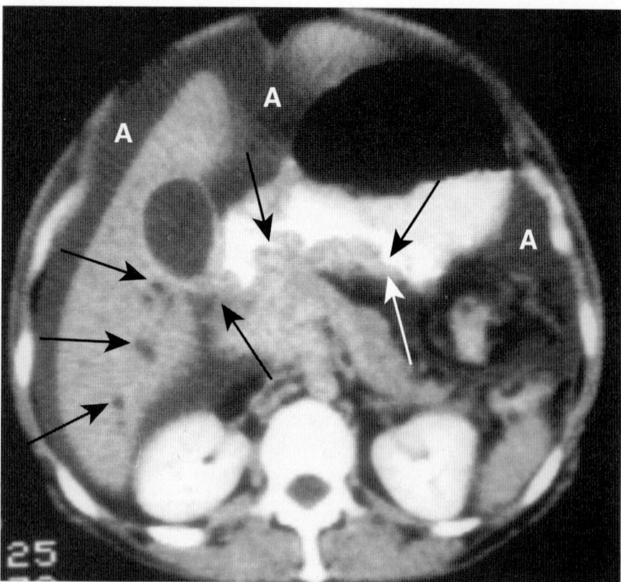

FIG. 23. Carcinoma vesicular. Invasión directa. La TC que demuestra extensión directa hacia el duodeno adyacente, antrogástrico y páncreas (*flechas*) y también en planos peritoneales manifestados por la presencia de ascitis (*A*). Nótese dilatación biliar intrahepática (*tres flechas a la izquierda*) por extensión directa hacia el hilio hepático (no mostrado).

tumor y los tejidos adyacentes tales como grasa, vasos sanguíneos y la cabeza del páncreas (23).

La colangiografía es un examen necesario para obtener mayor información diagnóstica y como posible método para instrumentar la descompresión de la obstrucción biliar. La obstrucción del conducto biliar en el carcinoma de la vesícula puede estar relacionada a extensión directa del tumor o por diseminación linfática y compresión extrínseca por linfadenopatía. La colangiografía, ya sea endoscópica o transhepática demuestra infiltración o encasillamiento similar a la apariencia del colangiograma en el tumor de Klatskin y puede también simular el colangiocarcinoma esclerosante difuso si el tumor se extiende hacia el sistema biliar intrahepático (Fig. 25). La correlación de estos hallazgos con otros métodos de imagen tales como la TC o el US es importante para diferenciar ambas enfermedades, ya que el carcinoma vesicular habitualmente muestra asociación con la masa de tejidos blandos entre la vesícula y el hilio hepático y, menos comúnmente, del tumor infiltrante biliar en la bifurcación biliar demuestra masa bien definida de tejidos blandos.

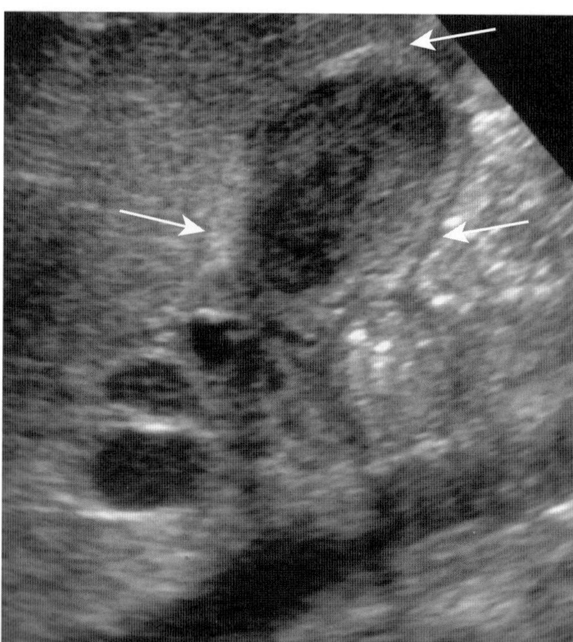

FIG. 24. Colecistitis aguda y crónica. US longitudinal que demuestra engrosamiento difuso de la pared vesicular (*flechas*) con un complejo de ecos intraluminales simulando una masa polipoídea intraluminal. Presencia de debris purulentos y lodo que puede ser difícil de distinguir de tumor, además de grados variables de engrosamiento pariental.

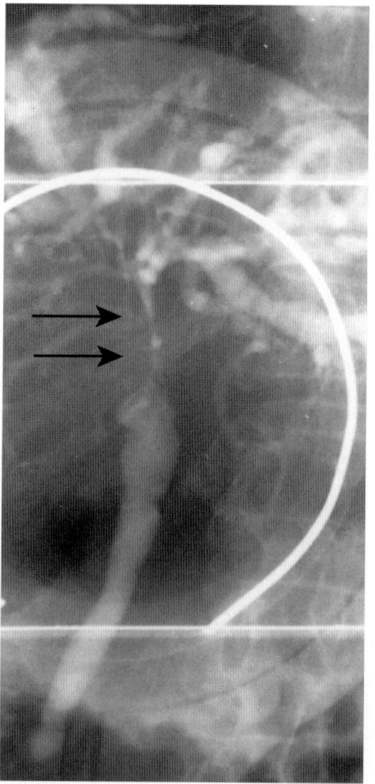

FIG. 25. Carcinoma vesicular. Colangiografía percutánea transhepática que demuestra infiltración tumoral con estenosis del conducto hepático común y de la bifurcación (*flechas*) con dilatación de los conductos biliares intrahepáticos. El conducto colédoco es normal. Esta imagen es difícil, si no imposible, de diferenciar de un tumor de Klatskin.

Colecistitis xantogranulomatosa

La Colecistitis xantogranulomatosa (CXG) es una enfermedad inflamatoria poco común de la vesícula biliar y se caracteriza por múltiples formaciones nodulares intraluminales café amarillentas; fibrosis proliferativa intensa e histiocitos espumosos (38,45).

Algunos autores suponen que la CXG es simplemente una variante de la colecistitis crónica convencional, difiriendo solamente en intensidad. Otros autores creen que es una lesión acompañante vista algunas veces en colecistitis (39). Se ha propuesto en la patogénesis de esta enfermedad que la bilis se extravasa hacia la pared vesicular, ya sea por ruptura de los senos de Rokitansky–Aschoft o a través de ulceración mucosa secundaria a colelitiasis. La bilis extravasada causa atracción de macrófagos al sitio de inflamación para fagocitar el colesterol insoluble y forma grandes células redondas psamomatosas. La reacción inflamatoria habitualmente resulta en fibrosis y cicatrización (40). Los síntomas asociados con CXG son habitualmente los de la colecistitis aguda o crónica, aunque algunos pacientes también se presentan con masa en el cuadrante superior derecho. La prevalencia de la CXG es motivo de polémica. Estimaciones retrospectivas de vesículas extirpadas quirúrgicamente indican entre 1 y 2% y es mucho menos frecuente que el carcinoma vesicular. Esta enfermedad es más común en mujeres y su frecuencia es mayor en la quinta y sexta década de la vida, en un grupo de edad menor que el pico de incidencia para carcinoma. Habitualmente, hay cálculos vesiculares. La CXG puede simular clínicamente un carcinoma durante la cirugía y en el examen macroscópico del espécimen. La CXG distorsiona el contorno de la vesícula y forma adherencias en tejidos adyacentes y fístulas.

Imagenología

Las radiografías convencionales y estudios de bario son inespecíficos y pueden presentar signos indirectos de efecto de masa en órganos adyacentes tales como el duodeno y el ángulo hepático del colon, lo que puede ser observado en lesiones tanto inflamatorias como neoplásicas.

El US revela una amplia gama de hallazgos, incluyendo engrosamiento moderado o acentuado de la pared vesicular, nódulos redondos dentro de la pared vesicular o masas complejas y pobremente marginadas sugestivas de carcinoma (Fig. 26) (41). Se describe ocasionalmente un halo sonolúcido alrededor de la vesícula. Otros hallazgos incluyen crecimiento ganglionar regional y complicaciones, como son perforación vesicular con formación de abscesos y gas en el árbol biliar debido a fístula de la vesícula, la piel o el tracto alimentario. Los hallazgos de la CXG en US y TC son inespecíficos para diferenciarla del carcinoma vesicular y hay una sobreposición estadísticamente significativa de hallazgos en ambas enfermedades (42).

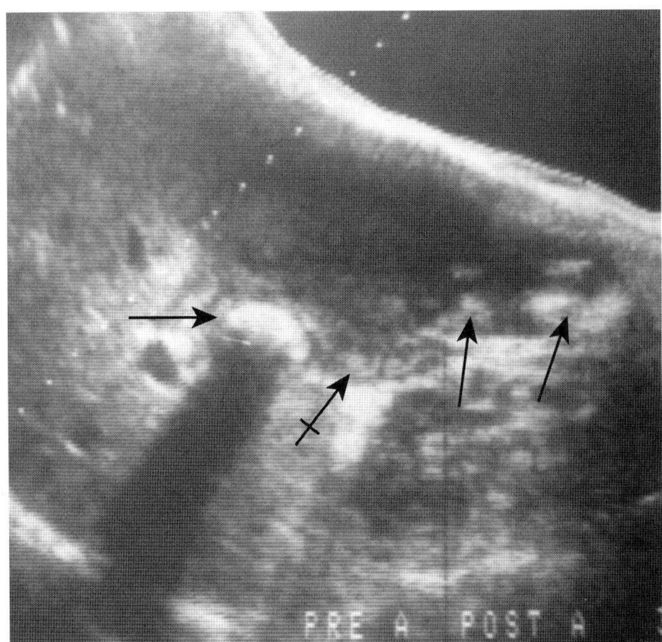

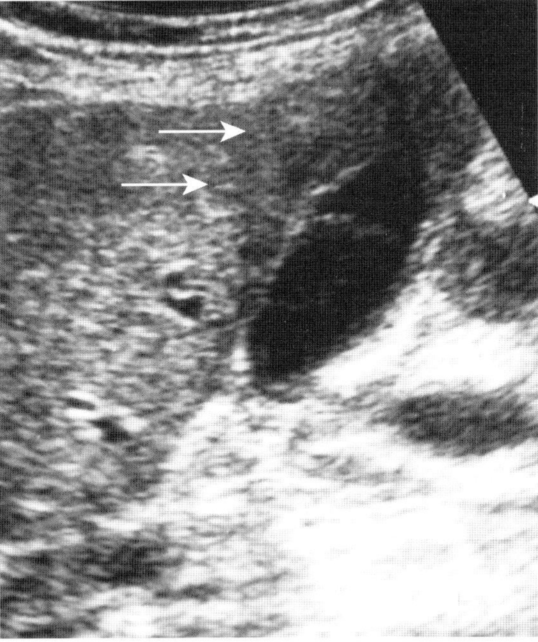

A

B

FIG. 26. Colecistitis xantogranulomatosa. **A:** US longitudinal que demuestra la vesícula aumentada de tamaño con acentuado engrosamiento irregular de la pared, nódulos parientales e intraluminales (*flechas*) y componente ecogénico intraluminal irregular sospechoso de tumor (*flecha a la izquierda*). Un gran cálculo con sombra acústica está presente en el cuello vesicular (*flecha cruzada*). **B:** US longitudinal que demuestra engrosamiento focal de la pared en el fondo con extensión hacia el hígado adyacente (*flechas*). Esta presentación simula al carcinoma vesicular con extensión hepática.

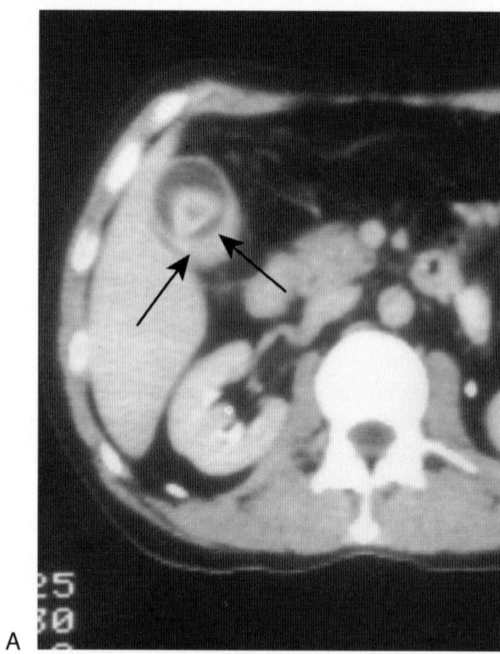 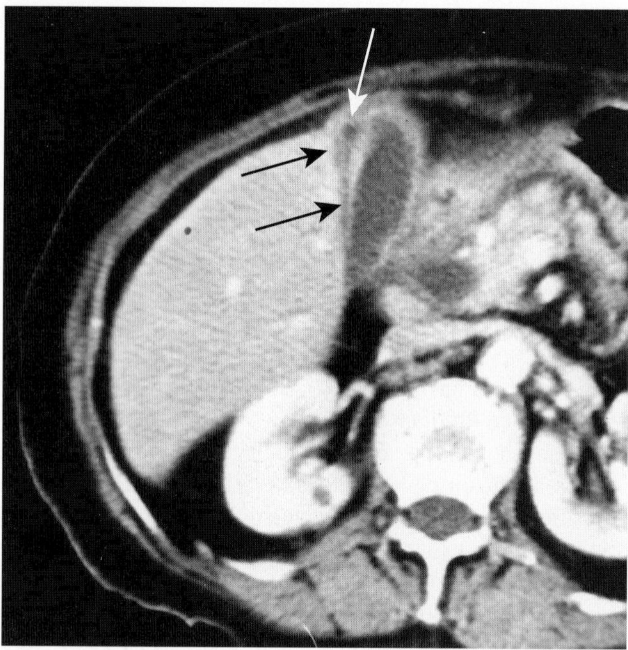

FIG. 27. Colecistitis xantogranulomatosa. **A:** TC que demuestra engrosamiento asimétrico de la pared (*flechas*). El parénquima hepático adyacente es normal. Un gran cálculo biliar facetado está presente. **B:** TC que demuestra engrosamiento focal de la pared con reforzamiento de medio de contraste, con extensión y pobre definición hacia la fosa vesicular adyacente (*flechas*).

Los hallazgos de la CXG en TC se describen en varias publicaciones esporádicas e incluyen: masa intratumoral de baja densidad con reforzamiento continuo de la capa membranosa interna de la pared vesicular, masa de tejidos blandos en la región de la vesícula y vesícula con pared engrosada, irregular y a veces lobulada y bordes pobremente definidos del hígado subyacente y/o del duodeno adyacente. Estos hallazgos de vesícula grande con engrosamiento irregular o nodu-

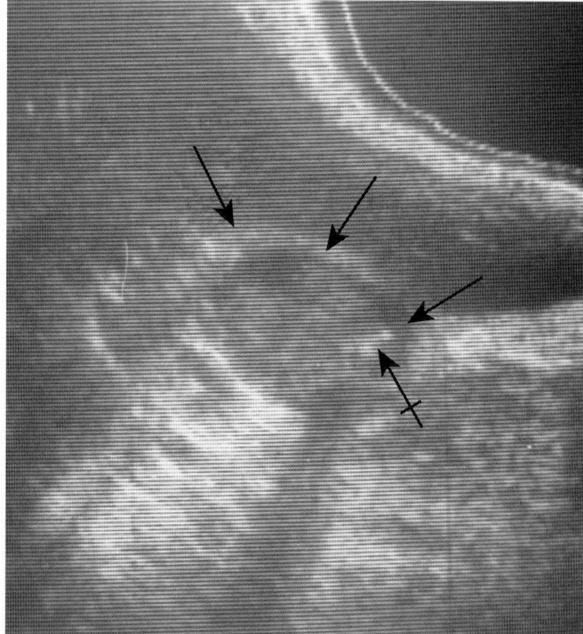 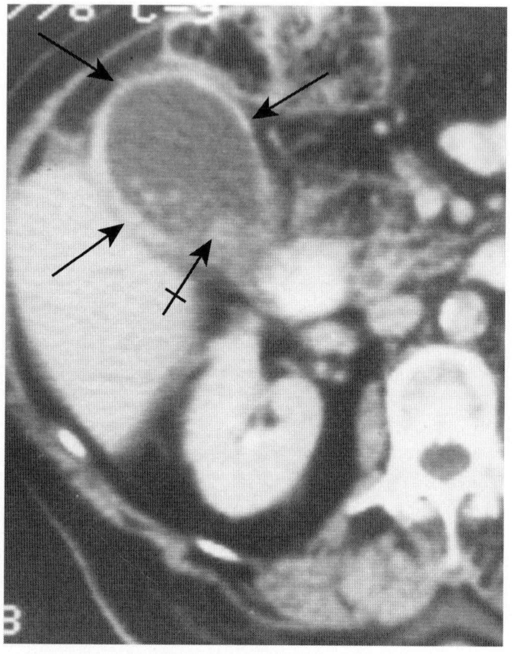

FIG. 28. Colecistitis xantogranulomatosa. **A:** US longitudinal que demuestra engrosamiento difuso de la pared (*flechas*) y material ecogénico intraluminal que simula una masa polipoidéa y cálculos (*flecha cruzada*). **B:** TC del mismo paciente; muestra engrosamiento pariental (*flechas*) con reforzamiento de contraste y cálculos múltiples (*flecha cruzada*). No se identificó tumor en cirugía. En patología, se demostró la presencia de xantogranulomas e histiocitos espumosos proporcionando el diagnóstico de colecistitis xantogranulomatosa.

lar de la pared y pobre definición de los límites y asociación frecuente con cálculos, es similar a los hallazgos tomográficos en ambas enfermedades neoplásicas o colecistitis simple o complicada (Fig. 27) (43). En un estudio reciente, resultó específica sólo la presencia de nódulos intratumorales de baja atenuación ocupando grandes áreas de la pared vesicular engrosada, estadísticamente significativa para el diagnóstico de CXG (42). El engrosamiento de la pared vesicular en la CXG es más comúnmente difuso y suele, en cambio, ser focal en carcinoma; sin embargo, éste no es un indicador específico de ninguna de estas dos enfermedades.

La CXG puede también presentarse con adenopatía, extensión hepática y obstrucción biliar e infiltración a la grasa perivesicular, que son también signos de carcinoma vesicular y, con la excepción de metástasis hepáticas, no es posible llegar a un diagnóstico definitivo de carcinoma vesicular sólo en base a los hallazgos de imagen (Fig. 28). Para mayor complicación, la CXG puede también coexistir en asociación al carcinoma vesicular, pues varios estudios indican que la frecuencia de la CXG es mayor en vesículas con carcinoma (44). La probable explicación es que, debido al mayor grado de destrucción tisular asociada con el carcinoma, la bilis entra más fácilmente hacia el estroma que en la colecistitis crónica o colelitiasis (39). Los hallazgos de CXG tanto histológicos como radiológicos no excluyen el diagnóstico de carcinoma. Es importante reconocer esta asociación para optimizar el tratamiento, ya que existe la posibilidad de que el carcinoma pase desapercibido o se subestime la extensión del tumor y el pronóstico (39,44).

REFERENCES

1. Fink-Bennett D. Hepatobiliary imaging. Chapter 69. En: *Nuclear medicine,* vol II, Mosby, 1996:997–1015.
2. Jeffrey RB. Inflammatory and non-neoplastic diseases of the gallbladder. Chapter 65. *Alimentary tract radiology,* 5th ed. Mosby, 1994:1275–1293.
3. Laing FC. Diagnostic evaluation of patients with suspected cholecystitis. *Surg Clin North Am* 1984;64:3–22.
4. Ralls PW, Colletti PM, Halls JM, Siemsen JK. Prospective evaluation of Tc-IDA cholescintigraphy and gray-scale ultrasound in the diagnosis of acute cholecystitis. *Radiology* 1982;144:369–371.
5. Ralls PW, Halls J, Lapin SA et al. Prospective evaluation of the sonographic Murphy sign in suspected acute cholecystitis. *J Clin Ultrasound* 1982;10:113–115.
6. Laing FC, Federle MR, Jeffrey RB et al. Ultrasonic evaluation of patients with acute right upper quadrant pain. *Radiology* 1981;140:455–499.
7. Laing FC, Jeffrey RB Jr. Choledocholithiasis and cystic duct obstruction: difficult ultrasonographic diagnoses. *Radiology* 1983;146:475–479.
8. Teefy SA, Baron RL, Bigler SA. Sonography of the gallbladder: diagnostic significance of striated (layered) thickening of the gallbladder wall. *AJR* 1991;156:945–947.
9. Handler SJ. Ultrasound of gallbladder wall thickening and its relation to cholecystitis. *AJR* 1979;132:581–585.
10. Shlaer WJ, Leopold GO, Scheible FW. Sonography of the thickened gallbladder wall: a nonspecific finding. *AJR* 1981;136:337–339.
11. Ralls PW et al. Gallbladder wall thickening: patients without intrinsic gallbladder disease. *AJR* 1981;137:65–68.
12. Becker CD, Burckhardt B, Terrier F. Ultrasound in postoperative acalculous cholecystitis. *Gastrointest Radiol* 1986;11:47–50.
13. Blankenberg F, Wirth R, Jeffrey RB et al. Computed tomography as an adjunct to ultrasound in the diagnosis of acute acalculous cholecystitis. *Gastrointest Radiol* 1991;16:149.
14. Mirvis SE, Vainright JR, Nelson AW et al. The diagnosis of acute acalculous cholecystitis: a comparison of sonography, scintigraphy, and CT. *AJR* 1986;147:1171–1175.
15. Johnson LB. The importance of early diagnosis of acute acalculus cholecystitis. *Surg Gynecol Obstet* 1987;164:197–203.
16. Teefy SA, Baron RL, Radke HM et al. Gangrenous cholecystitis: new observations on sonography, *J Ultrasound Med* 1991;10:603.
17. Simeone JF, Brink JA, Mueller PR et al: The sonographic diagnosis of acute gangrenous cholecystitis: importance of the Murphy sign. *AJR* 1989;152:289–290.
18. Jeffrey RB Jr, Laing FC, Wong W et al. Gangrenous cholecystitis diagnosis by ultrasound. *Radiology* 1983;148:219–221.
19. Jenkins M, Golding RH, Cooperberg PL. Sonography and computed tomography of hemorrhagic cholecystitis. *AJR* 1983;140:1197–1198.
20. Madrazo BL, Francis A, Hricak et al. Sonographic findings in perforation of gallbladder. *AJR* 1982; 139:491–496.
21. Roberts JW, Daugherty SF. Primary carcinoma of the gallbladder. *Surg Clin North Am* 1986;66:743–749.
22. Beltz WR, Condon RE. Primary carcinoma of the gallbladder. *Ann Surg* 1974;180:180–184.
23. Rooholamini SA, Tebrani NS, Razari MK. Emerging of gallbladder carcinoma. *RadioGraphics* 1994;14:291–306.
24. So CB, Gibney RG, Scudamore CH. Carcinoma of the gallbladder: a risk associated with gallbladder-preserving treatments for cholelithiasis. *Radiology* 1990;174:127–130.
25. Diehl AK. Gallstone size and the risk of gallbladder cancer. *JAMA* 1983;250:2323–2326.
26. Abi-Rached B, Neugut AI. Diagnostic and management issues in gallbladder carcinoma. *Oncology* 1995;9:19–24.
27. Kane RA, Jacobs R, Katz J et al. Porcelain gallbladder: ultrasound and CT appearance. *Radiology* 1984;152:137–141.
28. Franquet T, Montes M, Ruiz DE, Azúa Y et al. Primary gallbladder carcinoma: imaging findings in 50 patients with pathologic correlation. *Gastrointest Radiol* 1991;16:143–148.
29. Kumar A, Aggarwal S, Bery M et al. Ultrasonography of carcinoma of the gallbladder: an analysis of 80 cases. *J Clin Ultrasound* 1990;18:715–720.
30. Kumar A, Aggarwal S. Carcinoma of the gallbladder: CT findings in 50 cases. *Abdom Imaging* 1994;19:304–308.
31. Lane J, Buck JL, Zeman RL. Primary carcinoma of the gallbladder: a pictorial essay. *RadioGraphics* 1989;9:209–227.
32. Wibbenmeyer LA, Sharafuddin MJ, Wolverson MK et al. Sonographic diagnosis of unsuspected gallbladder cancer: imaging findings in comparison with benign gallbladder conditions. *AJR* 1995;165:1169–1174.
33. Tsuchiya Y. Early carcinoma of the gallbladder: microscopic features and ultrasound findings. *Radiology* 1991;179:171–175.
34. Ohtani T, Shirai K, Tsukada T et al. Carcinoma of the gallbladder: CT evaluation of lymphatic spread. *Radiology* 1993;189:875–880.
35. Ohtani T, Shirai K, Tsukada T et al. Spread of gallbladder carcinoma: CT evaluation with pathologic correlation. *Abdom Imaging* 1996;21:195–201.
36. Wilbur AC, Sagiveddy PB, Aizenstein RI. Carcinoma of the gallbladder: color Doppler ultrasound and CT findings. *Abdom Imaging* 1997;22:187–189.
37. Li D, Dong B, Wu Y et al. Image directed and color Doppler studies of gallbladder tumors. *J Clin Ultrasound* 1994;22:551–555.
38. Goodman ZD, Ishak KG. Xanthogranulomatous cholecystitis. *Am J Surg Pathol* 1981;5:653–659.
39. Benbow EWE. Xanthogranulomatous cholecystitis. *Br J Surg* 1990;77:255–256.
40. Ros PR, Goodman ZD. Xanthogranulomatous cholecystitis versus gallbladder carcinoma. *Radiology* 1997;203:10–12.
41. Lichtman JB, Varma VA. Ultrasound demonstration of xanthogranulomatous cholecystitis. *JCU* 1987;15:342–345.
42. Chun KA, Ha HK, Yu ES et al. Xanthogranulomatous cholecystitis: CT features with emphasis on differentiation from gallbladder carcinoma. *Radiology* 1997;203:93–97.
43. Casas D, Pérez-Andrés R, Jiménez JA. Xanthogranulomatous cholecystitis: a radiological study of 12 cases and a review of the literature. *Abdom Imaging* 1996;21:456–460.
44. Bensow EW. Xanthogranulomatous cholecystitis associated with carcinoma of the gallbladder. *Postgraduate Medical Journal* 1989;65:528–531.
45. Christensen AH, Ishak KG. Benign tumors and pseudotumors of the gallbladder. *Arch Pathol* 1970;90:423–432.

Abdomen: Hígado, Bazo, Vías Biliares, Páncreas y Peritoneo, Tomo II.
Editores: M. E. Stoopen, K. Kimura y P. R. Ros.
Lippincott Williams & Wilkins, Philadelphia © 1999.

CAPITULO 13

Patología de las vías biliares

Thomas L. Lawson y Francisco A. Quiroz y Ferrari

ENFERMEDADES INFLAMATORIAS Y NO NEOPLASICAS DE LOS CONDUCTOS BILIARES

Coledocolitiasis

Los cálculos del conducto común se clasifican como cálculos primarios, originados en el sistema ductal hepatobiliar o cálculos secundarios originados en la vesícula, con paso a través del conducto cístico hacia el árbol biliar. La documentación de cálculos del conducto coledoco en presencia de cálculos vesiculares es importante ya que puede cambiar el abordaje quirúrgico al extirpar la vesícula (Fig. 1). La etiología de los cálculos primarios de la vía biliar se piensa que sea secundaria a la infección del tracto biliar u obstrucción con estasis biliar.

La presentación clínica de pacientes con cálculos del tracto biliar puede variar de dolor, fiebre y pruebas anormales de función hepática, a situaciones en las que el paciente es asintomático. En los asintomáticos, los cálculos no se impactan y los pacientes pueden estar asintomáticos por años. Otros pacientes pueden seguir un curso benigno, pero tienen un progreso pequeño en la anormalidad de las pruebas de función hepática.

La obstrucción del conducto coledoco puede resultar de un cálculo en el conducto cístico o impactado en la unión entre el conducto cístico y el coledoco. Esto se ha denominado como síndrome de Mirizzi. La obstrucción del conducto común es causada por una compresión extrínseca de la vía biliar por el cálculo impactado en el conducto cístico, seguida de una respuesta inflamatoria (Fig. 2A–C). Aun cuando el síndrome de Mirizzi es poco común o raro, es importante reconocerlo preoperatoriamente y alertar al cirujano.

Dr. T.L. Lawson: Profesor y Jefe de Radiología, Loyola University of Chicago, Jefe del Departamento de Radiología, Foster McGaw Hospital, Loyola University Medical Center, Maywood, IL, USA.

Dr. F. A. Quiroz y Ferrari: Profesor Asociado de Radiología, Medical College of Wisconsin, Jefe de la Sección de Ultrasonido, Departamento de Radiología, Froedtert Memorial Lutheran Hospital, Milwaukee, WI, USA.

El diagnóstico de coledocolitiasis puede ser hecho por colangiografía, Ultrasonido (US) o Tomografía computada (TC) (1–4). La colangiografía es el método más certero de diagnóstico. Cuando la colangiografía se lleva a cabo por vía retrógrada endoscópica (CPRE) se puede hacer una papilotomía y remover los cálculos endoscópicamente.

Ultrasonido

Los cálculos de los conductos biliares se diagnostican con US al observar el lito dentro del conducto biliar. La apariencia es similar a la de los cálculos vesiculares. Son masas ecogénicas redondas u ovoides que causan sombra acústica posterior (Fig. 3). Los cálculos distales en el conducto biliar pueden ser difíciles de identificar a causa de la superposición de asas de intestino llenas de aire que impiden ver el conducto distal (Fig. 4). Esta es una de las fallas del US y la causa más común de falsos diagnósticos. La identificación de cálculos es obviamente mucho más fácil cuando los conductos biliares están dilatados. Desafortunadamente, la dilatación ductal biliar está presente en sólo aproximadamente 66 a 75% de los pacientes con cálculos en el coledoco. Cuando los conductos biliares tienen calibre normal puede ser extremadamente difícil, si no imposible, detectar los cálculos coledocianos con seguridad.

La optimización de la frecuencia del transductor con respecto a la profundidad de la zona focal, así como cambiar la posición del paciente puede ayudar en el diagnóstico de cálculos del coledoco. El rastreo intercostal o subcostal con el paciente en la posición decúbito lateral izquierdo es frecuentemente el plano de rastreo y posición del paciente más valioso. Aun cuando se lleve a cabo un rastreo cuidadoso y con observadores experimentados, la tasa de certeza reportada para la detección de cálculos del coledoco por US ha variado aproximadamente de 30 a 80%. En la experiencia del autor, la certeza está probablemente en la proximidad de 60%.

Hay una variedad de simuladores de cálculos ductales, entre los que se incluye aire biliar, secuelas postoperatorias y

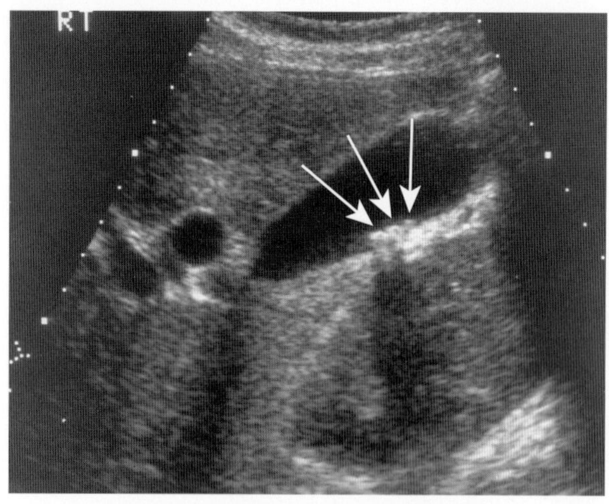

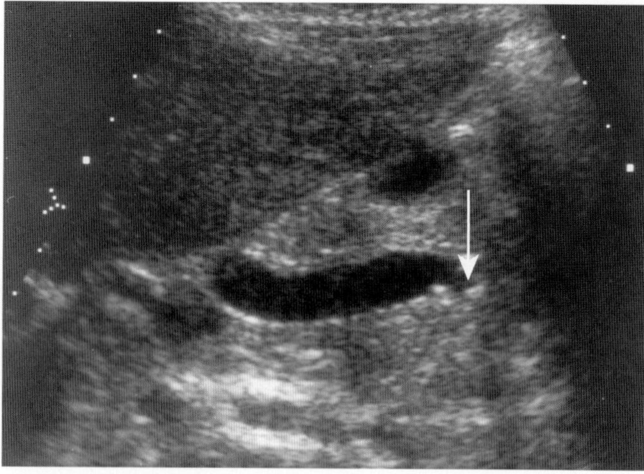

FIG. 1. Colelitiasis y coledocolitiasis. **A:** Sonograma longitudinal de la vesícula que demuestra numerosos cálculos pequeños en la porción dependiente de la vesícula mostrando sombra sónica (*flechas*). **B:** El colédoco está acentuadamente dilatado. El rastreo cuidadoso demuestra un foco ecogénico sutil en la porción distal del colédoco con sombra acústica distal (*flecha*). Esto representa un pequeño cálculo distal del colédoco, el cual estaba causando la obstrucción biliar. El cálculo probablemente se originó en la vesícula biliar (Fig. 2).

grapas metálicas residuales (Fig. 5); la sangre intraluminal, los tapones mucosos y los parásitos también pueden simular la apariencia de cálculos ductales.

Tomografía computada

Al llevarse a cabo la TC para cálculos ductales, es recomendable no usar material de contraste. Una gran cantidad de material de contraste puede oscurecer el detalle de la región distal del colédoco y también, si hay divertículos duodenales, el contraste puede entrar al divertículo y simular la apariencia de un cálculo ductal. Rastreos con colimación fina obtenidos con un campo de visión óptimo aumentan la resolución espacial y ayudan a detectar cálculos ductales.

Los cálculos del colédoco tienen una apariencia tomográfica que varía con la composición química del cálculo. Sólo aproximadamente 20% de los cálculos coledocianos son homogéneos y altos en atenuación. Los cálculos están compuestos primariamente de sales biliares con calcificación mínima, tienen atenuación tomográfica sólo un poco diferente de la bilis adyacente y pueden ser muy difíciles de identificar (Fig. 6). Los cálculos formados primariamente de colesterol también tendrán baja atenuación.

Los cálculos con alta atenuación pueden ser fácilmente vistos dentro de conductos biliares dilatados en la TC. La dificultad surge en pacientes con conductos no dilatados y con cálculos ductales con atenuación similar a la de la bilis adyacente. En esta instancia, las imágenes deben ser buscadas cuidadosamente para encontrar cambios sutiles en la atenuación tomográfica dentro del conducto biliar, signo que indicaría presencia de un cálculo.

La apariencia tomográfica de un cálculo depende de la relación del tamaño del mismo con el diámetro del conducto biliar. La bilis puede rodear completamente al cálculo creando una apariencia en "blanco de tiro". Sin embargo, si el cálculo está a lo largo de la porción dependiente del conducto y no lo llena completamente, tendrá una imagen en forma de "media luna creciente" producida por la bilis que delimita sólo una porción de su circunferencia. Si el cálculo está completamente impactado dentro del conducto, no se observará bilis rodeando al cálculo y el diagnóstico sólo puede ser hecho por un cuidadoso análisis de la atenuación tomográfica de los contenidos del conducto biliar en las imágenes de TC en dirección craneal, directamente a través o caudales al cálculo (Fig. 7).

A diferencia de la radiografía simple, los cálculos del conducto biliar son mejor demostrados en la TC utilizando una técnica de alto kilovoltaje. Esto se debe al algoritmo del programa de computación, que mantiene la atenuación del agua en 0 Unidades Hounsfield (UH), independientemente de la fuente de energía utilizada. El colesterol es uno de los pocos componentes dentro del cuerpo que aumentan su valor de atenuación al aumentar el kilovoltaje y como la mayoría de los cálculos contienen al menos algo de colesterol, al utilizar kilovoltajes mayores, aumenta la atenuación del cálculo en el conducto biliar relativo a la bilis adyacente. Esto hace que los cálculos sean más distinguibles.

El diagnóstico diferencial, especialmente en pacientes con dilatación biliar, incluye habitualmente cáncer del conducto biliar, estenosis inflamatoria, carcinoma ampular o carcinoma pancreático. Las imágenes seccionales deben ser evaluadas cuidadosamente para evitar pasar por alto un pequeño cáncer.

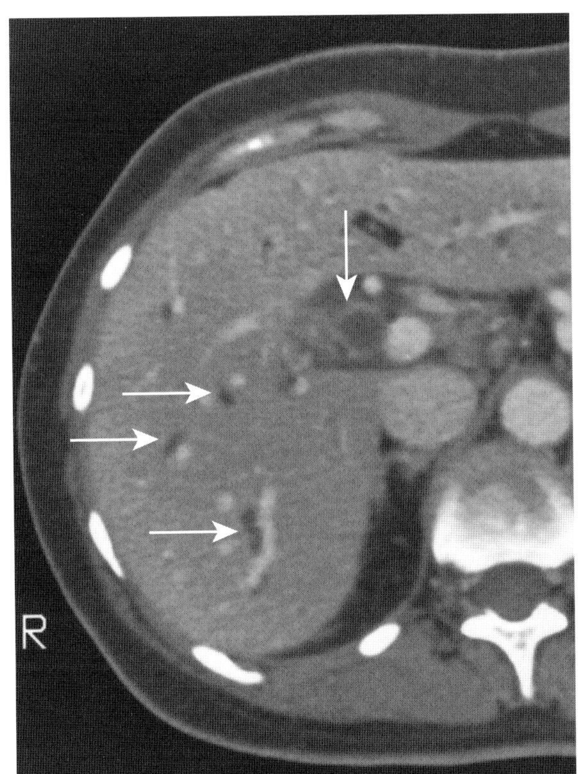

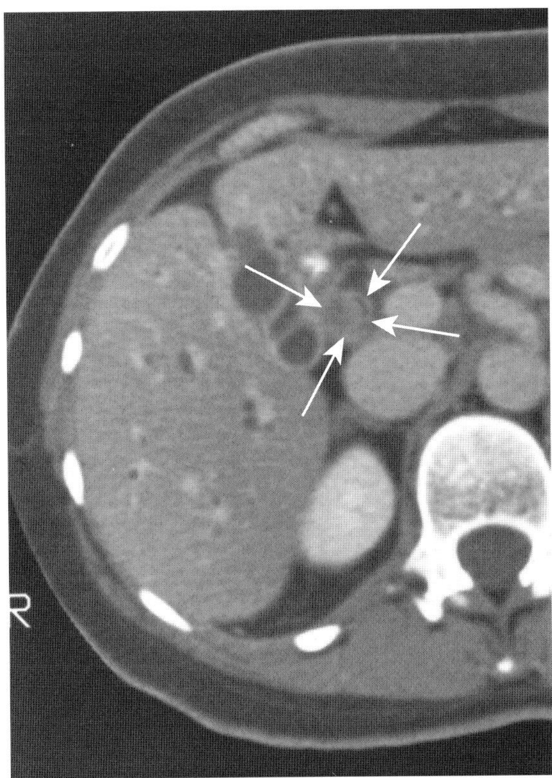

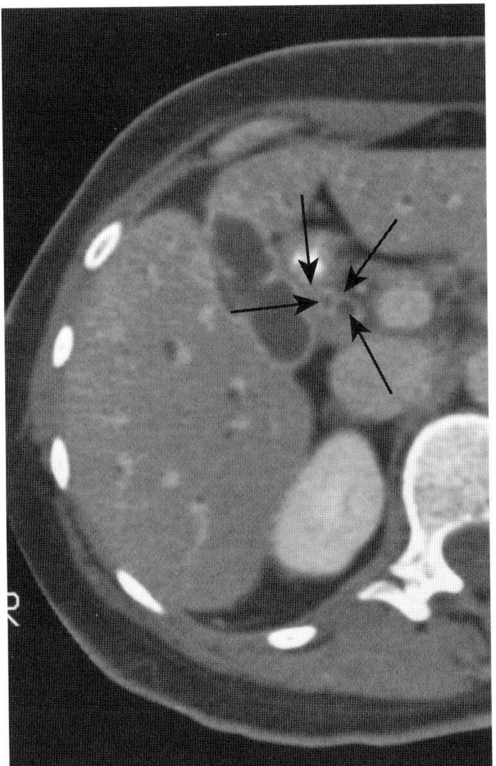

FIG. 2. Síndrome de Mirizzi. Se obtuvo una serie de tomogramas computados con reforzamiento de medio de contraste en la región de la *porta hepatis*. **A:** Hay dilatación de conductos intrahepáticos (*flechas horizontales*) y del conducto colédoco (*flecha vertical*) por arriba del nivel del conducto cístico. **B:** En un nivel un poco más bajo, nótese que está comprimiendo un cálculo en cuña el conducto colédoco (*flechas derechas*) en un largo conducto cístico (*flechas izquierdas*). **C:** En el siguiente nivel, ligeramente más caudal, se identifica el colédoco de calibre normal (*flechas izquierdas*) y el conducto cístico adyacente prominente (*flechas derechas*).

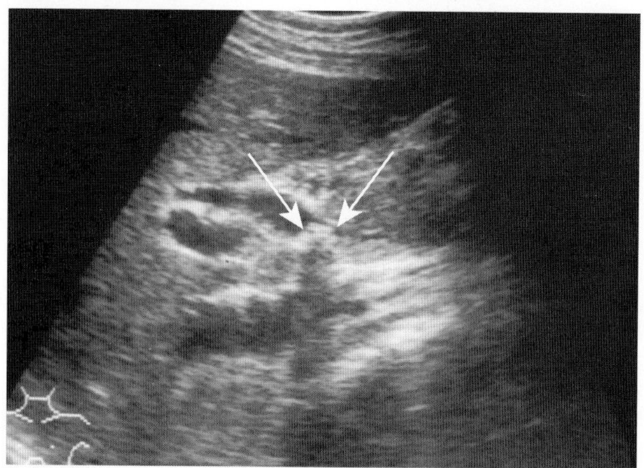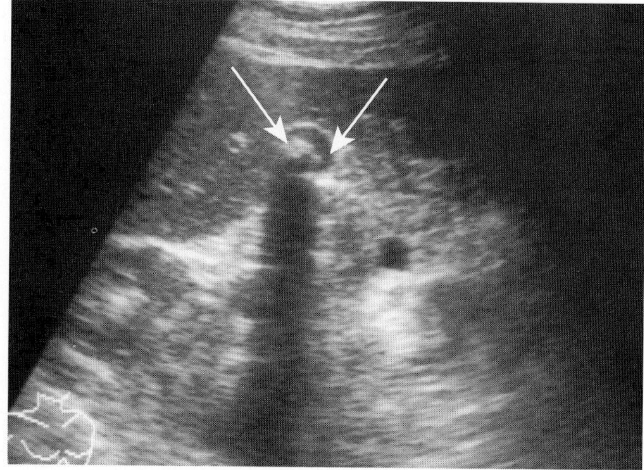

FIG. 3. Coledocolitiasis. **A:** Sonograma longitudinal y **B:** sonograma transverso del conducto colédoco distal demuestran un foco ecogénico en la porción distal del conducto (*flechas*) con sombra acústica distal. Este representó un cálculo distal del colédoco que estaba causando la obstrucción biliar.

Colangitis recurrente piogénica (colangiohepatitis oriental)

La colangitis piogénica recurrente es endémica del sudeste asiático, pero hoy en día se la encuentra en todo el mundo debido a la emigración de personas de estas áreas y a los viajes internacionales. Los pacientes habitualmente presentan colangitis recurrente manifestada por dolor abdominal, icteria y sepsis. La naturaleza recurrente de la enfermedad lleva a estenosis biliar progresiva y a la dilatación ductal. Debido a la estasis biliar y a la infección crónica, se forman cálculos blandos de pigmento dentro de las vías biliares. Aunque la etiología exacta permanece incierta, la infección con parásitos y bacterias ha sido sugerida como causa subyacente para la estenosis y formación de cálculos (5,7).

Los signos de imagen característicos incluyen dilatación ductal intra y extrahepática. El grado de dilatación ductal intrahepática es habitualmente menor que la dilatación ductal extrahepática y tiende a afectar los segmentos ductales centrales con poca o ninguna dilatación de los conductos periféricos. Características de esta enfermedad son la dilatación desproporcionada del conducto biliar extrahepático, comparada con los conductos biliares intrahepáticos, así como también de los conductos biliares centrales intrahepáticos y la preservación de los conductos intrahepáticos periféricos.

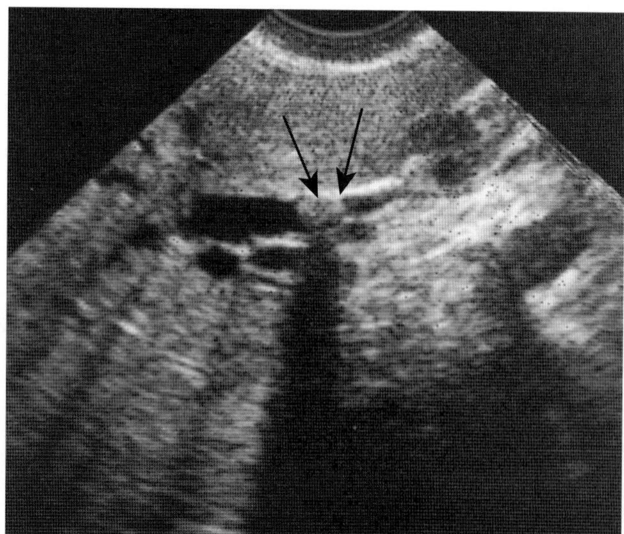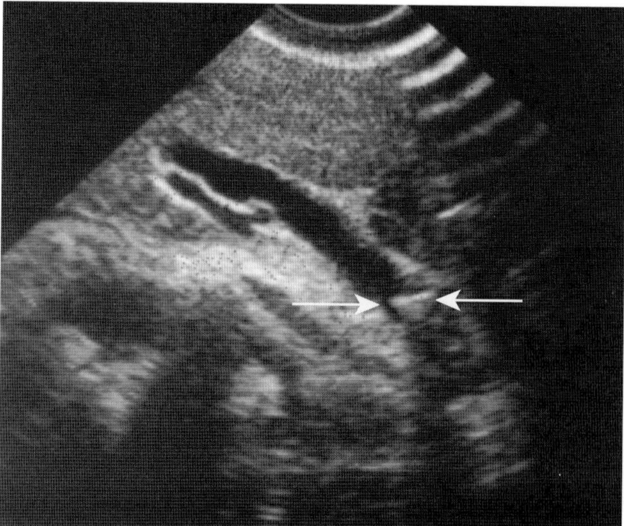

FIG. 4. Coledocolitiasis. **A** y **B:** Sonogramas longitudinales del colédoco en dos pacientes diferentes demuestran cálculos ecogénicos del conducto con sombra sónica distal (*flechas*). Cuando los cálculos son distales en el colédoco son mucho más difíciles de identificar que cuando son proximales y en la región de la *porta hepatis*.

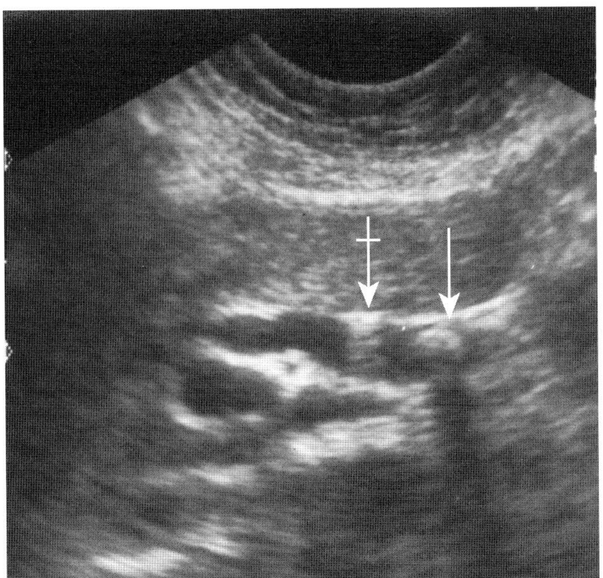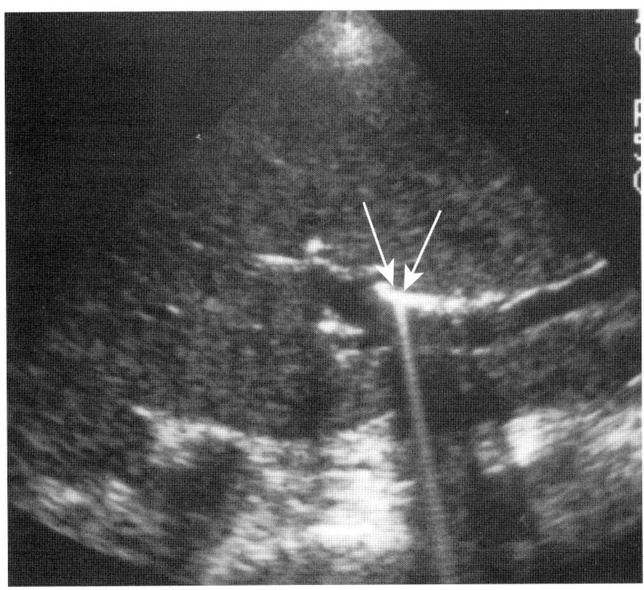

FIG. 5. Simuladores de cálculos del conducto común. **A:** Sonograma longitudinal del conducto colédoco demuestra conducto biliar dilatado que contiene un cálculo (*flecha*). Un foco ecogénico más proximal en el conducto también se identifica (*flecha cruzada*). Nótese el artificio de anillos ecogénicos por detrás de este foco ecoico. Esta no es la apariencia de un cálculo del conducto. Esto representó una grapa quirúrgica metálica. **B:** El sonograma longitudinal en otro paciente también demuestra un conducto común dilatado. Hay un foco ecogénico a lo largo de la porción no dependiente del conducto que está causando alguna sombra así como también artificios intensos de anillos (*flechas*). Estos corresponden a aire dentro del conducto biliar.

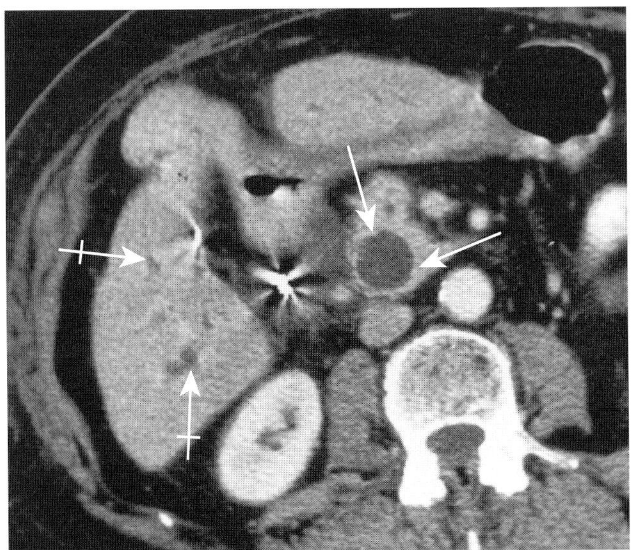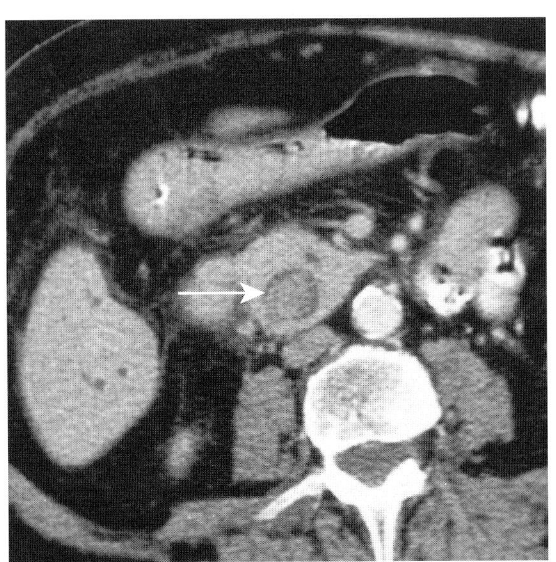

FIG. 6. Coledocolitiasis. **A:** Tomogramas computados contrastados demuestran el conducto colédoco dilatado (*flechas*) y dilatación de vías biliares intrahepáticas (*flechas cruzadas*). **B:** En un nivel ligeramente más caudal, el colédoco de nuevo se observa dilatado, pero hay un cambio en la atenuación dentro del conducto. Este representa un cálculo grande impactado en el colédoco distal compuesto de pigmentos biliares sin calcificación (*flecha*). La identificación de cálculos que no contienen calcio puede ser difícil.

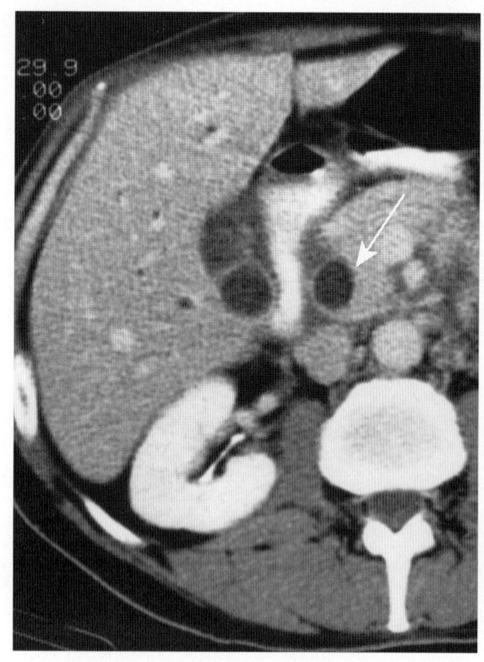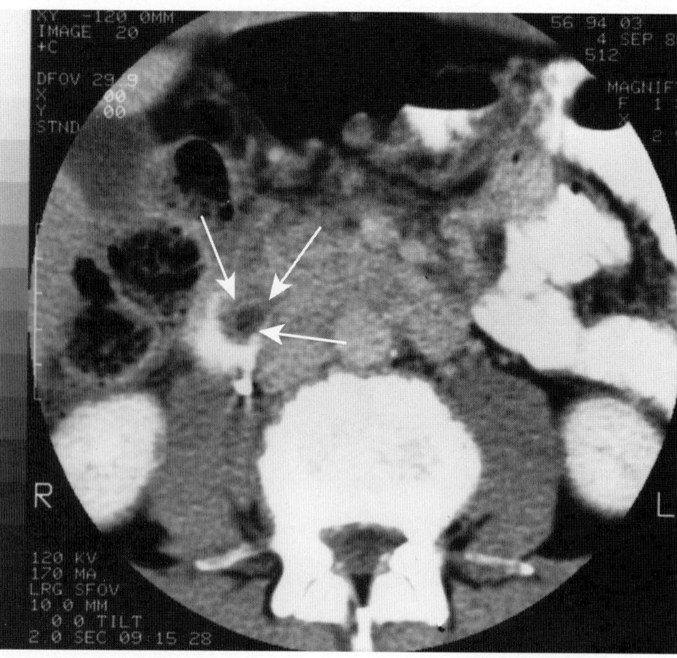

FIG. 7. Coledocolitiasis. **A:** Tomograma computado contrastado en la región de la cabeza del páncreas que demuestra dilatación del conducto colédoco (*flecha*). **B:** En un nivel más distal, hay una diferencia sutil en la atenuación del conducto con sugerencia de un anillo de atenuación ligeramente mayor (*flechas*). Este resultó ser un cálculo impactado en el colédoco distal compuesto de colesterol y pigmentos biliares. Cuando la atenuación del cálculo es similar a la de la bilis, el diagnóstico puede ser difícil.

Los cálculos están presentes dentro de la vía biliar en casi todos los pacientes. Tienen la apariencia típica de cálculos en los cortes seccionales. Pueden ser identificados con US y con TC (Fig. 8). Con US, aparecen como focos intraductales ecogénicos. Aproximadamente, 25% no demuestran sombra acústica posterior.

Debido a que los cálculos están compuestos primariamente por pigmentos biliares con grados variables de calcificación, la apariencia de los cálculos en tomografía computada es variable. Estos pueden ser relativamente isoatenuantes con la bilis y, por lo tanto, extremadamente difíciles de identificar. Aquellos cálculos con grados variables de calcificación serán identificados por TC. Generalmente hay un engrosamiento leve de la pared del conducto.

Colangitis bacteriana (colangitis ascendente aguda)

La colangitis bacteriana es una infección aguda de la bilis y del conducto biliar que ocurre virtualmente siempre en situaciones de obstrucción del tracto biliar y/o previa cirugía de la vía biliar. Clásicamente, los pacientes se presentan con fiebre, dolor abdominal e ictericia. Sin embargo, la ictericia se ve sólo en 20% de los pacientes. En casos graves, los pacientes pueden sufrir choque séptico. Si la infección y obstrucción no se tratan apropiadamente, la enfermedad puede progresar a abscesos hepáticos y necrosis del conducto biliar.

La colangiografía puede demostrar la causa de la infección (estenosis, cálculos ductales, biliares, fístula o anasto-

mosis quirúrgica). Después del estudio diagnóstico, se pueden dejar catéteres para drenar los conductos biliares y auxiliar así el manejo inicial de estos pacientes.

En episodios recurrentes o crónicos de colangitis, ocurre daño reversible de las vías biliares. Esto lleva a la formación de estenosis, con irregularidad del conducto biliar y variaciones en su calibre. Se pueden presentar áreas simples o múltiples de estenosis, ocasionalmente con salientes a manera de divertículos que simulan colangitis esclerosante primaria.

La TC y el US pueden sin embargo ser normales en estos pacientes. Cuando hay dilatación biliar, ésta puede ser fácilmente identificada junto con la causa de la obstrucción biliar y la etiología de la colangitis. A veces, se puede identificar engrosamiento de la pared del conducto biliar. La neumobilia puede también observarse cuando la infección es causada por bacterias formadoras de aire o cuando existe una fístula o anastomosis quirúrgica. Debido al edema periductal y la infiltración inflamatoria celular, el US puede demostrar aumento en la ecogenicidad en la región de las tríadas portales. Aun cuando éste no es un hallazgo específico dentro del contexto clínico adecuado, apoya el diagnóstico sonográfico de colangitis.

En casos con tratamiento incompleto o sin éxito, se pueden desarrollar abscesos hepáticos. Los abscesos pueden tener una variedad de hallazgos de imagen en los cortes seccionales que varían desde una apariencia que simula metástasis hepáticas, a la apariencia más clásica de una masa que contiene líquido complejo.

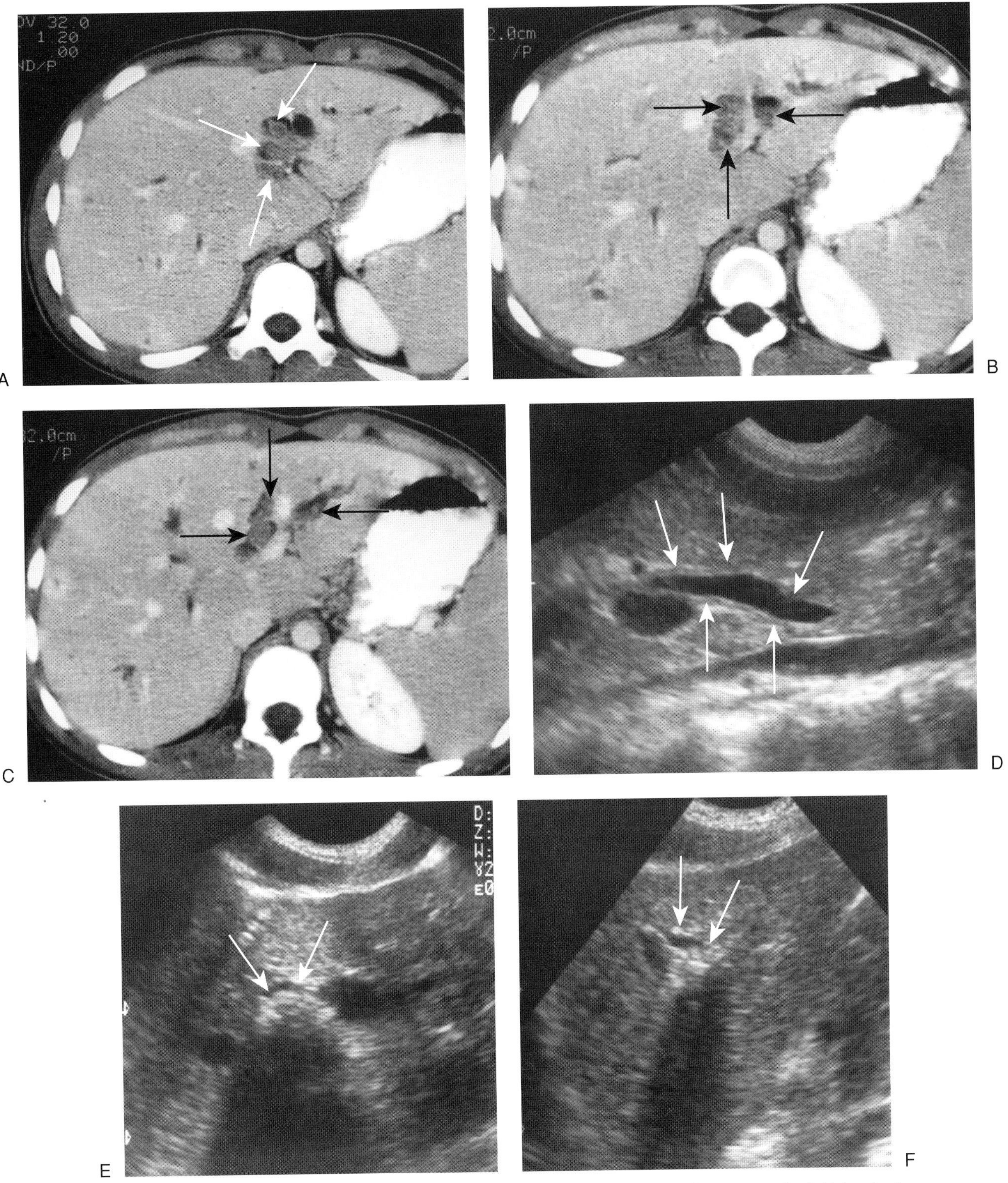

FIG. 8. Colangitis piogénica recurrente (colangiohepatitis oriental). **A–C:** TC contrastada del hígado demuestra dilatación biliar, más prominente centralmente que en la periferia. Los conductos centrales dilatados contienen cálculos suaves de pigmentos (*flechas*). Estos tienen una atenuación y apariencia un poco diferente a la de la bilis adyacente de baja atenuación. **D:** Los sonogramas en el mismo paciente demuestran dilatación del colédoco. Nótese el engrosamiento liso de la pared ductal (*flechas*). **E:** Sonograma transverso y sonograma longitudinal **(F)** del hígado demuestran dilatación de conductos biliares (*flechas*) que contienen focos ecogénicos y sombra sónica distal. Estos representan los cálculos de pigmento intrahepáticos vistos en la TC.

Colangitis esclerosante primaria (CEP)

La CEP es una enfermedad rara y poco común, de etiología desconocida, caracterizada por inflamación crónica y fibrosis del árbol biliar intra y extrahepático. La CEP es más comúnmente una enfermedad de hombres jóvenes con enfermedad inflamatoria intestinal. Sin embargo, la CEP puede ser vista en mujeres y en pacientes dentro de un amplio espectro de edades. Los pacientes se presentan con una historia de desarrollo insidioso de fatiga, prurito y pruebas anormales de funcionamiento hepático. La fosfatasa alcalina está casi siempre elevada en forma anormal. Los niveles de bilirrubina sérica también están elevados en 50% de los pacientes.

Aproximadamente 70% de los pacientes con CEP tienen enfermedad intestinal inflamatoria, habitualmente colitis ulcerosa; la enfermedad de Crohn también ha sido asociada con CEP aunque con menor frecuencia. La mayoría de los pacientes tienen un extenso compromiso colónico y no hay evidencia que sugiera que la colectomía total influencie el curso o el pronóstico de la CEP en estos pacientes. En pacientes con colecistitis ulcerativa crónica, la prevalencia de CEP es menor de 5%.

El curso clínico de la CEP es variable y tiende a ser progresivo, con supervivencia media en el rango de 10 a 15 años. El transplante hepático ha sido usado en algunos pacientes como terapia con resultados generalmente favorables. El colangiocarcinoma es también una complicación conocida de CEP con frecuencias de 5 a 10% (8).

La colangiografía es el medio más definitivo para diagnosticar CEP. Estenosis difusas multifocales de los conductos intra y extrahepáticos son los hallazgos más comunes (Fig. 9). Las anomalías del conducto biliar intrahepático están presentes en forma universal. Por el contrario, el compromiso aislado de los conductos extrahepáticos es poco común. Las estenosis tienden a ser cortas y alternas con conductos dilatados normales o un poco dilatados. Esto resulta en un conducto que parece rosario. Las estenosis más largas tienden a estar asociadas con enfermedad más avanzada y tienen la apariencia de colangiocarcinoma. Un rasgo característico de la CEP son las salientes tipo diverticular que son más comúnmente identificadas en los conductos biliares extrahepáticos (ver Fig. 24). Estas ocurren en 20 a 25% de los pacientes (9–12).

La vía biliar extrahepática puede tener engrosamiento parietal (Fig. 10). Los conductos biliares intrahepáticos demuestran dilatación segmentaria con aspecto de segmentos dilatados que no se comunican uno con otro. Además, los conductos biliares periféricos demuestran terminación abrupta, resultando en un aspecto de "árbol podado". Esto se correlaciona histopatológicamente con la obliteración fibrosa de los conductos biliares periféricos.

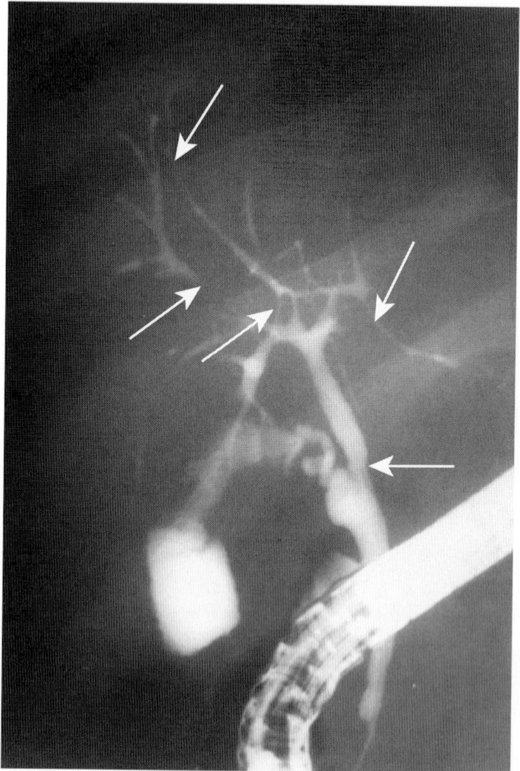
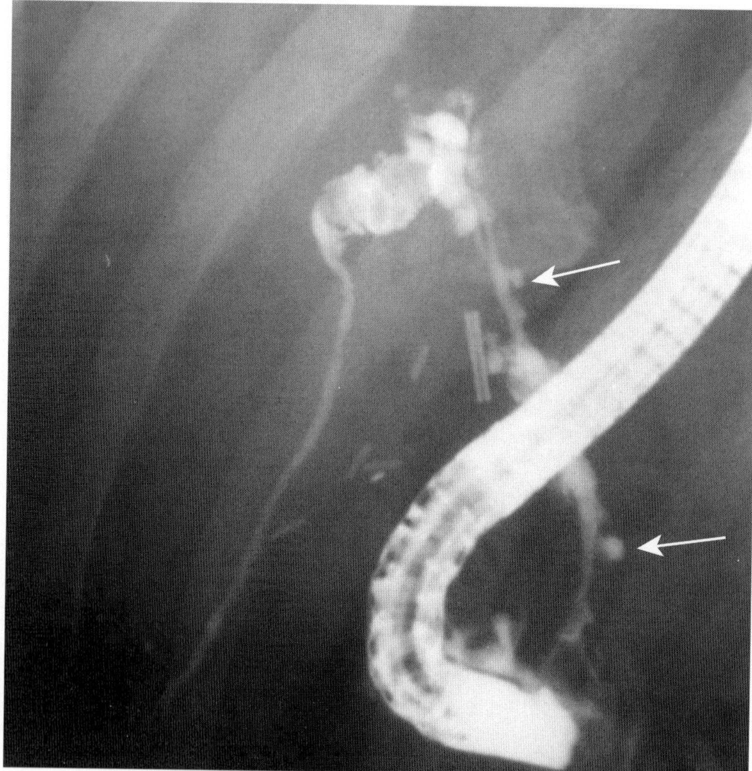

FIG. 9. Colangitis esclerosante. **A** y **B:** Colangiogramas en dos pacientes diferentes con colangitis esclerosante que demuestran las estenosis difusas multifocales características de conductos biliares intra y extrahepáticos (*flechas*). **B:** Un dato característico que puede ser visto en algunos pacientes son salientes semicirculares que se identifican en los conductos biliares extrahepáticos (*flechas*).

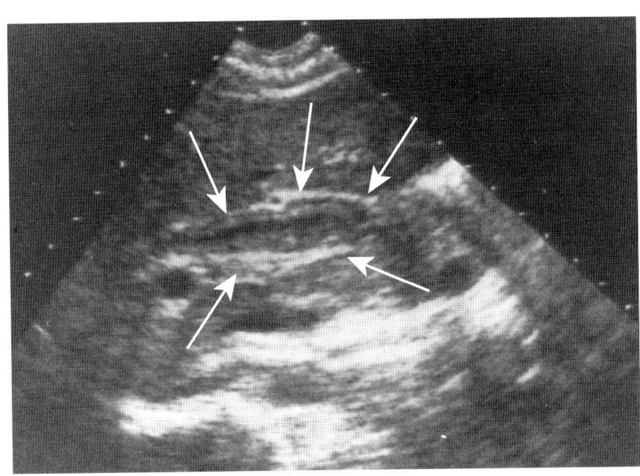
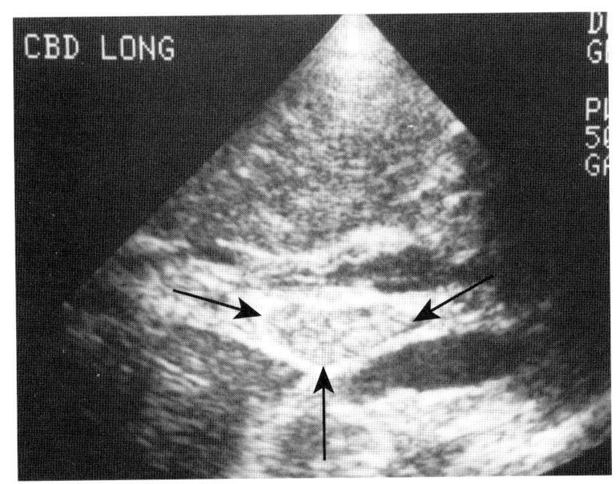

FIG. 10. Colangitis esclerosante primaria. **A** y **B:** Sonogramas longitudinales en dos pacientes diferentes, demuestran engrosamiento marcado de la pared del colédoco con alguna irregularidad (*flechas*).
B: En algunos pacientes pueden identificarse ganglios hiperplásicos aumentados de tamaño en la región de la *porta hepatis* (*flechas*).

El diagnóstico de coexistencia de colangiocarcinoma es muy difícil. El colangiocarcinoma debe ser sugerido cuando hay una estenosis focal dominante o una estenosis que demuestra progresión en estudios seriados (Fig. 11). Una masa polipoidéa intraductal de 1 cm de diámetro o mayor, también sugiere colangiocarcinoma de tipo polipoidéo intraductal. El diagnóstico final, sin embargo, se lleva a cabo en el análisis citológico del material obtenido, ya sea por biopsia percutánea dirigida por imagen o por cepillado de la estenosis durante la CPRE.

La mayoría de las pacientes con CEP tienen hallazgos de TC y US que corresponden a las anomalías descritas previamente en colangiografía. La dilatación ductal intrahepática es habitualmente pequeña y focal. Las estenosis intrahepáticas con interposición de conductos periféricos dilatados, sin conexión aparente a los conductos centrales, han sido denominadas lesiones faltantes. La falta de dilatación de los conductos periféricos y la apariencia de árbol podado se pueden identificar también. Las áreas focales de dilatación parecen cuentas de rosario vistas en colangiografía. Aun cuando los cálculos no son un hallazgo de CEP, en un pequeño porcentaje de pacientes se pueden identificar cálculos dentro de los conductos biliares intrahepáticos segmentarios dilatados (Fig. 12).

Los cambios de los conductos biliares extrahepáticos en TC incluyen estenosis segmentaria y dilatación con engrosamiento de la pared, nodularidad y reforzamiento parietal de contraste posterior a la administración intravenosa de contraste yodado. El US puede también mostrar dilatación ductal, estenosis e infrecuentemente engrosamiento de la pared ductal. El engrosamiento de la pared ductal en US se ve como una zona de ecogenicidad aumentada con nodularidad mural. A causa de la estasis biliar, la bilis viscosa y el lodo pueden visualizarse dentro del conducto común.

Colangitis esclerosante secundaria

El término Colangitis esclerosante secundaria (CES) debería ser usado solamente para referirse a estenosis que resultan de coledocolitiasis, trauma quirúrgico, isquemia e insulto químico, tal como el de la quimioterapia. Las lesiones producidas pueden simular la apariencia de CEP.

La CES inducida por quimioterapia resulta de la infusión de agentes quimioterapéuticos por la arteria hepática. El daño es probablemente de naturaleza isquémica. Las alteraciones del conducto biliar se han reportado en 10 a 30% de los pacientes que son sometidos a tratamiento de quimioterapia intraarterial. Las estenosis del conducto hepático común son las más frecuentes con compromiso más raro de los conductos biliares intrahepáticos. Cuando la colangiografía identifica una anomalía en estos pacientes, la TC y el US pueden ser útiles para diferenciar las anomalías colangiográficas de la compresión extrínseca ductal por linfoadenopatía o por enfermedad metastásica.

Estenosis benignas

Las estenosis benignas del árbol biliar tienen una variedad de causas que incluyen cirugía, trauma, pancreatitis crónica, cálculos, infección, procesos inflamatorios adyacentes, tales como enfermedad ulcerosa duodenal.

Las estenosis benignas tienden a tener paredes lisas con disminución gradual del calibre y pueden envolver segmentos cortos o largos. Estos son más fácilmente diagnosticados en la colangiografía, pero también pueden ser identificados por TC y US. Por lo general, el diagnóstico correcto puede hacerse con historia clínica adicional si existen datos disponibles de un daño previo. La dilatación biliar puede ser pequeña o estar ausente, aun en casos con estenosis de relativo alto grado.

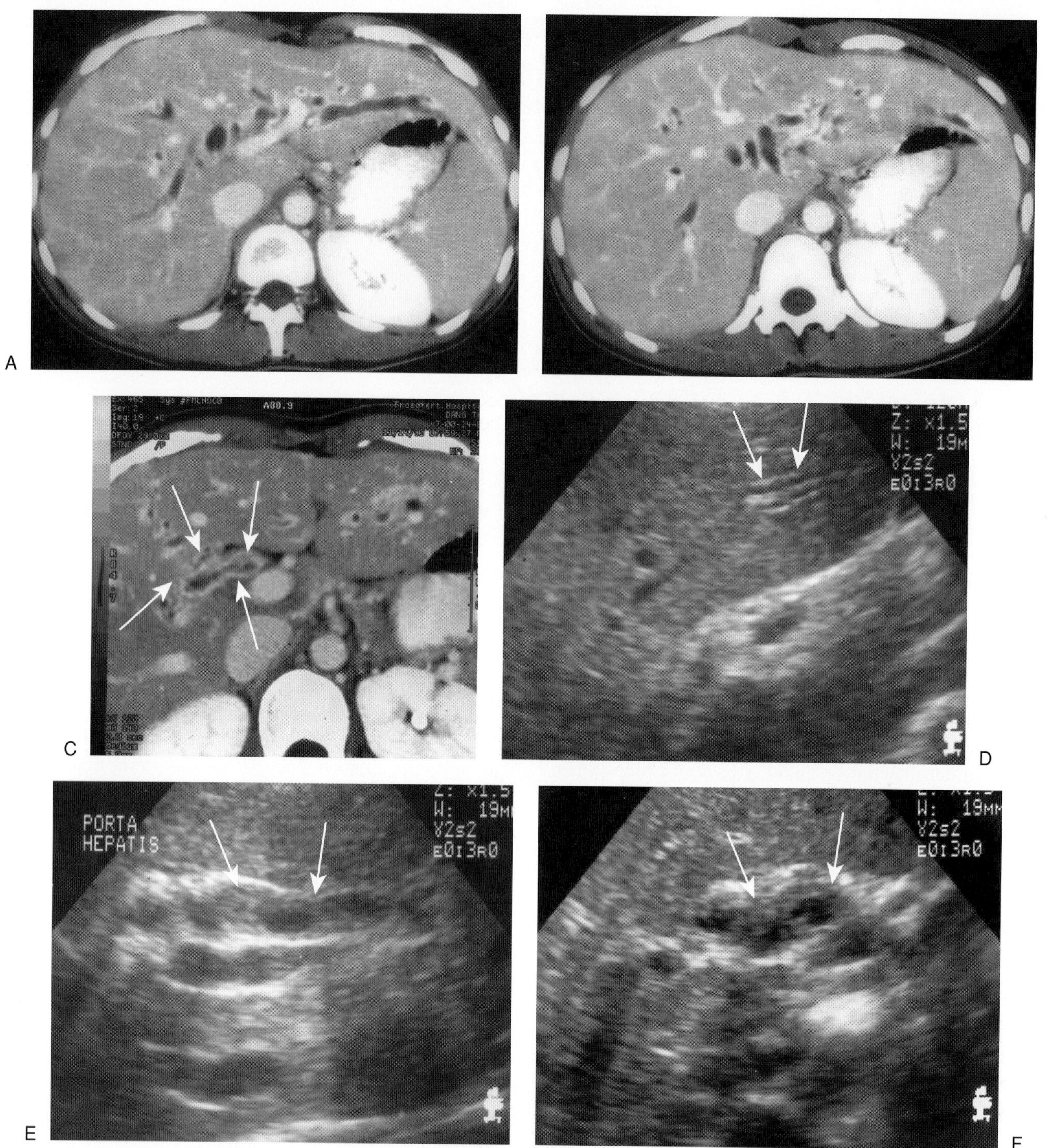

FIG. 11. Colangitis esclerosante con colangiocarcinoma superimpuesto. **A–C:** TC con material de contraste del hígado y *porta hepatis* que demuestran dilatación segmentaria del conducto biliar intrahepático. **C:** En la región de la *porta hepatis,* hay un engrosamiento nodular y reforzamiento prominente del conducto hepático común (*flechas*). **D:** El sonograma longitudinal del hígado también demuestra la dilatación segmentaria sutil intrahepática (*flechas*). **E:** Sonograma longitudinal y **F:** Sonograma transverso en la región de la *porta hepatis* demuestra el engrosamiento irregular prominente de la pared del conducto hepático común (*flechas*). La biopsia probó la presencia de un colangiocarcinoma en la *porta hepatis.*

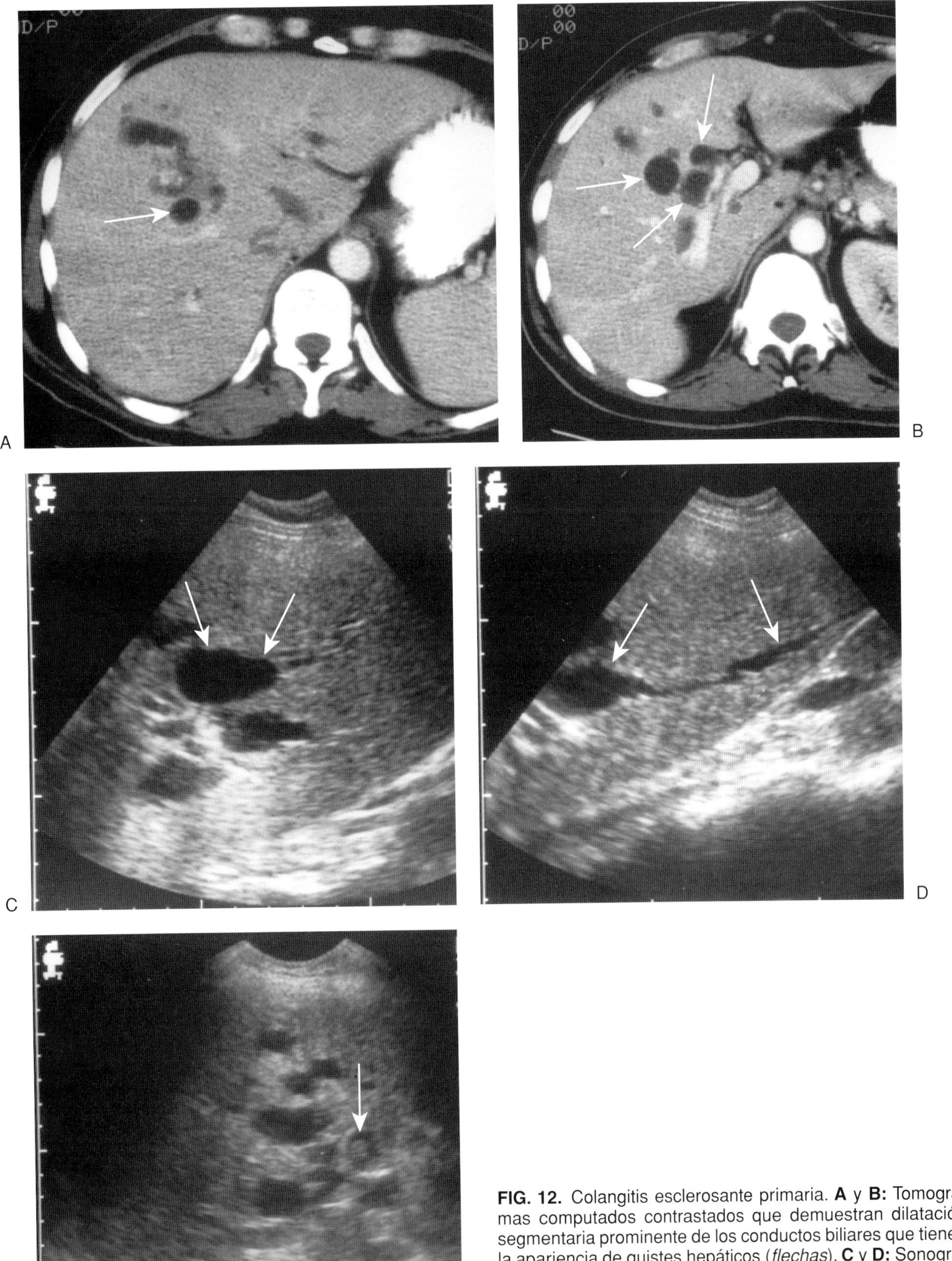

FIG. 12. Colangitis esclerosante primaria. **A** y **B:** Tomogramas computados contrastados que demuestran dilatación segmentaria prominente de los conductos biliares que tienen la apariencia de quistes hepáticos (*flechas*). **C** y **D:** Sonogramas en el mismo paciente que también demuestran los conductos dilatados segmentarios con apariencia de quistes hepáticos (*flechas*). **E:** Se ve un cálculo suave de pigmento sin sombra acústica (*flecha*) en uno de estos conductos con dilatación quística.

Colangitis por Síndrome de inmunodeficiencia adquirida (SIDA)

El tracto gastrointestinal está comúnmente afectado en pacientes con infección secundaria al virus de la inmunodeficiencia humana (VIH) o al SIDA. La afección puede ser debida a neoplasia (linfoma o sarcoma de Kaposi) o infección. Se pueden identificar una variedad de infecciones oportunísticas, incluyendo *Cándida albicans*, *Citomegalovirus* (CMV) e infecciones por protozoarios especialmente criptosporidiosis (13). Aun cuando la afectación hepatobiliar es frecuentemente descrita en series de autopsia, no ocurre lo mismo clínicamente. Esto se debe probablemente a varios factores que incluyen afección tardía en el curso de la enfermedad y el hecho de que la afección del sistema hepatobiliar habitualmente tiene poca influencia en el curso final de la enfermedad. Ambas estructuras, la vesícula biliar y el sistema ductal biliar, son sitios potenciales para infecciones oportunísticas, atribuidas generalmente a infecciones por CMV pero también por criptospodirium así como otros parásitos, protozoarios y hongos.

Los pacientes con colangitis relacionada al SIDA tienen dilatación moderada de las vías biliares tanto intra como extrahepáticas. Además, puede haber engrosamiento sutil de la pared de la vía ductal asociada con nodularidad difusa sutil o irregularidad (Fig. 13). Si la nodularidad es prominente o focal se deben considerar otros diagnósticos tales como el colangiocarcinoma.

Se puede presentar la estenosis distal del colédoco y el grado de dilatación del conducto biliar es significativo. La estenosis ductal distal se debe a la inflamación de la papila de Vater con espasmo muscular secundario o estenosis inflamatoria (14–18). El crecimiento de la papila de Vater puede ser identificado sonográficamente como un área de nodularidad focal distal en el conducto o como una masa sin evidencia de sombra sónica que indicaría un cálculo ductal distal (Fig. 14).

Los sonogramas hepáticos pueden demostrar hiperecogenicidad parenquimatosa focal o difusa o aumento de la ecogenicidad periportal. Esta última es probablemente debida a edema e inflamación periportal. El aumento en la ecogenicidad hepática difusa puede ser debida a metamorfosis hepática grasa y/o a inflamación hepática, debido a los organismos oportunísticos. La dilatación de las vías biliares intrahepáticas también se puede identificar.

La dilatación vesicular y el engrosamiento de su pared son más comunes que las anormalidades del conducto hepático en pacientes con SIDA. Los cálculos no son un hallazgo de colecistopatía por SIDA o colangitis.

ANOMALIAS DE LAS VIAS BILIARES

Hay muchas anomalías congénitas de la vesícula y de los conductos biliares, pero la mayoría no tienen significado clínico. El conocimiento de las variantes anatómicas de las vías biliares y, en particular, de los conductos extrahepáticos es de particular importancia durante el curso de la cirugía debido al potencial daño intraoperatorio durante la colecistectomía (19).

Embriología

Durante la cuarta semana de gestación se originan dos divertículos endodérmicos del intestino anterior bajo. El divertículo ventral conocido como divertículo hepático tiene una configuración bífida. La porción más cefálica consiste de la *pars* hepática que desarrolla el hígado y los conductos biliares intrahepáticos. La yema inferior conocida como la *pars* quística formará la vesícula y el conducto cístico. El tallo desarrollará el conducto biliar extrahepático. El páncreas ventral también se forma a partir del divertículo ventral. El páncreas dorsal se desarrolla como un divertículo separado en el lado opuesto del intestino anterior. Al elon-

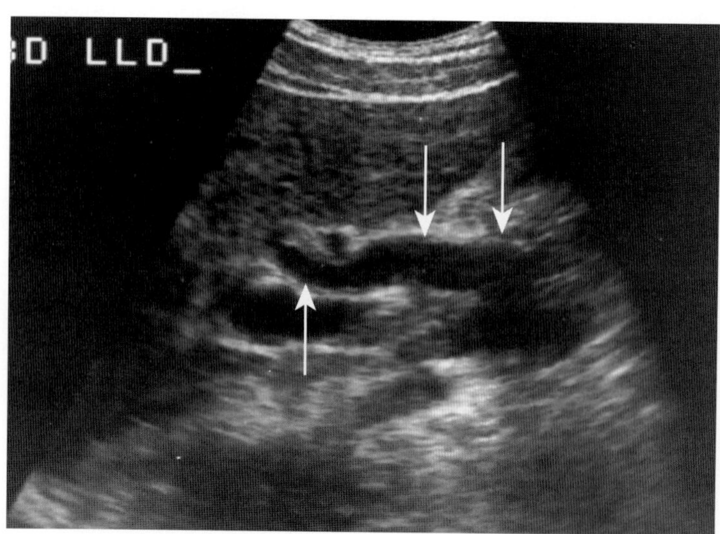

FIG. 13. Colangitis por SIDA. Sonograma longitudinal del colédoco demuestra dilatación moderada y engrosamiento sutil de la pared ductal (*flechas*).

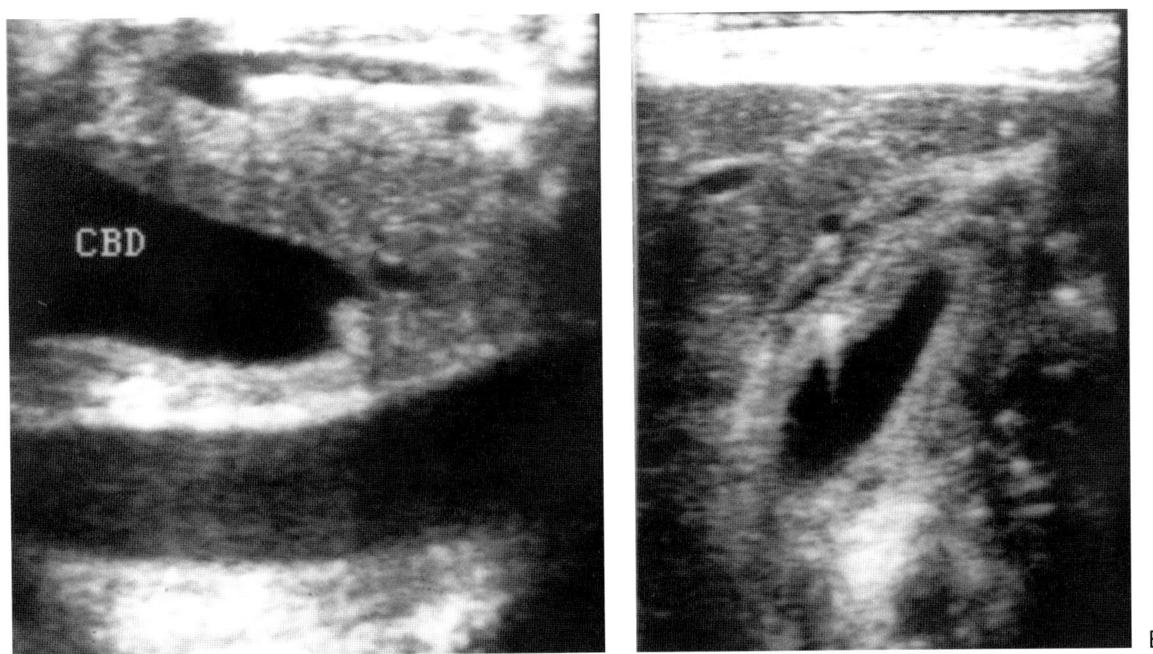

FIG. 14. Colangiohepatitis por SIDA. **A:** Sonograma longitudinal del conducto colédoco demuestra dilatación del conducto con un foco ecogénico distal sin sombra sónica. Esto probablemente representa prominencia de la papila de Vater debido a inflamación y espasmo muscular. **B:** El sonograma longitudinal de la vesícula en el mismo paciente demuestra acentuado engrosamiento de la pared vesicular sin evidencia de cálculos.

garse el intestino anterior y completar su rotación de 270°, el conducto biliar y el páncreas ventral rotan de tal manera que se localizan detrás de la primera porción del duodeno, antes de colocarse hacia el borde medial de la segunda porción.

La anatomía del sistema biliar varía considerablemente y sólo la mitad de la población tiene la configuración clásica. Las anomalías de los conductos biliares se originan por lo general en segmentos o subsegmentos del lóbulo derecho y la mayor parte de ellos drenan hacia el conducto hepático izquierdo, a veces también hacia el conducto colédoco o cístico y, rara vez, directamente hacia la vesícula o el duodeno (Fig. 15). Los conductos anómalos ocurren en casi 33% de la humanidad y no tienen otro significado clínico o funcional que el riesgo de lesión durante la colecistectomía, sobre todo en aquéllos que cursan cerca del conducto cístico o de la vesícula biliar o que drenan directamente en ellos (20,21).

Quistes congénitos de los conductos biliares

Los quistes de colédoco, colédococeles y la enfermedad de Caroli son una parte del espectro de anomalías biliares que producen dilatación del árbol biliar. La clasificación de Todani et al. (22) se utiliza más a menudo, ya que expande la clasificación más antigua propuesta por Alonso-Lej et al. (23). Esta describe tres tipos de quistes del colédoco, mientras que aquélla incluye quistes intrahepáticos y además subdivide la enfermedad extrahepática.

El quiste *Tipo I*, o quiste clásico de colédoco, es el más común e incluye 80 a 90% de los casos. El Tipo I, se subdivide en el *Tipo IA*, dilatación quística del conducto colédoco (quiste de colédoco clásico), *Tipo IB*, dilatación segmentaria o focal del colédoco y *Tipo IC*, dilatación fusiforme del colédoco.

Los quistes del *Tipo II* representan 2% los casos y consisten de un verdadero divertículo coledociano. Los quistes del *Tipo III*, representan de 1.4 a 5% y consisten en el colédococele, el cual es una dilatación localizada o divertículo de la porción distal del colédoco en situación intraduodenal. Los quistes del *Tipo IV*, son múltiples y se subdividen en el *Tipo IVA*, múltiples quistes intra y extrahepáticos que representan 19% de los casos, y el *Tipo IVB*, múltiples quistes extrahepáticos mucho menos comunes. Los quistes *Tipo V*, o enfermedad de Caroli, son quistes de los conductos biliares intrahepáticos.

Quiste de colédoco

El quiste de colédoco se considera como un trastorno de la infancia y la niñez. El 60% se diagnostica en pacientes menores de 10 años de edad, pero los casos reportados varían desde recién nacidos hasta los 80 años de edad.

Los quistes de colédoco son 3 a 4 veces más frecuentes en mujeres que en hombres y en los asiáticos. Se consideran congénitos, ya que ocurren en fetos y en recién nacidos. Babitt postuló la teoría de que la unión anómala del conducto pancreatobiliar resulta en reflujo crónico de enzimas pancreáticas hacia el árbol biliar, lo cual lleva a inflamación, dilatación y cicatrización (24). Habitualmente, la porción

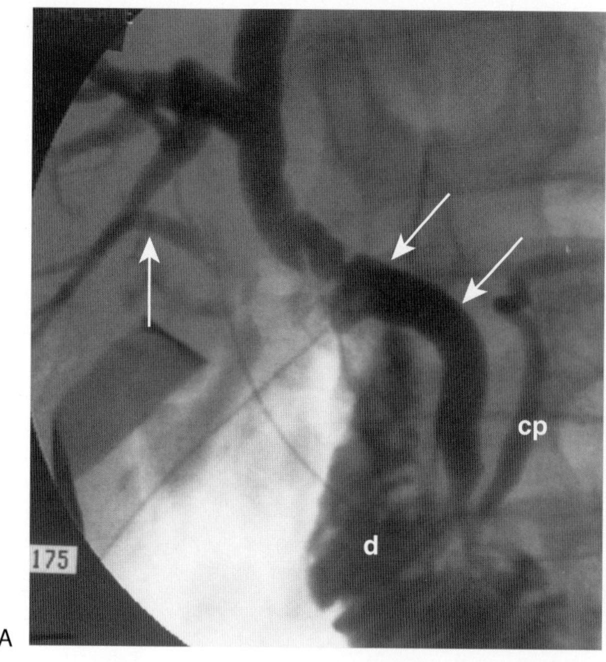
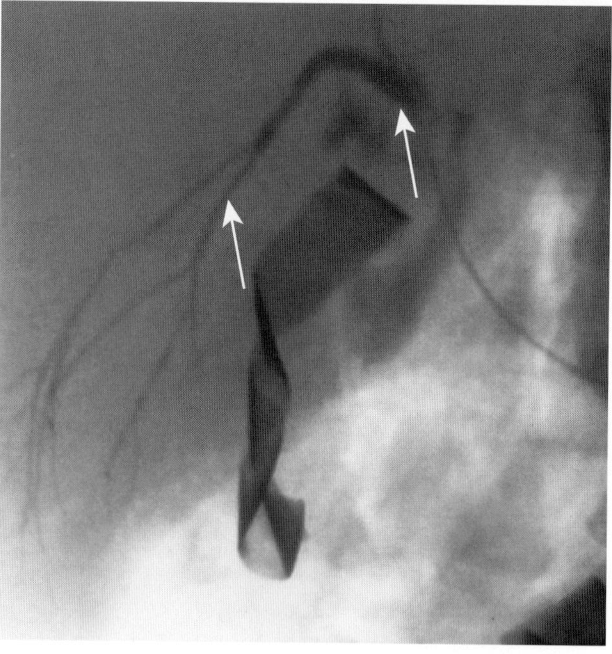

FIG. 15. A: Conductos hepáticos aberrantes derechos. Colangiograma operatorio durante colecistectomía, demuestra inyección de material de contraste por un catéter en el conducto colédoco, el cual aparece opacificado y de calibre normal (*flechas*). También se identifica un conducto hepático derecho anómalo (*flecha vertical*), drenando en la vesícula, el conducto fue seccionado y es opacificado a través de un pequeño catéter. **B:** Inyección selectiva en el conducto hepático derecho aberrante (*flechas*) demuestra opacificación completa hasta sus ramas más distales. (*d, duodeno; cp, conducto pancreático*)

terminal de los conductos biliares y pancreáticos está envuelta en esfínteres musculares que suelen rodear el canal común. Cuando se presenta una unión anómala con un canal común largo (15 mm de longitud o más), la unión está completamente rodeada por el esfínter. Una hipótesis alterna es que los quistes del colédoco representan un espectro de malformaciones embrionarias del sistema pancreatobiliar, una de las cuales puede ser una unión anómala (25).

La presentación clínica es una tríada de ictericia, dolor abdominal y masa palpable del abdomen superior. La tríada clásica de signos y síntomas ocurren más frecuentemente en infantes. En los adultos, la presentación más común es la sintomatología biliar aguda o pancreática, colangitis recurrente crónica e ictericia (26). Los quistes del colédoco predisponen a varias condiciones las cuales incluyen colangitis, formación de cálculos, pancreatitis y neoplasia (27). Condiciones menos comúnmente asociadas incluyen la cirrosis biliar, rompimiento del quiste y absceso hepático. El carcinoma del colédoco y el carcinoma vesicular se desarrollan a partir de inflamación crónica y se reportan hasta en 15% de los pacientes (28). Existe también un aumento en la frecuencia de la neoplasia biliar relacionado a la edad, lo cual varía de 23 a 39% (29).

Imagenología

La detección por US de un quiste del cuadrante superior derecho del abdomen, separado de la vesícula, debe sugerir el diagnóstico de un quiste de colédoco. El diagnóstico específico se puede hacer al demostrar la entrada directa del conducto biliar extrahepático hacia la masa quística (Fig. 16) (30,31). Con el uso de este signo, deben excluirse otras lesiones quísticas tales como el pseudoquiste pancreático, renal, mesentérico, del omento y quistes hepáticos (31). Se puede ver la dilatación de los conductos intrahepáticos principales en algunos pacientes. La irregularidad de la pared del quiste y el engrosamiento pueden sugerir malignidad.

El examen de TC demuestra una masa bien definida de baja atenuación a lo largo del curso de los conductos biliares (Fig. 17). La demostración de la comunicación directa con el sistema biliar es a menudo limitada, pero puede ser confirmada al opacificar el quiste después de la administración de un agente colecistográfico oral o después de la administración intravenosa de un agente colangiográfico.

La centelleografía hepatobiliar muestra un defecto fotopénico sobre la porta hepatis en imágenes tempranas con acumulación tardía del trazador en el área fotopénica indicando comunicación con el sistema biliar (32).

La opacificación directa con colangiografía permite la evaluación más precisa del quiste del colédoco. La colangiografía percutánea transhepática provee imágenes detalladas del quiste del colédoco, de la porción no afectada del árbol biliar extrahepático y de los conductos biliares intrahepáticos (Fig. 18). Esto es importante, debido a la ocurrencia común de enfermedad concomitante tales como estenosis y cálculos. El drenaje biliar percutáneo en conjunto con

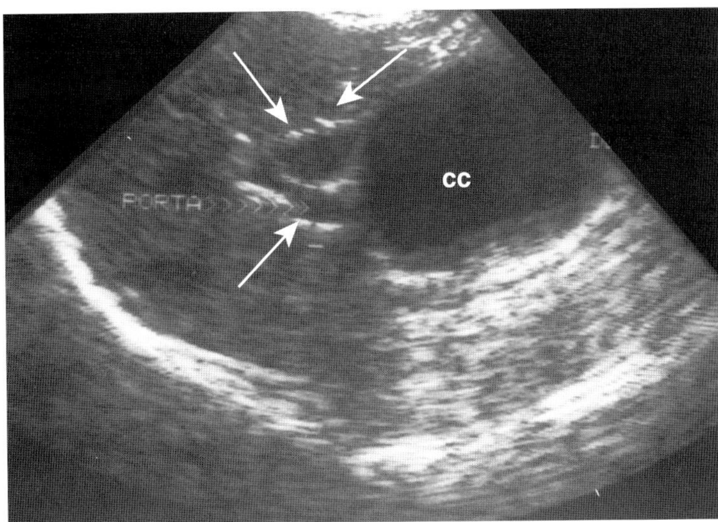

FIG. 16. Quiste de colédoco. Sonograma longitudinal muestra una gran masa quística en continuación con la vía biliar extrahepática dilatada (*flechas anteriores*). (*Flecha inferior, vena porta; cc, quiste de colédoco*)

la colangiografía percutánea transhepática puede usarse como un método de intervención prequirúrgico para descomprimir cualquier componente de obstrucción biliar y como un auxiliar durante la reconstrucción quirúrgica. Las prótesis biliares colocadas percutáneamente proveen al cirujano con una marca fácilmente palpable (33). La CPRE proporciona la valoración detallada de la unión anómala del conducto pancreatobiliar, aunque esta técnica puede no permitir un estudio adecuado del quiste o del árbol biliar intrahepático mismo. La neoplasia biliar asociada puede producir defectos de llenado, masa o áreas sutiles de rectificación de la pared e irregularidad o nodularidad en la opacificación biliar directa.

La forma del quiste puede influir en las manifestaciones clínicas y la dilatación quística está a menudo asociada con una masa abdominal o ictericia. La dilatación fusiforme se asocia con dolor abdominal. El tipo de unión anómala ductal pancreatobiliar puede influir en la forma del quiste. La forma del canal común puede también afectar el resultado clínico. Los pacientes con canales comunes ectáticos fácilmente desarrollan pancreatitis (34). Los quistes de colédoco se tratan con resección del quiste y hepatoyeyunoanastomosis para prevenir colangitis ascendente, cistolitiasis y cambios malignos.

Coledococele

El coledococele es un quiste biliar que afecta a la porción intramural distal del conducto colédoco y a menudo protruye hacia la luz del duodeno. Esta alteración es rara representando

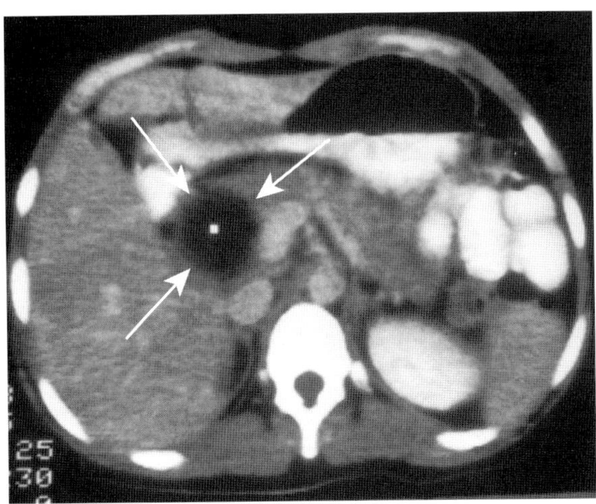

A

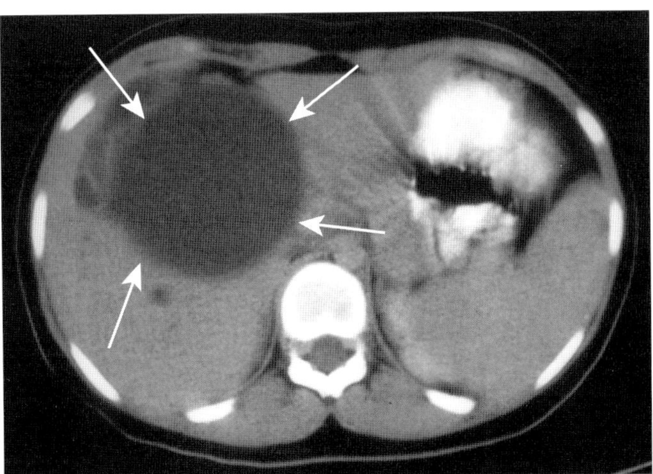

B

FIG. 17. A: Quiste de colédoco (quiste Tipo I). TC. Muestra una masa quística bien definida dentro de la cabeza del páncreas (*flechas*). **B:** TC de un paciente diferente demuestra una masa quística de baja atenuación en el hilio hepático (*flechas*). La continuación con el sistema biliar está limitada en los cortes axiales sin el uso de contraste colangiográfico. Nótese dilatación de las vías biliares intrahepáticas. Esto no debe confundirse con el quiste biliar tipo IVA, que coexiste con dilatación quística intrahepática.

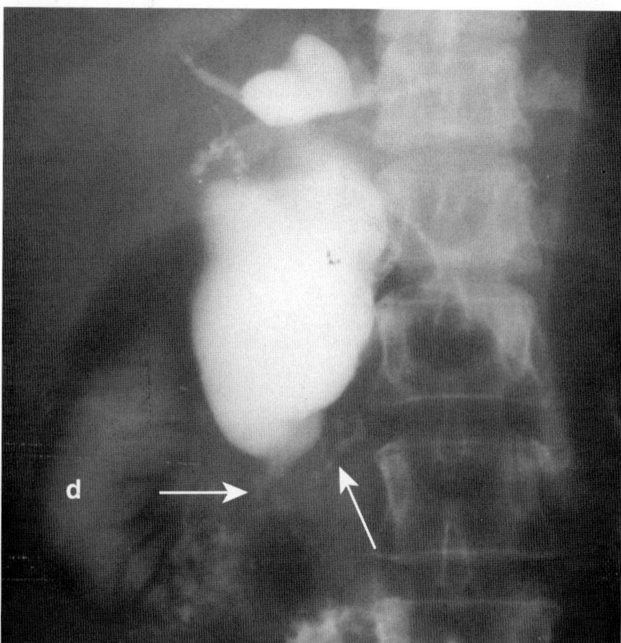

FIG. 18. Quiste de colédoco. Colangiograma percutáneo transhepático muestra un quiste afectando al conducto colédoco (Tipo IA). El conducto colédoco distal es pequeño (*flecha horizontal*). El conducto pancreático se ve en forma parcial (*flecha obliqua*). (*d, duodeno*)

5% de los quistes biliares (35). La patogénesis es desconocida. Varias teorías sugieren que puede ser resultado de un quiste de duplicación duodenal que comunica con la vía biliar o puede representar quistes de duplicación de los conductos biliares. Esta condición no está asociada con una unión pancreatobiliar ductal anormal. Clínicamente, la presentación más común es con dolor abdominal recurrente e icteria, colangitis, pancreatitis o náusea y vómito por la obstrucción duodenal (36).

Se han descrito dos formas de coledococele. En una el coledococele drena hacia la porción intramural del colédoco y luego hacia el duodeno y en la otra, el coledococele drena directamente hacia el duodeno. En la serie gastroduodenal, los coledococeles se presentan como defectos de llenado lisos en la porción descendente del duodeno (Fig. 19A). Esta configuración puede cambiar durante el examen ya que son suaves y plegables.

Los coledococeles son difíciles de ver por US o TC. Cuando son visibles, estas lesiones se manifiestan como masas redondas u ovoides llenas de líquido dentro de la porción inferior de la cabeza del páncreas o protruyen hacia el duodeno en la región de la papila mayor. Generalmente están localizados en el lado medial de la parte media de la segunda porción del duodeno (Fig. 19).

La centelleografía hepatobiliar muestra actividad localizada dentro del coledococele con retención prolongada. Por colangiografía, los coledococeles pueden aparecer como una dilatación sacular localizada o un divertículo de la porción terminal del conducto biliar (Fig. 19).

Hay una alta prevalencia de coledocolitiasis asociada y el conducto biliar puede estar dilatado cuando hay cálculos. El tratamiento se logra con esfinterotomía endoscópica o con esfinteroplastía quirúrgica.

Enfermedad de Caroli

La enfermedad de Caroli es una forma poco común de dilatación segmentaria no obstructiva, congénita de los conductos biliares intrahepáticos y corresponde al *Tipo V* en la clasificación de quistes de los conductos biliares de Todani.

Se han propuesto varias teorías para explicar la patogénesis de esta entidad, incluyendo oclusión neonatal de la arteria hepática con isquemia del conducto biliar subsecuente y dilatación quística, crecimiento anormal del epitelio biliar y de los tejidos conectivos de soporte y falta de la involución normal de las placas ductales circulares que rodean a las vías portales.

Los síntomas clínicos son episodios recurrentes de dolor en el cuadrante superior derecho del abdomen, fiebre y, algunas veces, icteria. Las complicaciones comunes incluyen colelitiasis, coledocolitiasis, cálculos intrahepáticos, abscesos intrahepáticos y colangiocarcinoma.

Hay dos formas de esta enfermedad: el quiste simple o la forma pura descrita en 1958 por Jaques Caroli, que se caracteriza por dilatación quística de las vías biliares intrahepáticas, frecuentemente acompañada por formación de cálculos, colangitis y abscesos hepáticos. Esta condición está generalmente asociada con enfermedad quística del riñón, tal como el riñón medular en esponja, enfermedad renal poliquística infantil y nefronoptisis y la ausencia de hipertensión portal y cirrosis. Esta forma es la menos común. La forma más común de enfermedad de Caroli está asociada con fibrosis hepática congénita.

Imagenología

El US y la TC demuestran dentro del hígado la dilatación quística biliar como áreas de forma redonda u ovoide, anecoicas y de baja atenuación (37). En US y TC se pueden ver protrusiones bulbares intraluminares, formaciones de puentes a través de la luz dilatada y ramas portales parcial o completamente rodeadas por los conductos biliares (Fig. 20) (38,39). En la TC, un pequeño punto de reforzamiento vascular que corresponde a ramas portales intraluminales vistas en US ha sido descrita como el hallazgo específico de enfermedad de Caroli y se ha denominado como "signo del punto" central (Fig. 21) (38,40). Los cálculos o detritus se pueden presentar en la porción dependiente de estos quistes.

La apariencia colangiográfica de la dilatación quística de los conductos biliares es característica y es el mejor método para demostrar la comunicación entre las saculaciones y los conductos biliares, lo cual es importante para distinguir la enfermedad de Caroli de la enfermedad poliquística hepática (Fig. 22). El conducto biliar extrahepático es habitualmente normal pero puede estar dilatado debido a un cálculo distal.

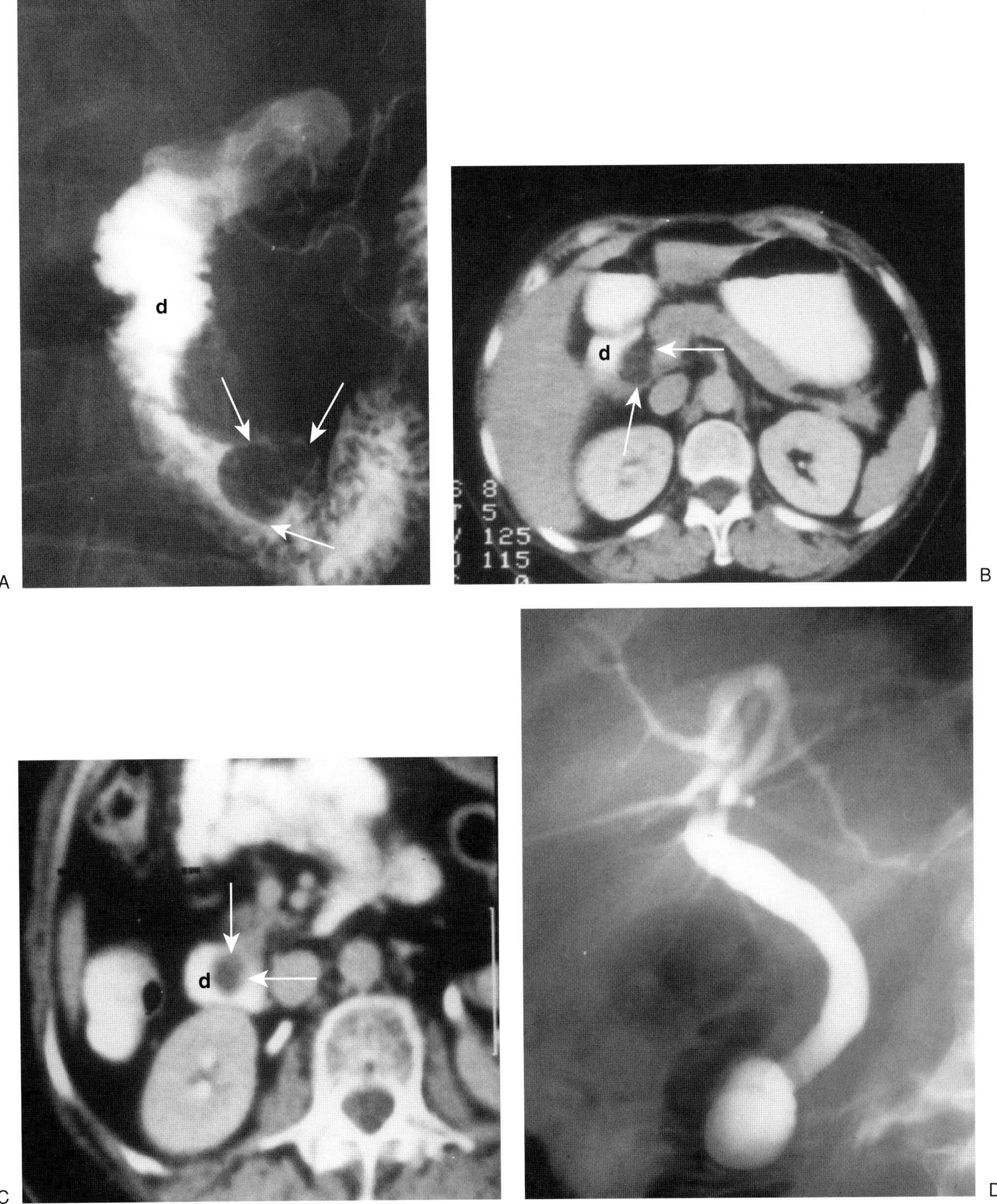

FIG. 19. Coledococele. **A:** Serie gastroduodenal demuestra un defecto liso de llenado en la segunda porción del duodeno (*flechas*). **B** y **C:** TC del mismo paciente con imágenes a nivel de la segunda porción del duodeno y región ampular, que muestran una masa líquida lisa protruyendo hacia el duodeno en la región de la papila mayor (*flechas*). (*d, duodeno*) **D:** Colangiograma percutáneo transhepático demuestra el coledococele opacificado protruyendo hacia la luz del duodeno.

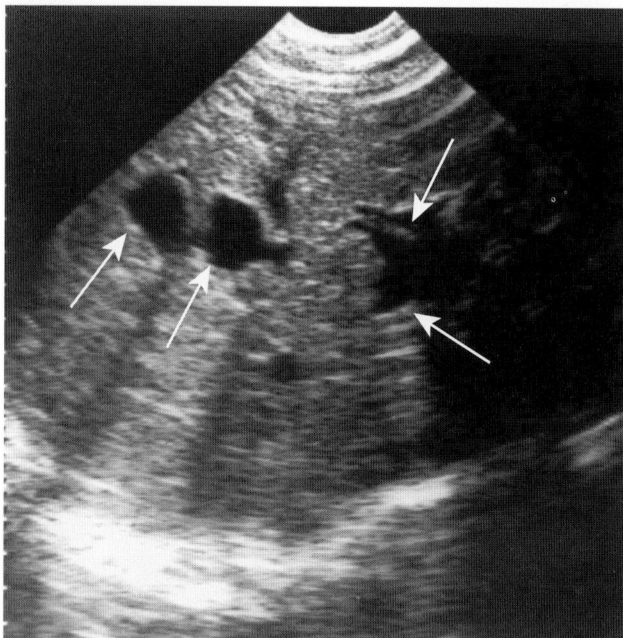

FIG. 20. Enfermedad de Caroli. Sonograma transverso del hígado demuestra dilataciones saculares de las vías biliares intrahepáticas (*flechas*). Se ve una protrusión bulbar intraluminal de la pared en una de las dilataciones quísticas correspondiente a las ramas vasculares (*flechas anteriores*).

La centelleografía biliar puede también sugerir enfermedad de Caroli y recientemente la colangiopancreatografía por resonancia magnética se ha descrito como la técnica de imagen preferida para demostrar la dilatación quística de los

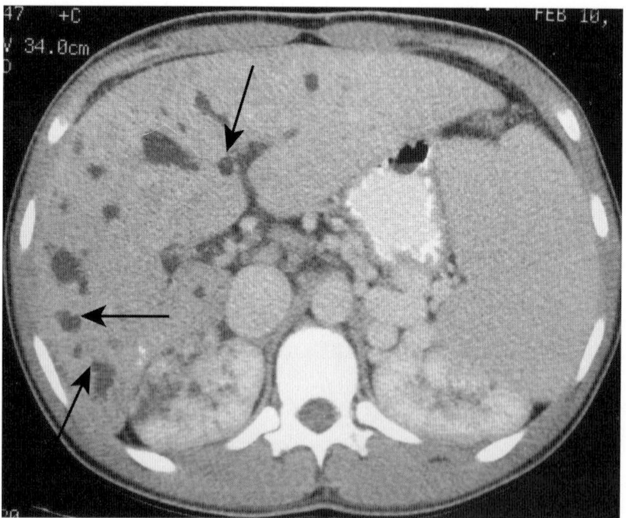

FIG. 21. Enfermedad de Caroli. TC del hígado demuestra múltiples dilataciones saculares y fusiformes intrahepáticas. En algunos quistes, se ve un pequeño punto de reforzamiento central que corresponde al paquete fibrovascular que contiene una rama de la vena porta y ramas acompañantes de la arteria hepática (*flechas*). Nótese que éste es el tipo asociado con enfermedad quística del riñón. En este caso, riñón medular en esponja.

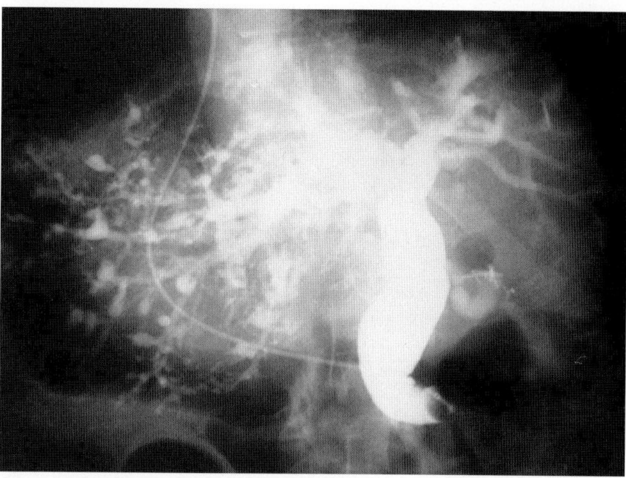

FIG. 22. Enfermedad de Caroli. Colangiograma percutáneo transhepático que demuestra las saculaciones características y comunicación de las vías biliares intrahepáticas. El conducto biliar extrahepático estaba dilatado debido a un cálculo distal.

conductos biliares y comunicación con la vía biliar comparable a la CPRE y la colangiografía percutánea transhepática, sin los riesgos que tienen estas técnicas (41).

La enfermedad de Caroli asociada con fibrosis congénita hepática muestra hallazgos de cirrosis e hipertensión portal en TC y en US. Las dilataciones saculares son más pequeñas que en la forma pura como una reflexión de la fibrosis adyacente. El diagnóstico diferencial de la enfermedad de Caroli incluye enfermedad calculosa intrahepática biliar avanzada, colangiohepatitis oriental, quistes del colédoco, abscesos hepáticos comunicantes y colangitis esclerosante primaria.

NEOPLASIAS BILIARES

Colangiocarcinoma

El colangiocarcinoma es un cáncer primario relativamente raro del epitelio ductal biliar. Representa 0.5 a 1% de todos los cánceres o aproximadamente 4500 nuevos casos al año en los EUA. (42). Esta neoplasia es altamente letal con una supervivencia a cinco años de 1% y una supervivencia de 20% a los 5 años, en pacientes que tienen resección curativa. La máxima incidencia ocurre en la séptima década con un promedio de 65 años. La proporción de hombre a mujer es de 2.4 a 1 (43).

Existe una asociacion conoceda de estos tumores con CEP, colitis ulcerativa, quistes del colédoco e infestaciones por parácitos, prinicalmente por.

Clonorquis sinensis y más raramente ascariasis. Otros factores etiológicos sugeridos incluyen la exposición a material de contraste tales como el óxido de torio o Thoroast y otras enfermedades tales como la enfermedad de Caroli, cirrosis y papilomas biliares.

Morfológicamente, estos tumores pueden dividirse en tres tipos: esclerosante o infiltrativo, nodular y papilar o polipoide. El tumor papilar o polipoide es el tumor con mayor supervivencia a 5 años. Los tumores polipoides crecen hacia la luz del conducto biliar y pueden presentar múltiples sitios tumorales. El tipo infiltrativo o esclerosante produce engrosamiento difuso de la pared ductal y disminuye la luz del conducto, la cual es irregular. El tipo nodular forma una masa pequeña bien localizada que afecta a una porción del conducto biliar con formación de estenosis.

Aproximadamente 30% de los colangiocarcinomas son de localización intrahepática. Los tumores primarios de vías biliares extrahepáticas se presentan en la bifurcación en 26% y son los llamados tumores de Klastkin; 7% se presentan en el conducto hepático común, 30% en la porción distal del colédoco y sólo 7% en el conducto cístico (43).

La presentación clínica más frecuente de colangiocarcinoma es ictericia sin dolor, prurito y dolor abdominal inespecífico. La colangitis es poco habitual como presentación inicial. Las pruebas de funcionamiento hepático reflejan el proceso obstructivo. Los tumores de tipo periférico pueden ser clínicamente silenciosos y pueden presentarse con elevación de la fosfatasa alcalina y sin elevación de la bilibirrubina sérica o ictericia.

Imagenología

El papel de la imagen en pacientes con colangiocarcinoma es establecer el diagnóstico, determinar la presencia de la extensión tumoral, especialmente a lo largo del conducto biliar intrahepático, y determinar el mejor abordaje de drenaje paliativo en casos de tumores no resecables.

El US y la TC son métodos certeros de imagen para la diferenciación de la enfermedad biliar obstructiva de la no obstructiva y el US es habitualmente el primer método de imagen solicitado en pacientes que se presentan con ictericia. Aunque informes previos han indicado una menor certeza del US para demostrar la enfermedad biliar y para valorar enfermedad adicional y determinar resecabilidad, otros reportes recientes indican que el US puede ser más certero de lo que inicialmente se pensaba.

La TC es la técnica más frecuentemente utilizada para valorar la extensión de la enfermedad y para determinar la resecabilidad. La colangiografía con resonancia magnética generalmente permite un análisis detallado de la morfología del conducto biliar en una forma no invasiva. La colangiografía, ya sea percutánea o endoscópica, continúa siendo uno de los métodos de mayor utilidad como prueba diagnóstica preoperatoria definitiva en la valoración de pacientes con tumores de conductos biliares, particularmente para determinar la extensión intraductal. Además, ambos procedimientos colangiográficos permiten la colocación de drenajes biliares como procedimientos de tipo paliativo.

Colangiocarcinoma periférico o intrahepático

El colangiocarcinoma periférico es un adenocarcinoma primario del hígado que se desarrolla a partir del epitelio que recubre la pared de los conductos biliares intrahepáticos pequeños. Esta neoplasia es la segunda neoplasia primaria más común del hígado después del carcinoma hepatocelular y aunque se considera que se presenta con una frecuencia 10 veces menor que el hepatoma, ésta es la neoplasia hepática más común de origen biliar, seguida en frecuencia sólo por el cistoadenocarcinoma biliar, que es un tumor raro. Este tumor se presenta como una masa puramente intrahepática que requiere ser diferenciada de otras masas intrahepáticas más comunes en el adulto tales como las lesiones metastásicas y el carcinoma hepatocelular. Los colangiocarcinomas intrahepáticos tienen apariencia inespecífica en la imagen. Por US, típicamente se observan como lesiones un poco hiperecoicas comparadas con el hígado adyacente en más de la mitad de los casos, aunque también se puede observar un amplio rango de ecogenicidad similar a lo que ocurre en otras masas (44).

Los datos de TC en el colangiocarcinoma periférico incluyen una masa grande, irregular, de baja atenuación, con amplia variación en su homogeneidad, mínimo reforzamiento con el material de contraste en la periferia y con dilatación de conductos biliares intrahepáticos focales alrededor del tumor (Fig. 23). Otros hallazgos complementarios en TC incluyen áreas de alta atenuación dentro de la masa en rastreos precontraste, calcificación, invasión de las venas porta o hepáticas en un pequeño número de pacientes y en muchos, linfadenopatía (43,45–47).

Recientemente, la TC helicoidal bifásica se ha utilizado para caracterizar estas lesiones. Los hallazgos típicos de colangiocarcinoma periférico incluyen reforzamiento vascular periférico a manera de un anillo delgado e incompleto y atenuación intramural baja con áreas amorfas de atenuación un poco aumentadas durante ambas fases, la arterial hepática y la fase venosa portal o de redistribución (48). Esto contrasta con el carcinoma hepatocelular, el cual más comúnmente demuestra alta atenuación durante la fase arterial e isoatenuación o baja atenuación durante la fase venosa portal. Otros hallazgos adicionales pero menos frecuentes, incluyen estructuras lineales a manera de septos intramurales, retracción capsular, dilatación de la porción periférica de los conductos biliares intrahepáticos y estenosis u obstrucción de la vena porta, debido a invasión o a compresión extrínseca. Este hallazgo también está asociado con áreas de hiperatenuación transitoria debido al aumento del flujo arterial hepático en compensación por la disminución del flujo venoso portal.

Los colangiocarcinomas pueden demostrar típicamente reforzamiento de contraste tardío en TC y se ha sugerido que las características de reforzamiento tardío del colangiocarcinoma pueden ser debidas a la retención del contraste dentro del estroma fibroso inherente a estos tumores (ver Fig. 27). El reforzamiento tardío es común con el colangiocarcinoma intrahepático y ocurre en 74% de los pacientes y puede ser la clave al diagnóstico o delimitar la extensión tumoral (49). El patrón de reforzamiento tiende a correlacionarse con la distribución de la fibrosis y es más probable que ocurra en

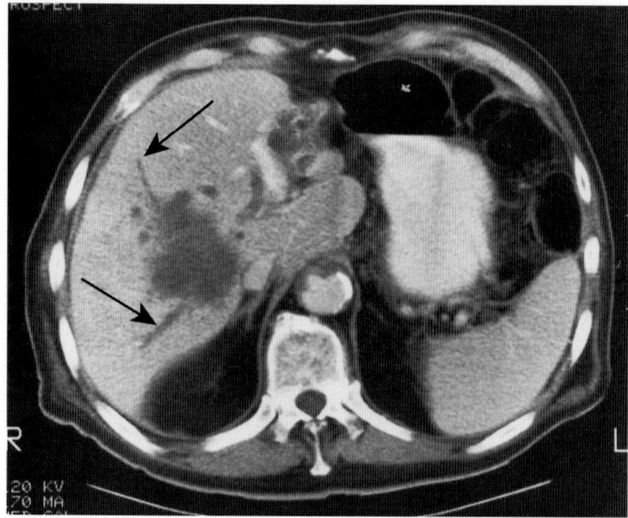

FIG. 23. Colangiocarcinoma intrahepático. TC del hígado demuestra una masa de tejidos blandos de baja atenuación irregular entre el segmento anterior y posterior del lóbulo derecho del hígado. Se ve dilatación biliar focal hacia la periferia del tumor (*flechas*). Este tumor puede ser difícil de diferenciar de enfermedad metastásica o de carcinoma hepatocelular.

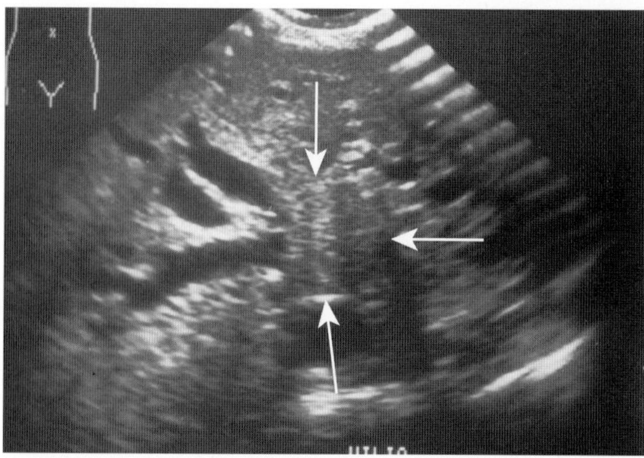

FIG. 24. Tumor de Klatskin. Sonograma transverso en la región de la *porta hepatis* demuestra una masa de tejidos blandos isoecoica e irregular (*flechas*) y la no unión de los conductos biliares intrahepáticos.

tumores bien diferenciados. El tiempo ideal para obtener las imágenes tardías con el efecto de reforzamiento de contraste no se ha establecido, sin embargo se recomienda que se obtengan imágenes aproximadamente 10 minutos después de la inyección.

Colangiocarcinomas extrahepáticos

El colangiocarcinoma extrahepático afecta más a menudo la región hiliar y la porción distal del conducto hepático derecho e izquierdo y es conocido como tumor de Klastkin. Los informes iniciales indican que el tumor de Klastkin puede ser diagnosticado en el escenario de dilatación de vías biliares intrahepáticas con falta de unión de los conductos dilatados derecho e izquierdo y con calibre normal del conducto colédoco; rara vez puede observarse el tumor en forma directa (50). Informes previos indican que menos de 10% de los tumores infiltrantes y 21 a 40% de los tumores se observan por US (42,51). Se reporta también que la US puede revelar en forma confiable los tumores de Klastkin en 78 a 96% de los pacientes y estos tumores son habitualmente isoecoicos y pequeños (Fig. 24) (52,53). Las lesiones isoecoicas son a menudo identificables por la distorsión que producen en la arquitectural ductal. La extensión de la afección del conducto biliar puede ser determinada sonográficamente por la localización del tumor y la distribución de la obstrucción del conducto biliar (54).

Los tumores de Klastkin tienen morfología variable, la cual ha sido categorizada como nodular, infiltrativa y polipoide. El engrosamiento mural nodular fue el hallazgo

más frecuente en una serie. Estas lesiones se ven como masas lisas generalmente bien definidas, con engrosamiento asociado de la pared. Los tumores pueden tener un borde tumoral delimitado por la luz residual visible como una línea ecogénica central similar a la apariencia colangiográfica. Las lesiones infiltrativas, que son la segunda causa más común, infiltran localmente los tejidos periductales y originan irregularidad en el calibre del conducto (Fig. 25). Los tumores polipoides se reconocen por el crecimiento intraluminal (Fig. 26) (52,54). En algunos pacientes, el único hallazgo sonográfico puede ser la dilatación de conductos biliares intrahepáticos.

El US puede proporcionar información importante para determinar la resección del tumor, incluyendo el sitio tumoral, invasión del parénquima hepático y vasos circundantes, en particular de la vena porta y presencia de metástasis.

Tomografía computada

En informes previos utilizando tomógrafos convencionales, la TC muestra una certeza baja en la detección de estos tumores. Sólo 22% de los tumores infiltrantes fueron observados directamente con TC. Con el uso de los nuevos tomógrafos helicoidales de cortes delgados, los tumores infiltrantes de los conductos biliares se observan como zonas de engrosamiento focal de la pared y con obliteración de la luz. La longitud del segmento afectado es mayor de 5 mm. Los tumores generalmente muestran reforzamiento durante la administración intravenosa de contraste. El máximo reforzamiento aparece durante la fase arterial y la hiperatenuación durante la fase tardía (Fig. 27). El nivel de obstrucción biliar puede ser determinado en forma certera por la TC espiral aunque el nivel puede ser subestimado por la diseminación superficial del tumor (Fig. 28). La extensión intraductal del tumor es difícil de demostrar a causa de la

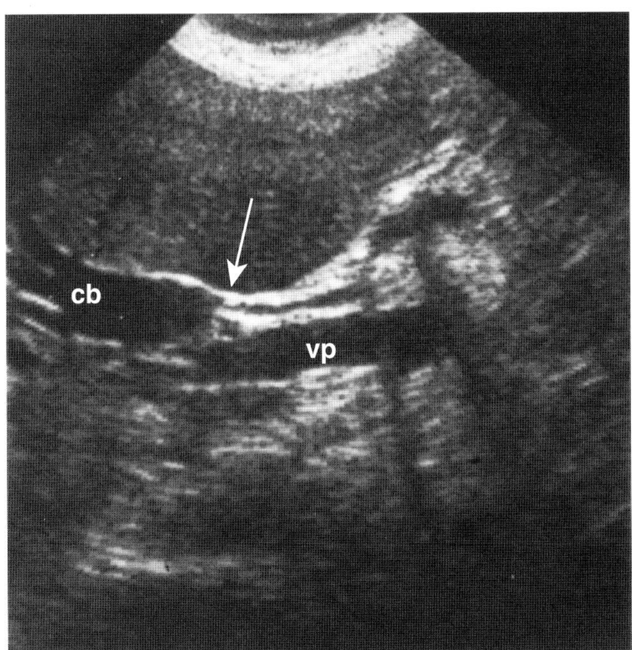

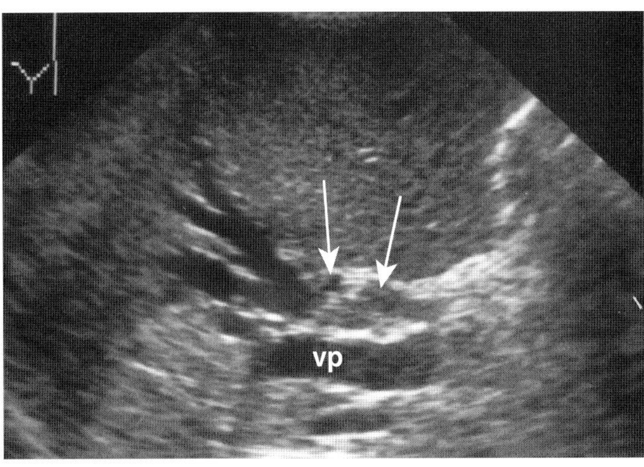

FIG. 26. Colangiocarcinoma polipoide. Sonograma longitudinal de la *porta hepatis* demuestra una masa polipoidéa intraluminal (*flechas*) y dilatación de los conductos biliares intrahepáticos proximales. (*vp, vena porta*)

FIG. 25. Tumor de Klatskin. Sonograma longitudinal de la *porta hepatis* demuestra un colangiocarcinoma infiltrante manifestado por angostamiento abrupto y estenosis (*flecha*) con dilatación proximal de la vía biliar. (*cb, conducto biliar; vp, vena porta*)

dificultad en identificar la confluencia secundaria y para diferenciar el reforzamiento de la mucosa debido a infiltración tumoral del reforzamiento producido por inflamación.

La TC es la modalidad primaria de imagen para valorar extensión tumoral y para etapificación (55). La diseminación del colangiocarcinoma incluye los ganglios linfáticos regionales en el ligamento hepatoduodenal y el espacio portocaval, hígado y metástasis hepáticas, enfermedad mesentérica y en el omento. El papel del US para etapificar la extensión de la enfermedad es menor, aunque puede ser usado

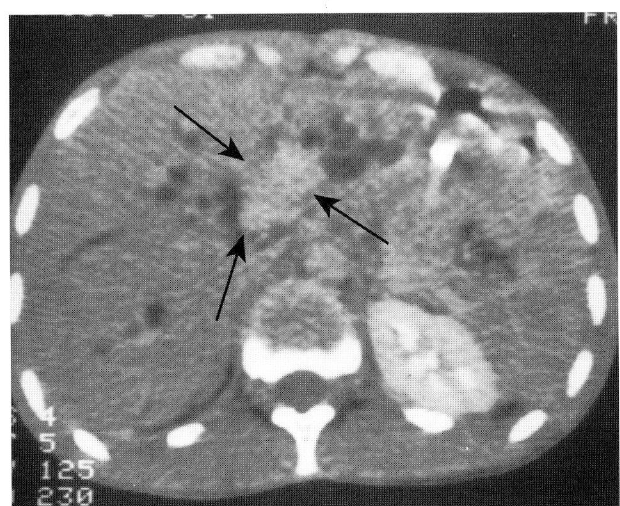

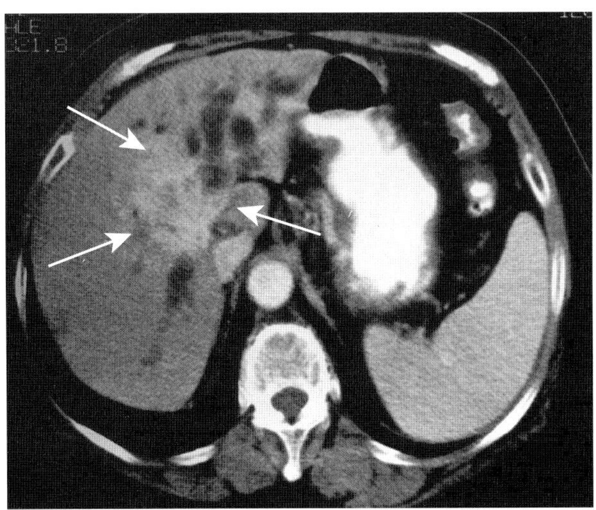

FIG. 27. Tumor de Klatskin. **A:** TC contrastada a nivel de la *porta hepatis* demuestra reforzamiento tumoral extendiéndose hasta el conducto hepático izquierdo (*flechas*). Hay efecto de masa en la bifurcación biliar con dilatación biliar intrahepática acentuada; nótese algo de atrofia del lóbulo izquierdo del hígado. **B:** Tomograma contrastado en un paciente diferente muestra reforzamiento tumoral irregular en la *porta hepatis* (*flechas*) con dilatación biliar intrahepática acentuada. El reforzamiento de contraste tardío es característico en estos tumores debido a la fibrosis intratumoral.

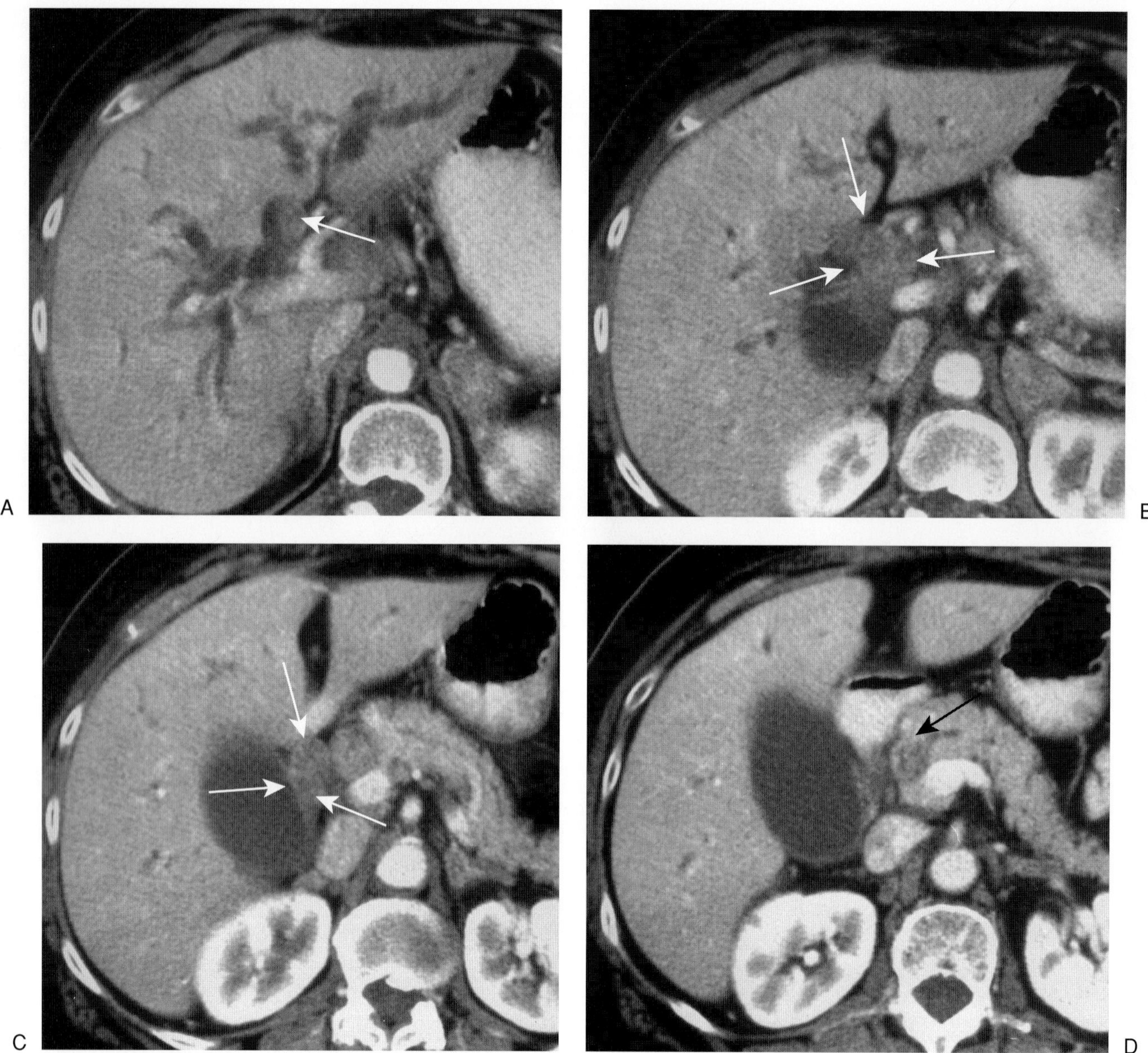

FIG. 28. Colangiocarcinoma polipoide. **A:** TC a nivel de la bifurcación biliar muestra dilatación intrahepática biliar acentuada y la porción más superior de un tumor polipoide intraluminal (*flecha*). **B:** TC a nivel del cuello vesicular muestra una masa de tejidos blandos polipoide irregular (*flechas*), que causa la obstrucción biliar a nivel del conducto hepático común. **C:** TC en un nivel más bajo muestra la extensión de una masa de tejidos blandos polipoídea intraluminal dentro del conducto colédoco claramente. **D:** TC a nivel de la cabeza del páncreas muestra la porción más inferior de esta gran tumoración intraductal polipoídea (*flecha*).

para valorar la extensión de la infiltración tumoral y la afección vascular (56).

Colangiografía

La colangiografía es el mejor procedimiento de imagen para delimitar la extensión de la afección intraductal (Fig. 29), pero la TC y el US son mejores para determinar la extensión extraductal del tumor y la enfermedad metastásica. Por lo general, la colangiografía demuestra un angostamiento abrupto con obstrucción completa o parcial de alto grado del conducto (Fig. 30). El angostamiento intrahepático segmentario y la dilatación son hallazgos vistos comúnmente en el colangiocarcinoma, pero también en la colangitis esclerosante, y el diagnóstico diferencial puede ser difícil. El colangiocarcinoma distal muestra angostamiento circunferencial o terminación abrupta del conducto. Las estenosis distales no pueden ser diferenciadas del carcinoma del páncreas.

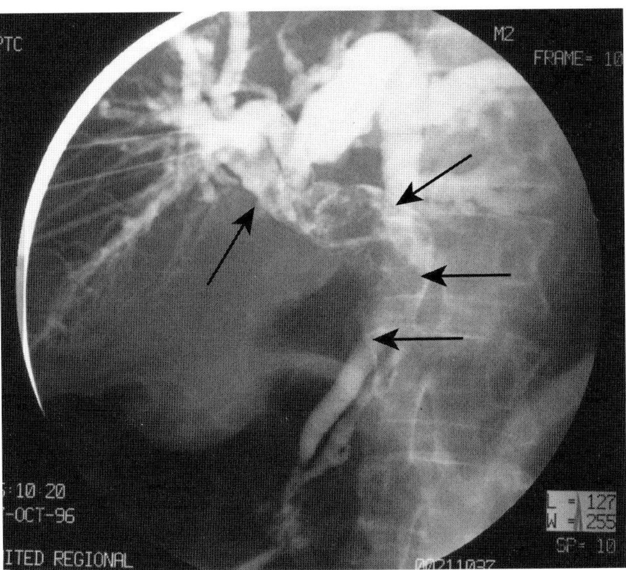

FIG. 29. Colangiocarcinoma polipoideo. El colangiograma percutáneo transhepático del mismo paciente de la Fig. 28, demuestra en mejor forma la diseminación intraductal de este tumor que se extiende desde la bifurcación biliar hasta el colédoco (*flechas*). El conducto biliar extrahepático está distendido debido a la masa intraluminal y hay acentuada dilatación biliar intrahepática.

Resonancia magnética (RM)

La RM proporciona información inespecífica en el colangiocarcinoma; las lesiones aparecen hipointensas en comparación con el parénquima hepático en imágenes T1 e hiperintensas en secuencias T2. La retención tardía del contraste se ve con RM en forma similar a la de la TC tardía (57). La colangiografía por RM puede mostrar los conductos dilatados proximales y los márgenes proximales del tumor, pero es menos sensible para delimitar el margen distal del tumor y el conducto distal normal (Fig. 31). La RM tiene la ventaja de producir imágenes de los conductos proximales dilatados por la obstrucción, así como de los conductos de calibre normal distales en comparación con la CPRE. La CPRE sólo muestra la vía biliar distal al sitio de la obstrucción; el colangiograma percutáneo, por otro lado, generalmente no opacifica el conducto biliar distal en forma óptima y mapéa en forma incompleta los conductos biliares proximales a la lesión (58,59).

Neoplasias biliares quísticas

Estas neoplasias son tumores raros de origen biliar y constituyen menos de 5% de todos los quistes intrahepáticos de origen ductal biliar. Ocurren principalmente en mujeres de edad media y son lesiones de crecimiento lento. Los tumores son habitualmente grandes, intrahepáticos, únicos y están bien encapsulados y frecuentemente multiloculados. Estas lesiones tienen apariencia y morfología similares a su contraparte en el páncreas y el ovario.

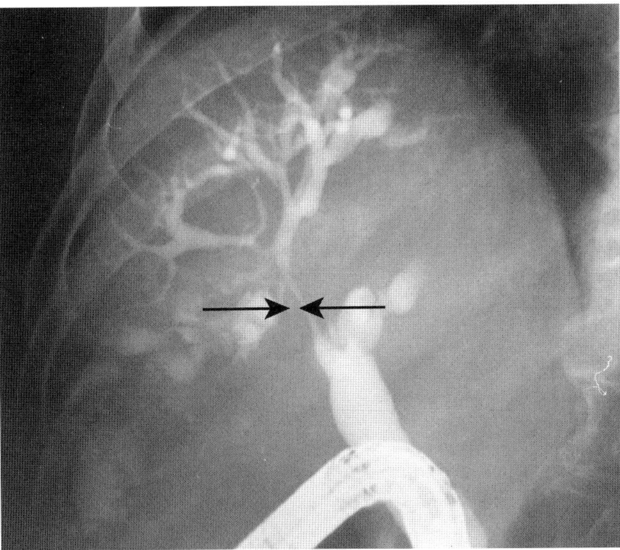

FIG. 30. Tumor de Klatskin. Colangiograma percutáneo transhepático demuestra un carcinoma infiltrante a lo largo del conducto hepático común con estenosis importante de la luz ductal (*flechas*).

Los tumores benignos tienen propensión a la degeneración maligna. El cistoadenoma biliar y el cistoadenocarcinoma, muestran un espectro de apariencias morfológicas macroscópicas que corresponde a los hallazgos de imagen en US o TC (60). El examen de US revela masas quísticas ovoides con múltiples tabicaciones y frecuentemente excrecencias papilares y/o niveles líquido/líquido.

La TC demuestra un contenido de atenuación cercano al agua con nodularidad de tejidos blandos periféricos y trabeculaciones. Se puede observar reforzamiento con el material de contraste a lo largo de los tabiques internos y de la

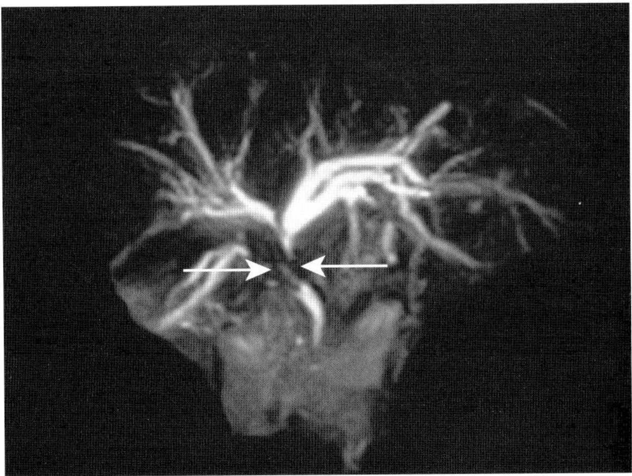

FIG. 31. Tumor de Klatskin. Colangiograma por RM, secuencia T2. Reconstrucción coronal de proyección de máxima intensidad (MIP). Muestra estenosis de la *porta hepatis* (*flechas*). Los conductos biliares intrahepáticos están dilatados y el conducto colédoco es de calibre normal.

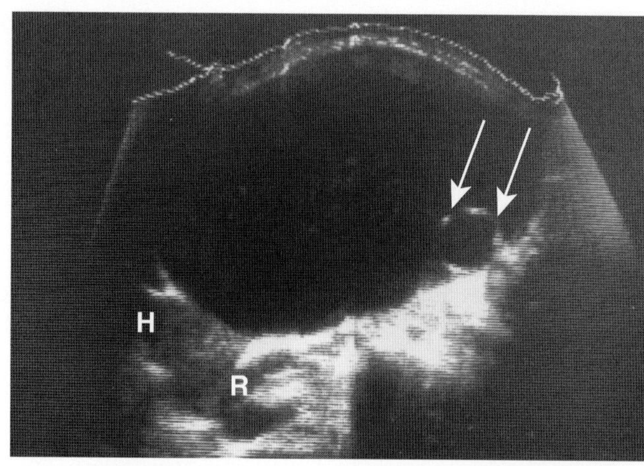
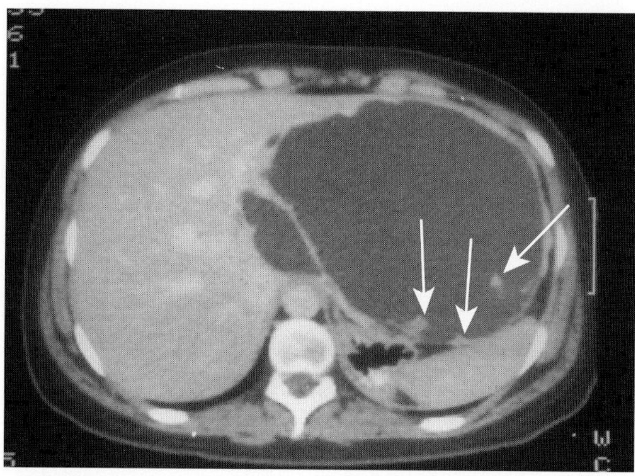

FIG. 32. Cistadenoma biliar **A:** Sonograma transverso demuestra una masa quística grande de forma ovoide que ocupa la mayor parte del lóbulo izquierdo del hígado. Se observa una tabicación redondeada delgada posterior (*flechas*). Hay reforzamiento posterior significativo debido al contenido líquido de la masa. (*R, riñón derecho; H, hígado*) **B:** TC del mismo paciente demuestra en mejor forma el tamaño y extensión del tumor hepático. Se nota medialmente un tabique delgado y algo de nodularidad mural posterior (*flechas*).

pared. La TC y el US son por lo tanto técnicas complementarias (Fig. 32). La TC es superior para demostrar el tamaño y la extensión del tumor, en tanto que el US es mejor para demostrar la morfología interna. La diferenciación entre el cistoadenoma y su contraparte maligna, el cistoadenocarcinoma, puede ser difícil. Ambos pueden presentar morfología interna compleja, pero mientras más compleja más probable es que la lesión sea maligna (Fig. 33). Tanto el cistoadenoma como el carcinoma pueden tener calcificaciones (61). El diagnóstico diferencial incluye quistes hepáticos complicados, abscesos, hematoma, quistes hidatídicos, metástasis quísticas y el sarcoma embrionario indiferenciado.

REFERENCES

1. Laing FC, Jeffrey RB. Choledocholithiasis and cystic duct obstruction: difficult ultrasonographic diagnosis. *Radiology* 1983;146:475–479.
2. Laing FC, Jeffrey RB, Wing VW. Improved visualization of choledocholithiasis by sonography. *AJR* 1984;143:949–952.
3. Baron RL, Stanley RJ, Lee JKT et al. A prospective comparison of the evaluation of biliary obstruction using computed tomography and ultrasonography. *Radiology* 1982;145:91–98.
4. Jeffrey RB, Federle MP, Laing FC et al. Computed tomography of choledocholithiasis. *AJR* 1983;140:1179.
5. Chan F, Man S, Leong LLY et al. Evaluation of recurrent pyogenic cholangitis with CT: analysis of 50 patients. *Radiology* 1989;170:165–169.
6. Lim JH. Oriental cholangiohepatitis: pathologic, clinical, and radiologic features. *AJR* 1991;157:1–8.

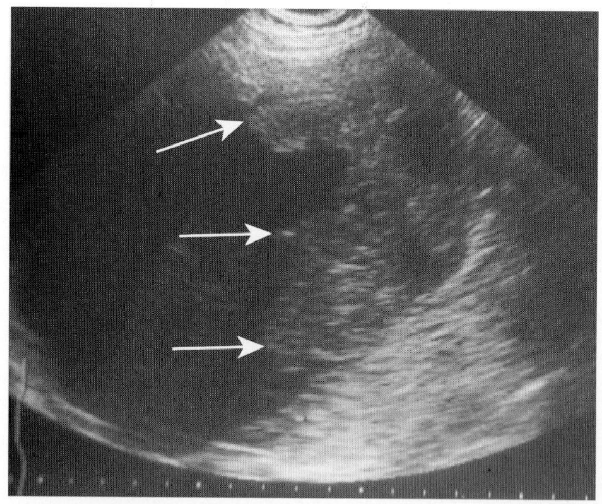
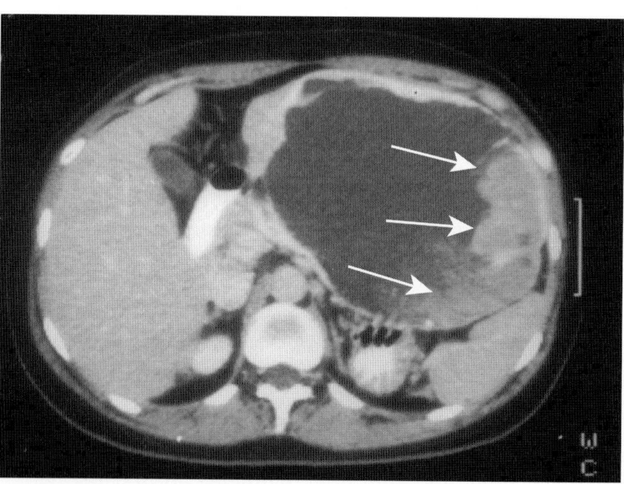

FIG. 33. Cistadenocarcinoma biliar. **A:** Sonograma transverso del lóbulo izquierdo del hígado demuestra una gran masa quística compleja con extensas excrecencias papilares lobuladas (*flechas*). La arquitectura interna es más compleja que la contraparte benigna. **B:** TC del mismo paciente demuestra una masa quística compleja con reforzamiento vascular de proyecciones papilares intraluminales (*flechas*) y también reforzamiento de la pared engrosada. Nótese el gran tamaño de este tumor y la similitud morfológica con neoplasias quísticas de otros órganos tales como ovario y páncreas.

7. Lim JH, Ko YT, Lee DH et al. Oriental cholangiohepatitis: sonographic findings in 48 cases. *AJR* 1991;155:511–514.

8. MacCarty RL, LaRusso NF, May GR et al. Cholangiocarcinoma complicating primary sclerosing cholangitis: cholangiographic appearances. *Radiology* 1985;156:43–46

9. MacCarty RL, LaRusso NF, Weisner RH et al. Primary sclerosing cholangitis: findings on cholangiography and pancreatography. *Radiology* 1983;149:39–44

10. Rohrmann CA, Ansel JH, Freeny PC et al, Cholangiographic abnormalities in patients with inflammatory bowel disease. *Radiology* 1978;127:635–641.

11. Rahn NH, Koehler RE, Weyman PF et al. CT appearance of sclerosing cholangitis. *AJR* 1983;141:549–552.

12. Ament AE, Hagga JR, Wiedenmann SD et al. Primary sclerosing cholangitis: CT findings. *J Computr Assist Tomogr* 1983;7:795–800.

13. Teixidor HS, Godwin TA, Ramírez EA. Cryptosporidiosis of the biliary tract in AIDS. *Radiology* 1991;180:51–56.

14. Romano AJ, vanSonnenberg E, Casola G et al. Gallbladder and bile duct abnormalities in AIDS. Sonographic findings in eight patients. *AJR* 1988;130:123–127.

15. Dolmatch BL, Laing FC, Federle MP et al. AIDS-related cholangitis: radiographic findings in nine patients. *Radiology* 1987;163:313–316.

16. Defalque D, Menu Y, Girard P, Coulaud J. Sonographic diagnosis of cholangitis in AIDS patients. *Gastrointest Radiology* 1989;14:143–147.

17. Teixidor HS, Godwin TA, Ramírez EA. Cryptosporidiosis of the biliary tract in AIDS. *Radiology* 1991;180:51–56.

18. Teixidor HS, Honig CL, Norsoph E et al. Cytomegalovirus infection of the alimentary canal: radiologic findings with pathologic correlation. *Radiology* 163:317–323.

19. Hatfield PM, Wise RE. Anatomic variations in the gallbladder and bile ducts. *Semin Roentgenol* 1976;11:157–169.

20. Champetier J, Letoublon C, Alnaasan A et al. The cystohepatic ducts: surgical implications. *Surg Radiol Anat* 1991;13:203–211.

21. Foster JH, Wayson EE. Surgical significance of aberrant bile ducts. *Am J Surg* 1962;104:14–19.

22. Todani T, Watanabe Y, Narusue M et al. Congenital bile duct cysts: classification, operative procedures and review of thirty-seven cases including cancer arising from choledochal cyst. *Am J Surg* 1977;134:263–264.

23. Alonso-Lej F, Rever WB, Pessagno DJ. Congenital choledochal cyst with a report of two and an analysis of 94 cases. *Int Abst Surg* 1959;108:1–29.

24. Babbit DP. Congenital choledochal cysts: a new etiological concept on the anomalous relationship of the common bile duct and pancreatic bulb. *Ann Radiol* 1969;12:231–240.

25. Cheney M, Rustad DG, Lilly JR. Choledochal cyst. *World J Surg* 1985;9:244–249.

26. Lipsett PA, Pitt HA, Colombani PM et al. Choledochal cyst disease: a changing pattern of presentation. *Ann Surg* 1994;220:644–652.

27. Crittenden SL, McKinley MJ. Choledochal cysts: clinical features and classification. *Am J Gastroenterol* 1985;80:643–647.

28. Komi N, Takehara H, Kuniitomo K. Choledochal cyst: anomalous arrangement of the pancreatobiliary ductal system and biliary malignancy. *J Gastroenterol Hepatol* 1989;4:63–74.

29. Yoshida H, Itai Y, Mianami M et al. Biliary malignancies occurring in choledochal cysts. *Radiology* 1989;173:389–392.

30. Filly RA, Carlsen EN. Choledochal cyst: report of a case with specific ultrasonographic findings. *J Clin Ultrasound* 1979;4:7–10.

31. Akhan F, Demirkazik KM, Ozmen M. Choledochal cysts: ultrasonographic findings and correlation with other imaging modalities. *Abdom Imaging* 1994;19:243–247.

32. Torris JM, Haller JO, Velcek FT. Choledochal cyst and biliary atresia in the neonate. Imaging findings in five cases. *AJR* 1990;155:1273–1276.

33. Sarader SJ, Benenati JF, Venbrux AC et al. Choledochal cysts: classification and cholangiographic appearance. *AJR* 1991;156:327–331.

34. Kim OH, Chung HG, Choi OG. Imaging of the choledochal cyst. *RadioGraphics* 1995;15:69–88.

35. Scholz FJ, Carrera GF, Larsen CR. The choledochocele: correlation of radiological clinical and pathological findings. *Radiology* 1976;118:25–28.

36. Rizzo RJ, Szucs RA, Turner MA. Congenital abnormalities of the pancreas and biliary tree in adults. *RadioGraphics* 1995;15:49–68.

37. Miller WJ, Sechtin AG, Campbell WL et al. Imaging findings in Caroli's disease. *AJR* 1995;165:333–337.

38. Sood GH, Mahapatra JR, Khurana A et al. Caroli disease: computed tomographic diagnosis. *Gastrointest Radiol* 1991;16:243–244.

39. Marchal GJ, Desmet VJ, Proesmanas WC. Caroli's disease: high frequency US and pathological findings. *Radiology* 1986;158:507–511.

40. Choi BI, Yeon MK, Sim SH et al. Caroli Disease. Central dot sign in CT. *Radiology* 1990;174:161–163.

41. Pavone P, Laghi A, Materia A et al. Caroli's disease: evaluation of MR cholangiopancreatography (MRCP). *Abdom Imaging* 1996;21:117–119.

42. Nesbit GM, Johnson CD, James EM. Cholangiocarcinoma: diagnosis and evaluation of resectability by CT and sonography as procedures complementary to cholangiography. *AJR* 1988;151:933–938.

43. Thorsen MK, Quiroz FA, Lawson TL. Primary biliary carcinoma. CT evaluation. *Radiology* 1984;152:4799–4883.

44. Wilbulpolprasert B, Dhiensirii T. Peripheral cholangiocarcinoma: sonographic evaluation. *J Clin Ultrasound* 1992;20:303–314.

45. Ros PR, Buck JL, Goodman ZD et al. Intrahepatic cholangiocarcinoma: radiographic–pathologic correlation. *Radiology* 1988;167:689–693.

46. Itai Y, Araki T, Furvis et al. Computed tomography of primary intrahepatic biliary malignancy. *Radiology* 1983;147:485–490.

47. Choi BI, Parle JH, Kim YL et al. Peripheral cholangiocarcinoma and clonorchiasis: CT findings. *Radiology* 1988;169:149–153.

48. Kim TK, Choi BI, Han JK et al. Peripheral cholangiocarcinoma of the liver: two phase spiral CT findings. *Radiology* 1997;204:539–543.

49. Lacomis JM, Baron RL, Oliver JH et al. Cholangiocarcinoma: delayed CT contrast enhancement patterns. *Radiology* 1997;203:98–104.

50. Machan L, Miller NL, Cooperberg PL. Sonographic diagnosis of Klatskin tumors. *AJR* 1986;147:509–512.

51. Choi BI, Lee JH, Han MC et al. Hilar cholangiocarcinoma: comparative study with sonography and CT. *Radiology* 1989;172:689–692.

52. Robledo R, Muro A, Prieto MA. Extrahepatic bile duct carcinoma: US characteristics and accuracy in demonstration of tumors. *Radiology* 1996;198:869–873.

53. Garber SJ, Donald JJ, Lees WR. Cholangiocarcinoma: ultrasound features and correlation of tumor position with survival. *Abdom Imaging* 1993;18:66–69.

54. Hann LE, Greatrex KV, Bach AM et al. Cholangiocarcinoma at the hepatic hilus: sonographic findings. *AJR* 1997;168:985–989.

55. Engels JT, Balfe DM, Lee JKT. Biliary carcinoma: CT evaluation of extrahepatic spread. *Radiology* 1989;172:35–40.

56. Looser C, Stain SC, Baer HU et al. Staging of hilar cholangiocarcinoma by ultrasound and duplex sonography: a comparison with angiography and operative findings. *Br J Radiol* 1992;65:871–877.

57. Soyer P, Bluemke DA, Sibert A et al. MR imaging of intrahepatic cholangiocarcinoma. *Abdom Imaging* 1995;20:126–130.

58. Barish MA, Yucel EK, Soto JA et al. MR cholangiopancreatography: efficacy of three-dimensional turbo spin-echo techniques. *AJR* 1995;165:295–300.

59. Reinhold C, Bret P. Current status of MR cholangiopancreatography. *AJR* 1995;166:1285–1295.

60. Buetow PC, Burk JL, Pantongreg-Brown L et al. Biliary cystadenoma and cystadenocarcinoma: clinical imaging pathologic correlations with emphasis on the importance of ovarian stroma. *Radiology* 1995;196:805–810.

61. Choi BI, Lim JH, Han MC et al. Biliary cystadenoma and cystadenocarcinoma: CT and sonographic findings. *Radiology* 1989;171:57–61.

PARTE **IV**

Páncreas

Abdomen: Hígado, Bazo, Vías Biliares, Páncreas y Peritoneo, Tomo II.
Editores: M. E. Stoopen, K. Kimura y P. R. Ros.
Lippincott Williams & Wilkins, Philadelphia © 1999.

CAPITULO 14

Páncreas: anatomía y técnicas de examen

Joe Ariyama

Las múltiples enfermedades del páncreas producen cambios morfológicos que pueden afectar al parénquima, el conducto pancreático, el segmento intrapancreático de los conductos biliares, las arterias y venas pancreáticas, los tejidos blandos peripancreáticos y los órganos adyacentes. El conocimiento de la anatomía es fundamental para interpretar las imágenes. Dependiendo de la enfermedad que se sospecha y de las estructuras anatómicas más probablemente afectadas que se consideren, pueden realizarse diferentes procedimientos.

ANATOMIA

El páncreas se extiende casi transversalmente en el saco retroperitoneal entre el duodeno situado a la derecha y el bazo a la izquierda. Anatómicamente se le divide en tres porciones que incluyen la cabeza, el cuerpo y la cola (1). El límite entre la cabeza y el cuerpo y del páncreas está dado por el borde izquierdo de las venas porta y la mesentérica superior. El cuello del páncreas y el proceso uncinado forman parte de la cabeza. La división entre el cuerpo y la cola se ubica a media distancia entre el borde derecho del cuerpo y el extremo de la cola (Fig. 1).

Los conductos pancreáticos

La fusión de los conductos pancreáticos ventral y dorsal da lugar a la formación del conducto pancreático principal (Fig. 2). La porción del conducto pancreático principal que se origina en el páncreas ventral y cursa a través de la cabeza del páncreas hacia el duodeno recibe el nombre de conducto de Wirsung. El conducto de Santorini es el remanente del sistema ductal dorsal que se extiende desde el conducto pancreático principal hacia el duodeno. El conducto de Wirsung drena hacia el duodeno con el conducto biliar común en la papila de Vater. El esfínter de Oddi circunda la porción distal del conducto pancreático principal y del conducto biliar común (Fig. 3). Ocasionalmente, ambos ductos se abren en forma separada o en un defecto de fusión del sistema ductal dorsal y ventral del páncreas. El conducto de Santorini puede o no estar patente y drena hacia el duodeno por la vía

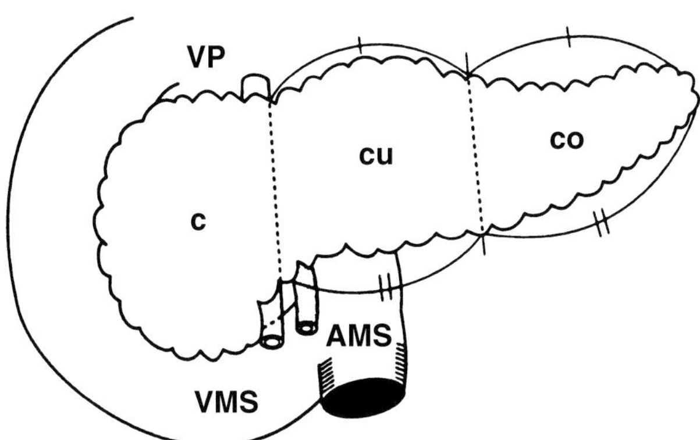

FIG. 1. Tres porciones del páncreas. Sociedad japonesa de páncreas. En: Clasificación del carcinoma del páncreas. (Ref. 1.) (*c, cabeza; cu, cuerpo; co, cola; VP, vena porta; AMS, art. mesentérica sup.; VMS, V. mesentérica sup.*)

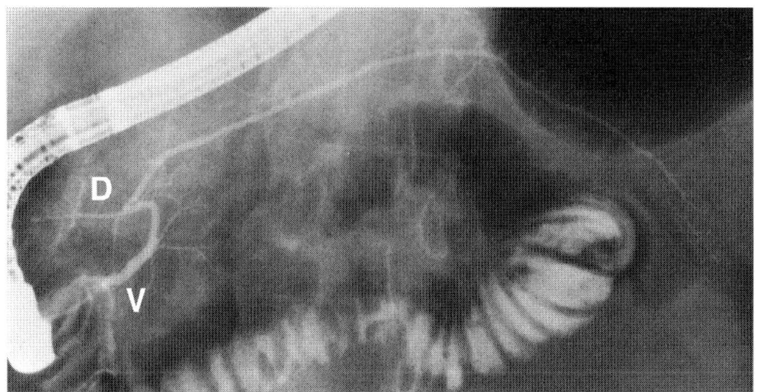

FIG. 2. El conducto pancreático normal. La CPRE muestra fusión de los conductos ventral (*V*) y dorsal (*D*) que forman el conducto pancreático principal.

Dr. J. Ariyama: Profesor de Gastroenterología, Universidad de Juntendo, Tokio, Japón.

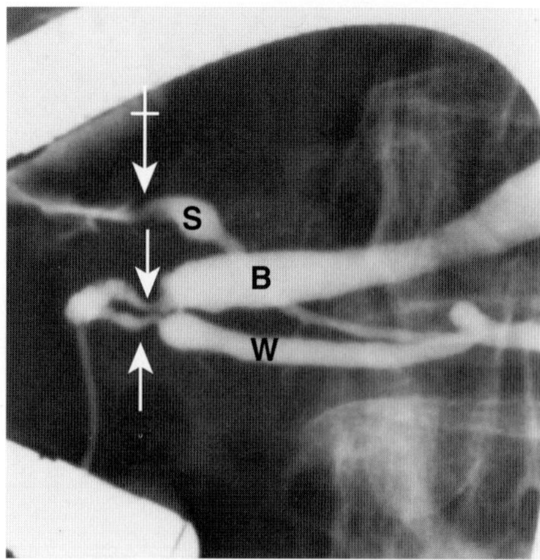

FIG. 3. El conducto pancreático y los conductos biliares normales. La cánula se encuentra en el orificio de la papila de Vater. El conducto de Wirsung normal (*W*) y el conducto biliar común (*B*), disminuyen de calibre en el segmento intramural, debido a que están circundados por las fibras del esfínter muscular del segmento vateriano (*flechas*). Existe un canal común corto. El conducto de Santorini (*S*) drena hacia el duodeno por la vía de la papila menor (*flecha cruzada*).

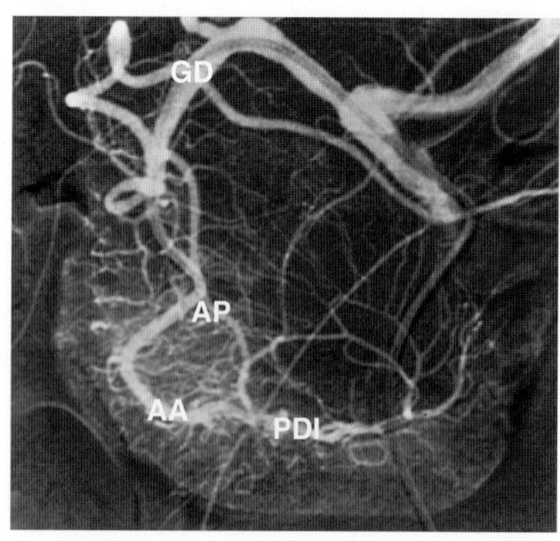

FIG. 5. La fase arterial de una angiografía gastroduodenal muestra llenado de las arterias intrapancreáticas en la cabeza. (*GD, arteria gastroduodenal; AA, arcada anterior; AP, arcada posterior; PDI, arteria pancreática duodenal inferior*)

de la papila menor o accesoria. El conducto pancreático principal normal se adelgaza progresivamente desde la cabeza hasta la cola. Se ha reportado un amplio rango de calibres para este conducto (2–4). El diámetro normal del conducto principal es de aproximadamente 3 a 4 mm en la cabeza, 2 a 3 mm en el cuerpo y 1 a 2 mm en la cola. El diámetro del conducto principal aumenta con la edad (Fig. 4). Una multitud de ramas laterales drenan desde arriba y abajo hacia el conducto pancreático principal. Existen muchas variantes en el curso y el patrón de ramificación del sistema ductal pancreático y del árbol biliar.

El sistema vascular del páncreas

No existe una arteria específica para el páncreas; en cambio, hay numerosas ramas que provienen del tronco celíaco y la arteria mesentérica superior, las cuales forman una red de vasos que irrigan al órgano. Estos tienen numerosas variantes, pero una descripción típica es la que se muestra en las figuras 5 y 6. El sistema venoso portal drena la sangre del páncreas. Las venas esplénica y mesentérica superior se unen bajo la cabeza del páncreas para formar la vena porta. Las venas pancreáticas se encuentran aparejadas con las ar-

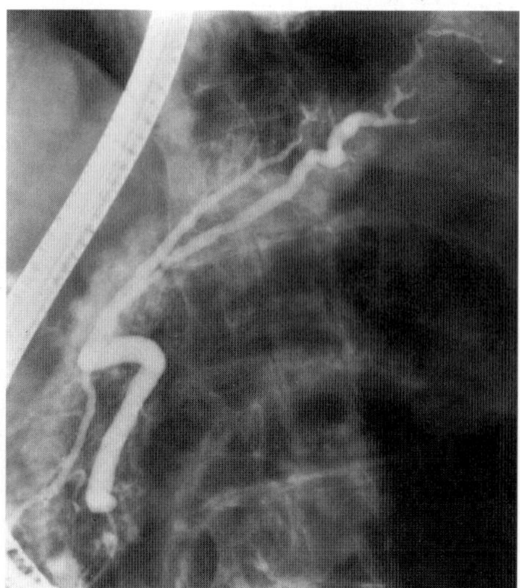

FIG. 4. Cambios del conducto pancreático producidos por la edad. CPRE en una mujer de 87 años, que muestra dilatación e irregularidad del contorno del conducto principal y sus ramas laterales.

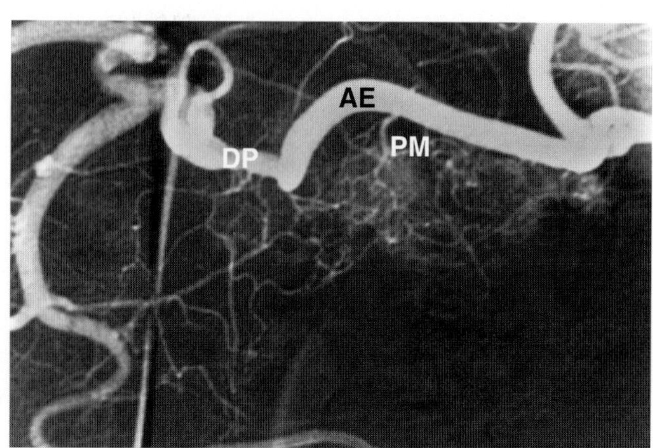

FIG. 6. Fase arterial de una angiografía esplénica que muestra llenado de las arterias intrapancreáticas en el cuerpo y la cola del páncreas. (*AE, arteria esplénica; DP, arteria dorsal del páncreas; PM, arteria pancreática magna*)

terias pancreáticas correspondientes. La vena pancreática posterior superior es una rama de la vena porta y la vena anterior superior es una rama del tronco gastrocólico, las cuales desembocan en la confluencia lateral de las venas mesénterica superior y porta (5).

METODOS DE EXAMEN POR IMAGEN

Ultrasonido

El Ultrasonido (US) se utiliza frecuentemente como procedimiento de escrutinio en los pacientes en quienes se sospecha enfermedad pancreática, debido a su bajo costo y amplia disponibilidad. En los pacientes delgados, tanto el páncreas como los tejidos que lo rodean podrán verse con facilidad. Sin embargo, el gas del intestino y el tejido adiposo que se interponen entre el páncreas y el transductor pueden interferir con la clara observación del páncreas.

Preparación del paciente

El examen US del páncreas no requiere de preparación especial. Se solicita al paciente estar en ayunas desde la noche anterior y el examen se realiza habitualmente en la mañana. El ayuno provee la distensión de la vesícula biliar, un estómago vacío y menos gas en el intestino, con lo cual se mejora la observación del páncreas. Se han ensayado varios regímenes suplementarios, como llenar el estómago con agua o administrar agentes antiespumantes con una gran variedad de resultados (6).

Técnica de rastreo

La técnica de US actualmente aceptada exige que el examen se haga con un equipo de tiempo real con transductores de 3 a 5 MHz, con objeto de realizar el examen completo del páncreas; el que realice el estudio debe identificar todas las porciones del órgano en los planos longitudinal y transverso. Se debe evaluar el contorno del páncreas, su tamaño, textura y el sistema ductal. También deberán de identificarse las siguientes estructuras: la arteria mesentérica superior, la vena mesentérica superior, las venas porta, esplénica, cava inferior, la aorta y el conducto biliar común. Además, debe intentarse la identificación de las arterias gastroduodenal, hepática común, esplénica, la vena renal izquierda y la pared posterior del estómago.

El examen rutinario del páncreas se inicia con el paciente en posición supina. El rastreo debe realizarse a lo largo del eje mayor de la glándula, así como también perpendicular al mismo. Para evaluar la cola del páncreas se utilizan rastreos a través de los espacios intercostales izquierdos, utilizando el bazo y el riñón como ventanas. Deberá tenerse cuidado de no confundir el colon descendente con la cola ya que éste cruza por delante del riñón izquierdo. Cuando no se pueda ver el páncreas en forma satisfactoria, se debe recurrir a la ingestión de agua y colocar al paciente en diferentes posiciones. Al colocar al paciente en posición erecta o semi-erecta, el aire del antro se eleva y se dirige hacia el fondo del estómago, mejorando así la visión del cuerpo y la cola del páncreas. Para examinar la cabeza del páncreas, se coloca al paciente en el decúbito lateral derecho para llenar el duodeno con líquido. Esto ayuda a diferenciar el duodeno de la cabeza del páncreas.

Anatomía normal

La vena cava inferior es posterior en relación a la cabeza del páncreas. La arteria gastroduodenal generalmente es anterior. El conducto biliar común se puede ver en situación anterior y lateral respecto a la arteria gastroduodenal. La vena porta es craneal respecto a la cabeza del páncreas. El proceso uncinado se ubica en situación posterior a la vena mesentérica superior (Fig. 7–9).

El cuerpo del páncreas se puede ver frente a la arteria mesentérica superior. Su borde anterior tiene una situación posterior respecto al antro gástrico. La vena esplénica cursa a lo largo de la superficie posterior del cuerpo del páncreas. La cola es difícil de poner en evidencia; se identifica frente al riñón izquierdo y medial respecto al bazo.

El conducto de Wirsung normal generalmente es visible en el cuerpo. El conducto tiene el aspecto de líneas anecógenas o de un área sonolucente bordeada por dos líneas ecogénicas. El conducto de Santorini corre transversalmente en la porción superior y anterior de la cabeza del páncreas a un nivel más alto que el conducto de Wirsung. El conducto pancreático principal es difícil de observar en la cola del páncreas. El conducto normal no debe exceder 2 mm en su diámetro interno (7). El análisis del tamaño del conducto pancreático principal es importante para el diagnóstico de las enfermedades pancreáticas. Para identificar el conducto

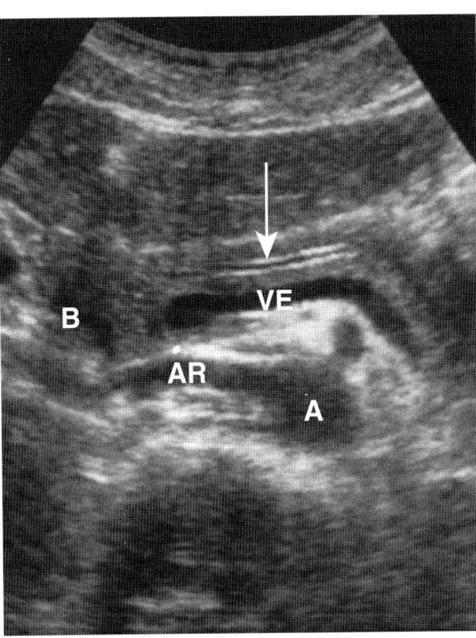

FIG. 7. Corte US transversal del páncreas normal. Se observa el conducto pancreático principal normal (*flecha*). (*B, conducto biliar común; VE, vena esplénica; A, aorta; AR, arteria renal derecha*)

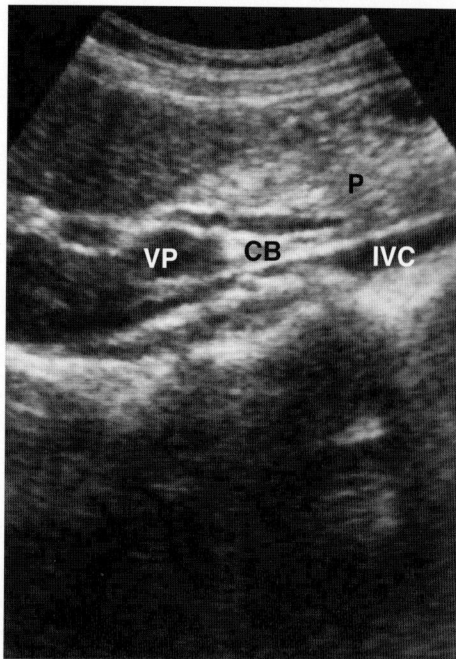

FIG. 8. Corte US longitudinal de la cabeza del páncreas normal. (*P, cabeza de páncreas; CB, conducto biliar común; VP, vena porta; IVC, vena cava inferior*)

pancreático principal con certeza se debe demostrar la vena y la arteria esplénica, así como la pared posterior del estómago. La arteria y la vena esplénica pueden trazarse hasta su confluencia con la vena mesentérica superior y el tronco celíaco. La pared posterior del estómago puede trazarse hasta el sitio donde se reúne con la pared anterior cercana a la región del píloro.

En varios articulos se describen las dimensiones normales de los segmentos del páncreas (8,9); la mayoría con-

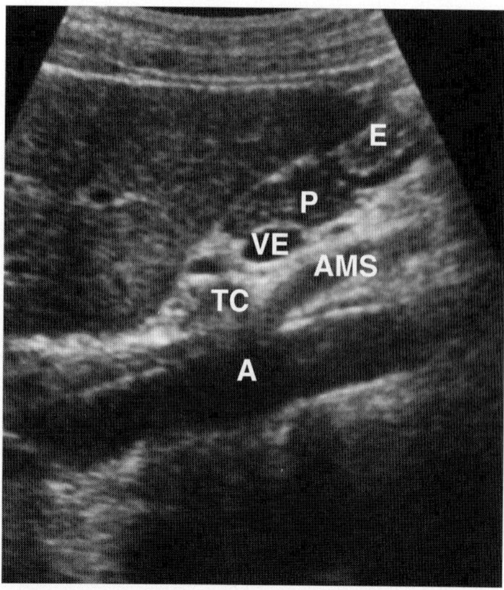

FIG. 9. Corte US longitudinal del cuerpo del páncreas normal. (*P, cuerpo del páncreas; E, estómago; VE, vena esplénica; TC, tronco celíaco; AMS, arteria mesentérica superior; A, aorta*)

cluye que 3.5 cm es el diámetro máximo para la cabeza y que la cola y el cuerpo son un poco menores. En la práctica, es difícil usar estas cifras porque el páncreas es un órgano curvo y hay que ser cuidadoso con medidas obtenidas en un plano.

La textura y la ecogenicidad del páncreas normal es un poco mayor que la del hígado. La ecogenicidad se incrementa cuando existe fibrosis e infiltración grasa del páncreas. Si bien los cambios de la textura del páncreas son de alguna ayuda, el tamaño del conducto pancreático es más importante para el diagnóstico de las enfermedades del páncreas.

Ultrasonido endoscópico

El Ultrasonido endoscópico (USE) se ha convertido en un procedimiento aceptado, seguro y satisfactorio para el diagnóstico de las enfermedades pancreáticas. Todas las partes del páncreas pueden ser observadas con este método y, en general, el examen dura menos de 20 minutos. No se han reportado complicaciones serias del USE.

La excelente imagen del páncreas con USE, se debe a la ausencia de gas intestinal y de tejido adiposo que se interponga entre el páncreas y el transductor y a la posibilidad de utilizar US de alta frecuencia (5 a 12 MHz), así como a la cercanía entre el transductor y el páncreas.

Preparación del paciente

El USE puede ser realizado en pacientes ambulatorios. Si el procedimiento se programa para la mañana, el paciente deberá permanecer en ayunas desde la noche anterior; si debe realizarse en la tarde, el paciente debe tomar un desayuno a base de líquidos. El examen se realiza en la sala de fluoroscopía. La anestesia local de la pared posterior de la faringe se obtiene con lidocaína viscosa o líquida y pulverizada. La sedación del paciente se realiza con diazepam intravenoso. Una inyección endovenosa de glucagon o de un anticolinérgico es útil para lograr el paso fácil del endoscopio hacia el duodeno.

El equipo de USE

Actualmente se dispone de tres tipos de equipos de USE. El Toshiba EPE 703 FL con transductor lineal que opera a 7.5 MHz; el sistema de imagen Olympus con transductor radial rotatorio que opera a 7.5 y 12 MHz y el Pentax F636UX con arreglo lineal curvo que opera a 5 y 7.5 MHz. Los instrumentos Toshiba y Pentax permiten obtener imágenes en Doppler a color y Doppler de potencia.

Técnica de rastreo

El rastreo del páncreas se lleva a cabo a través del estómago y el duodeno. La cabeza del páncreas se examina desde la primera y segunda porción del duodeno. La vena porta, el

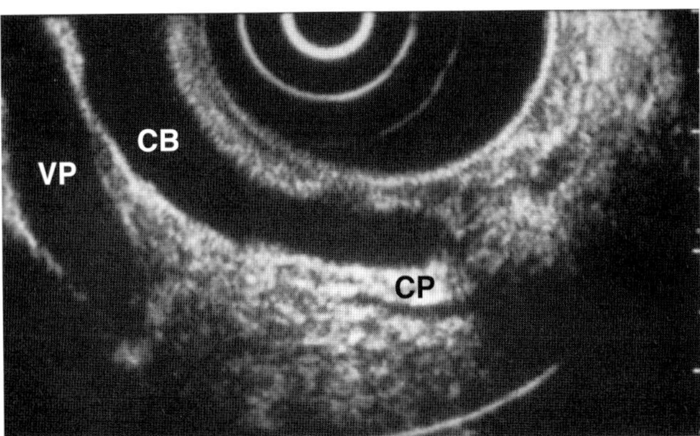

FIG. 10. USE de la cabeza del páncreas normal. (*CB, conducto biliar común; CP, conducto pancreático; VP, vena porta*)

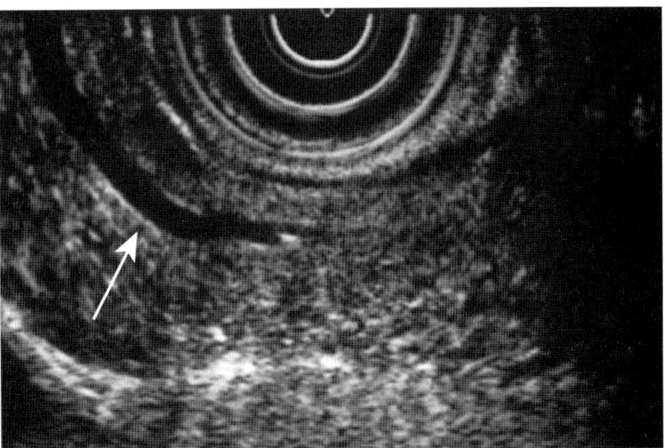

FIG. 12. USE que muestra la cola del páncreas normal y el conducto pancreático principal (*flecha*).

conducto biliar común, el sistema de los ductos pancreáticos y la papila de Vater se identifican fácilmente. Desde el estómago se visualiza el cuerpo y la cola del páncreas. La vena porta, la vena esplénica, el sistema de ductos pancreáticos y el riñón izquierdo se ven fácilmente. El borde externo del páncreas normal es liso y el parénquima pancreático tiene un patrón ecográfico granular y homogéneo (10).

El conducto biliar común y el conducto pancreático principal se identifican bien en la cabeza del páncreas (Fig. 10). El conducto biliar común puede diferenciarse de la vena porta. El conducto biliar común es visible en su eje longitudinal hacia la papila de Vater. El conducto biliar común y el conducto pancreático principal se pueden ver mejor cuando se coloca el endoscopio en oposición a la papila de Vater. En el cuerpo del páncreas se identifica el tronco celíaco y sus ramas. Al retirar el endoscopio, puede trazarse la imagen de la vena esplénica desde el hilio esplénico y observar también el riñón izquierdo (Fig. 11). La observación de las venas esplénica y renal permiten identificar con certeza la cola del páncreas (Fig. 12).

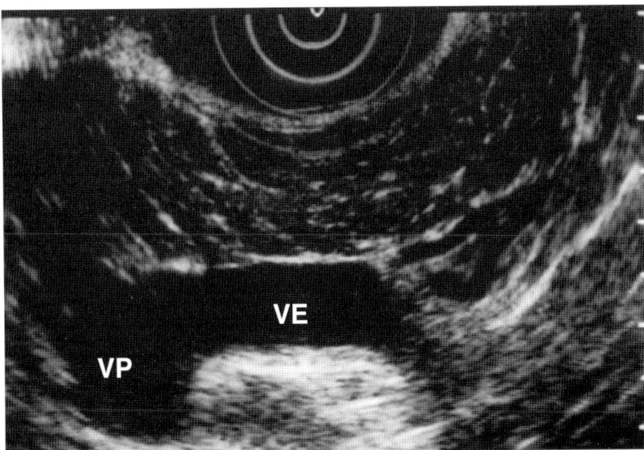

FIG. 11. USE que muestra el cuerpo del páncreas normal. (*VP, vena porta; VE, vena esplénica*)

Ultrasonido intraductal

La técnica de Ultrasonido intraductal (USID) es rápida y segura y los transductores internos de alta resolución colocados en el interior del conducto pancreático principal proporcionan una información que es mucho mejor que la que se pueda obtener con otros procedimientos de diagnóstico.

Preparación del paciente

El USID se lleva a cabo en el departamento de radiología utilizando un duodenoscopio y la preparación del paciente es igual a la del USE y la Colangiopancreatografía retrógrada por endoscopia (CPRE).

Técnica de rastreo

La CPRE se lleva a cabo en forma previa al USID. El catéter de USID tiene un diámetro menor de 2 mm y en su extremo distal se encuentra incorporado un transductor rotatorio radial de 20 a 30 MHz. La microsonda, se introduce en el conducto pancreático principal a través de la papila de Vater utilizando el duodenoscopio. La posición del transductor se confirma bajo control fluoroscópico. El rastreo del páncreas se lleva a cabo extrayendo la microsonda desde la porción proximal del Wirsung, hasta la papila de Vater.

Anatomía normal

El parénquima pancreático tiene un patrón ecográfico granular y homogéneo. Las ramas colaterales del conducto principal se observan como pequeñas líneas anecoicas en el parénquima (Fig .13). La vena porta se observa en el cuello del páncreas (Fig. 14). El conducto biliar común aparece como una estructura anecoica redonda u oval en la cabeza del páncreas. El conducto biliar común generalmente se reúne con el conducto de Wirsung en la papila de Vater, donde el esfínter de Oddi se aprecia como una estructura circular hipo o hiperecoica (Fig. 15). A veces, el conducto

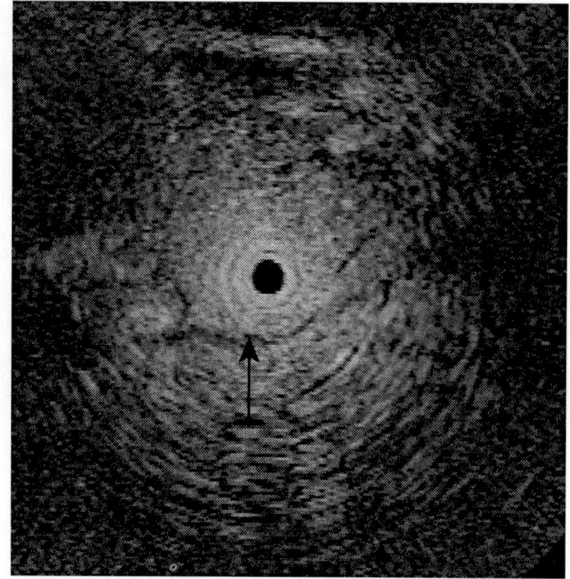

FIG. 13. USID que muestra el cuerpo del páncreas normal. Las ramas laterales aparecen como pequeñas líneas anecoicas (*flecha*).

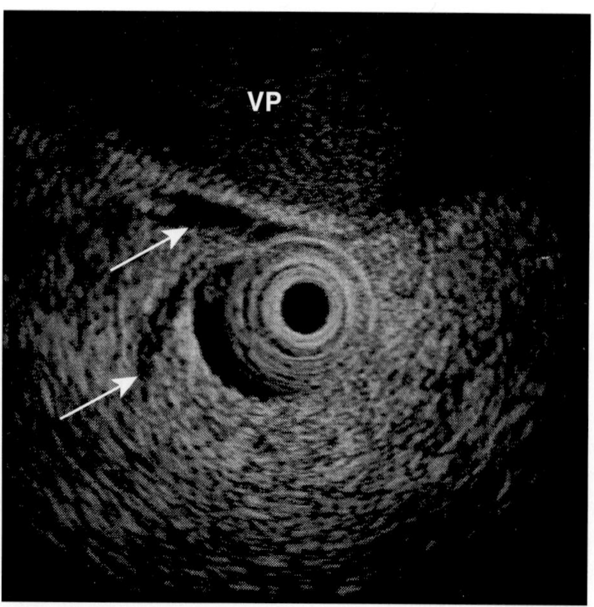

FIG. 14. USID del páncreas normal a nivel del cuello que demuestra la vena porta (*VP*) y las ramas colaterales (*flechas*).

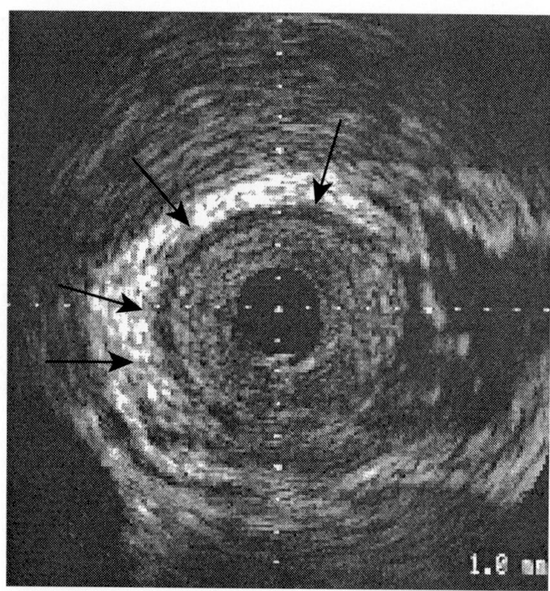

FIG. 15. USID que muestra el esfínter de Oddi (*flechas*) en la cabeza del páncreas.

biliar común y el Wirsung desembocan en forma separada en el duodeno.

Tomografía computada

La Tomografía computada (TC), se utiliza habitualmente para evaluar a los pacientes con enfermedad pancreática. La clara demostración del páncreas y de las estructuras peripancreáticas es posible aunque exista gas en el intestino y tejido adiposo peripancreático. La TC tiene una gran eficacia diagnóstica en las enfermedades del páncreas.

Técnica

La técnica óptima para examinar el páncreas exige una inyección apropiada del material de contraste, una programación adecuada de los cortes y de la velocidad de adquisición de los datos y una correcta selección del grosor de los cortes (11).

El examen con TC se realiza después de la administración oral del material de contraste y durante la inyección endovenosa de un bolo de material radioopaco. El empleo de agua como contraste negativo aumenta la capacidad del método para descubrir pequeñas lesiones de la pared intestinal, evitando que queden enmascaradas por la alta densidad del contraste oral (12). Se logra un detalle anatómico muy preciso del parénquima pancreático, los conductos pancreáticos y biliares, las arterias y venas peripancreáticas e interpancreáticas y los órganos circunvecinos.

Los protocolos típicos para el rastreo con un tomógrafo convencional no helicoidal utilizan 150 mL de material de contraste inyectado a 2 a 3 mL/segundo con cortes contiguos de 3 a 5 mm de grosor a lo largo del páncreas. La TC helicoidal proporciona imágenes de alta calidad del páncreas obtenidas durante una apnea con excelente resolución de los detalles finos. La técnica helicoidal bifásica con reforzamiento con material de contraste se lleva a cabo después de inyectar un bolo de 150 mL de producto de contraste a 3 a 5 mL/segundo. Por lo general, los cortes helicoidales se obtienen con una colimación de 5 mm y un *pitch* de 1 a 1.5 de un extremo al otro del páncreas y del hígado después de un retardo de 30 segundos (13).

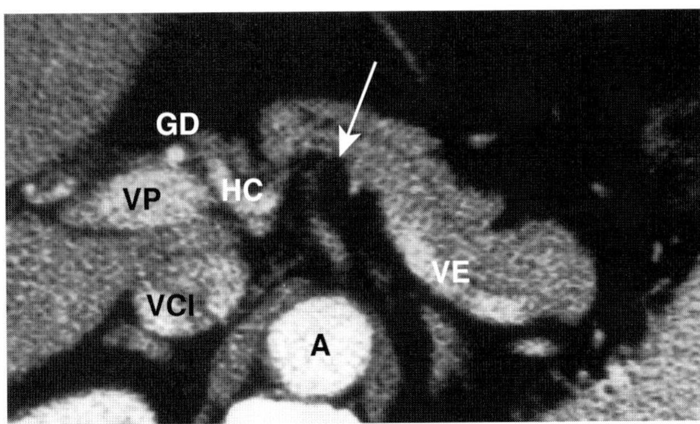

FIG. 16. Cortes de CT dinámico contiguos de 5 mm, con inyección en bolo, que muestra el cuerpo y la cola del páncreas normales y el conducto pancreático (*flecha*). (*VE, vena esplénica; HC, arteria hepática común; GD, arteria gastroduodenal; VP, vena porta; VCI, vena cava inferiror; A, aorta*)

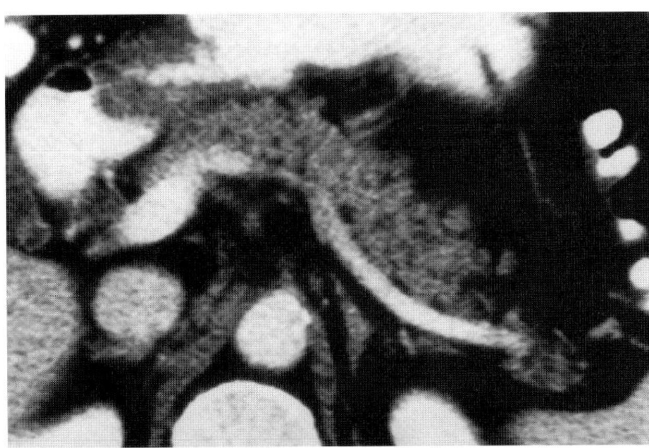

FIG. 18. Infiltración grasa del páncreas. La TC demuestra un patrón parenquimatoso heterogéneo y aumento en la lobulación a lo largo del margen de la glándula.

Es conveniente que la evaluación del páncreas incluya también al hígado y al resto del abdomen. Esto tiene importancia para la detección de metástasis de neoplasias pancreáticas primarias, para evaluar la extensión de la afección de la enfermedad inflamatoria y para identificar patología incidental que puede simular una enfermedad pancreática.

Anatomía normal

El reforzamiento del parénquima pancreático con el material de contraste es homogéneo. La textura es habitualmente suave y puede observarse un patrón lobulado debido a la grasa que se encuentra entre y a lo largo de los septos de la glándula. En general, pueden identificarse varios segmentos del conducto pancreático principal y del conducto biliar (Fig. 16–18).

Las arterias y las venas peripancreáticas se visualizan en forma precisa en la TC reforzada con el bolo de contraste. Las venas intrapancreáticas pueden ser vistas en los cortes

delgados de TC (14). Los vasos peri e intrapancreáticos suelen cursar en dirección oblicua en los planos axiales de TC y pueden verse pequeños segmentos de los mismos en cada corte.

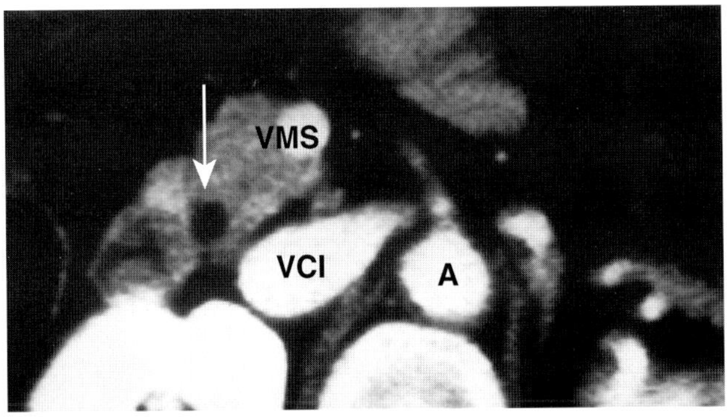

Imagen por resonancia magnética

Los avances recientes en la imagenología por resonancia magnética (RM) que son relevantes para el estudio del páncreas incluyen el desarrollo de técnicas de control de movimiento, agentes de contraste intraluminales para el tracto gastrointestinal, técnicas de supresión de grasa, agentes de contraste endovenoso y la Colangiopancreatografía por resonancia magnética (CPRM). En un estudio reciente, se informa que los resultados obtenidos utilizando RM avanzada, son iguales o superiores a los de la TC para identificar patología pancreática y anormalidades peripancreáticas (15,16). Las ventajas de la RM incluyen la demostración de los vasos peripancreáticos sin necesidad de utilizar agentes de contraste endovenosos y la ausencia de artefactos producidos por clips metálicos.

Técnicas de rastreo

La RM se realiza en forma óptima con un campo magnético grande (1.5 T) (17). Esto mejora la relación señal a ruido (S/N) para las imágenes obtenidas en apnea y proporciona un cambio de frecuencia adecuado agua-grasa, para la estimulación químicamente selectiva de la supresión de grasa.

Las secuencias que resultan útiles para obtener la imagen del páncreas incluyen las de eco-gradiente en T1 que obvian el artefacto de fase causado por la respiración y las imágenes espín-eco con supresión de grasa en T1 que reducen el artefacto respiratorio. Además, remueven el artefacto de cambio químico y mejoran el rango dinámico de las intensidades de la señal. Las secuencias de eco-gradiente en apnea

FIG. 17. El corte a nivel de la cabeza del páncreas muestra el conducto biliar común (*flecha*). (*VMS, vena mesentérica superior; VCI, vena cava inferior; A, aorta*)

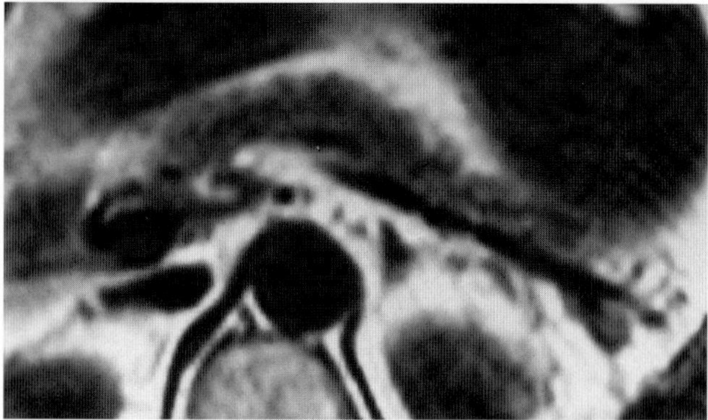

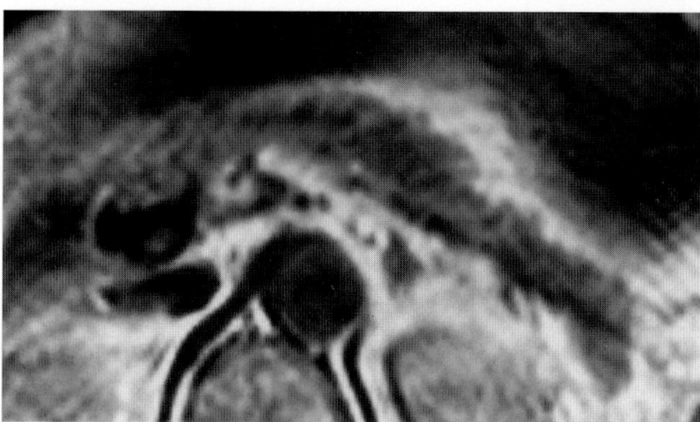

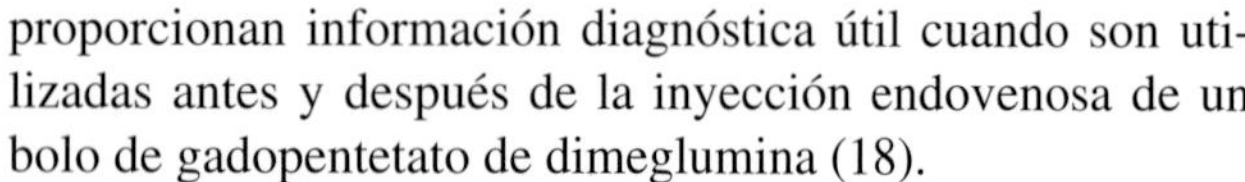

FIG. 19. Estudio de RM normal de páncreas (1.5 tesla). Imagen en T1 (TR, 500, TE, 15).

FIG. 21. Imagen en T1, después de inyección con gadolinio.

proporcionan información diagnóstica útil cuando son utilizadas antes y después de la inyección endovenosa de un bolo de gadopentetato de dimeglumina (18).

Anatomía normal

En las imágenes obtenidas con técnica de eco-gradiente y apnea, en T1, el páncreas normal es isointenso en relación con el hígado y en las imágenes obtenidas con la técnica de espin-eco y supresión de grasa en T1 es hiperintenso comparado con el hígado por la presencia de proteína acuosa en los elementos glandulares del páncreas. En las imágenes obtenidas inmediatamente después de inyectar el material de contraste, el páncreas tiene un llenado capilar uniforme que da lugar a una señal de mayor intensidad que la del hígado y de la grasa vecina (Fig. 19–21).

Colangiopancreatografía con resonancia magnética

La CPRM es una técnica de reciente desarrollo que demuestra en forma no invasiva el conjunto de los conductos pancreatobiliares y proporciona imágenes tanto seccionales como volumétricas de los conductos. La CPRM no exige inyección de material de contraste porque se basa en la obten-

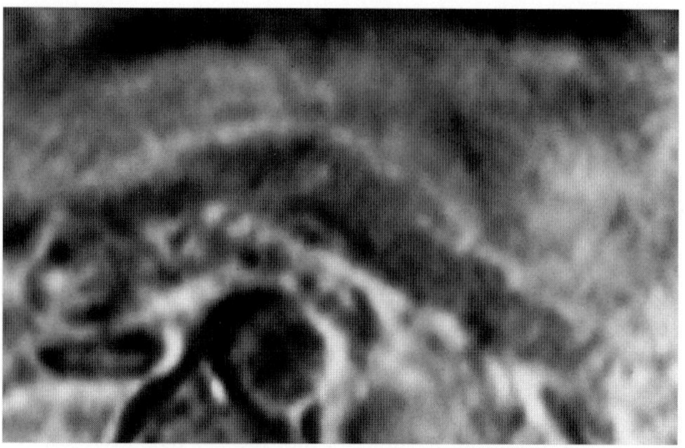

FIG. 20. Imagen en T2 (TR, 2000, TE, 80).

ción de imágenes fuertemente ponderadas en T2, lo cual pone en evidencia únicamente los líquidos estáticos como la bilis y el jugo pancreático con una señal intensa, mientras que los vasos sanguíneos y otros órganos tienen una señal de baja intensidad.

La CPRM tiene algunas ventajas en comparación con la CPRE. Es un procedimiento no invasivo que no tiene complicaciones, con un alto grado de eficacia, no depende de las habilidades del operador, ni exige preparación y proporciona información sobre los conductos proximales al sitio de la obstrucción. La CPRM es útil para aquellos pacientes en quienes la CPRE resulta difícil de llevar a cabo, como los pacientes con un estado clínico precario, aquéllos en que se ha hecho reconstrucción del tracto gastrointestinal superior (por ejemplo, anastomosis Bilroth II), en pacientes con estenosis gástrica o duodenal en quienes el endoscopio no puede pasar y en pacientes con pancreatitis aguda o colangitis. Por el contrario, la resolución espacial de la CPRM es menor que la de CPRE y la existencia de ascitis o colecciones de líquido en el abdomen superior pueden interferir con la observación de los conductos pancreatobiliares.

Técnica

Al principio, la CPRM se llevó a cabo utilizando la técnica de Steady State Free Precession (SSFP) (19). Sin embargo, la secuencia exigía mantener la respiración por períodos demasiado largos y su resolución espacial es inadecuada para permitir la visualización rutinaria de los conductos pancreatobiliares, debido a la susceptibilidad para generar artefactos por el campo magnético no-homogéneo y los movimientos del paciente.

La técnica de espín-eco rápido (FSE) con un tren de ecos largo, produce imágenes fuertemente ponderadas en T2, con mayor resolución espacial en comparación con la secuencia SSFP. La relación de contraste-ruido y señal-ruido es mayor y existe menor susceptibilidad a los movimientos y a la no-homogeneidad del campo magnético (20). Los avances en el sistema de RM incluyen antenas de superficie o antenas múltiples con arreglos en fase que han mejorado la resolución espacial. Además, aplicando técnicas de saturación de grasa ha disminuido la señal de fondo debida a la grasa intrabdominal circundante, con lo cual se obtienen mejores imágenes de CPRM. Por consiguiente, las imágenes tridimensionales de CPRM de los conductos pancreatobiliares normales se pueden obtener con la técnica de FSE, utilizando un algoritmo de máxima intensidad de proyecciones (MIP) (12).

Recientemente, se han propuesto modificaciones de la adquisición rápida por disparos únicos con el método de incremento de la relajación (RARE), para tener imágenes de CPRM fuertemente ponderadas en T2 y adquiridas durante una simple apnea de 4 segundos (22). La técnica de disparo único permite obtener imágenes en cualquier plano que se desee, aunque las imágenes de FSE en tercera dimensión, con la técnica MIP, tienen también la ventaja de permitir la visualización de los conductos en cualquier ángulo que se desee. El tiempo para obtener las imágenes se ha reducido al mejorar los algoritmos de la transformación de Fourier. Las adquisiciones con la técnica de turbo-espín-eco con disparo único y media adquisición de Fourier (HASTE), exigen sólo dos segundos de apnea. Tanto las secuencias RARE como la HASTE permiten la obtención del campo completo de visión con cortes delgados y los algoritmos de postproceso como el MIP no son necesarios. Así pueden obtenerse en forma rutinaria imágenes continuas de los conductos pancreatobiliares normales, con una técnica de disparo único sin artefactos debidos a la respiración o a las reconstrucciones MIP (23).

Anatomía normal

La CPRM puede mostrar los conductos pancreatobiliares normales (Fig. 22 y 23). La eficacia para visualizar el conducto pancreático principal es cercana a 100% y las ramas colaterales se pueden ver en un 75%. En nuestra experiencia,

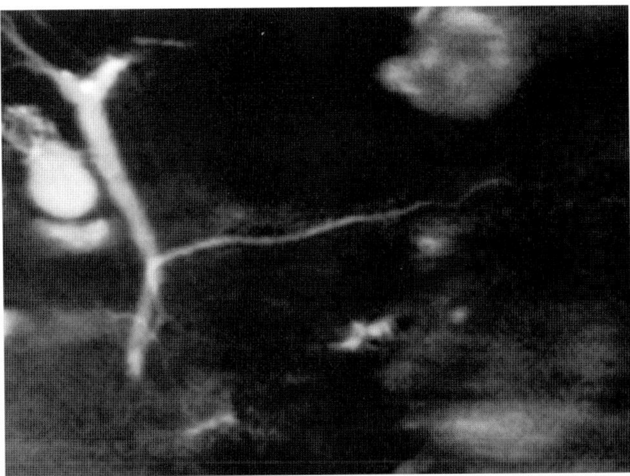

FIG. 22. Conducto pancreático normal. La CPRM muestra el conducto de Wirsung, y la rama del proceso uncinado del conducto principal.

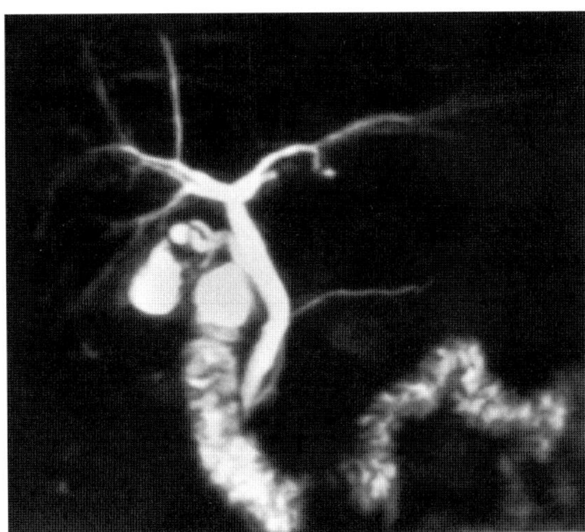

Fig. 23. CPMR que demuestra el árbol biliar y el conducto pancreático normales.

el conducto biliar principal se vió en 100% de los casos, el conducto de Santorini en 90% y la rama del proceso uncinado en 83%. Los conductos biliares extrahepáticos pueden detectarse en 100% y la unión pancreatobiliar en 96%. Varias anormalidades de los conductos pancreatobiliares pueden ser diagnosticadas fácilmente con CPRM, incluyendo dilatación, estenosis y obstrucción.

Colangiopancreatografía retrógrada por endoscopia

La CPRE se ha convertido en un procedimiento bien establecido para evaluar las enfermedades pancreatobiliares (24,25). Las ventajas de la CPRE incluyen la naturaleza relativamente atraumática del examen y la posibilidad de observar la superficie mucosa del estómago y del duodeno al pasar el endoscopio para inspeccionar el ámpula de Vater. Si es necesario, pueden aspirarse especímenes de biopsia y jugo pancreático para citología. Las técnicas de CPRE intervencionista aplicables al páncreas incluyen la esfinterotomía endoscópica y la colocación endoscópica de prótesis biliares y pancreáticas para resolver obstrucciones benignas y malignas (26,27).

Preparación del paciente

La preparación del paciente es la misma que la utilizada para el USE.

Técnica

La CPRE se lleva a cabo en el departamento de radiología utilizando un duodenoscopio de visión lateral y una variedad de cánulas con o sin extremos ahusados o con puntas en forma de aguja. Las cánulas con aguja pueden ser introducidas en la papila menor con gran éxito.

Una vez que se ha entrado al duodeno con el duodenoscopio, se lleva a cabo la búsqueda de la papila de Vater. Esta se identifica por el patrón típico de los pliegues mucosos que la circundan. Se introduce una cánula a través del duodenoscopio y se pasa por el orificio de la papila. En la mayoría de los pacientes, la imagen del conducto se dibuja al inyectar el material de contraste. La colangiografía es más difícil de obtener debido a que el conducto biliar tiene una curvatura hacia la izquierda y hacia arriba. Para obtener las mejores imágenes radiográficas es necesario reconocer con rapidez la normalidad o anormalidad de los conductos en la fluoroscopía y obtener también con rapidez varias radiografías en distintas posiciones. Durante la esfinterotomía y la colocación de las prótesis biliares es también esencial una observación fluoroscópica cuidadosa.

Anatomía normal

El conocimiento de la anatomía es fundamental para interpretar la CPRE. Véase la parte introductoria de este capítulo.

Colangiografía percutánea transhepática

El segmento intrapancreático del conducto biliar común se encuentra frecuentemente alterado en presencia de carcinoma de páncreas o pancreatitis. La Colangiografía percutánea transhepática (CPT) puede ser utilizada para la evaluación diagnóstica de los conductos cuando existe ictericia obstructiva (28). La CPT puede ser empleada también para la colocación percutánea de un catéter de drenaje biliar (29).

Preparación del paciente

Antes de realizar una CPT, debe excluirse la existencia de coagulopatía. El día previo al examen el paciente debe permanecer en ayuno y sedado con diazepam.

Técnica

La piel se prepara en la forma habitual y el sitio de punción se anestesia con procaína al 0.5%. La CPT se lleva a cabo por la vía de los espacios intercostales laterales derechos o por la vía subcostal izquierda. Se utiliza una aguja flexible y delgada, de calibre 22 o 23 con un bisel corto y mandril. Se solicita al paciente que suspenda el movimiento respiratorio en espiración y la aguja se introduce rápidamente hacia el parénquima hepático bajo control fluoroscópico. Se retira el mandril y se conecta a la aguja una jeringa con material de contraste, efectuando la extracción gradual de la aguja a la vez que se inyecta en forma continua el material de contraste en forma lenta. Al entrar en los conductos biliares el material llena los conductos intra y extrahepáticos en forma estática.

La CPT puede ser realizada bajo control de un rastreador de tiempo real para localizar la punta de la aguja. Esto tiene algunas ventajas; el procedimiento puede realizarse en cualquier sitio puesto que la fluoroscopía no es necesaria, la vena porta se localiza posterior respecto al conducto biliar y como se puede ver la punta de la aguja durante su introducción, se evita la punción inadvertida de la vena porta. Esto reduce el riesgo de bacteremia portal y choque endotóxico en pacientes con ictericia obstructiva.

Los pacientes con obstrucción biliar pueden ser sometidos a un procedimiento de drenaje a continuación de la CPT. Una vez que se ha terminado la CPT, se avanza una guía a través de la aguja hacia el conducto biliar y se manipula a través de la obstrucción. A continuación, se puede avanzar sobre la guía un catéter transhepático o prótesis o una prótesis metálica expandible.

Angiografía

El desarrollo de la US, USE, TC, CPRM y CPRE ha disminuido la importancia de la angiografía para la evaluación de los pacientes con enfermedad pancreática. La angiografía se reserva en la actualidad para los pacientes en quienes los demás procedimientos de imagen resultan equívocos o negativos, a pesar de que exista evidencia clínica de enfermedad pancreática y también para proveer un mapa vascular para la cirugía (30).

Preparación del paciente

Debe verificarse si existe insuficiencia renal persistente, hipertensión o coagulopatía que puedan incrementar los riesgos de la angiografía. La preparación del intestino es útil para eliminar heces, gas o bario que dificulte la visualización de pequeñas lesiones. Antes del examen se realiza una sedación moderada del paciente.

Técnica

La angiografía del páncreas se lleva a cabo con anestesia local. Las ramas primarias de la aorta, incluyendo el tronco celíaco y la arteria mesentérica superior son cateterizadas. Durante la angiografía pancreática deben visualizarse bien las pequeñas arterias intrapancreáticas para optimizar la eficacia del diagnóstico. La angiografía superselectiva proporciona una excelente visualización de los pequeños vasos intrapancreáticos, evitando la confusión con otras arterias sobrepuestas y puede resultar en una mejora de la eficacia de la angiografía. La angiografía superselectiva incluye la cateterización e inyección de las arterias hepática, esplénica, gastroduodenal, dorsal del páncreas, pancreático–duodenal superior e inferior y de la pancreática magna.

Anatomía normal

La anatomía vascular normal del páncreas se ha presentado en la sección de la anatomía del páncreas.

REFERENCIAS

1. *Classification of pancreatic carcinoma.* Japan Pancreas Society. Tokyo: Kanehara 1996.

2. Classen M, Hellwig H, Rosch W. Anatomy of the pancreatic duct. A duodenoscopic radiological study. *Endoscopy* 1973;5:14–17.

3. Kreel L, Sandin B, Slavin C. Pancreatic morphology. A combined radiological and pathological study. *Clin Radiol* 1973;24:154–161.

4. Ansell HJ. The normal pancreatic duct. En: Silivis S, Rohrmann CA, Ansell HJ, ed. *Text and atlas of endoscopic retrograde cholangiopancreatography.* New York: Igaku Shoin 1995:311–335.

5. Freeny PC. Radiology of the pancreas: diagnostic and interventional techniques. En: Freeny PC, Stevenson GW, ed. *Alimentary tract radiology,* 5th ed. New York: Mosby 1994:1017–1026.

6. Sommer G, Filly R, Laing F. Simethicone as a patient preparation for abdominal ultrasonography. *Radiology* 1997;125:219–221.

7. Weinstein D, Weinstein B. Ultrasonic demonstration of the pancreatic duct: an analysis of 41 cases. *Radiology* 1979;130:729–734.

8. de Graaf CS, Taylor KJW, Simonds BD et al. Gray scale echography of the pancreas: reevaluation of normal size. *Radiology* 1978;129:157–161.

9. Harber K, Freimanis A, Asher W. Demonstration and dimensional analysis of the normal pancreas with gray scale echography. *AJR* 1976;126:624–628.

10. Tio TL, Tytgat GNJ. *Atlas of transintestinal ultrasonography.* Rijswijk: Smith Kline 1986.

11. Megibow AJ. Pancreatic adenocarcinoma: designing the examination to evaluate the clinical question. *Radiology* 1992;183:297–303.

12. Winter TC III, Freeny PC, Nghiem HV. Extrapancreatic gastrinoma localization: value of arterial helical CT with water as an oral contrast agent. *AJR* 1996;166:51–52.

13. Hollett MD, Jorgensen MJ, Jeffrey RB Jr. Quantitative evaluation of pancreatic enhancement during dual-phase helical CT. *Radiology* 1995;195:359–361.

14. Hommeyer SC, Freeny PC, Crabo LG. Carcinoma of the head of the pancreas: evaluation of the pancreaticoduodenal veins with dynamic CT: potential for improved accuracy in staging. *Radiology* 1995;196:233–238.

15. Gabata T, Matsui O, Kadoya M et al. Small pancreatic adenocarcinomas: efficacy of MR imaging with fat suppression and gadolinium enhancement. *Radiology* 1994;193:683–688.

16. Irie H, Honda H, Kaneko K et al. Comparison of helical CT and MR imaging in detecting and staging small pancreatic adenocarcinoma. *Abdom Imaging* 1997;22:429–433.

17. Semelka RC, Simm FC, Recht MP et al. MR imaging of the pancreas at high field strength: comparison of six sequences. *J Comput Assist Tomogr* 1991;15:966–971.

18. Semelka RC, Aschner SM. MR imaging of the pancreas. *Radiology* 1993;188:593–602.

19. Wallner B, Shumacher K, Friedrich J. Dilated biliary tract: evaluation with MR cholangiography with a T2-weighted contrast-enhanced fast sequence. *Radiology* 1991;181:805–808.

20. Takehara Y, Ichijo K, Tooyama N et al. Breath-hold MR cholangiography with a long–echo-train fast spin-echo sequence and a surface coil in chronic pancreatitis. *Radiology* 1994;192:73–78.

21. Soto JA, Barish MA, Yucel EK et al. Pancreatic duct: MR cholangio–pancreatography with a three-dimensional fast spin-echo technique. *Radiology* 1995;196:459–464.

22. Laubenberger J, Buchert M, Schneider B et al. Breath-hold projection Magnetic resonance cholangiopancreatography (MRCP): a new method for the examination of the bile duct and pancreatic ducts. *Magn Reson Med* 1995;33:18–23.

23. Reuther G, Kiefer B, Tuchmann A. Cholangiography before biliary surgery: single shot MR cholangiopancreatography versus intravenous cholangiography. *Radiology* 1996;198:561–566.

24. Freeny PC, Lawson TL. *Radiology of the pancreas.* New York: Springer-Verlag 1982.

25. Ariyama J. Endoscopic evaluation of pancreatic disease. En: Howard JM, Jordan JL Jr, Reber HA, ed. *Surgical diseases of the pancreas.* Philadelphia: Lea & Febiger 1987:117–144.

26. Siegel JH. *ERCP: technique, diagnosis and therapy.* New York: Raven Press 1992.

27. Kozarek RA, Traverso LW. Endotherapy for chronic pancreatitis. *Int J Panc* 1996;19:93–102.

28. Ariyama J, Shirakabe H, Ohashi K et al. Experience with percutaneous transhepatic cholangiography using the Japanese needle. *Gastrointest Radiol* 1978;2:359–365.

29. Schmassmann A, von Gunten E, Knuchel J et al. Wallstents versus plastic stents in malignant biliary obstruction: effects of stent patency of the first and second stent on patient compliance and survival. *Am J Gastroent* 1996;91:654–659.

30. Ariyama J, Suyama M, Ikari T et al. The detection and prognosis of small pancreatic carcinoma. *Int J Panc* 1990;7:37–47.

Abdomen: Hígado, Bazo, Vías Biliares, Páncreas y Peritoneo, Tomo II.
Editores: M. E. Stoopen, K. Kimura y P. R. Ros.
Lippincott Williams & Wilkins, Philadelphia © 1999.

CAPITULO 15

Pancreatitis y sus complicaciones

Emil J. Balthazar, Glenn A. Krinsky y Elliot K. Fishman

La pancreatitis es un proceso fisiopatológico complejo que resulta del la inflamación del páncreas y del tejido peripancreático. La gravedad de la enfermedad y evolución son variables: en algunos pacientes se acompaña por alteraciones morfológicas y funcionales permanentes, mientras que en otros la glándula regresa al estado normal. La pancreatitis se asocia a una gran variedad de factores predisponentes incluyendo el alcohol, colelitiasis, traumas, infecciones, tumor, fármacos, anormalidades metabólicas. En 10 a 40% de los pacientes no se puede determinar la etiología. En los que se califica como pancreatitis idiopática, el lodo biliar y microlitiasis ocultos radiográficamente, pueden ser un factor predisponente (1).

El lenguaje descriptivo de la patología pancreática ha sido acompañado por interpretaciones variables de terminología similar, produciendo gran confusión al clínico y dificultando una evaluación detallada de la literatura. En septiembre de 1992, se reunió en Atlanta un grupo multidisciplinario de 40 expertos en enfermedad pancreática inflamatoria para establecer una clasificación para la pancreatitis aguda basada en la clínica y una definición más precisa de la nomenclatura clínica y morfológica (2). En este capítulo se hace referencia a esta nomenclatura de ahora en adelante.

PANCREATITIS AGUDA

Diagnóstico clínico

El diagnóstico clínico de la pancreatitis aguda se basa en los síntomas, en los hallazgos de la exploración física y en los datos de laboratorio. En la mayoría de los pacientes, se puede hacer un diagnóstico adecuado sin la realización de estudios radiológicos. Los síntomas más comunes son dolor abdominal intenso, náusea y vómito. A la exploración física, el paciente frecuentemente se encuentra gravemente afectado con hiperestesia y defensa muscular voluntaria; el examen de la piel puede revelar ictericia. Rara vez hay equimosis en los flancos (signo de Grey-Turner) o equimosis periumbilical (signo de Cullen). Muchos pacientes no pueden estar en posición supina y prefieren descansar en la posición fetal, lo cual minimiza la irritación a las estructuras retroperitoneales.

Debido a que el páncreas es totalmente retroperitoneal, la palpación del abdomen frecuentemente muestra una disparidad entre el malestar aparente del paciente y lo pobre de los hallazgos físicos. Puede haber hipotensión ortostática, hipotensión, taquicardia y fiebre. Los datos de laboratorio frecuentemente revelan leucocitosis y hemoconcentración. Desde un punto de vista clínico, la elevación de la amilasa sérica y urinaria ha sido históricamente el punto crítico para establecer el diagnóstico de pancreatitis aguda, pero es poco sensible y poco específica. En amplio estudio por Tomografía computada (TC) de 318 sujetos con evidencia de pancreatitis aguda se determinó que sólo 19% tenía una milasa sérica normal al ingreso, mientras que otras series han demostrado que hasta $\frac{1}{3}$ de los pacientes con pancreatitis alcohólica tienen una amilasa normal al ingreso (3,4). Mientras que la hiperamilasemia tiene un amplio diagnóstico diferencial, la elevación de enzimas pancreáticas endógenas y de proteínas tales como la lipasa, la tripsina y fosfolipasa A2 son más específicas, pero no se usan ampliamente todavía (5).

Los síntomas y los hallazgos de laboratorio pueden ser confusos y algunas veces se pueden sobreponer con los hallazgos de otras entidades tales como úlcera péptica, enfermedad hepatobiliar, oclusión vascular mesentérica, patología renal y obstrucción intestinal. El diagnóstico diferencial es especialmente difícil en la colecistitis gangrenosa, en el infarto del intestino o en la úlcera perforada,

Dr. E. J. Balthazar: Profesor de Radiología, New York University-Tisch Medical Center, Jefe de la Sección de Radiología Gastrointestinal, NYU-Tisch-Bellevue Hospital, New York, USA.

Dr. G. A. Krinsky: Radiólogo Adscrito, New York University, Tisch Medical Center, New York, USA.

Dr. E. K. Fishman: Radiólogo Adscrito, Johns Hopkins Hospital, Baltimore, MD, USA.

debido a que en esas condiciones la presentación clínica y los datos de laboratorio pueden ser similares. Es útil recordar que el cólico biliar es 20 veces más común que la pancreatitis aguda, la úlcera perforada es tres veces más común y la oclusión vascular mesentérica es menos frecuente (6). La importancia de una prueba diagnóstica confiable y no invasiva para la pancreatitis aguda se acentúa por el hecho de que antes del advenimiento de la TC la exploración quirúrgica se realizaba comúnmente durante la fase aguda de la enfermedad y tenía una mortalidad de 20 a 80% (7).

Fisiopatología e historia natural

Una apreciación de la fisiopatología y de la historia natural de la pancreatitis aguda es esencial para entender e interpretar en forma completa los estudios de imagen. El páncreas posee un amplio espectro de respuestas a la inflamación durante un episodio agudo. En muchos pacientes, la pancreatitis aguda es una enfermedad autolimitada que se asocia con edema pasajero de la glándula y una recuperación total en 3 a 5 días. En el otro extremo del espectro, los enfermos con pancreatitis aguda necrotizante tienen cuadros clínicos graves y tienen una destrucción extrema del tejido pancreático; hay exudación que captura hasta 30% del volumen plasmático total dentro del páncreas y el tejido peripancreático (8).

La pancreatitis aguda se asocia con un aumento en el índice de secreción del jugo pancreático acompañado por crecimiento glandular y edema. El drenaje de estas secreciones por su vía normal puede estar comprometido por una obstrucción temporal del sistema ductal. La distensión rápida de los ductos pancreáticos produce ruptura de los acinis y una discontinuidad focal de los dúctulos de donde resulta el escape de las secreciones pancreáticas hacia el intersticio de la glándula (8,9). La interrupción en los ductos y el escape han sido demostrados por Colangiopancreatografía retrógrada endoscopia (CPRE) (10).

Inicialmente, el líquido se acumula en el páncreas en el sitio de la ruptura ductal y después invariablemente migra hacia la superficie glandular, como se ilustra en la Fig. 1. Una vía común para el líquido es irrumpir a través de la delicada capa de tejido conectivo y la capa posterior del peritoneo que se encuentra frente al páncreas para entrar al saco menor. Una vía alterna de la salida de líquido es por la parte posterior de la glándula hacia el espacio pararrenal anterior, habitualmente el izquierdo. Debido a que el páncreas se localiza en este espacio, el líquido sólo necesita atravesar una delgada capa de tejido fibroso para tener acceso al compartimento retroperitoneal. Finalmente, el líquido también puede disecar hacia las capas del mesocolon transverso y hasta la raíz del mesenterio del intestino delgado.

La ruta de migración y de localización del jugo pancreático que escapa, está fundamentalmente determinada por los planos fasciales las reflexiones peritoneales y la cantidad de líquido extravasado. El escape del líquido de la cola del páncreas puede entrar al espacio pararrenal anterior izquierdo o siguiendo a ruta de los vasos esplénicos hacia el

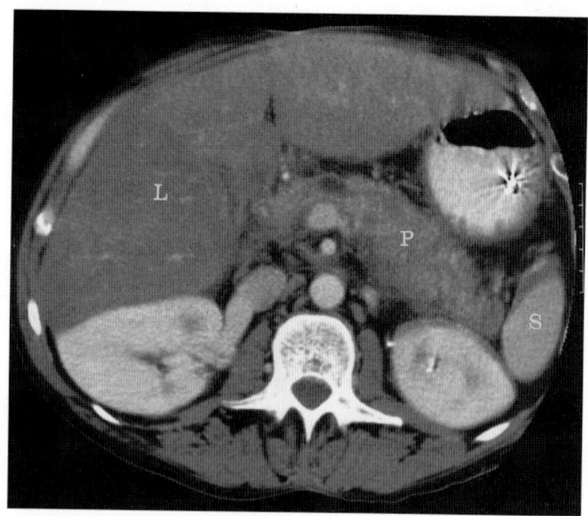

FIG. 1. Pancreatitis aguda leve. El páncreas (*P*) se encuentra crecido en forma difusa y con densidad un poco heterogénea. Solamente están presentes pequeños cambios peripancreáticos inflamatorios. El paciente se recuperó rápido y sin complicaciones. (*L, hígado con infiltración; S, bazo*)

hilio del bazo. El líquido que escapa por la cabeza del páncreas puede correr posteriormente hacia el ángulo pararrenal anterior derecho o hacia abajo, hacia la raíz del mesenterio del intestino delgado, y el del cuerpo pancreático viaja anteriormente hacia el saco menor o se diseca hacia el colon transverso. Si bien la mayoría de las colecciones permanecen en el abdomen superior, el líquido puede descender hacia la pelvis y, raramente, ascender hacia el mediastino por disección a través de la crura diafragmática.

Estas colecciones agudas no son estáticas y no están encapsuladas; se encuentran en un estado de equilibrio dinámico con las colecciones de líquido estancado que continuamente se reabsorben y son reemplazadas por secreciones adicionales. Así, una fracción de la producción exógena pancreática total viaja desde un páncreas inflamado hacia los espacios contiguos, en donde regularmente son absorbidas y reemplazadas.

Si el páncreas mejora con disminución de la hipersecreción pancreática y resolución del edema, la extravasación del jugo pancreático disminuye y eventualmente se detiene. Cuando se reinicia el drenaje normal a través del sistema ductal pancreático, las colecciones del líquido extrapancreático frecuentemente se reabsorben.

El factor clave que determina la intensidad de la enfermedad es la necrosis del tejido. Una necrosis extensa se asocia con incapacidad prolongada y un aumento del riesgo de complicaciones sépticas y hemorrágicas. Los mecanismos precisos por los cuales hay autodigestión tisular y necrosis no están bien establecidos. Las enzimas digestivas pancreáticas endógenas son sintetizadas como zimógenos inactivos.

La activación de estos zimógenos ocurre en el duodeno, donde la enzima enteroquinasa del borde en cepillo cataliza la conversión de tripsinógeno a tripsina y la tripsina activa a los otros zimógenos (11). Mientras que el reflujo del contenido duodenal hacia los ductos pancreáticos puede resultar en una activación intraductal de los zimógenos, la bilis por sí misma no activa los zimógenos inertes (11). Esto va en contra de la teoría del reflujo o del canal común como etiología única de la pancreatitis. Estudios experimentales que implican a la bilis, el alcohol y a varios fármacos para reducir la barrera ductal a la difusión favorecen la teoría de que el contenido ductal se vacíe en el parénquima contiguo (12). Además, la ruptura ductal como resultado de la hipertensión de los ductos pancreáticos (por ejemplo, secreción hacia un ducto obstruido), puede también llevar a la extravasación de las enzimas activadas como la elastasa y la fosfatasa dentro del parénquima glandular (11). La combinación de lo mencionado anteriormente parece tener un importante papel en la inducción de la pancreatitis aguda.

Fisiopatología de la necrosis

Datos experimentales, estudios histológicos en autopsias y especímenes extraídos quirúrgicamente han demostrado que el desarrollo de una necrosis pancreática se asocia con un trastorno grave de la microcirculación pancreática (13,14). En la pancreatitis edematosa hay una red normal de arteriolas y capilares, mientras que en la pancreatitis necrotizante la red capilar está obstruida focal o difusamente, con áreas alternas de necrosis y hemorragia en el parénquima adyacente. La ruptura de las uniones ductoacino con intravasación de secreciones pancreáticas en el espacio intersticial es probablemente responsable por el desarrollo de una falla circulatoria capilar grave. Las enzimas pancreáticas activadas precipitan el espasmo vascular, inducen el despegamiento endotelial y la trombosis y llevan al rápido desarrollo de áreas de hemorragia y necrosis.

Al inyectar el bolo de medio de contraste durante la TC se observa que en la pancreatitis intersticial o edematosa la glándula se encuentra crecida en forma focal o global con un reforzamiento uniforme del parénquima pancreático (Fig. 2) (15). La pancreatitis intersticial puede acompañarse de líquido peripancreático, sin que exista evidencia de necrosis pancreática y el líquido es inicialmente estéril. Los signos histológicos son edema interstiticial, inflamación leve y, rara vez, focos microscópicos de necrosis parenquimatosa que va más allá de la resolución de los modalidades de imagen disponibles (2). El equivalente clínico de la pancreatitis intersticial es la pancreatitis aguda leve, la cual se asocia con una disfunción orgánica mínima y es usualmente una entidad que se recupera completamente (2). Muy rara vez la pancreatitis intersticial progresará a una pancreatitis necrotizante en forma tardía.

PANCREATITIS NECROTIZANTE

La pancreatitis necrotizante implica la desvitalización del parénquima pancreático y los tejidos peripancreáticos (16). Esto puede demostrarse mejor *in vivo* por la falta de reforzamiento significativo del parénquima pancreático con el material de contraste IV. El páncreas normal tiene un valor de atenuación de alrededor de 50 Unidades Hounsfield (UH) y muestra un aumento homogéneo uniforme de 100 a 150 UH, después de inyectar un bolo de contraste intravenoso (Fig. 3). La presencia de zonas bien delimitadas, focales o difusas de parénquima que no refuerza con el material de contraste y son mayores de 3 cm o que involucran más de 30% del área glandular son criterios diagnósticos para la TC (Fig. 4 y 5) (17). La falta de reforzamiento se correlaciona bien con necrosis pancreática, tanto experimental como patológicamente (18–20).

Microscópicamente, hay evidencia de necrosis que afecta la red parenquimatosa capilar, como las células de los acinis, las células de los islotes, los elementos ductales y la grasa intersticial y peripancreática (14). La necrosis puede ser periférica central o en parches. La precisión diagnóstica de una

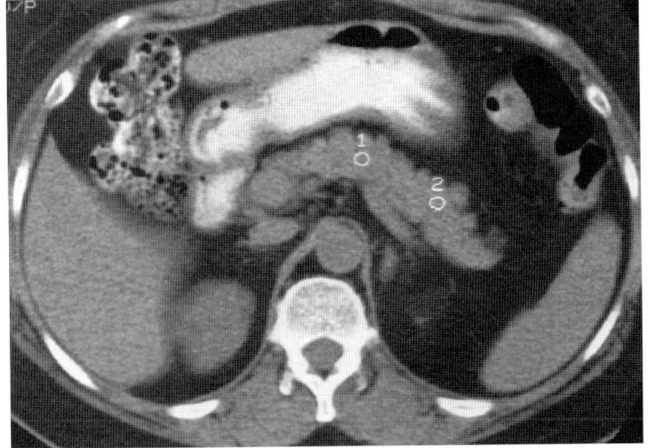
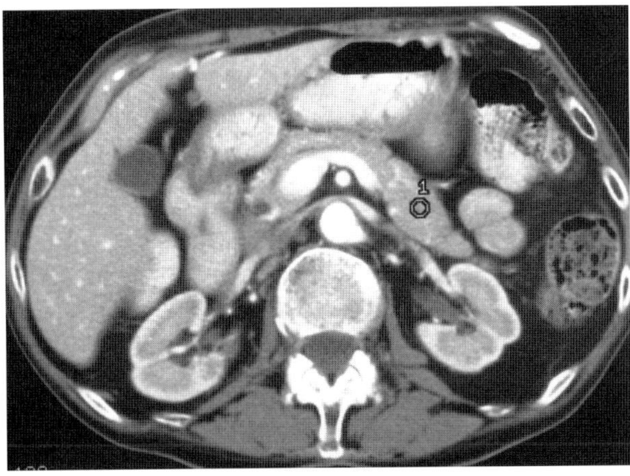

FIG. 2. Páncreas normal. **A:** Antes de la administración intravenosa del contraste, el páncreas tiene una densidad de 45 (*1*) a 50 (*2*) UH, similar a la densidad del bazo y el hígado. **B:** Reforzamiento homogéneo del páncreas en su totalidad que sucede después de la administración intravenosa de un bolo de medio de contraste. La densidad del páncreas aumenta a 100 a 150 UH.

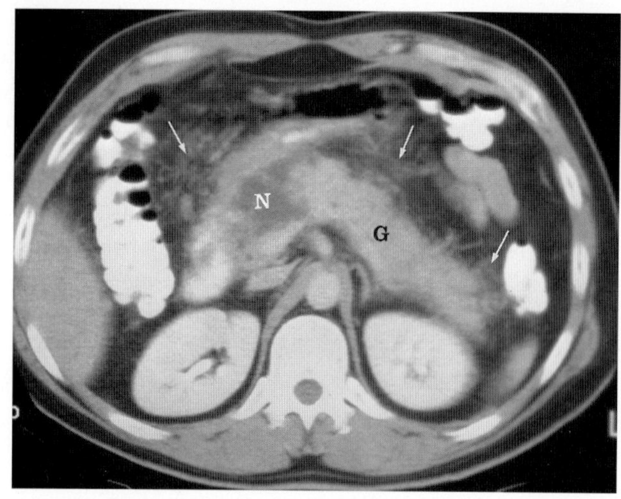 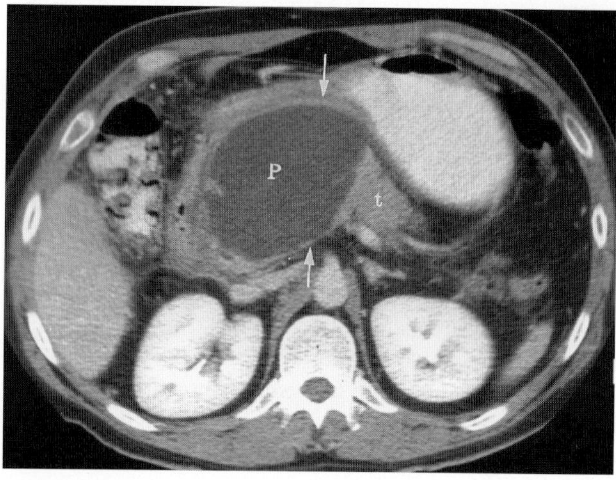

FIG. 3. Pancreatitis aguda grave. **A:** Un examen de TC inicial muestra un crecimiento de la glándula pancreática (*G*) y reacción inflamatoria peripancreática (*flechas*). Falta reforzamiento en el cuello del páncreas (*N*) lo cual concuerda con una necrosis de alrededor de 30%. **B:** Examen de seguimiento a las 5 semanas que revela el desarrollo de una colección líquida encapsulada (*flechas*) lo que representa un pseudoquiste (*P*). El pseudoquiste está adherido al antro gástrico y al arco duodenal. (*t, tejido pancreático remanente*) (Tomada del Dr. Richard Gordon, New York, NY)

Tomografía computada dinámica (TCD) en la detección de necrosis pancreática es de 80 a 90%; la sensibilidad para una necrosis glandular extensa se aproxima a 100% (21). La denominación clínica de necrosis pancreática es frecuentemente la de "pancreatitis aguda grave", condición que está asociada con falla orgánica y/o complicaciones locales, tales como sangrado, absceso o pseudoquiste (2). En ausencia de las complicaciones mencionadas anteriormente, la necrosis estéril *per se* tiene una mortalidad muy baja, de 0 a 9% (22).

Colecciones agudas del líquido

Las primeras colecciones del líquido que acompañan a la pancreatitis aguda varían en cantidad y en magnitud. Los bordes no están bien definidos y no existe una pared o tejido fibroso de granulación (Fig. 5A) (2). Las colecciones de líquido ocurren en 30 a 50% de los pacientes con pancreatitis aguda grave y pueden ser intrapancreáticas o peripancreáticas (Fig. 5A) (23,24). Las pequeñas colecciones intra-

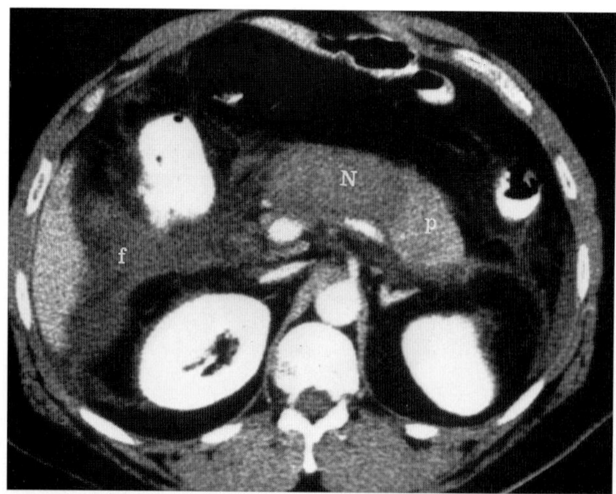 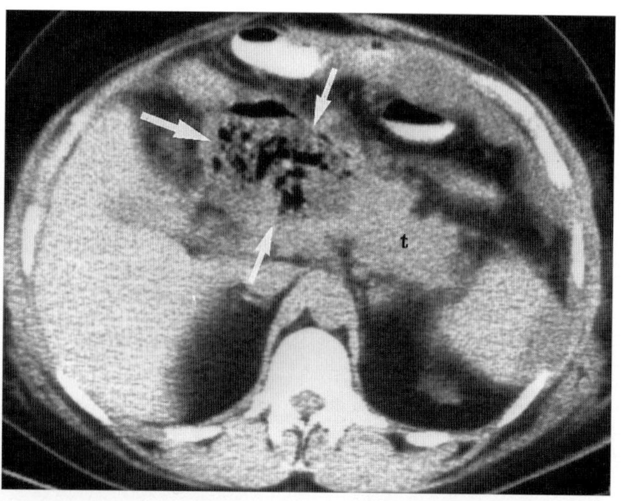

FIG. 4. Pancreatitis aguda grave. **A:** El examen por tomografía inicial revela la falta de reforzamiento de más de 50% del páncreas, lo que concuerda con una necrosis pancreática extensa (*N*). Solamente la cola del páncreas (*p*) está presente todavía. El líquido extravasado (*f*), se ve en el espacio pararrenal anterior derecho. **B:** El paciente tiene un curso clínico hacia el deterioro con desarrollo de múltiples y grandes colecciones de líquido. Dos meses después se desarrolla una necrosis infectada (*flechas*) en la cabeza y el cuerpo del páncreas. A pesar de la desbridación quirúrgica y el drenaje, el paciente muere en el hospital. (*t, cola del páncreas*)

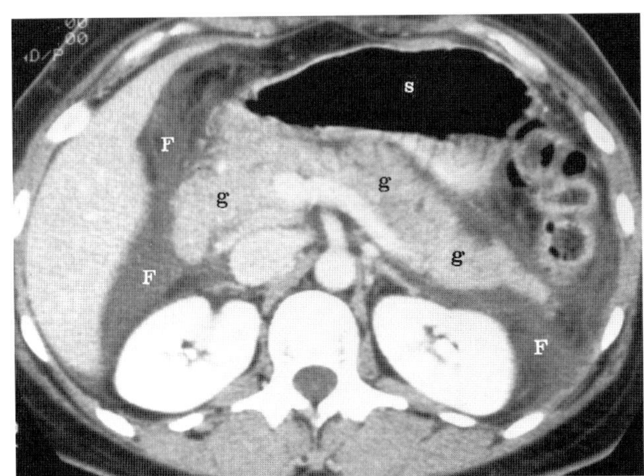
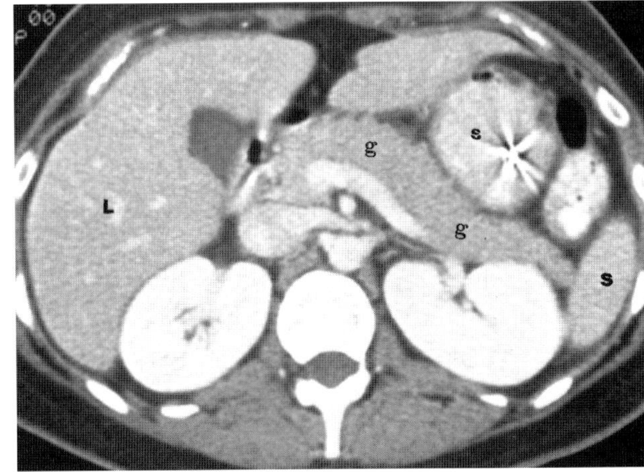

FIG. 5. Pancreatitis aguda moderada. **A:** El examen de tomografía inicial demuestra una pancreatitis grado E con múltiples colecciones de fluido peripancreático pobremente delimitadas (*F*). La glándula pancreática (*g*) está un poco crecida y muestra un reforzamiento homogéneo. **B:** Una semana después, el líquido se ha reabsorbido y el páncreas regresa al tamaño normal con una configuración también normal. *(s, estómago; S, bazo; L, hígado)*

pancreáticas son difíciles de diferenciar de áreas focales de necrosis en parches porque ambas pueden tener una apariencia similar y ninguna de ellas aumenta su intensidad con inyección de contraste intravenoso. Las colecciones del líquido pancreático son intraparenquimatosas o están confinadas a una delgada capa de tejido conectivo que cubre la glándula, mientras que las colecciones extrapancreáticas se extravasan más allá del cuerpo del órgano. En la TC, las colecciones de líquido son heterogéneas o tienen una señal baja y de intensidad homogénea, están pobremente definidas y les falta una cápsula reconocible; esto las distingue de los pseudoquistes (Fig. 5A). Las colecciones del líquido que miden más de 20 a 30 UH es más probable que contengan sangre y debris necróticos, infiltrado inflamatorio, bacterias o incluso franco pus.

PSEUDOQUISTES

Los pseudoquistes pancreáticos son colecciones encapsuladas del líquido pancreático, bien definidas y limitadas por una pared de tejido granulomatoso o fibroso, que surgen como consecuencia de una pancreatitis aguda, un trauma pancreático o una pancreatitis crónica (Fig. 3B) (2). Evolucionan a partir de colecciones agudas del líquido y desarrollan una pared o una cápsula no epitelializada, como resultado de la reacción inflamatoria en la periferia (23). Este proceso evolutivo ocurre en aproximadamente 30 a 50% de las colecciones agudas del líquido y toma un mínimo de 4 semanas (24). Los pseudoquistes crónicos son idénticos radiográficamente, pero surgen en pacientes con pancreatitis crónica que no tiene un antecedente documentado de pancreatitis aguda; los pseudoquistes crónicos ocurren en alrededor de 25% de esta cohorte (25,26). El tamaño es el factor pronóstico más importante; aquéllos que tienen menos de 5 a 6 cm frecuentemente se resuelven en forma

espontánea, mientras que los pseudoquistes más grandes se asocian más con dolor, infección, hemorragia, rotura espontánea u obstrucción biliar y pueden requerir tratamiento quirúrgico o drenaje percutáneo (27,28).

En la TC el grosor de la cápsula varía y puede demostrar reforzamiento con el material de contraste (Fig. 4B). La localización peripancreática es la más frecuente; sin embargo, los pseudoquistes se han encontrado en cualquier otro lugar desde el mediastino hasta la pelvis. Las bacterias pueden estar presentes en un pseudoquiste sin que haya un aumento en la morbilidad o sin que éste tenga relevancia clínica porque pueden representar colonización sin infección clínica (2). Por ello, el término "pseudoquiste infectado" es potencialmente confuso; cuando está presente el pus en un pseudoquiste, el nombre más correcto de la entidad es absceso pancreático (2).

ABSCESO *VERSUS* NECROSIS INFECTADA

Antes se decía que todo paciente con una pancreatitis séptica tenía un absceso pancreático; esta definición sobreincluyente conduce a mucha confusión en la interpretación de la literatura quirúrgica. El término de absceso debe ser reservado para colecciones de pus circunscritas, generalmente en la proximidad del páncreas y asociadas con necrosis pancreática o no (Fig. 6) (2). Los abscesos pancreáticos se desarrollan a partir de secreciones pancreáticas infectadas que se extravasan y ocurren cuatro o más semanas después de la presentación inicial, por lo general. También pueden presentarse en un pseudoquiste previamente estéril. La historia clínica típica es la de un paciente con un ataque de pancreatitis grave que inicialmente mejora con tratamiento conservador, pero que después desarrolla fiebre, dolor abdominal y leucocitosis (29–31). La ruta por la cual las bacterias alcanzan al páncreas no está bien establecida, la etiología

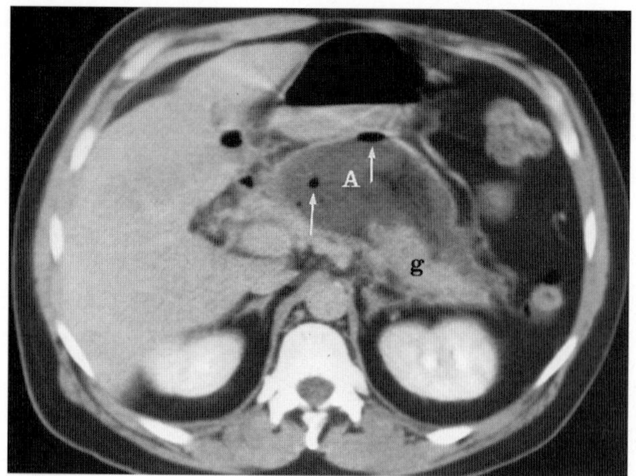

FIG. 6. Absceso pancreático. Se desarrolló 3 semanas después de un episodio de pancreatitis necrotizante. Se observa una colección de líquido encapsulada que contiene burbujas de aire (*flechas*) posterior al estómago y adyacente al tejido glandular pancreático residual (*g*). El paciente tiene un recuento leucocitaria normal y no tiene fiebre. El absceso (*A*) se drenó quirúrgicamente.

incluye la infección por vía hematógena (32), el reflujo de bilis infectada, colonización transmural del colon (33,34) o a través del sistema linfático (35,36). El diagnóstico diferencial con un seudoquiste blando es difícil de realizar con TC. Desde luego, la presencia de una colección líquida con los

márgenes bien definidos, con una cubierta espesa y con burbujas de aire, debe ser interpretada como altamente sospechosa de un absceso (Fig. 6). Sin embargo, la presencia de aire en la colección no es patognomónica de un absceso y puede ser vista secundaria a la perforación intestinal, fístulas hacia una úlcera o a una punción iatrogénica. La confirmación requiere una aspiración percutánea guiada por TC.

La "necrosis pancreática infectada" se describe como tejido pancreático o peripancreático necrótico que desarrolla bacterias u hongos patógenos en el cultivo (36). Debe ser diferenciada de un absceso bien circunscrito, debido a que la primera condición no es susceptible de drenaje percutáneo y tiene una mortalidad 2 veces mayor que el absceso (37). La necrosis infectada no puede ser diferenciada radiológicamente de una necrosis estéril a no ser que contenga burbujas de aire (Fig. 7). La distinción es clínicamente importante debido a que la mortalidad de la necrosis infectada es considerablemente mayor (37–39). Aun más, la necrosis estéril puede ser tratada conservadoramente, mientras que la necrosis infectada es fatal sin intervención quirúrgica. Debido a que en toda la literatura previa no se establece la diferencia entre un absceso y una necrosis infectada, los rangos de mortalidad quirúrgica asociada con una infección pancreática piógena varían ampliamente de 14 a 56% (37–40). Un estudio reciente que diferenció las dos entidades demostró una mortalidad de 25% para el absceso y de 48% para la necrosis infectada (41).

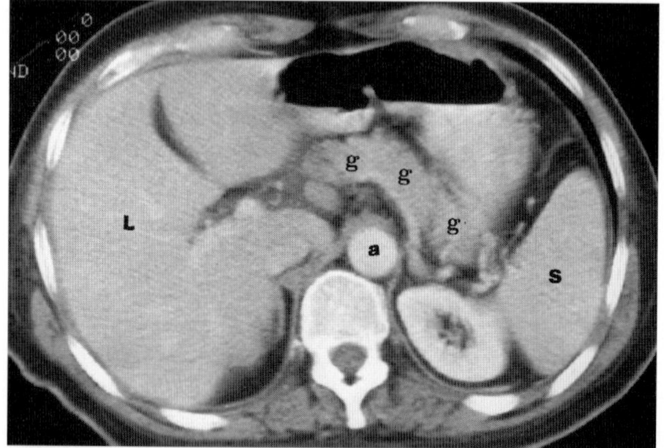

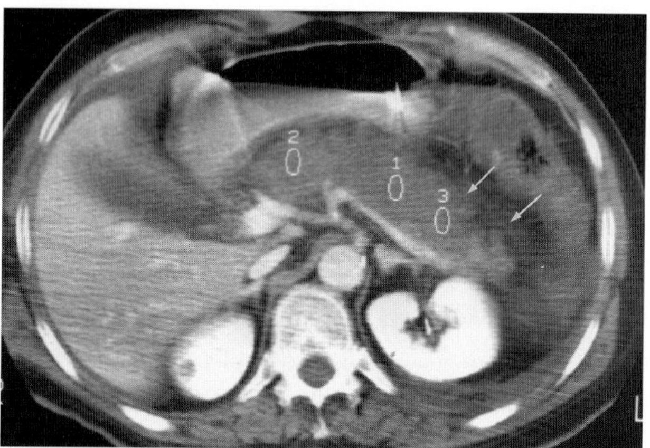

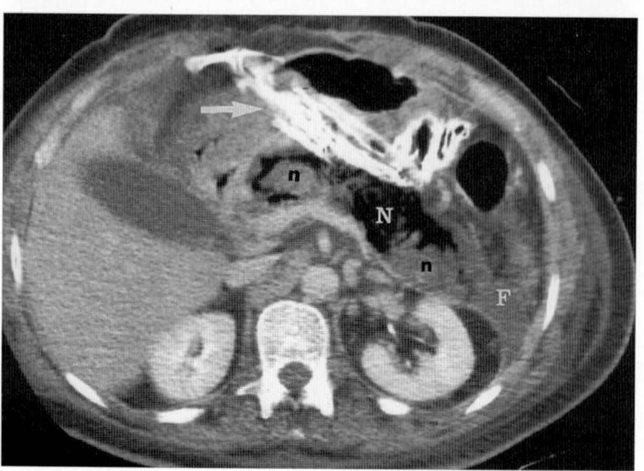

FIG. 7. Pancreatitis necrotizante con desarrollo de necrosis pancreática total. **A:** Un examen tomográfico previo reveló una imagen normal con reforzamiento de la glándula pancreática (*g*). (*a, aorta; S, bazo; L, hígado*) **B:** Dos meses después, el paciente se presentó con otro episodio de pancreatitis grave. El páncreas muestra un aumento de la densidad en toda su extensión con valores entre 50 y 60 UH. Hay inflamación peripancreática (*flechas*) y líquido extravasado. **C:** Seguimiento tomográfico 11 días después del drenaje quirúrgico del líquido infectado (*flechas*), que revela necrosis pancreática infectada (*N*). Hay aire y tejido nécrotico residual (*n*) en el lecho pancreático. (*F, líquido*) A pesar del desbridamiento quirúrgico repetido, el paciente murió en el hospital.

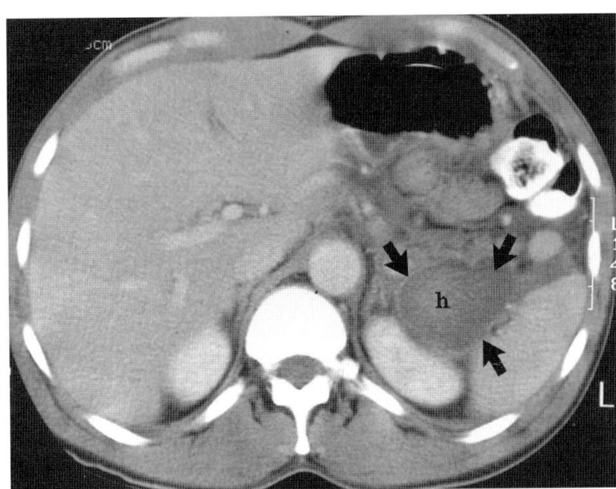

FIG. 8. Pseudoquiste sangrante. Hombre de 43 años de edad con historia de pancreatitis. El estudio tomográfico muestra un pseudoquiste encapsulado (*flechas*) adyacente a la cola del páncreas y al bazo. Contiene líquido compatible con una hemorragia (*h*). El pseudoaneurisma no fue visto en la angiografía y el quiste hemorrágico se trató quirúrgicamente.

FLEMON

El término "flemón" describe a un crecimiento pseudotumoral del páncreas y el tejido retroperitoneal adyacente que resulta de varios grados de edema, tejido nécrotico, hemorragia y/o infiltrados inflamatorios (33). Mientras que el término descriptivo es ampliamente usado, no denota la presencia o ausencia de necrosis o de infección y debe ser reemplazado por la terminología previamente mencionada (2).

"Pancreatitis hemorrágica" es un término morfológico que se ha usado frecuentemente como sinónimo de pancreatitis nécrotica. Debido a que esto último ocurre en ausencia de hemorragia, el término debe ser restringido al aspecto transoperatorio o *post mortem* de la glándula (2). La hemorragia por sí sola es una complicación de la pancreatitis aguda grave con múltiples fuentes potenciales de sangrado, incluyendo la erosión inflamatoria de la pared del duodeno o del colon transverso (33), sangrado de tejido inflamatorio en la pared de un pseudoquiste (Fig. 8) o de los vasos que atraviesan la región de necrosis (42). Otras etiologías de la hemorragia incluyen várices gástricas secundarias a trombosis de la vena esplénica o a pseudoaneurismas sangrantes de las arterias esplénica, gastroduodenal, pancreáticoduodenal, gástrica izquierda o hepática (43–46).

La hemorragia puede ser detectada con una TCH como áreas sutiles de gran atenuación (por ejemplo, coágulos centinelas) que miden más de 50 UH (Fig. 9). Cuando se identifica una masa densa y redondeada mayor de 80 UH en el lecho pancreático, pueden estar presentes un pseudoaneurisma o una extravasación activa del material de contraste en un pseudoquiste y podría requerirse una embolización angiográfica o quirúrgica de emergencia (Fig. 8 y 9).

La "ascitis pancreática" ocurre cuando el líquido del saco menor entra a la cavidad peritoneal a través del foramen de Winslow, por ruptura de los planos de la fascia retroperitoneal o a través de un pseudoquiste pancreático roto (Fig. 9). La presencia de ascitis pancreática (gran cantidad de amilasa en el líquido de la cavidad peritoneal) indica que la comunicación entre los ductos pancreáticos o un pseudoquiste y el peritoneo es altamente probable. Si la ascistis pancreática persiste o aumenta, debe realizarse una CPRE para localizar el sitio de la ruptura ductal antes de la intervención quirúrgica. Mientras que la ascitis pancreática no puede diferenciarse de la ascitis blanda por TC, la presencia de una desproporción entre el líquido peritoneal y retroperitoneal y la presencia de anormalidades pancreáticas asociadas sugiere el diagnóstico.

Indicadores químicos del pronóstico

Una vez que el diagnóstico de pancreatitis es seguro, los indicadores pronósticos tanto clínicos como radiológicos se utilizan para diferenciar los casos de pancreatitis aguda grave de aquéllos de una pancreatitis aguda leve. En la práctica clínica, se utilizan varios sistemas para graduarla incluyendo los signos de gravedad de Ranson, los criterios de Bank, el APACHE II (Acute physiology and chronic health evaluation, en inglés) así como los niveles de la proteína C-reactiva, la macroglobulina A2, la fosfolipasa A2 y la elastasa de los leucocitos (47–52). El criterio radiológico más importante en forma aislada es la demostración de necrosis pancreática en una TCH con material de contraste (Fig. 3, 4 y 7). La presencia y el grado de necrosis detectado por la TC correlaciona bien con la morbimortalidad subsecuente (17).

PANCREATITIS CRONICA

La pancreatitis crónica tal y como fue definida por la clasificación de Marsella en 1984, es un proceso inflamatorio irreversible de larga evolución, que causa dolor y pérdida permanente de la función endocrina y exócrina (53). Se han descrito múltiples etiologías incluyendo el abuso del alcohol, trastornos nutricionales y trastornos hereditarios; aproximadamente 30% de los pacientes no tienen un factor predisponente definido (idiopático) (54). Los datos epidemiológicos sugieren que una dieta alta en grasa y el consumo de alcohol aumenta la secreción de proteínas por el páncreas y favorece la precipitación intraductal de las proteínas y el desarrollo de pancreatitis crónica (54). El dato más característico de la pancreatitis crónica es la combinación de atrofia parenquimatosa y proliferación del tejido conectivo interacinar. La anormalidad histológica más frecuente es un aumento en el tejido conectivo fibroso alrededor de los ductos y entre los lóbulos del parénquima (55). Siempre hay cicatrices intersticiales y éstas pueden alcanzar proporciones dramáticas; algunas glándulas exhiben acúmulos gruesos de cicatrices densas perilobulares. La pérdida de acinis ocurre inicialmente en áreas separadas y es irregular. Conforme los casos avanzan, se presenta destrucción lobular focal y el tejido conectivo fibroso cursa entre los acinis distorsionados. La superficie de la glándula se vuelve nodular e irregular.

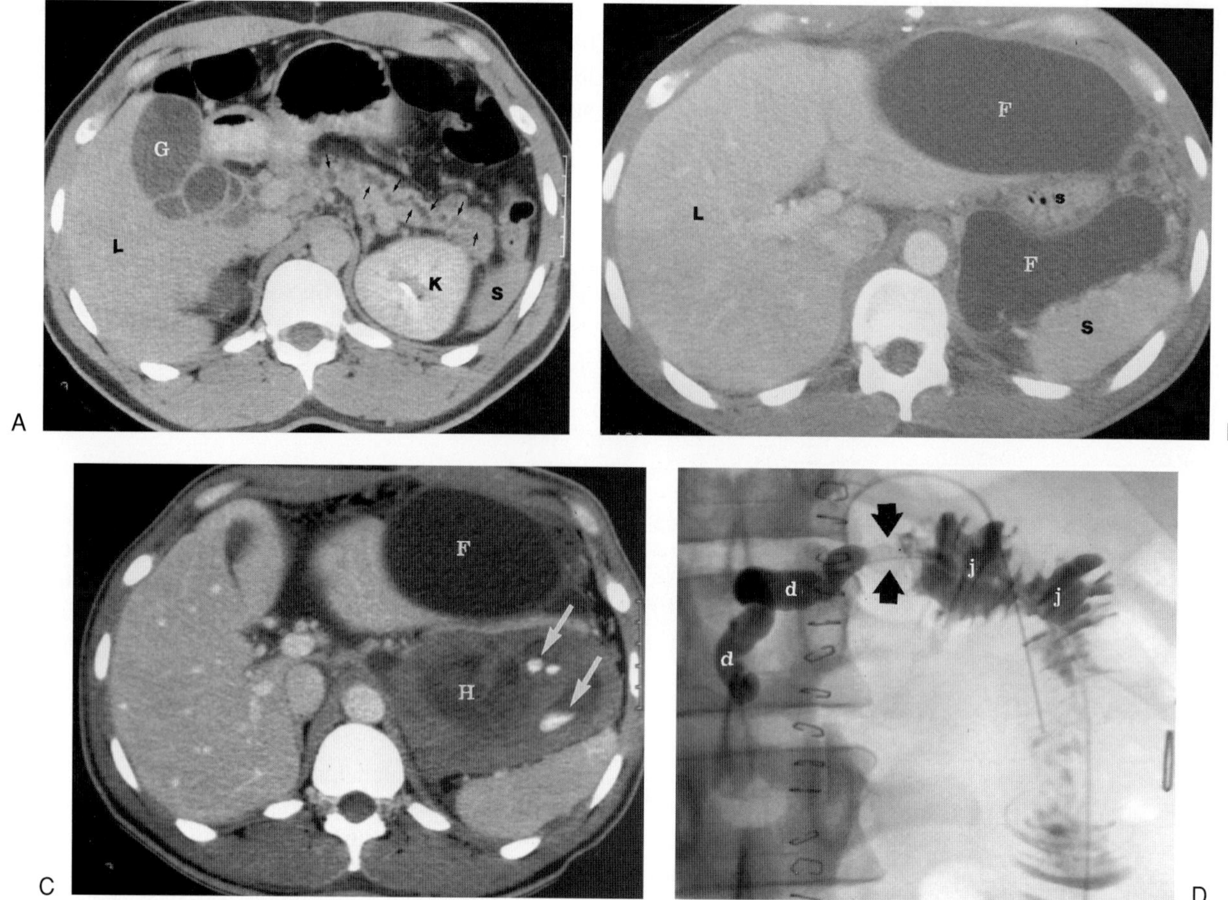

FIG. 9. Pancreatitis crónica. Episodios de exacerbaciones agudas, ascitis pancreática y sangrado retroperitoneal. **A:** La tomografía revela los ductos pancreáticos distendidos y arrosariados (*flechas*), compatibles con pancreatitis crónica. **B:** El examen de control hecho un año después, revela ascitis pancreática con colecciones líquidas parcialmente encapsuladas (*F*) en el saco menor y anterior al lóbulo izquierdo del hígado. (*L, hígado; s, estómago; S, bazo*) **C:** Un estudio tomográfico de urgencias tomado después de un episodio de hipotensión y caída brusca del hematocrito muestra una hemorragia (*H*) en el saco inferior y extravasación del medio de contraste (*flechas*) procedente de la arteria esplénica. **D:** Después de una resección quirúrgica y de una pancreatoyeyunostomía (*flechas*), hubo evidencia de dilatación de los ductos pancreáticos (*d*).

Las calcificaciones son otro rasgo variable de la pancreatitis crónica. La obstrucción de las raíces finas de los ductos pancreáticos parece ser la lesión inicial (56). Todos los depósitos de calcio ocurren en los ductos o en sus tributarios pequeños; ninguno queda fuera de los pasajes secretorios. Los cálculos se incrustan como moluscos a lo largo de los ductos grandes y algunos cálculos pequeños quedan libres en el lumen (55). Frecuentemente, el sistema ductal exhibe una combinación de áreas de estrechamiento y dilatación. Las estructuras inflamadas y los cálculos incrustados producen las áreas de estrechamiento.

El tamaño del páncreas es variable en la pancreatitis crónica. La enfermedad lleva eventualmente a atrofia, pero algunos pacientes con ataques repetidos de pancreatitis aguda pueden exhibir zonas difusas o focales de crecimiento irregular, debido a una infiltración inflamatoria y a cicatrices exuberantes asociadas con ciclos de inflamación y reparación. En tales casos, el peso de la glándula puede ser mayor que el normal.

Diagnóstico por imagen

Radiografías simples

Por lo general, el primer examen radiográfico realizado en el paciente con sospecha de pancreatitis es una radiografía rutinaria del tórax y del abdomen. En la mayoría de los pacientes, el papel principal de tales radiografías es ayudar a descartar otras condiciones abdominales agudas. La presencia de aire libre indica una víscera perforada, mientras que hallazgos tales como neumatosis intestinal, aire en la vena porta, impresiones digitales en el intestino, sugieren isquemia intestinal. Los hallazgos que pueden apoyar el diagnóstico de pancreatitis aguda son numerosos, pero no son específicos ni sensibles. Las anormalidades focales en el intestino delgado incluyen un íleo duodenal, el asa de centinela y un segmento corto de yeyuno proximal dilatado y lleno de aire.

Puede estar presente un íleo difuso o bien un abdomen sin gas. Las secreciones pancreáticas que disecan hacia el mesocolon transverso causando espasmos inflamatorios y edema de la submucosa del ángulo esplénico, pueden producir el signo del "colon cortado", que se manifiesta como una distensión gaseosa del colon transverso proximal a la región del espasmo (Fig. 10). Colecciones focales de aire extraluminal, focal y bien circunscritas en el abdomen superior pueden representar un absceso pancreático. Raras veces se encuentran moteados de nódulos opacos dispersos, mezclados con otros radiolúcidos en el abdomen medio, los que pueden representar necrosis de la grasa abdominal (57). La presencia de calcificaciones en el lecho pancreático (Fig. 11); invariablemente refleja una pancreatitis crónica y debe alertar al clínico sobre una posible exacerbación aguda concomitante. Los hallazgos en la telerradiografía de tórax incluyen la elevación del hemidiafragma izquierdo, atelectasias lineales en los lóbulos inferiores y la presencia de un derrame pleural izquierdo.

En los estudios baritados, la serie esofagogastroduodenal generalmente no es necesaria para el diagnóstico de una pancreatitis aguda. Sin embargo, a menudo se realiza para excluir la presencia de una enfermedad ulcerosa péptica. En alrededor de 75% de los pacientes una serie esofagogastroduodenal puede demostrar signos que apoyen el diagnóstico de pancreatitis. Los cambios gástricos incluyen la espasticidad y contracciones asimétricas, un engrosamiento difuso de los pliegues secundario a edema submucoso (Fig. 12) y una apariencia espiculada que involucra selectivamente a la pared posterior (Fig.13) (58). Los hallazgos duodenales incluyen estrechamiento y compresión del arco, engrosamiento de las capas de la segunda y tercera porción, crecimiento del ámpula de Vater y, más raramente, un estrechamiento o espasmo intenso de la región periampular (Fig. 14).

Los signos colónicos se limitan al colon transverso e incluyen espasmo, pérdida de las haustraciones, estrechamiento de la luz y edema submucoso. La disección por líquido hacia el espacio pararrenal anterior puede causar áreas de estrechamiento focal de los ángulos hepático o esplénico (Fig. 11). Algunos cambios que se ven más frecuentemente como resultado de la pancreatitis crónica son la compresión extrínseca o el efecto de masa de un pseudoquiste en el estómago o el duodeno.

La radiografías simples y los estudios de contraste son limitados porque no muestran directamente el páncreas o el tejido peripancreático sino que exhiben signos secundarios

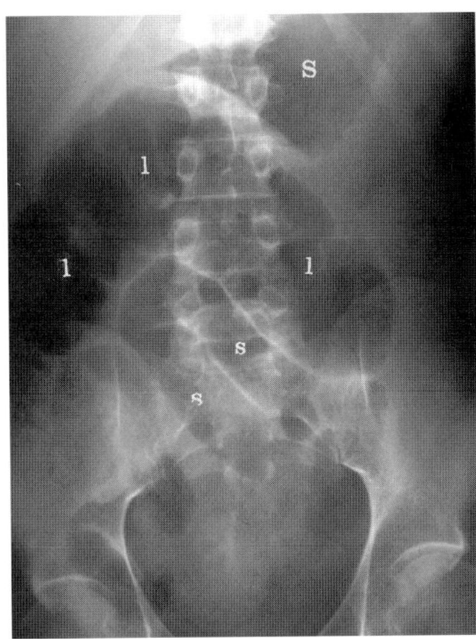

A

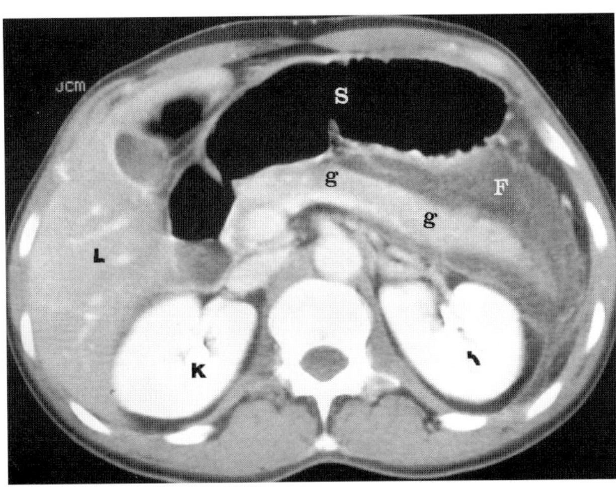

B

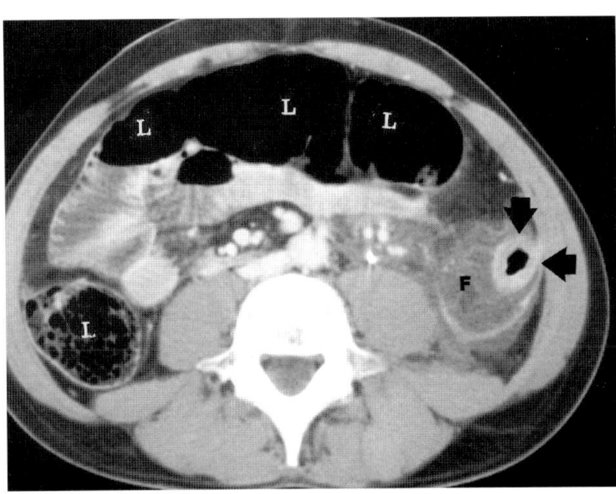

C

FIG. 10. Signo del colon cortado. Signo asociado a una pancreatitis aguda. **A:** Una radiografía simple de abdomen revela un intestino grueso dilatado (*I*) hasta el nivel del ángulo esplénico. Pequeñas cantidades de aire están presentes en el estómago (*S*) y el intestino delgado (*s*). **B:** El examen tomográfico revela una glándula pancreática normal (*g*) y colecciones líquidas peripancreáticas (*F*). (*S, estómago; L, hígado; K, riñones*) **C:** Hay un estrechamiento significativo y un adelgazamiento en la circunferencia de la rama descendente del ángulo esplénico (*flechas*) con una colección líquida pericólica asociada (*F*). El colon proximal (*L*) está muy distendido.

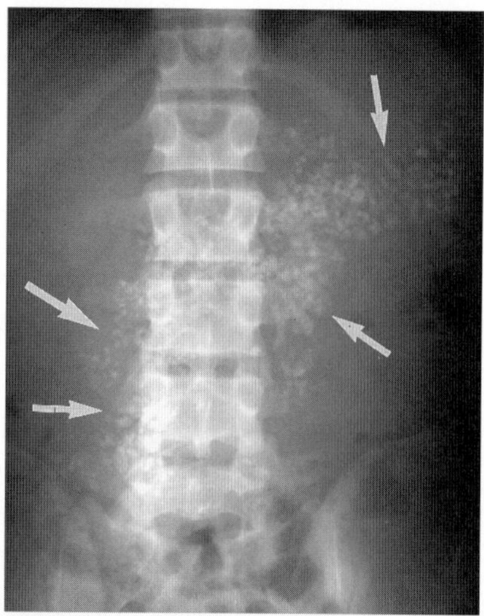

FIG. 11. Pancreatitis crónica. Muestra extensas calcificaciones y formación pseudoquística. **A:** Una radiografía simple de abdomen que revela calcificaciones extensas en la totalidad del páncreas (*flechas*). **B:** TC que muestra numerosas calcificaciones (*flechas*) en los ductos pancreáticos. (*S, estómago*) **C:** La cabeza del páncreas calcificada (*flechas*), está desplazada hacia abajo y atrás por un gran pseudoquiste pancreático (*P*). El pseudoquiste está adherido a la superficie inferior del estómago distal (*S*) y el arco duodenal (*d*). (*g, vesícula biliar*)

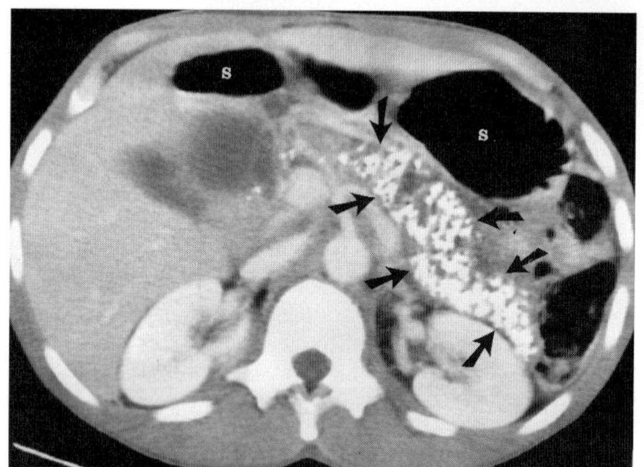

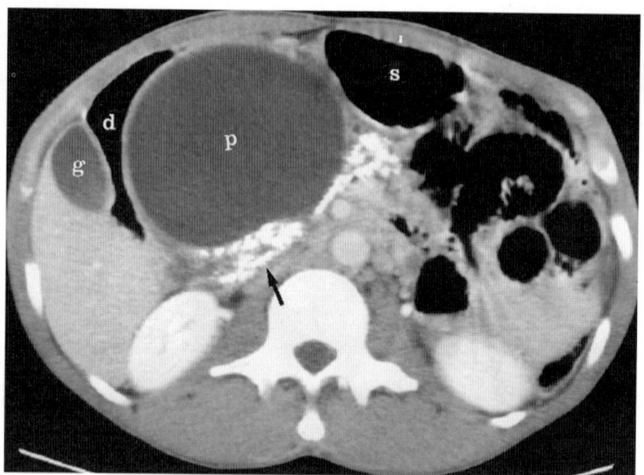

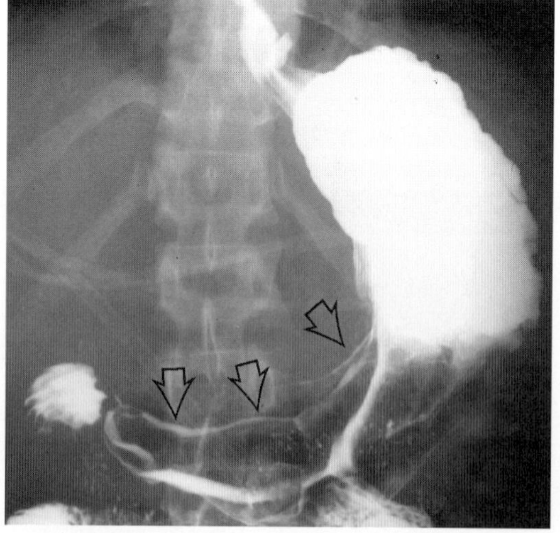

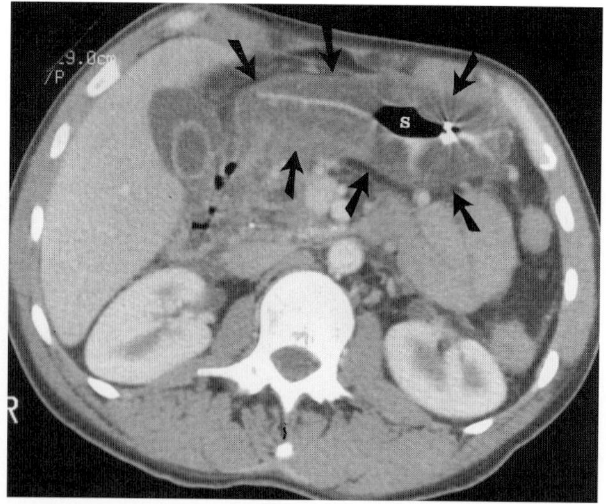

FIG. 12. Cambios gástricos. Cambios asociados con varios episodios previos de pancreatitis. **A:** Una serie esofagogastroduodenal revela engrosamiento de los pliegues en el estómago distal (*flechas*). **B:** Una tomografía revela un engrosamiento de la circunferencia de la pared gástrica, la cual tiene disminución de la atenuación (*S*) lo cual es compatible con edema importante de la submucosa (*flechas*).

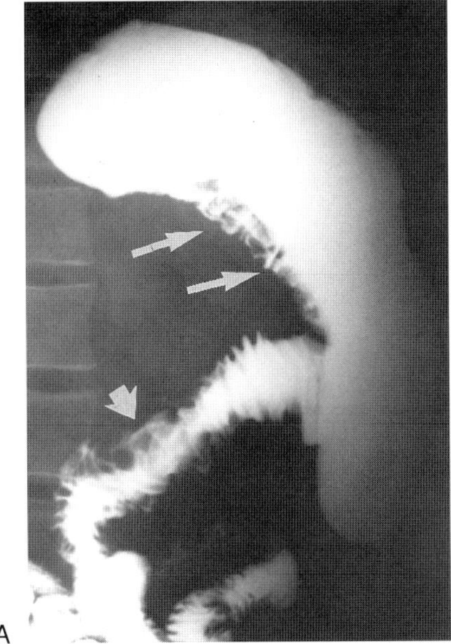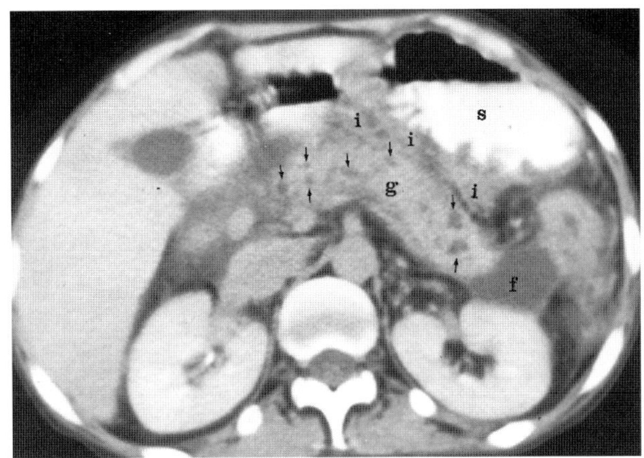

FIG. 13. Cambios gástricos. Cambios asociados con la pancreatitis aguda. **A:** La cara posterior del estómago (*flechas grandes*) y el duodeno proximal (*flecha corta*) muestran engrosamiento y espiculación del patrón mucoso. **B:** La tomografía muestra un crecimiento del páncreas (*g*) con múltiples colecciones pequeñas de líquido intrapancreático (*flechas*) e inflamación (*i*) en situación posterior y adyacente al estómago (*S*). La colección del líquido (*f*) se encuentra adyacente a la cola del páncreas.

del proceso patológico en los órganos adyacentes. El advenimiento de la TC y el Ultrasonido (US) han relegado los estudios baritados a un pequeño nicho: para diferenciar una úlcera penetrada con elevación secundaria de la amilasa de una pancreatitis aguda. Los clínicos deben recordar que los estudios con bario realizados en cualquier paciente en quien exista la posibilidad de pancreatitis aguda, retrasan la evaluación por TC debido a la retención del material de contraste.

Ultrasonido

El examen de US de la pancreatitis aguda puede estar limitado debido al gas del intestino, infiltración grasa del hígado, obesidad o la incapacidad del paciente para cooperar con el examen. En 30 a 40% de los casos, la glándula no se puede ver en forma adecuada (Fig. 15) (59,60). Desde luego, cuando sí logra verse la glándula, pueden reconocerse varias

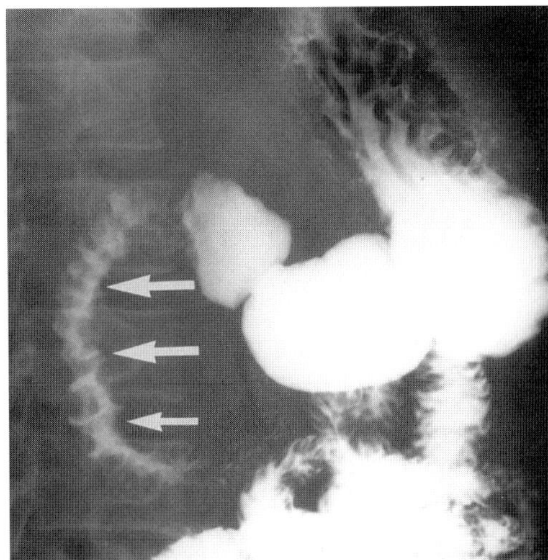

FIG. 14. Pancreatitis aguda con cambios en el arco duodenal. El examen revela indentación del borde del arco duodenal (*flechas*) con estrechamiento y engrosamiento de los pliegues mucosos.

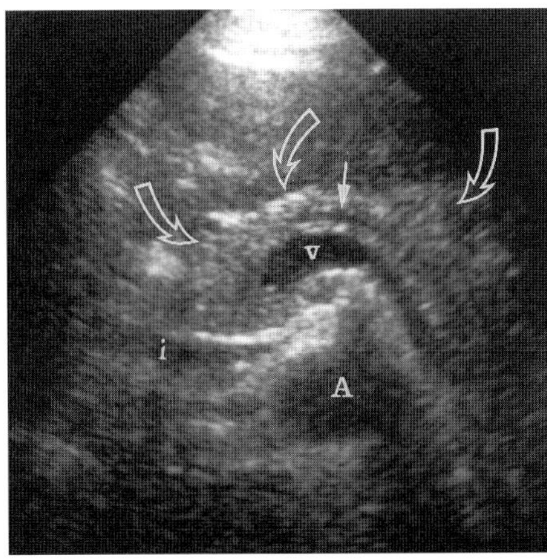

FIG. 15. Páncreas normal mediante US. La glándula pancreática se ve (*flechas curvas*) anterior a la vena esplénica y la vena porta (*v*). Se detecta un ducto pancreático normal (*flecha*). (*A, aorta; i, vena cava inferior*)

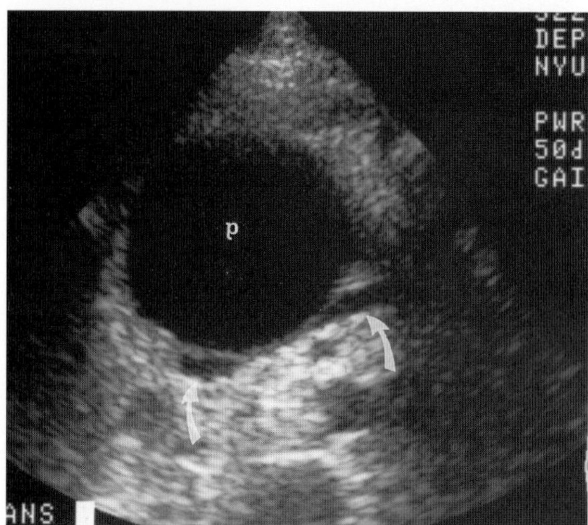

FIG. 16. Pseudoquiste demostrado por sonografía. La vena cava inferior (*flechas*) está comprimida por un gran quiste sonolúcido (*p*), lleno de líquido.

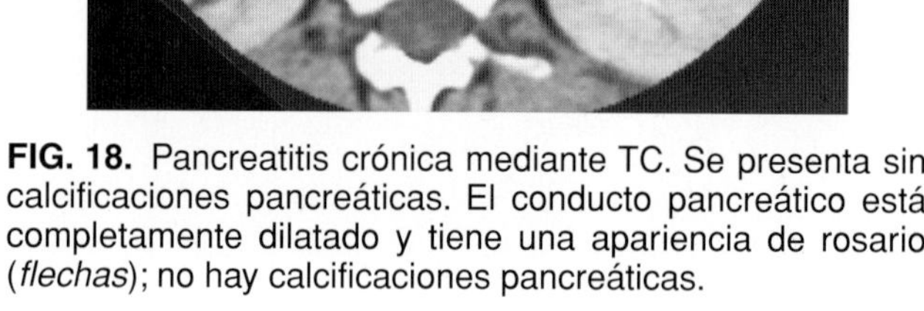

FIG. 18. Pancreatitis crónica mediante TC. Se presenta sin calcificaciones pancreáticas. El conducto pancreático está completamente dilatado y tiene una apariencia de rosario (*flechas*); no hay calcificaciones pancreáticas.

anormalidades, incluyendo un crecimiento glandular difuso o focal, anormalidades en los contornos, disminución de la ecogenicidad normal y colecciones agudas de líquidos.

Las colecciones de líquido y los pseudoquistes son generalmente sonolúcidos con una mínima cantidad de ecos internos y una buena transmisión del sonido (Fig. 16).

Los pseudoquistes que no son ecolúcidos pueden contener focos de hemorragia o detritus nécroticos y deben estudiarse con Doppler a color para excluir un pseudoaneurisma. Los abscesos pancreáticos pueden ser sugeridos por la presencia de una masa fundamentalmente anecoica que contiene detritus, una pared gruesa y artefactos de ani-

llos descendentes debajo de burbujas de gas. Las complicaciones vasculares tales como oclusión de las venas porta, esplénica o de la mesentérica superior, se pueden demostrar por sonografía duplex. El US está disponible en la mayoría de los sitios, es portátil y es una modalidad ideal para intervenir y aspirar o drenar colecciones.

La ventaja más significativa del US sobre la TC en la pancreatitis aguda quizás sea su exquisita sensibilidad para detectar la colelitiasis, y un poco menor para la coledocolitiasis.

Los estudios aleatorios han demostrado una disminución en la morbimortalidad de la pancreatitis aguda grave y de la sepsis biliar secundaria a cálculos impactados en el ámpula o en los ductos comunes tratados con Colangiopancreatografía retrógrada por vía endoscópica (CPRE) y papilotomía endoscópica (61,62). El US se puede usar como parte del algoritmo de estudio para detectar los pacientes susceptibles a ser tratados por este procedimiento invasivo. Además, el US es sensible para la detección del lodo biliar, el cual ha sido implicado recientemente como factor etiológico de la pancreatitis aguda (1).

La pancreatitis crónica tiene un amplio espectro de imágenes ultrasonográficas que consisten en cambios del tamaño y la ecotextura glandular. Las áreas de ecogenicidad aumentada, ya sean difusas o focales, pueden correlacionarse con tejido fibroso y calcificaciones (Fig. 17), mientras que las regiones más sonolúcidas se deben a la asociación de inflamación y edema. Si bien el crecimiento global o la atrofia pueden estar presentes, los crecimientos focales se ven en alrededor de 40% de los pacientes (63). Puede resultar imposible diferenciar áreas de crecimiento focales de verdaderas neoplasias, pero la presencia de calcificaciones minimiza la posibilidad de cáncer. La dilatación de los ductos pancreáticos se puede ver en la pancreatitis crónica y en el carcinoma de la cabeza del páncreas (Fig.

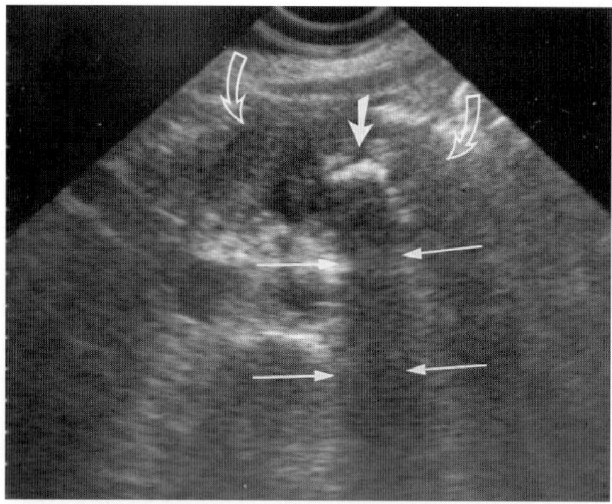

FIG. 17. Imagen de pancreatitis crónica mediante US. La glándula pancreática está crecida (*flecha abierta*) y contiene múltiples focos ecogénicos (*flecha sólida*), los cuales representan calcificaciones ductales. Hay una típica sombra sónica posterior (*flechas largas*).

18). El aspecto de cuentas de rosario de los ductos, las calcificaciones intraductales y la falta de visualización de una masa en la cabeza del páncreas son signos indicativos de una pancreatitis crónica.

Las calcificaciones en la pancreatitis crónica son de origen intraductal y resultan del depósito de carbonato de calcio en coágulos de proteína intraductal. En los casos en que las calcificaciones ductales son difusas, puede ser difícil obtener la imagen de la glándula porque un extenso efecto de sombra acústica puede obliterar los detalles.

Tomografía computada

La TC con material de contraste es el examen más útil en el diagnóstico y la etapificación de la pancreatitis por su capacidad para demostrar la presencia o ausencia de necrosis glandular, colecciones agudas de líquidos, pseudoquistes y hemorragia.

Técnica

Cuando está disponible la TC helicoidal o espiral, es la mejor técnica para estudiar al paciente, porque evita los artefactos respiratorios y produce una opacificación vascular superior con menor cantidad de contraste intravenoso (64). Además, el volumen de los datos adquiridos puede reconstruirse en el plano axial en varios intervalos y secciones y en cualquier punto del volumen rastreado. Una inyección monofásica de 90 a 150 de contraste yodado a 60% a una velocidad de 2 a 4 mL por segundo, con 5 a 7 mm de colimación, seguido por un rastreo en el pico arterial o en la fase portal temprana, demostrará con detalle exquisito la anatomía de la glándula.

También puede utilizarse un registro secuencial dinámico no helicoidal obteniendo imágenes axiales de 5×5 ó 5×8 mm a través de la glándula, después de una inyección bifásica de contraste yodado a 60% (un bolo de 50 mL a una velocidad de 2 a 3 mL por segundo, seguido por 100 mL a una velocidad de 1 mL por segundo). En forma rutinaria, se utilizan agentes de contraste hidrosolubles por vía oral, así como también dos tazas de agua inmediatamente antes de iniciar el rastreo.

Anatomía normal

En la TC el páncreas normal se define bien, con un reforzamiento homogéneo y un contorno externo liso o discretamente lobulado (Fig. 2). En la mayoría de los individuos, la glándula se observa en varios niveles, con la cola en situación superior en el hilio esplénico y la cabeza inferior adyacente al arco duodenal. La cabeza del páncreas mide alrededor de 3 cm, el cuerpo 2 cm y la cola 1 cm en el diámetro anteroposterior con una transición gradual entre los segmentos. Con frecuencia se ven segmentos de los conductos pancreáticos con un diámetro menor de 2 mm que no deben ser considerados patológicos.

Diagnóstico

Los signos de la pancreatitis aguda en TC reflejan y dependen de la gravedad de la inflamación. Un 14 a 28% de los pacientes, según el tipo de población examinada, puede cursar con una glándula pancreática normal (65,66). Esta forma de presentación ocurre en pacientes con síntomas leves y elevación transitoria de los niveles de amilasa que se recobran rápidamente y sin ninguna complicación. En una TC de buena calidad realizada durante la inyección de contraste intravenoso en forma de bolo, todos los pacientes con una pancreatitis moderada o grave exhiben anormalidades típicas. En la mayoría de los pacientes, el proceso inflamatorio involucra a la glándula pancreática en toda su extensión.

Las formas leves de la pancreatitis muestran un aumento pequeño o moderado del tamaño de la glándula y cambios inflamatorios peripancreáticos de poca intensidad (Fig. 1). La reacción inflamatoria se presenta como un pequeño aumento en la densidad de la grasa peripancreática con una apariencia sucia, brumosa o en forma de cordón (Fig. 3). Los contornos del páncreas se vuelven "peludos" y el parénquima se torna un poco heterogéneo.

En las formas moderadas de la pancreatitis hay pequeñas colecciones de líquido intraglandular y extravasación de secreciones pancreáticas hacia el retroperitoneo, por fuera de la glándula (Fig. 5, 10 y 13). La localización más común del líquido extravasado es el espacio pararrenal anterior, más comúnmente en el lado izquierdo y el saco peritoneal menor.

Una forma segmentaria menos usual de la pancreatitis aguda ocurre en 18% de los pacientes (65). En estos pacientes, la inflamación involucra sólo un segmento de la glándula, ya sea en forma exclusiva o predominante. Esta forma de pancreatitis está asociada generalmente a colelitiasis, se ve en formas clínicas leves y suele afectar con mayor frecuencia la cabeza del páncreas.

Los pacientes que se presentan con episodios de exacerbación aguda de la pancreatitis crónica tienen ataques leves. La TC revela vestigios de pancreatitis crónica con inflamación peripancreática asociada y pequeñas colecciones líquidas, pero generalmente no hay necrosis pancreática.

En las formas graves de la pancreatitis, la glándula puede aumentar de tamaño en forma masiva, con áreas de falta de reforzamiento distribuidas en forma de parches y pueden detectarse fragmentación y necrosis con licuefacción (Fig. 3, 4 y 7). La necrosis pancreática se asocia comúnmente con grandes exudados peripancreáticos que causan obliteración de la grasa peripancreática y disección de los planos fasciales del retroperitoneo por los líquidos. Aunque es rara, puede ocurrir la penetración a través de la fascia de Gerota, con compromiso del espacio perirrenal y los riñones.

El líquido libre intraperitoneal con grandes cantidades de amilasa, conocido como ascitis pancreática, se detecta por medio de la TC en alrededor de 7% de los pacientes con pancreatitis aguda (65). Este signo se asocia con las formas más graves de pancreatitis aguda.

La sensibilidad de la TC en la pancreatitis aguda depende de la intensidad y la magnitud de la enfermedad en la población de individuos estudiados. Se ha reportado que es de 77% (66) y de 92% (67), respectivamente. La necesidad de una TC como primera herramienta diagnóstica se basa en su alta especificidad. Hay muy pocas falsas positivas y la especificidad de la TC se aproxima al 100%, como se reporta en los trabajos citados (67). Además, al rastrear todo el abdomen, la tomografía es capaz de detectar una gran variedad de enfermedades abdominales que pueden simular la presentación clínica de la pancreatitis aguda.

Etapificación por medio de la tomografía computada

La etapificación de la pancreatitis aguda por medio de TC se lleva a cabo estimando la presencia y el grado de inflamación pancreática y peripancreática, cuantificando la extensión de las colecciones de líquido y detectando la presencia y el grado de necrosis pancreática. Para correlacionar la intensidad de la inflamación pancreática con la evaluación clínica, la morbilidad y la mortalidad, los casos se clasifican en 5 grupos de la siguiente manera: *grado A,* glándula normal; *grado B,* crecimiento focal o difuso; *grado C,* anomalidades en la glándula pancreática asociadas con densidades difusas o lineales en la grasa pancreática; *grado D,* colección simple solitaria y aguda de líquido y el *grado E,* 2 o más colecciones líquidas y/o la presencia de gas en el páncreas o en el espacio adyacente al órgano (17). Además, la presencia de necrosis se cuantifica como la falta de reforzamiento del parénquima pancreático con el material de contraste equivalente a un tercio, la mitad, o más de la mitad del total de la glándula.

Las colecciones líquidas peripancreáticas se ven en pacientes con formas más avanzadas de pancreatitis aguda. En una serie de 88 pacientes (65), todas las muertes y la mayoría de las complicaciones ocurrieron en pacientes que inicialmente fueron clasificados en los grados D y E, presentándose con una o varias colecciones de líquido peripancreático (Tabla 1). La mayoría de los pacientes con colecciones líquidas peripancreáticas sin necrosis demostrable se recuperan sin complicaciones. Sin embargo, un 22% de morbilidad que no puede ser ignorada se presenta aun en la cohorte de pacientes sin necrosis clasificados en los grados D o E.

Está ahora bien establecido que la detección de necrosis pancreática es el indicador pronóstico radiográfico más importante de la gravedad de la enfermedad (17). Se ha reportado también (17) que existen fuertes correlaciones entre la necrosis pancreática y la duración de la hospitalización, el desarrollo de complicaciones y la muerte. Los pacientes sin necrosis no presentan mortalidad y sólo un 6% de índice de complicaciones (Fig. 5 y 10), mientras que los pacientes con evidencia tomográfica de necrosis tienen una mortalidad de 23% y una morbilidad de 82% (Fig. 3, 4 y 7) (Tabla 2).

El grado de necrosis es además un factor importante para evaluar el significado pronóstico de este hallazgo. Aunque pacientes con necrosis leve, caracterizada por una pequeña área de falta de reforzamiento (menor del 30%), no exhiben mortalidad y tienen un 40% de morbilidad (Fig. 3), los enfermos con grandes áreas de necrosis (de 50% o más), tuvieron una morbilidad de 75 a 100% y una mortalidad de 11 a 25% (Fig. 4 y 7). No se encontraron diferencias estadísticamente significativas en el valor pronóstico entre los pacientes con 50% o más de necrosis. La morbilidad combinada en pacientes con necrosis mayor de 30% es de 94% y la mortalidad es de 29% (17).

Indice de gravedad por medio de la tomografía computada

El índice de severidad por TC intenta mejorar el valor pronóstico temprano de la TC en la pancreatitis aguda, combinando en un sistema simple de clasificación los dos indicadores pronósticos comentados previamente (17). A los casos de los grados A al E se les asignan 0 ó 4 puntos más dos puntos por 30% de necrosis, 4 puntos por 50% de necrosis y 6 puntos por más de 50% de necrosis. Este índice de gravedad dividido en tres categorías, 0 a 3, 4 a 7 y 7 a 10 puntos refleja de forma más precisa el valor pronóstico de la TC hecho en el examen tomográfico inicial. Cuando se usó esta clasificación, se determinó que el aumento continuo en el número de días de hospitalización y la incidencia de morbilidad y mortalidad eran estadísticamente significativos (Tabla 3). Pacientes que tenían un índice de severidad de 0 ó 1, tuvieron 0% de morbilidad y mortalidad, mientras que los pacientes con índice de gravedad de 2, no tuvieron mortalidad y sólo un 4% de morbilidad. Por el contrario, un índice de gravedad de 7 a 10 puntos se acompañó de una mortalidad de 17% y un índice de complicaciones de 92%.

Tomografía computada de la pancreatitis crónica

Los hallazgos tomográficos en la pancreatitis crónica consisten en una combinación de dilatación de los ductos pancreáticos (Fig. 18), calcificaciones intraductales (Fig. 11), atrofia o crecimiento difuso, lesiones focales y signos de inflamación peripancreática en pacientes con exacerbación aguda (Fig. 19). Los cambios morfológicos en la pancreatitis crónica se deben a la combinación de edema crónico, inflamación e induración fibrosa como consecuencia de los episodios repetidos de la pancreatitis. Las alteraciones en el tamaño de la glándula pancreática se pueden ver con frecuencia; sin embargo, la glándula puede ser de tamaño normal en 15 a 20% de los pacientes. En la serie de Ferrucci (68), el crecimiento difuso estuvo presente en 50% de los casos, una masa focal en 23%, la glándula fue de tamaño normal en 16% y atrófica en 11% (Fig. 19).

Una serie más reciente de 56 pacientes con pancreatitis crónica a quienes se les hizo un examen de TC, se observó una glándula normal en 7%, un crecimiento focal en 30%, atrofia en 54%, calcificaciones pancreáticas en 50% y dilatación de los ductos pancreáticos en 68% de los pacientes (69). El crecimiento glandular focal secundario a la inflamación crónica puede ser indistinguible de un carcinoma pancreático. Diferenciar esa masa fibrótica o inflamatoria focal de un adenocarcinoma ductal es un dilema diagnóstico

TABLA 1.

Etapificación por TC vs morbilidad y mortalidad (N=88)

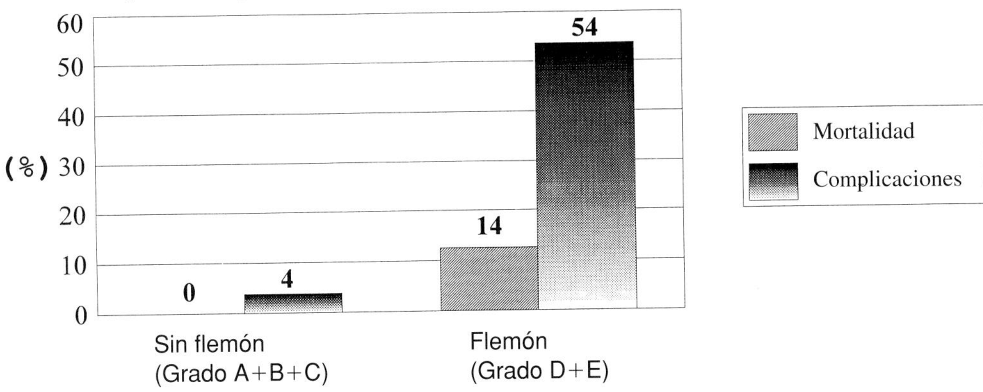

TABLA 2.

Instalacion temprana y tardía vs morbilidad y mortalidad (N=88)

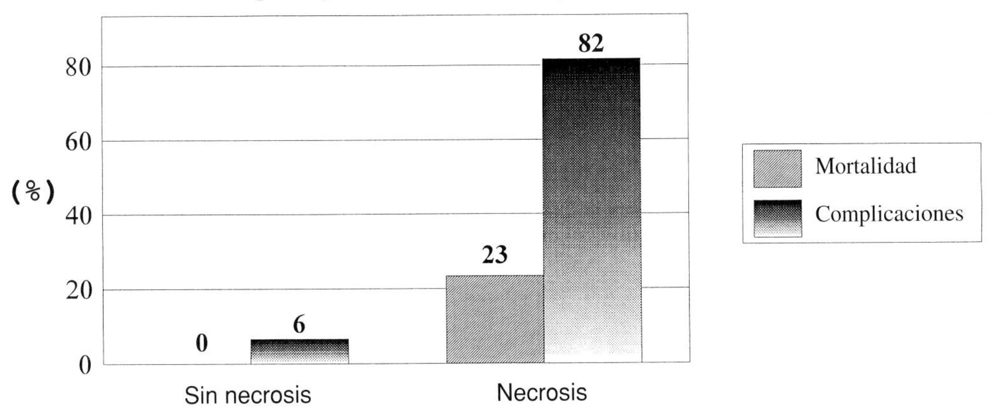

TABLA 3.

Indice de gravedad por TC vs morbilidad y mortalidad (N=88)

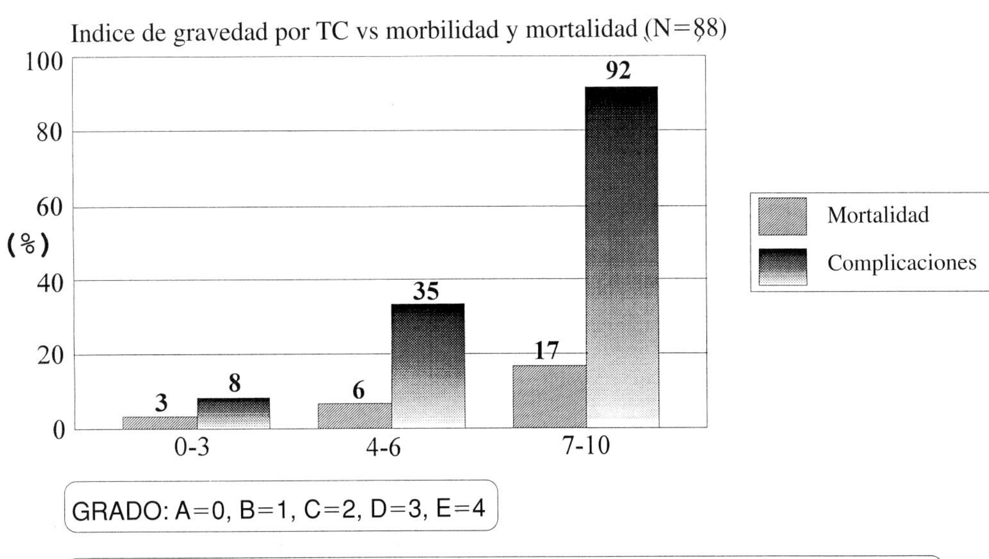

GRADO: A=0, B=1, C=2, D=3, E=4

NECROSIS: NINGUNA=0, UN TERCIO=2, MITAD=4, >LA MITAD=6

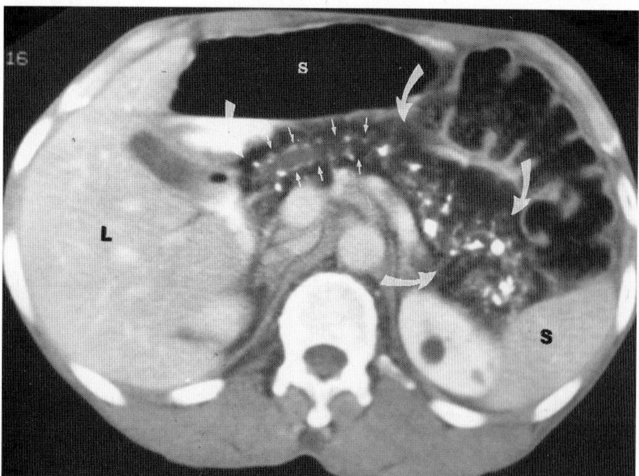

FIG. 19. Pancreatitis crónica. Se presenta con necrosis pancreática y reemplazo difuso por grasa. La tomografía muestra un conducto pancreático muy distendido conteniendo múltiples calcificaciones (*flechas pequeñas*). El parénquima pancreático está totalmente reemplazado por grasa (*flechas grandes*). (*L, hígado; S, bazo; s, estómago*)

importante que exige o puede exigir CPRE y aspiración con aguja fina para confirmación citológica. La dilatación ductal puede ser vista en ambas entidades; la presencia de tortuosidad, saculaciones extrañas y, especialmente calcificaciones, no indican la presencia de tumor. El diagnóstico de carcinoma se prefiere cuando se identifica una masa parenquimatosa en el sitio de una obstrucción distal del conducto, mientras que la dilatación sincrónica del conducto biliar común y del conducto pancreático (signo del doble ducto) es más común en las neoplasias; 5 a 10% de los pacientes con

pancreatitis crónica pueden tener hallazgos similares asociados con un extenso adelgazamiento de la porción intrapancreática del conducto biliar común.

Las calcificaciones en la pancreatitis crónica son siempre intraductales y están dispuestas en forma lineal o en un patrón de ramificación en el que el ducto pancreático principal y sus tributarios están dilatados. Pueden ser vistas por TC en alrededor de 50% de los pacientes (Fig. 11) (69).

La atrofia ascinar puede ser difícil de detectar debido a la proliferación de tejido conectivo estromal que puede compensar y mantener el tamaño glandular normal. La detección de atrofia parenquimatosa del páncreas es aquí un hallazgo tomográfico poco confiable (68,70). La atrofia pancreática relacionada con la edad descarta emplear el tamaño de la glándula como criterio diagnóstico único.

La trombosis de la vena esplénica con circulación colateral extensa y várices gástricas es una complicación común de la pancreatitis crónica que puede ser diagnosticada por TC.

Los pseudoquistes (Fig. 11), pseudoaneurismas (Fig. 20) y la hemorragia retroperitoneal (Fig. 9) son otras complicaciones clínicamente relevantes y en algunos casos ponen en peligro la vida del paciente.

Aunque la TC ha mejorado en forma importante la evaluación diagnóstica de los pacientes con pancreatitis crónica y sus complicaciones, esta técnica todavía tiene limitaciones significativas, actualmente.

A corto plazo, los dos principales cuestionamientos para la tomografía son: a) la incapacidad para diagnosticar formas de pancreatitis crónica que no exhiben grandes cambios morfológicos y b) la pobre correlación entre la morfología pancreática en los estudios de imagen y la función exocrina y endocrina.

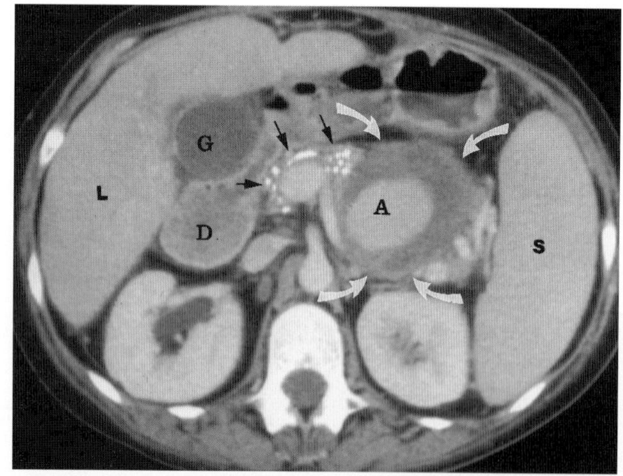
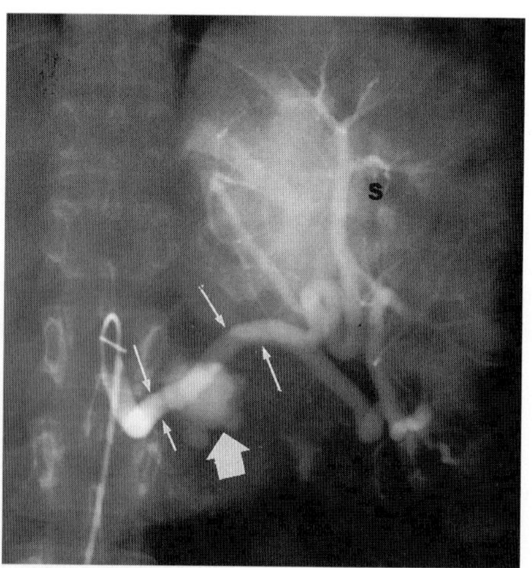

FIG. 20. Pancreatitis crónica con pseudoquistes y pseudoaneurisma de la arteria esplénica. **A:** Tomografía que muestra calcificaciones con atrofia de la cabeza y el cuerpo del páncreas (*flechas anchas*). Se observa un pseudoquiste lleno de líquido en la cola del páncreas (*flechas blancas curvas*). Una masa homogénea redonda y densa compatible con un aneurisma (*A*) se localiza en el pseudoquiste. **B:** Angiografía de la arteria esplénica (*flechas pequeñas*) revela que el pseudoaneurisma se llena con el material de contraste (*flechas en negrita*). Se embolizó la arteria esplénica y se realizó la resección quirúrgica.

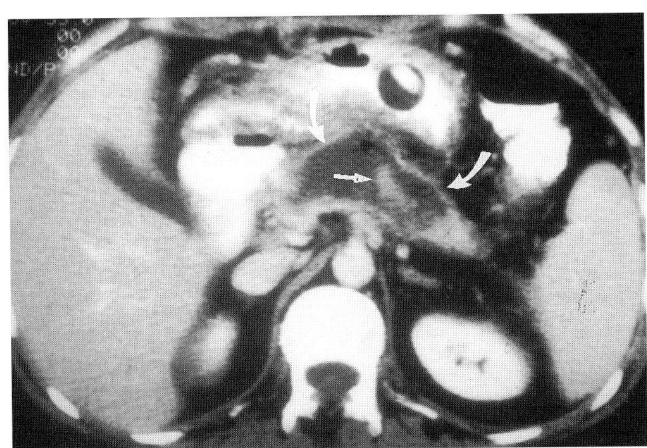
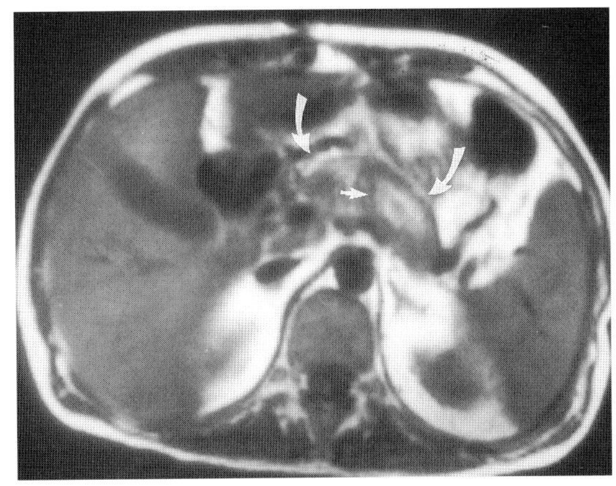

FIG. 21. TC con correlación de RM en necrosis pancreática y hemorragia. **A:** La tomografía muestra una glándula pancreática licuada y parcialmente encapsulada (*flechas*) con una densidad central de tejido blando. **B:** La RM con imagen axial revela una estructura de gran intensidad en el páncreas necrotizado, compatible con un coágulo sanguíneo. (Cortesía del Dr. Pablo Ros, Gainesville, FL)

Resonancia magnética

El advenimiento de métodos de imagen de campo magnético elevado, combinado con técnicas de eco de gradientes rápidos y técnicas de retención de la respiración con supresión de la grasa, han hecho de la Resonancia magnética (RM) una excelente modalidad de imagen para la enfermedad pancreática. En pacientes con una contraindicación para el uso de material de contraste yodado, las imágenes ponderadas en T1 reforzadas con gadolinio, pueden demostrar las áreas de necrosis pancreática como parénquima que no refuerza y, combinado con secuencias ponderadas en T2, puede delinear en forma exacta colecciones agudas del líquido, pseudoquistes y áreas de hemorragia (Fig. 21). Los hallazgos de la pancreatitis crónica en la RM incluyen una disminución de la señal glandular en imágenes con supresión de grasa ponderadas en T1, patrones de reforzamiento heterogéneo y áreas punteadas de ausencia de señales que representan calcificaciones (61).

Colangiopancreatografía retrógada por endoscopia

La CPRE es una técnica que puede ser empleada en la evaluación de la terapia tanto de la pancreatitis aguda como de la crónica porque provee imágenes de alta resolución del sistema ductal biliar y pancreático, además de permitir al endoscopista experimentado la descompresión de los ductos distales obstruidos. Este método de imagen más invasivo no se emplea para el diagnóstico de una pancreatitis aguda, en la que está contraindicado, debido al temor de que cause exacerbación del ataque inicial y a la potencialidad de una contaminación secundaria. Se ha usado, sin embargo, como una herramienta terapéutica en pacientes con coledocolitiasis.

Se ha demostrado que la CPRE y la esfinterotomía endoscópica con extracción de litos del conducto común disminuyen la morbilidad, la mortalidad y la sepsis en los pacientes con pancreatitis aguda grave debida a cálculos vesiculares (61,62). Aun más, este método puede mostrar fielmente el sitio de extravasación en las fístulas pancreáticas, localizar la fuente de la ascitis pancreática y detectar la continuidad de un absceso o un pseudoquiste hacia el sistema ductal.

En la pancreatitis crónica, los cambios tempranos vistos en la CPRE incluyen ectasia y estrechamiento de los conductos pancreáticos principales y secundarios (Fig. 22) (54). Con la progresión de la enfermedad, los conductos

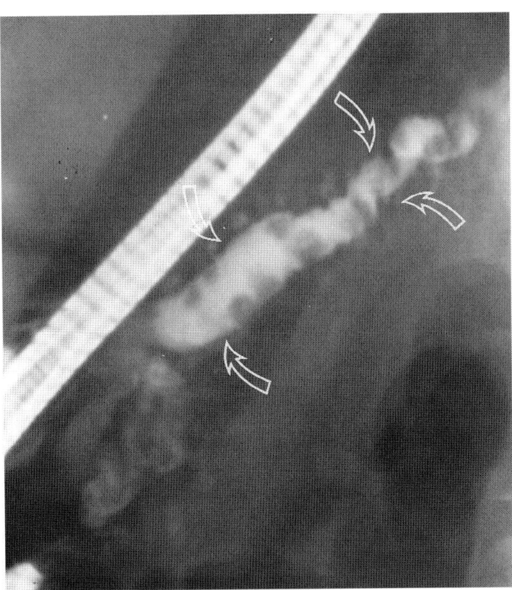

FIG. 22. Pancreatitis crónica. CPRE del conducto pancreático que está muy dilatado y contiene varios pequeños defectos de llenado que representan cálculos (*flechas*). Además hay un llenado de pequeños dúctulos secundarios. (Cortesía del Dr. Jerome Siegel, New York, NY)

secundarios se dilatan tal y como lo hace el ducto pancreático principal. Finalmente, el ducto pancreático principal puede aparecer como una "cadena de lagos", con dilatación y estenosis alternantes, o puede estar dilatado en forma amplia y uniforme, con depósitos proteináceos tanto calcificados como no calcificados (54). La esfinterotomía endoscópica terapéutica, con o sin la instalación de prótesis, ha resultado en una mejoría en la sintomatología del paciente en dos series pequeñas, evitando la morbilidad de una cirugía abierta para la descompresión de los ductos (Fig. 23) (72,74). La esfinterotomía ha resultado benéfica para los pacientes con pancreatitis crónica sintomática secundaria a la estenosis del ámpula o cálculos en el conducto común. Un pseudoquiste sintomático adyacente al estómago o al duodeno puede ser drenado internamente en forma endoscópica, vía una aproximación transduodenal o transgástrica con catéteres con cola de cerdo (65).

Papel del radiólogo intervencionista

El radiólogo intervencionista debe trabajar muy de cerca con el cirujano y el endoscopista planeando las estrategias del tratamiento en pacientes con pancreatitis complicada grave, porque muchos pacientes están gravemente enfermos y pueden necesitar múltiples y laboriosos procedimientos intensivos. Aunque no existe un algoritmo ampliamente aceptado, el consenso para la indicación de los métodos intervencionistas tanto de diagnóstico como de tratamiento se está empezando a formar. Algunos de ellos son los procedimientos de drenaje percutáneo que no son curativos, pero que pueden realizarse para estabilizar a un paciente críticamente enfermo antes de llevar a cabo un procedimiento quirúrgico definitivo.

La aspiración del parénquima necrótico guiada por tomografía puede ser segura y es confiable para distinguir con prontitud la necrosis estéril de la infectada (76); un resultado positivo se considera como indicación para efectuar una des-

bridación quirúrgica (22,77). El índice de falsos negativos de la aspiración guiada por tomografía es aproximadamente del 5% (78). El drenaje transcatéter de la necrosis estéril o infectada, raras veces resulta exitoso por la incapacidad de remover los detritos sólidos o semisólidos y debe ser evitado (36,37,79,80). Las colecciones agudas de líquido (atenuación en el rango del agua) son susceptibles de ser drenadas por vía percutánea. Desde luego, la mayoría de estas colecciones líquidas se resuelven espontáneamente y la terapia debe diferirse, salvo que estén infectadas o sean sintomáticas. La decisión de drenar en forma percutánea colecciones de líquido complejas, con bordes pobremente definidos o infectadas, debe ser hecha sólo en base a cada caso individual; los resultados son mejores para las colecciones periféricas que para las centrales y el resultado final es alentador (79).

Los abscesos pancreáticos (colecciones de pus) que se presentan como colecciones de líquido encapsulado, colecciones de pus no encapsuladas o pobremente encapsuladas y los pseudoquistes infectados son las principales indicaciones para el drenaje percutáneo (81–83). Todavía persiste la polémica acerca del tiempo, el tipo de intervención (quirúrgico o percutáneo) y las técnicas para tratar el absceso pancreático.

La mortalidad quirúrgica se sitúa entre 14 y 56% (37,40). Con el avance continuo de las técnicas, el uso de grandes catéteres múltiples, de sistemas de adaptación y de un seguimiento apropiado del paciente se está desarrollando la tendencia hacia el drenaje percutáneo. Los resultados preliminares indican un índice de éxito de 32 a 79% en el drenaje percutáneo de los abscesos pancreáticos. El drenaje percutáneo con catéter de las colecciones líquidas no infectadas y de los pseudoquistes pancreáticos estériles es menos complicado y más eficaz.

Los pseudoquistes asintomáticos menores de cinco centímetros tienden a resolverse espontáneamente y deben ser controlados por medio de TC. Los pseudoquistes más grandes, que tienden a crecer y producir dolor u obstrucción, pueden ser drenados en forma percutánea o descomprimidos quirúgicamente (25,26,84). La resolución completa de un pseudoquiste puede lograrse en 90% de los pacientes. Recientemente, ha sido documentado un índice de éxito similar con el drenaje percutáneo y la intervención quirúrgica de los pseudoquistes pancreáticos (85).

La hemorragia retroperitoneal masiva puede ocurrir unas pocas semanas o varios años después de un episodio agudo de pancreatitis. Se produce por la actividad de las enzimas pancreáticas extravasadas que erosionan los vasos peripancreáticos con la formación de un pseudoaneurisma y eventualmente una ruptura, lo que puede desencadenar una hemorragia retroperitoneal masiva y repentina (Fig. 9 y 20). El sitio de la hemorragia usualmente involucra a la arcada pancreáticoduodenal a la derecha o a la arteria esplénica a la izquierda.

Los pseudoaneurismas se pueden localizar en la pared de los pseudoquistes y puede ocurrir sangrado hacia el interior del pseudoquiste sin pseudoaneurisma (Fig. 20). La TC

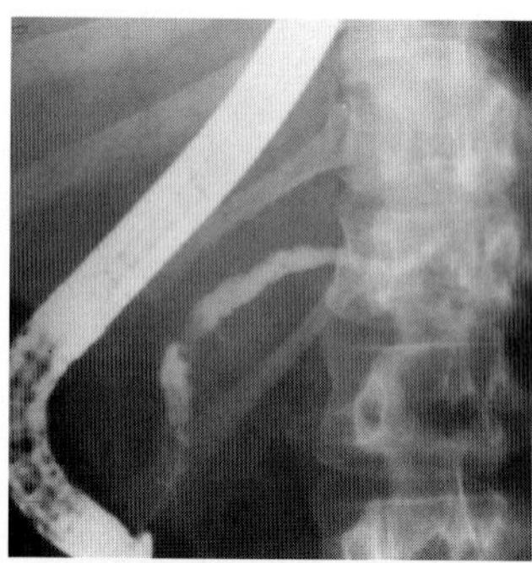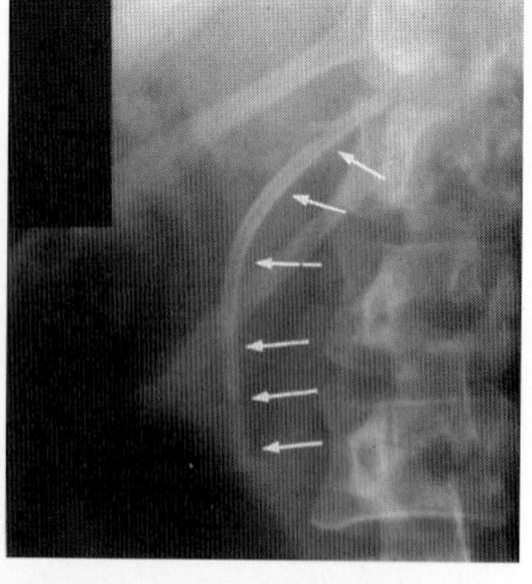

FIG. 23. Pancreatitis crónica. CPRE con instalación de un "stent" interno en un paciente con pancreatitis crónica. Los ductos pancreáticos se encuentran parcialmente obstruidos, dilatados y con un contorno irregular. Se colocó un "stent" interno en el conducto pancreático (*flechas*) para facilitar el drenaje de las secreciones pancreáticas. (Cortesía del Dr. Jerome Siegel, New York, NY)

puede identificar la hemorrágia al detectar una colección de líquido con elevada atenuación (50 y 150 UH).

Los pseudoaneurismas se identifican en la TC como masas que se tiñen rápidamente con el material de contraste y que son similares a la aorta vecina, en densidad y en el "lavado" del material de contraste (Fig. 19). La extravasación del contraste hacia el retroperitoneo identifica una arteria que está sangrando activamente (Fig. 9). Cuando la localización precisa del sitio de sangrado está enmascarada por la hemorragia que lo rodea, se necesita una angiografía, algunas veces en forma urgente. La embolización terapéutica de la arteria sangrante es el tratamiento preferido para los pseudoaneurismas retroperitoneales que sangran activamente.

Finalmente, cuando en la pancreatitis crónica no se logra opacificar el conducto pancreático completo por medio de la CPRE, una pancreatografía percutánea guiada por US puede mapear la anatomía de los ductos en forma segura y exacta, mostrar la relación entre las cavidades vistas en el US o la TC y permitir la valoración del drenaje ductal después de la inyección anterógrada del medio de contraste (76–87).

REFERENCIAS

1. Lee SP, Nicholls JF, Park HZ. *N Engl J Med* 1992;326:589–593.
2. Bradley EL III. A clinically based classification system for acute pancreatitis. *Arch Surg* 1993;128:586–590.
3. Clavien PA, Robert J, Meyer P et al. Acute pancreatitis and normoamylasemia: not an uncommon combination. *Ann Surg* 1989;210:614–620.
4. Spechler SJ, Dalton JW, Robbins AH et al. Prevalence of normal serum amylase level in patients with acute alcoholic pancreatitis. *Dig Dis Sci* 1983;28:865–869.
5. Goldberg DM. Enzymes and isoenzymes in the evaluation of diseases of the pancreas. En: Hamburger HA, ed. *Clinical and analytical concepts in enzymology.* Skokie, IL: College of American Pathologists, 1983:31–55.
6. Snodgrass PJ. Diseases of the pancreas. En: Wintrobe MM et al, ed. *Harrison's principles of internal medicine,* 7th ed. New York: McGraw-Hill, 1974:1568–1579.
7. Baker RJ. Acute surgical diseases of the pancreas. *Surg Clin North Am* 1972;52:239–256.
8. Trapnell J. The natural history and management of acute pancreatitis. *Clin Gastroenterol* 1972;1:147–166.
9. Anderson MC. Review of pancreatic disease. *Surgery* 1969;66:434–449.
10. Anderson BN, Hancke S, Nielson SAD et al. The diagnosis of pancreatic cyst by endoscopic retrograde pancreatography and ultrasonic scanning. *Ann Surg* 1977;185:286–289.
11. Steer ML. Etiology and pathophysiology of acute pancreatitis. En: Go VLW, Dimagno EP, Gardner JD et al, ed. *The pancreas: biology, pathobiology and disease,* 2nd ed. New York: Raven Press, 1993:581–591.
12. Reber HA, Farmer RC, Maslin SC. Effects of bile on the permeability of the pancreatic duct to macromolecules. *Gastroenterology* 1982;82:1156.
13. Klar E, Messimer K, Warshaw AL et al. Pancreatic ischemia in experimental acute pancreatitis, significance and therapy. *Br J Surg* 1990;77:1205–1210.
14. Nuutinen P, Kivisaari L, Standertskjold-Nordenström C-G et al. Microangiopathy of the pancreas in experimental oedemic and hemorrhagic pancreatitis. *Scand J Gastroenterol* 1986;21:12–17.
15. Frey CF, Bradley EL III, Beger HG. Progress in acute pancreatitis: the necessity for clinicopathologic definitions. *Surg Gynecol Obstet* 1990;167:282–286.
16. Banks PA. Medical management of acute pancreatitis and complications. En: Go VLW, Dimagno EP, Gardner JD et al, ed. *The pancreas: biology, pathobiology and disease,* 2nd ed. New York: Raven Press, 1993:593–611.
17. Balthazar EJ, Robinson DL, Megibow AJ et al. Acute pancreatitis: value of CT in establishing prognosis. *Radiology* 1990;174:331–336.
18. Kivisaari L, Somer K, Standertskjold-Nordenström C-G et al. Early detection of acute fulminant pancreatitis by contrast-enhanced computed tomography. *Scand J Gastroenterol* 1983;18:39–41.
19. Nuutinen P, Kivisaari L, Schroeder T. Contrast-enhanced computed tomography and microangiopathy of the pancreas in acute human hemorrhagic/necrotizing pancreatitis. *Pancreas* 1988;3:53–60.
20. Schorder T, Kivisaari L, Standertskjold-Nordenström C-G et al. Pancreatic blood flow and contrast enhancement in computed tomography during experimental pancreatitis. *Eur Surg Res* 1985;17:286–291.
21. Maier W. Early objective diagnosis and staging of acute pancreatitis by contrast-enhanced computed tomography. En: Beger HG, Buchler M, ed. *Acute pancreatitis.* Berlin: Springer-Verlag, 1987:132–140.
22. Bradley EL III, Allen K. A prospective longitudinal study of observation versus surgical intervention in the management of necrotizing pancreatitis. *Am J Surg* 1991;161:19–24.
23. Siegelman SS, Copeland BE, Saba GP et al. CT of fluid collections associated with pancreatitis. *AJR* 1980;134:1121–1132.
24. Bradley EL III, González AC, Clemens JL Jr. Acute pancreatic pseudocysts: incidence and complications. *Ann Surg* 1976;184:734–737.
25. Bradley EL III. Pseudocysts in chronic pancreatitis. En: Beger HG, Buchler M, ed. *Chronic pancreatitis.* Berlin: Springer-Verlag, 1990:306–396.
26. Yeo C, Bastidas J, Lynch-Nyhand A et al. The natural history of pancreatic pseudocysts documented by computed tomography. *Surg Gynecol Obstet* 1990;170:411–417.
27. Rohrmann C, Baron R. Biliary complications of pancreatitis. *Radiol Clin North Am* 1989;27:93–104.
28. Safrit H, Rice R. Gastrointestinal complications of pancreatitis. *Radiol Clin North Am* 1989;27:73–79.
29. Altmeier WA, Alexander JW. Pancreatic abscess: a study of 32 cases. *Arch Surg* 1983;87:8–89.
30. Evans FC. Pancreatic abscess. *Am J Surg* 1969;117:537–549.
31. Warshaw AL. Pancreatic abscess. *N Engl J Med* 1972;287:1234–1236.
32. Webster WW, Pasculle AW, Myerowitz RL et al. Postinduction bacteremia in experimental acute pancreatitis. *Am J Surg* 1979;138:418–420.
33. Warshaw AL. Inflammatory masses following acute pancreatitis: phlegmon, pseudocyst, and abscess. *Surg Clin North Am* 1974;54:621–636.
34. Widdson AL, Karanjia ND, Reber HA. Routes of spread of bacteria to the pancreas in acute necrotizing pancreatitis. *Pancreas* 1990;5:736 (abst).
35. Malangoni MA, Shalcross JC, Seiler JG et al. Factors contributing to fatal outcome after treatment of pancreatic abscess. *Ann Surg* 1986;203:605–613.
36. Bradley EL III, Warshaw AL. Pancreatic abscess. En: Go VLW, Dimagno EP, Gardner JD et al, ed. *The pancreas: biology, pathobiology and disease,* 2nd ed. New York: Raven Press, 1993:649–663.
37. Bittner R, Block SA, Buchler M et al. Pancreatic abscess and infected pancreatic necrosis: different local septic complications in acute pancreatitis. *Dig Dis Sci* 1987;32:1082–1087.
38. Allardyce BD. Incidence of necrotizing pancreatitis and factors related to mortality. *Am J Surg* 1987;154:295–300.
39. Pederzoli P, Bassic C, Elio A et al. Infected necrosis is a prognostic factor in necrotizing pancreatitis. *Gastroenterology* 1989;96:1389.
40. Rattner DW, Legermate DA, Lee MJ et al. Early surgical debridement of symptomatic pancreatic necrosis is beneficial irrespective of infection. *Am J Surg* 1989;163:105–109.
41. Fedorak IJ, Ko TC, Mchanon M et al. Secondary pancreatic infections: are they distinct clinical entities? *Surgery* 1992;112:824–831.
42. Grace RR, Jordon PH Jr. Unresolved problems of pancreatic pseudocyst. *Ann Surg* 1976;184:16–21.
43. Eckhauser FE, Stanley JC, Zelonock GB. Gastroduodenal and pancreaticoduodenal artery aneurysms: a complication of pancreatitis causing spontaneous gastrointestinal hemorrhage. *Surgery* 1980; 88:335–344.
44. Knight RW, Kadir S, White RI Jr. Embolization of bleeding transverse pancreatic artery aneurysms. *Cardiovasc Intervent Radiol* 1982; 5:37–39.
45. Walter JF, Chuang VP, Brookstein JJ. Angiography of massive hemorrhage secondary to pancreatic disease. *Radiology* 1977;124:337–342.
46. White AF, Barium S, Buranasiri S. Aneurysm secondary to pancreatitis. *AJR* 1976;127:393–396.

47. Ranson JH, Rifkind KM, Roses DF et al. Prognostic signs and the role of operative management in acute pancreatitis. *Surg Gynecol Obstret* 1974;139:69–81.

48. Bank S, Wise L, Gersten M. Risk factors in acute pancreatitis. *Am J Gastroenterol* 1983;78:637–640.

49. Knaus WA, Draper EA, Wagner DP et al. APACHE II: A severity of disease classification system. *Crit Care Med* 1985;13:818–829.

50. Buchler M, Malfertheiner P, Schoetensack C et al. Sensitivity of antiproteases, complement factors and C-reactive protein in detecting necrosis: results of prospective clinical study. *Int J Pancreatol* 1986;1:227–235.

51. Buchler M, Malfertheiner P, Shadlich H et al. Role of phospholipase A2 in human acute pancreatitis. *Gastroenterology* 1989;97:1521–1526.

52. Gross V, Scholmerich J, Lesser HG et al. Granulocyte elastase in assessment of severity of acute pancreatitis. *Dig Dis Sci* 1990;35:97–105.

53. Sarner M, Cotton PB. Classification of pancreatitis: international workshop of pancreatitis. Cambridge. *Gut* 1993;25:756–759.

54. Dimagno EP, Layer P, Clain JE. Chronic pancreatitis. En: Go VLW, Dimagno EP, Gardner JD et al, ed. *The pancreas: biology, pathobiology and disease,* 2nd ed. New York: Raven Press, 1993;665–706

55. Howard JM, Nedurich A. Correlation of the histological observations and operative findings in patients with chronic pancreatitis. *Surg Gynecol Obstret* 1971;132:387–395.

56. Sarles H, Sarles JC, Cammatte R et al. Observations on 205 confirmed cases of acute pancreatitis, recurring pancreatitis, and chronic pancreatitis. *Gut* 1971;6:545–571.

57. Berenson JE, Spitz HB, Felson B. The abdominal fat necrosis sign. *Radiology* 1971;100:567–571.

58. Balthazar EJ, Lutzker S. Radiological signs of acute pancreatitis. *Crit Rev Clin Radiol Nucl Med* 1976;199–206.

59. McKay AJ, Imne CW, O'Neill J et al. Is an early ultrasound scan of value in acute pancreatitis? *Br J Surg* 1982;69:369–372.

60. Silverstein W, Isikoff MB, Hill MC et al. Diagnostic imaging of acute pancreatitis: prospective study using CT and sonograph. *AJR* 1981;137:497–502.

61. Neoptolemos JP, Carr-Locke DL, London NJ et al. Controlled trial of urgent endoscopic retrograde cholangiopancreatography and endoscopic sphincterotomy versus conservative treatment for acute pancreatitis due to gallstones. *Lancet* 1988;2:979–983.

62. Fan ST, Lai ECS, Mok FPT et al. Early treatment of acute biliary pancreatitis by endoscopic papillotomy. *N Engl J Med* 1993;328:228–232.

63. Alpern MB, Sandler MA, Kellman GM et al. Chronic pancreatitis: ultrasonic features. *Radiology* 1985;155:215–219.

64. Dupuy DE, Costello P, Ecker CP. Spiral CT of the pancreas. *Radiology* 1992;183:815–818.

65. Balthazar EJ, Ranson JHC, Naidich DP et al. Acute pancreatitis: prognostic value of CT. *Radiology* 1985;156:767–772.

66. Hill MC, Barkin J. Isikoff MD et al. Acute pancreatitis: clinical vs CT findings. *AJR* 1982;139:263–269.

67. Clavien PA, Hauser H. Meyer P et al. Value of contrast-enhanced computerized tomography in the early diagnosis and prognosis of acute pancreatitis: a prospective study of 202 patients. *Am J Surg* 1988;1555:457–466.

68. Ferrucci J Jr, Wittenberg J, Black EB et al. Computed body tomography in chronic pancreatitis. *Radiology* 1979;130:175–182.

69. Luetmer PH, Stephens DH, Ward EM. Chronic pancreatitis: reassessment with current CT. *Radiology* 1989;171:353–357.

70. Siegelman SS, Fishman EK. Computed tomography of pancreatitis. En: Siegelmann SS, ed. Computed tomography of the pancreas, vol 1. *Contemporary issues in computed tomography.* New York: Churchill Livingstone, 1982:83–112.

71. Semelka RC, Ascher SM. MR imaging of the pancreas. *Radiology* 1993;188:593–602.

72. Schneider MU, Lux G. Floating pancreatic duct concrements in chronic pancreatitis pain relief by endoscopic removal. *Endoscopy* 1985;17:8.

73. Fuji T, Amano H, Ohumura R et al. Endoscopic pancreatic sphincterotomy: technique and evaluation. *Endoscopy* 1989;21:27.

74. Dohmoto M. Management of chronic pancreatitis with pancreatic cyst by endoscopic pancreatic prosthesis. *Surg Endosc* 1990;4:83.

75. Maule WF, Reber HA. Diagnosis and management of pancreatic pseudocysts, pancreatic ascites, and pancreatic fistulas. En: Go VLW, Dimagno EP, Gardner JD et al, ed. *The pancreas: biology, pathobiology and disease,* 2nd ed. New York: Raven Press 1993;741–750.

76. Gerzof SG, Banks PA, Robbins AH et al. Early diagnosis of pancreatic infection by computed tomography-guided aspiration. *Gastroenterology* 1987;93:1315–1320.

77. Stanten R, Frey CF. Comprehensive management of acute necrotizing pancreatitis and pancreatic abscess. *Arch Surg* 1990;125:1269–1275.

78. Banks PA, Gerzof SG, Chong FK et al. Bacteriologic status of necrotic tissue in necrotizing pancreatitis. *Pancreas* 1990;50:330–333.

79. Lee MJ, Rattner DW, Legemate DA et al. Acute complicated pancreatitis: redefining the role of interventional radiology. *Radiology* 1992;183:171–174.

80. Rattner DW, Legemate DA, Lee MJ et al. Early surgical debridement of symptomatic pancreatic necrosis is beneficial irrespective of infection. *Am J Surg* 1992;163:105–109.

81. Amman R, Munich R, Largiader F et al. Pancreatic and hepatic abscesses: a late complication in 10 patients with chronic pancreatitis. *Gastroenterology* 1992;103:560–565.

82. Van Sonnenberg E, Wittich G, Casola G et al. Complicated pancreatic inflammatory disease: diagnostic and therapeutic role of interventional radiology. *Radiology* 1985;155:335–340.

83. Karlson K, Martin E, Fankuchen E et al. Percutaneous drainage of pancreatic pseudocysts and abscesses. *Radiology* 1982;142:619–624.

84. Vitas GJ, Sarr MG. Selected management of pancreatic pseudocysts: operative versus expectant management. *Surgery* 1992;111:123–130.

85. Adams D, Harvey T, Anderson M. Percutaneous catheter drainage of pancreatic pseudocysts. *Am Surg* 1991;57:29–33.

86. Lees WR, Heron CW. US-guided percutaneous pancreatography: experience in 75 patients. *Radiology* 1987;165:809–813.

87. Chong WK, Theis B, Russell RCG et al. US-guided percutaneous pancreatography: an essential tool for imaging pancreatitis. *RadioGraphics* 1992;12:80–90.

Abdomen: Hígado, Bazo, Vías Biliares, Páncreas y Peritoneo, Tomo II.
Editores: M. E. Stoopen, K. Kimura y P. R. Ros.
Lippincott Williams & Wilkins, Philadelphia © 1999.

CAPITULO **16**

Neoplasias del páncreas

Roberto L. Villavicencio, Claudio J. Bonini y Carlos R. Giménez

El páncreas está constituido por una variedad de células y tejidos que pueden dar lugar a diversas neoplasias que son capaces de causar síntomas secundarios a la invasión de las estructuras anatómicas circundantes, como las vías biliares, el conducto de Wirsung, las estructuras vasculares y los órganos del tracto digestivo o manifestarse por la producción de sustancias hormonales propias de las células que los componen como es el caso de la insulina, gastrina y somatostalina, entre otras.

El diagnóstico de estas neoplasias fue hasta hace poco, uno de los más difíciles de la medicina, a menudo prácticamente imposible, teniéndose que recurrir a la laparotomía diagnóstica. El desarrollo de los nuevos métodos de imagen (Fig. 1A y B, 2A y B, 3A–C y 4) ha modificado sustancialmente el enfoque y en la actualidad es factible identificar la mayoría de los tumores del páncreas, incluso los pequeños (Fig. 5A y B). En este capítulo nos referimos al diagnóstico de las neoplasias que aparecen en la Tabla 1.

ADENOCARCINOMA DUCTAL

La frecuencia del carcinoma pancreático, al contrario de lo que sucede con algunos otros tipos de cáncer, ha aumentado en los últimos años. En los Estados Unidos y en el Reino Unido, constituyen en la actualidad la cuarta causa de muerte por cáncer en los varones y la sexta en las mujeres. Es la segunda causa de muerte por neoplasias gastrointestinales malignas luego del cáncer de colon rectal. Los adenocarcinomas de células ductales representan entre 75 y 85% de las neoplasias malignas no endocrinas del páncreas y

---

Dr. R.L. Villavicencio: Presidente de la Fundación "Dr. J.R. Villavicencio" y el Sanatorio Parque S. A., Rosario, Argentina.

Dr. C. J. Bonini: Jefe de Trabajos Practicos, Diagnóstico por Imágenes, Jefe del Departamento de Radiología del Sanatorio Parque, Facultad Nacional de Medicina, UNR, Rosario, Argentina.

Dr. C.R. Giménez: Profesor Titular de la Cátedra de Diagnóstico por Imágenes y Terapia Radiante, Universidad Nacional de Rosario, Director de la Escuela de Radiología, Fundación "Dr. J.R. Villavicencio," Rosario, Agentina.

TABLA 1. *Tumores del páncreas descritos en este capítulo*

- Adenocarcinoma ductal
- Carcinoma de células acinares
- Pancreatoblastoma
- Tumores quísticos del páncreas

Tumores quísticos serosos:
  Cistoadenoma seroso
  (adenoma microquístico)

Tumores quísticos mucinosos:
  Cistoadenoma/adenocarcinoma mucinoso
  (adenocarcinoma macroquístico)
  Cistoadenoma/adenocarcinoma ductoectático
  (adenoma mucino hipersecretante)

Tumores quísticos papilares:
  Neoplasia quística papilar (aspecto quístico)
  Neoplasia epitelial papilar (aspecto sólido)

Linfangiomas quísticos del páncreas

aproximadamente de 3 a 7% de las muertes a causa de cáncer (1,2).

En rigor, la frecuencia se ha triplicado en los últimos 40 años, en especial a partir de la década de los 80. Esto pudiese ser determinado en parte por el desarrollo y gran auge de las nuevas metodologías diagnósticas y, en parte, por el mayor consumo de diferentes factores de riesgo que incrementan la posibilidad de dicha afección, como el tabaco (3) y el alcohol asociado a tabaco (4). La sexta década de la vida es el pico máximo de aparición de esta enfermedad que raramente afecta a individuos menores de 40 años. La relación hombre-mujer es de 1:1 a 2:1. En 60 a 70% de los pacientes, el tumor involucra a la cabeza pancreática con atrofia del páncreas distal. En nuestro departamento hemos tenido 462 pacientes con adenocarcinoma ductal del páncreas entre 1988 y 1997. La edad promedio fue de 66 años con un rango de 25 a 93 años; 55% ocurrieron en varones, 73.5% se localizaron en la cabeza del páncreas, 15% en el cuerpo y 11.5% en la cola.

La manifestación usual es la ictericia por obstrucción biliar, habitualmente indolora. La cirugía es el único

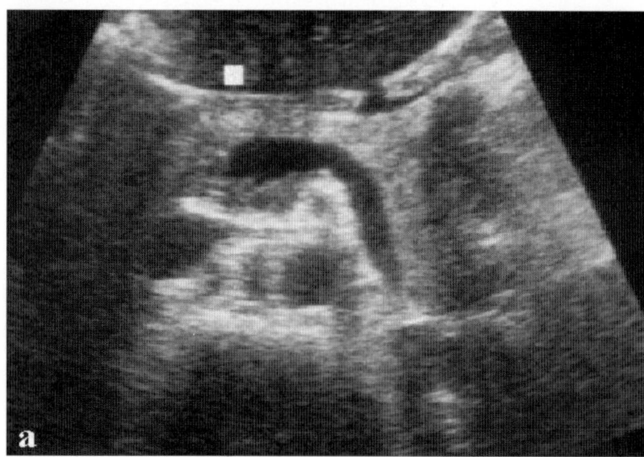
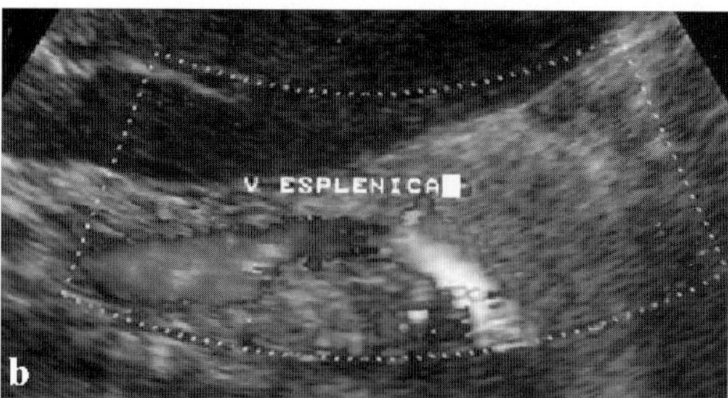

FIG. 1. Páncreas normal. **A:** US de páncreas normal. **B:** US Doppler a color de páncreas normal. Detrás de páncreas se observa la vena esplénica que marca el límite posterior de la glándula.

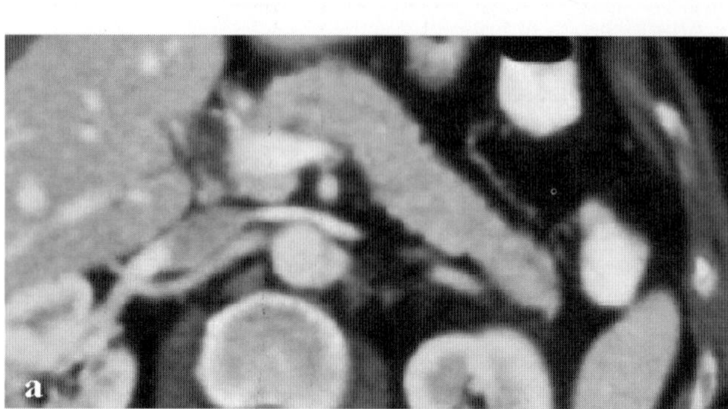
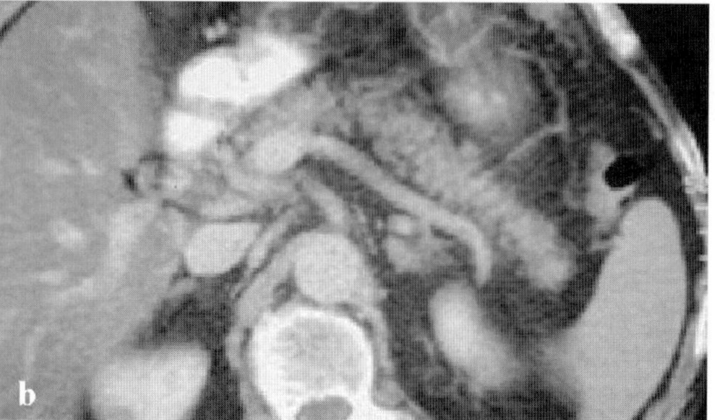

FIG. 2. TC de páncreas. **A:** Páncreas de un adulto joven. Se insinúa apenas el aspecto acinar del contorno de la glándula. Se percibe una imagen hipodensa circular del colédoco y tubular del conducto de Wirsung. **B:** Páncreas de un anciano donde el contorno acinar es mucho más acentuado por el depósito de tejido graso.

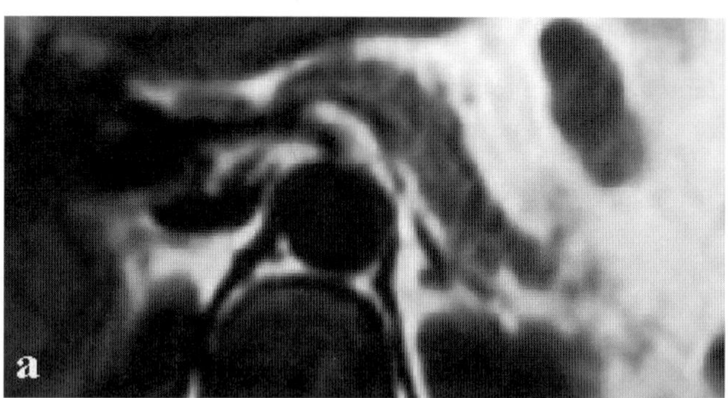
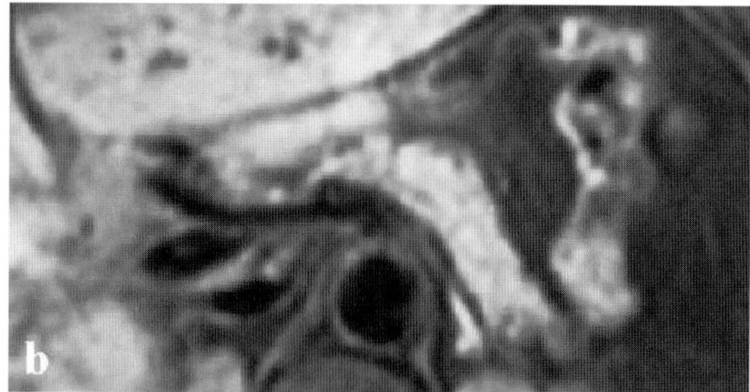
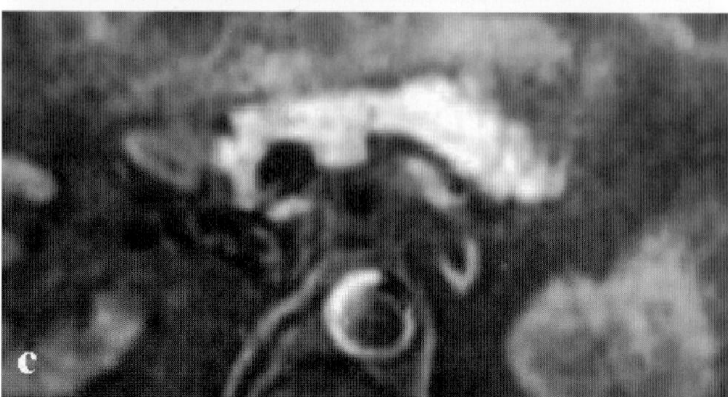

FIG. 3. Páncreas normal. **A:** RM, secuencias SE T1 de páncreas normal. **B:** RM, secuencia SE T1 con supresión grasa; páncreas normal cuerpo y cola. **C:** RM, secuencia SE T1 con supresión grasa; cabeza y cuerpo del páncreas.

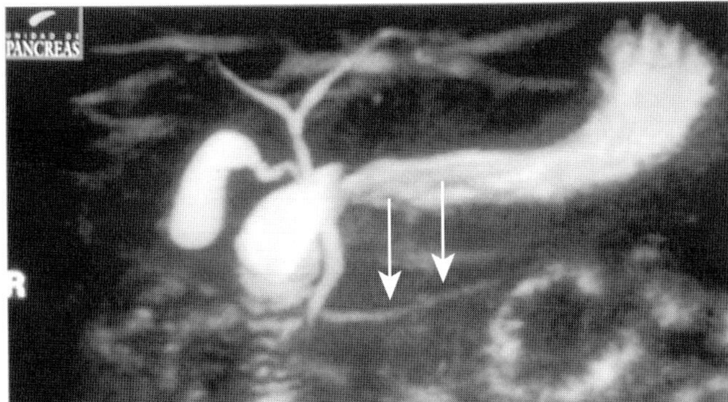

FIG. 4. Wirsung normal (*flechas*) en una colangiopancreatografía por RM.

tratamiento para su cura y los tumores cefálicos, los únicos que tienen esta posibilidad. Por el contrario, los tumores del cuerpo y la cola, que se manifiestan habitualmente por dolor y pérdida significativa de peso, son generalmente irreseca-bles e inoperables al momento de su diagnóstico, dada su ex-tensión por contigüidad a los tejidos peripancreáticos espe-cialmente al plano posterior, y/o metástasis linfáticas regionales, metástasis peritoneales y lesiones secundarias hepáticas generalmente pequeñas y muy diseminadas.

El potencial curativo de esta enfermedad se encuentra en íntima relación al diagnóstico temprano y a una posible resección quirúrgica. Para poder lograr esto es impres-cindible contar con métodos de diagnóstico por imagen que permitan establecer un diagnóstico precoz, de los cuales la Ultrasonografía (US), la Ultrasonografía endoscópica (USE), la Tomografía computada (TC), la Resonancia mag-nética (RM) y la Colangiopancreotografía retrógada por vía

endoscópica (CPRE) han cambiado el pronóstico de esta afección.

Un estudio presentado por Dalton (5) reveló que en un to-tal de casi 800 pacientes, solamente 18% presentaban tu-mores resecables en el momento del diagnóstico, con un promedio de supervivencia hasta los 5 años de 24%, com-parado con un promedio de supervivencia de 0% a los 5 años en los tumores irresecables.

La apariencia del adenocarcinoma ductal es variable, sin embargo, la presencia de una masa focal pequeña de 2 a 3 cm es la más frecuente. Por lo general, el tumor es sólido, duro e hipovascular con una reacción desmoplástica asocia-da. También pueden encontrarse áreas quísticas asociadas correspondientes a pancreatititis peritumoral asociada y/o quistes de retención.

El carcinoma pancreático se caracteriza por abundante estroma fibroso y escasas estructuras vasculares, lo cual

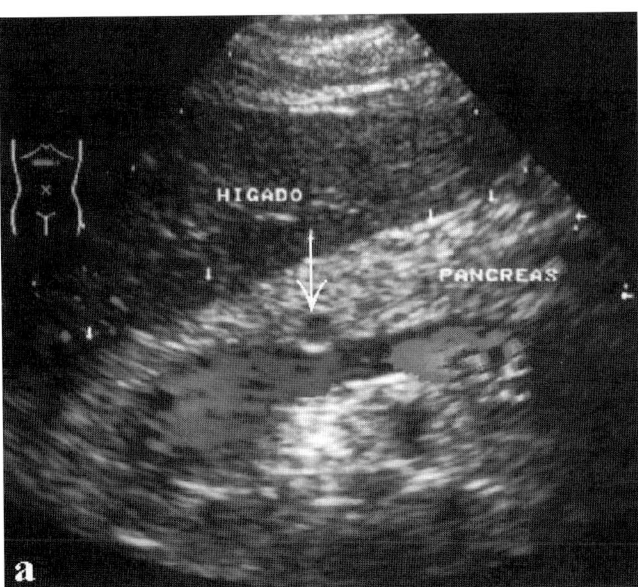

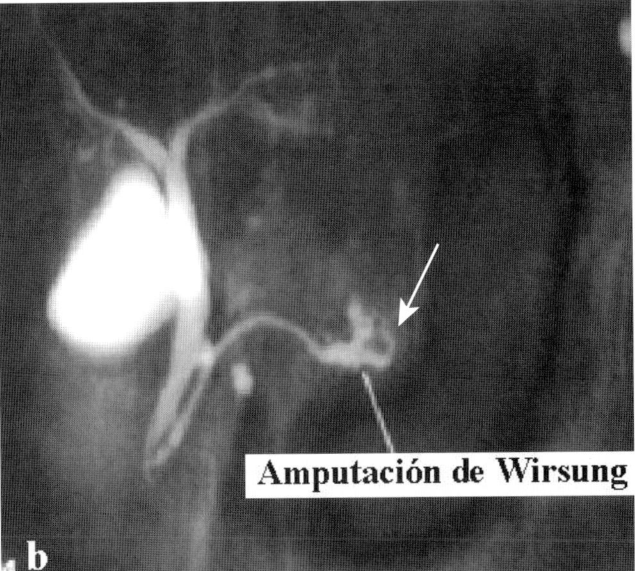

FIG. 5. A: US, pequeña formación circular de baja impedancia acústica que se destaca por delante de la vena esplénica (*flecha*). **B:** Colangiopancreatografía por RM. Pequeño tumor en la cola del páncreas que amputa y deforma el conducto de Wirsung en su trayecto distal (*flecha*).

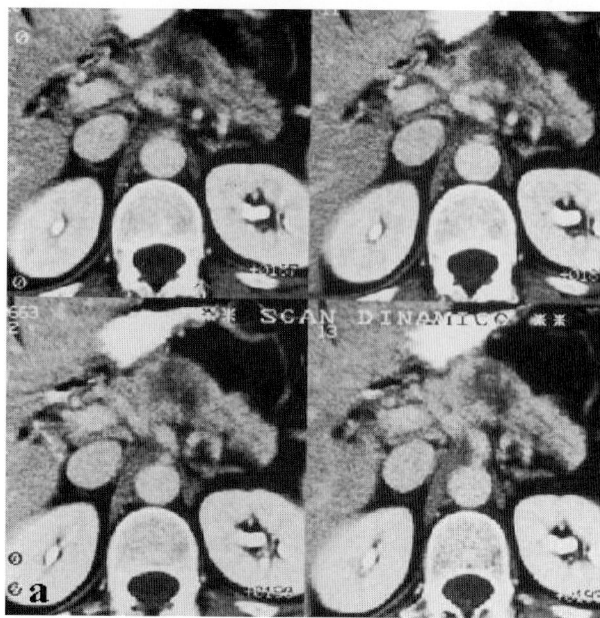

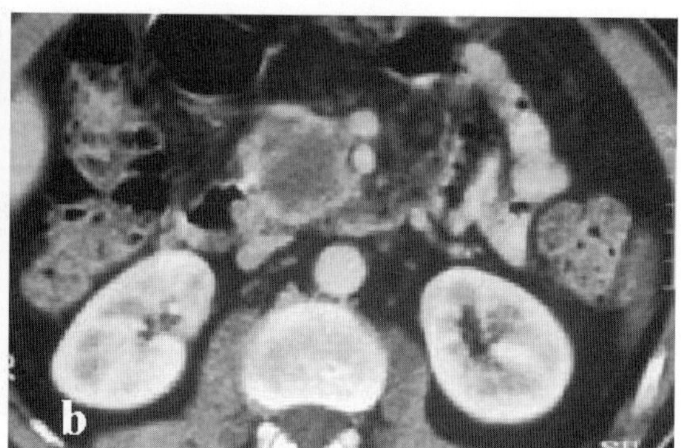

FIG. 6. A: Masa hipodensa, sólida, localizada en el cuerpo del páncreas que refuerza y provoca dilatación del conducto de Wirsung distal. **B:** Masa hipodensa, sólida, que refuerza levemente en la cabeza del páncreas representó un adenocarcinoma ductal.

determina el escaso realce en relación al parénquima pancreático normal, luego de la administración de material de contraste endovenoso en la TC (Fig. 6A y B).

Para el diagnóstico de cáncer de páncreas, la tomografía axial computada y actualmente la TC helicoidal han sido el centro de atención. Pocos avances radiológicos han influido tanto en el diagnóstico del cáncer de páncreas como la TC. En forma conjunta con la US y la RM, la TC ha hecho de la detección del carcinoma pancreático un hecho frecuente. Las características principales de la neoplasia pancreática evidenciada por la TC representan aspectos morfológicos, estructurales y hemodinámicos del tumor.

Diagnóstico por imágenes

Ultrasonografía

El adenocarcinoma pancreático se caracteriza por ser una lesión hipoecoica alojada en el interior de la glándula pancreática o que deforma el contorno de la misma (Fig. 7). Mide en general entre 2 y 3 cm de diámetro y en su mayoría es sintomática e irresecable. La probabilidad de que la US descubra lesiones intraparenquimatosas de pequeño tamaño es baja.

La US puede determinar la presencia de dilatación del conducto de Wirsung y seguir el recorrido del mismo para determinar la causa que provoca la obstrucción de su luz. La US muchas veces puede determinar la presencia de dilatación de los conductos pancreáticos de primer y segundo orden con un final abrupto que demarca la lesión pancreática (Fig. 8A), sin embargo y con frecuencia, la masa suele pasar desapercibida y no ser detectada por la US, a pesar de la dilatación de los conductos (Fig. 8B). En nuestro equipo de trabajo, el Dr. Alfredo Brasca ha desarrollado la técnica de exploración US con estimulación con secretina. Se utiliza en pacientes en los que se encuentra una dilatación del conducto

pancreático principal, sin una masa evidente. Si la dilatación es fisiológica, tras la inyección endovenosa de secretina el conducto recuperará su calibre habitual; por el contrario, si la causa es obstructiva, luego de la estimulación medicamentosa, el calibre permanecerá aumentado o será aun mayor.

Desde el punto de vista ecográfico, existen condicionantes en la evaluación de la glándula como son la superposición de contenido aéreo de asas intestinales o la excesiva grasa intrabdominal; estas dos causas determinan la no visualización o la visualización parcial del páncreas.

La presencia de dilatación del conducto de Wirsung asociada a dilatación de la vía biliar en pacientes con clínica de obstrucción biliar seguramente se encuentra asociada a pa-

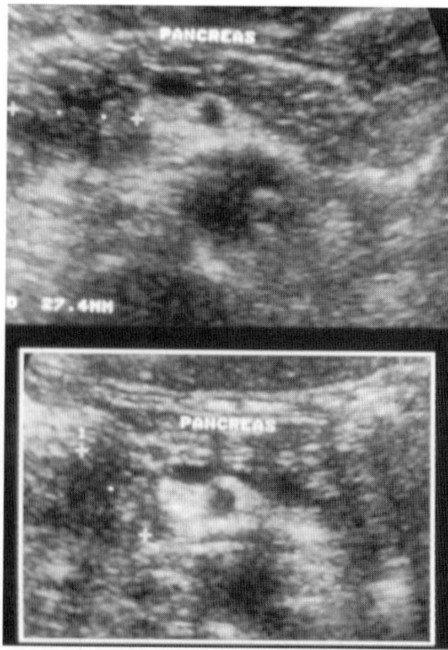

FIG. 7. Aumento y deformidad de la cabeza del páncreas. Se observa una masa hipoecoica heterogénea.

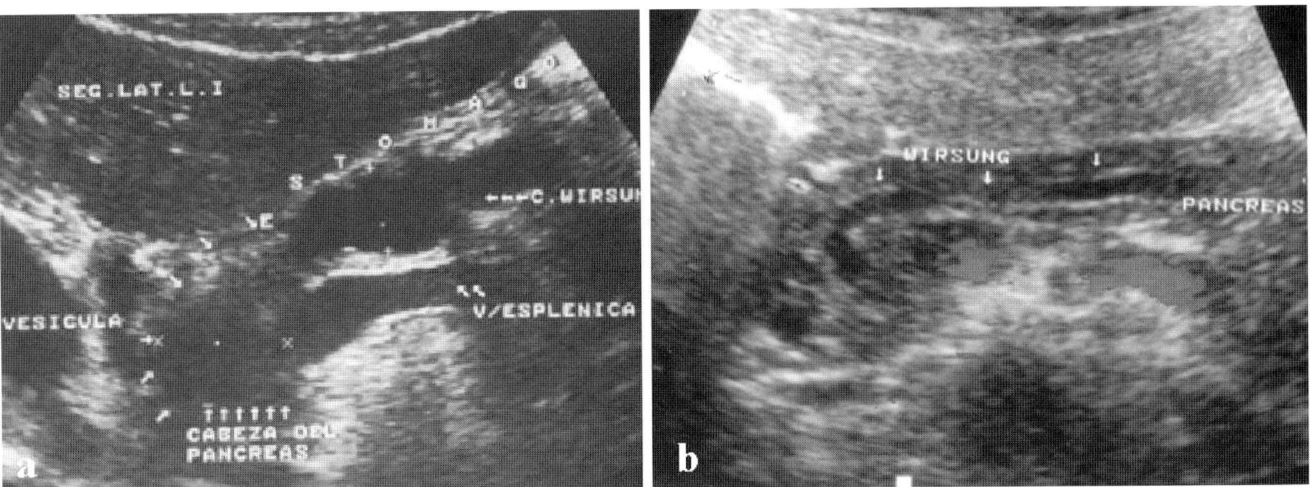

FIG. 8. A: Wirsung dilatado e interrumpido por una masa hipoecoica en la cabeza del páncreas. **B:** US Doppler a color de Wirsung dilatado, no se observa tumoración en la región cefálica de la glándula.

tología de la cabeza del páncreas; sin embargo y desafortunadamente, la presencia de una masa con o sin obstrucción y dilatación de los conductos pancreáticos y/o conductos biliares no es específica de carcinoma.

La pancreatitis focal cefálica semeja una masa sólida indistinguible del carcinoma ductal (Fig. 9A–C). Focos de calcificación pueden hacer sosphechoso este proceso benigno. Historias clínicas con antecedentes de pancreatitis, abuso de alcohol o enfermedades del tracto biliar deben hacer dudar que la masa observada sobre la porción cefálica del páncreas corresponda a un proceso de tipo neoplasico. La presencia de una masa en la vecindad del páncreas o pegada al mismo también puede estar determinada por adenomegalia a nivel del confluente peripancreático en pacientes portadores de linfomas o lesiones metastásicas. Pequeñas lobulaciones o lobulaciones suaves frecuentemente corresponden a adenopatías, aunque este hallazgo es infrecuente.

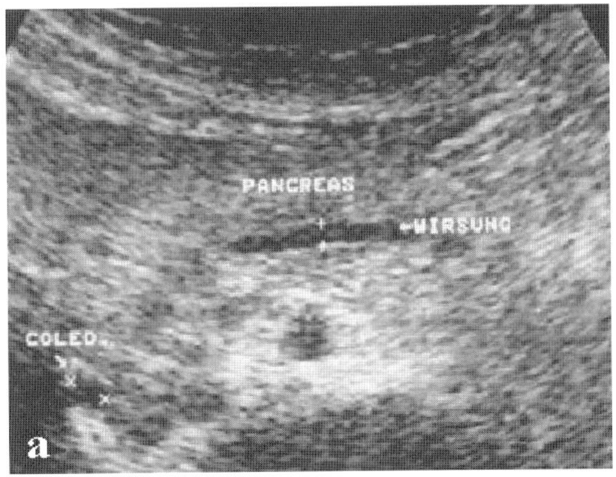

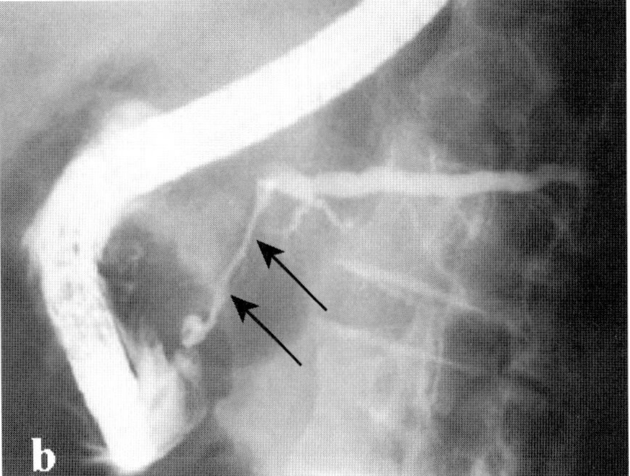

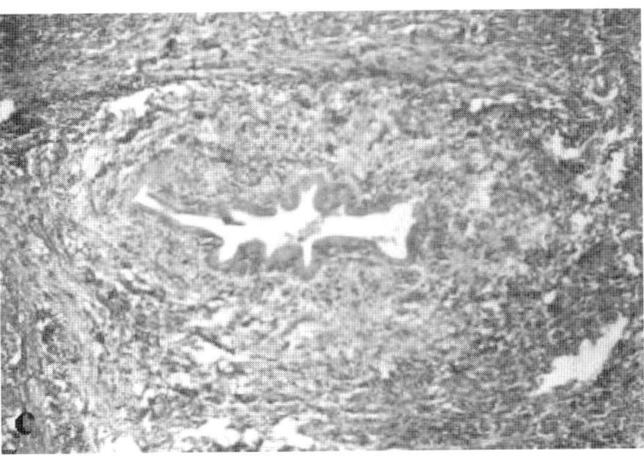

FIG. 9. A: US de Wirsung dilatado con aumento del tamaño de la porción cefálica y heterogenicidad de sus ecos. **B:** Pancreatografía retrógrada: estenosis filiforme del Wirsung en su porción cefálica (*flechas*). **C:** Histología muestra área de pancreatitis focal. No hay evidencia de células neoplásicas.

Los carcinomas que afectan la porción cefálica del páncreas generalmente causan obstrucción de la vía biliar. La obstrucción ocurre en la porción media del colédoco y representa una extensión directa de la enfermedad y, con menor frecuencia, la presencia de masas adenomegálicas. La dilatación de la vía biliar intrahepática se acompaña generalmente de lesiones metastásicas a nivel del parénquima hepático que, al ser pequeñas y sólidas, muchas veces pueden pasar inadvertidas en la US convencional y dar lugar a falsos negativas.

Ultrasonografía endoscópica

La USE permite una mejor evaluación del parénquima del páncreas con una visualización anatómica precisa del mismo. La porción del cuerpo y cola se examina mediante la colocación del endoscopio sobre la curvatura mayor y pared posterior del estómago; la porción cefálica del páncreas se observa mediante la colocación del endoscopio sobre la cara medial de la segunda porción del duodeno. La evaluación de la región cefálica del páncreas es la más difícil desde el punto de vista técnico, dada la anatomía de la región.

Las indicaciones para la aplicación de la USE en el páncreas incluyen la detección de masas pancreáticas, estadificación de tumores pancreáticos, reconocimiento del conducto pancreático, exploración de la región de la ampolla para la detección de ampulomas y evaluación del tracto biliar.

El páncreas normal se observa como un órgano sólido con una ecoestructura homogénea. El conducto pancreático, la arteria y vena esplénica, el colédoco y la vesícula son generalmente bien reconocidos. Normalmente, las masas pancreáticas muestran una apariencia hipoecoica en relación a la ecogenicidad un poco resaltada del tejido pancreático. El carcinoma pancreático y el carcinoma biliar tienen una apariencia ecoendoscópica similar (Fig. 10A y B).

Un estudio reciente realizado por Müller et al. (6) determinó que la USE es más sensitiva, específica y de mayor seguridad como método imagenológico en el diagnóstico de tumores pancreáticos. Presenta en cambio, una baja sensibilidad para la detección de metástasis a distancia, especialmente hepáticas, debido a la limitada penetración de la US por el tipo de transductor. Este estudio también determinó que la USE es más sensible que la TC dinámica y la RM para la detección de tumores menores de 2 cm. También la USE tendría un mayor índice de exactitud en la estadificación del cáncer pancreático. La USE tuvo una alta sensibilidad y especificidad en la determinación de extensión del tumor hacia estructuras vasculares vecinas.

En relación a la visualización y reconocimiento de nódulos linfáticos, la sensibilidad y especificidad de la USE depende del sitio y del tamaño de los nódulos. Pequeñas infiltraciónes ganglionares metastásicas en carcinomas de pequeña magnitud no fueron detectadas por esta metodología; en particular, no fueron reconocidos ganglios de la cadena mesentérica superior, que sí fueron identificados por medio de RM con secuencias de supresión de grasa.

Como conclusión, estos autores determinaron que la USE es un método que tiene alta sensibilidad y especificidad para el diagnóstico y la estadificación local de los tumores pancreáticos siendo superior a la TC y a la RM. Por lo tanto, el USE debe ser un método diagnóstico estándar en pacientes con sospechas de tumores pancreáticos, combinado con la TC y RM para detectar lesiones metastásicas regionales, linfáticas y hepáticas. Desafortunadamente la USE es un método que aún no ha sido difundido en forma masiva y su accesibilidad está limitada por la escasez de equipos disponibles y la falta de operadores entrenados en forma adecuada.

Tomografía computada

La TC es el método de exploración del páncreas más sencillo y reproducible para el diagnóstico y estadificación del adenocarcinoma ductal. Los equipos modernos de TC y en

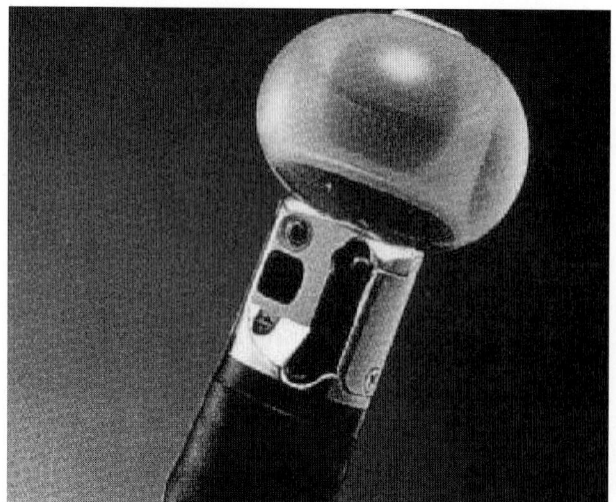
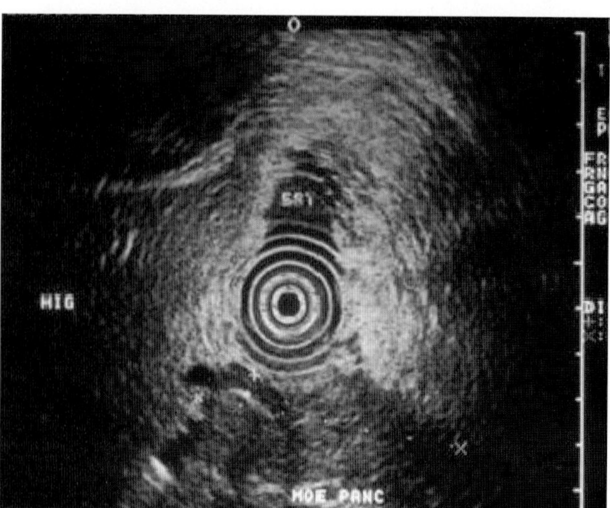

A   B

FIG. 10. **A:** Extremo distal del fibroscopio que incluye la sonda ultrasónica. **B:** USE en un tumor de la cola del páncreas que invade la arteria esplénica.

especial la Tomografía computada helicoidal (TCH) permiten valorar la glándula pancreática en forma rápida y dinámica, pudiendo visualizar pequeñas alteraciones que la comprometen. Ante la sospecha de una patología neoplásica pancreática, se ha demostrado de manera fehaciente que la utilización de la TCH con cortes finos de 5 mm de espesor a intervalos sucesivos sobre la glándula pancreática presenta una mayor sensibilidad y especificidad en la detección de este tipo de alteraciones. Resulta útil realizar un primer rastreo de la glándula con cortes finos de 5 mm de espesor cada 8 mm, previo a la administración de material de contraste intravenoso para la detección de calcificaciones. También es necesaria la opacificación del intestino delgado mediante la utilización de material de contraste oral, ya sea baritado o yodado. Recientemente, ha sido postulado por diferentes expertos el uso del agua como método de contraste intestinal.

El uso óptimo de material de contraste intravenoso es de suma utilidad ya que el carcinoma ductal es generalmente una lesión hipovascular que presenta un menor refuerzo en relación a la glándula pancreática opacificada luego de la inyección del material de contraste por vía endovenosa. La opacificación permite también estudiar la red vascular propia y vecina a la glándula pancreática y establecer de esa manera el compromiso de dichas estructuras ya sea por oclusión o por infiltración parcial. El compromiso de los conductos biliares y conductos pancreáticos se evalúa en forma satisfactoria con las técnicas de refuerzo vascular.

Dado que el páncreas recibe el aporte sanguíneo arterial de ramas del tronco celíaco y de la arteria mesentérica superior, la visión de la glándula es óptima durante las altas concentraciones del material de contraste en estos vasos, es decir, en la fase arterial, aproximadamente 20 a 25 segundos tras la inyección. El hígado recibe gran parte del aporte sanguíneo del sistema portal, por lo cual debe ser explorado en esta fase. También es importante en este tiempo vascular observar el compromiso venoso por parte del tumor pancreático; la fase portal ocurre 60 a 70 segundos tras la inyección del material de contraste.

La TCH permite la adquisición volumétrica de imágenes que produce la posibilidad de errores por mala respiración y a la vez permite reconstrucciones multiplanares o tridimensionales. El compromiso de los conductos biliares pancreáticos se evalúan en forma satisfactoria con las técnicas de refuerzo vascular. Para la realización de este tipo de estudios es necesario inyectar aproximadamente 150 mL de material de contraste triyodado hidrosoluble al 60%.

Los tumores pancreáticos pueden manifestarse con uno o varios de los diez signos que se presentan a continuación.

Cambios en la estructura y morfología del páncreas

Los tumores de la porción cefálica del páncreas pueden tener un contorno y/o una superficie lisa o un aspecto lobulado (Fig. 11). Las lesiones de mayor tamaño provocan desplazamiento y compresión de las estructuras adyacentes como el intestino, las estructuras vasculares o la vía biliar.

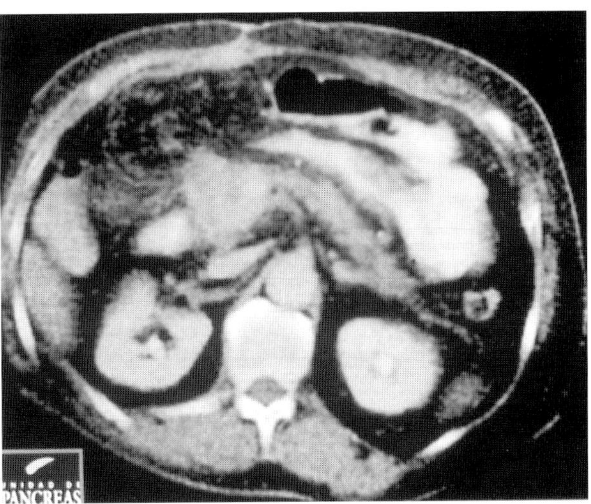

FIG. 11. Cáncer cefálico de páncreas de gran tamaño.

En aquellos casos en que resulta difícil valorar un tumor en la porción cefálica del páncreas, suele ser útil buscar cualquier discrepancia entre el tamaño de ésta en relación al cuello y la cola de la glándula. Se ha establecido fehacientemente que este signo no siempre indica la existencia de una enfermedad en fase temprana. Muranaka et al. (7) han hecho un amplio estudio sobre las alteraciones morfológicas y la relación entre el tamaño y la cabeza del páncreas, clasificando a la cabeza del páncreas en cuatro grados según su diámetro anteroposterior: T1 de 0 a 2 cm, T2 de 2.1 a 4 cm, T3 de 4.1 a 6 cm y T4 más de 6 cm.

Estos autores también determinaron que la relación entre la cabeza y el cuerpo del páncreas en el carcinoma cefálico pancreático fue de 3.4±0.9. También se resaltó en este trabajo que más de la mitad de los pacientes con tumores pequeños tenían un cuerpo de tamaño mayor que el normal, lo que hacía que la relación disminuyera entre 1 y 1.5 cm. A medida que los tumores crecían se producía un incremento de la relación. En la pancreatitis, a pesar del gran tamaño de la cabeza del páncreas ante cualquier posible masa, la relación es casi normal debido al aumento simultáneo del cuerpo.

Wittenberg et al. (8) observaron que el carcinoma puede causar un aumento del tamaño de casi toda la glándula debido a un componente de tipo inflamatorio. Estos autores encontraron que en 27% de los pacientes pueden afectarse tres o más porciones de la glándula (cabeza, cuello, cuerpo y cola) y concluyeron que podrían necesitarse biopsias múltiples para diferenciar entre los componentes neoplásicos y de inflamación secundaria.

Sin embargo y a pesar de los adelantos en el equipamiento diagnóstico y en el incremento de la experiencia de los diferentes grupos de trabajo, uno de los hechos más decepcionantes es que el carcinoma de la glándula pancreática puede no causar distorsión alguna de sus contornos, siendo en ese caso detectable sólo después de muchos meses.

Efecto de masa

Este punto es de vital importancia, ya que existen otras alteraciones que pueden simular un tumor pancreático, pudiendo causar dificultades para identificar un tumor en la cabeza del páncreas. Si no se administra un material de contraste adecuado que opacifique las estructuras vasculares, arteriales y venosas, puede encontrarse una vena porta prominente que provoque un pseudoefecto de masa en el área del páncreas. En estos casos, un nuevo estudio con material de contraste adecuado o una exploración con US puede aclarar los hallazgos. Cuando una masa contacta y comprime el estómago o el marco duodenal puede resultar útil administrar contraste oral y estudiar al paciente en decúbito. Además, el aumento del lóbulo caudado del hígado por una cirrosis u otras enfermedades hepáticas puede producir un hallazgo de falso tumor. Otra anomalía que provoca un diagnóstico erróneo es el aumento de tamaño de los ganglios linfáticos retroperitoneales adyacentes a la cabeza del páncreas ya sea por enfermedad linfomatosa o metastásica.

Modificaciones en la densidad

Los nuevos equipos de TC permiten observar de manera constante una diferencia de densidad entre el parénquima pancreático normal y el adenocarcinoma ductal, gracias a la técnica de inyección de material de contraste. En la serie sin material de contraste, la mayoría de los tumores presentan una imagen isodensa con respecto al parénquima pancreático normal. Luego de la administración de material de contraste con técnica dinámica, Freeny et al. (9,10) han descrito disminución en la densidad en 83% de los pacientes con masas focales.

La baja densidad observada en las lesiones tumorales se debe a la menor vascularización del tejido neoplásico en relación al parénquima normal. También cabe destacar que dentro de la masa tumoral pueden existir áreas de necrosis o pequeños focos de hemorragia que producen áreas hipodensas. Por otra parte, es raro que los adenocarcinomas ductales se calcifiquen, siendo los tumores no funcionantes de los islotes los que se calcifican con mayor frecuencia. La configuración de las calcificaciones no brinda mayor ayuda, ya que suelen ser muy variadas en los diferentes tipos histológicos de lesiones pancreáticas.

Realce con contraste endovenoso

Los efectos en el realce de la glándula pancreática luego de la administración de material de contraste por vía endovenosa, dependen del método utilizado para su administración. El método óptimo es la inyección mecánica con inyector automático y la exploración con TCH. Cuando el medio de contraste se administra en goteo, se produce un equilibrio entre los espacios intra y extravasculares que disminuye la sensibilidad y especificidad del método. El material de contraste inyectado en forma dinámica con el inyector automático y antes de la fase de equilibrio otorga una visualización y valorización correcta del tumor, permitiendo el diagnóstico diferencial con otras afecciones y el establecimiento de los límites entre el tejido tumoral y el tejido normal.

Dilatación ductal y formación de quistes

Tanto en la pancreatitis como en las neoplasias pueden encontrarse dilataciones ductales, siendo de utilidad observaciones basadas en el calibre y en la configuración del conducto pancreático. El conducto pancreático normalmente mide menos de 2 ó 3 mm de diámetro. La dilatación tiene lugar en pacientes que presentan una obstrucción del conducto por tumoración o calcificaciones intraductales. En la mayor parte de los pacientes, la dilatación del conducto es uniforme pero a veces puede observarse cierta tortuosidad y aspecto de rosario del conducto, en especial en lesiones de larga evolución (Fig. 12A–E). Con menor frecuencia, la obstrucción del conducto puede determinar una ectasia con dilatación de un segmento localizado, dando lugar a un quiste de retención o a un pseudoquiste distal.

Obstrucción biliar

La obstrucción biliar es frecuente en los tumores de la cabeza del páncreas. En estos pacientes es de gran utilidad seguir el trayecto del sistema biliar dilatado desde el hígado hacia la región distal del colédoco para determinar cuál es el sitio y causa de la obstrucción. En la mayoría de los pacientes, la dilatación culmina inmediatamente por encima del nivel del proceso patológico que provoca la obstrucción.

Extensión local por contigüidad

El grado de compromiso de las estructuras adyacentes a la glándula pancreática por contigüidad con la lesión, depende de la naturaleza o el grado de la infiltración. En la mayoría de los pacientes, las masas pancreáticas desplazan y distorsionan los límites de las estructuras anatómicas contiguas. Otras veces, la infiltración de los planos vasculares alrededor de la arteria y la vena mesentérica superior y del sistema porta producen síntomas clínicos y desarrollo de vasos colaterales que se observan mejor en los estudios dinámicos con material de contraste.

La extensión tumoral por contigüidad suele hacerse a través del tejido areolar, en el que se encuentran los vasos, los ganglios linfáticos y el sistema linfático de los distintos pliegues o ligamentos peritoneales (Fig. 13A–D). Cuando la infiltración es mínima o muy sutil, su aspecto suele confundirse con el edema de la pancreatitis. La extensión del tumor pancreático puede producirse a todo lo largo del hilio esplénico y del pliegue peritoneal esplenorrenal, dando lugar a áreas focales de neoplasia o de necrosis en el bazo.

La infiltración directa al colon se produce a través del mesocolon, sobre todo en los ángulos hepático y esplénico. Si se produce una fistula intestinal, la aparición de gas intra-

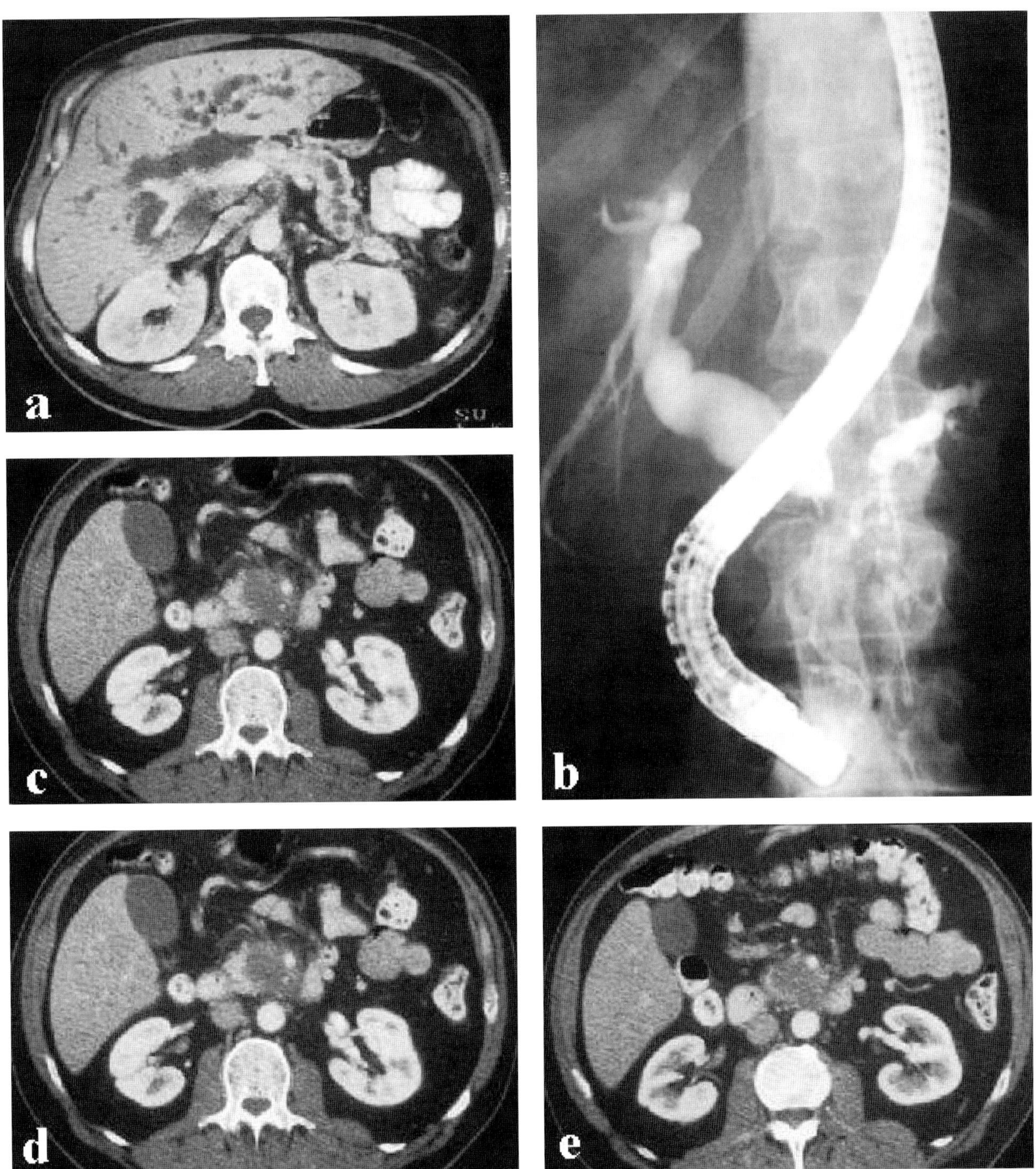

FIG. 12. **A** y **B**: TC y colangiografía retrógradas que ponen en evidencia la dilatación del conducto de Wirsung y del colédoco. **C, D** y **E**: El tumor que provoca la obstrucción en la cabeza del páncreas realza levemente con el medio de contraste e invade las estructuras vasculares, arteria y vena mesentérica.

tumoral puede dar una imagen sospechosa de absceso. La infiltración del marco duodenal o de las paredes gástricas puede producir una obstrucción. En la mayoría de los pacientes existe desplazamiento, pero en otros la infiltración puede ser tan sutil que causa una afectación intestinal, sin que se detecte un tumor significativo.

La propagación tumoral a lo largo de las estructuras vasculares puede dar lugar a estrechamientos o estenosis de las arterias y venas (Fig. 14A y B). Generalmente, la oclusión venosa suele preceder a la arterial, causando la aparición de numerosas colaterales venosas en los tejidos adyacentes (Fig. 15A–D). Cuando la oclusión arterial es completa,

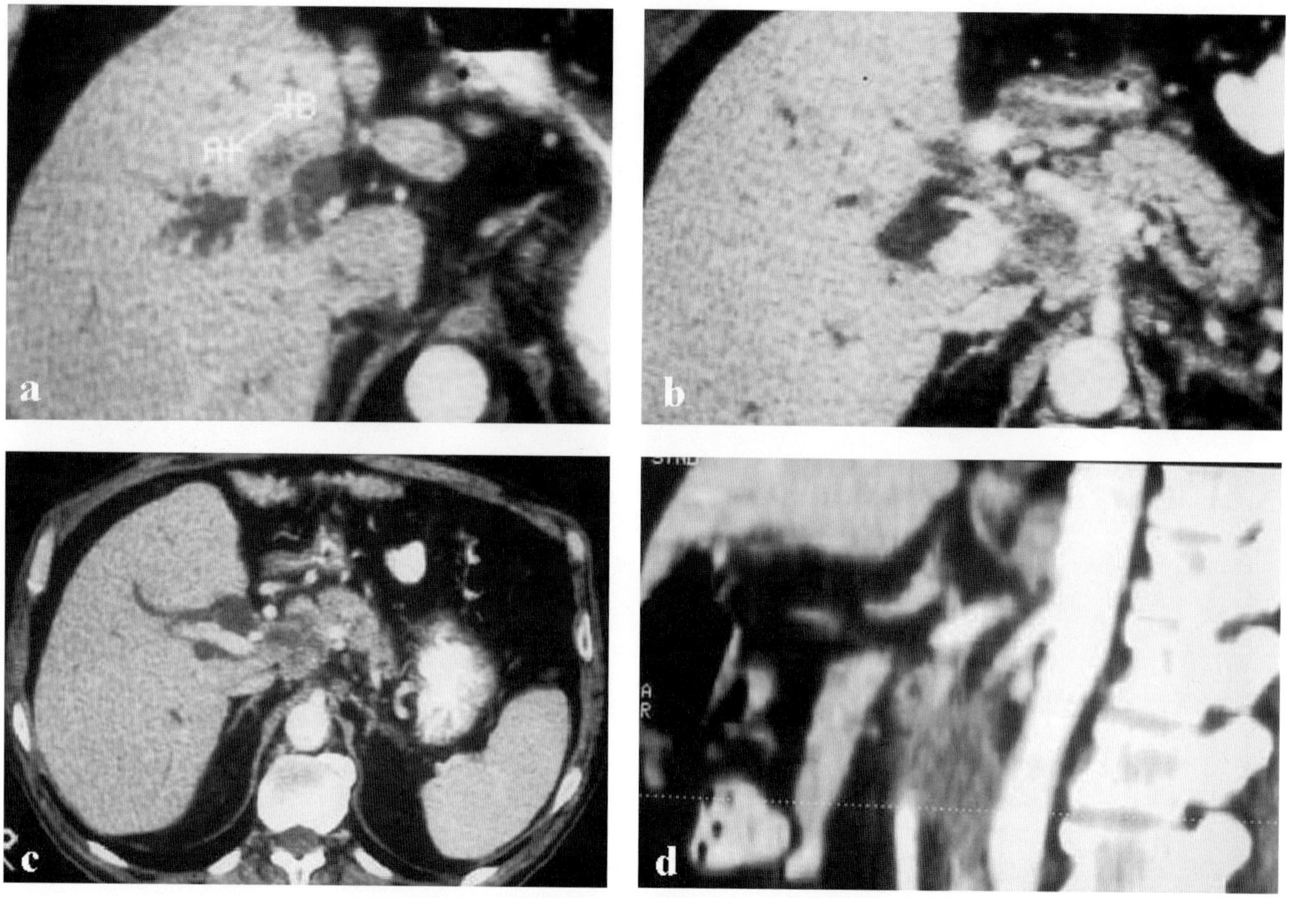

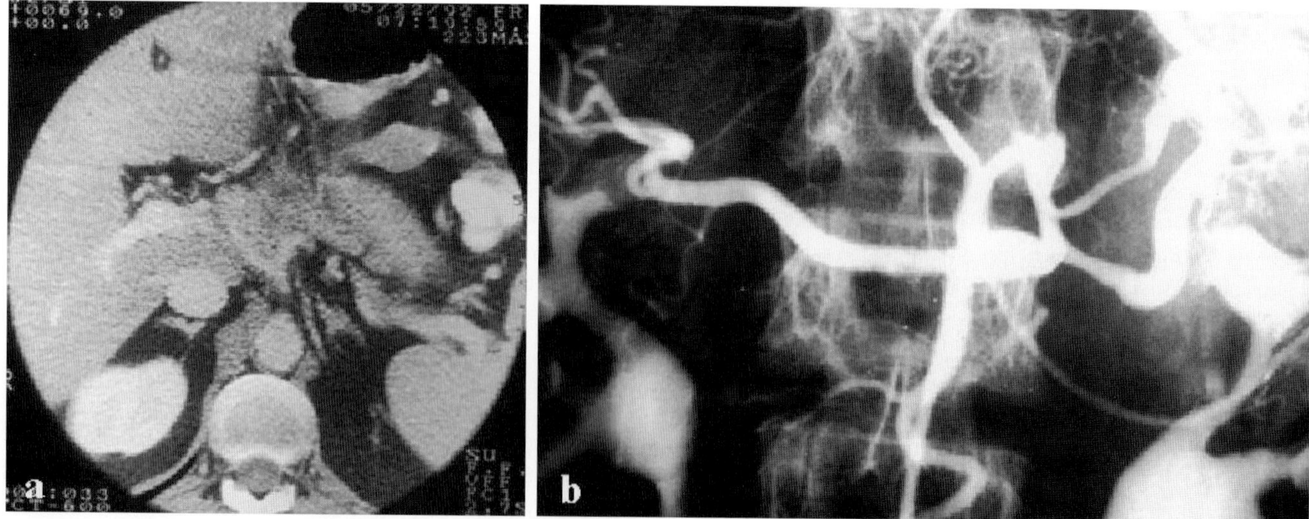

FIG. 13. A: Dilatación de la vía biliar intrahepática y conducto hepático principal. Además, se observa en la imagen una pequeña metástasis hepática (área hipodensa circular). **B:** Dilatación del conducto hepático y masa obstructiva ubicada en la cabeza del páncreas que no realza. **C:** Infiltración por continuidad de la lesión pancreática al retroperitoneo. **D:** Reconstrucción multiplanar donde se observa invasión del tumor al tejido graso retroperitoneal y vasos mesentéricos.

FIG. 14. A: TC. Cáncer de cuerpo de páncreas que infiltra en manguito el tronco celíaco y el origen de sus arterias: esplénica, hepática y coronaria estomáquica. **B:** Arteriografía selectiva que ratifica los hallazgos de la TC.

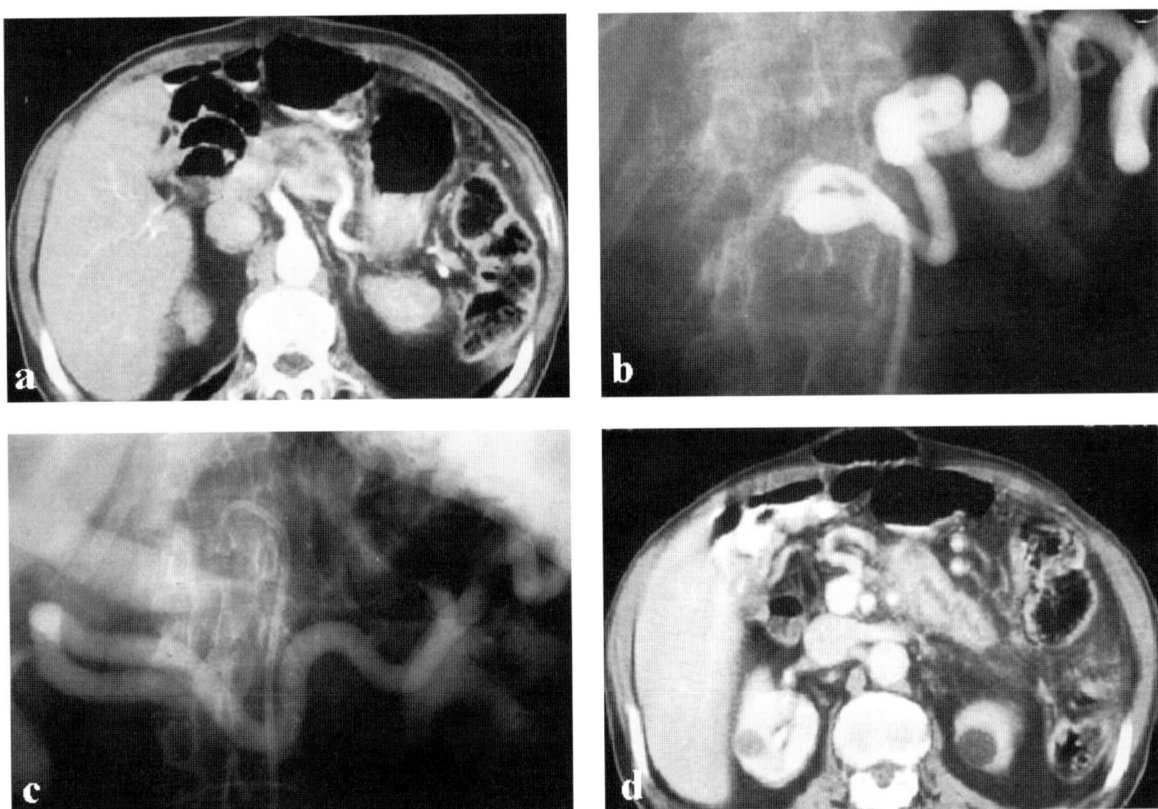

FIG. 15. A: TC. Cáncer de páncreas que invade la arteria esplénica y obstruye la vena esplénica. **B:** Angiografía. La arteriografía demuestra la obstrucción en manguito de la arteria esplénica. **C:** Esplenoportografía de retorno. Se observa obstrucción de la vena esplénica y circulación colateral por las venas gastroepiploicas, mesentérica y porta. **D:** TC Fase venosa. Dilatación de venas gastroepiploicas y portomesentéricas.

puede causar un compromiso vascular del órgano afectado. Megibow et al. (11) han estudiado la infiltración perivascular, comparando los resultados entre TC y angiografía y han observado que la pérdida del plano graso normal alrededor de las estructuras vasculares arteriales observadas en TC es un dato tan exacto como el hallazgo angiográfico de estenosis vascular.

Extensión a distancia

a) Metástasis ganglionares. El compromiso ganglionar es frecuente y suele comenzar por los ganglios que rodean a las regiones peripancreáticas y de la *porta hepatis* que se evidencian por aumento en su tamaño (Fig. 16A–D).

b) Metástasis hepáticas. La enfermedad metastásica del hígado es frecuente pero su aspecto es inespecífico. Focos metastásicos aparecen como áreas de baja densidad en un parénquima hepático realzado, pudiendo estar bien circunscritos o formar zonas de infiltración difusa. Sin embargo, las lesiones metastásicas hepáticas se caracterizan por ser pequeñas, múltiples y diseminadas por toda la glándula (Fig. 17A y B). Generalmente, son hipodensas por hipovascularidad en relación al parénquima hepático normal. En caso de duda, una punción biopsia dirigida aclarará el diagnóstico.

Estadificación

Existen varios métodos de estadificación del carcinoma pancreático, pero el más utilizado es la clasificación TNM (Tabla 2). Una clasificación normatizada permite una mejor coordinación de los estudios, lo cual resulta esencial para poder valorar el resultado final del tratamiento de esta desvastadora enfermedad. Los tumores se clasifican de 1 a 4, según su localización, extensión y presencia o ausencia de compromiso linfático.

Un punto de vital importancia en la determinación del estadio de esta enfermedad es el grado de compromiso de las estructuras vasculares adyacentes a la glándula pancreática. En este sentido, múltiples autores han estudiado y comparado la utilidad de la TC y la angiografía en la valoración de la operabilidad de los carcinomas pancreáticos. Jafri et al. (12) determinaron que la exactitud de ambas técnicas era casi idéntica en cuanto a la detección de la infiltración perivascular y de la resecabilidad o irresecabilidad de estos tumores. El signo tomográfico de infiltración utilizado por estos autores fue la pérdida del plano de la grasa perivascular. Otros signos de irresecabilidad fueron la presencia de lesiones metastásicas hepáticas, presencia de ganglios linfáticos y/o infiltración de la fascia perirrenal anterior.

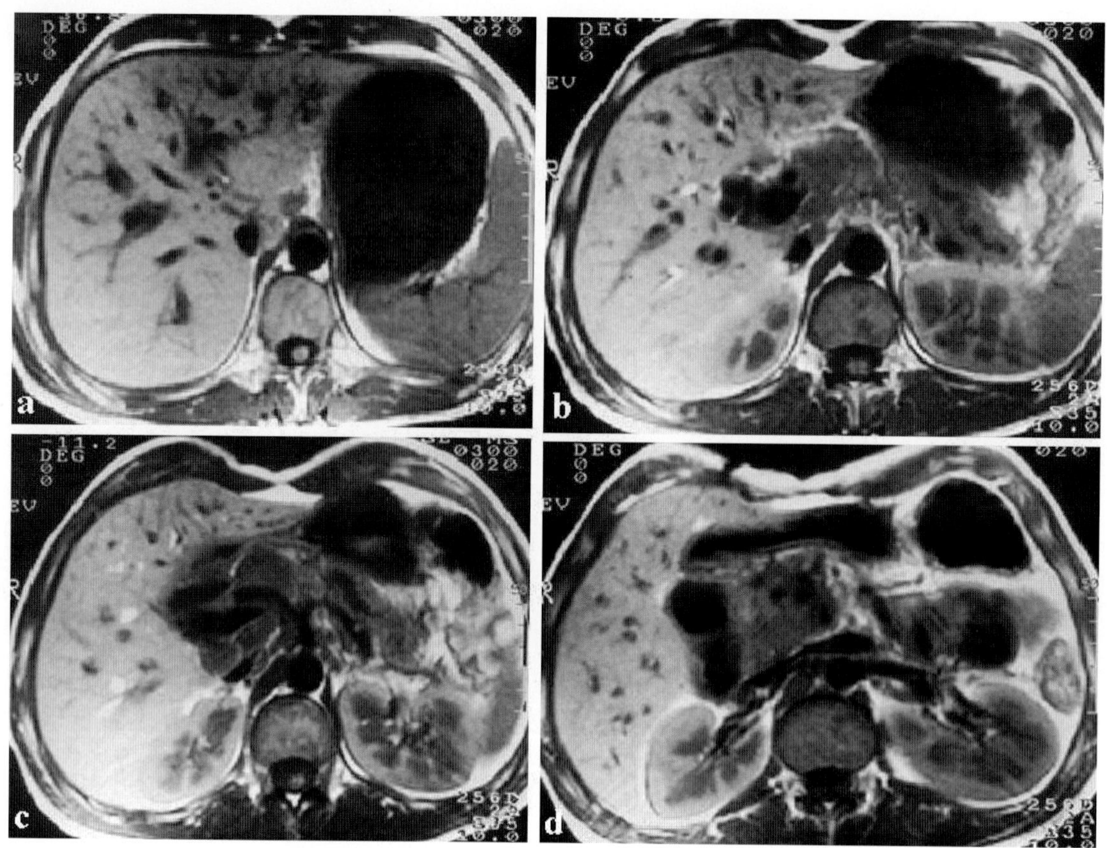

FIG. 16. **A:** RM SE T1. Dilatación de la vía biliar intrahepática. **B:** RM SE T1. Dilatación del colédoco y del conducto de Wirsung. **C:** RM SE T1. Adenomegalias pancreáticas perivasculares. Se observa el Wirsung dilatado en la cola del páncreas. **D:** RM SE T1. Masa en la cabeza del páncreas con señal heterogénea.

Freeny et al. (13) realizaron un estudio similar en 154 pacientes, señalando que tanto la TC como la angiografía son similares para determinar la operabilidad de estos pacientes. Con este estudio quedó demostrado que aquellos pacientes considerados como inoperables o irresecables no debieron sufrir cambios en la decisión adoptada, lo cual resulta tranquilizador, ya que la TC mostraría una alta sensibilidad y especificidad en la determinación de resecabilidad o irresecabilidad de los tumores sin necesidad de efectuar arteriografía.

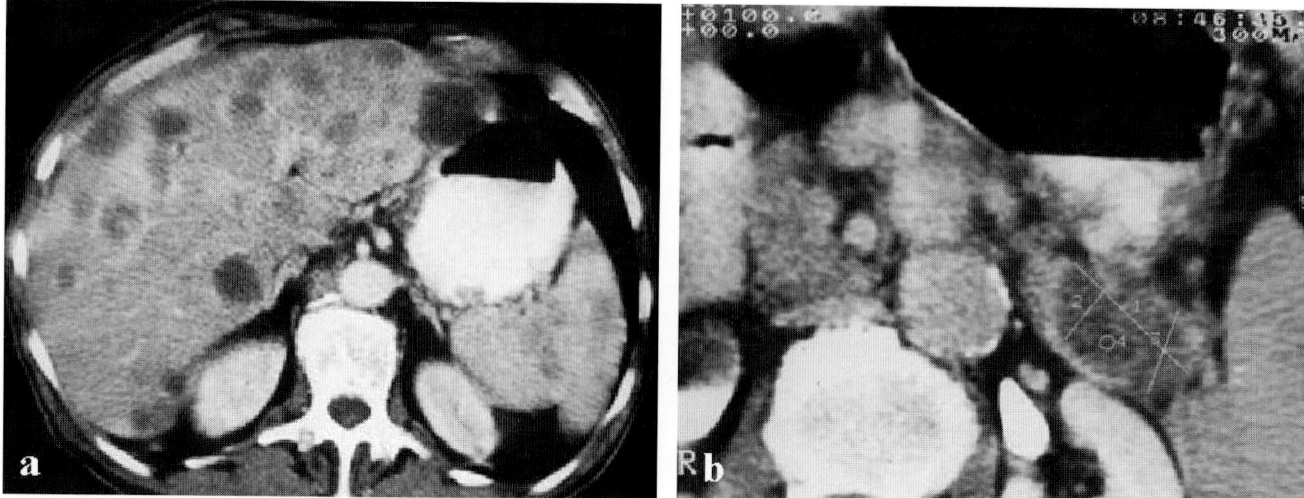

FIG. 17. **A:** Se observan múltiples y pequeñas metástasis hepáticas (áreas hipodensas que no realzan). **B:** TC. Pequeño tumor primario de 2 cm en la cola del páncreas, que no refuerza.

TABLA 2. *Clasificación clínica TNM*

T   Tumor Primario
TX   No se puede evaluar el tumor primario.
T0   No existen signos de tumor primario.
T1   Tumor limitado al páncreas.
    T1a   Tumor de diámetro máximo menor o igual a 2 cm.
    T1b   Tumor de diámetro máximo mayor a 2 cm.
T2   Tumor que se extiende al duodeno, colédoco, tejidos peripancreáticos.
T3   Tumor que se extiende al estómago, bazo, colon, grandes vasos adyacentes.

N   Ganglios linfáticos regionales
NX   No se pueden evaluar los ganglios linfáticos regionales.
N0   No se demuestran metástasis en los ganglios regionales.
N1   Metástasis en los ganglios regionales.

M   Metástasis a distancia
M0   Sin metástasis a distancia.
M1   Metástasis hepáticas, diseminación intraperitoneal, otras metástasis a distancia.

Itai et al. (14,15) presentan los siguientes criterios para determinar la operabilidad de los carcinomas pancreáticos: tumor de límites definidos, como si estuviera encapsulado, área de baja densidad y dilatación de la porción caudal del conducto principal. En este estudio, se consideró que los pacientes con invasión de los grandes vasos, el hígado o los ganglios linfáticos no eran candidatos a cirugía curativa.

Pronóstico según la etapa

Freeny et al. (16) valoraron la exactitud de la TC en la determinación del estadio de la enfermedad en relación a los hallazgos operatorios y a la evolución final de los pacientes. Se consideraron operables a los pacientes que tenían una tumoración pancreática aislada, con o sin dilatación ductal o una dilatación combinada biliar y pancreática. Se consideraron inoperables a los pacientes con uno o varios hallazgos secundarios de carcinoma, incluida la infiltración local, de órganos contiguos, metástasis, ascitis o invasión vascular.

Se determinó la exactitud en el diagnóstico y la etapificación; se encontraron 13 falsos positivos para adenocarcinoma de un total de 174 pacientes u 8%. Se observaron solamente 2 falsos negativos (1%) en los cuales una CPRE posterior demostró la presencia de un carcinoma. Se intervino a nueve pacientes para una posible extirpación, teniendo en cuenta los hallazgos tomográficos; en 5 pacientes el tumor pudo extirparse, mientras que en otros 2 la inspección y la palpación demostraron que eran inoperables. Fueron llevados 41 pacientes al quirófano para una posible extirpación quirúrgica a pesar del diagnóstico de inoperabilidad de la TC, pero en ninguno de estos pudo extirparse el tumor. En total se realizaron 12 operaciones, 7 en pacientes considerados operables y 5 inoperables según los hallazgos tomográficos. Murieron 11 de los 12 pacientes. La supervivencia media fue de 17.2 meses (rango de 6 a 31 meses). El intervalo medio hasta la recidiva después de la cirugía fue de 9.2 meses. Manabel et al. (17) han publicado un mejor pronóstico para esta enfermedad con una supervivencia de 37% a los cuatro años pero en pacientes con tumores más pequeños, menores de 2 cm.

Warshaw et al. (18) publicaron el estudio de una serie de pacientes estudiados con TC, RM y angiografía. Demostraron que 87% de los tumores eran inoperables debido a la infiltración vascular. La detección de pequeñas metástasis hepáticas y peritoneales fueron difíciles de identificar con la TC de modo que sólo se logró detectarlas en un 27% de los pacientes. La RM resultó casi equivalente y no aportó beneficios adicionales a los hallazgos tomográficos.

Desde el punto de vista histológico, Kloppel y Maillet (19) establecieron tres grados de neoplasias según su diferenciación: bien, moderadamente y mal diferenciadas. Como era de esperar, los tumores mal diferenciados son los que tienen peor pronóstico. Prácticamente, todos los pacientes con tumores de grado III mueren en 15 meses mientras que en los tumores de grado I y II la supervivencia se amplía a un promedio de 30 meses.

A pesar de los resultados demostrados por los diferentes autores en cuanto al pronóstico final del carcinoma pancreático, la TC desempeña un papel decisivo en el diagnóstico, estadificación y pronóstico del tratamiento quirúrgico, especialmente si no se dispone de RM de campo alto o de USE. Por este motivo, creemos que la TC es y será especialmente útil para seguir la evolución de la enfermedad durante el desarrollo de nuevos protocolos terapéuticos.

Resonancia magnética

La exploración de la glándula pancreática requiere la utilización de equipos de alto desempeño, (1.0 a 1.5 T) para conseguir una valoración exacta del tejido glandular y tejido peripancreático y protocolos de estudio deben incluir la realización de un T1 con supresión de grasa pre y post administración de material de contraste en forma de bolo de gadolinio a razón de 0.1 mmol/k. Las imágenes deben obtenerse rápidamente a los 45 y 90 segundos de comenzada la administración del material de contraste y una serie retardada a los 10 minutos de terminada la inyección (Fig. 18A y B). Las imágenes de T1 con supresión grasa muestran normalmente un páncreas hiperintenso en relación a la glándula hepática. Dicha hiperintensidad se hace manifiesta después

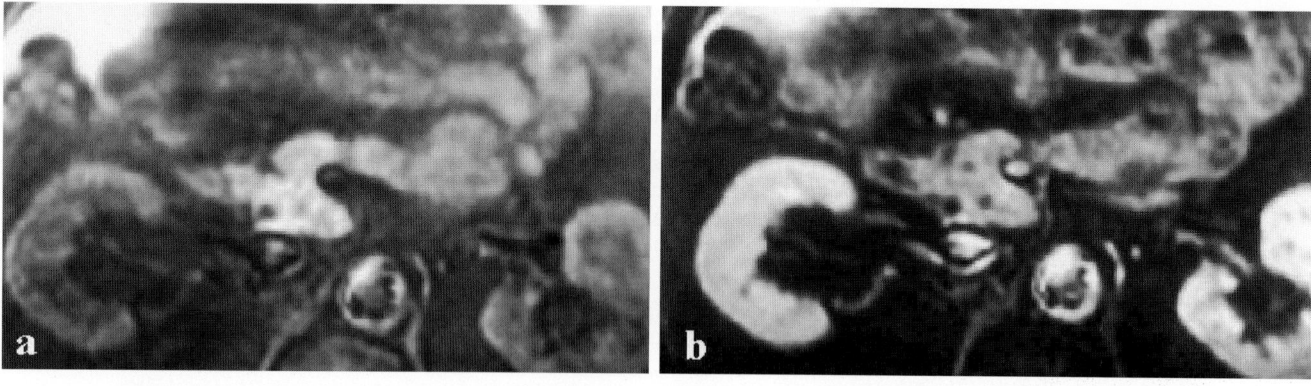

FIG. 18. A: Secuencia T1 con supresión grasa sin gadolinio. **B:** Secuencia T1 con supresión grasa con gadolinio.

de la administración de material de contraste (gadolinio) por vía endovenosa y adquisión rápida de imágenes. Las secuencias de T2 quedan reservadas para la valoración en forma complementaria de probables lesiones metastásicas a nivel hepático (Fig. 19).

El adenocarcinoma ductal se observa en la RM como una zona de baja intensidad de señal en la secuencia de T1 con supresión de grasa. Las lesiones generalmente están bien definidas y delineadas dentro del tejido glandular pancreático debido a la diferencia de señal entre hipointensidad tumoral y la hiperintensidad pancreática normal. Esta diferencia de señal se encuentra en relación a la densa celularidad del tumor y al alto contenido de proteínas de las células normales que configuran el páncreas.

Debido a la naturaleza desmoplásica del adenocarcinoma ductal, la intensidad de señal del tumor está disminuida en relación al parénquima pancreático normal en las imágenes de T1 convencionales y con supresión de grasa. La intensidad de señal varía en las imágenes de T2 según el grado de la reacción desmoplásica, hemorragia o necrosis. En esta forma, las imágenes en T2 generalmente no son útiles para la búsqueda del adenocarcinoma. En las imágenes ponderadas con gadolinio, el páncreas se intensifica en la fase precoz, pero el tumor se observa hipointenso debido a su hipovascularidad. En las imágenes tardías, el adenocarcinoma pancreático a menudo muestra una señal de intensidad similar al de la glándula normal. En esta forma, las imágenes con realce en fase dinámica junto con las imágenes eco-gradiente con aire mantenido, pueden ayudar en la identificación de pequeñas lesiones aumentando la capacidad de visualización del tumor en relación a las imágenes precontraste.

El material de contraste debe ser empleado de rutina, ya que pequeñas lesiones que no deforman el contorno glandular pueden ser puestas de manifiesto. En relación a este tipo de tumores menores de 2 cm y que no deforman el contorno glandular, Toshifumi et al. (20) han establecido que las técnicas de supresión de grasa T1 y las secuencias dinámicas con gadolinio son más efectivas comparadas con otras secuencias y con la TC dinámica. Trabajos recientes han determinado que la administración endovenosa de material de contraste para RM, derivados del manganeso (Mg-DPDP), tendrían una mayor sensibilidad en la detección del adenocarcinoma ductal en una etapa temprana.

La estadificación local del carcinoma ductal por la evaluación del compromiso vascular y linfático tiene alta sensibilidad con resultados similares a los de la TC. Para establecer el compromiso del tejido graso perivascular es necesario realizar técnica de T1 espín-eco (Fig. 20A–C). La detección de lesiones hepáticas, sólidas, metastásicas, se realiza mediante la adquisición de una secuencia de T2. Las lesiones metastásicas tienen una apariencia típica caracterizada por ser focales, irregulares, de pequeño tamaño, múltiples y con una región central de baja intensidad que denota la composición fibrótica del tumor primario.

La detección de compromiso linfático por medio de la RM es comparable a los resultados obtenidos con la utilización de TC. El compromiso vascular del adenocarcinoma ductal puede ser bien delimitado por medio de la RM

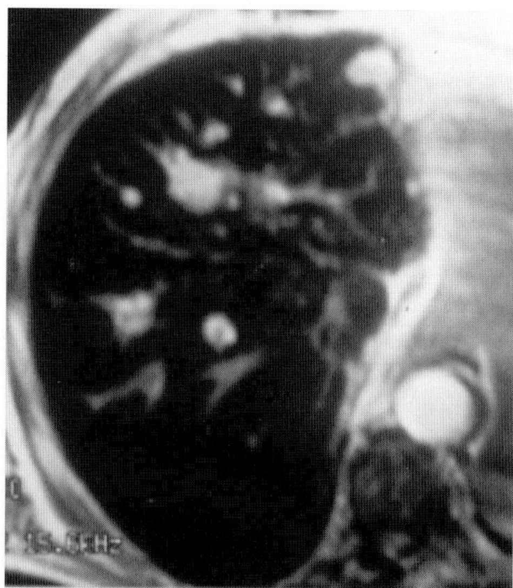

FIG. 19. Secuencia de T2 que demuestra la presencia de múltiples metástasis hepáticas de origen pancreático identificadas como imágenes de señal hiperintensa, blancas.

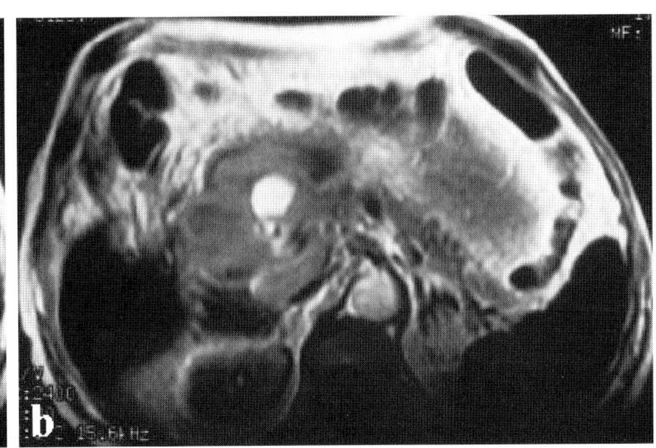

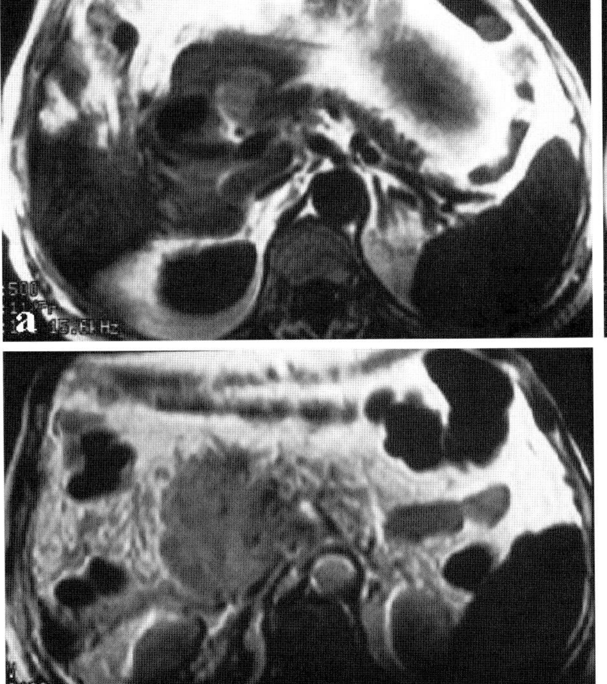

FIG. 20. **A:** Secuencia SE T1. Masa de la cabeza del páncreas con área hipointensa sobre la región posterior. **B:** Secuencia SE T2. Se reconoce la masa pancreática y al mismo tiempo se observa un área hiperintensa más luminosa. Quiste de retención en un tumor de la cabeza del páncreas. **C:** Secuencia SE DP (densidad protónica). Vista de la masa pancreática, se observa la reacción desmoplástica en el tejido peripancreático e infiltración en la grasa peripancreática.

sin la administración de material de contraste por vía endovenosa. Se reconoce también la invasión de las estructuras retroperitoneales, el compromiso de la vía biliar extrahepática así como la de los conductos pancreáticos que pueden ser establecidos sin ningún tipo de inconveniente por medio de la RM. En aquellos casos en que existiesen dudas entre la imagen de estructura vascular y conductos biliares o pancreáticos, la administración de material de contraste tipo gadolinio para la realización de la secuencia vascular, aclarará el diagnóstico.

Colangiopancreatografía por RM

La Colangiopancreatografía por RM (CPRM) es un método reciente, no invasivo, que permite evaluar el árbol biliar y el conducto pancreático con una adecuada calidad de imagen (Fig. 21A y B), por lo que se le ha dedicado un capítulo especial en esta obra (ver capítulo 23). Hasta la introducción de la CPRM los métodos de diagnóstico utilizados eran la CPRE y la Colangiografía transparietohepática (CTPH), los cuales no estaban exentos de complicaciones (3 a 8%) (21). El advenimiento de la CPRM permite ya modificar el algoritmo de estudio en muchos pacientes y utilizar las técnicas de colangiografía invasivas como son la CPRE y la CPTH en forma más selectiva e, idealmente, con fines terapéuticos.

Diagnóstico diferencial entre carcinoma y pancreatitis crónica cefálica

En nuestra experiencia y en concordancia con la mayoría de los autores, es difícil establecer distinciones entre el carcinoma y la pancreatitis crónica cefálica basadas únicamente en los estudios de imágenes. Para empezar, cabe destacar que el carcinoma puede coexistir con la pancreatitis, a pesar de que no haya una relación estrecha entre ambas patologías. Sin embargo, existen algunos aspectos que ayudan a distinguir entre estas enfermedades; así la demostración de la propagación maligna como metástasis hepáticas o una amplia infiltración local, permite establecer el diagnóstico de tumoración neoplásica. La pancreatitis generalmente se acompaña de alteraciones difusas de la glándula y un proceso inflamatorio peripancreático; sin embargo, este hecho no es propio ni sinónimo de proceso inflamatorio pancreático. Generalmente, la pancreatitis y en especial la pancreatitis crónica cefálica, está acompañada de calcificaciones (Fig. 22), dato infrecuente en pacientes portadores de neoplasia pancreática. Otro dato útil es el aspecto de la porción distal del colédoco y la configuración del conducto pancreático dilatado. Además, también es cierto que la pérdida de los planos de grasa alrededor de las estructuras vasculares es mucho más frecuente en las neoplasias, aunque en ocasiones puede verse en las pancreatitis.

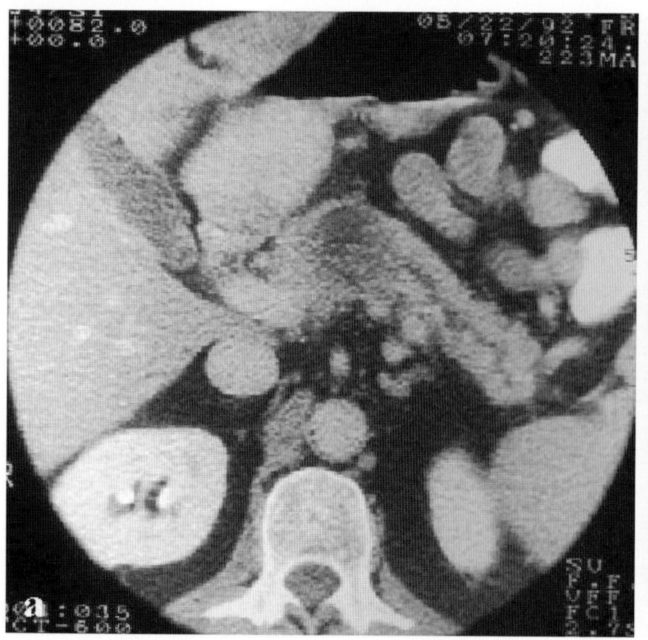

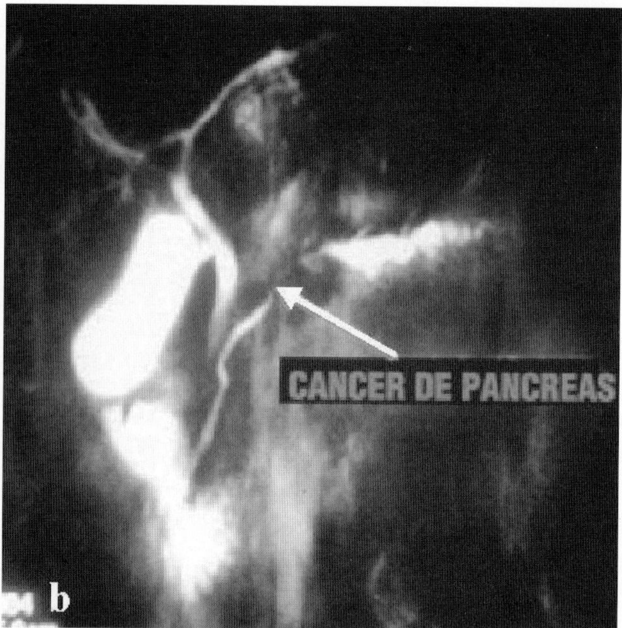

FIG. 21. A: TC. Masa que no realza con contraste intravenoso en el cuerpo del páncreas. Dilatación del Wirsung distal. **B:** CPRM, se observa la obstrucción y la dilatación. Wirsung distal que se corresponde con la imagen de TC (*flecha*).

En conclusión, no existe en el momento actual ninguna técnica de diagnóstico por imágenes que pueda diferenciar de manera absoluta entre carcinoma y pancreatitis o tumoraciones benignas del área pancreática. Para ello, es necesaria la confirmación patológica y una minuciosa historia clínica del paciente.

Biopsia percutánea del páncreas

La biopsia percutánea con aguja fina es una metodología útil para la confirmación histológica del adenocarcinoma de páncreas cuando se han puesto en evidencia lesiones extendidas más allá de la glándula pancreática, como son ganglios regionales, infiltración peripancreática, metástasis peritoneales y/o hepáticas. En estos casos, una punción guiada por US o TC es un método simple, efectivo y seguro, que además evita realizar una laparotomía (Fig. 23A–C). Su eficacia en estos pacientes es de 80%, en términos de sensibilidad. Un resultado negativo no descarta la existencia de neoplasia. Es recomendable dirigir la aguja a la zona perférica del tumor y evitar el centro, que puede tener células necróticas y dar resultados falso negativos.

Por el contrario, en el caso de pequeñas lesiones sin extensión a los tejidos peripancreáticos ni metástasis ganglionares, peritoneales o hepáticas estaría indicada una laparotomía mínima inicial con videolaparoscopía. Si ésta resultara negativa estaría indicada la realización de una incisión mayor que permita la exploración visual de la glándula pancreática, ecografía intraoperatoria y planificación de la resección quirúrgica con criterios oncológicos.

CARCINOMA DE CELULAS ACINARES

Los tumores de células acinares representan una variedad poco frecuente entre las lesiones pancreáticas. Tienen su origen en los elementos acinares del páncreas y representan 1% de todos los tumores exocrinos. Se caracterizan por tener tendencia a desarrollar metástasis locales y a distancia y suelen tener un mal pronóstico. Este tipo de tumores puede secretar lipasa, lo cual puede dar como resultado lesiones óseas y del tejido graso subcutáneo, aunque se han reportado pocos casos con estas manifestaciones (23).

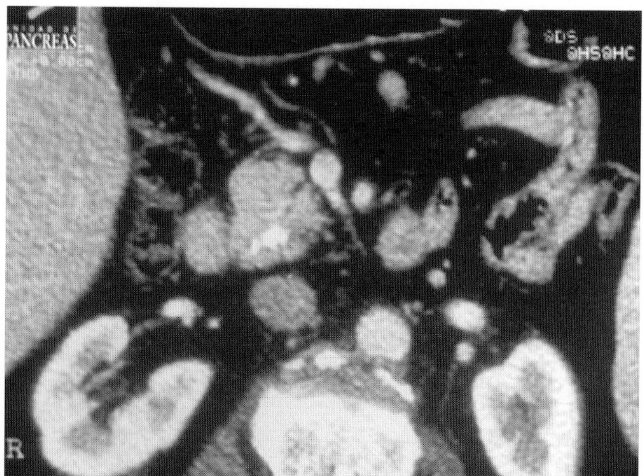

FIG. 22. TC de pancreatitis crónica. Gruesa calcificación parenquimatosa en la cabeza del páncreas, un poco aumentada, de tamaño.

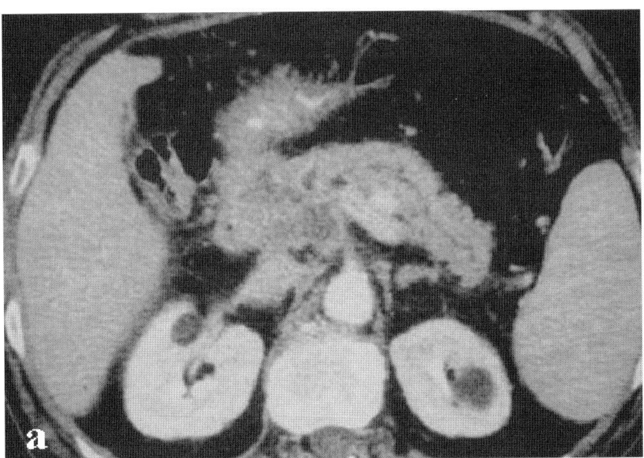

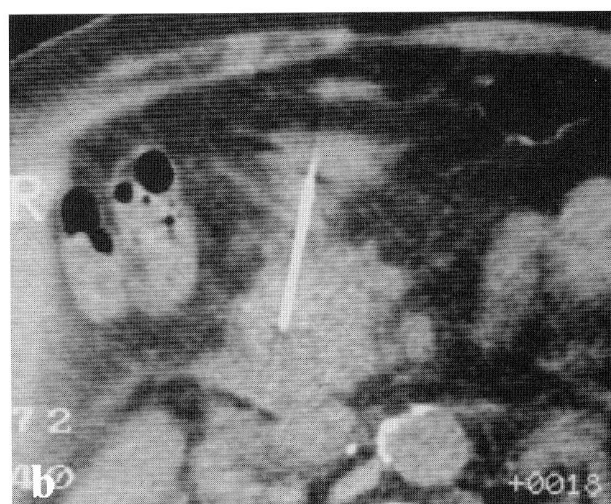

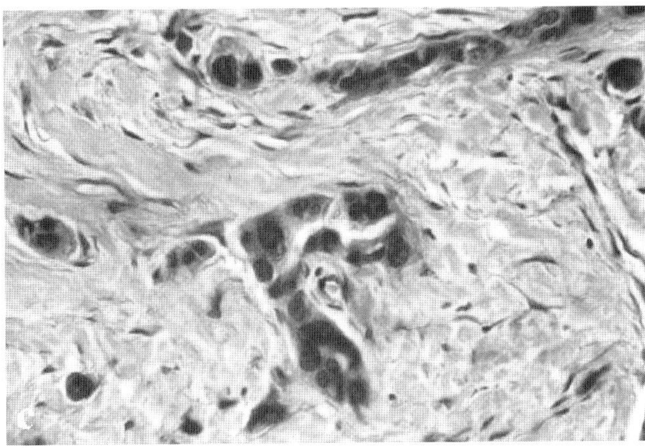

FIG. 23. A: TC. Masa en cabeza y cuerpo del páncreas que infiltra tejidos peripancreáticos posteriores. **B:** Biopsia percutánea de la masa. **C:** Histología: Adenocarcinoma ductal; se observan células neoplásicas con fuerte componente desmoplástico.

Clínicamente, puede haber tumefacción articular y nódulos cutáneos parecidos al eritema nodoso. El laboratorio demuestra leucocitosis, eosinofilia y elevación de los niveles de lipasa. Radiográficamente, pueden aparecer alteraciones óseas en forma de áreas líticas que afectan al hueso medular o cortical con mayor compromiso de las falanges de las manos y los pies. La sobrevida es de 2 a 12 meses.

En el examen con US, el tumor se observa como una lesión sólida, generalmente de gran tamaño, con áreas de necrosis central. La TC sin refuerzo vascular puede poner de manifiesto calcificaciones. Tras el realce con el contraste endovenoso, la masa generalmente presenta una pseudocápsula, con márgenes bien definidos y con áreas de necrosis central. Típicamente, no produce dilatación ductal.

Los estudios de RM muestran una masa bien delimitada, que en la secuencia de T1 es hipoisointensa pero que tiende a ser hiperintensa en T2. La necrosis central generalmente produce áreas de hiperintensidad en T2. No existe experiencia en nuestro conocimiento en la utilización de gadolinio en este tipo de tumor.

PANCREATOBLASTOMA

Este tumor se llama también carcinoma pancreático infantil debido a que aparece en niños de aproximadamente 6 a 7 años de edad. Es un tumor infrecuente, grande, bien diferenciado, que a menudo produce la extensión local y/o a distancia. El pronóstico de la enfermedad es bueno si no se detecta extensión de la enfermedad más allá de la glándula. Generalmente, son tumores de gran tamaño de 3 a 15 cm, con áreas de necrosis, hemorragia o degeneración quística.

En US las lesiones se presentan como sólidas, ecogénicas, bien demarcadas y con pequeñas áreas hipoecoicas de necrosis. En TC son isodensos en la serie sin contraste y con pequeñas calcificaciones en su interior. Tras el refuerzo vascular con el contraste yodado, la masa se vuelve heterogénea debido a la presencia de tejido sólido confluente con áreas de necrosis. En nuestro conocimiento, sólo se ha descrito un caso estudiado con RM por Mergo (24), en el cual la masa presentaba una cápsula, siendo su superficie lobulada y su contenido heterogéneo. En T1 presentó una intensidad de señal moderada con componentes quísticos y áreas hipointensas de necrosis. En las imágenes de T2 la masa era predominantemente hiperintensa y heterogénea debido a la necrosis y hemorragia.

TUMORES QUISTICOS DEL PANCREAS

Las neoplasias quísticas del páncreas representan un grupo especial y poco frecuente dentro de las alteraciones

TABLA 3. *Neoplasias quísticas pancreáticas*
años 1988–1997

	T. MUCINOSO	T. SEROSO	T. DUCTOECTATICO
Número	26	14	7
Localización	14 cuerpo 10 cola 2 cabeza	13 cabeza 1 cuerpo	7 proceso uncinado
Edad	59 años (rango 38–85)	64 años (rango 44–81)	63 años (rango 43–78)
Sexo	femenino 73.6% masculino 26.4%	femenino 70% masculino 30%	femenino 57.1% masculino 42.9%
Tamaño	promedio 5.8 cm	promedio 3.9 cm	promedio 1.2 cm

pancreáticas; consituyen entre 5 y 15% de las lesiones quísticas del páncreas y 5% de todos los tumores pancreáticos (25, 26). Para el manejo de estos tumores, es esencial tener un diagnóstico precoz y diferenciarlo de otras lesiones pancreáticas.

Los métodos de diagnóstico por imágenes permiten identificar muchos de estos tumores y además caracterizar varios de entre ellos. La clasificación basada en aspectos macroscópicos e histológicos permiten individualizarlos y establecer su potencial de evolución benigna o maligna.

En nuestro departamento hemos tenido 47 pacientes con estas lesiones en el período transcurrido entre 1988 y 1997 (Tabla 3).

Tumores quísticos serosos

Cistoadenoma seroso/adenoma microquístico

Las neoplasias quísticas serosas ocurren frecuentemente entre los 30 y 80 años con un pico de frecuencia mayor después de los 60 años en 82% de los pacientes. Generalmente, afecta a mujeres y se localiza preferentemente en la región cefálica del páncreas. Desde el punto de vista clínico, estos tumores presentan signos inespecíficos, como dolor difuso, masa palpable de larga evolución y raramente ictericia, por compresión extrínseca de la vía biliar. Se han reportado casos asociados con diabetes y tumores extrapancreáticos también. Esta lesión es más frecuente en pacientes con enfermedad de Von Hippel-Lindau.

Como complicación de esta enfermedad se han visto casos de trombosis de la vena esplénica, ulceración gástrica o duodenal y hemorragia por ruptura tumoral. Se han reportado cuatro casos de malignización de cistoadenomas serosos, a pesar de que estos tumores deben ser considerados como lesiones benignas. El papel del médico radiólogo en el diagnóstico de esta enfermedad es de crucial importancia, ya que la morbimortalidad se encuentra asociada a la pancreatectomía.

Desde el punto de vista anatomopatológico, los adenomas microquísticos se caracterizan por ser lesiones de apariencia sólida que miden entre 4 y 25 cm con una media de 13 cm, localizados en la porción cefálica del páncreas y con menos frecuencia en la región del cuerpo y la cola. Macroscópicamente, presentan una superficie lobulada con una pseudocápsula fibrosa compuesta por innumerables quistes pequeños de 1 mm a 2 cm de diámetro. Se ha dado cuenta de casos excepcionales de lesiones microquísticas con quistes de hasta 8 cm de diámetro. La lesión presenta un tejido fibroso de tipo conectivo con alta vascularización, con septos fibrosos, calcificaciones distróficas focales y hemosiderina. Los pequeños quistes se encuentran revestidos por un epitelio uniforme con células cuboideas y/o planas con un núcleo redondeado de ubicación central. Las lesiones quísticas presentan reacción acido periódico de Schift (PAS) positiva.

A pesar de corresponder a lesiones quísticas, el adenoma microquístico presenta una apariencia sólida en la US, determinada por los múltiples tabiques de las formaciones microquísticas que producen ecos "especulares" de gran intensidad por la interfaz sólido/líquido. Esta particularidad hace que la imagen en su aspecto global sea ecorrefringente (Fig. 24A–F), un contrasentido con la naturaleza líquida de los pequeños quistes que lo componen (27). En nuestra práctica, hemos tenido la posibilidad de ver lesiones macroquísticas asociadas a pequeños microquistes. Este aspecto macroquístico es extremadamente infrecuente y solamente se estudian en Compagno y Oertel (28) y recientemente por Warshaw (29). Debe destacarse que cuando la neoplasia quística serosa produce una formación macroquística, ésta tiene características diferentes a los quistes de mucina.

En la US, las formaciones quísticas mucinosas son ecorrefringentes, en cambio las serosas son anecoicas. Estas ecorrefringencias producidas en las lesiones quísticas mucinosas está determinada por la densidad de la mucina en el interior del quiste. También se puede determinar por medio de la US la presencia de calcificaciones en el caso de que existan dentro de la lesión. La escara central de tejido fibrótico no es apreciable desde el punto de vista sonográfico.

En la TC, las neoplasias quísticas serosas pueden presentarse con características especiales; se trata de una imagen circular con pared definida y tabiques que semejan rayos de una rueda, con un área central de aspecto sólido y forma estrellada que se reconoce como una escara central (Fig.

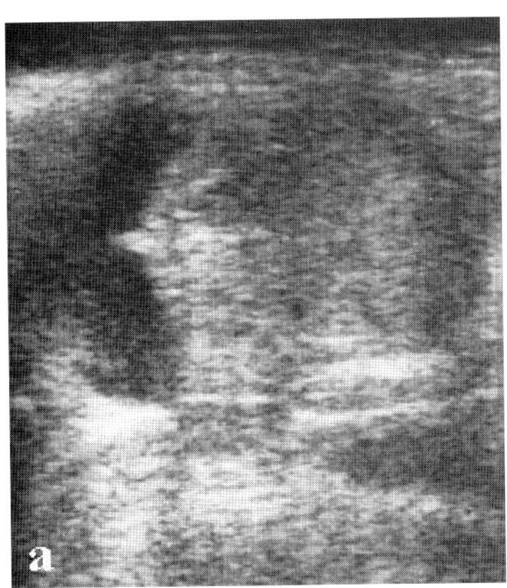
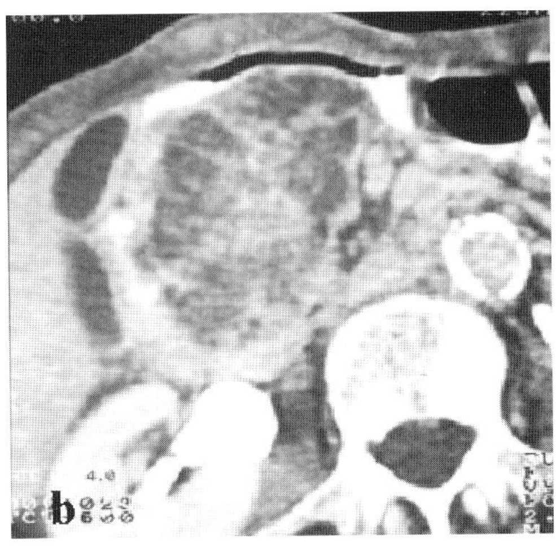

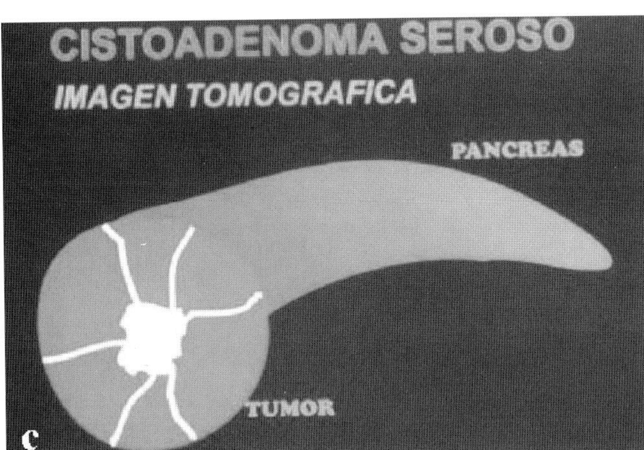

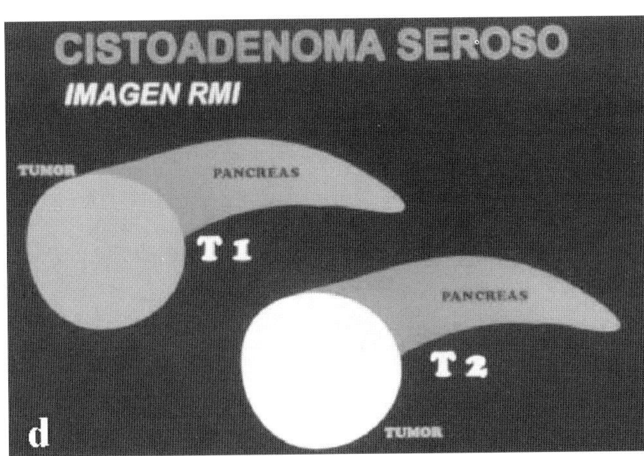

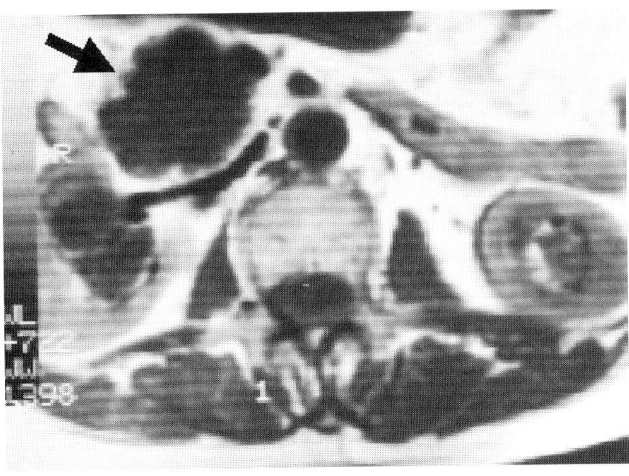

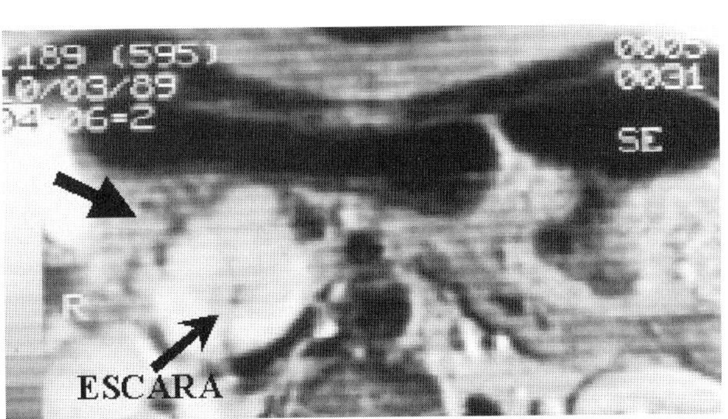

E   F

FIG. 24. Neoplasia quística serosa microquística en la cabeza del páncreas. **A:** US. Masa cefálica, ecorrefringente y bastante homogénea. **B:** TC del mismo paciente. La masa no realza en su mayor parte, pero tiene un aspecto de realce central especular, escara en rayos de rueda. **C:** Esquema del tumor por TC. **D:** Esquema del tumor por RM. **E:** RM. Hipointensa en T1. **F:** Hiperintenso en T2 con cicatriz central, escara.

25A–C). En la TC con material de contraste se observa un refuerzo sobre el área central y los tabiques, que se destacan del resto de la masa. En 3 de nuestros pacientes se observaron estas imágenes características. La imagen del tumor, su localización cefálica, la ausencia de invasión por contigüidad y a distancia, son los elementos semiológicos que conjuntamente con el sexo y la edad proveen una aproximación diagnóstica compatible con neoplasia quística serosa. Pueden también demostrarse calcificaciones, las cuales no fueron encontradas en nuestra serie. En algunos

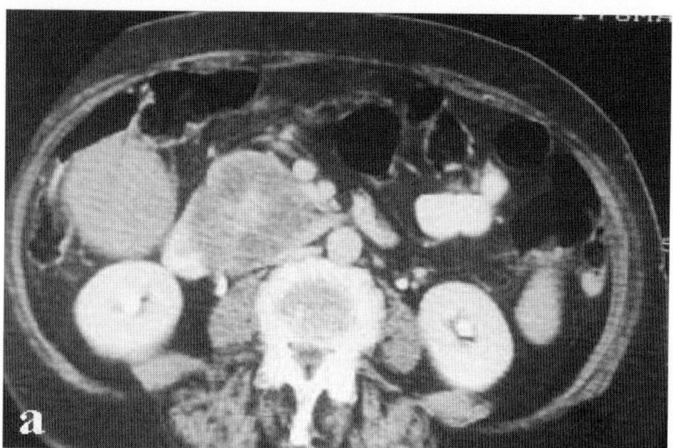

FIG. 25. Neoplasia quística serosa microquística de la cabeza del páncreas. **A:** TC. Masa con escara central y tabiques. **B:** Pieza macroscópica: la apariencia es sólida. **C:** Microscopía: pequeños quistes revestidos con células planas. Reacción PAS positiva.

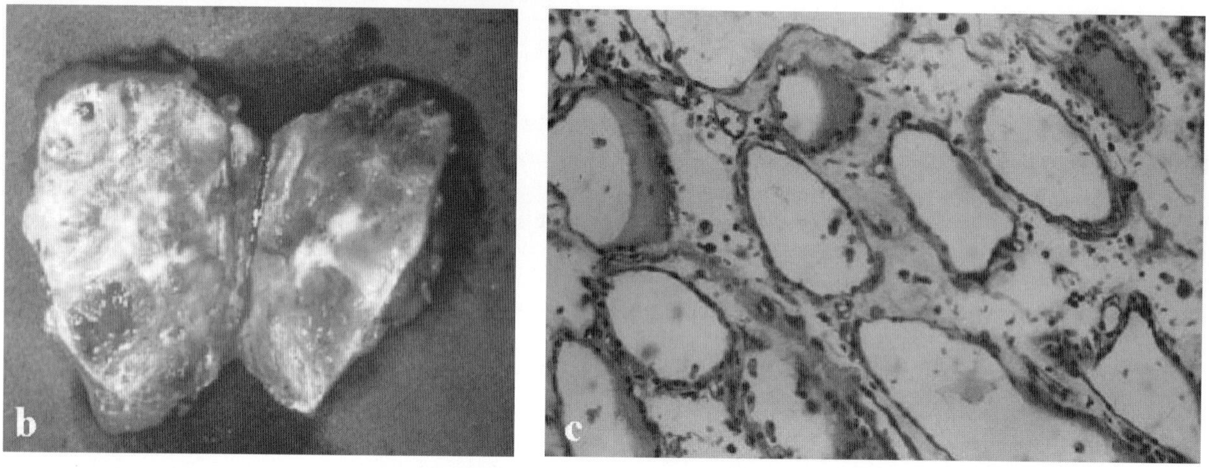

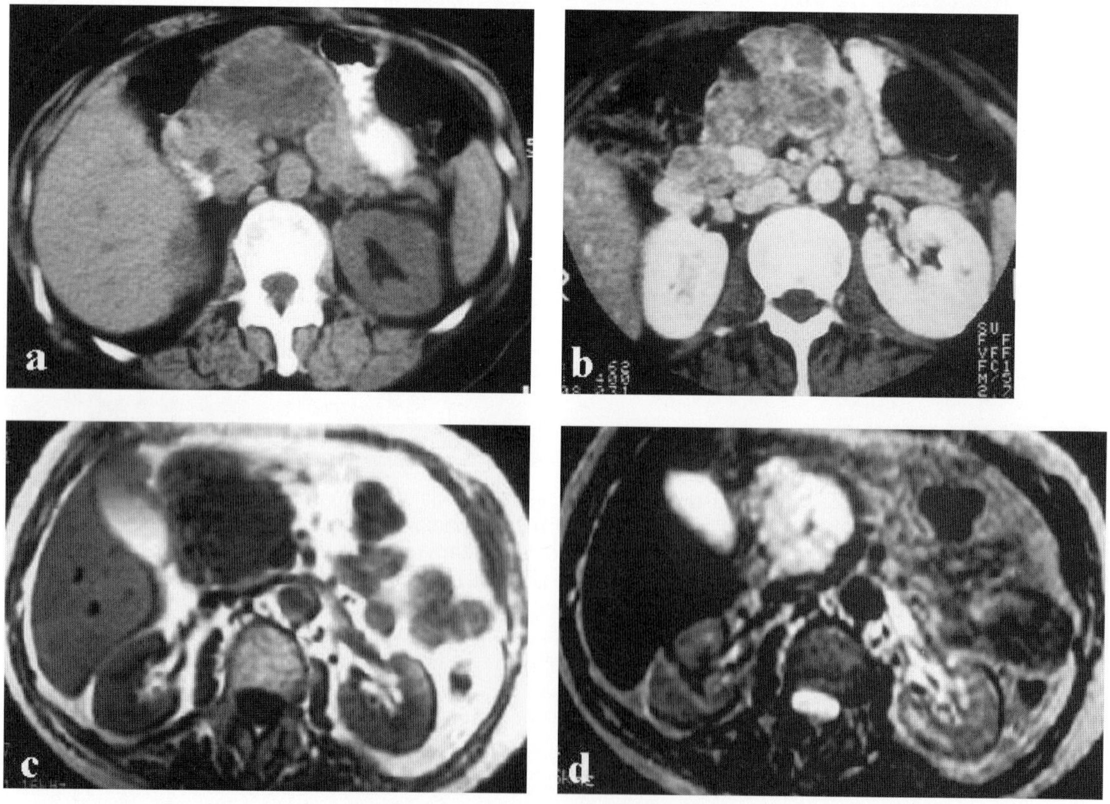

FIG. 26. Neoplasia quística serosa microquística del cuerpo del páncreas. **A:** TC. Masa hipodensa precontraste. **B:** TC. Refuerzo con escara central. **C:** RM. Secuencia SE T1. La masa es hipointensa. **D:** RM. Secuencia SE T2. La masa se torna hiperintensa, con escara central hipointensa.

pacientes y cuando la masa adquiere un volumen importante puede observarse obstrucción de los conductos biliares o pancreáticos o de la vena esplénica.

Los estudios con RM demuestran que estas lesiones son hipointensas, de moderada a baja intensidad en T1 e hiperintensas en T2. La RM también demuestra la septación del tumor y la escara central que es hipointensa en T2 (Fig. 26A–D). Las calcificaciones son marcadamente hipointensas tanto en T1 como en T2.

Los quistes presentan una intensidad de señal alta en las imágenes de T2. La hemorragia espontánea dentro de algunos quistes puede dar como resultado una señal alta en T1. La cicatriz central es hipointensa en las imágenes de T1 con una intensificación variable secundaria a la fibrosis. Los estudios dinámicos con imágenes demoradas pueden ser útiles para demostrar la intensificación dentro de la cicatriz central. Tal demostración puede alcanzarse con una imagen dinámica intensificada con gadolinio.

La CPRE no es específica, puede mostrar obstrucción, desplazamiento o estenosis de los conductos pancreáticos. El colédoco puede estar desplazado o parcialmente obstruido. El adenoma microquístico no presenta comunicación con el conducto de Wirsung.

Tumores quísticos mucinosos

Cistoadenoma/cistoadenocarcinoma mucinoso

Los pacientes con tumores quísticos mucinosos del páncreas presentan generalmente signos inespecíficos entre los cuales la presencia de una masa abdominal es el más frecuente. Generalmente, el tumor se encuentra a nivel del cuerpo y cola del páncreas (85%), motivo por el cual la presencia de ictericia por compromiso de la vía biliar es rara. La ruptura, infección y sangrado por obstrucción de la vena esplénica son también complicaciones infrecuentes. Se han reportado casos de asociación de esta lesión tumoral con diabetes, tumores extrapancreáticos y otras afecciones misceláneas.

Por lo general, afecta a mujeres con una frecuencia 9 a 1 en relación a los hombres y se encuentra presente entre los 20 y 80 años, con su mayor pico de incidencia entre los 40 y 60 años. Las neoplasias quísticas mucinosas varían entre 1 a 33 cm de diámetro con una media de 12 cm. Los tumores pueden ser uni o multiloculares, presentan una pared que varía en su espesor de 1 mm a 2 cm y en algunas áreas pueden presentar calcificaciones.

Los engrosamientos focalizados de la pared de los quistes, asi como también excrecencias papilares deben hacer sospechar degeneración maligna de esta tumoración o cistoadenocarcinoma. La ausencia de excrecencias o masas no excluye malignización ya que, como se mencionó anteriormente, pequeños engrosamientos focalizados de la pared quística pueden corresponder a áreas de degeneración maligna. Histológicamente, estas alteraciones se caracterizan por la presencia de un epitelio constituido por células cilíndricas, caliciformes, mucosecretantes, cuyo núcleo tiene una ubicación basal. En el caso de encontrarse formaciones papilares, éstas se caracterizan por presentar un eje de tejido conjuntivo con intensa actividad mitótica y anomalías citonucleares, elementos que denotan la degeneración maligna. Este tipo de tumores presentan reacción PAS negativa.

En nuestra práctica, se observaron 26 pacientes, cuyos tumores presentaron las siguientes características: 25 tuvieron ubicación en el cuerpo y cola de la glándula pancreática, con tamaño variable entre 3 y 14 cm de diámetro; 24 ocurrieron en mujeres entre la cuarta y quinta década de la vida y el restante en un varón de 52 años; solamente uno tuvo localización cefálica en una mujer de 65 años con una formación quística unilocular (Fig. 27A y B) (27).

Como suele ocurrir en los tumores y neoplasias quísticas del páncreas, la mayoría de los pacientes fueron asintomáticos o con síntomas leves y no específicos como dispesia epigástrica. Los estudios de imagen se iniciaron luego de reconocerse una tumoración palpable en el epigastrio, hipocondrio o flanco izquierdo. El laboratorio fue totalmente inespecífico. La apariencia de estos tumores en US, TC y RM

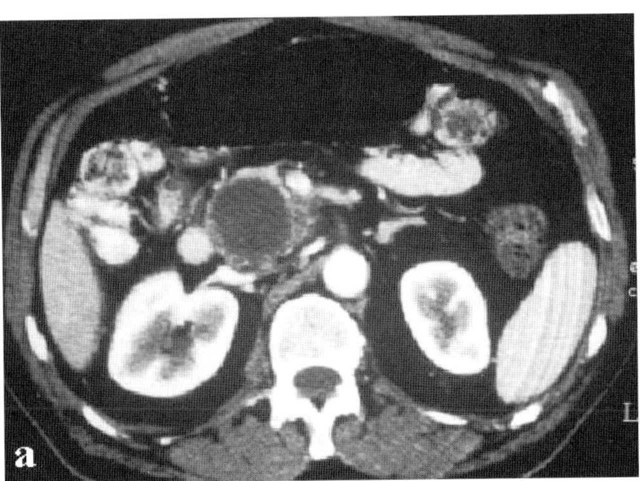
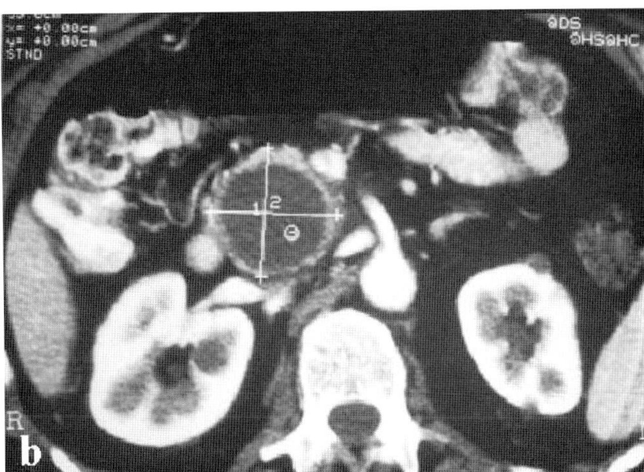

FIG. 27. Neoplasia quística mucosa macroquística. **A** y **B:** Quiste mucinoso unilocular cefálico, una rareza por su ubicación.

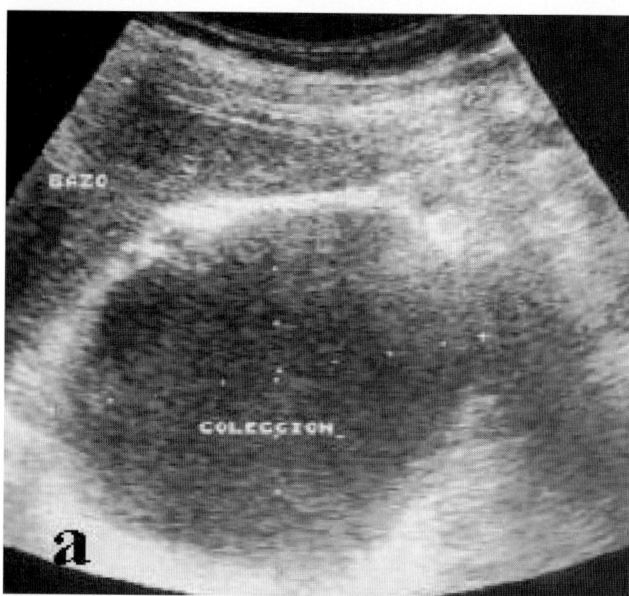

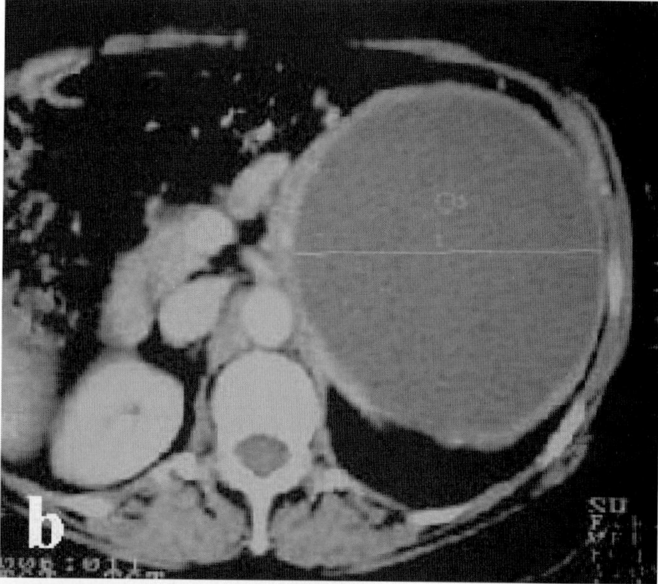

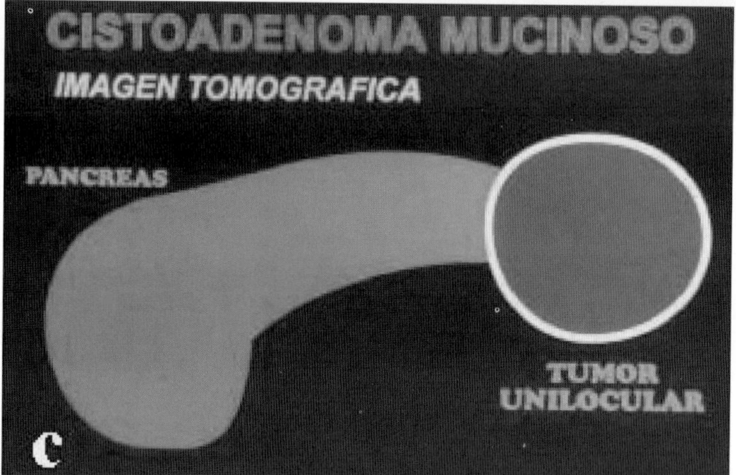

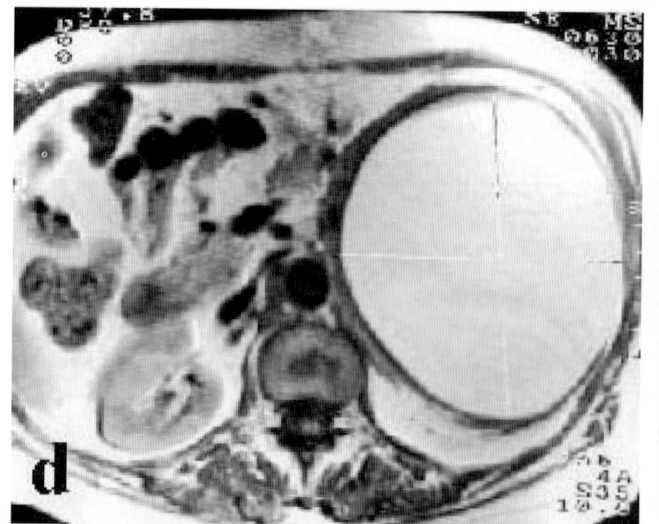

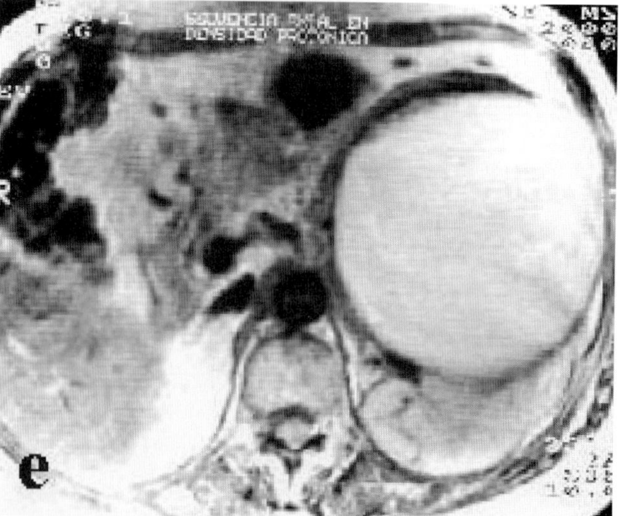

FIG. 28. Neoplasia quística mucinosa unilocular del cuerpo y cola del páncreas. **A:** US. Masa pancreática de forma oval ubicada en cuerpo y cola. Ecos internos de baja impedancia por el contenido mucoide. **B:** TC. Masa de borde bien definido. No refuerza en el interior homogéneo y unilocular, sin tabiques ni engrosamientos hacia el interior. **C:** Esquema. Neoplasia quística mucinosa unilocular. **D:** RM, secuencia SE T1, unilocular hiperintenso. **E:** RM, secuencia SE T2, unilocular hiperintenso.

es la de una formación de límites netos, con pared de espesor variable desde pocos milímetros hasta gruesos acúmulos de tejidos, uni o multiloculares. Las loculaciones suelen estar divididas por tabiques de tejido de tipo fibroso. En algunos sitios de la pared se pueden desarrollar masas de tejido sólido, lo que ocurrió en 5 de los casos, en los que el examen histológico identificó cistoadenocarcinomas. Sin embargo, la ausencia de engrosamientos y/o masas sólidas en el quiste no excluye la potencialidad maligna; en 3 de los quistes uniloculares en los que no hubo masas sólidas, un análisis microscópico de la pared mostró degeneración maligna.

En las 25 a 26 neoplasias mucinosas, no hubo signos de metástasis en la imagen de US, TC ni en la cirugía (región peritumoral, cavidad peritoneal, hígado, etc.). Sólo uno presentó por US y TC lesiones secundarias a nivel hepático; este tumor era el de mayor tamaño y tanía masas sólidas en su interior.

Con respecto al comportamiento del contenido líquido de estas neoplasias, debe destacarse que en el interior de los quistes se observó una respuesta de US de moderada intensidad y muy homogénea, con refringencia aumentada por el alto contenido proteico de la mucina (Fig. 28A–E). Este hecho ocurrió en todas las formaciones quísticas de nuestra serie, tanto uni como multiloculares.

En la TC el contenido de las formaciones se observó homogéneo con un valor densitométrico un poco mayor al del agua, entre 20 y 40 UH y sin refuerzo después de la inyección endovenosa de material de contraste. Por el contrario, se observó refuerzo de la pared del tumor y de los tabiques. En los cinco pacientes en quienes se identificó la presencia de masas de tejido sólido desarrollado en algunos sitios de la pared o de los tabiques también se encontró refuerzo.

En los cuatro pacientes en los que se efectuó RM, se utilizaron secuencias convencionales de espín-eco en T1, Densidad protónica (DP) y T2 observando señales hiperintensas del contenido de los quistes en todas las secuencias (imagen blanca en T1-DP y blanca brillante en T2). Sin embargo, cabe recalcar que en la literatura se ha mencionado como hallazgo en la RM que las lesiones presentan una intensidad intermedia en T1 e hiperintensidad en T2, lo cual no ocurrió en ninguno de los pacientes. Debe señalarse que las formaciones de contenido líquido responden en T1 con una señal hipointensa, es decir imagen oscuro/negro y un T2 hiperintenso (blanco). De esta manera, pudimos diferenciar claramente el contenido mucinoso siempre hiperintenso de las formaciones quísticas correspondientes a neoplasias quísticas mucinosas o cistoadeno/cistoadenocarcinoma mucinoso (Fig. 29A–F).

En tres pacientes se realizó una angiografía con cateterismo selectivo del tronco celíaco y de la arteria mesentérica superior y se observó una masa hipervascular coincidente con las áreas de tejido sólido desarrolladas en la pared o tabique de las neoplasias.

En 25 pacientes se realizó una esplenopancreatectomía céfalocaudal y en el restante una duodenopancreatectomía

con técnica de Whipple y preservación del píloro (6.25%). El diagnóstico diferencial debe plantearse en especial en las lesiones uniloculares con el pseudoquiste pancreático (Fig. 30A–C); la historia clínica y los antecedentes de pancreatitis aguda establecen el diagnóstico diferencial. Cuando exista duda, la RM permitiría establecer el diagnóstico diferencial entre ambas afecciones, ya que el pseudoquiste presentaría una secuencia hipointensa en T1 e hiperintensa en T2, mientras que los cistoadenomas y cistoadenocarcinomas mucinosos serían hiperintensos en ambas secuencias.

Cistoadenoma/cistoadenomacarcinoma mucinoso ductoectático

Desde el punto de vista histológico, se ha descrito esta entidad o patología pancreática como muy semejante a las neoplasias quísticas mucinosas. A diferencia de los cistoadenomas y cistoadenocarcinomas mucinosos quísticos (macroquísticos, uniloculares y multiloculares) que no tienen comunicación con los conductos pancreáticos, las neoplasias mucinosas ductoectáticas se originan y tienen comunicación con los conductos pancreáticos principales y accesorios. Se caracteriza por dilatación quística de los conductos pancreáticos con contenido en su interior de secreción mucoide de gran densidad, existiendo dos formas clínicopatológicas, el carcinoma hipersecretante mucinoso/ductoectático del conducto principal y los tumores ramificados del conducto. En este sistema de clasificación, los tumores del conducto principal producen dilatación difusa (Fig. 31), mientras que los tumores ramificados predominantemente afectan el proceso uncinado y causan dilatación focal de las ramas afectadas, que es el sitio de mayor predominio de esta enfermedad. Desde el punto de vista clínico, los pacientes presentan un cuadro abdominal inespecífico, observando en algunos casos hiperamilasemia y con cierta frecuencia dolor epigástrico en relación a la dilatación ductal que produce el tumor o el *mucus* espeso.

Este tipo de lesión tiene una predilección similar por ambos sexos y generalmente aparece alrededor de los 60 años. La masa consiste en un conglomerado de múltiples formaciones quísticas comunicadas con los conductos pancreáticos principales. Dichas formaciones quísticas redondeadas miden de 1 a 2 cm de diámetro y tienen bordes bien nítidos, con una pequeña cápsula fibrosa. Los quistes presentan dilataciones ductales bien delimitadas con papilas hiperplásicas, atípicas y degeneración maligna del epitelio en la mayoría de los casos. (Fig. 32A–H). No obstante, al igual que en las neoplasias mucinosas macroquísticas, puede haber papilas hiperplásicas sin proceso de degeneración maligna, como ocurrió en un caso en nuestra serie.

En esta patología puede ocurrir invasión tanto por contigüidad como a distancia, dependiendo su pronóstico del diagnóstico precoz y de la resecabilidad del tumor. En todos nuestros pacientes no hubo compromiso ganglionar regional, ni lesiones a distancia en peritoneo o hígado; por lo

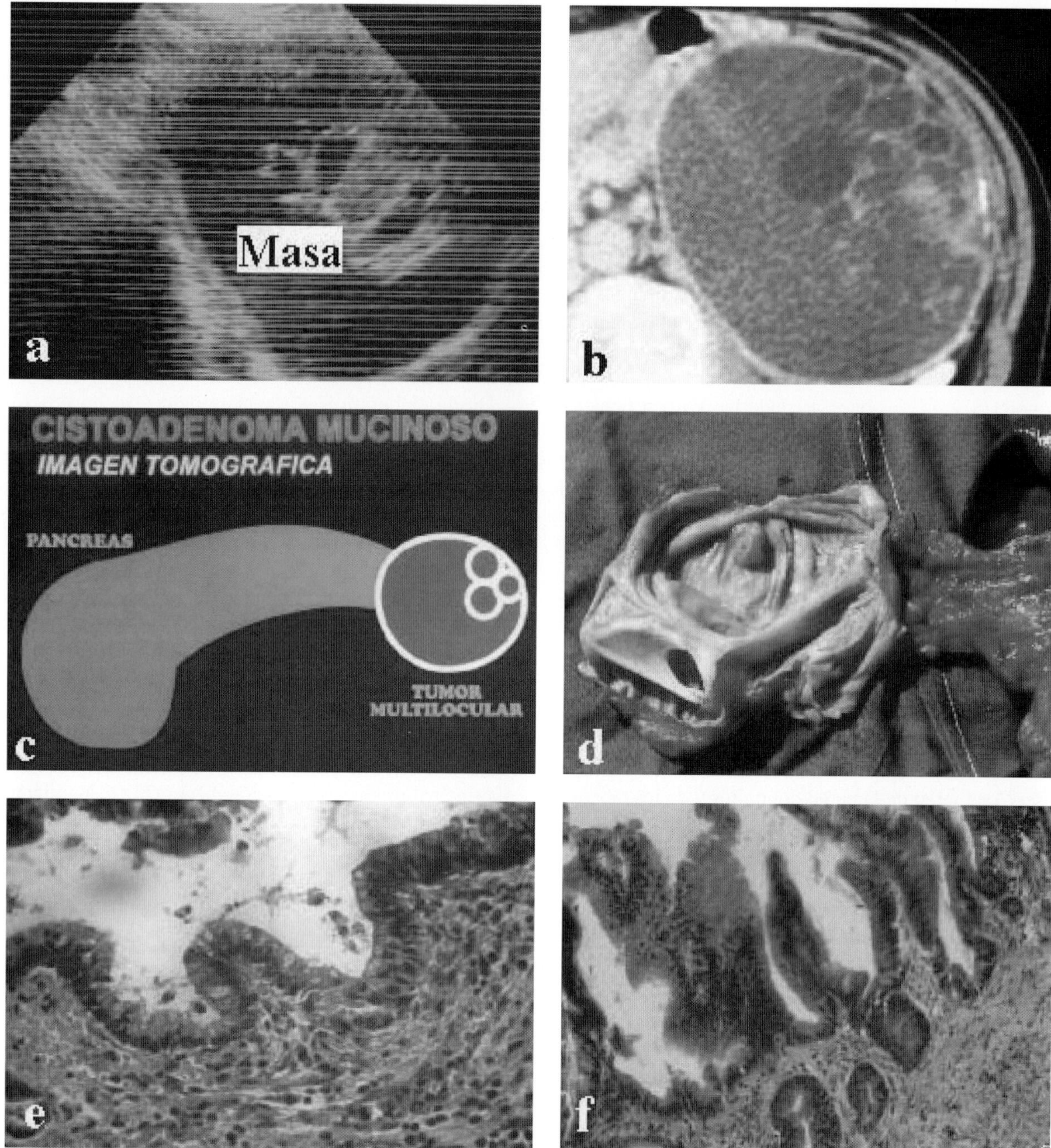

FIG. 29. Neoplasia quística mucinosa multilocular de la cola del páncreas. **A:** US. Tabiques y formaciones de masas ecorrefringentes dentro del quiste. **B:** TC. Tabiques, engrosamientos y quistes pequeños dentro del quiste mayor, similares a los observados en la ecografía. **C:** Esquema. Neoplasia quística mucinosa multilocular. **D:** Macroscopía de la pieza operatoria. Nótese los engrosamientos, neoformaciones y tabiques dentro del quiste mayor. **E:** Microscopía. Células cilíndricas sin atipía, corresponden al epitelio plano del quiste. **F:** Microscopía. Células neoplásicas de núcleos hipercromáticos que ocupan la mayor cantidad del espacio celular y corresponden al proceso degenerativo maligno ubicado en los engrosamientos y deformidades que protruyen en la formación quística.

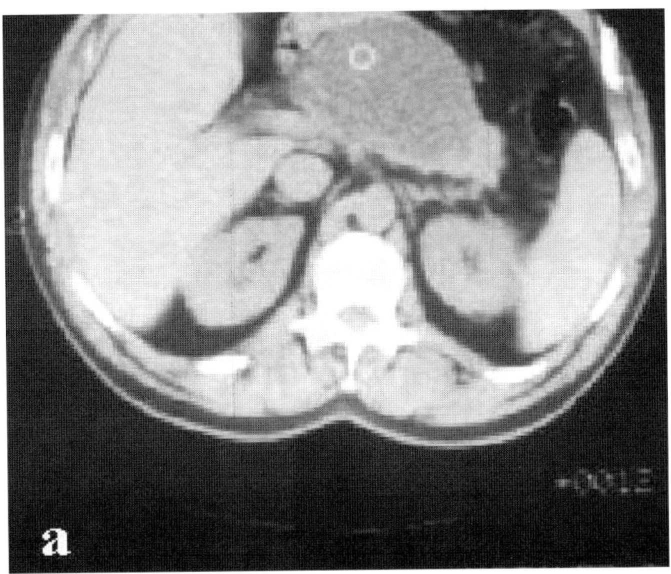

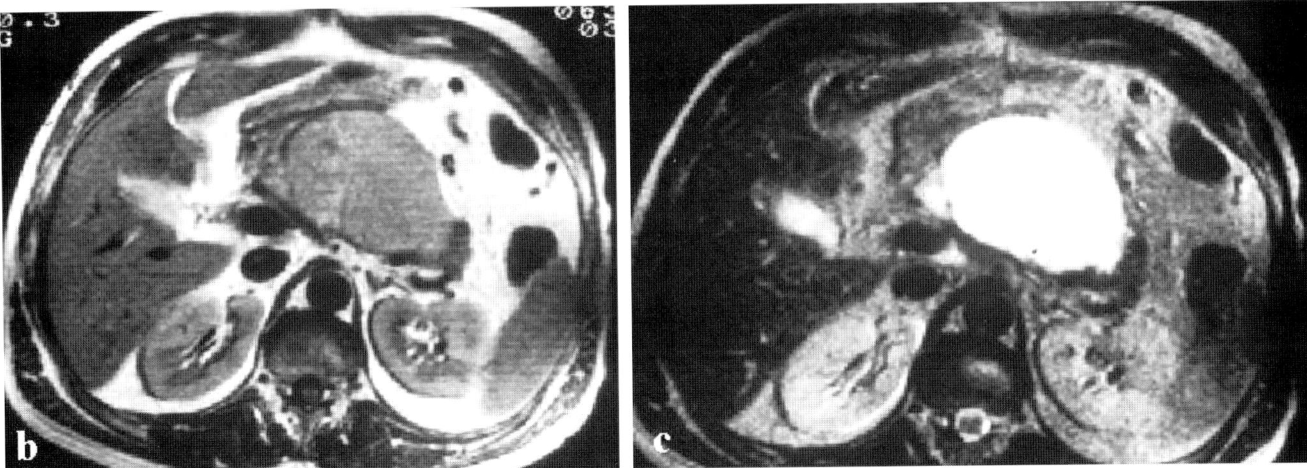

FIG. 30. Diagnóstico diferencial. Pseudoquiste postnecrótico (pancreatitis aguda). **A:** TC. Formación hipodensa, homogénea de límites netos en el cuerpo del páncreas. **B:** Secuencia T1. Imagen hipointensa, gris oscuro en T1. **C:** Imagen hiperintensa, blanco luminosa en la secuencia T2.

tanto, una importante diferencia con las neoplasias sólidas (adenocarcinoma ductal) es su menor invasión regional y a distancia.

Desde el punto de vista de la US y la TC, se observa la presencia de pequeñas formaciones quísticas lobuladas e irregulares en el proceso uncinado del páncreas, mostrando la característica imagen de racimo de uvas. Esta forma se ha observado en sies de nuestros pacientes, quienes presentaban el proceso en la cabeza, en el proceso uncinado, y tenían concomitantemente una dilatación moderada del conducto de Wirsung (27). Las pequeñas formaciones quísticas con retención mucoide se visualizaron en US, TC y RM.

La US y la TC inicial pusieron de manifiesto una alteración constituida por pequeñas formaciones quísticas (racimos de uvas), aspecto característico de esta afección. Los pacientes estudiados con RM presentaron una alteración que en las secuencias de T1 era levemente hipointensa e

hiperintensa en las secuencias T2. La USE puede demostrar la arquitectura de dicha tumoración y puede facilitar el diagnóstico. La CPRE permite en primera instancia visualizar la papila de Vater y, de esa manera, observar a través de la misma la evacuación de un contenido mucoso blanquecino, con lo cual el diagnóstico sería casi definitivo. Tras la administración de material de contraste por cateterismo del conducto de Wirsung, se pueden observar dilataciones quísticas de los conductos pancreáticos; sin embargo esto no alcanza a ser demostrado en todos los pacientes, ya que la alta densidad de la secreción mucosa impide muchas veces que el material de contraste rellene dichas cavidades.

En tres pacientes se realizaron CPRE y se observó dilatación ductal con llenado parcial de contraste de pequeñas cavidades (Fig. 33A–F). La pieza macroscópica denotó la presencia de una tumoración con una cápsula fina. En todos los casos se decidió cirugía con técnica de Whipple. En el

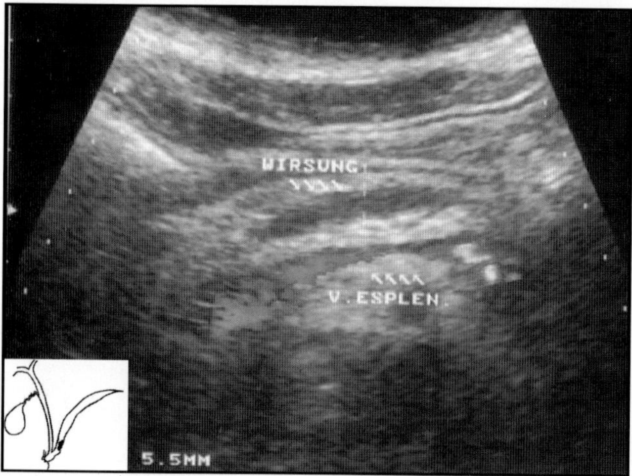

FIG. 31. Cistoadenoma ductoectático central o principal. Se observa el Wirsung muy dilatado. En el cuadrante inferior izquierdo se observa el esquema que representa la lesión.

examen microscópico, se reveló la presencia de túbulos pancreáticos y proliferaciones de epitelio con formaciones papilares, las cuales presentaban signos moderados de anaplasia en 6 pacientes; en un caso no existía atípia. Estos tumores presentaron reacción PAS negativa.

Los conductos dilatados llenos de mucina son muy hipointensos en las imágenes de T2, en cambio en las secuencias de T1 la intensidad de la señal varía de acuerdo al contenido proteico de las secreciones, teniendo en algunos casos un comportamiento un poco hiperintenso, como los observados en las formaciones macroquísticas mucinosas. En todos los casos, las deformidades y alteraciones se determinan fundamentalmente por las dilataciones ductales de los conductos accesorios o principales, no por estudios imagenológicos de las lesiones papilares que originan este tipo de deformidad.

Tumores quísticos papilares

Neoplasia quística papilar y neoplasia epitelial papilar

Estas tumoraciones fueron descritas en 1970 por Hamoudi (30). Son tumores raros, infrecuentes, que se dasarrollan en mujeres de corta edad con un pico máximo de aparición alrededor de los 24 años, con un tercio de ellos en adolescentes. Desde el punto de vista clínico, presentan signos y síntomas inespecíficos como malestar y distensión abdominal, masa palpable, frecuentemente a nivel del cuadrante superior izquierdo del abdomen, dada la predilección de esta afección por la cola del páncreas. No es infrecuente la existencia de poliartralgias o eosinofilia. Se han reportado algunos casos con metástasis a distancia, lo cual denota una probable malignización.

Estos tumores son neoplasias epiteliales encapsuladas con un diámetro promedio de aproximadamente 10 cm. Macroscópicamente, tienen la apariencia de una lesión sólida, sólida/quística o enteramente quística. Microscópicamente, se observa la presencia de células poligonales que pueden acompañarse con eosinofilia, con núcleos de ubicación medial, de pequeño tamaño. Las áreas sólidas del tumor están atravesadas por pequeñas estructuras vasculares y se observa la presencia de células agrupadas con imágenes de pseudorrosetas. En los tumores que presentan degeneración maligna existen papilas irregulares, arborescentes, complejas, con actividad mitótica acelerada y aberraciones citonucleares.

Desde el punto de vista radiológico, se puede observar la presencia de pequeñas clasificaciones sobre la región central del tumor. Al examen US y de TC se observa la presencia de una masa de tipo mixto, ecogénico, con algunas áreas hipoecoicas, según el grado de necrosis o hemorragia tumoral. En la TC, luego de la administración de material de contraste por vía endovenosa se observa una masa de aspecto sólido con algunas áreas hipodensas coincidentes con las áreas

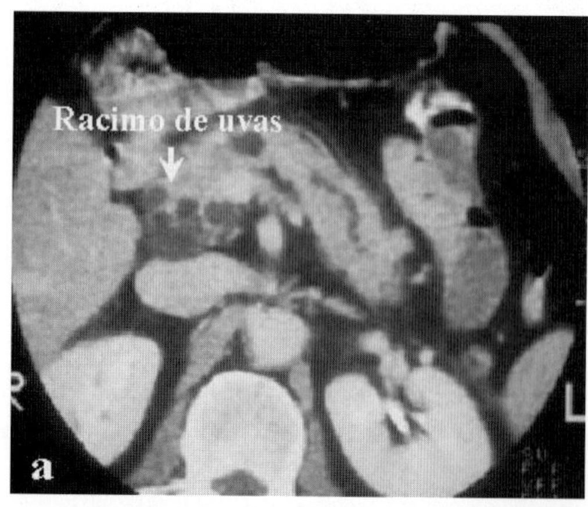

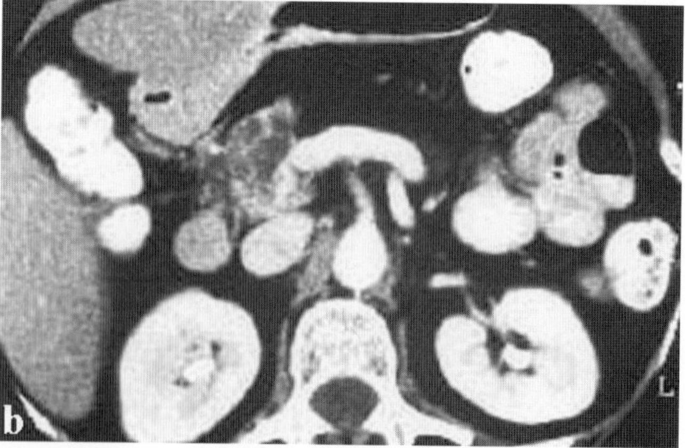

FIG. 32. Cistoadenoma/cistoadenocarcinoma ramificado maligno. **A:** TC de 1989. Imágenes de pequeños quistes en el proceso uncinado del páncreas agrupados en forma de racimo de uvas (*flechas*). Pequeña dilatación del conducto de Wirsung. **B:** TC de 1991. Dos años después, se observa un aumento del tamaño de las formaciones de tipo quístico del proceso uncinado del páncreas, que deforman el contorno de la glándula. La dilatación del conducto de Wirsung no ha aumentado. (*continúa*)

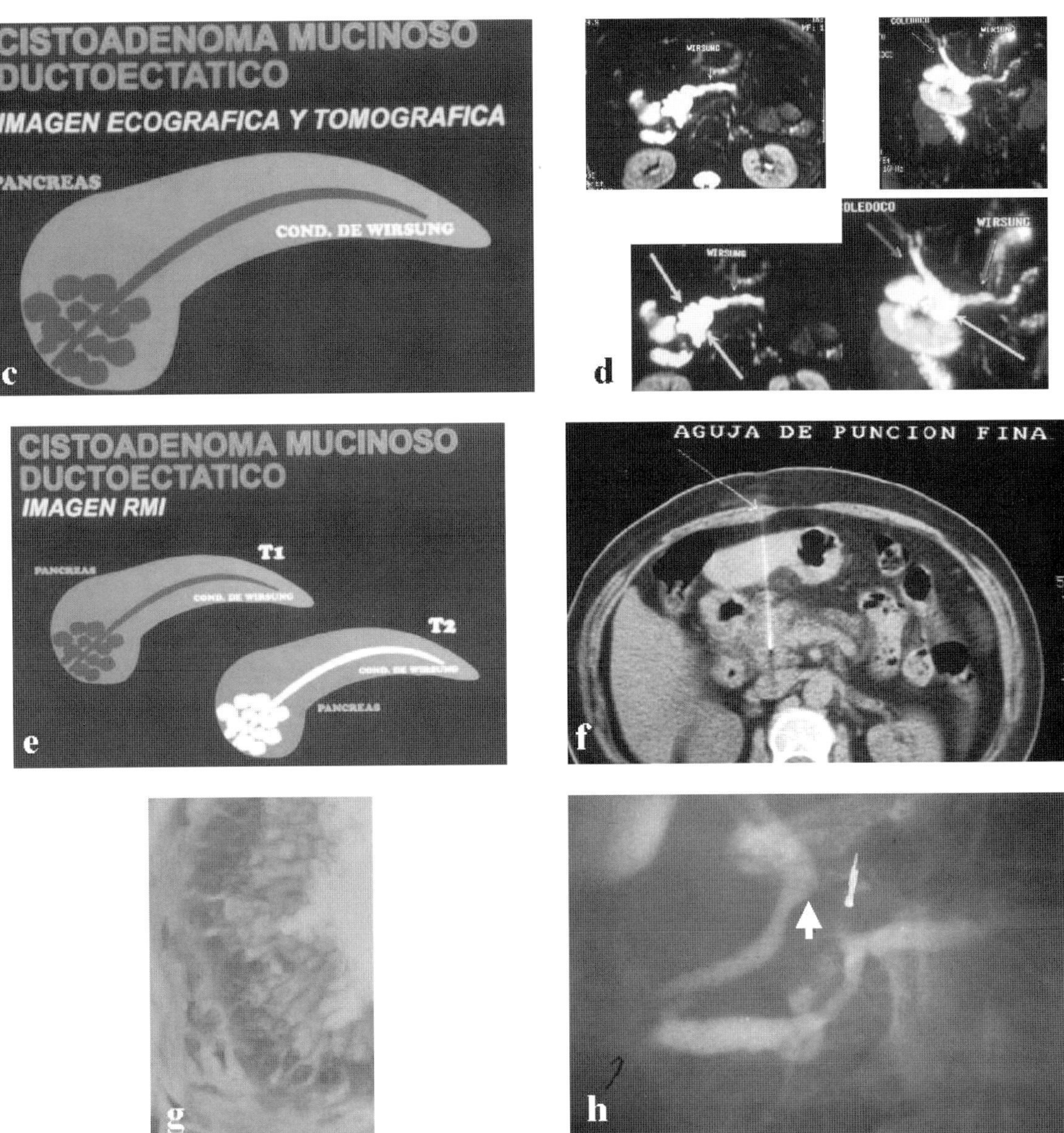

FIG. 32. (*continúa de la pagína anterior*) **C:** Esquema de la TC. **D:** RM. CPRM. Se observa con señal hiperintensa las saculaciones esféricas de los conductos pancreáticos accesorios y la dilatación del conducto de Wirsung (3 imágenes). **E:** Esquema de la RM. **F:** Biopsia percutánea con aguja fina, guiada por TC. **G:** Histología recogida de la biopsia percutánea que evidencia las características del tejido glandular sin atípia. **H:** Colangiopancreatografía retrógrada, impronta de las formaciones mucinosas del proceso uncinado en el trayecto proximal del conducto de Wirsung (*flecha*).

hipoecoicas ecográficas que revelan la existencia de áreas de necrosis o sangrado. El estudio angiográfico puede demostrar la presencia de una masa con moderada vascularización (Fig. 34A–D).

En nuestro caso, se han estudiado cuatro pacientes asintomáticas de sexo femenino con neoplasias quísticas papilares palpables sobre la región epigástrica. Las tres pequeñas tumoraciones se localizaron a nivel de la cabeza y cuerpo del páncreas y una en la cola. No se observaron imágenes de extensión por contigüidad ni metástasis a distancia.

Con TC, en todos los casos se observaron formaciones un poco heterogéneas de límites netos, circulares, de apariencia sólida y/o quística, luego del refuerzo endovenoso con material de contraste. Una de las lesiones tenían apariencia netamente quística tanto por ecografía como por TC (Fig. 35A–I). En esta paciente se observó una evolución por imágenes de 5 años hasta su extirpación quirúrgica, sin encontrar lesiones asociadas. La paciente con una neoplasia papilar epitelial de componente sólido predominante se observó como hallazgo incidente (Fig. 36A–G). En todos los casos,

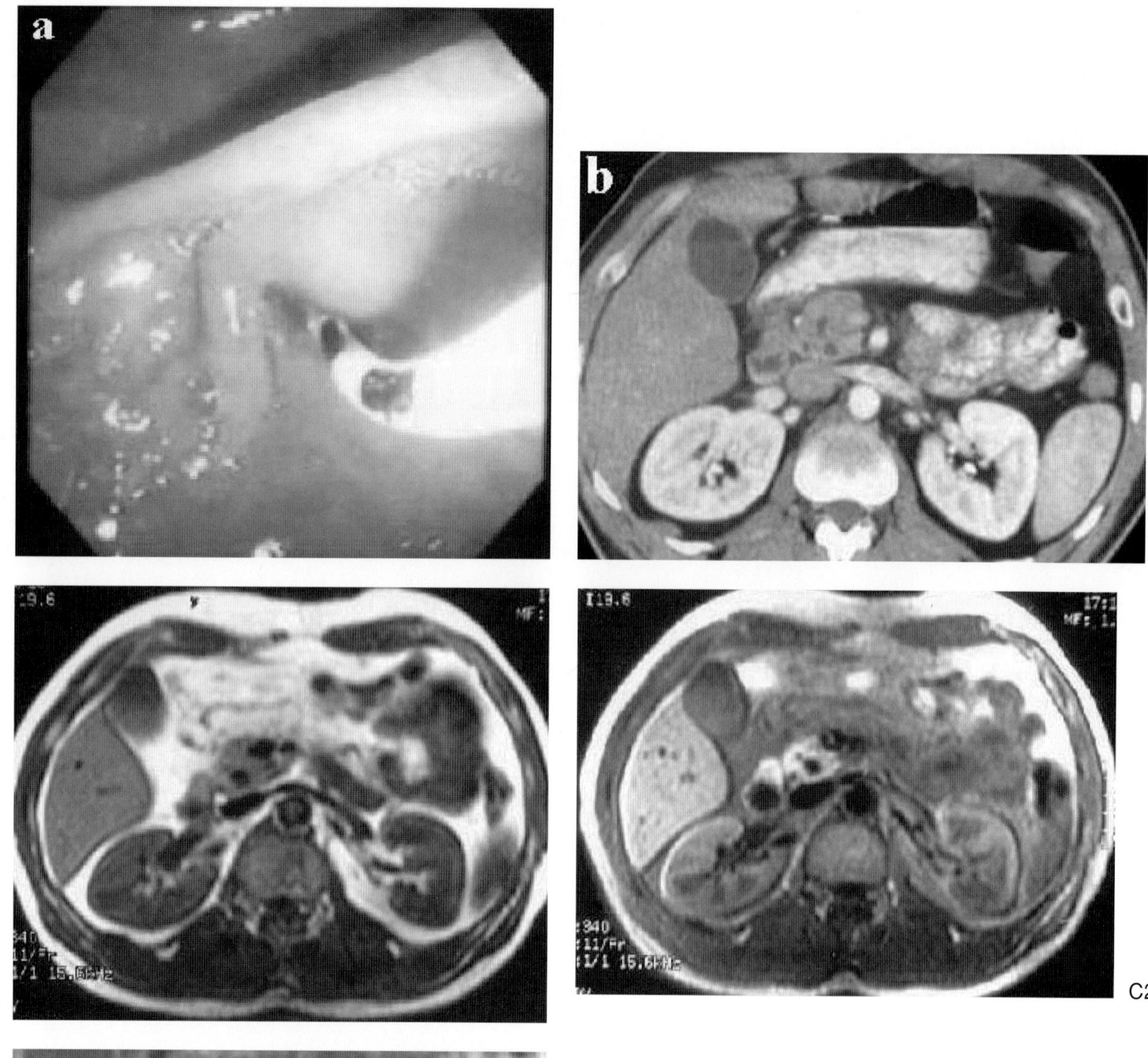

FIG. 33. Cistoadenoma ductoectático ramificado (benigno). **A:** Endoscopia. Se muestra imagen de la papila canalizada. **B:** TC. Dilatación mínima del conducto pancreático principal y formación de pequeñas áreas de aspecto quístico en el proceso uncinado. **C1:** RM. La representación de este método está desarrollada en cuatro secuencias. Secuencia SE T1; se reconoce en el proceso uncinado dilataciones de los conductos pancreáticos accesorios en forma circular y oval con una señal hipointensa, negra. **C2:** Secuencia SE T1 con supresión grasa sin gadolinio. Se observan las dilataciones de los conductos accesorios en el proceso uncinado. **C3:** Secuencia SE T1 con supresión grasa con gadolinio. Se resaltan más las formaciones hipointensas de los conductos pancreáticos accesorios dilatados. (*continúa*)

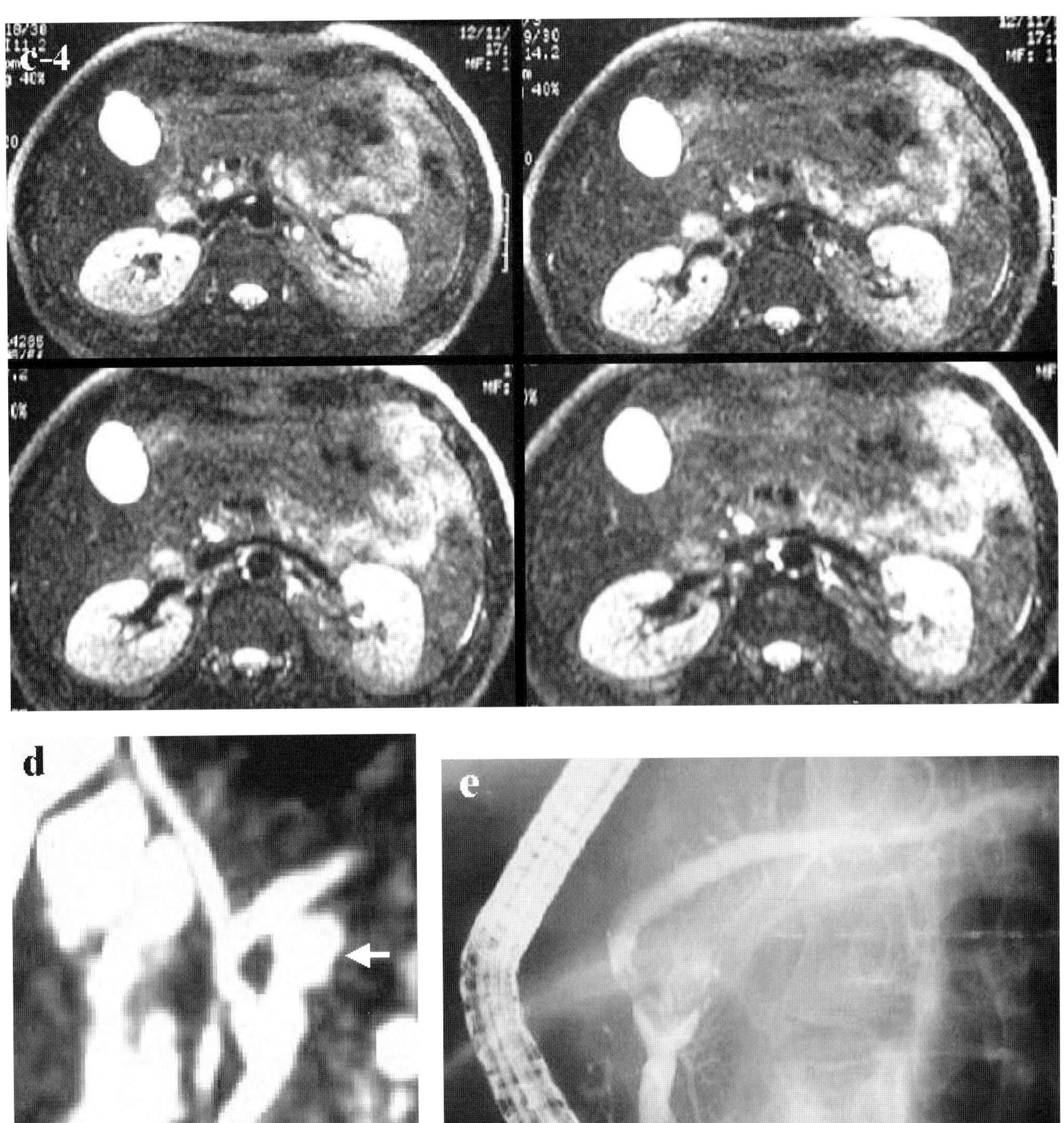

FIG 33. (*continúa de la página anterior*) **C4:** Secuencia FAST SE T2. La dilatación de los conductos en el proceso uncinado se observa como imágenes blancas muy brillantes, hiperintensas, similares a la señal de la vesícula biliar. **D:** CPRM. Se reconoce la alteración ductal accesoria (*flecha*) como una formación oval con señal hiperintensa de la misma intensidad que tiene la vesícula biliar y los conductos pancreáticos principal y hepatocolédoco. **E:** Colangiografía retrógrada endoscópica: se percibe con toda claridad las imágenes de falta de relleno provocadas por el contenido mucoide espeso de las cavidades dilatadas. La precisión de la imagen radiológica identifica con claridad en la toma ampliada la imagen característica de esta lesión. (*continúa*)

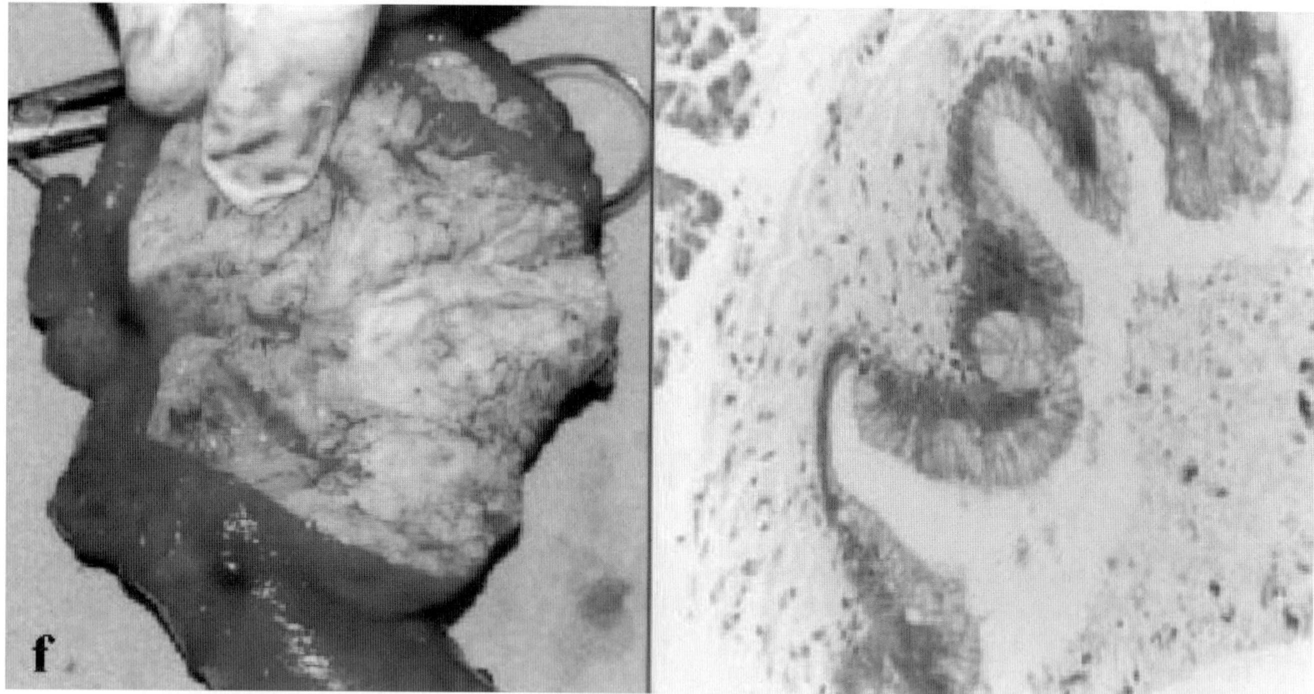

FIG 33. (*continúa de la página anterior*) **F:** Anatomía patológica: pieza operatoria macroscópica (duodeno pancreatectomía). **G:** En el preparado histológico no se evidencian atípias celulares.

se practicó duodenopancreatectomía con técnica de Whipple observándose una buena evolución en cada uno (27).

Las imágenes ponderadas en T1 y T2, demuestran una masa heterogénea bien demarcada con áreas de alta y baja intensidad de señal. Esta apariencia refleja la naturaleza compleja de los componentes sólidos, quísticos, hemorrágicos y necróticos de la lesión. Debido a la morfología bien definida y encapsulada, el tumor desplaza las estructuras adyacentes, sin invasión. La cápsula y las porciones pueden intensificarse en las imágenes realzadas con gadolinio.

El estudio angiográfico puede demostrar una masa con moderada vascularización.

Linfangiomas quísticos del páncreas

Los linfangiomas son neoplasias de rara presentación. Se les considera lesiones malformativas y se clasifican como alteraciones hamartomatosas. Existen discrepancias en cuanto a su patogenia. El sitio más frecuente de localización es el cuello en 95% de los pacientes; el 5% remanente se desarrolla en el resto del organismo: mediastino, retroperitoneo, vísceras, mesenterio, huesos, etc. Los linfangiomas del páncreas son extremadamente raros y sólo existen 31 casos clínicos comunicados.

Los linfangiomas se clasifican histológicamente en capilares, cavernosos y quísticos, dependiendo del tamaño de la dilatación linfática. Pueden ser uni o multiloculares con un contenido seroso o quiloso. Las paredes del quiste están constituidas por tejidos fibrosos, linfático, vasos y músculo liso, recubiertos con una superficie de células endoteliales y pueden estar comunicadas con el sistema linfático normal.

Un 90% de los linfangiomas quísticos del cuello y axila se presentan en niños menores de 2 años, aquellos localizados en el retroperitoneo son más frecuentes en jóvenes y adultos. Los síntomas aparecen cuando aumentan de tamaño y comprimen las estructuras adyacentes o cuando se complican con ruptura, sangrado y/o infección.

Los linfangiomas del páncreas son más frecuentes en mujeres que en hombres en una proporción de 19 a 12, en los 31 casos de pacientes comunicados en la literatura, cuya edad varió entre 6 y 80 años, con una edad media de 43.9 años. La localización más frecuente es en el cuerpo y cola de la glándula; raramente afectan la porción cefálica. En nuestro caso, se estudiaron 2 pacientes, a quienes se les realizaron diferentes estudios por imágenes, estableciéndose el diagnóstico de linfangioma quístico del páncreas por medio del examen anatomopatológico luego de ser sometidos a cirugía (27,31).

Ecográficamente, las lesiones se presentaron como formaciones quísticas tabicadas, de paredes mal definidas y con ecos en su interior. En uno de los pacientes una de las formaciones quísticas era de gran tamaño, 30×20×20 cm. No se pusieron en evidencia calcificaciones ni signos de lesión secundaria, en especial en el hígado. La TC permitió caracterizar la lesión y establecer su naturaleza quística y el contenido líquido. El líquido es homogéneo, hipodenso y sin refuerzo luego de la administración de material de contraste por vía endovenosa. En uno de los pacientes se realizó RM, la cual permitió delimitar la extensión del tumor y su

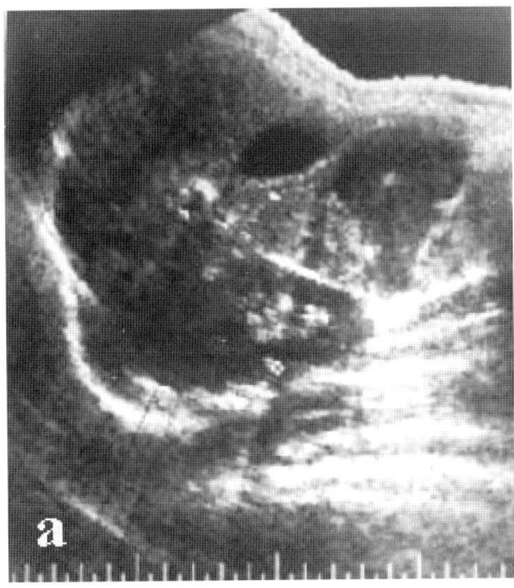

FIG. 34. Neoplasia quística papilar. **A:** US. Corte sagital, por debajo del hígado y por delante del riñón se observa una formación de límites bien definidos, de forma circular y baja ecogenicidad. **B:** TC. Formación oval en la cabeza del páncreas que refuerza en el margen y a nivel de unos engrosamientos nodulares múltiples que son visibles y se proyectan del borde hacia la región central. **C:** TC. Imagen ampliada de la anterior. **D:** Angiografía. Arteriografía selectiva de la arteria gastroduodenal. Se visualizan las formaciones nodulares reconocidas en la TC con un refuerzo vascular arteriolocapilar/parenquimatoso muy intenso (*flechas*) que corresponde con los hallazgos de TC.

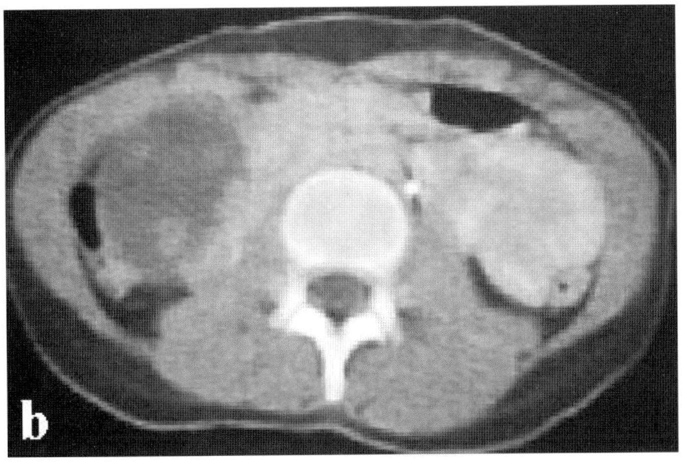

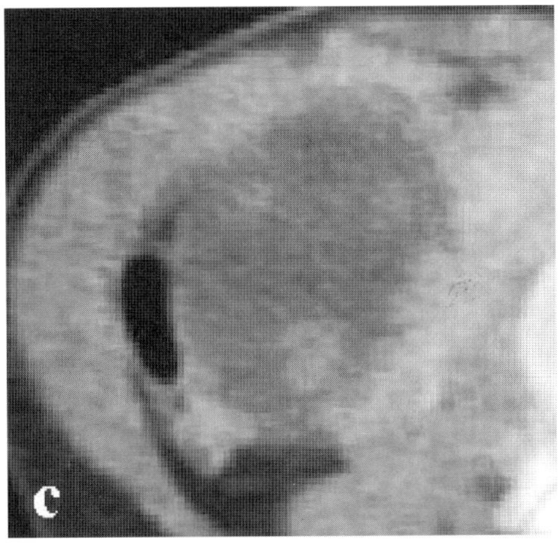

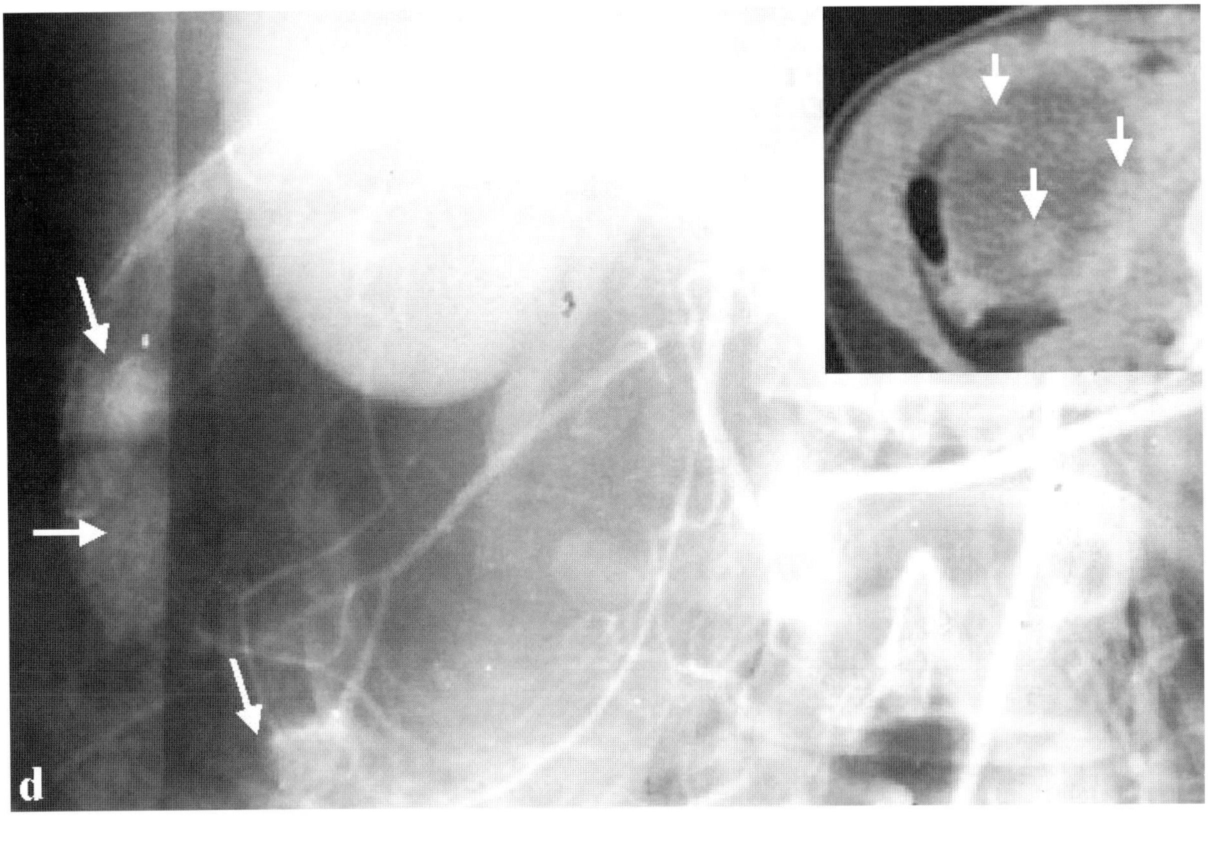

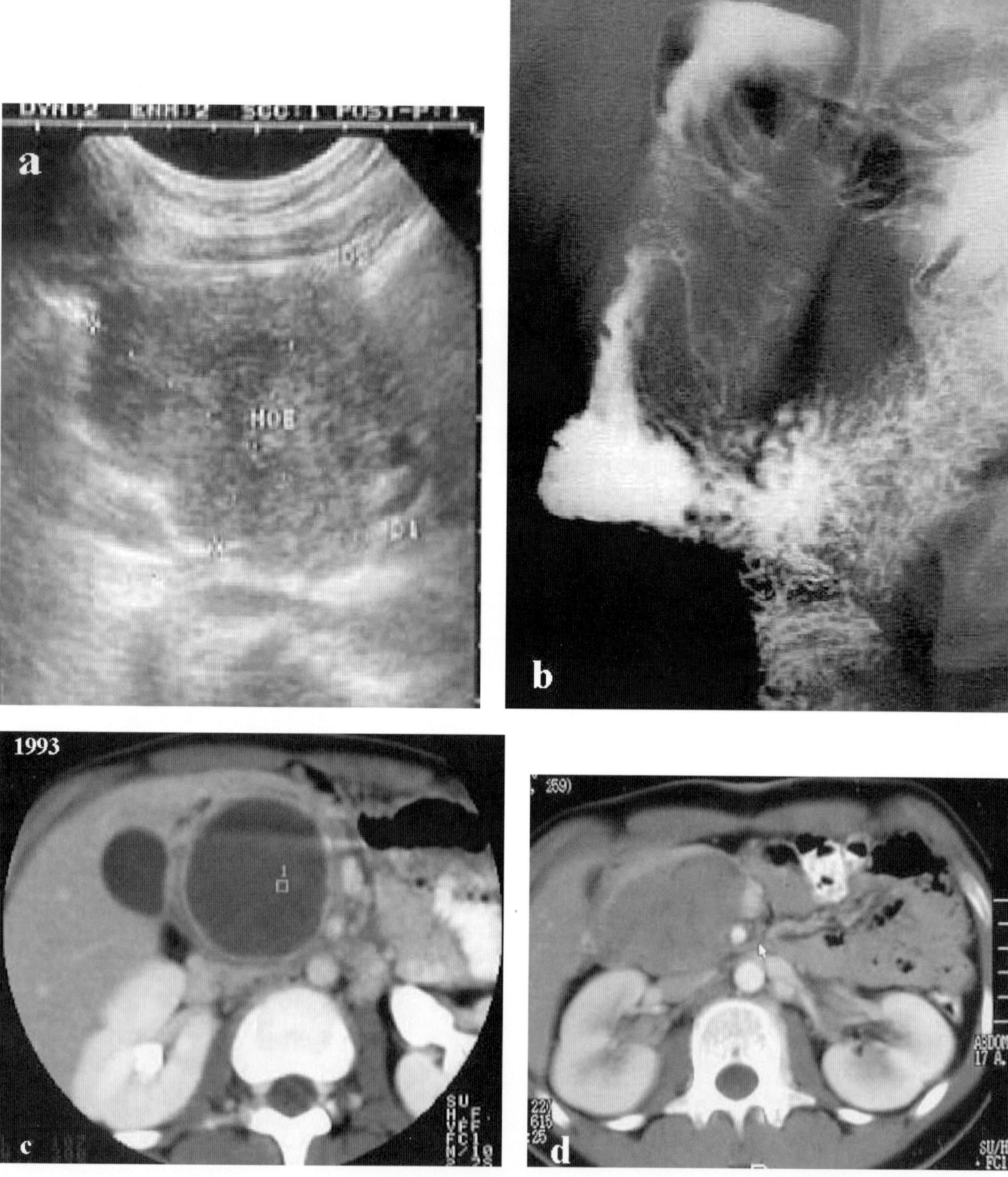

FIG. 35. Neoplasia quística papilar. **A:** US, en la cabeza del páncreas, se observa una imagen circular de límites bien precisos, de alta ecogenicidad y un poco heterogénea. **B:** Serie gastroduodenal con una marcada deformidad de la 2da y 3ra porción del duodeno, más intensa en la segunda, con elongación y estiramiento de los pliegues mucosos. **C:** TC realizada en el año 1993, donde se observa una formación de aspecto quístico en la cabeza del páncreas que presenta un área central hipodensa y un borde de pocos milímetros de espesor. **D:** TC 1996, la formación presenta un diámetro similar al estudio realizado 4 años antes, pero tiene una región central de mayor densidad radiológica. (*continúa*)

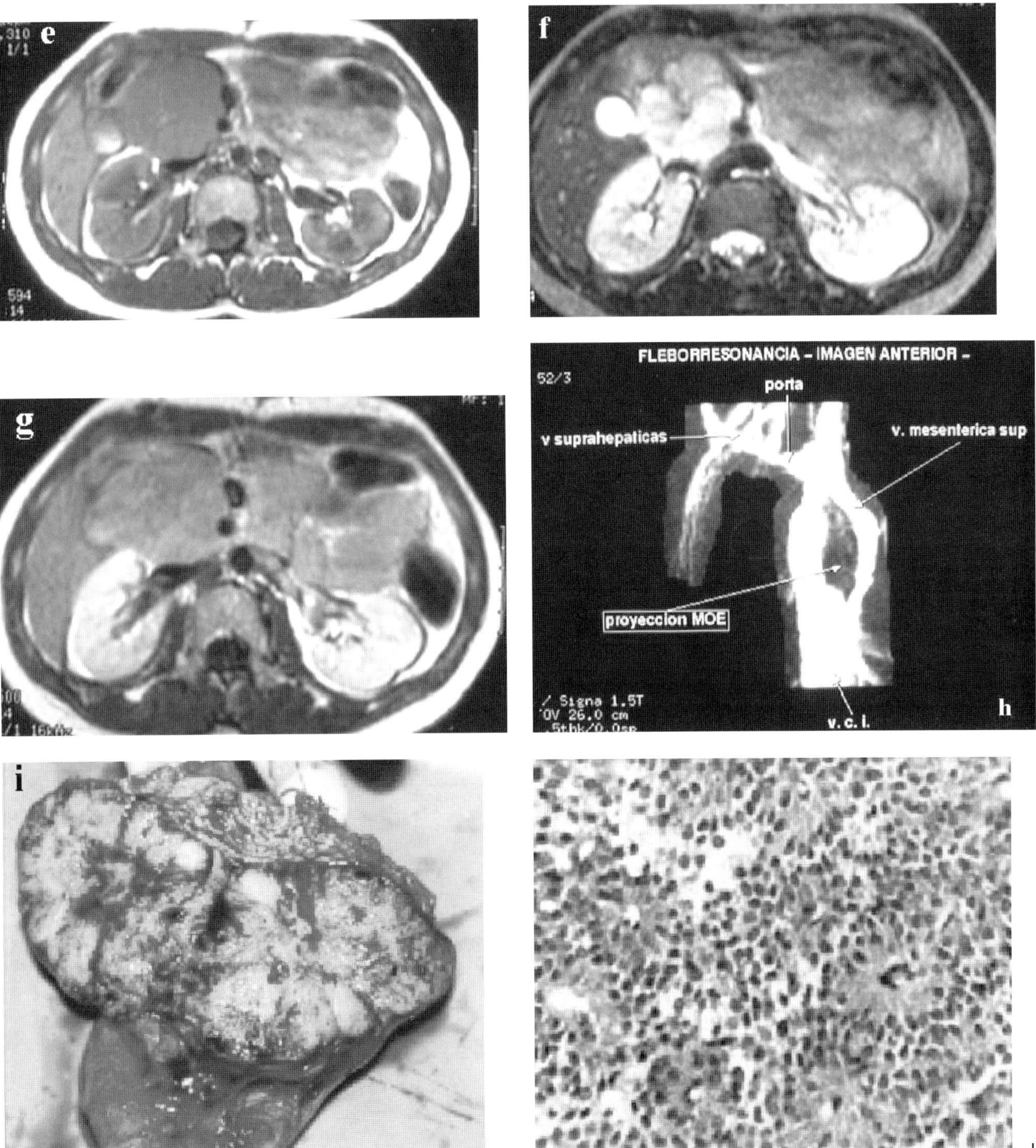

FIG 35. (*continúa de la página anterior*) **E:** RM 1997. En la secuencia SE T1 se observa la formación de la porción cefálica de la glándula pancreática de límites netos, hipointensa levemente heterogénea. **F:** RM SE T2. La imagen es hiperintensa, heterogénea con más grises que sugieren aspectos sólidos en el interior del quiste. **G:** RM SE T1 con gadolinio, sigue hipointensa como en el T1 sin gadolinio sin mayor refuerzo central. **H:** RM angiorresonancia magnética, flebografía técnica SPGR. Indemnidad de los vasos esplenoportales y una leve compresión de aspecto extrínseco de la vena cava inferior. **I:** Pieza operatoria. Macroscopía de la duodenopancreatectomía cefálica. Macroscopía en un corte de la pieza donde se observa la neoformación delimitada por cápsula que presenta una coloración rosado grisácea con focos hemorrágicos. No hay evidencia de adenopatías metastásicas. **J:** Histología: proliferación celular epitelial formada por papilas con aspecto de rosetas, las células no muestran signos de anaplasia y el índice de mitosis es bajo. No hay evidencia de permeación vascular o perineural.

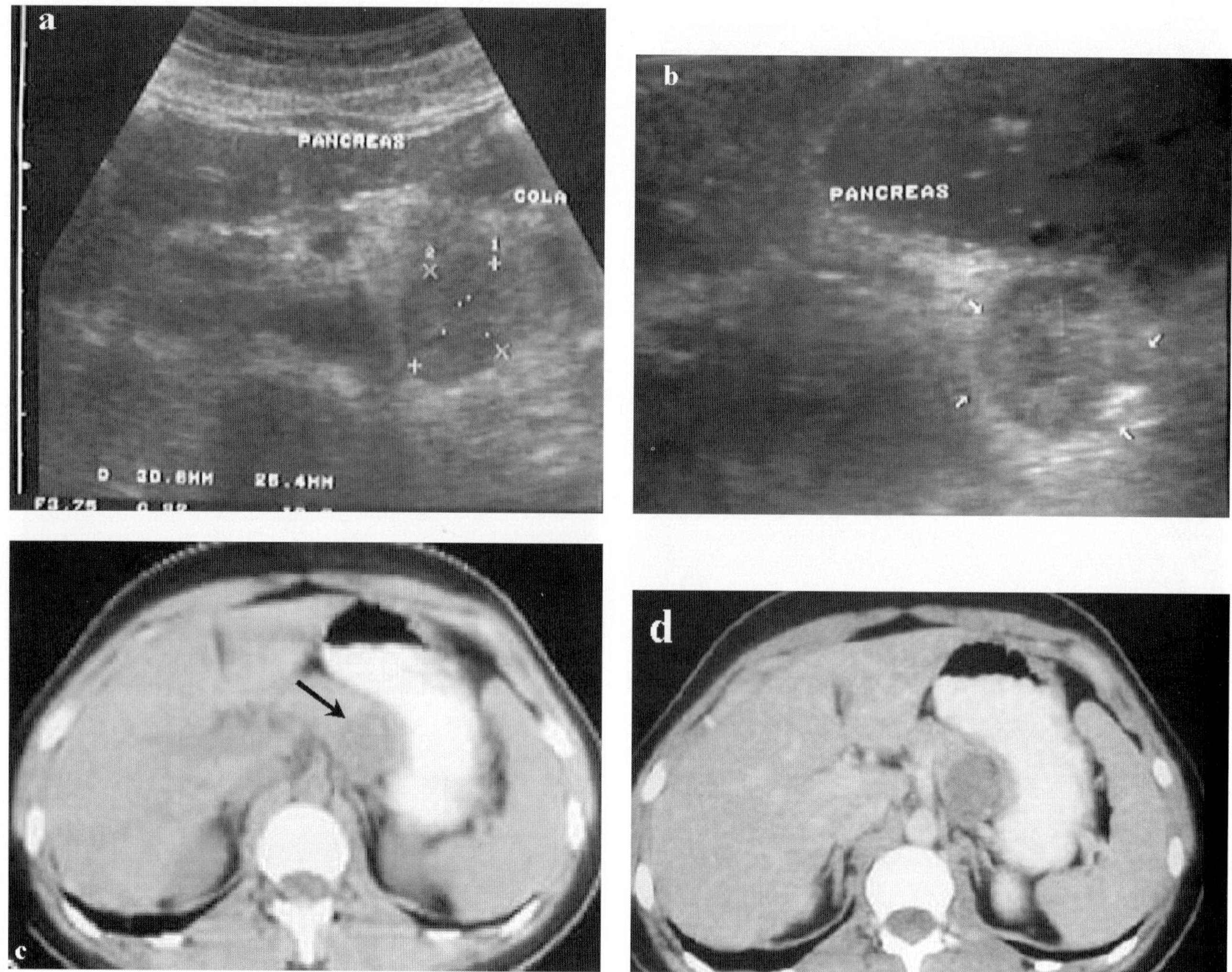

FIG. 36. Neoplasia papilar epitelial. Predominio sólido de la cola del páncreas. **A:** US panorámica del abdomen superior en corte axial, muestra una deformidad en la cola del páncreas observando una masa de impedancia acústica aumentada. **B:** US. Vista focal observando una masa ligeramente oval de ecorrefringencia aumentada pero heterogénea. **C:** TC simple. Masa en la región de la cola del páncreas. **D:** TC con material de contraste. Es un tumor circular de la cola de 35×26 mm que presenta un tejido que refuerza mínimamente con la sustancia de contraste y es heterogéneo. (*continúa*)

relación con órganos y estructuras vecinas. Las formaciones quísticas fueron hipointensas en T1 e hiperintensas en T2 (Fig. 37A–F). Un estudio angiográfico del tronco celíaco, la arteria mesentérica superior y esplenoportografía de retorno fueron normales. El hallazgo microscópico demostró la presencia de cavidades multiloculares tapizadas por endotelio de tejido telangiectásico. Dentro de las cavidades, se observaron grandes cantidades de linfocitos. En ambos pacientes la reacción de PAS fue negativa.

El diagnóstico diferencial de los linfangiomas pancreáticos debe hacerse con masas quísticas retroperitoneales incluyendo otras variantes de tumores quísticos como cistoadenoma seroso, cistoadenoma, cistoadenocarcinoma mucinoso, cistoadenoma ductoectático, pseudoquistes, hematomas, abscesos, etc.

Los cistoadenomas serosos son tumores benignos, multiloculares, microquísticos, con apariencia de panal de abejas con septos de tejidos fibrosos, los cuales confluyen hacia el centro de la lesión (imagen de rayos de rueda), con calcificaciones y con características imagenológicas de tumor sólido, siendo este dato el más importante para establecer el diagnóstico diferencial. Los cistoadenomas y cistoadenocarcinomas mucinosos de páncreas se presentan como tumores quísticos uni o multiloculares, con presencia de proyecciones papilares en su interior. El poder diferenciar un linfangioma quístico del páncreas y un cistoadenoma ductoectático es más difícil, ya que ambas lesiones presentan múltiples formaciones quísticas. Sin embargo, el diagnóstico correcto es posible porque el cistoadenoma ductoectático se presenta únicamente a nivel del proceso uncinado

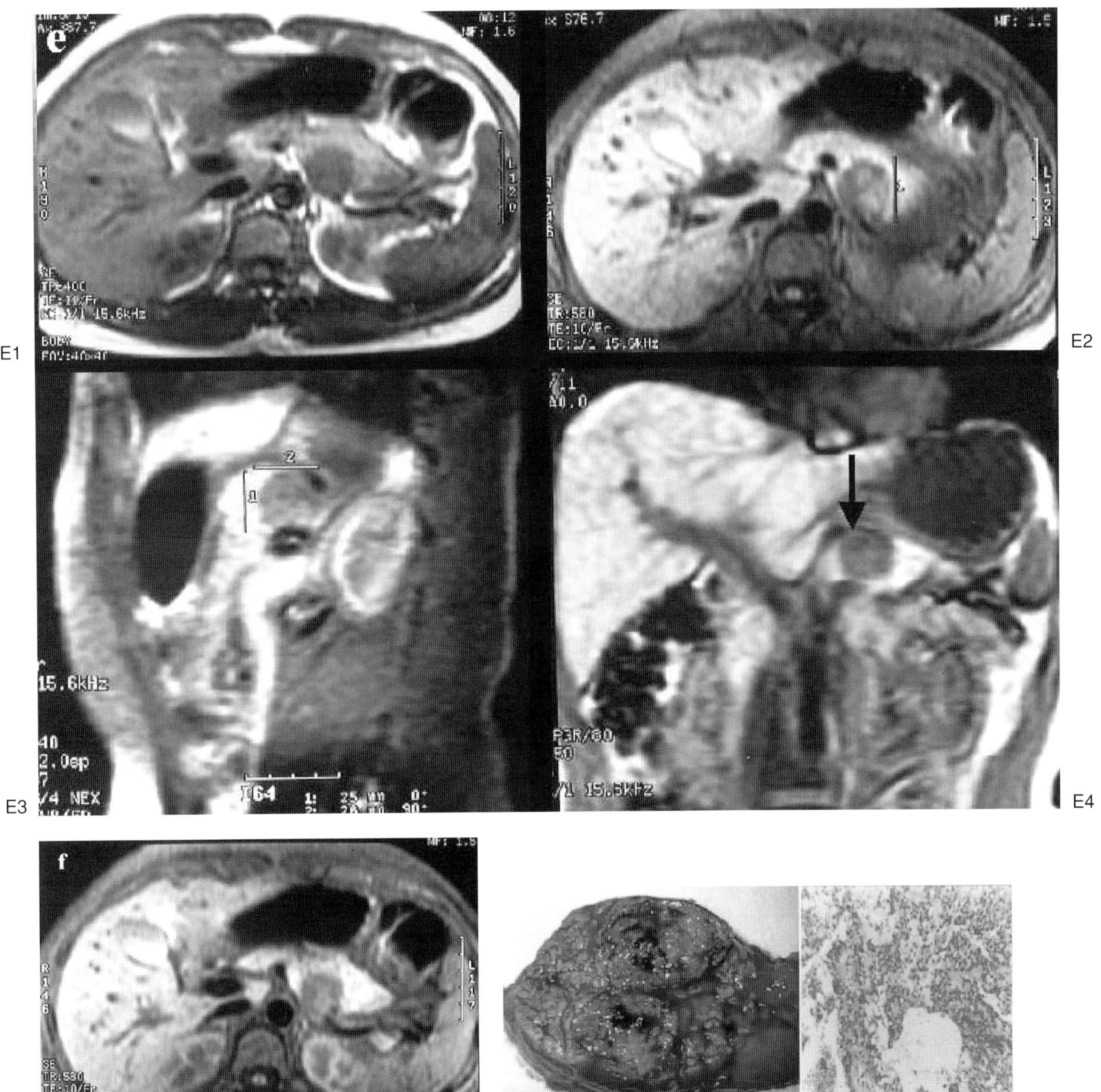

FIG. 36. (*continúa de la página anterior*) **E:** RM, 4 secuencias: 1) SE T1, la tumoración pancreática se observa como una formación hipointensa con heterogenicidad de la señal en su interior. 2) SE T1, con supresión grasa sin gadolinio en una vista axial y otra sagital (3). Se reconoce con claridad la formación tumoral que resalta en forma más evidente sobre el parénquima pancreático normal, que es hiperintenso en esta secuencia. 4) Secuencia RM FMPSGPR en un corte coronal que visualiza la masa pancreática en relación al estómago, el hígado y el eje espleno portal. **F:** RM. Imagen panorámica en SE con supresión grasa sin Gd que evidencia el tumor hipointenso con respecto al parénquima normal. **G:** Imágenes correspondientes a la pieza operatoria donde se observa una neoformación delimitada por cápsula, de consistencia firme con pequeños focos hemorrágicos en el área central. No hay evidencia de adenopatías metastásicas. La histología muestra una proliferación celular epitelial con aspecto de rosetas. Las células muestran grados de anaplasia muy leve.

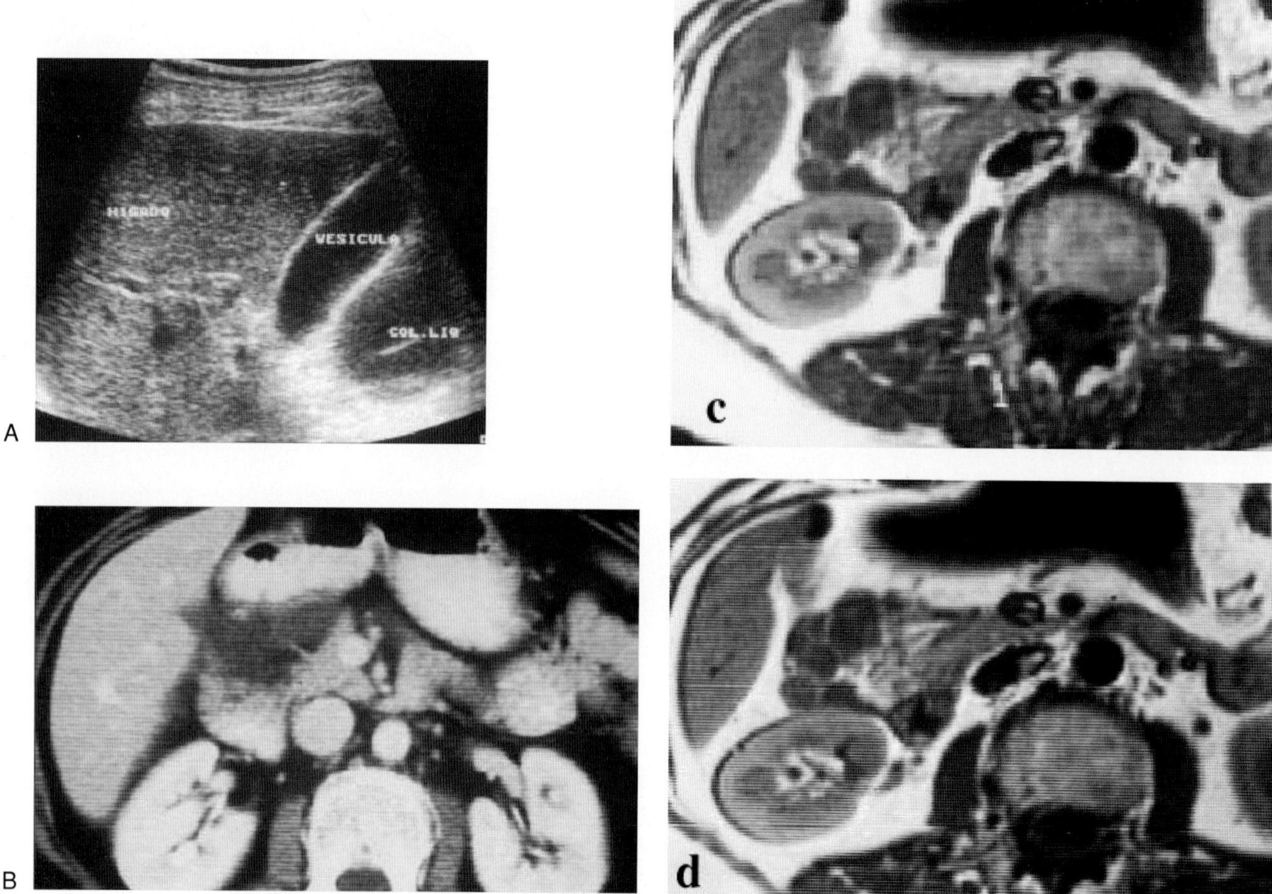

FIG. 37. Linfangioma quístico. **A:** US, vista sagital. Debajo de la vesícula se observa formación oval totalmente ecolúcida, de borde neto y refuerzo posterior (componente totalmente líquido). **B:** TC con refuerzo. Imagen hipodensa que no refuerza con fino tabique, en el proceso uncinado, con crecimiento en el tejido graso peripancreático. **C:** RM, secuencia SE T1. Formaciones hipointensas, que se transforman en hiperintensas en la secuencia T2 (alto componente líquido). **D:** RM, secuencia SE T1. En axial y sagital donde se puede visualizar la imagen del tumor multilobulada hipointensa en T1 y la separación que tiene la masa con el tejido pancreático glandular y el tejido graso adyacente, este último blanco brillante. (*continúa*)

del páncreas y se encuentra comunicado con el conducto de Wirsung. Debido al alto contenido de mucina, la US presenta una ecogenicidad aumentada y en el examen por RM se observa hiperintensidad tanto en T1 como en T2. En cambio, los pseudoquistes se visualizan como masas quísticas uniloculares localizadas dentro o fuera del páncreas y ocurren en pacientes con antecedentes de pancreatitis aguda, base sobre la cual la clínica y el laboratorio establecen el diagnóstico. Los individuos con hematomas o abscesos retroperitoneales presentan antecedentes o datos clínicos que permiten diferenciar estas lesiones del linfangioma.

Enfermedad de Von Hippel-Lindau

Esta entidad es un trastorno genético autosómico dominante caracterizada por la presencia de hemangioblastomas a nivel cerebral, angiomas de retina, enfermedad quística de órganos sólidos (hígado, riñón, páncreas), quistes epididimales, feocromocitomas, carcinomas de células renales y cistoadenomas epididimales.

También existe asociación con el cistoadenoma seroso microquístico, con los tumores de las células de los islotes y con el adenocarcinoma ductal (32). Aproximadamente, 72.5% de los pacientes con esta enfermedad desarrollan lesiones quísticas del páncreas.

Los quistes están recubiertos por una única capa de células epiteliales, con un contenido líquido seroso, a veces hemorrágico. En RM la señal es baja en T1 aunque puede variar de acuerdo a la presencia o ausencia de hemorragia. En T2 la intensidad de señal es alta. El diagnóstico diferencial se plantea con los hallazgos de la pancreatitis crónica, sin embargo, la clínica y el compromiso de otros órganos aclara el diagnóstico.

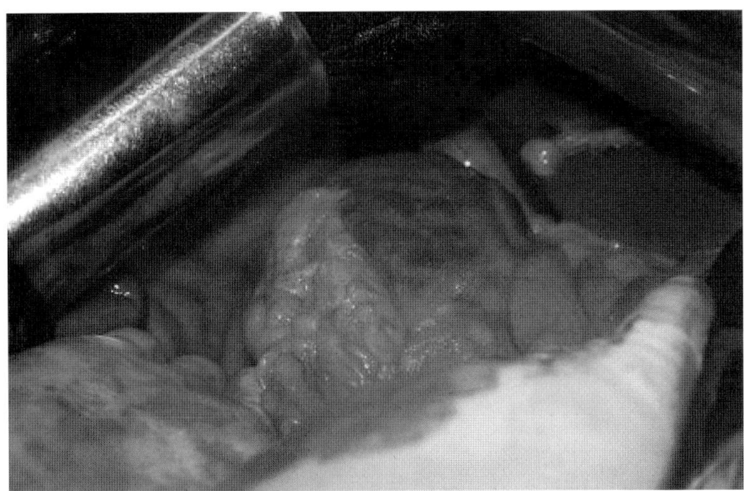

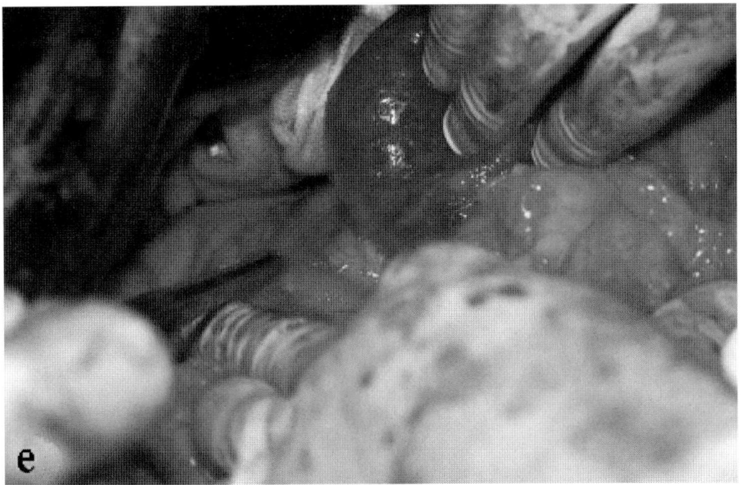

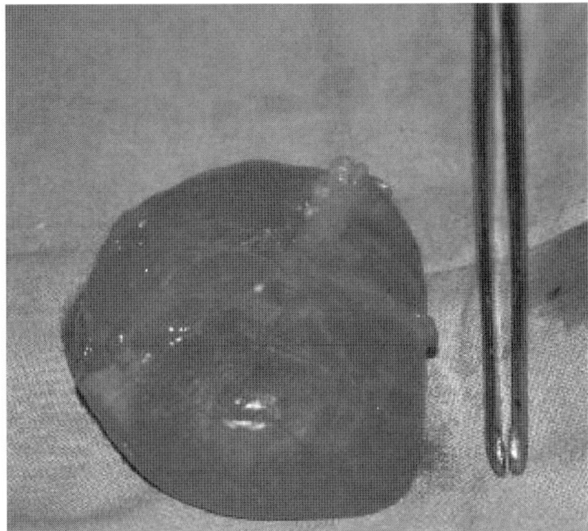

FIG. 37. (*continúa de la pagína anterior*) **E:** Hallazgos patológicos en tres fotos. Dos fotografías intra-operatorias muestran la tumorectomía con preservación total de la glándula pancreática. Se observa con claridad la extracción del tumor aislado (última foto).

REFERENCIAS

1. Cubilla AL, Fitzgerald PJ. Cancer (non-endocrine) of the pancreas: a suggested classification. *Monogr Pathol* 1980;21:82–100.
2. Levin DL, Connelly RR, Devesa SS. Demographic characteristics of cancer of the pancreas: mortality, incidence and survival. *Cancer* 1981;47:1456–1468.
3. Benarde MA, Weiss W. Coffee consumption and pancreatic cancer: temporal and spatial correlation. *Br Med J* 1982;284:400–402.
4. Cubilla AL, Fitzgerald PJ. Pancreas cancer (non-endocrine): a review, part II. *Clin Bull* 1978;8:143–155.
5. Dalton RR, Sarr MG, van Heerden JA, Colby TV. Carcinoma of the body and tail of the pancreas: is curative resection justified? *Surgery* 1992;111:489–494.
6. Markus F, Müller MD, Meyemberger C, Bertschinger P, Shoer R, Marincek B. Pancreatic tumors: evaluation with endoscopic US, CT, and MR imaging. *Radiology* 1994;190:745–751.
7. Muranaka T, Techimak, Honda H. Computed tomography and histologic appearance of pancreatic metastases from distant sources. *Acta Radiol* 1989;30:615–619.
8. Wittemberg J, Simeone JF, Ferrucci JT, Mueller PR, Van Sonnenberg E. Non-focal enlargement in pancreatic carcinoma. *Radiology* 1982;144:131–135.
9. Freeny PC. Portal vein tumor thrombus: demonstration by computed tomographic arteriography. *J Comput Assist Tomogr* 1980;4:263–264.
10. Freeny PC, Weinstein CJ, Taff DA, Alle FH. Cystic neoplasms of the pancreas: new angiographic and ultrasonographic finding. *AJR* 1978;131:795–802.
11. Megibow AJ, Bosniak MO, Ambos MA, Berambaum ER. Thickening of the celiac axis and/or superior mesenteric artery: a sign of pancreatic carcinoma on computed tomography. *Radiology* 1981;141:449–453.
12. Jafri SZH, Aisen AM, Glazer GM, Weiss CA. Comparison of CT and angiography in assessing resectability of pancreatic carcinoma. *AJR* 1984;142:535–539.
13. Freeny PC, Marks WM, Ball TJ. Impact of high-resolution computed tomography of the pancreas on utilization of endoscopic retrograde cholangiopancreatography and agiography *Radiology* 1982;142:35–39.
14. Itai Y, Moss AA, Goldberg HI. Pancreatic cysts caused by carcinoma of the pancreas: a pitfall in the diagnosis of pancreatic carcinoma. *J Comput Assist Tomogr* 1982;6:772–776.
15. Itai Y et al. Computed tomographic appearance of resectable pancreatic carcinoma. *Radiology* 1982;143:719–726.
16. Freeny PC, Marks WM, Ryan JA, Traverso LW. Pancreatic ductal adenocarcinoma: diagnosis and staging with dynamic CT. *Radiology* 1988;166:125–133.

17. Manabe T, Miyashita T, Ohshio G et al. Small carcinoma of the pancreas: clinical and pathologic evaluation of 17 patients. *Cancer* 1988; 62:135–141.
18. Warshaw AL, Gu Z-Y, Wittemberg J et al. Preoperative staging and assessment of resectability of pancreatic cancer. *Arch Surg* 1990;125:230–233.
19. Kloppel G, Maillet B. Classification and staging of pancreatic nonendocrine tumors. *Radiol Clin North Am* 1989;27:105–119.
20. Toshifumi G, Osamu M, Masumi K et al. Small pancreatic adenocarcinoma: efficacy of MR imaging with fat suppression and gadolinium enhancement. *Radiology* 1994;193:683–688.
21. Yoichi I. Magnetic resonance colangiography for the evaluation of obstructive jaundice. *Am J Gastroenterology* 1993;12:2072–2077.
22. Palle W, Passi RB, Taves DH et al. Adenocarcinoma of the pancreatic ducts: comparative evaluation with CT and MRI at 1.5T. *Radiology* 1992;183:87–95.
23. Radin DR, Colletti PM, Forrester DM, Tang WW. Pancreatic acinar cell carcinoma with subcutaneous and interosseous fat necrosis. *Radiology* 1986;158:67–68.
24. Mergo PJ, Helmberger TK, Buetow PC et al. Pancreatic neoplasms: MR imaging and pathologic correlation. *RadioGraphics* 1997;17: 281–301.
25. Wolfman NT, Ramquist NA et al. Cystic neoplasms of the pancreas: CT and sonography. *AJR* 1982;138:37–41.
26. Diodolkar MS, Holioke ED. Cystadenoma of the pancreas. *Surg Gynecol Obstet* 1975;140:295, 140:925–928.
27. Bonini CJ, Villavicencio RL, Giménez CR, Rolle A et al. Tumores quísticos del páncreas: diagnóstico y tratamiento a propósito de 24 casos. *Rev Arg Radiol* 1994;58:1–9.
28. Compagno J, Oertel JE. Microcystic adenomas of the pancreas (glycogen rich cystadenoma): a clinical pathologic study of 24 cases. *Am J Clin Pathol* 1978;69:289–298.
29. Warshow AL, Compton CC, Lewandrowski, Cardenosa G, Müeller PR. Cystic tumors of the pancreas. New clinical, radiological and pathologic observations in 67 patients. *Ann Surgical* 1990;212:432–443.
30. Hamoudi AB, Misugi K, Grosfeld JL et al. Papillary epithelial neoplasm of the pancreas in a child. *Cancer* 1970;16:1126–1134.
31. Bonini CJ, Milatich V, Villavicencio RL et al. Linfangioma quístico del páncreas. *Rev Arg Radiol* 1996;60:141–143.
32. Semelka RC, Cumming MJ, Shoenut JP et al. Islet cell tumors: comparison of dynamic contrast-enhanced CT and MR imaging with dynamic gadolinium enhancement and fat supression. *Radiology* 1993; 186:799–802.

Abdomen: Hígado, Bazo, Vías Biliares, Páncreas y Peritoneo, Tomo II.
Editores: M. E. Stoopen, K. Kimura y P. R. Ros.
Lippincott Williams & Wilkins, Philadelphia © 1999.

CAPITULO 17

Tumores endocrinos del páncreas

Joe Ariyama

Los tumores endocrinos del páncreas son neoplasias raras que causan síntomas específicos debido a la excesiva secreción de hormonas. Estos tumores se clasifican en base a los síntomas clínicos que resultan de la hormona producida por el tumor. Estos incluyen insulinoma, gastrinoma (síndrome de Zollinger-Ellison), glucagonoma, VIPoma (síndrome de Verner-Morrison), somastatinoma y otros. La incidencia reportada de los tumores endocrinos es de 0.5 a 1.5% en el material de autopsia (1). El tumor endocrino más común es el insulinoma con una incidencia reportada de 0.8 a 0.9 por millón (2). Los gastrinomas tienen una incidencia de 0.1 a 0.4 por millón y otros tumores funcionales ocurren en menos de 0.2 por millón por año (3).

Los tumores endocrinos pancreáticos pueden producir hormonas que normalmente no son producidas por el páncreas. Estas hormonas ectópicas incluyen la ACTH, la hormona del crecimiento, la serotonina, la hormona paratiroidea y otras.

El diagnóstico inicial de los tumores endocrinos se basa en los síntomas específicos seguidos por la detección por inmunoensayo de una hormona en particular. La localización de los tumores es importante para el manejo clínico y quirúrgico de los pacientes. Los métodos de imagen tienen un papel importantísimo en la localización de los tumores endocrinos. Sin embargo, el pequeño tamaño de éstos hace muy difícil determinar cuál de los procedimientos provee la información más precisa para su localización.

PATOLOGIA

A los tumores endocrinos del páncreas que producen una excesiva cantidad de hormona se les llama con frecuencia tumores de células insulares, sin embargo, son tumores que se originan en células pluripotenciales comunes en el epitelio

ductal (4). Esta patogénesis explica por qué estos tumores producen varias hormonas que no están presentes en las células insulares normales.

Supuestamente, las células que producen hormonas se originan en un sistema ampliamente disperso de células de origen neuroectodérmico secretoras de polipéptidos. La teoría de APUD, sigla de la frase inglesa "amine precursor uptake and decarboxylation", fue desarrollada por Pearse (5) y postula que las células insulares del páncreas productoras de hormonas de polipéptido tienen un origen embriológico común en la cresta neural y que, subsecuentemente, se diferencian en una de las variadas células insulares que producen una hormona específica.

En general, los tumores endocrinos son sólidos, pero pueden aparecer como tumores quísticos debido a hemorragia en el tumor. Secretan hormonas y, de hecho, producen varias hormonas diferentes. El examen inmunohistoquímico muestra la presencia de más de una hormona en más de 50% de los tumores y, en algunos pacientes, se libera a la circulación más de una hormona (6). La mayoría de los pacientes se presentan con síntomas de sobreproducción de una hormona. Se han identificado tumores endocrinos no funcionales también, pero en la actualidad se cree que todos los tumores endocrinos son funcionales porque producen algún tipo de hormona que no causa ningún síntoma clínico. Su apariencia histológica es similar, a pesar de la producción de la hormona. No existen criterios histológicos confiables para determinar su potencial maligno. Sólo la infiltración de órganos adyacentes o la presencia de metástasis indican malignidad (7).

HALLAZGOS CLINICOS

Insulinoma

Los insulinomas son únicos y localizados en el páncreas en 80 a 90% (8). Más de 90% de los insulinomas son benignos. Tienen particular predilección por las pacientes de sexo

Dr. J. Ariyama: Profesor de Gastroenterología, Universidad de Juntendo, Tokio, Japón.

femenino de 40 años en 62% de los casos descritas (9). Los insulinomas se distribuyen indistintamente, sin predominio de ninguna porción específica de la glándula.

Los síntomas clínicos mayores son el resultado de hipoglicemia profunda debido a la excesiva producción de insulina por los tumores. Los síntomas incluyen pérdida de la conciencia, estado de desorientación, debilidad y fatiga. Las manifestaciones del sistema nervioso central varían desde la apatía general hasta el estado de coma o convulsiones. La tríada de Whipple está asociada con los pacientes con insulinoma: a) síntomas de hipoglicemia con el ayuno, b) niveles sanguíneos de glucosa de menos de la mitad de lo normal en ayunas y c) mejoría de los síntomas con la administración de glucosa.

Los exámenes de laboratorio como la determinación de insulina y glucosa sanguínea durante el ataque, las pruebas durante el ayuno, la medición de los niveles de proinsulina y del péptido C y las pruebas de infusión de calcio son esenciales en el diagnóstico de los insulinomas. La elevación de la proinsulina o del péptido C ayudan a diferenciar a los insulinomas de otras causas de hipoglicemia.

Por lo general, los insulinomas son solitarios y benignos y el tratamiento óptimo es la resección quirúrgica. Sin embargo, la localización del tumor no se debe intentar hasta que se tenga el diagnóstico endocrinológico de certeza, para evitar los resultados falsos positivos.

Gastrinoma

Los gastrinomas son únicos o múltiples; 60% son malignos y frecuentemente extrapancreáticos (7). Ocurren con mayor frecuencia en el sexo masculino (60%) y predominan en el grupo de edad de 40 a 60 años.

Noventa por ciento de los tumores extrapancreáticos se encuentran en el "triángulo del gastrinoma", delimitado superiormente por la unión del conducto biliar común y del cístico, inferiormente por la segunda y tercera porción del duodeno y medialmente por la unión entre el cuello y cuerpo del páncreas (10). Los gastrinomas se asocian con el síndrome de neoplasias endocrinas múltiples (MEN, en inglés) Tipo 1 en 19 a 48% de los pacientes (11).

Los síntomas más comunes son el dolor abdominal relacionado a ulceración péptica y episodios de diarrea que resultan de la excesiva hipersecreción de ácido gástrico asociado con este tumor. La secreción basal de ácido gástrico es mayor de 15 mEq/hora en aproximadamente 50% de los pacientes. La determinación de las formas moleculares de gastrina y las de estimulación son útiles para el diagnóstico de los gastrinomas. Los pacientes con una concentración de gastrina sérica mayor de 1000 pg/mL indican la presencia de gastrinoma. Sin embargo, muchos pacientes con gastrinoma tienen un nivel de gastrina por debajo de 1000 pg/mL y en estos pacientes las pruebas de estimulación con secretina son extremadamente útiles.

Los gastrinomas son pequeños, ectópicos, múltiples y frecuentemente malignos. La localización de estos tumores presenta un reto mayor que los insulinomas. El tratamiento apropiado de los pacientes con gastrinoma permanece en discusión. El tratamiento médico incluye los antagonistas de los receptores H2 de la histamina y el inhibidor de la bomba de protones que suprimen en forma dramática la secreción del ácido gástrico y facilitan la curación de la ulceración asociada con los gastrinomas. Sin embargo, estas drogas tratan solamente los síntomas de la enfermedad y no alteran la progresión del tumor. Los pacientes con gastrinomas esporádicos y sin evidencia de metástasis hepáticas deben ser sometidos a intervención quirúrgica.

La localización de los gastrinomas se puede lograr en forma precisa mediante la inyección intraarterial selectiva de secretina y el muestreo venoso hepático para la determinación de gastrina. Recientemente, se ha informado una proporción alta de curación de pacientes con gastrinoma sometidos a resección (12).

Glucagonoma

Los glucagonomas generalmente se localizan en el páncreas y 75% ocurren a la izquierda de la arteria mesentérica superior. La edad media en el momento de diagnóstico es de 55 años y el tumor es ligeramente más común en el sexo femenino. Este tumor es maligno en 60% de los pacientes (13).

Los glucagonomas generalmente producen un síndrome clínico que incluye diabetes, una dermatitis denominada eritema necrolítico migratorio, pérdida de peso e incremento en la tendencia a la trombosis. Los exámenes de laboratorio muestran niveles muy elevados de glucagón, mayores de 1000 pg/mL.

VIPoma

Aproximadamente, 80% de los pacientes con VIPoma tienen un tumor pancreático y de 50 a 80% son malignos (14). Alrededor de 75% de los tumores intrapancreáticos se localizan en el cuerpo o en la cola de la glándula.

Los hallazgos más prominentes del síndrome en los pacientes con VIPoma son diarrea, hipokalemia, aclorhidria y bochornos, conocido como síndrome de Verner-Morrison. El diagnóstico se basa en la demostración de diarrea secretora de por lo menos un litro al día. Los niveles séricos de VIP se encuentran elevados en la mayoría de los pacientes.

Somatostatinoma

Los somatostatinomas se localizan en el páncreas y duodeno en cantidades similares (15). Los tumores pancreáticos son más comunes en las mujeres, mientras que los tumores duodenales son más frecuentes en los hombres. La mayoría de los tumores pancreáticos se localizan en la cabeza del páncreas y tienen un alto potencial de malignidad.

Los síntomas de pacientes con somatostatinomas son diabetes, colelitiasis, diarrea, esteatorrea e hipoclorhidria gástrica. La mayoría de los pacientes tienen niveles de somatostatina de al menos 50 veces mayores que las personas normales. Los síntomas de somatostatinoma son vagos e inespecíficos. Muchos somatostatinomas son diagnosticados por laparotomía o durante los estudios de imagen.

Otros tumores endocrinos

Otros tumores endocrinos son extremadamente raros.

Los tumores productores de ACTH generalmente son grandes, malignos y tienen metástasis. Los GRFomas secretan el factor GRF (en inglés), que es liberador de la hormona del crecimiento y producen acromegalia. Los paratirinomas secretan una proteína similar a la hormona paratiroidea. Los carcinoides pancreáticos pueden producir síndrome carcinoide.

Neoplasia endocrina múltiple

En 75 a 90% de los pacientes con tumor endocrino pancreático no se encuentran anormalidades de otro tejido endocrino. El síndrome complejo de MEN está asociado a tumores o hiperplasia en 2 o más órganos endocrinos. El Tipo 1 (síndrome de Wermer) está asociado con tumor endocrino pancreático, hiperplasia paratiroidea y adenoma pituitario. El Tipo 2 (síndrome de Sipple) está asociado con carcinoma medular de la tiroides, feocromocitoma e hiperparatiroidismo. El Tipo 3 (síndrome de neuroma mucoso múltiple) está asociado con carcinoma medular de tiroides, feocromocitoma, neuroma mucoso múltiple y ganglioneuromas.

Los tumores endocrinos pancreáticos pueden ser parte del síndrome de MEN 1. La manifestación más común del MEN 1 es el hiperparatiroidismo y por lo menos 80% de los pacientes tienen hipercalcemia (16). Los tumores pancreáticos se encuentran en 30 a 82% de los pacientes (17). Los gastrinomas son los tumores más frecuentes y se observan en aproximadamente la mitad de los pacientes; los insulinomas los siguen en frecuencia y los glucagonomas, VIPomas, GRFomas también han sido reportados. Alrededor de 75% de los tumores pancreáticos en los pacientes con MEN 1 son gastrinomas (18). Los tumores pancreáticos asociados con MEN 1 son multicéntricos, lo cual tiene implicaciones importantes para la localización y manejo de las lesiones.

METODOS DE IMAGEN

La localización precisa de los tumores endocrinos facilita la resección quirúrgica y, por lo tanto, los procedimientos de imagen tienen un papel significativo. Los tumores endocrinos de gran tamaño se identifican fácilmente con los métodos de imagen seccional. Los insulinomas y los gastrinomas por lo general son pequeños, por lo cual su localización es a menudo difícil y el proceso es frustrante durante la evaluación preoperatoria.

Ultrasonido

Con el Ultrasonido (US), los tumores endocrinos aparecen como masas hipoecoicas que se distinguen bien del parénquima pancreático que las rodea (Fig. 1) (19). Los tumores endocrinos quísticos por hemorragia en el tumor son raros, pero es un fenómeno bien reconocido (Fig. 2). Ocasionalmente en los pacientes jóvenes, los tumores pueden ser isoecoicos o hiperecoicos en relación al parénquima pancreático, probablemente porque el páncreas normal es menos ecogénico en los pacientes jóvenes (20).

Los tumores endocrinos grandes son fácilmente identificados con el US. La mayoría de los insulinomas son

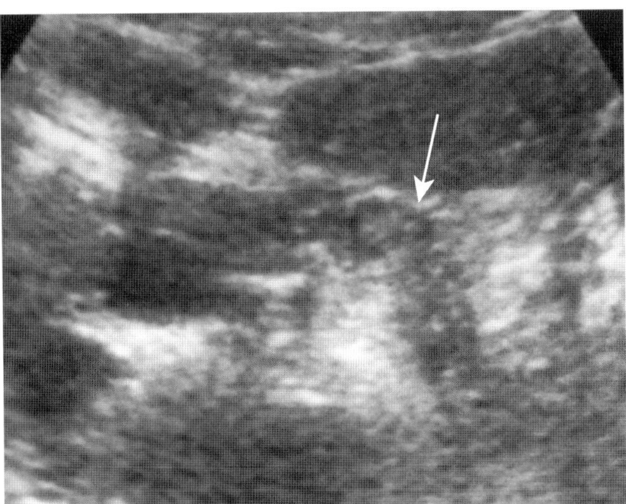

FIG. 1. Insulinoma de 10 mm en el cuerpo del páncreas. El corte transverso de US demuestra pequeño tumor en el cuerpo del páncreas (*flecha*).

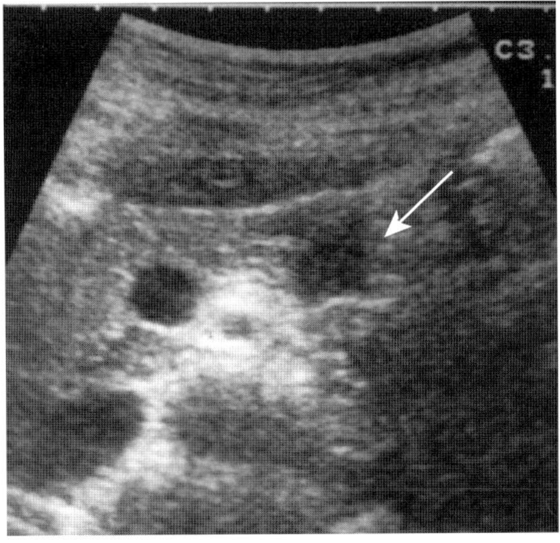

FIG. 2. Tumor endocrino quístico. El US muestra lesión quística en el cuerpo del páncreas (*flecha*).

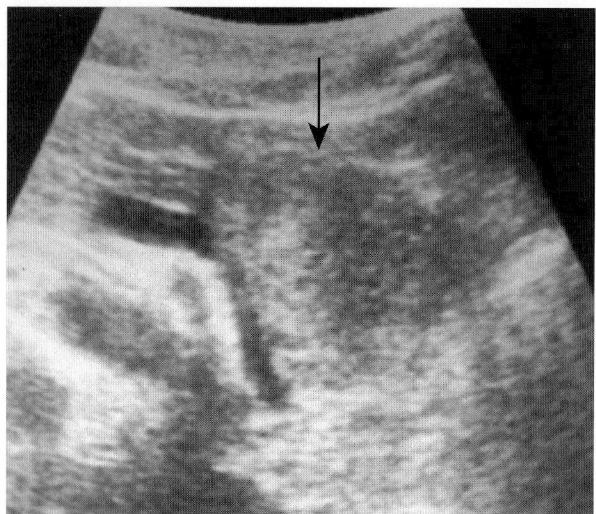

FIG. 3. Gran tumor endocrino asintomático. El US demuestra un tumor de 5 cm bien definido en el cuerpo del páncreas (*flecha*).

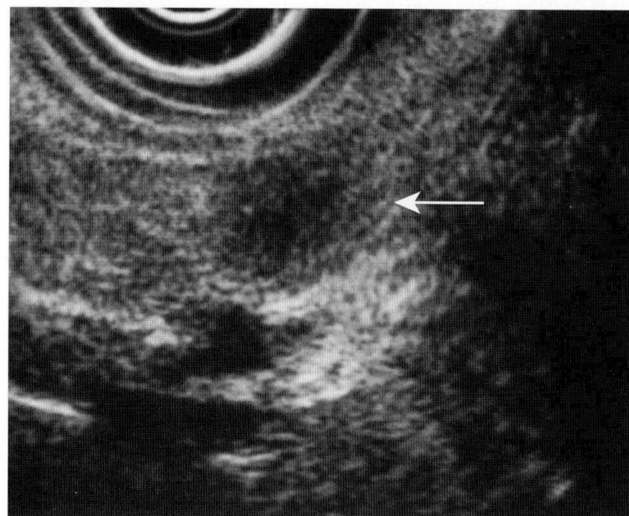

FIG. 4. Glucagonoma de 6 mm. El USE muestra un tumor hipoecoico bien circunscrito en el cuerpo del páncreas (*flecha*).

menores de 2 cm de diámetro, pero ocasionalmente alcanzan diámetros mayores de 5 cm (Fig. 3). En la mayoría de las series reportados, el US tiene una sensibilidad de 60 a 80% para detectar de los insulinomas (21,22). En cambio, el US tiene un papel limitado en el diagnóstico de los gastrinomas primarios, porque estos tumores son pequeños y pueden tener una localización ectópica. Se ha estimado que la sensibilidad del US para la detección de los gastrinomas es de 20 a 30% (23). Sin embargo, las metástasis hepáticas o en los ganglios linfáticos, la invasión a órganos adyacentes y los tumores grandes se diagnostican fácilmente.

Ultrasonido endoscópico

En el Ultrasonido endoscópico (USE), los tumores endocrinos aparecen como masas bien circunscritas que son hipoecoicas en relación al parénquima pancreático que las rodea. El USE ha sido aceptado como un método inocuo y satisfactorio para el diagnóstico de los tumores endocrinos (24). Se visualizan todos los segmentos del páncreas y el tiempo del examen generalmente es de menos de 20 min. La excelente imagen del páncreas con USE se debe a la ausencia de gas intestinal y de tejido graso entre el páncreas y el transductor, al uso de ultrasonido de alta frecuencia (7.5 a 12 MHz) y al estrecho contacto entre el transductor y el páncreas.

La capacidad del USE para detectar y localizar tumores endocrinos ha sido bien documentada. Es incluso posible ver tumores de tan sólo pocos milímetros (Fig. 4–6). Comparado con los otros métodos de imagen, el USE tiene la mayor sensibilidad para la detectar tumores (25). Los insulinomas se ven claramente con el USE, porque 80 a 90% de los tumores son únicos y localizados en el páncreas. El 90% de los gastrinomas se localizan en el "triángulo del gastrinoma" y, por lo tanto, el USE es el procedimiento de imagen

ideal. Se ha calculado que la sensibilidad del USE para detectar gastrinomas duodenales es de 50% y es de 75% para los gastrinomas pancreáticos (26). Además, también detectarse el compromiso de los ganglios con USE. Finalmente, la relación del tumor al conducto pancreático que facilita la enucleación del tumor se define en forma precisa con el USE.

Ultrasonido intraductal

La técnica del Ultrasonido intraductal (USID) es segura y rápida y el transductor interno de alta resolución introducido en el conducto pancreático principal ofrece información que es imposible de obtener con otros procedimientos de imagen.

El USID se realiza utilizando transductores de 20 a 30 MHz incorporados en el extremo de un catéter 4.3F. El mi-

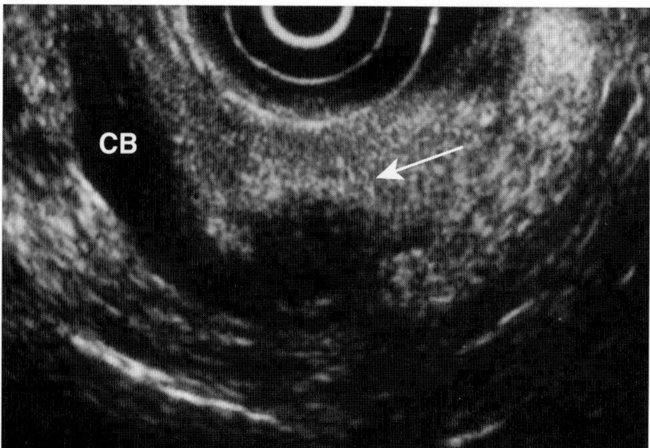

FIG. 5. Insulinoma de 10 mm. El USE demuestra un tumor hipoecoico en la cabeza del páncreas (*flecha*). (*CB, conducto biliar común*)

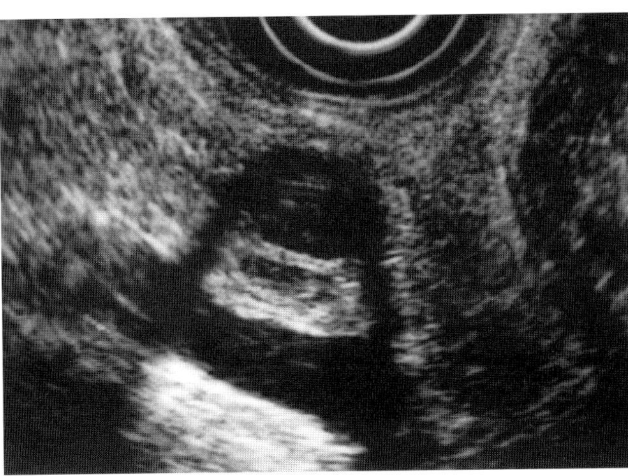

FIG. 6. Tumor endocrino quístico. El USE muestra tumor endocrino quístico debido a hemorragia en el cuerpo del páncreas.

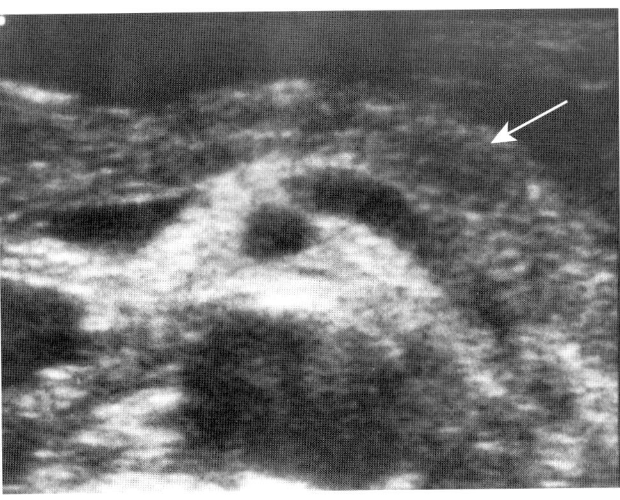

FIG. 7. Insulinoma de 10 mm. El USIO muestra pequeño tumor hipoecoico en el cuerpo del páncreas (*flecha*).

crotransductor se introduce en el conducto pancreático a través del ámpula de Vater, utilizando el duodenoscopio. La posición del transductor se confirma por fluoroscopía. El USID puede descubrir lesiones diminutas pero tiene un papel limitado en el diagnóstico de tumores mayores de 1 cm de diámetro, porque la profundidad de penetración máxima del ultrasonido es de aproximadamente de 1 cm (27).

Ultrasonido intraoperatorio

Con el Ultrasonido intraoperatorio (USIO) los tumores endocrinos tienen la misma apariencia que se observa en el USE. Como en el USE, el USIO puede utilizar transductores de alta frecuencia (7.5 a 10 MHz), evitando las dificultades causadas por la grasa y el gas intestinal; se puede colocar el transductor en estrecho contacto con el área de interés, permitiendo una resolución espacial excelente. De esta manera, los tumores endocrinos de pocos milímetros de diámetro se identifican fácilmente (Fig. 7).

Para realizar el USIO, el cirujano expone el páncreas. La cavidad peritoneal se llena con una solución salina estéril a la temperatura corporal, lo que facilita la transmisión de la onda de ultrasonido. Se le aplica una gelatina de acoplamiento acústico al transductor que se cubre con una funda estéril. Se realizan cortes del páncreas en plano transverso y longitudinal, manteniendo el transductor a 0.5 a 1 cm sobre la superficie de la glándula, lo que mejora la detección de lesiones superficiales. El examen en varios planos es importante para confirmar la presencia de una masa verdadera (que se puede confundir con una estructura vascular) y para demostrar la relación del tumor con el conducto pancreático (28).

Comparado con otros métodos de imagen, el USIO tiene la mayor sensibilidad en la detección de tumores. La sensibilidad del USIO en la detección de los insulinomas se ha estimado de 75 a 100% (29,30). Los estudios falsos positivos

son raros. Los gastrinomas pueden ser difíciles de visualizar porque muchos tumores son extrapancreáticos. Por el contrario, la sensibilidad del USIO para la detección de los gastrinomas intrapancreáticos es de 96% y de 58% para los gastrinomas extrapancreáticos. Los falsos positivos son de 26% para los gastrinomas pancreáticos y 28% para los gastrinomas extrapancreáticos (30).

Tomografía computada

En Tomografía computada (TC) los tumores endocrinos aparecen como masas redondas u ovales bien definidas con reforzamiento (Fig. 8 y 9). Los protocolos típicos en una TC convencional no helicoidal es la utilización de 150 mL de material de contraste a una velocidad de 2 a 3 mL/seg con cortes contiguos de 5 mm del páncreas. La TC helicoidal provee imágenes de alta calidad del páncreas durante la

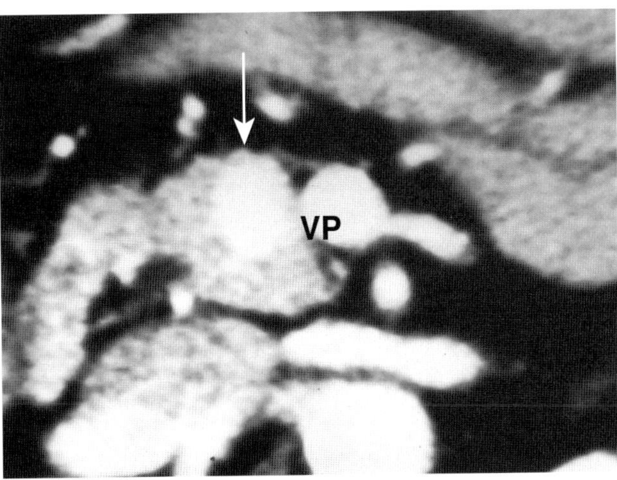

FIG. 8. Insulinoma. La TC demuestra una masa oval bien definida (*flecha*) adyacente a la vena porta (*VP*).

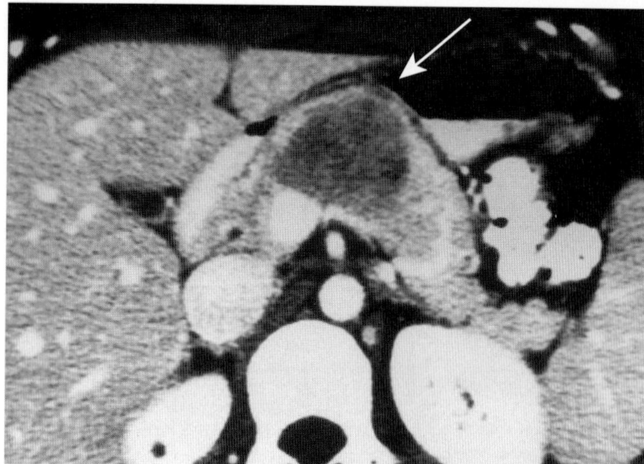

FIG. 9. Tumor endocrino hipovascular. La TC muestra una masa bien definida con discreto reforzamiento en el cuerpo del páncreas (*flecha*).

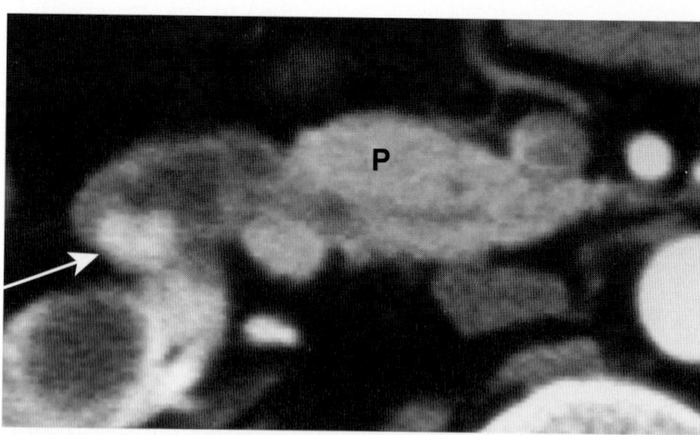

FIG. 10. Gastrinoma duodenal. La TC muestra reforzamiento de una pequeña masa en la pared duodenal (*flecha*). El agua es utilizada como un medio de contraste negativo. (*P, cabeza del páncreas*)

respiración suspendida, con excelente resolución del detalle fino. La TC contrastada se realiza con la técnica bifásica con la inyección del material de contraste en bolo de 3 a 5 mL/seg, para un total de 150 mL de material de contraste. Los cortes helicoidales se obtienen con una colimación de 5 mm y un pitch de 1 a 1.5 del páncreas y del hígado, después de una demora de 30 seg. La TC helicoidal hecha con agua como material de contraste oral negativo localiza en forma satisfactoria los pequeños gastrinomas duodenales (Fig. 10). El agua aumenta la visibilidad de las lesiones en la pared intestinal, evitando el oscurecimiento de los tumores por el material de contraste oral de alta densidad (31).

La TC tiene una sensibilidad de 50 a 80% para la detección de insulinomas y de 30 a 60% para la detección de los gastrinomas (32,33). La precisión global de la TC en la localización de los tumores endocrinos es de aproximadamente 50%. La TC tiene la misma limitación del US. Los tumores grandes se identifican fácilmente, pero los tumores pequeños son difíciles de detectar.

La TC tiene una sensibilidad de 60 a 85% para la detección de metástasis hepáticas y la TC helicoidal bifásica representa una considerable mejoría en la detección (34).

Resonancia Magnética

En Resonancia magnética (RM), los tumores endocrinos aparecen como masas de baja intensidad en T1 (imagen con supresión de grasa) y una masa con una señal de intensidad

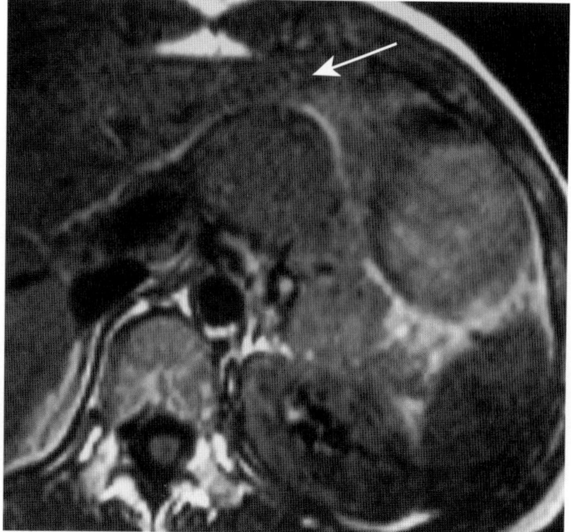
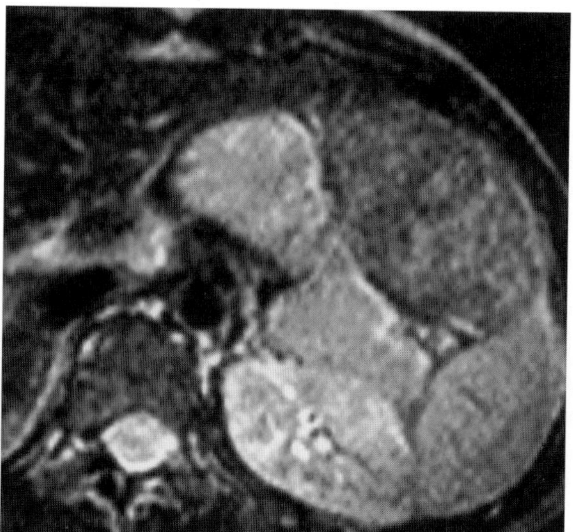

A

B

FIG. 11. Tumor endocrino asintomático. **A:** Imagen de RM T1 demuestra una masa con una intensidad de señal baja en el cuerpo del páncreas (*flecha*). **B:** La masa en T2 aparece con una intensidad de señal alta.

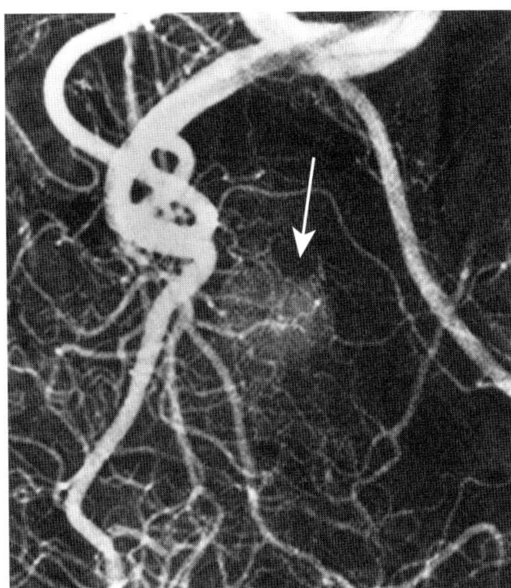

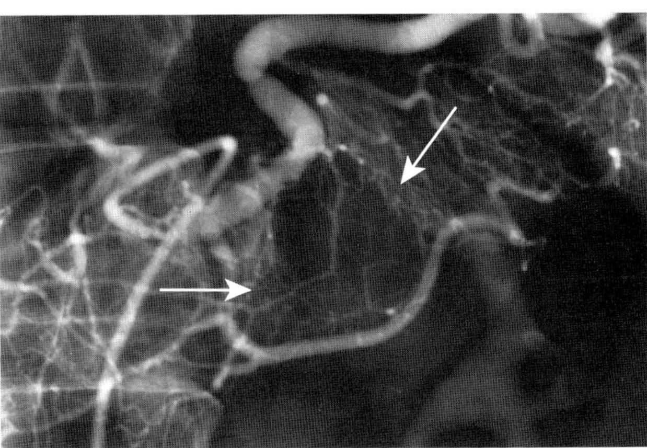

FIG. 14. Tumor endocrino hipovascular. Fase arterial de angiografía esplénica que demuestra desplazamiento de las arterias intrapancreáticas en el cuerpo (*flechas*).

FIG. 12. Insulinoma de 10 mm. Fase arterial de angiografía gastroduodenal que demuestra un tumor hipervascular en la cabeza del páncreas (*flecha*).

alta en T2 (Fig. 11 A y B) (35). Los tumores se pueden observar mejor en las imágenes dinámicas de reforzamiento con gadolinio. De acuerdo a las series publicadas, la RM tiene una sensibilidad de 20 a 100% para la detección de los tumores endocrinos (36,37).

La RM es útil para la detección de las metástasis hepáticas. Las metástasis muestran la misma intensidad de señal de los tumores primarios y se identifican mejor en las imágenes de T2 (38). En un trabajo reciente, la RM tiene una sensibilidad de 43 a 100% para la detección de las metástasis hepáticas.

Arteriografía

La arteriografía todavía tiene un importante papel en la evaluación de los tumores endocrinos, porque muchos tumores

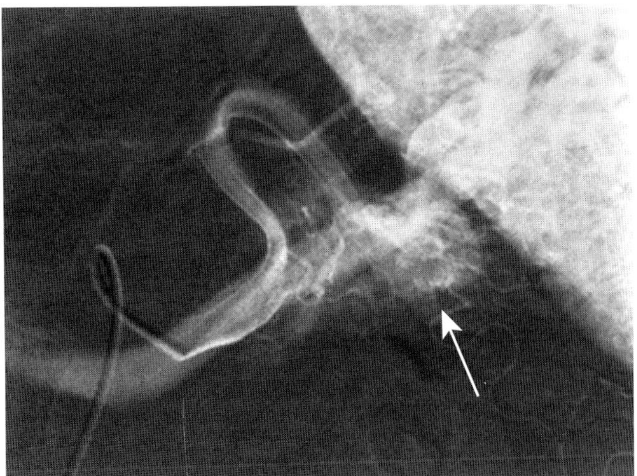

FIG. 13. Insulinoma de 8 mm. Fase capilar de arteriografía esplénica que muestra pequeño tumor hipervascular en la cola del páncreas (*flecha*).

producen síntomas, aun siendo tan pequeños que con frecuencia no son detectados por los métodos seccionales. En la arteriografía, la mayoría de los tumores endocrinos son hipervasculares, independientemente de su tipo celular o actividad hormonal (Fig. 12 y 13). Se opacifican densamente durante la fase arterial y permanecen opacificados hasta la fase venosa. A veces, estos tumores son hipovasculares y se diagnostican por causar desplazamiento de las arterias intrapancreáticas en la fase arterial y por un defecto de llenado en el parénquima pancreático normal durante la fase capilar (Fig. 14).

Los tumores endocrinos pueden ser muy pequeños y se requiere de la arteriografía superselectiva para su demostración. La angiografía superselectiva incluye la cateterización y la inyección de las arterias hepática, esplénica, gastroduodenal, dorsal del páncreas, pancreáticoduodenal superior o inferior y la arteria pancreática magna. La precisión diagnóstica reportado de la arteriografía para la localización de insulinoma es de 75 a 80% (39,40). La arteriografía ha sido menos precisa para el diagnóstico de los gastrinomas, con una precisión de sólo 15% (41).

Por la naturaleza hipervascular de los tumores endocrinos, la arteriografía puede detectar metástasis hepáticas menores de 5 mm de diámetro (42). Las metástasis tienen la misma apariencia arteriográfica de los tumores primarios. La sensibilidad varía entre 70 y 100% con pocas falsas positivas.

Muestreo venoso portal

El muestreo venoso portal es útil para la localización de pequeños tumores endocrinos funcionales del páncreas. El procedimiento incluye la cateterización de la vena porta, utilizando la vía transhepática y la toma de muestras sanguíneas para el análisis hormonal de la vena porta, esplénica, mesentérica superior y de las venas pancreáticas, si es posible. La realización apropiada de este procedimiento requiere de un conocimiento detallado de la anatomía del sistema venoso pancreático y sus variantes. La muestra que contenga la concentración más alta de hormona obtenida de la vena de drenaje del área del tumor, permite localizar la lesión en la región del páncreas o del duodeno. Sin embargo, esta técnica localiza únicamente el tumor en la cabeza, cuerpo o cola del páncreas, siendo difícil determinar la localización y profundidad precisa del tumor en la glándula. En los tumores múltiples, el número preciso y la localización de estos tumores no pueden ser determinados exactamente.

El muestreo venoso portal es una guía precisa para la intervención quirúrgica en la mayoría de los pacientes con insulinoma. Sin embargo, en pacientes con gastrinoma, un muestreo venoso portal no produce una curación quirúrgica, por su frecuente localización extrapancreática, unida a su multiplicidad y su pequeño tamaño.

Las complicaciones de este procedimiento alcanzan 9.2% con una mortalidad de 0.7% (43). Las complicaciones incluyen neumotórax, hemorragia, peritonitis biliar, trombosis venosa mesentérica y la punción inadvertida de órganos adyacentes.

Estimulación arterial y muestreo venoso

Este procedimiento provee información similar a la que aporta el muestreo venoso portal. Las inyecciones arteriales pancreáticas selectivas de un secretagogo (calcio para insulinomas y secretina para los gastrinomas) se realizan después de la arteriografía pancreática. Se elige el secretagogo según su capacidad para estimular la producción hormonal por el tumor endocrino. La concentración de la hormona se mide en las muestras obtenidas de los catéteres colocados en la vena derecha e izquierda e introducidos por punción bilateral de las venas femorales. Las inyecciones de los secretagogos en las arterias que nutren a los tumores producen un incremento en la concentración hormonal en las venas hepáticas (Fig. 15). La estimulación arterial y el muestreo venoso son fáciles de realizar, tienen menos complicaciones que el

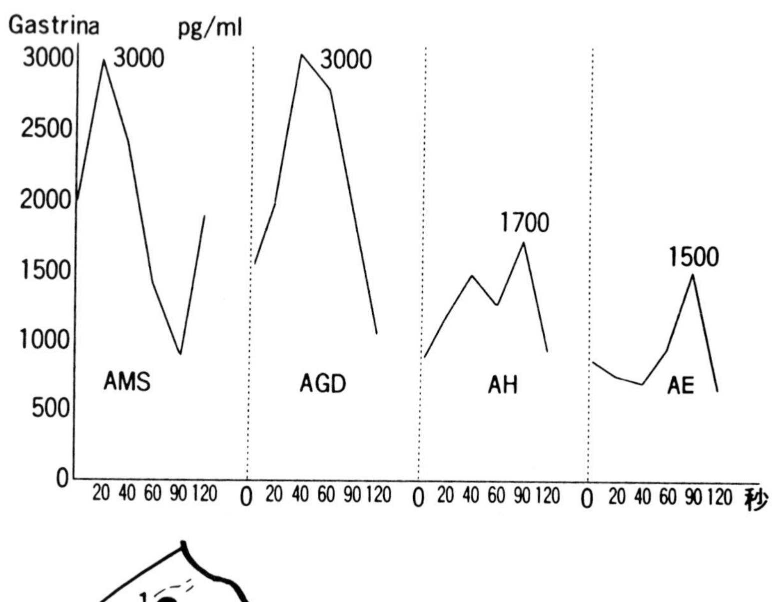

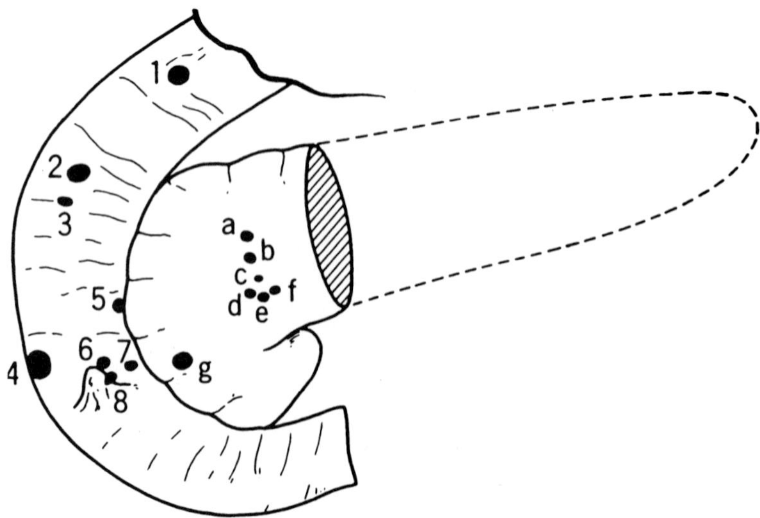

FIG. 15. Estimulación arterial y muestreo venoso. En paciente con sospecha de gastrinoma, las inyecciones de calcio en las arterias que irrigan la cabeza del páncreas, provocan incremento en la concentración hormonal en las venas hepáticas. La histología de la pieza resecada verifica múltiples pequeños gastrinomas en la cabeza del páncreas y en la pared duodenal. (*AMS, arteria mesentérica superior; AGD, arteria gastroduodenal; AH, arteria hepática común; AE, arteria esplénica*)

muestreo venoso portal y puede practicarse al mismo tiempo de la arteriografía.

Esta técnica es particularmente útil en la detección de los gastrinomas. La sensibilidad de la estimulación arterial y el muestreo venoso para la detección de gastrinomas es de 77 a 86% (44,45). Se ha reportado una elevada proporción de curación de pacientes con gastrinoma resecados después de este procedimiento (46).

Medicina nuclear

Muchos tumores endocrinos pancreáticos contienen receptores de somatostatina en sus células (47). Se puede utilizar un radionúclido análogo a la somatostaína (In 111–DTPA-octeotrido) para detectar tumores con receptores de somatostatina. Sin embargo, la sensibilidad de la centelleografía es inferior a la de la TC (48). La baja tasa de detección se debe en parte a que no todos los tumores tienen receptores de somatostatina y aquéllos que la poseen, tienen poca afinidad por los análogos sintéticos, particularmente los insulinomas. Los tumores endocrinos son usualmente pequeños y pueden ser indetectables por medio de este procedimiento con un grado razonable de sensibilidad; además, no se consigue detalle anatómico. Sin embargo, la centelleografía puede ser de valor para localizar la recurrencia tumoral.

COMO LOCALIZAR LOS TUMORES ENDOCRINOS

No existen estudios comparativos de series grandes que comparen las diferentes técnicas para la localización de tumores endocrinos. Las técnicas de localización de varios procedimientos se han utilizado en distintas combinaciones y en diferentes secuencias por investigadores de distintas instituciones. Cada institución tiene una experiencia particular en los diversos procedimientos de imagen y los resultados obtenidos en un lugar pueden no ser reproducibles en otro. Los tumores endocrinos de gran tamaño se diagnostican fácilmente por métodos de imagen seccionales, pero la localización de los tumores pequeños pueden exigir capacidad y experiencia en la interpretación correcta de los métodos de imagen y de los procedimientos de muestreo. La elección del método de imagen debe ser valorado de acuerdo al problema clínico específico.

Insulinoma

Si el diagnóstico clínico es insulinoma y no hay evidencia de MEN, existe una alta probabilidad de que el tumor sea intrapancreático y solitario. El US se utiliza como un método de escrutinio porque tiene la ventaja de ser relativamente barato, no invasivo y con una precisión moderadamente elevada. Cuando hay USE y se cuenta con experiencia, el USE ha probado ser un examen de gran valor para la localización preoperatoria de los insulinomas. La TC también es útil para la delineación de la totalidad del páncreas y la evaluación del

hígado. La RM puede no detectar tumores pequeños, pero puede identificar grandes lesiones asi como metástasis pequeñas en el hígado.

La arteriografía debe realizarse en todos los pacientes con sospecha de insulinoma. Aunque los tumores pequeños pueden no detectarse, la arteriografía es el procedimiento más sensible en la detección de metástasis hepáticas en pacientes con insulinoma maligno. La arteriografía también es valiosa porque da un mapa vascular para la cirugía. La estimulación arterial y el muestreo venoso deben hacerse como una parte del procedimiento, pues son una alternativa promisoria del muestreo venoso portal. Si la arteriografía y el muestreo venoso son negativos y el tumor no es identificado, debe hacerse muestreo venoso portal. Aunque la localización que provee el muestreo venoso portal es limitada, es de gran valor para el cirujano si el tumor no es identificado durante la laparotomía.

Un cirujano experimentado es capaz de palpar 80 a 90% de los insulinomas durante la exploración quirúrgica, por lo que es difícil justificar los métodos de imagen preoperatorios invasivos (49,50). En la Clínica Mayo, el US es el único el método de imagen preoperatorio utilizado para localizar los insulinomas y excluir las metástasis hepáticas y en los ganglios linfáticos. Si el US preoperatorio es negativo, se realiza la exploración quirúrgica y entonces se usa el USIO para localizar los insulinomas no palpables y para definir la relación entre el tumor y el conducto pancreático. La inspección visual y la palpación del páncreas por un cirujano experimentado combinado con el USIO puede localizar virtualmente todos los insulinomas solitarios.

Gastrinoma

Los tumores ectópicos, múltiples y malignos son comunes en pacientes con evidencia clínica de gastrinoma. La evaluación inicial de los pacientes con gastrinoma es similar a la evaluación de los pacientes con insulinoma. Los métodos de imagen seccionales incluyendo el US, TC y RM se realizan como métodos de escrutinio. La TC con agua como medio de contraste oral negativo, puede facilitar la localización de pequeños gastrinomas duodenales. Estos procedimientos tienen una sensibilidad baja, pero los estudios falsos positivos son raros (51,52). El USE es de valor para la detección de gastrinomas intrapancreáticos o gastrinomas ectópicos y para las metástasis en los ganglios linfáticos.

La estimulación arterial y el muestreo venoso pueden aportar información útil, tanto para la localización del tumor primario, como para las metástasis hepáticas. El muestreo venoso portal no está indicado en la evaluación de pacientes con gastrinoma porque ofrece una localización correcta en menos de 60% de los casos. Un muestreo portal venoso positivo no garantiza una exploración quirúrgica exitosa, porque 90% de los gastrinomas se encuentran en el triángulo del gastrinoma (53,54).

Los pacientes con MEN 1 exigen un manejo clínico distinto de los que presentan solamente gastrinoma o insulinoma (55). Estos pacientes pueden ser identificados preoperatoriamente en base a una endocrinopatía preexistente, particularmente hiperparatiroidismo. La mayoría de los pacientes con MEN 1 tienen múltiples tumores pequeños distribuidos en la cabeza, cuerpo y cola del páncreas. Es extremadamente difícil detectar todos estos tumores pequeños en el examen preoperatorio. El manejo de los pacientes con gastrinoma y MEN 1 es materia de discusión y pueden ser tratados en forma médica más que quirúrgica.

REFERENCIAS

1. Creutzfelt W. Endocrine tumors of the pancreas. En: Volk BW, Arquilla ER, ed. *The diabetic pancreas,* 2nd ed. New York: Plenum Medical Book, 1985;543–583.
2. Service FJ, McMahon MM, O'Brien PC et al. Functioning insulinoma. Incidence, recurrence and long-term survival of patients: a 60-year study. *Mayo Clin Proc* 1991;66:711–719.
3. Jensen RT, Gardner JD. Gastrinoma. En: Go VLW, ed. *The pancreas. Pathophysiology and disease.* New York: Raven Press, 1993;931–978.
4. Delvalle J, Yamada T. Secretory tumors of the pancreas. En: Sleasanger MH, Fordtran JS, ed. *Gastrointestinal disease: pathology, diagnosis, management,* 4th ed. Philadelphia: WB Saunders, 1990;1884–1990.
5. Pearse AGE. The APD concept and its implications in pathology. *Pathol Annual* 1974;9:27–42.
6. Larsson LI, Grimelius L, Hakaanson R et al. Mixed endocrine pancreatic tumors producing several peptide hormones. *Am J Pathol* 1975;79: 271–279.
7. Vessilopoulou-Sellin R, Ajani J. Islet cell tumors of the pancreas. *Endocrinol Metabol Clin North Am* 1994;23:53–65.
8. Howard TJ, Stabile BE, Zinner MJ et al. Anatomic distribution of pancreatic endocrine tumors. *Am J Surg* 1990;159:258–264.
9. Service FJ, Dale AD, Elvenback LR et al. Insulinoma. Clinical and diagnostic features of 60 consecutive cases. *Mayo Clin Proc* 1976;51 417–429.
10. Stabile BE, Morrow DJ, Passaro E Jr. The gastrinoma triangle: operative implications. *Am J Surg* 1984;147:25–31.
11. Anderson DK. Current diagnosis and management of Zollinger-Ellison syndrome. *Ann Surg* 1989;210:685–703.
12. Imamura M, Adachi H, Takahashi K. Usefulness of selective arterial secretin injection test for localization of gastrinoma in patients with Zollinger-Ellison syndrome. *Ann Surg* 1987;205:230–239.
13. Bloom SR, Plak JM. Glucagonoma syndrome. *Am J Med* (Suppl 5B) 1987;82:25–36.
14. Jaffe BM. Surgery for gut hormone-producing tumors. *Am J Med* (Suppl 5B) 1987;82:68–76.
15. Gower WR Jr, Fabri PJ. Endocrine neoplasms (non-gastrin) of the pancreas. *Semin Surg Oncol* 1990;6:98–105.
16. Bone HG III. Diagnosis of the multiglandular endocrine neoplasias. *Clin Chem* 1990;36:711–718.
17. Skogseid B, Larsson C, Oberg K. Genetic and clinical characteristics of multiple endocrine neoplasia type I. *Acta Oncol* 1991;30:485–488.
18. Lamers CBHW. Gastrinoma in multiple endocrine neoplasia type I. *Acta Oncol* 1991;30:489–492.
19. Kuhn FP, Gunther RW, Ruckert K et al. Ultrasonic demonstration of small pancreatic endocrine tumors. *J Clin Ultrasound* 1982;10: 173–175.
20. Gorman B, Charboneau JW, James EM et al. Benign pancreatic insulinoma: preoperative and intraoperative sonographic localization. *AJR* 1986;147:929–934.
21. Shawker TH, Doppman JL, Dunnick NR et al. Ultrasonic investigation of pancreatic islet cell tumors. *J Ultrasound Med* 1982;1:193–199.
22. Gunther RW, Klose KJ, Ruckert K et al. Localization of small islet cell tumors: preoperative and intraoperative ultrasound, computed tomography, arteriography, digital substraction angiography and pancreatic venous sampling. *Gastrointest Radiol* 1985;10:145–152.
23. London JF, Shawker TH, Doppman JL et al. Zollinger-Ellison syndrome: prospective assessment of abdominal US in the localization of gastrinomas. *Radiology* 1991;178:763–767.
24. Glover JR, Shorovon PJ, Lees WR. Endoscopic ultrasound for localization of islet cell tumors. *Gut* 1992;33:108–110.
25. Pitre J, Soubrane O, Palazzo L et al. Endoscopic ultrasonography for the preoperative localization of insulinomas. *Pancreas* 1996;13:55–60.
26. Rosziewship PH, Amoyal P, Amoyal G. Localization of gastrinomas by endoscopic ultrasonography in patients with Zollinger-Ellison syndrome. *Surgery* 1995;117:629–635.
27. Furukawa T, Tsukamoto Y, Naitoh Y et al. Differential diagnosis of pancreatic diseases with an intraductal ultrasound system. *Gastrointest Endosc* 1994;40:213–219.
28. Gunther RW, Klose KJ, Ruckert K et al. Islet-cell tumors: detection of small lesions with computed tomography and ultrasound. *Radiology* 1983;148:485–488.
29. Grant CS, van Heerden J, Charboneau JW et al. Insulinoma: the value of intraoperative ultrasonography. *Arch Surg* 1988;123:843–848.
30. Norton JA, Cromack DT, Shawker TH et al. Intraoperative ultrasonographic localization of islet cell tumors: a prospective comparison to palpation. *Ann Surg* 1988;207:160–168.
31. Winter TC III, Freeny PC, Nghiem HV. Extrapancreatic gastrinoma localization: value of arterial phase helical CT with water as an oral contrast agent. *AJR* 1996;166:51–52.
32. Krudy AG, Doppman JL, Jensen RT et al. Localization of islet cell tumors by dynamic CT: comparison with plain CT, arteriography and venous sampling. *AJR* 1984;143:585–589.
33. Stark DD, Moss AA, Goldberg HI et al. CT of pancreatic islet cell tumors. *Radiology* 1984;150:491–494.
34. Foley WD, Hoffmann RG, Quiroz FA et al. Hepatic helical CT: contrast material injection protocol. *Radiology* 1994;192:367–371.
35. Smelka RC, Cumming MJ, Shoenut J et al. Islet cell tumors: comparison of dynamic contrast–enhanced CT and MR imaging with dynamic gadolinium enhancement and fat suppression. *Radiology* 1993;186: 799–802.
36. Frucht H, Doppman JL, Norton JA et al. Gastrinomas: comparison of MR imaging with CT, angiography and US. *Radiology* 1989;171: 713–717.
37. Wise SR, Johnson J, Sparkes J et al. Gastrinoma: the predictive value of preoperative localization. *Surgery* 1989;106:1087–1093.
38. Tjon A, Tham RTO, Falke THM et al. CT and MR imaging of advanced Zollinger-Ellison syndrome. *J Comput Assist Tomogr* 1989;13: 821–828.
39. Galiber AK, Reading CC, Charboneau JW et al. Localization of pancreatic insulinoma: comparison of pre- and intraoperative US with CT and angiography. *Radiology* 1988;166:405–408.
40. Katz LB, Aufs AH Jr, Rayfield E et al. Preoperative localization and intraoperative glucose monitoring in the management of patients with pancreatic insulinoma. *Surg Gynecol Obstet* 1986;163:509–512.
41. Maton PN, Miller DL, Doppman JL et al. Role of selective angiography in the management of patients with Zollinger-Ellison syndrome. *Gastroenterology* 1987;92:913–918.
42. Andersson T, Eriksson B, Hemmingsson A et al. Angiography, computed tomography, magnetic resonance imaging and ultrasonography in detection of liver metastases from endocrine gastrointestinal tumors. *Acta Radiol* 1987;28:535–539.
43. Hoevels J, Lunderquist A, Owman T. Complications of percutaneous transhepatic catheterization of the portal vein and its tributaries. *Acta Radiol Diagn* 1980;21:593–601.
44. Doppman JL, Miller DL, Chang R et al. Gastrinomas: localization by means of selective intraarterial injection of secretin. *Radiology* 1990;174:25–29.
45. Rosato FE, Bonn J, Shapiro M et al. Selective arterial stimulation of secretin in localization of gastrinomas. *Surg Gynecol Obstet* 1990; 171:196–200.
46. Imamura M, Takahashi K, Isobe Y et al. Curative resection of multiple gastrinomas aided by selective arterial secretin injection test and intraoperative secretin test. *Ann Surg* 1989;210:710–718.
47. Shubert ML. *In vivo* somatostatin receptor imaging in the detection and treatment of gastrointestinal cancer. *Gastroenterology* 1991;100: 1143–1144.
48. King CMP, Reznek RH, Bomanji J et al. Imaging neuroendocrine tumors with radiolabelled somatostatin analogues and x-ray computed tomography: a comparative study. *Clin Radiol* 1993;48:386–391.
49. Daggart PR, Goodbum AE, Kurtz AB et al. Is preoperative localization of insulinomas necessary? *Lancet* 1981;1:483–486.

50. Edis AJ, McIlrath DC, van Heerden JA et al. Insulinoma : current diagnosis and surgical management. *Curr Probl Surg* 1976;13:1–45.
51. Norton JA, Doppman JL, Collen MJ et al. Prospective study of gastrinoma localization and resection in patients with Zollinger-Ellison syndrome. *Ann Surg* 1986;204:468–479.
52. Fraker DJ, Norton JA. Localization and resection of insulinomas and gastrinomas. *JAMA* 1988;259:3601–3605.
53. Miller DL, Doppman JL, Metz D et al. Zollinger-Ellison syndrome: technique, results and complications of portal venous sampling. *Radiology* 1992;182:235–241.
54. Cherner JA, Doppman JL, Norton JA et al. Selective venous sampling for gastrin to localize gastrinomas: a prospective assessment. *Ann Intern Med* 1986;105:841–847.
55. Demeure MJ, Klonoff DC, Karam JH et al. Insulinomas associated with multiple endocrine neoplasia type 1: the need for a different surgical approach. *Surgery* 1991;110:998-1004.

Abdomen: Hígado, Bazo, Vías Biliares, Páncreas y Peritoneo, Tomo II.
Editores: M. E. Stoopen, K. Kimura y P. R. Ros.
Lippincott Williams & Wilkins, Philadelphia © 1999.

CAPITULO 18

Diagnóstico del pequeño carcinoma ductal del páncreas

Joe Ariyama

La importancia del adenocarcinoma ductal del páncreas en el mundo es cada vez mayor conforme aumenta su incidencia. Los carcinomas del páncreas son la cuarta causa de muerte por cáncer en Japón. De acuerdo a las etapas definidas por la *Japan Pancreas Society,* la supervivencia a cinco años fue 46% en etapa I, 28% en etapa II, 20% en etapa III y 8% en etapa IV (1). En los Estados Unidos, no se ha reportado una supervivencia a cinco años mayor de 1 a 2% en los pacientes con cáncer del páncreas, después de realizado el diagnóstico (2). Por lo tanto, debe hacerse todo lo posible para diagnosticar los carcinomas del páncreas en una etapa temprana. La forma más eficiente de controlar grandes grupos de población debería ser descubrir una prueba inmunológica o bioquímica sencilla. Hasta ahora, sin embargo, tales marcadores tumorales han tenido un papel limitado en el escrutinio de los carcinomas pancreáticos pequeños. El diagnóstico por imagen ha demostrado que el uso de varias técnicas permite detectar los carcinomas pancreáticos pequeños.

PACIENTES Y METODOS

Con el fin de determinar la factibilidad del empleo de varios procedimientos de imagen para detectar los carcinomas pancreáticos pequeños y mejorar el pronóstico postoperatorio, se condujo un estudio de 366 pacientes con adenocarcinomas ductales del páncreas estudiados en un período de 10 años. La relación de varones a hembras fue de 234:132 y el rango de la edad fue de 33 a 91 años con una media de 63 años de edad. Los procedimientos utilizados fueron el Ultrasonido (US) y la Tomografía computada (TC). Cuando los hallazgos del US y la TC sugirieron pequeños carcinomas pancreáticos, se prosiguió con el Ultrasonido endoscópico

Dr. J. Ariyama: Profesor de Gastroenterología, Universidad de Juntendo, Tokio, Japón.

(USE) y la Colangiopancreatografía retrógrada por endoscopía (CPRE). Sin embargo, recientemente la CPRE fue reemplazada por la Colangiopancreatografía por resonancia magnética (CPRM). Cuando el USE, la CPRM o la CPRE revelaron anormalidades, se hizo una pancreatoscopía con instrumentos de pequeño calibre, biopsia pancreática ductal y Ultrasonido intraductal (USID).

RESULTADOS

Síntomas y estudios de laboratorio

Los síntomas iniciales de los carcinomas pancreáticos habitualmente son inespecíficos y no sugieren una etiología específica. Dolor abdominal, ictericia y baja de peso son las manifestaciones más frecuentes. El dolor se debe a pancreatitis consecutiva a la obstrucción del conducto pancreático principal por el tumor, a distensión del páncreas por la lesión primaria y a invasión del retroperitoneo. Es un dolor visceral cuya patogenia exacta no ha sido aclarada. Cerca de dos tercios de los carcinomas del páncreas se originan en la cabeza del páncreas y 70% de los pacientes tienen ictericia obstructiva como resultado de la obstrucción del conducto biliar común. La ictericia es progresiva, indolora y con frecuencia es la manifestación inicial de los pacientes con carcinoma de páncreas. La baja de peso ocurre habitualmente en pacientes con carcinomas avanzados debido a la combinación de anorexia e insuficiencia pancreática. La Tabla 1 muestra los síntomas de 25 pacientes con carcinoma del páncreas menor de 12 mm de diámetro, la mayoría de los cuales no son específicos.

Las pruebas de laboratorio de los pacientes con carcinoma del páncreas e ictericia obstructiva generalmente muestran elevación de la bilirrubina sérica, transaminasas, fosfatasa alcalina, gamma-glutamyltransferasa y leucina aminopeptidasa. Los niveles séricos de las enzimas pancreáticas incluyendo amilasa, lipasa y elastasa 1, aumentan

TABLA 1. *Síntomas del carcinoma pancreático pequeño*

Síntoma	ts1a ($n=7$) (<1.0 cm)	ts1b ($n=18$) (1.1–2.0 cm)
Dolor abdominal	3 (43%)	10 (56%)
Ictericia	0	4 (22%)
Diabetes mellitus	0	3 (17%)
Diarrea	1 (14%)	2 (11%)
Dolor lumbar	0	1 (6%)
Ninguno	3 (43%)	0

ts, tamaño del tumor

debido a pancreatitis distal en cerca de 30% de los pacientes. Las pruebas de función pancreática son sensibles pero inespecíficas para diagnosticar enfermedad del páncreas y tanto el carcinoma como la pancreatitis son difíciles de diferenciar en base a los hallazgos de estas pruebas. Los marcadores tumorales como el CA 19-9, DUPAN-2, Span 1 y el antígeno carcinoembriogénico son indicadores fiables de la presencia de carcinoma pancreático avanzado, pero rara vez son útiles para diagnosticar carcinomas en etapa temprana. La Tabla 2 muestra los resultados de los estudios de laboratorio en pacientes con carcinoma pancreático pequeño. Los tumores menores de 1 cm no muestran anormalidad significativa de las pruebas de laboratorio.

Ultrasonido

En nuestra experiencia, el US ha sido un método útil para la detección del carcinoma de páncreas. Debido a que la mayoría de los pacientes japoneses no son obesos, el páncreas y los tejidos peripancreáticos se pueden observar bien. Los carcinomas de páncreas aparecen en US como masas focales o difusas en comparación con el parénquima adyacente normal. El margen del tumor no se demarca con claridad. Los pequeños carcinomas del páncreas fueron puestos en evidencia cuando el páncreas se pudo ver bien (Fig. 1). El US fue sensible para mostrar la dilatación de los conductos biliares y pancreáticos (Fig. 2). Cuando el carcinoma de páncreas

TABLA 2. *Anormalidades del laboratorio en el carcinoma pancreático pequeño*

Anormalidad	ts1a ($n=7$) (< 1.0 cm)	ts1b ($n=18$) (1.1–2.0 cm)
ALP elevada	0	10 (56%)
OGT elevada	2 (29%)	7 (39%)
GTP elevada	0	6 (33%)
Amilasa elevada	2 (29%)	6 (33%)
CA 19-9 elevado	1 (14%)	0
CEA elevado	0	3 (60%)
Ninguno	3 (43%)	0

ts, tamaño de tumor; ALP, fosfatasa alcalina; OGT, tolerancia a la glucosa oral; GTP, glutamyl transpeptidasa; CA, antígeno de carohidrato; CEA, antígeno carcinoembrionico.
Tuvieron pruebas de CEA 5 pacientes.

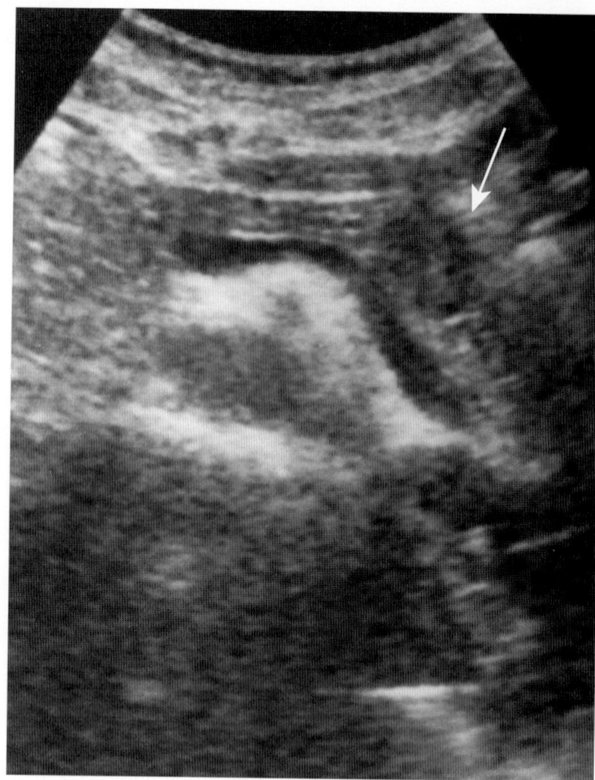

FIG. 1. Carcinoma de 18 mm en el cuerpo del páncreas. El US demuestra un pequeño tumor hipoecoico en el cuerpo del páncreas (*flecha*).

produce obstrucción, es posible seguir el trayecto del conducto pancreático o biliar hasta el nivel en que termina en la masa (Fig. 3); sin embargo, en algunos pequeños carcinomas, el tumor no se puede ver y la dilatación ductal puede ser la única evidencia sonográfica de la enfermedad.

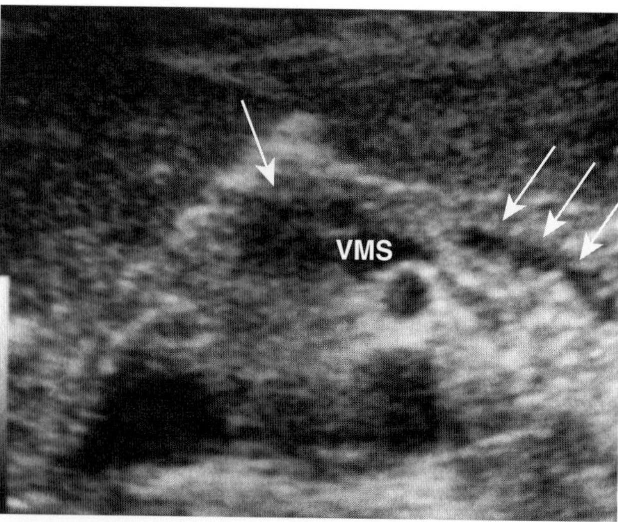

FIG. 2. Carcinoma de 13 mm en la cabeza del páncreas. El US muestra un pequeño tumor hipoecoico (*flecha de arriba*) con dilatación del conducto principal (*tres flechas derechas*). (*VMS, vena mesentérica superior*)

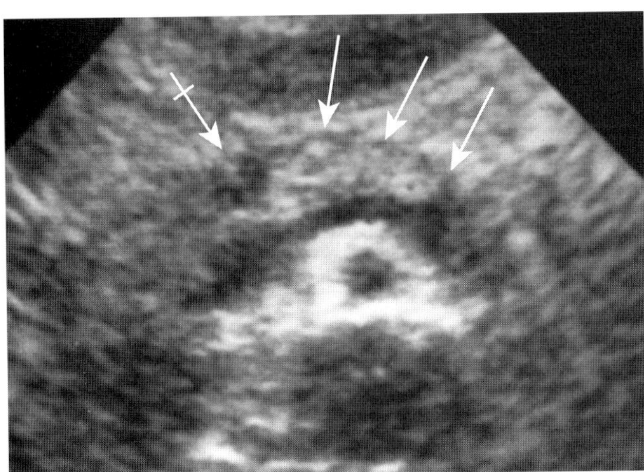

FIG. 3. Carcinoma de 6 mm en el cuerpo del páncreas. El US demuestra un pequeño tumor hipoecoico (*flecha cruzada*) en el cuerpo y una pequeña dilatación distal del conducto (*flechas*).

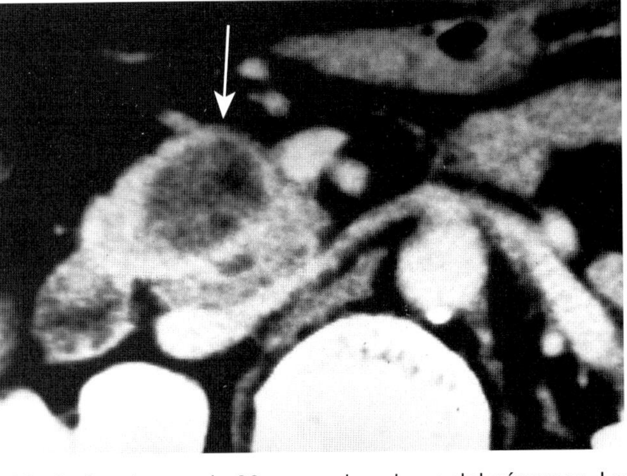

FIG. 4. Carcinoma de 20 mm en la cabeza del páncreas. La TC muestra un tumor hipoatenuante en la cabeza del páncreas (*flecha*).

El US es también valioso para detectar pequeños carcinomas del páncreas. En un estudio masivo hecho en 14 instituciones japonesas, se examinaron con US 423.905 sujetos y se detectaron 39 carcinomas pancreáticos; la tasa de detección fue de 0.011% y 12 de los 39 pacientes tenían lesiones menores de 2 cm (3). Los resultados indican que el US es suficientemente sensible para detectar carcinomas pancreáticos pequeños en sujetos asintomáticos.

En el departamento de consulta externa del Hospital de la Universidad Juntendo, se sospechó carcinoma de páncreas en 9422 pacientes en un período de 10 años. Los síntomas incluyeron dolor abdominal de causa no explicada, inicio súbito de diabetes mellitus o anormalidades de laboratorio tales como elevación de las enzimas pancreáticas o marcadores tumorales. En estos pacientes, se comprobaron 121 carcinomas de páncreas (1.3%), de los cuales 118 fueron detectados por medio de US. No se pudieron demostrar tres carcinomas en la cola del páncreas (0.003%). La sensibilidad y la especificidad fueron de 98%, el valor predictivo positivo 37% y el valor predictivo negativo 99%. De esta manera, se comprobó que el US es un método fiable para el escrutinio del carcinoma del páncreas.

Tomografía computada

La técnica óptima de TC para examinar los carcinomas del páncreas incluye la inyección apropiada del medio de contraste endovenoso, la selección adecuada de la velocidad y la adquisición de los datos y la correcta selección del grosor de los cortes (5). En los pacientes en quienes se sospecha carcinoma de páncreas únicamente son necesarios los estudios realzados con el contraste.

Los carcinomas de páncreas se observan como masas hipoatenuantes en comparación con el parénquima vecino en los cortes de TC reforzados con contraste (Fig. 4). Cuando se logra una intensa opacificación del páncreas en cortes delgados de TC dinámica o TC helicoidal, pueden verse tumores de menos de 2 cm que no modifican el contorno de la glándula (Fig. 5 y 6).

Colangiopancreatografía retrógrada por vía endoscópica

La CPRE ha resultado ser un método muy exacto para el diagnóstico de carcinomas del páncreas. Se han reportado niveles de exactitud entre 90 y 100% (6).

Solamente se ha reportado de algunos casos con pancreatografías normales en los que se comprobó la existencia carcinoma del páncreas. Las anormalidades del sistema de los ductos incluyen obstrucción, estenosis con dilatación, extravasación del tumor hacia el ducto remanente y defecto de llenado en el conducto dilatado. Los adenocarcinomas del

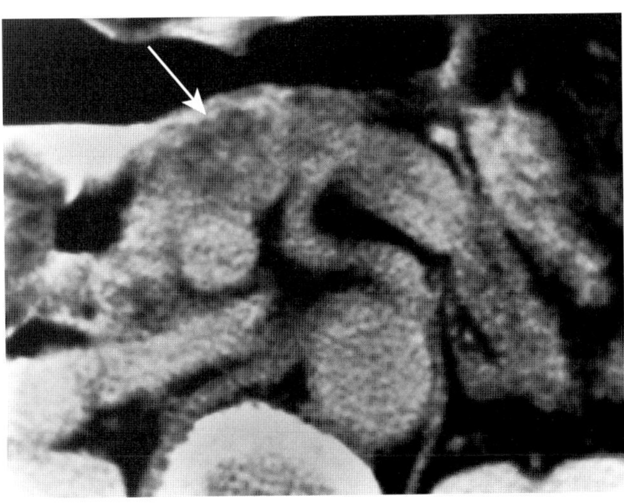

FIG. 5. Carcinoma de 6 mm en el cuello del páncreas. La TC dinámica demuestra un pequeño tumor hipoatenuante en el cuello del páncreas (*flecha*).

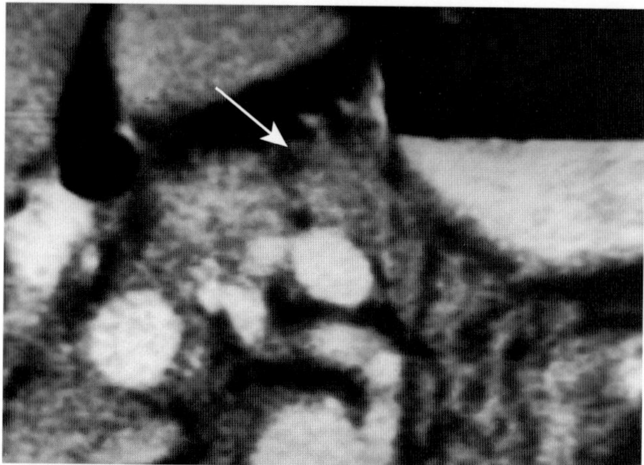

FIG. 6. Carcinoma de 10 mm en el cuerpo del páncreas. La TC muestra un pequeño tumor hipoatenuante en el cuerpo del páncreas (*flecha*).

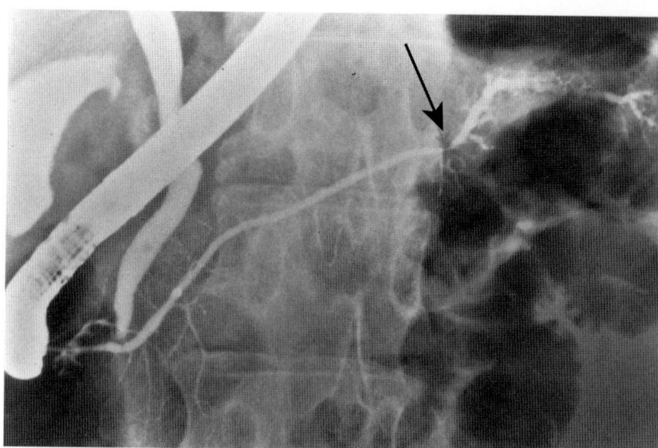

FIG. 8. Carcinoma de 10 mm *in situ* en la cola del páncreas. La CPRE muestra estenosis (*flecha*) y dilatación distal del conducto en la cola.

páncreas provienen del epitelio ductal, por lo que la CPRE puede poner en evidencia lesiones muy pequeñas. Todos los 25 pacientes con carcinoma de páncreas incluidos en nuestro estudio por tener tumores menores de 2 cm de diámetro mostraron anormalidades ductales en la CPRE (Fig. 7 y 8). Algunos de los cambios de la pancreatografía son inespecíficos para carcinoma y exigen continuar la investigación o contar con evidencia adicional para establecer el diagnóstico. Los cambios en la pancreatografía no permiten predecir el tamaño del tumor ni su extensión peripancreática.

Colangiopancreatografía con resonancia magnética

La CPRM fue realizada en 550 pacientes en quienes se sospechó enfermedad pancreatobiliar, utilizando un resonador de 1.5 T (Toshiba, Visard). Se obtuvieron imágenes con un disparo único fuertemente ponderadas en T2, durante una apnea de 3 segundos, utilizando la técnica de Espín-eco rápida y asimétrica (FASE). En los 30 pacientes incluidos en nuestro estudio en quienes el sistema ductal pancreático fue normal, pudo verse el conducto principal en 100%, el conducto de Santorini en 90% y la rama del proceso uncinado en 83%. La CPRM puso en evidencia la estenosis y la dilatación del conducto pancreático proximal, en 38 de 44 pacientes con adenocarcinoma pancreático ductal (Fig. 9). La lesión más pequeña fue de 10 mm de diámetro (Fig. 10). En los 6 pacientes restantes no se observó anormalidad en el conducto pancreático principal y los tumores estuvieron

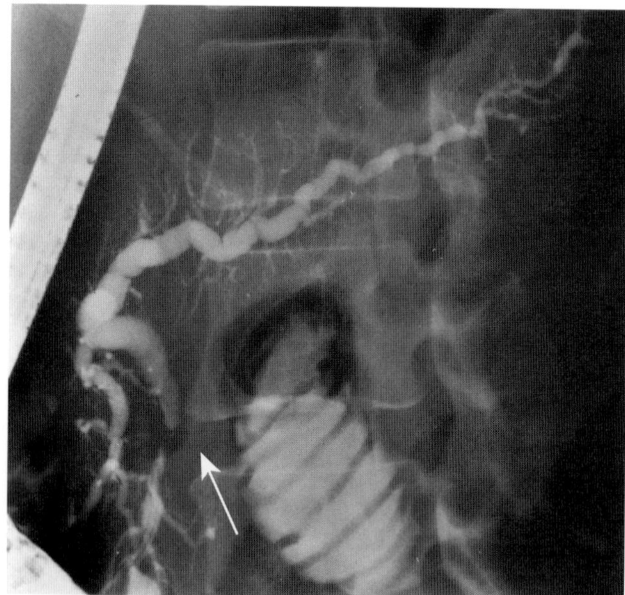

FIG. 7. Carcinoma de 13 mm en la cabeza del páncreas. La CPRE demuestra estenosis del conducto de Wirsung (*flecha*) y dilatación del conducto.

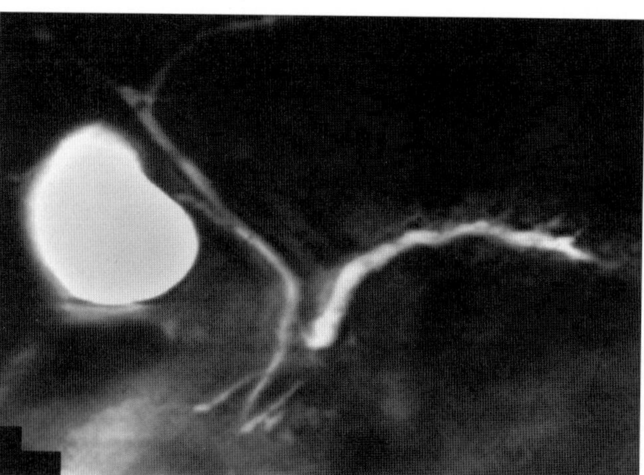

FIG. 9. Carcinoma de 20 mm en la cabeza del páncreas. La CPRM muestra estenosis tanto del conducto de Wirsung como el de Santorini con dilatación del conducto principal. Los conductos biliares se observan normales.

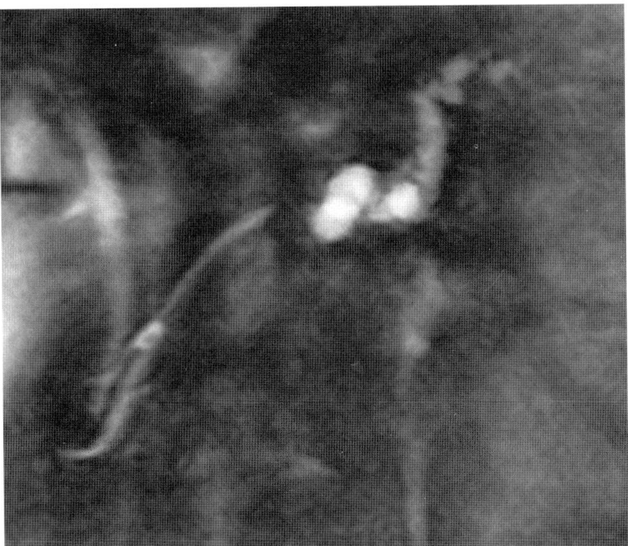

FIG. 10. Carcinoma de 10 mm en el cuerpo del páncreas. La CPRM demuestra estenosis proximal y dilatación del conducto principal.

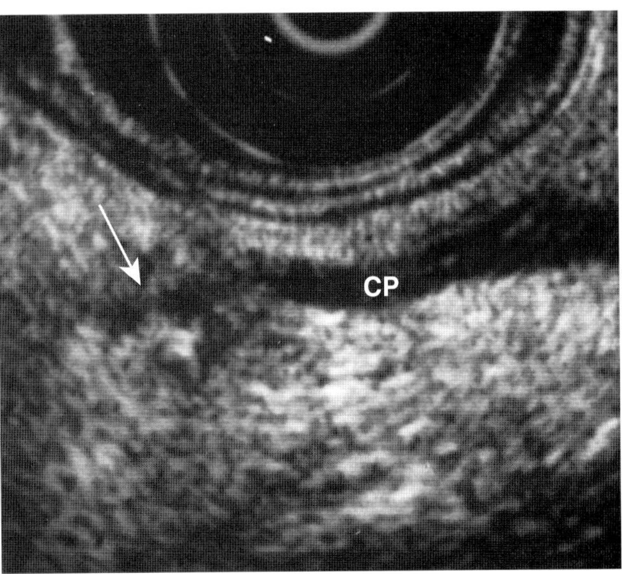

FIG. 12. Carcinoma de 10 mm en el cuerpo del páncreas. La USE muestra un tumor hipoecoico con un área central hiperecoica en el cuerpo del páncreas. (*CP, conducto principal dilatado*)

limitados a las ramas colaterales, al conducto de Santorini o a la parte distal de la cola del páncreas. La diferenciación entre estenosis maligna del conducto pancreático y lesiones benignas debidas a pancreatitis, continúa siendo una limitación de la CPRM.

La CPRM tiene algunas ventajas sobre la CPRE. No tiene complicaciones conocidas, no depende de la habilidad del operador, es un procedimiento no invasivo con un alta eficacia, no exige preparación y mejora la observación del conducto proximal a la obstrucción (7). En nuestra institución, la CPRM ha reemplazado a la CPRE en el diagnóstico de las enfermedades pancreatobiliares.

Ultrasonido endoscópico

La USE se ha convertido en un procedimiento aceptado por ser seguro y exitoso para el diagnóstico de los carcinomas del páncreas. Todas las partes del páncreas pueden ser observadas y el tiempo de examen es menos de 20 minutos. En comparación con la CPRE, el USE es menos invasivo y está libre de complicaciones; también es sensible para la detección de pequeños carcinomas del páncreas. Permite detectar lesiones en el parénquima o en el sistema ductal que midan menos de 5 mm. Por lo general, los carcinomas del páncreas son hipoecoicos pero pueden ser ecogénicos o mixtos (Fig. 11 y 12). En comparación con el US, la TC, la CPRE y la angiografía, el USE es la técnica más sensible para observar los carcinomas de páncreas. En nuestra institución, el procedimiento delineó lesiones de 1 cm incrustadas en el epitelio ductal en tres pacientes (Fig. 4).

Ultrasonido intraductal (USID)

El USID, que se realiza por medio de transductores de alta resolución que se colocan en el interior del conducto pancreático principal, provee información más allá de la que proporciona cualquier otro procedimiento de diagnóstico. La USID se practica con un transductor de 20 a 30 MHz, incorporado en la punta de un catéter de 2 mm de diámetro. Esta microsonda se introduce en el conducto pancreático principal a través de la papila de Vater utilizando el duodenoscopio.

La USID tiene un papel limitado en los adenocarcinomas ductales mayores de 1 cm de diámetro. Esto se debe a que la penetración del haz ultrasónico es insuficiente cuando es de más de 1 cm. También es difícil pasar una estenosis del

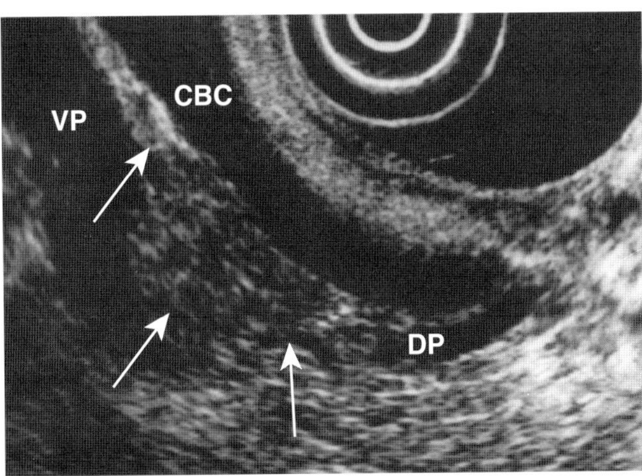

FIG. 11. Carcinoma de 20 mm en la cabeza del páncreas. El USE muestra un tumor hipoecoico en la cabeza del páncreas (*flechas*). (*CBC, conducto biliar común; DP, conducto pancreático; VP, vena porta*)

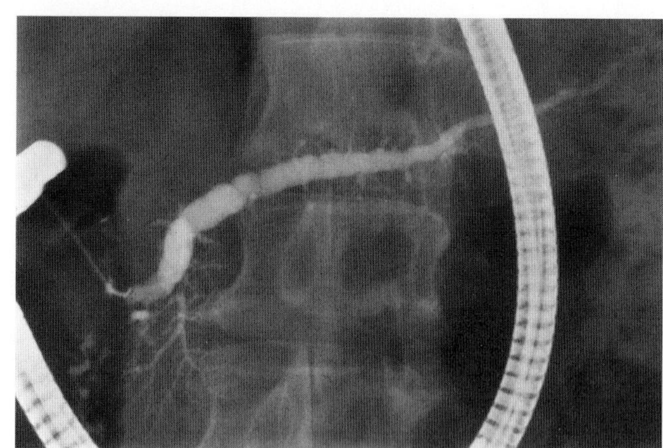
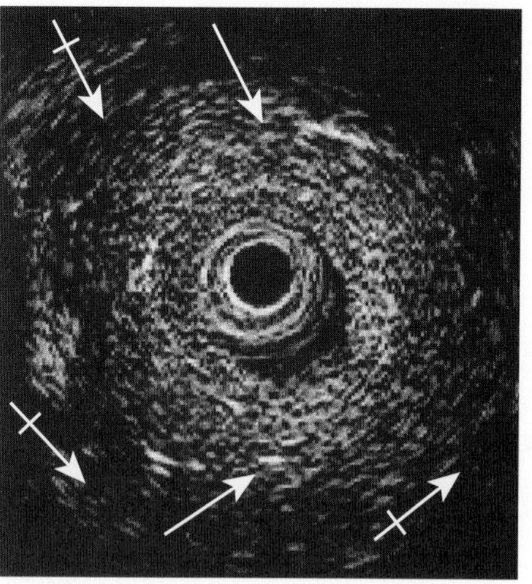

FIG. 13. Adenocarcinoma papilar intraductal con invasión del parénquima. **A:** CPRE. La canulación de la papila menor demuestra el conducto pancreático dilatado. **B:** El USID muestra el tumor intraductal hiperecoico (*flechas*) y tumor invasor hipoecoico (*flechas cruzadas*).

conducto pancreático con el catéter de USID para colocar el transductor en el sitio deseado (9). El USID es valioso para descubrir pequeñas invasiones del parénquima debidas a adenocarcinomas papilares ductales (Fig. 13A y B) y también para diferenciar la pancreatitis focal del carcinoma. En la pancreatitis focal, el USID muestra el parénquima pancreático normal.

Biopsia de los conductos pancreáticos

La citología por aspiración del jugo pancreático a menudo lleva largo tiempo. La biopsia de los conductos pancreáticos es un método rápido y seguro para obtener la confirmación histológica de los carcinomas pancreáticos. En la mayoría de los casos, pueden obtenerse especímenes para biopsia. Des-

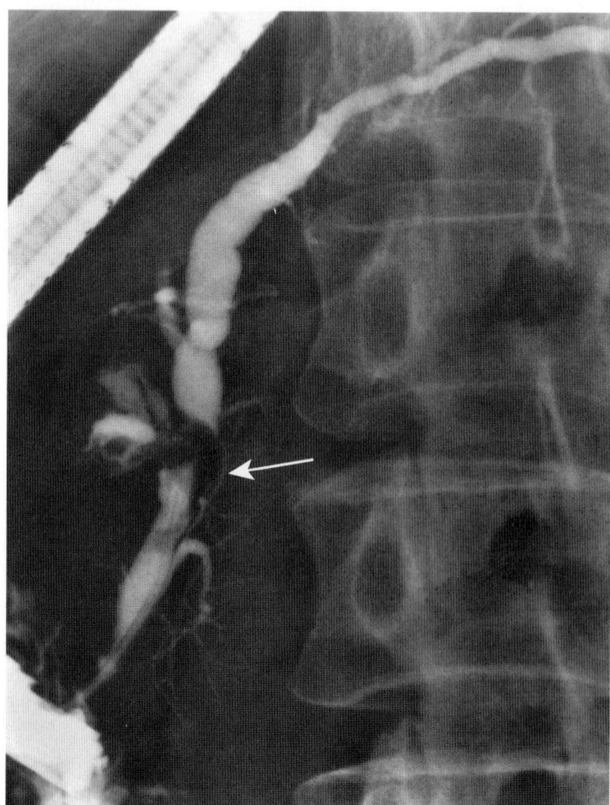
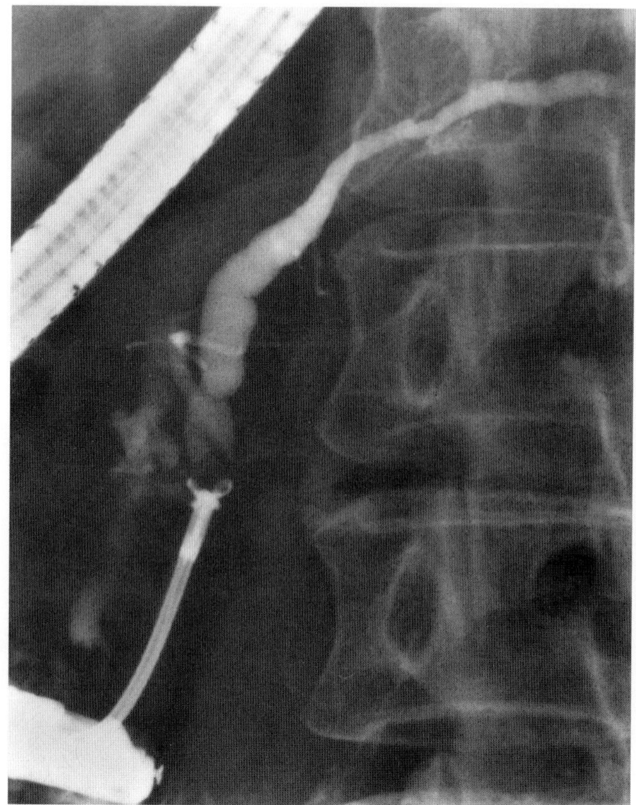

FIG. 14. Carcinoma pleomórfico del páncreas 20 mm. **A:** La CPRE demuestra un defecto de llenado en el conducto pancreático principal (*flecha*). **B:** Biopsia bajo vía fluoroscópica. El examen histológico del espécimen muestra un carcinoma pleomórfico.

pués de obtener la imagen del sistema ductal con CPRE se introduce un forceps con un extremo blando en el conducto pancreático principal y se obtiene la biopsia bajo control fluoroscópico (Fig. 14A y B).

Maguchi et al. (10) han reportado que realizaron biopsias de los conductos pancreáticos en 54 pacientes con carcinoma de páncreas. El diagnóstico de carcinoma fue establecido en 65% de los pacientes con obstrucción ductal y en 79% de los pacientes con estenosis ductal. La eficacia global fue de 71%. Los especímenes de biopsia fueron difíciles de obtener en los carcinomas pancreáticos que obstruían el conducto principal. En estos casos, la utilización de un forceps con apertura lateral mejoró el resultado.

En nuestra institución se ha realizado la biopsia del conducto pancreático en 39 pacientes con carcinomas de páncreas confirmados. La CPRE mostró estenosis del conducto pancreático u obstrucción en 27, defecto de llenado intraductal en 2 y dilatación con secreción de mucina en 10. La biopsia fue positiva en 13 de 27 pacientes con estenosis u obstrucción del conducto pancreático principal, en todos los pacientes con defecto de llenado intraductal y en 3 de 10 pacientes con dilatación ductal con secreción de mucina. La eficacia global fue de 46%. En todos los pacientes el tumor tenía menos de 3 cm. Las causas de estudios negativos incluyeron una biopsia pequeña, fragmentada y un espécimen que no fue obtenido del sitio del tumor, a pesar del control fluoroscópico. Cuando un carcinoma pancreático relativamente pequeño produce estenosis u obstrucción del conducto principal, la biopsia del tumor puede ser difícil.

Pancreatoscopía

El pancreatoscopio tiene un diámetro en el rango de 0.75 a 2.4 mm y puede ser introducido dentro del conducto principal, sin realizar esfinterotomía. Las indicaciones para la pancreatoscopía son el diagnóstico diferencial de las anormalidades del conducto vistas en las CPRE y la valoración de la invasión intraductal de los tumores capilares. La pancreatoscopía se realiza después de la CPRE, con irrigación de una solución salina a través del catéter o el visor, ya que la obtención de buenas imágenes de la porción libre del conducto pancreático depende de la presión del líquido que se irriga. El conducto pancreático normal tiene el aspecto de un tubo liso, blanquecino-rosado y en el que pueden verse los orificios de las ramas laterales. Los carcinomas del páncreas se observan obstruyendo el conducto principal por el tumor que protruye, con o sin vasos tumorales y con frecuencia es factible observar sangrado.

Miyake et al. (11), reportaron haber visto la lesión en 90% de 87 pacientes en los que realizaron pancreatoscopía. En nuestro departamento se ha realizado la pancreatoscopía en 69 pacientes. Estos incluyen 19 pacientes con carcinoma de páncreas, 15 con tumor papilar intraductal y 30 con pancreatitis crónica. La CPRE mostró el aspecto típico del carcinoma en 17 pacientes, pero en dos casos el diagnóstico definitivo fue difícil. Tres de los quince pacientes con pancreatitis crónica fueron difíciles de diagnosticar por

medio de CPRE; en cinco pacientes la pancreatoscopía fue útil para el diagnóstico diferencial, particularmente para diferenciar carcinoma de pancreatitis focal.

Angiografía

El desarrollo de los métodos de imagen seccional, USE, CPRM y CPRE ha disminuido la importancia de la angiografía para evaluar a los pacientes con carcinoma de páncreas. La angiografía se reserva en la actualidad para evaluar a los pacientes en quienes otros procedimientos de imagen resultan equívocos o negativos, a pesar de que exista evidencia clínica de carcinoma de páncreas y para proporcionar el mapa de las estructuras vasculares para la cirugía.

Pronóstico postoperatorio del carcinoma del páncreas

El seguimiento de 77 pacientes con carcinoma de páncreas en quienes se resecó el tumor, demostró que la supervivencia depende del tamaño del tumor. La tasa de supervivencia acumulada a 5 años después de la operación en pacientes cuyo tumor era menor de 1 cm, fue de 100% (Fig. 15). Estadísticamente, no hubo diferencia en la tasa de supervivencia en pacientes cuyo tumor era mayor de 1.1 cm. Histológicamente, los tumores menores de 1 cm se encontraron limitados al epitelio del conducto, sin invasión del parénquima. Los especímenes resecados fueron seccionados cada 5 mm y fueron examinados histológicamente. Los tumores menores de 1 cm no presentaron evidencia de metástasis linfática, invasión vascular ni invasión perineural. En cambio, esta extensión histológica a menudo se vio en tumores mayores de 1.1 cm con invasión del parénquima. Los tumores menores de 1 cm que están limitados al epitelio del conducto son considerados adenocarcinomas pancreáticos tempranos.

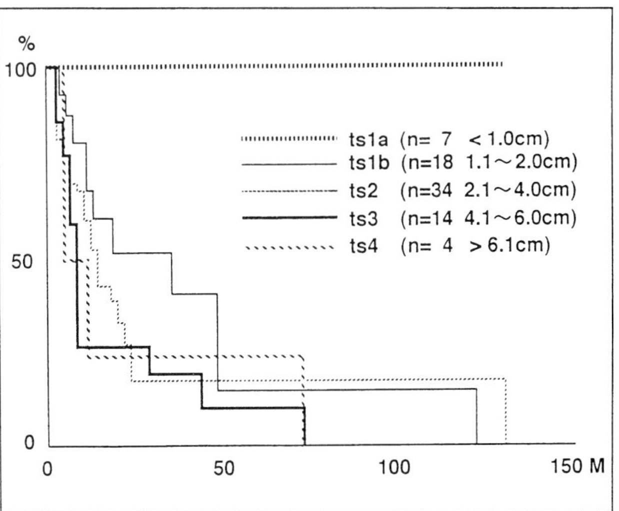

FIG. 15. Tasas de supervivencia del carcinoma de páncreas. (*M, meses; ts, tamaño del tumor*)

REFERENCIAS

1. Japan Pancreas Society. *The Japanese national pancreatic cancer survey 1990.* Kobe: Japan Pancreas Society, 1991.
2. National Cancer Institute. Annual cancer statistics review 1973–1988. Bethesda MD: Department of Health and Human Services, 1991, NIH Publication No.91:2789.
3. Ariyama J, Suyama M, Ikari T et al. The detection and prognosis of small pancreatic carcinoma. *Int J Pancreatol* 1990;7:37–47.
4. Inamoto Y, Kawamura S. Ultrasound mass survey in the detection of pancreatic carcinoma (in Japanese). *J Gastroenterol Mass Survey* 1992;96:88–94.
5. Megibow AJ. Pancreatic adenocarcinoma: designing the examination to evaluate the clinical questions. *Radiology* 1992;183:297–303.
6. Freeny PC, Lawson TL. Radiology of the pancreas. New York: Springer-Verlag, 1982:449.
7. Reinhold C, Bret PM. Current status of MR cholangiopancreatography. *AJR* 1996;166:1285–1295.
8. Yasuda K, Nakajima M, Kawai K. Endosonography in the diagnosis of pancreatic cancer. En: Freeny PC, Stevenson GW, ed. Alimentary tract radiology, 5th ed. St. Louis: Mosby,1994:1127–1131.
9. Itoh A, Goto H, Naitoh Y et al. Intraductal ultrasonography in diagnosing tumor extension of cancer of the papilla of Vater. *Gastrointest Endosc* 1997;45:251–260.
10. Maguchi H, Obara T, Koike Y et al. Usefulness and significance of endoscopic pancreatic biopsy in the diagnosis of pancreatic carcinomas (in Japanese). *Gastroent Endosc* 1992;34:1291–1305.
11. Miyake H, Morita Y, Nakazawa T et al. Peroral pancreatoscopy (in Japanese). *Dig Imag Abdom* 1991;11:409–414.

PARTE V

Abdomen General

Abdomen: Hígado, Bazo, Vías Biliares, Páncreas y Peritoneo, Tomo II.
Editores: M. E. Stoopen, K. Kimura y P. R. Ros.
Lippincott Williams & Wilkins, Philadelphia © 1999.

CAPITULO 19

Anatomía de la cavidad peritoneal

Morton A. Meyers

Conocer las relaciones de las reflexiones y cavidades peritoneales es básico para la comprensión de la complicada anatomía de la cavidad peritoneal y su significado clínico y para la utilización de estudios hechos con varias modalidades de imagen.

El mesenterio mayor y los ligamentos no sólo constituyen los pliegues suspensorios del peritoneo sino que también forman los límites parciales o completos de varios compartimientos intraabdominales. Las figuras 1 y 2 muestran una revisión completa de las complicadas relaciones anatómicas dentro del abdomen. Estas muestran claramente varias de las estructuras peritoneales de soporte y los planos de reflexión del cual provienen. Su íntima relación con los órganos intraperitoneales y extraperitoneales por lo general explican las manifestaciones clínicas y radiográficas de las enfermedades (1).

SITIOS DE FIJACION DEL PERITONEO POSTERIOR

La figura 3 muestra las reflexiones del peritoneo desde la profundidad de la pared abdominal hacia el intestino, el hígado y el bazo. El mesocolon transverso forma la principal barrera que divide la cavidad abdominal en los compartimientos supramesocólico e inframesocólico. La raíz del mesenterio del intestino delgado, orientada oblicuamente, divide además al compartimiento inframesocólico en dos espacios de diferente tamaño; el más pequeño, el espacio infracólico derecho, está limitado en la parte inferior por la unión del mesenterio con la inserción del colon ascendente y, el más grande, es el espacio infracólico izquierdo, el cual está anatómicamente abierto hacia la pelvis.

La pelvis es la región de la cavidad peritoneal más profunda tanto en la posición erecta como en la supina. Sus

compartimientos incluyen el fondo de saco medio o saco de Douglas (fondo de saco rectovaginal en la mujer y fondo de saco rectovesical en el hombre) y los recesos laterales paravesicales. El saco de Douglas es la región más caudal y posterior de la cavidad peritoneal (Fig. 4). Anatómicamente, se continúa con las correderas parietocólicas y los recesos peritoneales situados a los lados del colon ascendente y descendente. La corredera parietocólica derecha es ancha y profunda y se continúa superiormente con el espacio subhepático y con su profunda extensión posterosuperior hacia el hígado, la cual se conoce en cirugía como saco de Morison. El espacio subhepático derecho se continúa anatómicamente con el espacio subfrénico derecho, alrededor del extremo lateral del ligamento coronario derecho del hígado. En contraste, la corredera parietocólica izquierda es estrecha y superficial e interrumpe su continuidad con el espacio subfrénico izquierdo (espacio periesplénico o perihepático izquierdo) por el ligamento frenocólico, el cual se extiende desde la flexura esplénica del colon hasta el diafragma izquierdo.

ANATOMIA DETALLADA DEL CUADRANTE SUPERIOR DERECHO

Los anatomistas y cirujanos confundieron por largo tiempo los espacios y los compartimientos que existen alrededor del lóbulo derecho del hígado y, sorpresivamente, no fue sino hasta 1966 cuando Boyd definió claramente el ligamento coronario, como se conoce ahora, suspendiendo al lóbulo hepático derecho de la pared posterior (2). En esta forma, la cavidad peritoneal que rodea al lóbulo derecho del hígado está dividida en un espacio subfrénico y un espacio subhepático (Fig. 5).

El espacio subhepático derecho

Debajo de la superficie visceral del lóbulo derecho del hígado, el espacio subhepático derecho está compuesto de 2 compartimientos (Fig. 6). El espacio subhepático anterior

Dr. M. A. Meyers: Profesor distinguido de Radiología y Medicina, State University of New York at Stony Brook, Stony Brook, NY, USA.

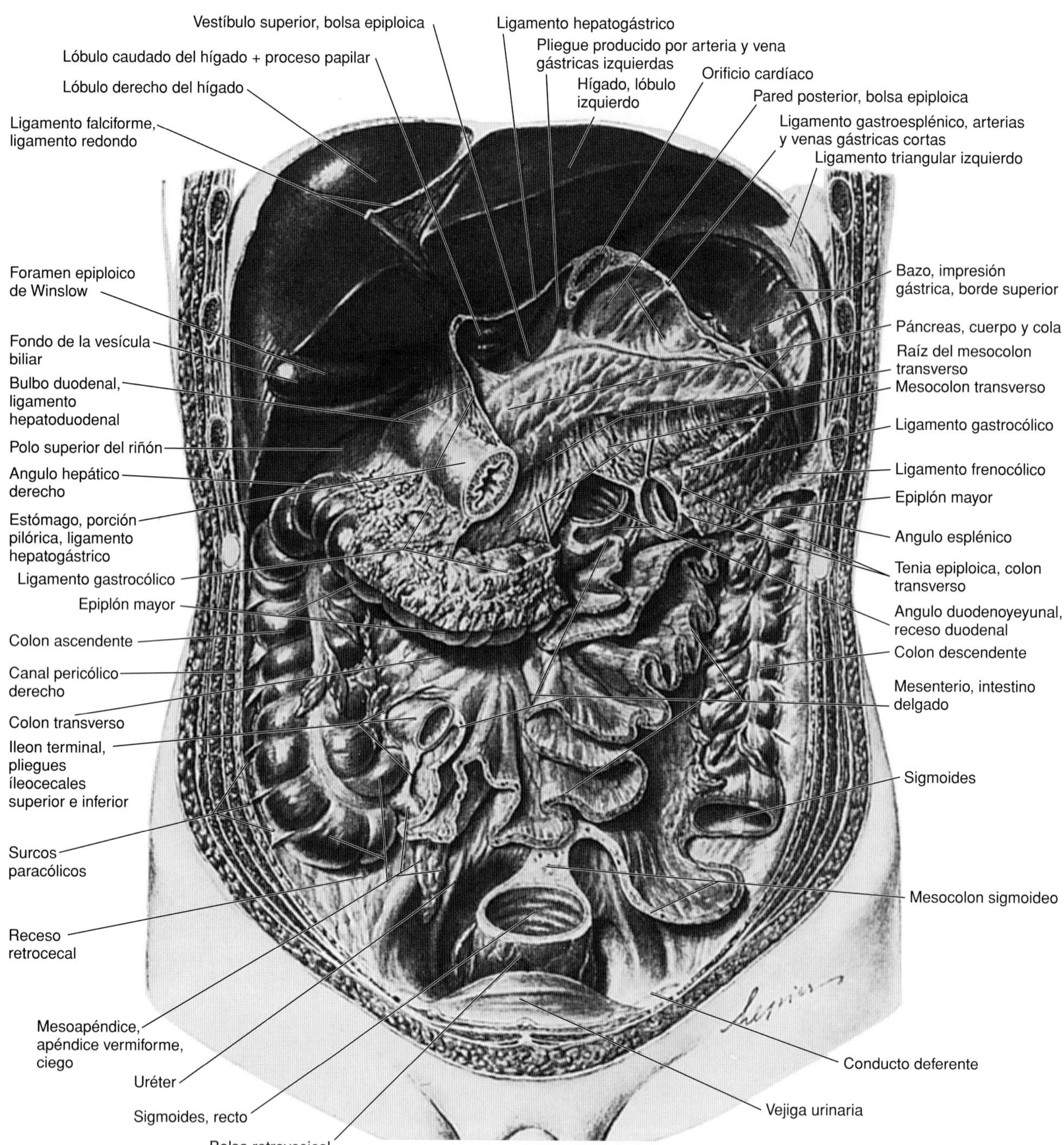

FIG. 1. Vísceras abdominales. El estómago ha sido retirado desde el cardias hasta el píloro mostrando el saco menor (bursa omental) y las estructuras de la pared posterior. (Tomado de Sobotta J, Figge FHJ. *Atlas of human anatomy.* Baltimore: Urban & Schwarzenberg, 1977.)

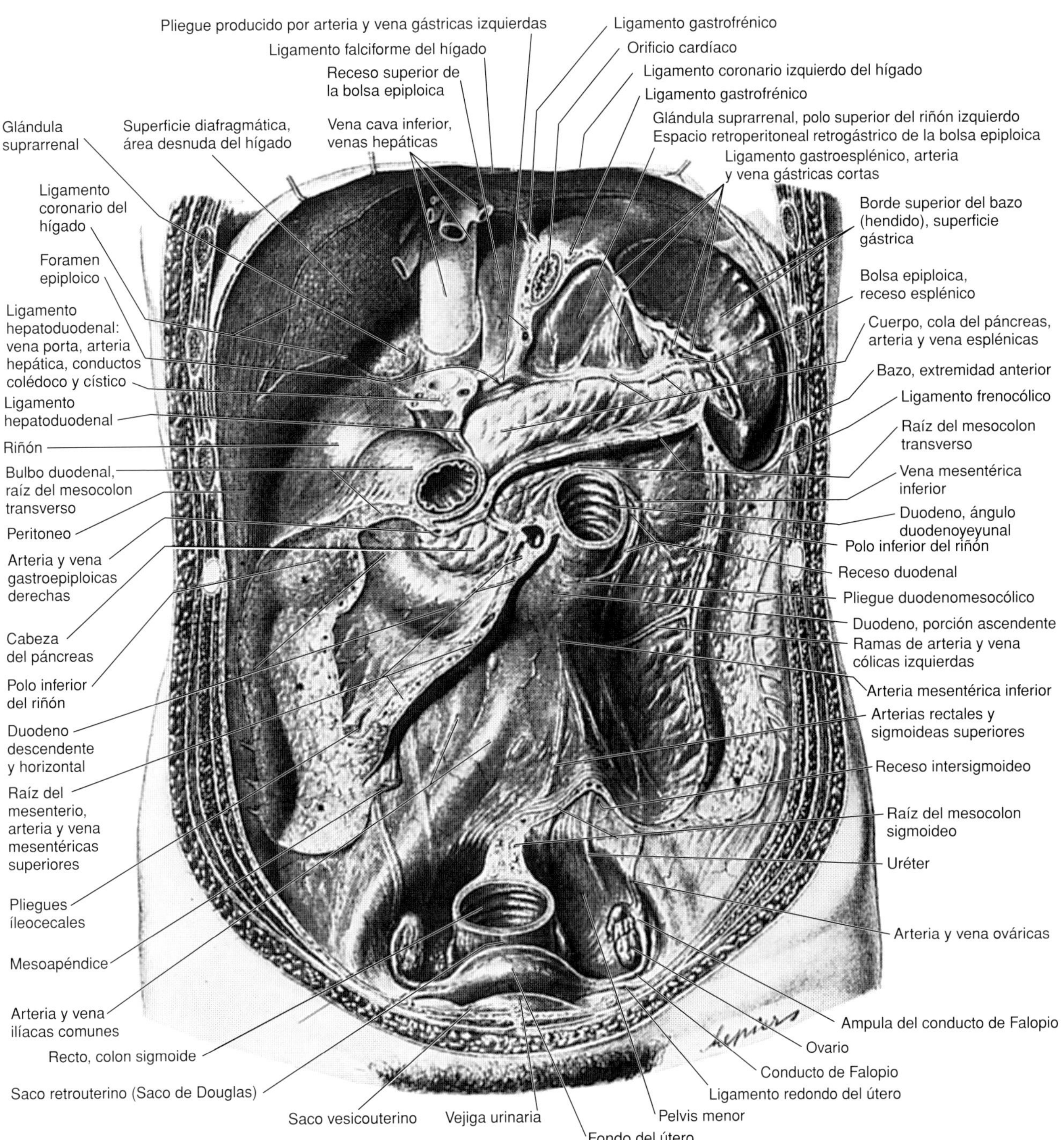

FIG. 2. Retroperitoneo en una mujer adulta. (Tomado de Sobotta J, Figge FHJ. *Atlas of human anatomy.* Baltimore: Urban & Schwarzenberg, 1977.)

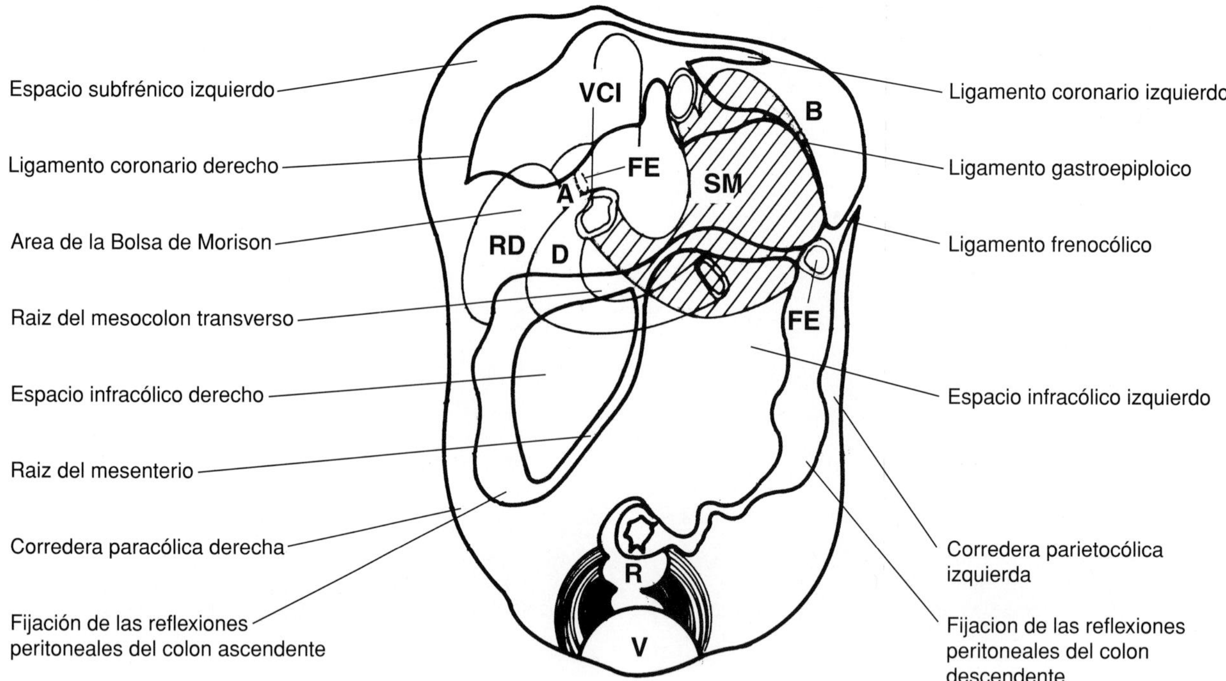

FIG. 3. Esquema de los pliegues y recesos peritoneales posteriores. (*B, bazo; SM, trascavidad de los epiplones; VCI, vena cava inferior; FE, foramen epiploico; RD, riñón derecho; D, duodeno; A, glándula suprarrenal; FE, flexura esplénica del colon; R, recto; V, vejiga urinaria*) (Tomado de Meyers MA. The spread and localization of acute intraperitoneal effusion. *Radiology* 95:547, 1970)

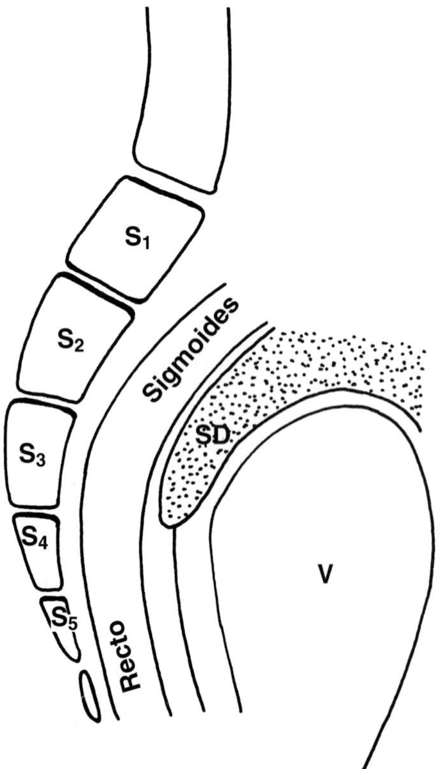

FIG. 4. El fondo de saco de Douglas (*SD*). La extensión inferior de las reflexiones peritoneales, que comprenden el fondo de saco de Douglas, está fijada a la fascia de Denonvillier (septum rectovaginal o rectovesical) y se proyecta generalmente desde la parte inferior del segundo segmento sacro a la parte superior del cuarto segmento sacro. Sin embargo,está constantemente frente a la unión rectosigmoidea. (*V, vejiga urinaria*) (Tomado de Meyers MA. Distribution of intra-abdominal malignant seedings: dependency on dynamics of flow of ascitic fluid. *AJR* 1973;119:198.)

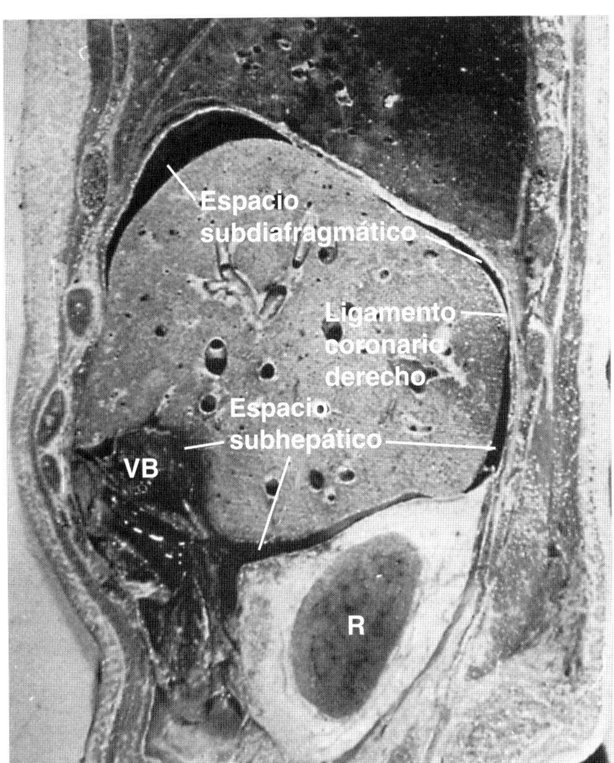

FIG. 5. Corte anatómico parasagital derecho. El ligamento coronario derecho mantiene suspendido al hígado del diafragma en la parte posterior y divide al recesoperitoneal que rodea al lóbulo derecho en un espacio subfrénico y un espacio subhepático. (*VB, vesícula biliar; R, riñón derecho*) (Tomado de Meyers MA. *Dynamic radiology of the abdomen: normal and pathologic anatomy,* 2nd ed. New York: Springer-Verlag, 1982.)

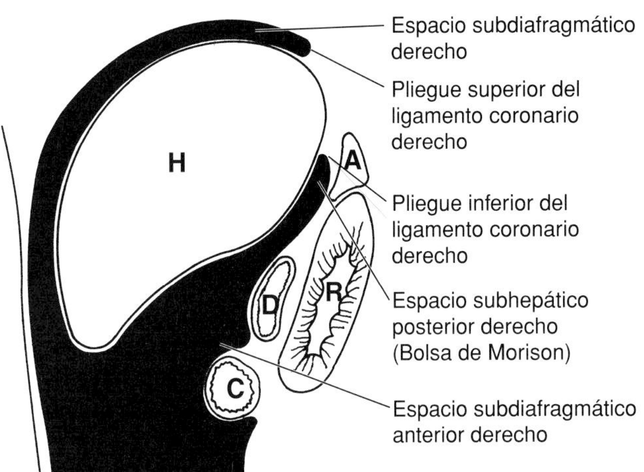

FIG. 6. Esquema parasagital derecho. El espacio subhepático derecho comprende los compartimientos anterior y posterior (fondo de saco de Morison) y se continúa anatómicamente con el espacio subfrénico derecho. Las reflexiones del ligamento coronario marcan el sitio del "area desnuda" sin peritoneo del hígado (*H*). (*R, riñón derecho; A, glándula suprarrenal; D, duodeno descendente; C, colon transverso*) (Tomado de Meyers MA. *Dynamic radiology of the abdomen: normal and pathologic anatomy,* 2nd ed. New York: Springer-Verlag,1982.)

está limitado inferiormente por el inicio del colon transverso y el mesocolon y está en relación con la vesícula biliar. El espacio subhepático posterior se encuentra en íntima relación con el peritoneo parietal posterior, por encima del riñón derecho. Se proyecta hacia arriba en forma de un receso entre la impresión renal del hígado al frente y el polo superior del riñón derecho por detrás. La extensión posterosuperior del espacio subhepático derecho hacia su delimitación superior por el ligamento coronario derecho se conoce anatómicamente como fosa hepatorrenal y, clínicamente, como fondo de saco de Morison.

El fondo de saco de Morison es la región más baja del surco paravertebral derecho cuando el cuerpo se encuentra en posición supina. La figura 7 muestra sus relaciones anatómicas importantes. Inferiormente, está limitado por la flexura hepática del colon y la reflexión peritoneal al inicio del mesocolon transverso; medialmente está limitado por la segunda porción del duodeno, donde éste desciende anterior al hilio renal y lateralmente, se comunica en profundidad con el hígado, alrededor del margen del ligamento coronario derecho, por arriba con el espacio subfrénico derecho y, en el flanco, con la corredera parietocólica derecha.

El espacio subfrénico derecho

El espacio subfrénico derecho es un gran compartimiento continuo que se extiende sobre la superficie diafragmática del lóbulo derecho hepático hasta su límite posterior e inferior con el ligamento coronario derecho.

El ligamento falciforme separa a los espacios subfrénicos derecho e izquierdo. La región situada abajo y a cada lado del borde libre del ligamento falciforme semeja un delta en el que se comunican los espacios subfrénico y subhepático derecho (3).

Espacio subfrénico izquierdo

El ligamento coronario suspensor del lóbulo izquierdo del hígado, a diferencia del derecho, está fijado unido arriba, casi en el centro del abdomen y más anteriormente que los ligamentos coronario derecho y triangular (3). Como es pequeño, los espacios anatómicos que rodean el lóbulo izquierdo del hígado están comunicados libremente (Fig. 8).

La figura 9 ilustra los sitios de fijación del mesenterio en el del cuadrante superior izquierdo. El extremo de la cola del páncreas, después de extenderse y cruzar frente al riñón izquierdo, se convierte en una estructura intraperitoneal que se incorpora o envuelve entre las hojas del ligamento esplenorrenal.

Una estructura de particular importancia en el cuadrante superior izquierdo del abdomen es el ligamento frenocólico (4). Este es un fuerte pliegue peritoneal falciforme, que se extiende de la flexura esplénica anatómica del colon al

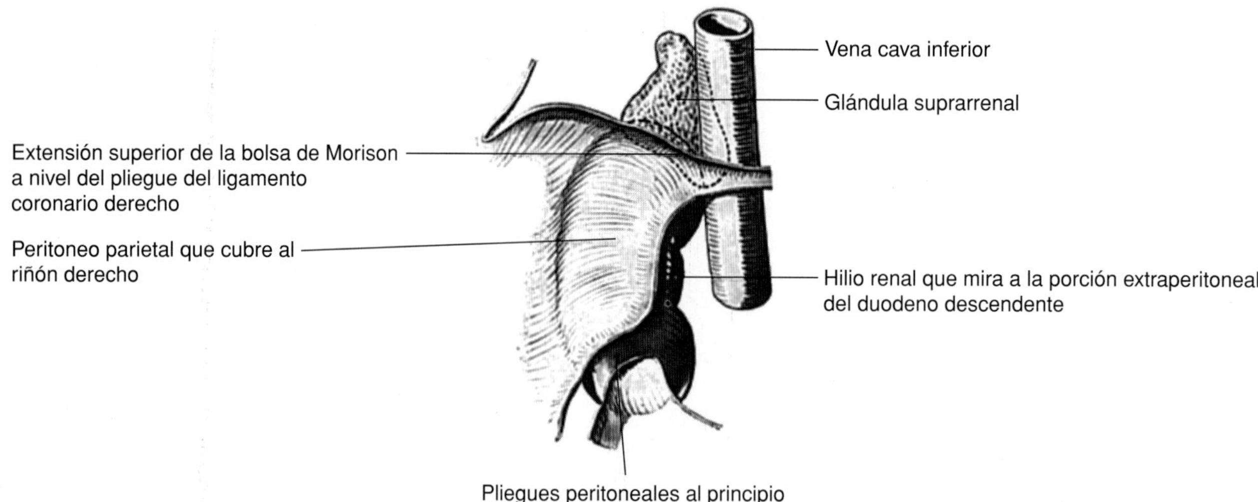

FIG. 7. Vista frontal de las relaciones anatómicas del fondo de saco de Morison frente a la superficie visceral de la parte profunda del lóbulo derecho del hígado. (Tomado de Meyers MA. *Dynamic radiology of the abdomen: normal and pathologic anatomy,* 2nd ed. New York: Springer-Verlag, 1982.)

diafragma al nivel de la undécima costilla y representa la continuidad más lateral del mesocolon transverso y del ligamento esplenorrenal. La literatura antigua se refiere a él como *"sustentaculum lienis"* debido a su relación inmediata inferior y porque proporciona sostén a la punta del bazo. Separa parcialmente el espacio periesplénico de la corredera paracólica izquierda.

EL SACO MENOR

Durante la vida fetal, el desarrollo del mesogastrio dorsal y la rotación del estómago interrumpen la comunicación de

una entrada del peritoneo, el saco menor (bursa omental), con el resto del receso peritoneal. La estrecha entrada entre la vena cava inferior y el borde libre del ligamento hepatoduodenal se conoce como agujero epiploico (hiato de Winslow) y generalmente permite el paso de 1 o 2 dedos en el adulto. *In vivo*, se deslizan sobre sí mismas y sólo existe una pequeña apertura potencial.

El saco menor (Fig. 10 y 11) se encuentra detrás del epiplón menor, el estómago, el bulbo duodenal y el ligamento gastrocólico. Está relacionado abajo con el colon transverso y el mesocolon; atrás, está definido principalmente por la mayor parte del páncreas; a la derecha, el lóbulo caudado del hígado se proyecta hacia la trascavidad. Un prominente pliegue oblicuo del peritoneo que parte de la pared abdominal posterior del abdomen, al lado de la arteria gástrica izquierda, divide el saco menor en dos compartimientos: uno pequeño arriba y a la derecha y otro más grande, abajo y a la izquierda (Fig. 11).

En el lado izquierdo, el saco menor está limitado por los ligamentos esplénicos, el ligamento gastroesplénico al frente y el ligamento esplenorrenal atrás (ver Fig. 9A). En el lado derecho, la trascavidad se extiende justo a la derecha de la línea media, donde se comunica, al menos potencialmente,

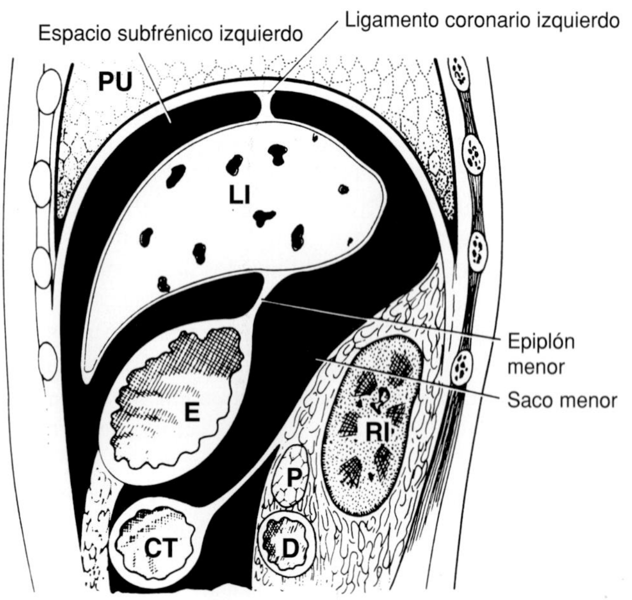

FIG. 8. Corte parasagital a través del lóbulo izquierdo del hígado. A este nivel, los espacios perihepáticos se continúan libremente. La trascavidad de los epiplones es un espacio separado bien individualizado. (*D, duodeno; RI, riñón izquierdo; LI, lóbulo izquierdo del hígado; PU, pulmón; P, páncreas; E, estómago; CT, colon transverso*) (Tomado de Meyers MA. *Dynamic radiology of the abdomen: normal and pathologic anatomy,* 2nd ed. New York: Springer-Verlag, 1982.)

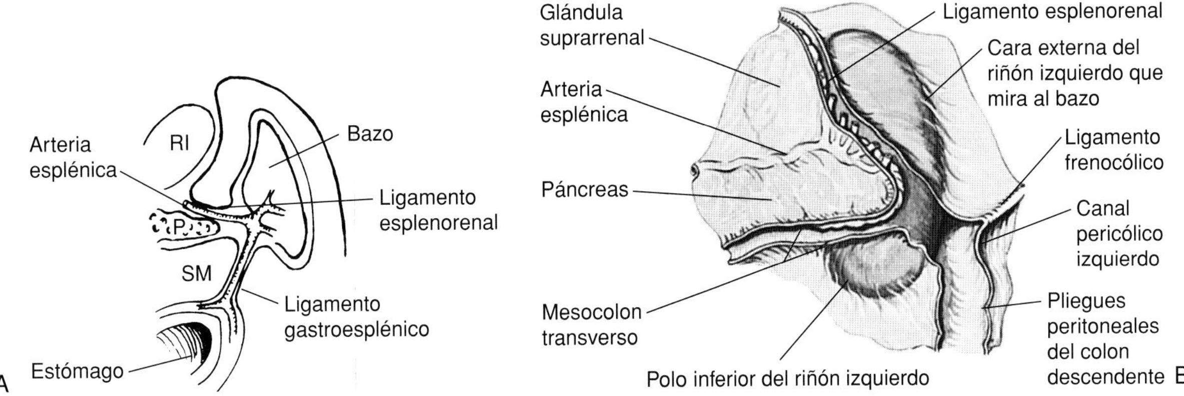

FIG. 9. Sitios de fijación peritoneal y recesos del cuadrante superior izquierdo. **A:** Esquema de un corte horizontal. Los espacios intraperitoneales que rodean al lóbulo izquierdo del hígado y al bazo se continúan libremente. El espacio periesplénico está limitado por los ligamentos esplenorrenal y gastroesplénico. (*RI, riñón izquierdo; P, cola del páncreas; SM, trascavidad de los epiplones*) **B:** Dibujo frontal (se retiró el bazo). El ligamento frenocólico llena parcialmente la unión entre el espacio periesplénico y la corredera parietocólica izquierda. La trascavidad de los epiplones se encuentra por arriba del mesocolon transverso y medial al ligamento esplenorrenal. (Tomado de Meyers MA. *Dynamic radiology of the abdomen: normal and pathologic anatomy,* 2nd ed. New York: Springer-Verlag, 1982.)

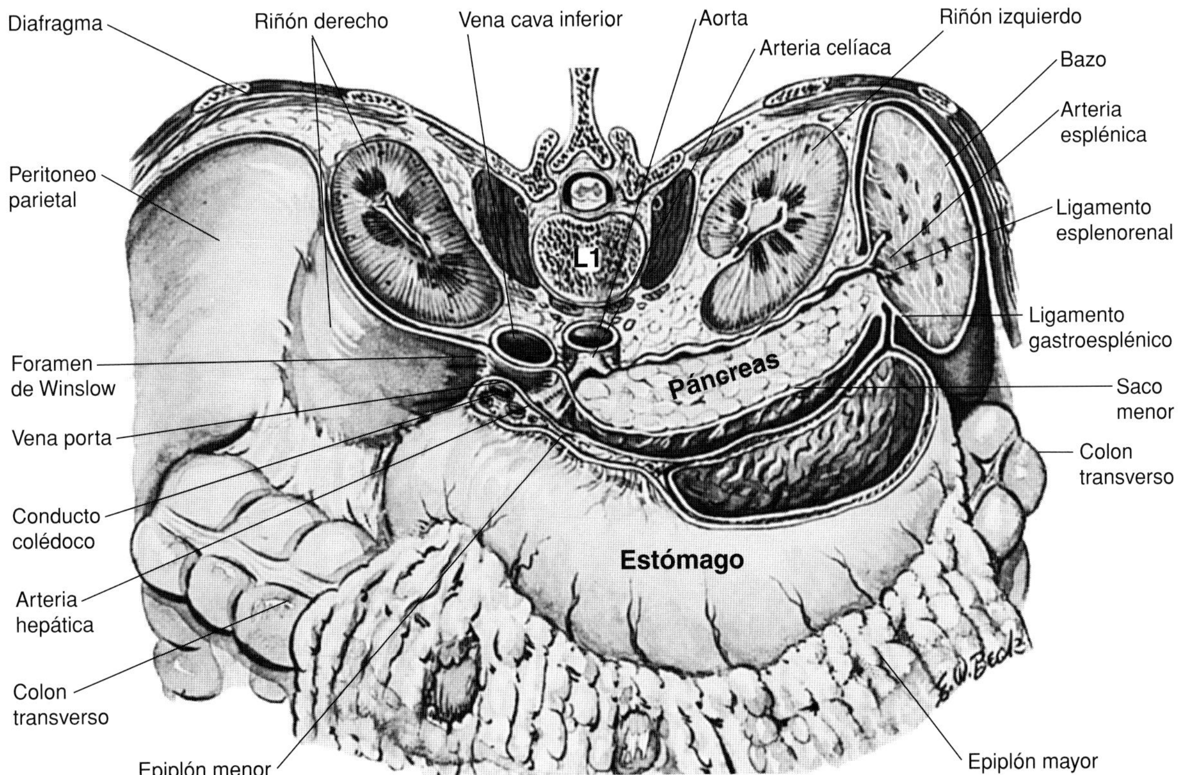

FIG. 10. Trascavidad de los epiplones y sus relaciones. El hiato de Winslow generalmente es lo suficientemente grande para permitir la entrada de un solo dedo, pero *in vivo* representa meramente una comunicación potencial entre las cavidades peritoneales mayor y menor. (Tomado de Meyers MA. *Dynamic radiology of the abdomen: normal and pathologic anatomy,* 2nd ed. New York: Springer-Verlag, 1982.)

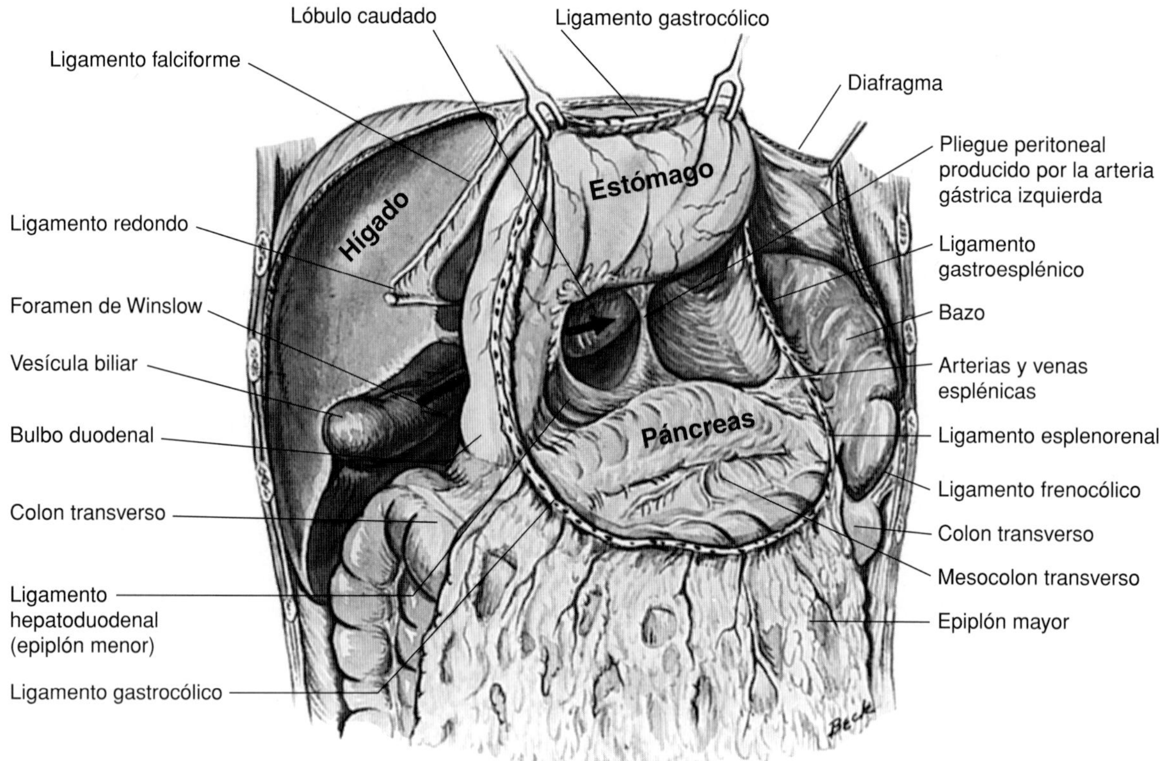

FIG. 11. La trascavidad de los epiplones y sus relaciones, mostradas con el estómago rechazado hacia arriba. La flecha muestra el hiato de Winslow. (Tomado de Meyers MA. *Dynamic radiology of the abdomen: normal and pathologic anatomy,* 2nd ed. New York: Springer-Verlag, 1982.)

con el espacio subhepático derecho, por detrás del borde libre del epiplón menor a través del hiato de Winslow.

MESENTERIO DEL INTESTINO DELGADO

El mesenterio (Fig. 12) sostiene el yeyuno y el íleon, desde la pared abdominal posterior. Está compuesto por tejido conectivo graso extraperitoneal, vasos sanguíneos, nervios, linfáticos y una capa de peritoneo que se refleja desde la pared posterior del peritoneo parietal.

La forma característica en abanico y las dimensiones del mesenterio hace de él un ligamento suspensor único y contribuyen a la naturaleza peculiar de las asas del intestino delgado (5).

El borde fijo, llamado raíz del mesenterio, se extiende oblicuamente desde la región distal de la porción transversal del duodeno, a la altura del borde inferior del páncreas y a la izquierda de la segunda vértebra lumbar, hacia la base del ciego en la fosa ilíaca derecha, cerca de la articulación sacroilíaca derecha. En ese trayecto, la línea de fijación pasa de la flexura duodenoyeyunal hacia abajo, frente a la cara anterior de la tercera porción del duodeno; después cruza oblicuamente la aorta, la vena cava inferior, el uréter derecho y el músculo psoas mayor, hacia la región ilíaca derecha. En esta forma, se establece una continuidad anatómica a lo largo de la raíz del mesenterio desde el páncreas hasta las

asas yeyunales, las asas ileales y el ciego (1). Desde la raíz, el mesenterio se extiende en una serie de ondulaciones tipo abanico para dar sostén al yeyuno e íleon. Habitualmente, existen seis pliegues principales y de sus márgenes surgen los pliegues secundarios, que se proyectan en todas direcciones y originan también pliegues terciarios.

La raíz del mesenterio tiene una longitud aproximada de tan sólo 15 cm (6 pulgadas) y está fija. Es mucho más gruesa que la región cercana del intestino, debido a que contiene entre sus capas una considerable cantidad de tejido fibroareolar, grasa extraperitoneal y los grandes troncos vasculares que irrigan al intestino.

El borde libre, la base del mesenterio, se extiende hacia afuera en forma importante, de tal forma que, aunque la raíz mide solamente 15 a 18 cm (6 ó 7 pulgadas), el borde libre se extiende por 6 a 7 m (20 a 22 pies) (Fig. 13). La gran extensión del margen intestinal se produce por la plegadura del mesenterio a lo largo de su borde con una profundidad de 6 a 8 cm (2.5 a 3.5 pulgadas).

La longitud del mesenterio (Fig. 13), medida desde su raíz hasta el borde fijo del intestino que le está directamente opuesto, generalmente es de 20 cm a 22 cm (8 a 9 pulgadas). Es más grande en el sitio donde sostiene las asas del intestino que se encuentran a 2 ó 3 (6 pies y 11 pies) del duodeno, donde puede alcanzar una longitud de 25 cm (10 pulgadas) que tiende a aumentar su longitud con la edad.

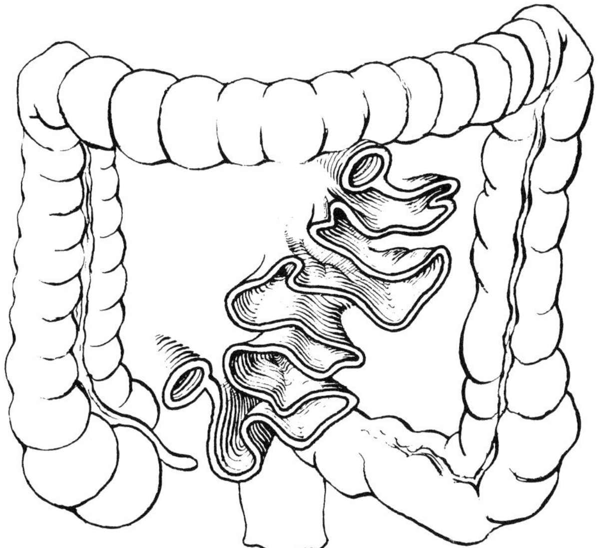

FIG. 12. El mesenterio del intestino delgado se extiende desde su origen o raíz, formando una serie de ondulaciones en forma de abanico para dar sostén al yeyuno y al íleon. El curso ondulado de su borde intestinal constituye una serie de convexidades y concavidades. Los recesos peritoneales se extienden entre las reflexiones del mesenterio. (Tomado de Meyers MA. *Dynamic radiology of the abdomen: normal and pathologic anatomy,* 2nd ed. New York: Springer-Verlag, 1982.)

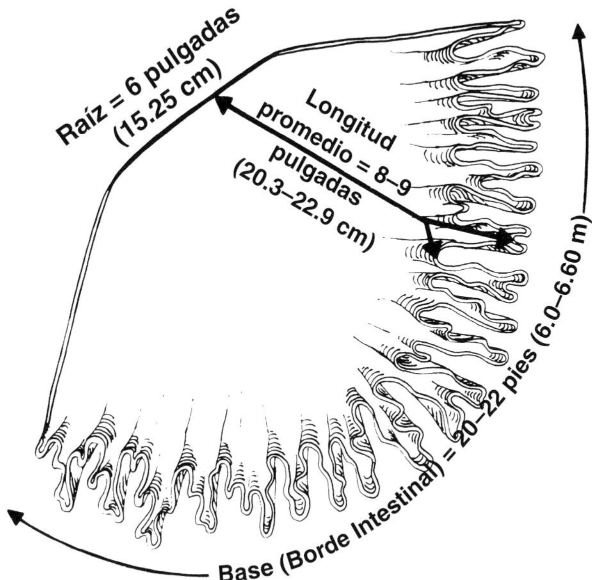

FIG. 13. Dimensiones del mesenterio del intestino delgado. La longitud del margen intestinal tiene una extensión aproximadamente 40 veces mayor que la de la raíz debido a su particular naturaleza ondulada. Esto determina la característica disposición del intestino delgado en asas. (Tomado de Meyers MA. Clinical involvement of mesenteric and antimesenteric borders of small bowel loops: I. Normal pattern and relationships. *Gastrointest Radiol* 1976;1:41.)

Mesocolon transverso

Entre las curvaturas anterior y posterior de la flexura hepática, donde el colon está en íntima relación con el duodeno descendente, está el punto donde empieza a formarse el pliegue peritoneal del mesocolon transverso (Fig. 14).

La raíz del mesocolon transverso, después de intersectar ampliamente a la porción infraampular del duodeno descendente, continúa a lo largo de la superficie anterior del páncreas, donde se une a la porción media de la cabeza y la superficie inferior del cuerpo y la cola. El área desnuda, sin peritoneo, es ancha en el lado derecho y se adelgaza progresivamente hacia el lado izquierdo; en esta forma, proporciona un plano anatómico compartido entre el páncreas y la porción descendente del duodeno por atrás y con el colon transverso por delante, a lo largo de las hojas del mesocolon transverso (1).

El mesocolon transverso, por sí mismo, es una estructura en forma de abanico en el plano horizontal del cuerpo. Es corto en su inicio y más largo en su plano sagital medio, para nuevamente acortarse lateralmente cuando el colon se pone en relación con el riñón izquierdo y el bazo. La longitud del mesocolon transverso es variable. Tiende a ser pequeño en personas fornidas y grande en personas altas y delgadas.

El duodeno retroperitoneal se dobla hacia el frente después de la porción ascendente a la altura del ligamento de Treitz para penetrar en el peritoneo parietal posterior y continuarse con el yeyuno intraperitoneal. Por lo tanto, la unión

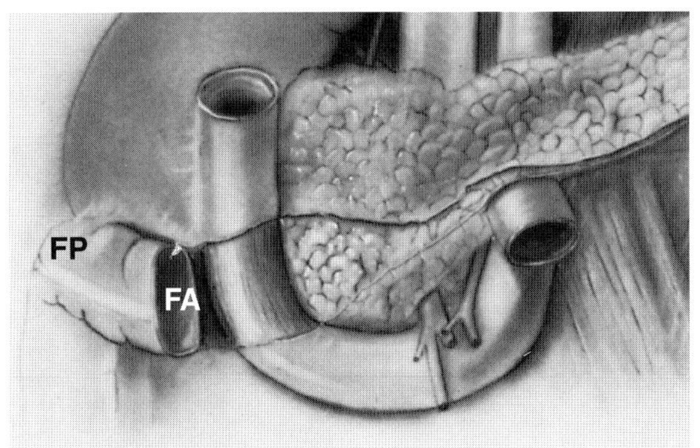

FIG. 14. La raíz del mesocolon transverso se extiende a través de la porción infra-ampular del duodeno y del borde inferior del páncreas. Observe las relaciones de la flexura hepática anterior del colon (*FA*) y la unión duodenoyeyunal. (*FP, flexura hepática posterior*) (Tomado de Meyers MA. *Dynamic radiology of the abdomen: normal and pathologic anatomy,* 2nd ed. New York: Springer-Verlag, 1982.)

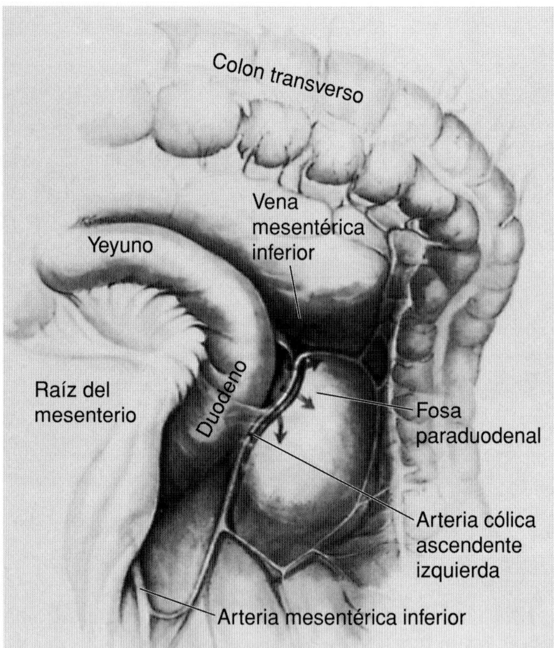

FIG. 15. Fosa de Landzert (fosa paraduodenal). El colon transverso y el asa yeyunal proximal se han rechazado hacia arriba para mostrar los pliegues y la fosa paraduodenales. Las asas de intestino delgado pueden herniarse a través de esta fosa a lo largo del trayecto de las flechas hacia el mesocolon descendente. Observe la posición de la vena mesentérica inferior y la arteria cólica izquierda que asciende. (Tomado de Meyers MA: *Dynamic radiology of the abdomen: normal and pathologic anatomy,* 2nd ed. New York: Springer-Verlag, 1982.)

duodenoyeyunal está en íntima relación con la reflexión inferior del mesocolon transverso.

La posición de la raíz del mesocolon transverso, la cual separa a la recesoperitoneal mayor del saco menor, puede observarse en una serie gastrointestinal alta como una línea dibujada desde el segmento infraampular del duodeno descendente hasta un punto que se encuentra inmediatamente por arriba de la unión duodenoyeyunal.

FOSAS PERITONEALES

Los recesos peritoneales forman fondos de saco en ciertas partes de la recesoperitoneal que pueden dar lugar a la formación de hernias internas (1). El mayor de éstos es el saco menor, pero existen otras dos pequeñas fosas que merecen ser mencionadas.

Fosa paraduodenal derecha

Aunque clásicamente se han descrito nueve pliegues y fosas paraduodenales normales y aberrantes, existe sólo una fosa a

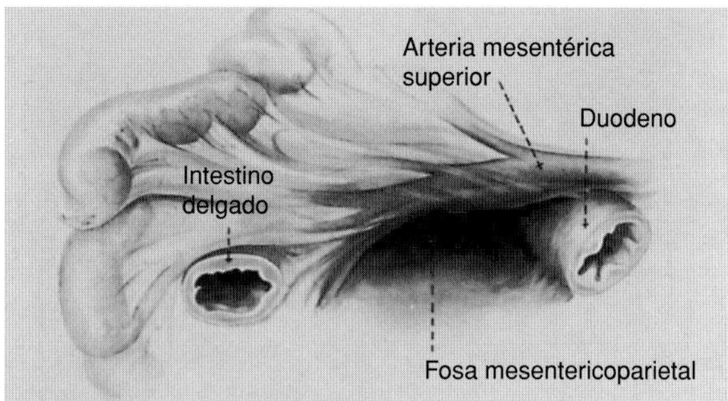

FIG. 16. Esquema lateral de la fosa mesentericoparietal de Waldeyer. Muestra su posición posterior a la arteria mesentérica superior y al mesenterio del intestino delgado. Observe también su posición infraduodenal. (Tomado de Meyers MA. *Dynamic radiology of the abdomen: normal and pathologic anatomy,* 2nd ed. New York: Springer-Verlag, 1982.)

la izquierda del duodeno, llamada fosa paraduodenal (fosa de Landzert) que es capaz de desarrollar una hernia dentro de la receso (1) (Fig. 15). Esta fosa, presente en 2% de las autopsias, se sitúa a cierta distancia sobre el lado izquierdo de la porción ascendente o cuarta porción del duodeno y es originada por el levantamiento de un pliegue peritoneal por la vena mesentérica inferior cuando ésta pasa a lo largo de la cara lateral de la fosa y después por arriba de ella.

Fosa mesentéricoparietal

La fosa mesentéricoparietal (fosa de Waldeyer) está en la primera parte del mesenterio del yeyuno, inmediatamente por detrás de la arteria mesentérica superior e inferior a la porción transversal del duodeno (1) (Fig. 16). El orificio de la fosa mira hacia la izquierda y su extremo ciego hacia la derecha y abajo, directamente en frente del peritoneo parietal posterior. Esta fosa está presente en 1% de los pacientes. Las hernias paraduodenales derechas frecuentemente se encuentran en la fosa mesentericoparietal.

REFERENCIAS

1. Meyers MA. *Dynamic radiology of the abdomen: normal and pathologic anatomy,* 2nd ed. New York: Springer-Verlag, 1982.
2. Boyd DP. The subphrenic spaces and the emperor's new robes. *N Engl J Med* 1966;275:911.
3. Mitchell GAG. The spread of acute intraperitoneal effusions. *Br J Surg* 1940;28:291.
4. Meyers MA. Roentgen significance of the phrenicocolic ligament. *Radiology* 1970;95:493.
5. Meyers MA. Clinical involvement of mesenteric and antimesenteric borders of small bowel loops: I. Normal pattern and relationships. *Gastrointest Radiol* 1976;1:41.

Abdomen: Hígado, Bazo, Vías Biliares, Páncreas y Peritoneo, Tomo II.
Editores: M. E. Stoopen, K. Kimura y P. R. Ros.
Lippincott Williams & Wilkins, Philadelphia © 1999.

CAPITULO 20

Síndrome abdominal agudo

Kenji Kimura

El abdomen agudo es un síndrome inducido por una variedad de condiciones patológicas que requieren un tratamiento médico o quirúrgico de emergencia.

Antes, las radiografías de abdomen se solicitaban indiscriminadamente para pacientes con dolor abdominal, aun cuando un buen porcentaje de estos exámenes mostraban hallazgos negativos o inespecíficos (1). En la actualidad, el desarrollo de los métodos de imagen seccionales como la Ultrasonografía (US) y la Tomografía computada (TC) de alta resolución, han alterado profundamente la conducta tradicional para el diagnóstico del abdomen agudo. Sin embargo, la historia clínica y el examen físico cuidadoso siguen siendo la base inicial para un diagnóstico preciso. Los estudios de imagen juegan un papel secundario pero fundamental para confirmar la sospecha clínica porque, como es sabido, un abdomen agudo puede ser causado por una variedad de enfermedades que pueden tener hallazgos clínicos similares. Además, no existe una relación consistente y confiable entre la presencia, intensidad, extensión y causa de un proceso abdominal agudo y sus manifestaciones clínicas.

Es de primordial importancia diferenciar aquellas entidades que requieren una intervención quirúrgica inmediata de aquéllas que pueden ser manejadas médicamente. En muchos casos, el médico tratante se enfrenta al dilema de decidir si el paciente debe ser operado inmediatamente, con la posibilidad de encontrar una condición no quirúrgica en la laparatomía, o esperar y afrontar el riesgo de complicaciones secundarias a una cirugía retardada. Actualmente, la práctica ampliamente diseminada de la laparatomía exploradora debe ser desechada si se utiliza en forma juiciosa los diversos procedimientos de imagen que permiten un diagnóstico temprano y preciso de las diversas causas del abdomen agudo.

Dr. K. Kimura: Profesor Asociado, Curso Universitario de Radiología Clínica Londres, Universidad Nacional Autónoma de México, Director del Departamento de Radiología C. T. Scanner, México D.F.

PRINCIPALES SIGNOS Y SINTOMAS (2)

Dolor

El dolor es el síntoma cardinal del abdomen agudo e invariablemente está presente en todos los pacientes. Puede ser el único síntoma, especialmente en el estadio inicial. Puesto que el dolor es un fenómeno subjetivo, su evaluación puede ser difícil y depende de la experiencia del examinador. Se distinguen dos tipos objetivos de dolor: el dolor visceral y el dolor somático.

El dolor visceral es causado por irritación de las fibras nerviosas aferentes viscerales que llegan a la médula espinal por vía del sistema nervioso autónomo (nervios esplácnicos). Típicamente, se combina con síntomas del sistema nervioso autónomo, como las náuseas, vómitos, taquicardia y sudoración fría. Con frecuencia, el dolor es referido a sitios fuera del abdomen (por ejemplo, el dolor en el hombro derecho en casos de colecistitis).

El dolor somático es mediado por las fibras nerviosas cerebroespinales y se origina en la estimulación de receptores del peritoneo parietal, el mesenterio, el retroperitoneo y la pared abdominal. La inervación en el dolor somático es unilateral y los pacientes pueden localizar claramente el lado doloroso o señalar exactamente el punto del dolor. Los movimientos de la pared abdominal exacerban el dolor, por lo que el paciente tiende a colocarse en una sola posición. Asímismo, la disminución de los movimientos respiratorios es un hallazgo frecuente en este tipo de dolor somático.

La diferenciación del dolor visceral y somático es importante, puesto que el dolor visceral indica el estadio temprano de la enfermedad mientras que la transición al dolor somático casi siempre señala un proceso vascular o inflamatorio activo y progresivo. Un ejemplo claro de la evolución de dolor visceral a somático se observa en la apendicitis aguda, que se inicia con dolor lento y leve en el epigastrio acompañado de náuseas y vómitos; posteriormente, el dolor llega a localizarse en el cuadrante inferior derecho, con signos de irritación peritoneal local.

Náuseas y vómitos

Estos síntomas son comunes y frecuentes al inicio de la enfermedad. El vómito reflejo es controlado por el centro del vómito en la médula oblonga y es inducido por hipoxia, desequilibrio hidroelectrolítico y especialmente por reflejos vasovagales que se presentan con gran frecuencia en muchas condiciones abdominales agudas. Generalmente, es precedida por taquipnea, salivación, taquicardia y diaforesis. El vómito reflejo es activado aun cuando el estómago esté vacío. Este tipo de vómito reflejo difiere del vómito del tipo de sobreflujo, en el cual el estómago está lleno debido a estasis del contenido intestinal. La evaluación del vómito puede ser útil para determinar el sitio del proceso obstructivo. Si es de contenido biliar indica obstrucción intestinal proximal, mientras que el vómito fecaloide indica una obstrucción de intestino delgado distal o de colon. El vómito puede ser el síntoma principal en pacientes con obstrucción intestinal y el dolor, un hallazgo secundario.

Diarrea

Cuando la diarrea acompaña a un cuadro abdominal agudo, generalmente es indicativo de infección intestinal. Las características de las evacuaciones diarreicas son importantes para distinguir algunas enfermedades. Por ejemplo, las evacuaciones con sangre y moco hacen sospechar enterocolitis, colitis pseudomembranosa, colitis amibiana, isquémica o enfermedad de Crohn. Las evacuaciones acuosas indican gastroenteritis infecciosa. La diarrea sanguinolenta sugiere colitis ulcerativa o colitis isquémica y la diarrea mucoide sugiere enfermedad de Crohn.

Constipación

La constipación de inicio reciente, aguda, acompañada de distensión abdominal es sugestiva de obstrucción del intestino grueso que contrasta con la obstrucción de intestino delgado en donde la constipación no se presenta inmediatamente. La constipación es también un signo importante en el íleo paralítico que se acompaña de un abdomen silencioso a la auscultación.

Hemorragia del tubo digestivo

Con frecuencia tiene un comienzo abrupto. La hematemesis indica que el sitio de sangrado se localiza en el esófago, estómago o duodeno. La melena implica al tubo digestivo alto como fuente de la hemorragia. El sangrado rectal agudo sugiere una hemorragia en el tracto gastrointestinal inferior, distal al ángulo de Treitz.

Estado de choque

El abdomen agudo puede acompañarse por un estado de choque hipovolémico o de choque séptico. La caída de la presión arterial con pulso rápido y débil que se observa en el estado de choque hipovolémico, puede deberse a una hemorragia gastrointestinal, sangrado intraabdominal (intra o extraperitoneal) o a una redistribución del volumen sanguíneo circulante. En esta última, existe una pérdida de líquido intravascular al espacio extravascular con elevación del hematocrito y puede ocurrir en casos de obstrucción intestinal mecánica, peritonitis difusa y pancreatitis aguda.

El estado de choque séptico resulta de la acción de endotoxinas en el sistema vascular en casos avanzados de peritonitis supurativa aguda. La endotoxina produce además insuficiencia renal aguda, pulmón de choque, acidosis y colapso cardiovascular.

Fiebre

La elevación térmica en el abdomen agudo, con frecuencia es producto de la invasión bacteriana del peritoneo. La fagocitosis local por leucocitos neutrófilos y macrófagos liberan pirógenos endógenos que entran a la circulación y evocan la respuesta febril. Las temperaturas elevadas sugieren peritonitis intensa o absceso intraabdominal.

METODOS DE IMAGEN

En las últimas dos décadas se ha observado un continuo desarrollo y el refinamiento tecnológico en las modalidades de imagen que hacen posible un diagnóstico temprano y confiable de la causa del abdomen agudo. El diagnóstico temprano lleva a un tratamiento adecuado, evitando retardo en el diagnóstico y disminuyendo los procedimientos diagnósticos invasivos o las laparatomías exploradoras. Hoy en día, las radiografías simples de abdomen, la US y la TC son los métodos más utilizados. Otros métodos de imagen, como las nuevas técnicas de medicina nuclear, han sido de gran valor en el tratamiento de pacientes con hemorragia del tubo digestivo, colecistitis aguda y las enfermedades inflamatorias agudas del abdomen. Actualmente la Resonancia magnética (RM) tiene un papel limitado en la enfermedad abdominal aguda, sin embargo, se espera que en un futuro no lejano, podrá tener un importante papel con el desarrollo de técnicas más rápidas, la utilización de medios de contraste y la angioresonancia.

Los procedimientos adicionales, como los estudios contrastados gastrointestinales, la colangiopancreatografía retrógrada y la angiografía deben ser reservados para un subgrupo de pacientes seleccionados.

El radiólogo y el clínico deben entender bien las ventajas y limitaciones de los diferentes métodos de imagen para lograr mejor manejo terapéutico al costo más bajo.

Radiografía simple de abdomen

El uso rutinario de las radiografías simples de abdomen en el paciente con dolor abdominal sólo aporta datos positivos en 10% de los casos (3). Sin embargo, las radiografías simples permanecen como un método esencial en pacientes con cuadro abdominal agudo grave o cuando se tiene la sospecha clínica de obstrucción intestinal, perforación del tubo digestivo o isquemia intestinal (1,4). Las radiografías simples de abdomen que muestran hallazgos normales tienen el valor de excluir estas posibilidades.

La serie radiográfica para la evaluación del paciente con abdomen agudo incluye la telerradiografía de tórax y las radiografías de abdomen en posición de pie y decúbito (5), aun cuando Mirvis et al. (6), señala que la radiografía de abdomen en posición de pie puede ser eliminada sin una pérdida significativa de información diagnóstica y reducir el tiempo y costo de examen. Sin embargo, la radiografía obtenida en posición de pie es de gran utilidad en varias situaciones clínicas. Por ejemplo, en los cuadros de suboclusión intestinal y en los abscesos abdominales, las radiografías en posición de pie mostrarán niveles hidroaéreos. En la radiografía en decúbito, la obstrucción intestinal se puede manifestar por una imagen de "abdomen silencioso" producida por asas llenas de líquido. En cambio, en la radiografía de pie, las pequeñas burbujas aéreas colectadas entre las válvulas conniventes crean el signo clásico de "collar de perlas" (Fig. 1). Además, la posición fija de un asa en posición de pie sugiere la posibilidad de adherencias, inflamación o una hernia. El grosor de la pared intestinal se evalúa con mayor facilidad en la radiografía en posición de pie (5). Si las condiciones generales del paciente le impiden ponerse de pie, la obtención de una radiografía en decúbito lateral izquierdo proporciona la misma información.

El estudio radiológico de tórax es importante por las siguientes razones: a) facilita la detección de pequeñas cantidades de aire libre subdiafragmático, b) muestra alteraciones pleuropulmonares (Fig. 2) causadas en forma secundaria por

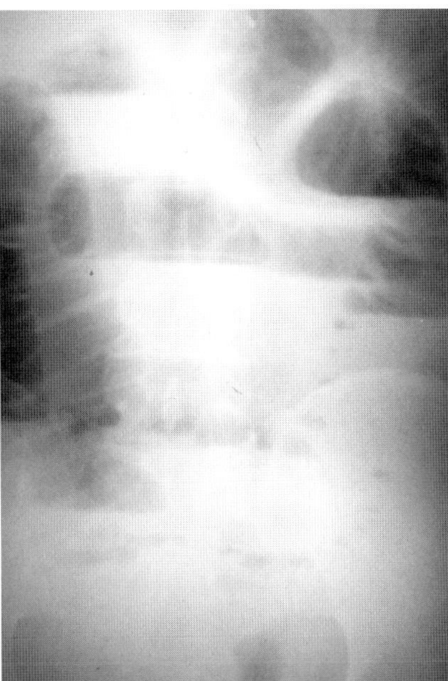

FIG. 1. Obstrucción intestinal con signo de "collar de perlas". Se identifican burbujas gaseosas atrapadas en las válvulas conniventes y dilatación de asas de intestino delgado con niveles hidroaéreos.

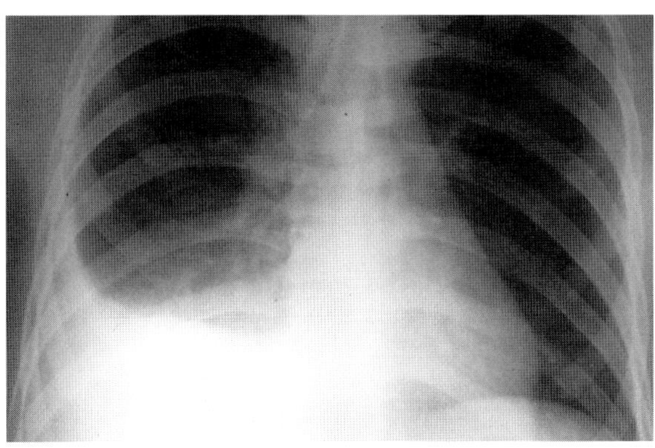

FIG. 2. Utilidad de la radiografía de tórax en abdomen agudo. Manifestación de absceso hepático amibiano con elevación del hemidiafragma derecho y reacción pleural.

patología abdominal (por ejemplo, derrame pleural o atelectasia en pacientes con pancreatitis aguda, absceso subdiafragmático o absceso hepático), c) demuestra patología pleuropulmonar que puede ser la causa del dolor abdominal (neumonía, infarto pulmonar, neumotórax, insuficiencia cardíaca, etc.) y d) muestra patología significativa pulmonar o cardíaca que puede ser importante para los procedimientos diagnósticos subsecuentes o para el manejo quirúrgico del abdomen agudo (insuficiencia cardíaca, pericarditis, etc.) (7).

Para la interpretación de las radiografías simples de abdomen se recomienda un análisis sistemático de los diferentes elementos que se observan, sin el apoyo de los datos clínicos, lo que evita desviar la atención y permite evaluar objetivamente los hallazgos radiológicos. Sin embargo, antes de emitir una opinión final, el radiólogo debe realizar una correlación clínicoradiológica para no sobrevalorar pequeñas alteraciones o equivocar la interpretación de ciertos signos radiográficos (7).

La interpretación adecuada de las anormalidades del gas, los tejidos blandos y las calcificaciones abdominales es fundamental para un diagnóstico preciso.

ANORMALIDADES DEL GAS INTESTINAL

El gas representa un medio de contraste negativo natural en las radiografías simples y su presencia hace posible la observación del tubo digestivo. En su mayor parte, proviene del aire atmosférico deglutido y compuesto de NO_2 y CO_2. Las fuentes endógenas provienen de los procesos digestivos y de la fermentación bacteriana con liberación de gases combustibles (8).

Prácticamente en todas las radiografías simples de abdomen se observa el gas en las estructuras que se localizan anteriormente y tienen un tránsito o vaciamiento lento, como son el estómago, el colon transverso y el sigmoides (9). Aun cuando es posible encontrar pequeña cantidad de gas en el intestino delgado de pacientes normales, generalmente está ausente debido al tránsito acelerado (aproximadamente 20 minutos) en este segmento (7). En las radiografías obtenidas

TABLA 1. *Alteraciones en el patrón del gas intestinal*

Alteración	Patología
1. Distensión gástrica aislada	Estenosis pilórica, uremia, gastroparesia diabeticorum
2. "Doble burbuja" (10)	Atresia duodenal
3. Distensión duodenal aislada. "Ileo duodenal" (11)	Pancreatitis aguda, colecistitis aguda
4. Dilatación aislada del intestino delgado con niveles hidroaéreos	Obstrucción intestinal
5. "Pseudotumor" (12) (Fig. 3)	Obstrucción intestinal cerrada
6. "Grano de café" (13) (Fig. 4)	Obstrucción intestinal cerrada
7. "Asa centinela " (14)	Apendicitis, pancreatitis
8. "Colon cortado" (15)	Pancreatitis aguda
9. Megacolon tóxico (16)	Colitis ulcerativa, amibiana, isquémica
10. "Huellas digitiformes" (13,17) (Fig. 5)	Inflamación, hemorragia, isquemia
11. Distensión aislada del colon (Fig. 6)	Obstrucción mecánica del colon
12. Dilatación combinada de asas de intestino delgado y grueso	Pseudoobstrucción, íleo paralítico
13. Signo de "líneas convergentes" (13)	Vólvulus de sigmoides
14. Signo de colon transverso dilatado (18)	Apendicitis perforada
15. "U invertida" (19)	Vólvulus de sigmoides
16. Signo de asa rígida (20)	Trombosis venosa mesentérica

en posición de pie, normalmente no se identifican niveles hidroaéreos a excepción del nivel aire/líquido, que se observa invariablemente en el fondo del estómago, inmediatamente por debajo del hemidiafragma izquierdo, por fuera de la línea media.

Cuando se observan alteraciones en el patrón del gas intestinal, la evaluación radiográfica debe incluir la identificación del o los segmentos que contienen gas, el calibre de los mismos y la evaluación de la mucosa delimitada por el gas. En esta forma, se han descrito diversos signos o patrones radiológicos que sugieren o son característicos de ciertas patologías específicas, los que se muestran en la Tabla 1 (Fig. 3–6).

EL GAS EXTRALUMINAL

La presencia de gas por fuera de la luz del tubo digestivo siempre es considerada anormal. El gas extraluminal puede encontrarse libremente en la cavidad peritoneal (neumoperitoneo), en la pared intestinal (neumatosis intestinal), en la vesícula biliar o vías biliares, en el sistema porta, en las vías urinarias o en el espacio retroperitoneal. Las principales

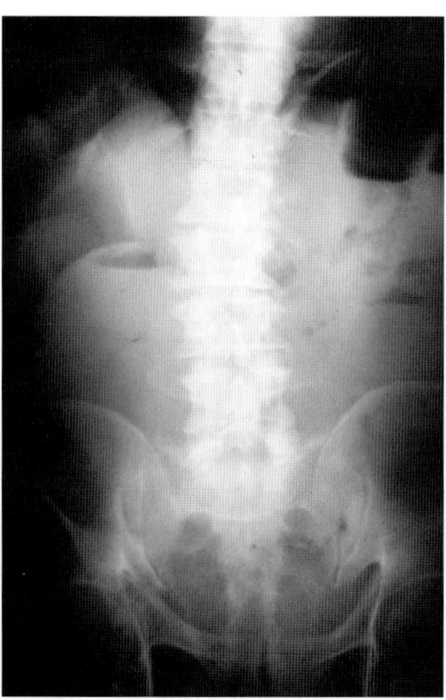

FIG. 3. Signo de "pseudotumor" en paciente con obstrucción de asa cerrada. Imagen de masa en flanco derecho por asa estrangulada con pequeño nivel hidroaéreo en su interior.

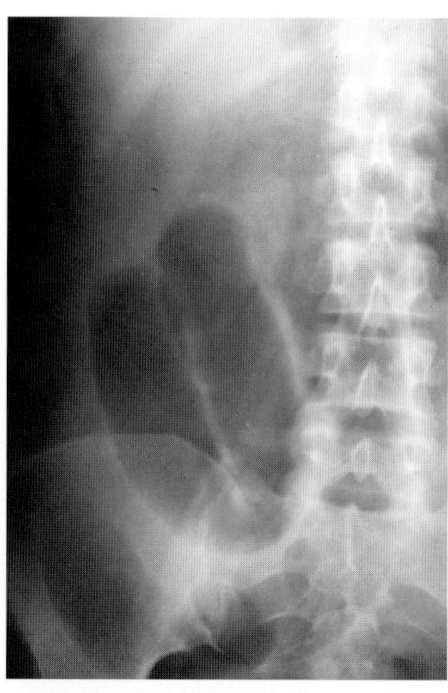

FIG. 4. Obstrucción intestinal con signo de "grano de café". Apariencia característica de asa estrangulada.

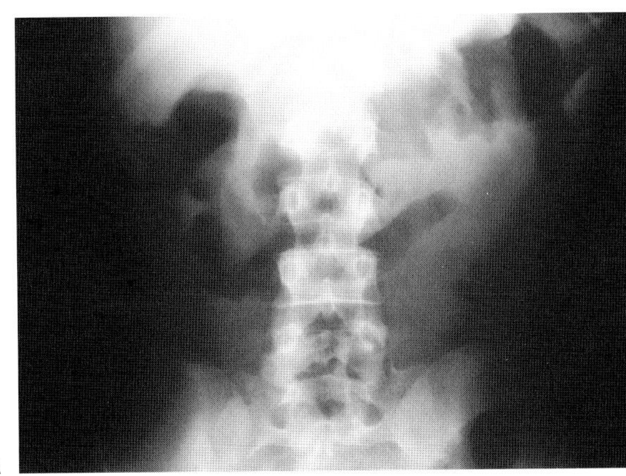

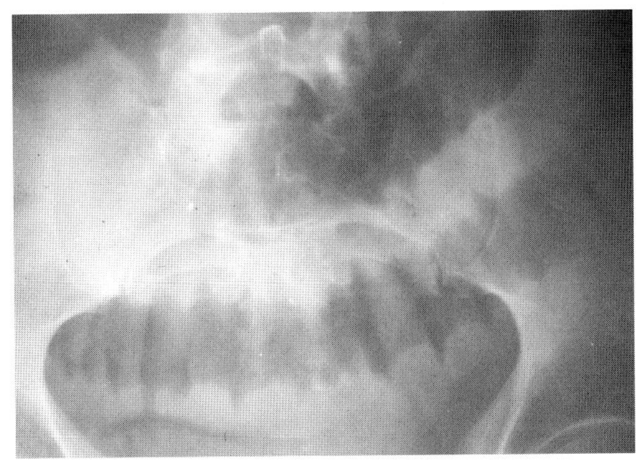

FIG. 5. "Huellas digitiformes". **A:** Indentaciones en los contornos del colon transverso en paciente con colitis amibiana fulminante. **B:** Isquemia intestinal. Engrosamiento de las paredes de asa intestinal, edema de la mucosa y aspecto nodular de sus contornos.

causas del gas extraluminal en un paciente con abdomen agudo se describen en la Tabla 2 (Fig. 7–9).

Neumoperitoneo

Existen múltiples causas de neumoperitoneo, cuyo significado debe ser interpretado en base al contexto clínico del paciente. La causa más frecuente es la cirugía abdominal reciente. En la mayoría de los casos, el aire se reabsorbe gradualmente en el curso de 4 a 7 días, pero pueden pasar hasta 4 semanas, cuando el volumen de aire inicial es importante. El incremento en la cantidad de aire en los días posteriores a la cirugía abdominal sugiere el desarrollo de una complicación postquirúrgica (21).

El neumoperitoneo espontáneo generalmente indica perforación de una víscera hueca. La causa más frecuente es la perforación de úlcera gástrica o duodenal y las radiografías simples detectan el aire libre en 70% de los casos (22). Otras causas de neumoperitoneo espontáneo incluyen la perforación de colon o intestino delgado secundario a obstrucción, íleo adinámico y las colitis con megacolon tóxico. Aun cuando la apendicitis y la diverticulitis aguda son padecimientos frecuentes, el neumoperitoneo se observa con poca frecuencia.

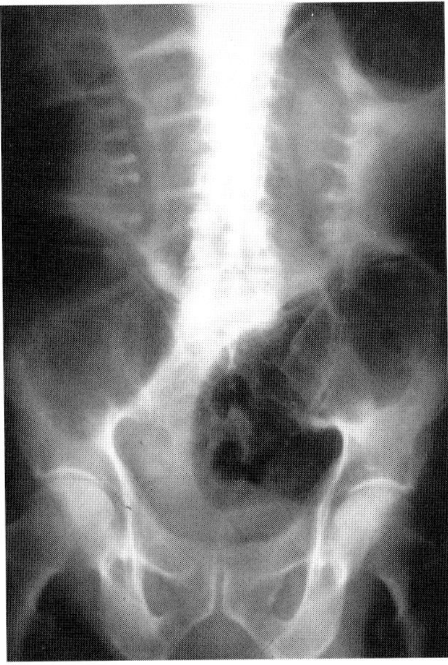

FIG. 6. Obstrucción mecánica del colon por hernia inguinal estrangulada. Dilatación aislada del colon con ausencia de gas en el recto. Nótese el aumento en la densidad del agujero obturador izquierdo.

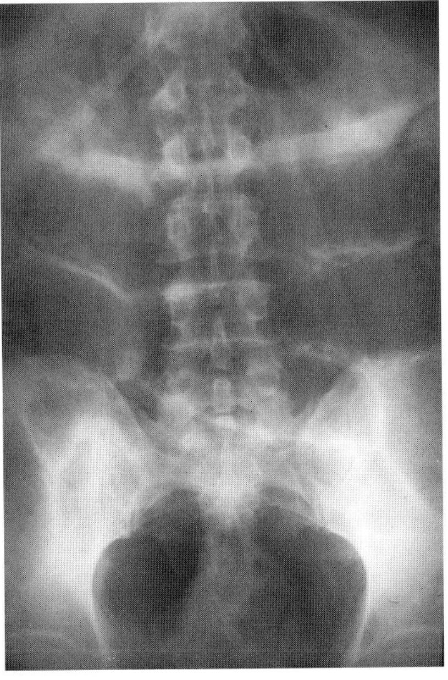

FIG. 7. Neumatosis intestinal. Colecciones lineales de gas en la pared de las asas intestinales dilatadas en paciente con infarto intestinal.

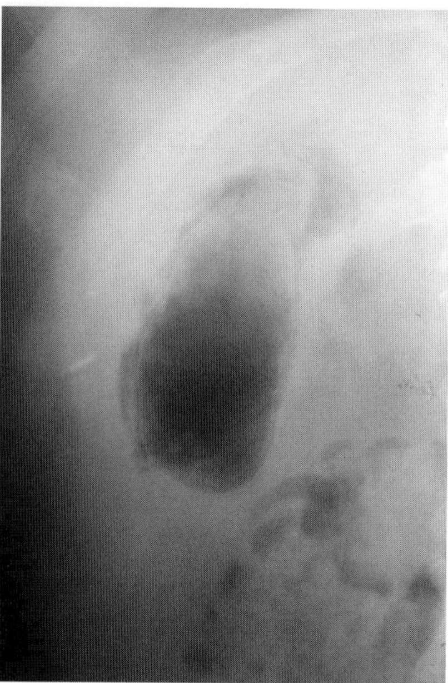

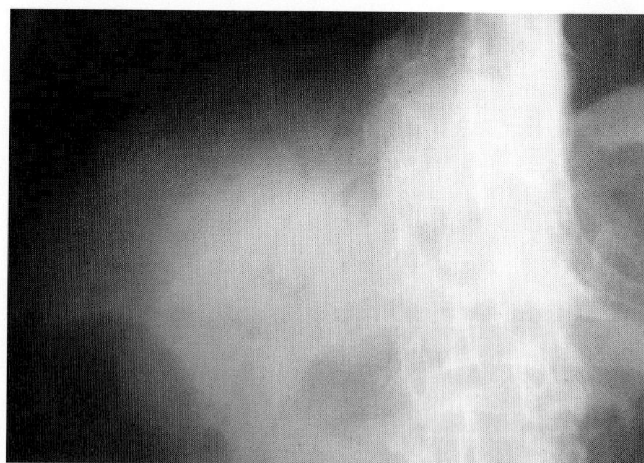

FIG. 9. Gas en el sistema porta en paciente con infarto intestinal. Distribución periférica del gas en las ramas intrahepáticas de la vena porta.

FIG. 8. Colecistitis enfisematosa. Presencia de gas en la luz y en la pared de la vesícula biliar.

Las radiografías de tórax y simple de abdomen en posición de pie o en decúbito lateral izquierdo, permiten demostrar claramente el neumoperitoneo y detectar cantidades tan pequeñas de aire como de 1 cc (23). La radiografía simple de abdomen en decúbito demuestra el neumoperitoneo hasta en un 59% de los casos (24). Los diferentes signos radiológicos de neumoperitoneo que se pueden observar en la radiografía en decúbito se presentan en la Tabla 3 (Fig. 10).

ANORMALIDADES DE LOS TEJIDOS BLANDOS

La grasa intra y retroperitoneal permite delimitar fácilmente al hígado, bazo, riñones, músculo psoas y la vejiga urinaria, aun en pacientes delgados. Las anormalidades en el tamaño o contorno de estos órganos puede ser la primera indicación de enfermedad intraabdominal.

TABLA 2. *Principales causas de gas extraluminal en el abdomen agudo*

1. Neumoperitoneo espontáneo	Perforación de víscera hueca
2. Neumatosis intestinal (Fig. 7)	Infarto intestinal
3. Neumobilia	Íleo biliar
4. Gas en la pared de la vesícula biliar (Fig. 8)	Colecistitis enfisematosa
5. Gas en el sistema porta (Fig. 9)	Infarto intestinal
6. Gas en las vías urinarias	Iatrogénica, cistitis enfisematosa

El crecimiento del hígado se manifiesta por desplazamiento caudal del ángulo hepático y del colon transverso, del bulbo duodenal, del riñón derecho o desplazamiento del estómago y elevación del hemidiafragma derecho. Se infiere que hay esplenomegalia cuando su polo inferior se extiende por debajo de la doceava costilla. Una gran esplenomegalia puede desplazar medialmente al estómago. El edema que provocan los procesos inflamatorios obliteran los planos grasos vecinos y borran el contorno de las estructuras. La presencia de líquido libre en la cavidad peritoneal produce algunos signos radiológicos que deben ser considerados en pacientes que se presentan con distensión abdominal (Tabla 4) (Fig. 11).

Calcificaciones abdominales

En muchos casos la presencia de una calcificación abdominal puede ser el hallazgo más informativo e importante de la radiografía simple de abdomen. A pesar de la variedad de causas de las calcificaciones abdominales, la evaluación sistemática de su morfología, localización y movilidad permiten la información suficiente para un diagnóstico específico, sin necesidad de exámenes adicionales. En otros casos, ayuda a la elección y secuencia de estudios de imagen subsecuentes (39).

En el cuadrante superior derecho, la mayoría de las calcificaciones son cálculos vesiculares y renales. Los cálculos vesiculares generalmente son múltiples y laminados. Los cálculos renales y ureterales tienen apariencia característica y se localizan en el trayecto renal o ureteral. Los apendicolitos aparecen típicamente como calcificaciones solitarias, laminadas y localizadas en el cuadrante inferior derecho del abdomen. En el abdomen inferior y en la pelvis, las calcificaciones deben hacer sospechar litiasis ureteral que debe ser distinguida de los flebolitos.

TABLA 3. *Signos radiológicos de neumoperitoneo en la radiografía de abdomen en decúbito (Fig. 10)*

1. Signo de Rigler (25)	Gas a ambos lados de la pared intestinal
2. Signo de "los triángulos" (26)	Acúmulo triangular de gas entre 3 asas intestinales vecinas o entre 2 asas y otra víscera o pared abdominal
3. Signo del ligamento falciforme (27)	Gas que define al ligamento falciforme
4. Signo del "hígado radiolúcido" (28)	Gas en la cara anterior del hígado que disminuye la densidad hepática
5. Signo del borde hepático (24)	Colección gaseosa lineal que delimita el contorno del hígado
6. Signo de la fisura para el ligamento teres (29)	Gas con orientación vertical en la región de la *porta hepatis*
7. Aire en la bolsa de Morison (30)	Colección de gas en el espacio subhepático posterior
8. Signo del "balón de fútbol" (31)	Gas que delimita la cavidad peritoneal
9. Signo de "la V invertida" (32,33)	Visualización de los pliegues umbilicales mediales de la pelvis
10. Signo del uraco (34)	Definición del uraco por aire libre

ULTRASONIDO

El impacto del US en el manejo de pacientes con abdomen agudo es impresionante. Ha llegado a constituir un método indispensable y, en algunas instituciones, virtualmente a todos los pacientes con dolor abdominal agudo o subagudo se les hace un examen de US. Así, el abdomen agudo es una de las principales indicaciones del estudio de US y representa 25% de los exámenes de US enalgunos centros (40).

El US es la modalidad primaria para pacientes con dolor en el cuadrante superior e inferior derechos y con dolor pélvico. Permite un diagnóstico preciso de padecimientos ginecológicos, colecistitis aguda y apendicitis y hace posible el diagnóstico diferencial de otros padecimientos que pueden presentarse con un cuadro clínico similar. El US es un método universalmente accesible, rápido, de bajo costo, que no requiere ninguna preparación del paciente, bien tolerado, inocuo y que puede ser repetido tan frecuentemente como sea necesario. No obstante, se requiere dedicación, experiencia y habilidad para su realización.

En pacientes con cuadro abdominal agudo, se debe incluir la exploración de todos los órganos abdominales y debe ser realizado racionalmente de acuerdo al problema clínico de cada paciente en particular. Durante el examen, se deben considerar todas las posibilidades en el diagnóstico diferencial, según sean los hallazgos sonográficos. Es necesaria la comunicación constante con el paciente, puesto que la información que brinde, permite investigar un hallazgo ultrasonográfico específico. Se debe utilizar el US Doppler en aquellos casos en que se sospecha afección vascular. Algunos de los principales hallazgos de la US en el abdomen agudo se presentan en la Tabla 5.

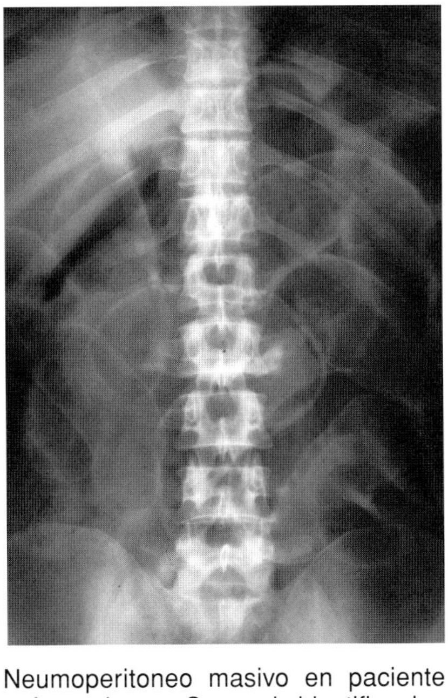

TOMOGRAFIA COMPUTADA

Hoy en día, la TC ha asumido una importancia creciente en la evaluación del abdomen agudo. Su versatilidad innegable ha producido un incremento importante en el número de

FIG. 10. Neumoperitoneo masivo en paciente con perforación de víscera hueca. Se puede identificar los siguientes signos. Signo de Rigler, signo de los triángulos, ligamento falciforme, hígado radiolúcido, balón de fútbol, signo del borde hepático.

TABLA 4. *Signos radiológicos de líquido libre en la cavidad peritoneal*

1. Borramiento del borde inferior del hígado (35)	
2. Signo de Hellmer (36)	Desplazamiento medial del hígado
3. Aumento de la distancia entre la grasa properitoneal y el colon ascendente. Normal 2 a 3 mm (37) (Fig. 11).	
4. Signo de las "orejas de perro" (38)	Acúmulo de líquido en la pelvis
5. Separación de asas intestinales	
6. Centralización de asas intestinales	
7. Apariencia de vidrio despulido	

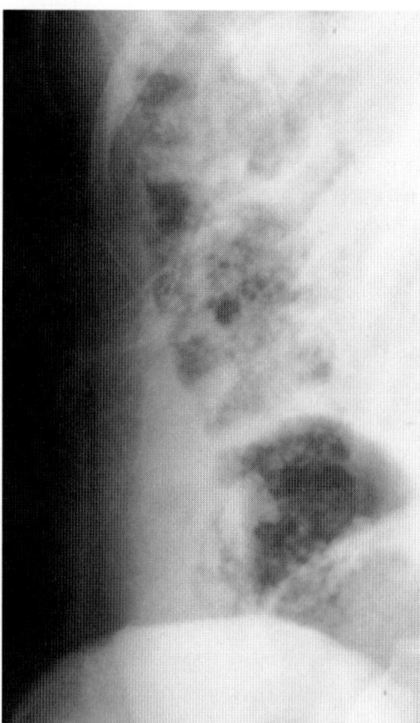

FIG. 11. Hemoperitoneo por embarazo ectópico roto. Importante aumento del espacio comprendido entre la grasa properitoneal y el colon descendente.

equipos de TC y prácticamente cualquier departamento de radiología cuenta con uno de ellos. Probablemente en poco tiempo muchos de los centros hospitalarios, aun los más pequeños, contarán con 2 ó 3 unidades. Este aumento de la accesibilidad a los estudios de TC ha expandido su rango de indicaciones.

En el abdomen agudo que se manifiesta principalmente por dolor abdominal severo y que se desarrolla súbitamente en poco tiempo existe la urgente necesidad de un diagnóstico y tratamiento tempranos. La TC es el método más útil para determinar la causa de abdomen agudo en forma temprana. Además, los procedimientos intervencionistas guiados por TC ofrecen una información adicional específica y diagnóstica o proveen opciones terapéuticas (43,44). El desarrollo de la TC helicoidal o espiral es especialmente útil por su rapidez en situaciones de urgencia. Las reconstrucciones tridimensionales en diferentes planos que pueden realizarse con este procedimiento pueden ser usadas para la evaluación de lesiones vasculares postraumáticas o hemorrágicas. Además, permite la utilización más efectiva del material de contraste y provee un mayor grado de reforzamiento de órganos y estructuras vasculares.

Varias condiciones abdominales agudas son más fácilmente detectadas con TC que con el US. Entre ellas se incluye el aneurisma aórtico roto, la disección de la aorta, el aneurisma micótico, la pancreatitis aguda, una hernia interna encarcelada, los abscesos hepáticos y perirrenales, etc. Además, la TC generalmente produce mejores resultados que el US en pacientes obesos con apendicitis, abscesos abdominales, diverticulitis, obstrucción intestinal, perforación del tubo digestivo con detección de pequeña cantidad de neumoperitoneo, colecistitis enfisematosa, etc.

La sensibilidad de la TC es mayor de 90% comparada con la evaluación clínica (67 a 76%) para diagnosticar la causa de abdomen agudo. La TC produce un cambio en el manejo terapéutico de 27 a 30% de los pacientes (44,45).

El análisis de los hallazgos de TC y el impacto de esta modalidad de estudio en el diagnóstico y tratamiento de las enfermedades más comunes que pueden producir el abdomen agudo, incluyendo el trauma abdominal, son presentados en los capítulos correspondientes de este tomo.

TABLA 5. *Principales signos ultrasonográficos en el abdomen agudo*

1. Litiasis (imagen ecogénica con sombra acústica)	Litiasis vesicular, litiasis urinaria, apendicolito
2. Líquido libre	Ascitis, hemorragia, bilis, orina
3. Líquido encapsulado	Ascitis loculada, absceso, hematoma, urinoma, biloma
4. Masa sólida	Tumor, absceso, hematoma organizado
5. Patología gastrointestinal	
a) Signo de "pseudoriñón" o "tiro al blanco" (41)	Engrosamiento de la pared por edema, inflamación, isquemia, neoplasia
b) Signo de "anillos concéntricos" y "pseudoriñón" (42)	Intususcepción
c) Dilatación intestinal con hiperperistalsis	Obstrucción intestinal
d) Aperistalsis	Íleo paralítico
e) Signo "de la escalera"	Obstrucción intestinal
6. Hidronefrosis	Uropatía obstructiva
7. Anormalidades en el tamaño de las vísceras	Hepatomegalia, esplenomegalia, páncreas (pancreatitis)
8. Lesiones focales	Quistes, tumores, abscesos
9. Patología vascular	Trombosis, aneurisma

REFERENCIAS

1. Flak B, Rowley VA. Acute abdomen: plain films utilization and analysis. *Can Assoc Radiol J* 1993;44(6):423–428.
2. Decurtins M. Clinical symptoms and findings. En: Krestin GP, Choike PL, ed. *Acute abdomen. Diagnostic imaging in the clinical context.* New York: Georg Thieme Verlag, 1996:1–7.
3. Eisenberg RL, Heineken P, Hedgcock MW et al. Evaluation of plain radiographs in the diagnosis of abdominal pain. *Ann Surg* 1983;197: 464–469.
4. Baker SR. The abdominal plain film. What will be its role in the future? *Radiol Clin North Am* 1993;31:1335–1344.
5. Mildenzun RE, McCort J. What radiographic views constitute acute abdominal series? *AJR* l996;147:501–503.
6. Mirvis SE, Young JW, Keromati B et al. Plain film evaluation of patients with abdominal pain: are three radiographs necessary? *AJR* l986; 147:501–503.
7. Fielo S. The abdomen: the plain abdominal radiograph. The acute abdomen. En: Grainger RG, Allison DJ, ed. *Diagnostic radiology. an Anglo-American textbook of imaging,* 2nd ed. New York: Churchill Livingstone, 1992:781–804.
8. Frimann Dahl J. Roentgen anatomy of the intestinal tract. En: Frimann Dahl J. *Roentgen examinations in acute abdominal diseases,* 3rd. ed. Springfield, Illinois: Charles C. Thomas, 1974:26–39.
9. Messmer JM. Gas and soft abnormalities. En: Gore R, Levine M, Laufer I, ed. *Textbook of gastrointestinal radiology.* Philadelphia: WB Saunders, 1994:169–192.
10. Fonkalsrud EW, De Lorimier AA, Hays DM. Congenital atresia and stenosis of the duodenum. A review compiled from the members of the surgical section of the American Academy of Pediatrics. *Pediatrics* l969;43:79–83.
11. Weens HS, Walker LA. The radiologic diagnosis of acute cholecystitis and pancreatitis. *Radiol Clin North Am* 1964;2:89–106.
12. Bryk D. Strangulating obstruction of the bowel: a reevaluation of radiographic criteria. *AJR* l978;130:835–843.
13. Frimann Dahl J. *Roentgen examination in acute abdominal diseases,* 3rd ed. Springfield, Illinois: Charles C. Thomas, 1974.
14. Levin B. Mechanical small bowel obstruction. *Semin Roentgenol* 1973;8:281–297.
15. Brascho DJ, Reynolds TN, Zanca P. The radiographic "colon cut off sign" in acute pancreatitis. *Radiology* l962;79:763–768.
16. Wruble LD, Dachsworth JK, Duke DD et al. Toxic dilatation of the colon in a case of amebiasis. *N Engl J Med* 1966;275:926–928.
17. Dahnert W. *Radiology review manual,* 3rd ed. Baltimore: Williams & Wilkins, 1996:562.
18. Swischk LE, Hayden CK. Appendicitis with perforation: the dilated transverse colon sign. *AJR* 1980;135:687–689.
19. Love L. Large bowel obstruction. *Semin Roentgenol* 1973;8:299–322.
20. Nelson SW, Eggleston W. Findings on plain roentgenograms of the abdomen associated with mesenteric vascular oclusion with a possible new sign of mesenteric venous thrombosis. *AJR* 1960;83:886–894.
21. Cho KC, Baker SR: Extraluminal air. Diagnosis and significance. *Radiol Clin North Am* 1994;32(5):829–844.
22. Rice RP, Thompson WM, Gedgaudas RK. The diagnosis and significance of extraluminal gas in the abdomen. *Radiol Clin North Am* 1982;20:819.
23. Miller R, Nelson SW. The roentgenological demonstration of tiny amounts of free intraperitoneal gas: experimental and clinical studies. *AJR* 1971;112:574.
24. Levine MS, Scheiner JD, Rubesin SE et al. Diagnosis of pneumoperitoneum on supine abdominal radiographs. *AJR* 1991;156:731–735.
25. Rigler RG. Spontaneous pneumoperitoneum: a roentgenologic sign found in the supine position. *Radiology* 1941;37:604–707.
26. Miller RE. The radiological evaluation of intraperitoneal gas (pneumoperitoneum). *CRC Crit Rev Clin Radiol Nucl Med* 1973;4:61.
27. Schultz EH. An aid to the diagnosis of pneumoperitoneum from supine abdominal films. *Radiology* 1958;70:728–731.
28. Menuck L, Siemens PT. Pneumoperitoneum: importance of right upper quadrant features. *AJR* 1976;127:753–756.
29. Cho KC, Baker SR. Air in the fissure for the ligamentum teres: new sign of intraperitoneal air on plain radiographs. *Radiology* 1991;178: 489
30. Cho KC, Baker SR, Thornhill BA et al. Supine film diagnosis of pneumoperitoneum: new observations in the right upper quadrant. 1988;169:405.
31. Miller RE. Perforated viscus in infants: a new Roentgen sign. *Radiology* 1960;74:65–67.
32. Weiner C, Diaconis JN, Dennis JM. The "inverted V": a new sign of pneumoperitoneum. *Radiology* 1973;107:47–48.
33. Bray JF. The "inverted V" sign of pneumoperitoneum. *Radiology* 1984;151:45–46.
34. Jelaso DV, Schultz EH. The urachus. An aid to the diagnosis of pneumoperitoneum. *Radiology* 1969;92:295–296.
35. Proto AV, Lane EJ. Visualization of differences in soft tissue densities: the liver in ascites. *Radiology* 1976;121:19–23.
36. Wixson D, Kazum E, Whalen JP. Displaced lateral surface of the liver (Hellmer sign) secondary and extraperitoneal fluid collection. *AJR* 1976;127:679–682.
37. Frimann Dahl J. Flank strip sign. *Roentgen examinations in acute abdominal diseases.* Springfield, Illinois: Charles C. Thomas. 1974:69.
38. McCort JJ. Radiological examination in blunt abdominal trauma. *Radiol Clin North Am* 1964;2:121–143.
39. Baker SR. Abdominal calcifications. En: Gore R, Levine M, Laufer I, ed. *Textbook of gastrointestinal radiology.* Philadelphia: WB Saunders, 1994:193–200.
40. Puylaert J, Zant FM, Rijke A. Sonography and the acute abdomen: practical considerations. *AJR* 1977;168:179–186.
41. Bluth EL, Merritt CR, Sullivan MA. Ultrasonic evaluation of the stomach, small bowel and colon. *Radiology* 1979;133:677–680.
42. Weinberger E, Wintens WD. Intussusception in children: the role of sonography. *Radiology* 1992;184:601–602.
43. Jeffrey RB. The acute abdomen: the impact of computed tomography and sonography. En: Gore R, Levine M, Laufer I, ed. *Textbook of gastrointestinal radiology.* Philadelphia: WB Saunders, 1994: 2537–2546.
44. Siewert B, Raetopoulos B, Muller M et al. Impact of CT diagnosis and management of acute abdomen in patients initially treated without surgery. *AJR* 1997;168:173–178.
45. Taourel P, Baron MP, Pradel J et al. Acute abdomen of unknown origin; impact of CT on diagnosis and management. *Gastrointest Radiol* 1992;17:287–291.

Abdomen: Hígado, Bazo, Vías Biliares, Páncreas y Peritoneo, Tomo II.
Editores: M. E. Stoopen, K. Kimura y P. R. Ros.
Lippincott Williams & Wilkins, Philadelphia © 1999.

CAPITULO 21

Masa abdominal palpable

César S. Pedrosa, Iván Pedrosa y Tomás Ganado

La existencia de una masa palpable en el abdomen hace del diagnóstico un reto, tanto para el clínico, como para el radiólogo. El desarrollo en los últimos años de diferentes técnicas de imagen como la Resonancia magnética (RM) y la mejora de algunas de las que ya estaban a nuestro alcance (Doppler en los ultrasonidos, tomografía computada helicoidal) han supuesto una mayor exigencia para el radiólogo a la hora de caracterizar estas lesiones. Afortunadamente, éstas son técnicas con mayor resolución espacial y de contraste que las convencionales y además permiten, en muchos casos, guiar punciones dirigidas a la lesión para su posterior diagnóstico anatomopatológico. Con frecuencia, además, estos estudios permiten estadificar las lesiones y determinar la posibilidad o no de resección de la masa, evitando procedimientos quirúrgicos innecesarios.

CONDUCTA ANTE UNA MASA ABDOMINAL PALPABLE

Planteamiento clínico

La primera aproximación en el diagnóstico de una masa abdominal la realiza el médico clínico. Cuando éste detecta una "masa" en la exploración física del paciente, lo primero que ha de plantearse es si se trata de una tumoración real o no. Esto no siempre resulta evidente porque algunas estructuras anatómicas pueden simular una masa abdominal en diferentes momentos. Tal es el caso de la palpación de una tumoración blanda, redonda y gorgoteante en la región del ciego/colon ascendente o colon descendente/sigmoideo, cuando el colon se encuentra lleno de heces. Otras fuentes de

error en la palpación son los riñones, el útero, la vejiga distendida, el promontorio sacro, la arteria ilíaca primitiva y la aorta en pacientes asténicos y/o con lordosis lumbar acentuada, así como los bordes laterales de los músculos rectos anteriores de abdomen. En otras ocasiones, "variantes" anatómicas como el lóbulo de Riedel (Fig. 1) o un riñón ptósico o en herradura, son las que conducen a un diagnóstico erróneo de masa abdominal (1).

El siguiente paso que ha de dar el clínico es localizar y caracterizar la masa en lo posible. El sistema de referencia más utilizado para la localización de estructuras en la exploración física del abdomen es el de las nueve regiones, creadas por dos líneas horizontales imaginarias que pasan a través del borde costal inferior y de ambas crestas ilíacas, respectivamente, y dos líneas verticales perpendiculares a las anteriores, continuación de ambas líneas medioclaviculares. El abdomen queda así delimitado en región Epigástrica

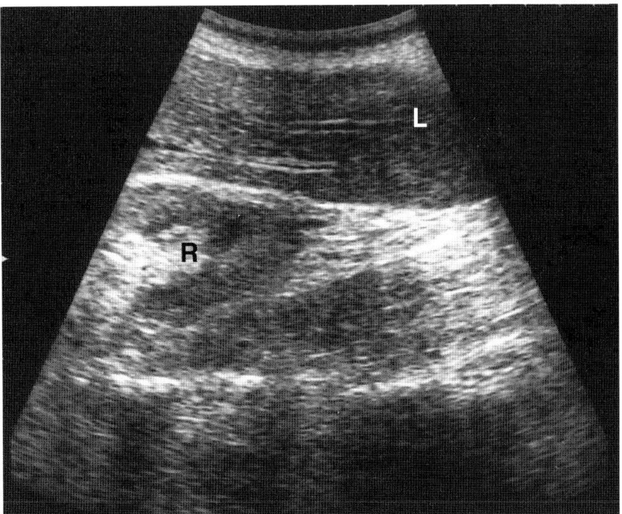

FIG. 1. Lóbulo hepático de Riedel. US en corte sagital mostrando una gran lengüeta hepática (*L*) que sobrepasa inferiormente al riñón derecho (*R*).

Dr. C.S. Pedrosa: Catedrático de la Facultad de Medicina, Universidad Complutense de Madrid, Jefe del Servicio de Radiodiagnóstico, Hospital Clínico "San Carlos," Madrid, España.

Dr. I. Pedrosa: Residente de Radiodiagnóstico, Hospital Clínico "San Carlos," Madrid, España.

Dr. T. Ganado: Facultativo Especialista de Radiodiagnóstico, Hospital Clínico "San Carlos," Madrid, España.

(EG), hipocondrios o Cuadrantes superiores derecho e izquierdo (CSD y CSI), Mesogastrio (MG), Flanco derecho e izquierdo (FD y FI), Hipogastrio (HG) y ambas Fosas ilíacas derecha e izquierda (FID y FII) (1).

En cuanto a la caracterización de la masa, el médico debe intentar obtener algunos datos aproximados del tamaño, forma y consistencia de la lesión. La palpación de una masa pulsátil debe orientar hacia una lesión vascular o bien una lesión que se encuentra en íntimo contacto con estructuras vasculares y que, por tanto, transmite sus pulsaciones.

Una masa que se desplaza en el abdomen puede depender de una estructura móvil, o bien puede tratarse de una lesión pediculada, con origen en un órgano o estructura fija. Una respiración profunda y mantenida desciende el diafragma y comprime los órganos de la cavidad abdominal haciendo visibles, en ocasiones, masas que anteriormente no lo eran. Si el paciente levanta la cabeza de la camilla en ese momento, se produce una contracción de los músculos rectos abdominales y permanecen palpables aquellas lesiones que dependan de la pared abdominal y se ocultan a la palpación aquéllas que se localicen en la cavidad abdominal (1). Estas maniobras pueden ser determinantes en la detección de algunas lesiones, como es el caso de las hernias, y deben ser conocidas no sólo por el clínico sino también por el radiólogo.

Por último, no debe olvidarse que la obtención cuidadosa de la historia clínica y la correlación con los datos de laboratorio, pueden ser de gran ayuda en el diagnóstico de una masa abdominal. Una historia de pérdida de peso progresiva y dolor debe hacer pensar en una neoplasia, mientras que la fiebre acompañada de dolor sugiere un proceso inflamatorio y el antecedente de cirugía abdominal o pélvica puede orientar hacia el diagnóstico de absceso.

PLANTEAMIENTO RADIOLOGICO

Selección de técnicas

La selección de las diferentes técnicas de examen debe hacerse de manera individualizada y en función del juicio clínico, tras la realización de la historia clínica, la exploración física y recolección de los datos de laboratorio.

Hasta hace pocos años, en el estudio de una masa abdominal, las técnicas de imagen se limitaban a la radiología convencional, en sus diferentes modalidades. La presencia en la radiografía simple de alteraciones en el tamaño, contorno o densidad del abdomen, así como las pérdidas del contorno y las interfaces, la irregularidad de los bordes y los desplazamientos de estructuras normales como el intestino lleno de gases eran, generalmente, los únicos datos radiológicos de sospecha en la detección inicial de masas abdominales.

Sin embargo, en numerosas ocasiones, la seguridad del clínico de la existencia de una masa no se correlacionaba con la presencia de hallazgo alguno en la radiografía simple de abdomen, por lo que la demostración de desplazamientos de estructuras abdominales en los estudios con bario y los estudios urológicos con medios de contraste yodados eran la

única alternativa diagnóstica previa a la laparotomía exploradora. No obstante, como norma general, el estudio del abdomen debe comenzar por la radiografía simple de abdomen, obtenida con el paciente en decúbito supino. Por su bajo costo y su gran accesibilidad, esta exploración sigue siendo de gran utilidad.

El desarrollo en los últimos años de diferentes técnicas de imagen, como el Ultrasonido (US), la Tomografía computada (TC) y la RM, ha permitido un avance espectacular en el diagnóstico de las masas abdominales. La capacidad de estas exploraciones para determinar la localización exacta de estas lesiones, su caracterización, la estadificación, así como su posterior seguimiento junto a la posibilidad que ofrecen de obtener material para estudios anatomopatológicos mediante biopsias percutáneas dirigidas, ha disminuido drásticamente el número de laparotomías exploradoras hoy en día y ha permitido además, en muchas ocasiones, evitar la cirugía en casos que son inoperables y/o irresecables.

Una vez que el clínico le plantea el caso al radiólogo, la primera pregunta que éste debe intentar resolver es si la masa depende de la pared abdominal o si, por el contrario, se trata de una masa intraabdominal, que es intra o retroperitoneal. En general, se puede establecer que la técnica inicial preferida es el US y que, sólo en aquellos casos en los que se plantea alguna duda, se debe realizar una exploración del abdomen con TC. De cualquier manera, la diferenciación entre masa intra y retroperitoneal no siempre es sencilla. Recuérdese que si bien el retroperitoneo es de situación posterior a nivel de los flancos, en la zona central del abdomen una masa retroperitoneal puede palparse prácticamente debajo de la pared abdominal anterior (Fig. 2).

Cuando se estudian masas en el cuadrante superior derecho, en la pared abdominal y en el hipogastrio, éstas deben ser valoradas en primer lugar mediante US, ya que existen ventanas acústicas naturales (hígado y riñón en el cuadrante superior derecho y vejiga en el hipogastrio). Las masas localizadas en cualquiera de los otros compartimentos abdominales deben ser estudiadas mediante TC.

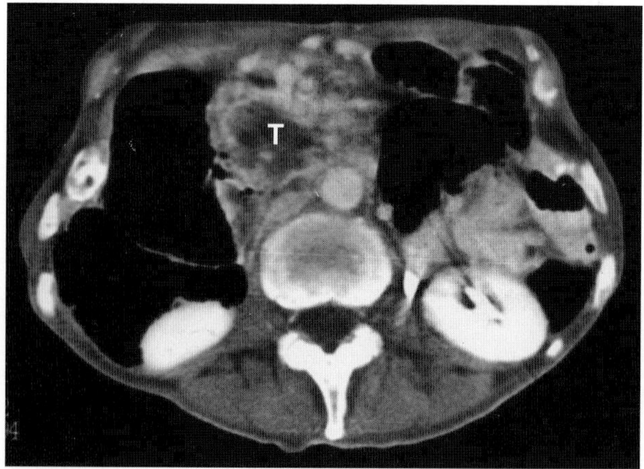

FIG. 2. Adenocarcinoma de páncreas. Nótese la disposición anterior de la masa (*T*) que se palpa inmediatamente debajo de la pared abdominal anterior.

Detección y caracterización de las masas

Radiografías simples del abdomen

La radiografía simple de abdomen a veces permite la visualización de calcificaciones que pueden orientar el diagnóstico. Los abscesos del psoas pueden calcificar de forma extensa y densa. Algunos tumores de la pared abdominal como los fibrosarcomas o los liposarcomas presentan calcificaciones ovales e irregulares en las partes blandas (2). Dentro de las masas intraperitoneales, los leiomiomas gástricos calcifican hasta en 4% de los casos, de forma parecida al fibroide uterino (3). Los hemangiomas cavernosos pueden contener calcificación en forma de flebolitos. Los carcinomas mucinosos del colon, estómago y ovario son los tumores que con mayor frecuencia presentan calcificaciones en forma moteada o granular (Fig. 3A–C).

Otras lesiones que pueden calcificar son los tumores carcinoides del intestino delgado, el carcinoma de vesícula y las metástasis gastrointestinales. Una calcificación más o menos redondeada en la fosa ilíaca derecha junto a signos inflamatorios y una masa a ese nivel en la exploración física, debe hacer sospechar una apendicitis con un apendicolito y formación secundaria de un absceso. Los mucoceles apendiculares pueden presentar calcificaciones curvilíneas que recuerdan a la vesícula en porcelana. Las metástasis de carcinoma coloide y *Pseudomixoma peritonei* pueden tener calcificaciones groseras, mientras que en el cistoadenoma o cistoadenocarcinoma ovárico, las calcificaciones son finas (psamomatosas) y difíciles de detectar en la radiografía simple (4,5).

La observación de fragmentos óseos y/o dientes en la pelvis debe hacer pensar en un teratoma ovárico. Se pueden identificar calcificaciones arciformes, saculares o fusiformes en pacientes con aneurismas abdominales (Fig. 4A y B) (6). Por último, conviene recordar que esta exploración permite analizar el esqueleto regional y por tanto detectar lesiones de la columna dorsolumbar, de las costillas inferiores y de la pelvis ósea que pueden ser de interés diagnóstico en casos seleccionados.

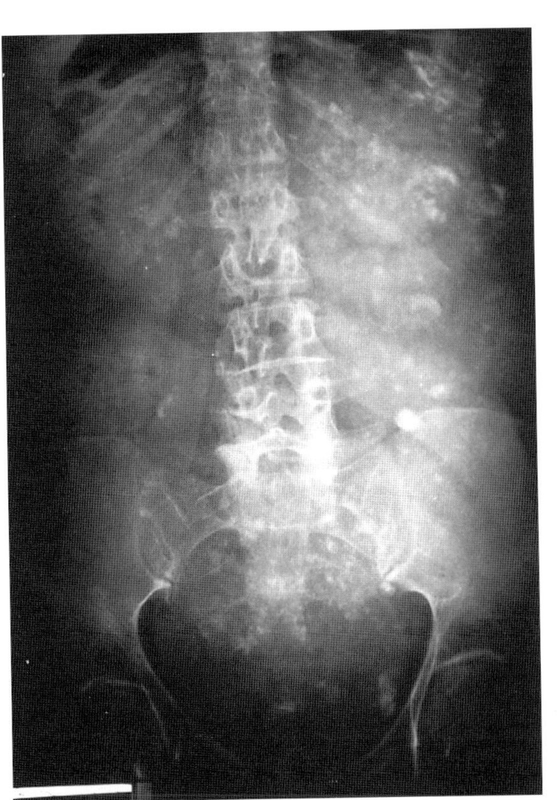
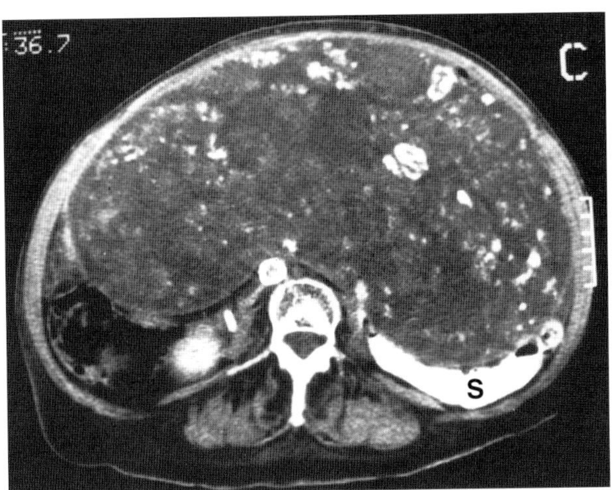
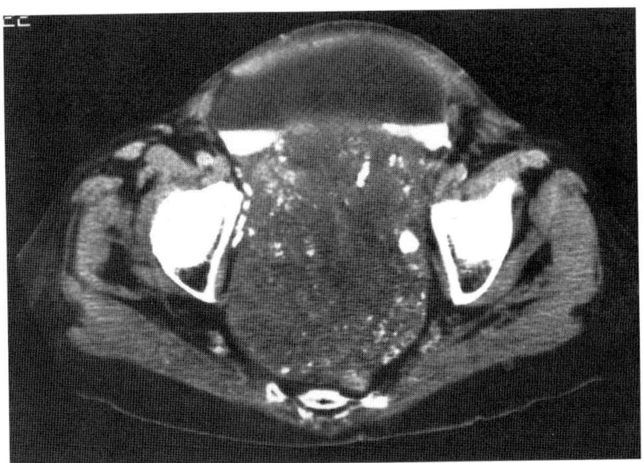

FIG. 3. Semiología de las calcificaciones abdominales. **A:** Abdomen simple muestra una gran masa abdominal con extensas calcificaciones moteadas y de baja densidad secundarias a un tumor ovárico de estirpe mucinosa. **B:** TC del mismo paciente que muestra el desplazamiento posterior de asas intestinales (*S*). **C:** Extensión de la masa al fondo de saco de Douglas.

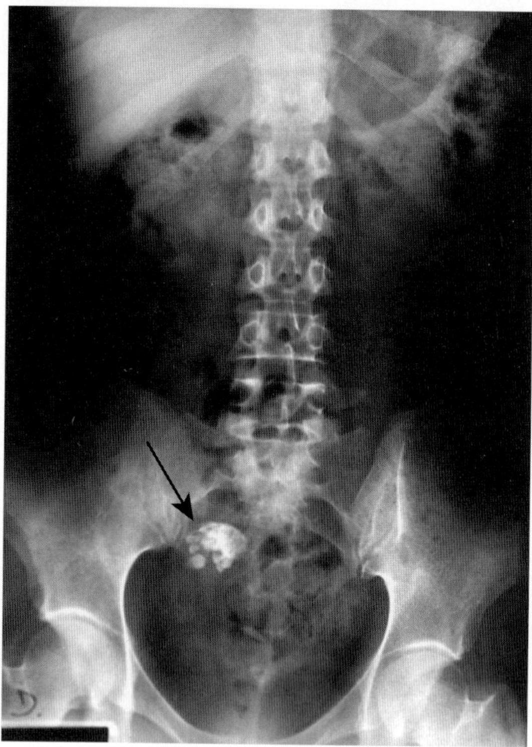
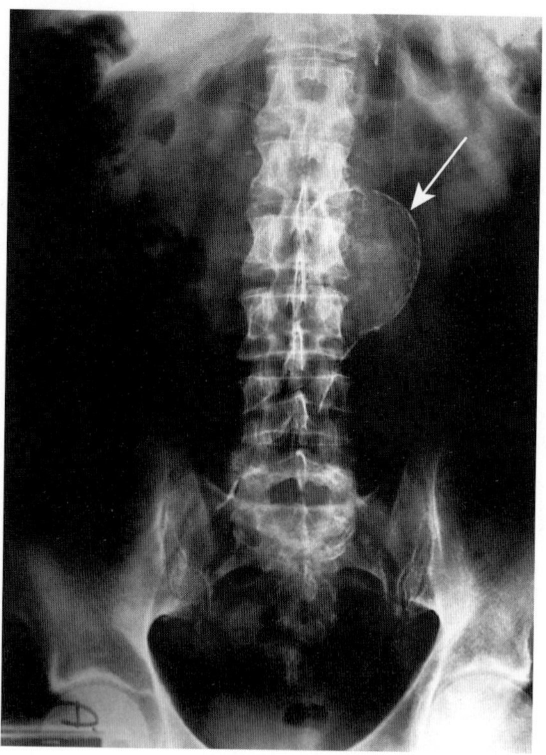

FIG. 4. Calcificaciones en la radiografía simple de abdomen. **A:** Teratoma. Imágenes densas sugerentes de piezas dentarias (*flecha*). **B:** Aneurisma de la aorta abdominal. Calcificación sacular de la pared del aneurisma (*flecha*).

Ultrasonido

El US hace posible, en general, la caracterización de las masas abdominales en quística, sólida y mixta, en función de su patrón ultrasonográfico anecoico, ecogénico o una combinación de ambos respectivamente. Sin embargo, no siempre se puede hacer tal distinción, porque una lesión ecogénica puede corresponder a una lesión quística con contenido en su interior (sangre, pus) (Fig. 5A y B), una lesión anecoica no siempre contiene líquido y lesiones sólidas con una composición homogénea como el linfoma, algunos sarcomas, tumores neurogénicos, el hipernefroma, la grasa o los trombos pueden presentarse como masas anecoicas.

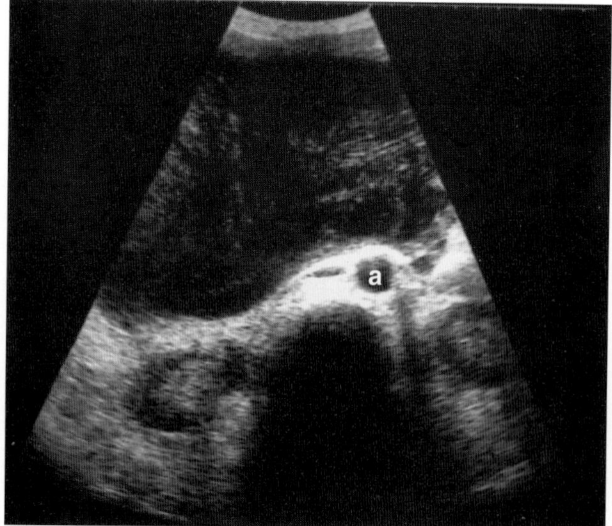
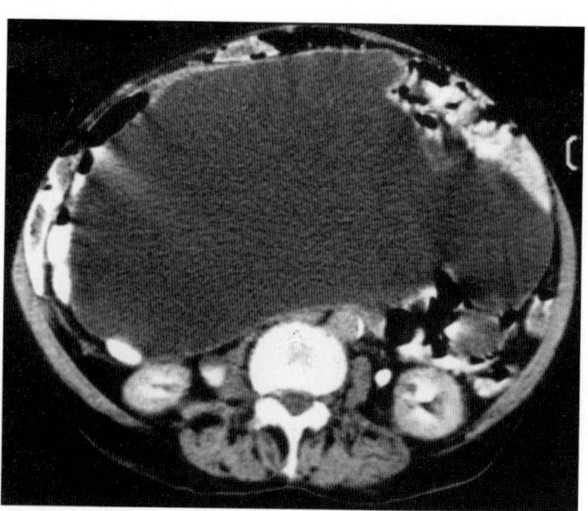

FIG. 5. Semiología en US. Cistoadenocarcinoma de ovario. **A:** Corte US axial que muestra una masa de aspecto heterogéneo por delante de la aorta (*a*). **B:** Corte de TC del mismo paciente en un nivel similar al de el US. La masa presenta un aspecto claramente quístico, sin contenido sólido detectable.

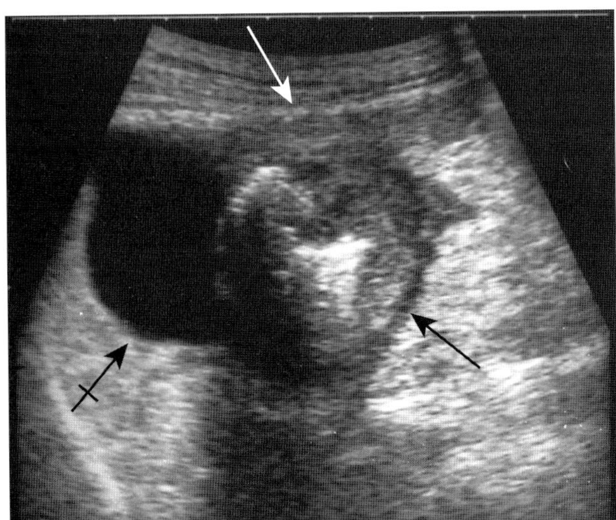 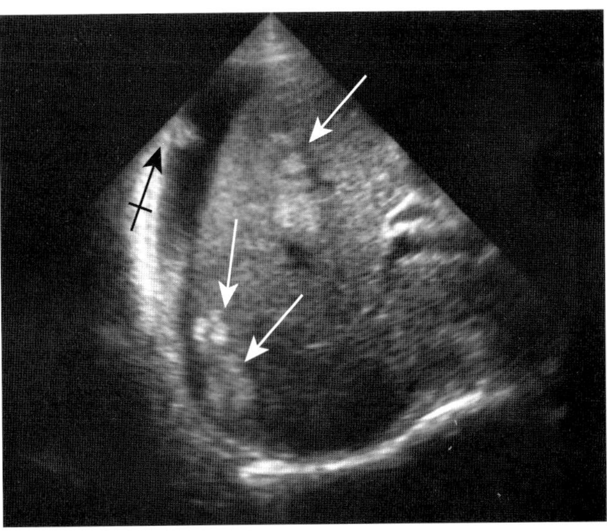

FIG. 6. Carcinoma de ciego. **A:** Imagen de US en la fosa ilíaca derecha, en la que se identifica una masa redondeada con un centro hiperecogénico ("pseudorriñón")(*flechas sólidas*). Existe moderada cantidad de líquido libre adyacente a la lesión (*flecha cruzada*). **B:** Un corte sagital de US en el hipocondrio derecho demuestra implantes peritoneales (*flecha cruzada*) y metástasis hiperecogénicas en el parénquima hepático (*flechas blancas*).

Las adenopatías, los hemangiomas y las metástasis pueden verse con refuerzo acústico posterior típico de las lesiones con contenido líquido y al contrario, los abscesos, hematomas, endometriomas e hidropiosalpinx son algunos ejemplos de lesiones líquidas que pueden observarse sin refuerzo posterior (7). En ocasiones, el US puede detectar en la masa estudiada la presencia de calcificaciones, gas o niveles líquido/líquido, aportando así otros datos que orientan el diagnóstico. La existencia de gas en el interior de una masa debe sugerir comunicación con una víscera hueca o bien un absceso, en un contexto clínico adecuado. Se identifican niveles líquido/líquido en interfaces orina/pus, orina/sangre, grasa/agua, bilis/barro biliar, líquido/"debris". El pus, la sangre, el agua, el barro biliar y el "debris" forman la capa inferior (7).

Los términos pseudorriñón, diana, ojo de buey y rosca, son algunos de los sinónimos que se dan para definir imágenes de US formadas por un anillo externo hipoecoico y una zona central hiperecoica (Fig. 6A y B). Cuando se trata de lesiones del tubo digestivo, el anillo periférico corresponde a la pared engrosada (edema, sangre, tumor, hipertrofia muscular) y el área central a la luz o ulceración. Se pueden identificar lesiones de características similares en procesos tumorales e inflamatorios que afectan al hígado y bazo (metástasis, linfoma, cándidas, *Pneumocystis carinii*) (7).

Con US puede ser difícil determinar si la lesión del CSD es intra o extraperitoneal, sobre todo cuando las masas adquieren un gran tamaño. El desplazamiento de la banda grasa ecogénica que separa el hígado del riñón derecho puede ser de utilidad. Así, las masas de origen hepático desplazan la banda de grasa inferior y posteriormente, mientras que las masas renales la desplazan anterior y superiormente (Fig. 7) (8). Las masas adrenales producen un cambio en la morfología de esta banda grasa, la cual adquiere una configuración triangular (8–10).

El desplazamiento de las ramificaciones vasculares intrahepáticas alrededor de la masa y el desplazamiento posterior de la vena cava inferior son datos a favor de masa intrahepática (9). Los signos a favor de lesión extrahepática son la invaginación y la discontinuidad de la cápsula hepática, el desplazamiento anteromedial de la vena cava inferior y anterior del riñón derecho y la disposición triangular de la grasa retroperitoneal (10,11).

En aquellos pacientes en los que la grasa retroperitoneal es escasa o se encuentra obliterada por un tumor o un proceso

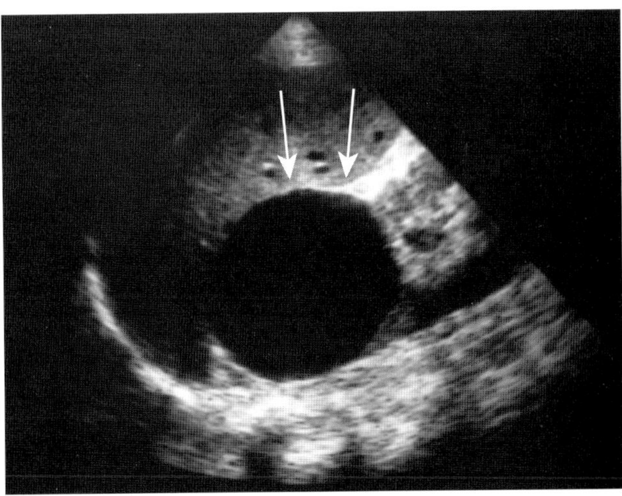

FIG. 7. Quiste renal simple. El corte sagital ecográfico demuestra que la grasa extraperitoneal entre el hígado y el riñón se encuentra anterior al quiste (*flechas*), confirmando el origen retroperitoneal del mismo.

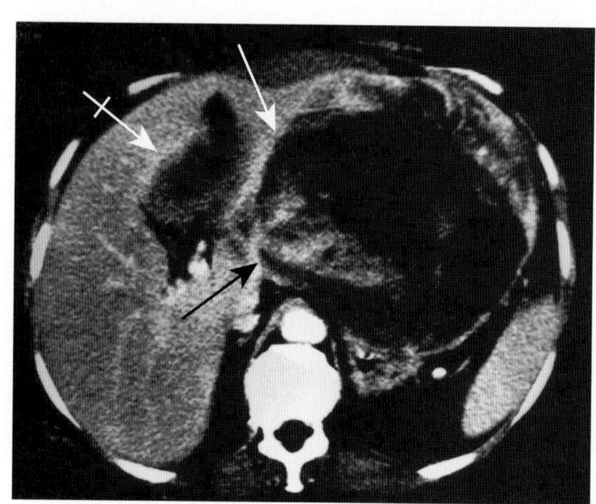

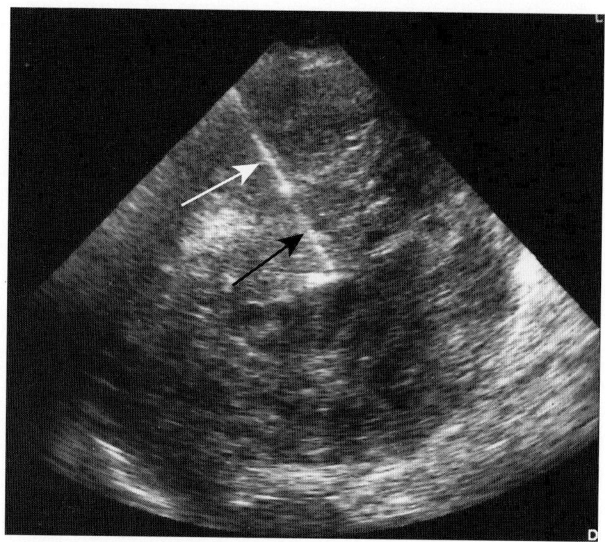

FIG. 8. Utilidad del US en las masas abdominales. **A:** CT del abdomen superior que muestra una gran masa del lóbulo hepático izquierdo con áreas densas y gran componente de baja atenuación sugerente de necrosis tumoral (*flechas*). Existe otra lesión adyacente a la *porta hepatis* (*flecha cruzada*). **B:** Corte sagital de US que muestra la aguja utilizada (*flechas*) para la punción dirigida que permitió hacer el diagnóstico de leiomiosarcoma hepático.

inflamatorio, pueden ser útiles otros signos del US. La posibilidad que ofrece el US de realizar un estudio del abdomen en tiempo real, permite analizar el comportamiento de las lesiones y su relación con los órganos vecinos durante los movimientos respiratorios. Por ejemplo, una masa presenta un desplazamiento similar al del órgano en el cual se asienta y diferente al resto de los órganos adyacentes. De tal manera que una masa que se mueve junto con el riñón y que se desliza contra la superficie inferior del hígado es una lesión de origen renal (12).

El US muestra con facilidad las lesiones de la pared abdominal y consigue, en la mayoría de los casos, diferenciar entre lesiones sólidas, quísticas y mixtas, además de ser una técnica excelente para la realización de una punción y aspiración dirigida de la lesión (Fig. 8A y B).

Sin embargo, a veces el US puede presentar dificultades en la exploración del abdomen. Esto suele deberse a la presencia de barreras acústicas (gas, hueso, bario), a la existencia de gran cantidad de grasa abdominal (pacientes obesos) y a la imposibilidad de conseguir un buen contacto entre la superficie del transductor y la pared abdominal, como ocurre en pacientes que tienen vendajes, suturas, apósitos, estomas, drenajes o heridas abiertas. Las ventajas de la exploración abdominal mediante US incluyen la posibilidad de realizar el examen en múltiples planos, analizar la extensión de la masa tridimensionalmente y determinar sus relaciones anatómicas. Además, es una exploración relativamente barata, inocua (no utiliza radiaciones ionizantes) y, en general, muy accesible, ya que incluso permite la exploración en la propia cama del paciente.

Tomografía computada

La mayor capacidad de la TC frente a la radiografía simple para discriminar las diferentes densidades de los tejidos le otorga la posibilidad de realizar un diagnóstico más preciso (10). Como se ha descrito previamente, la observación de calcificaciones en el seno de una masa puede ayudar a establecer un diagnóstico. La TC permite detectar y caracterizar calcificaciones mejor que la radiografía simple.

La presencia de una masa más o menos redondeada, de densidad grasa homogénea o con escasos septos internos más densos, con pared visible y que no realza con material de contraste es virtualmente patognomónica de lipoma (13). En el abdomen pueden estar prácticamente en cualquier localización. Los lipomas de localización gastrointestinal suelen ser submucosos y de aspecto polipoideo (13).

Existe otro grupo de lesiones heterogéneas en las que la TC demuestra de forma evidente un componente lipomatoso. El diagnóstico diferencial de estas lesiones depende de su localización, del órgano o estructura sobre la que asientan. En el abdomen son más frecuentes en el retroperitoneo, donde el tumor primario maligno más frecuente es el liposarcoma. Puede presentar un patrón sólido, pseudoquístico, mixto o lipomatoso (ver Mesogastrio, masas retroperitoneales, más adelante en este capítulo) (Fig. 9A y B) (14). También pueden encontrarse teratomas retroperitoneales en los que la TC puede ser de gran valor al demostrar un nivel grasa/líquido en su interior y calcificaciones (15).

En los riñones, una masa bien delimitada de densidad heterogénea, con áreas de densidad grasa y partes blandas en

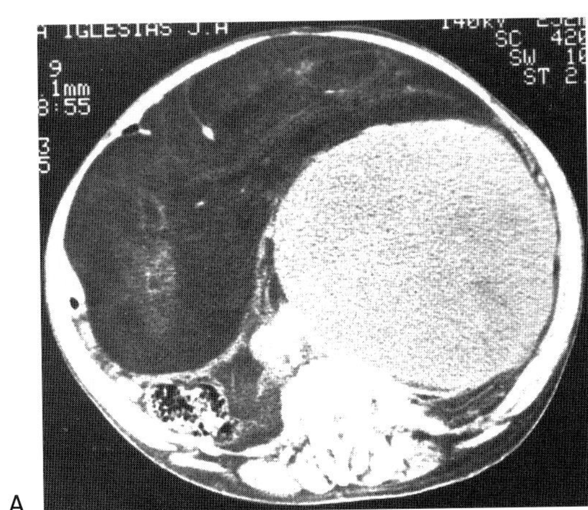 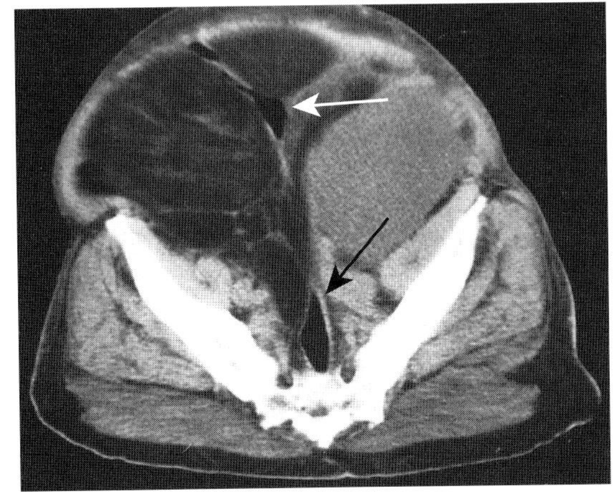

FIG. 9. Semiología de las masas en TC. Liposarcoma mixoide retroperitoneal. **A:** Masa abdominal de gran tamaño con dos componentes claramente diferenciados. Un componente sólido a la izquierda y otro componente de densidad grasa en la región anterior y derecha del abdomen. **B:** Corte de TC a nivel pélvico del mismo paciente que muestra los dos componentes de la masa que comprimen y estiran el colon sigmoides (*flechas*).

su interior y realce con material de contraste de estas últimas debe hacer sospechar el diagnóstico de angiomiolipoma (16). Pueden tener calcificaciones, necrosis y hemorragia (13). Debe hacerse el diagnóstico diferencial con el liposarcoma perirrenal (17) y con casos infrecuentes de hipernefroma con áreas de atenuación grasa (18,19). Debe sospecharse pielonefritis xantogranulomatosa cuando se identifica un riñón no funcionante reemplazado por una masa de densidad heterogénea, grasa y sólida, con un cálculo coraliforme central, que frecuentemente se acompaña de afectación perirrenal (17).

Una masa adrenal con valores de atenuación negativos en la TC, sugiere un mielolipoma (Fig. 10), que puede tener calcificaciones (13). Existen pocos casos descritos de mielolipomas hepáticos (20,21). En algunas ocasiones,

pueden verse "pseudomasas" hepáticas producidas por áreas focales de esteatosis hepática o áreas focales de parénquima hepático conservado, normal, en el seno de una esteatosis hepática ("grasa geográfica") (22,23).

El aspecto de las metástasis hepáticas en la TC es muy variable y depende de diferentes factores: tamaño, vascularización, necrosis y hemorragia intratumoral y comportamiento tras la administración de material de contraste. Así, tumores de diferentes orígenes pueden dar metástasis con características de imagen idénticas y, al contrario, tumores de la misma estirpe celular pueden dar patrones metastásicos muy diferentes. Algunos tumores metastásicos como el carcinoide, el coriocarcinoma y algunos tipos de carcinoma de pulmón, típicamente se caracterizan por la diferente morfología de las metástasis en un mismo individuo (24). En general, las metástasis pueden ser hipodensas, con o sin anillo periférico de captación e hiperdensas, isodensas, quísticas, complejas o infiltrativas.

Las neoplasias de colon (42%), estómago (23%), páncreas (21%), mama (14%) y pulmón (13%), son las que metastatizan con más frecuencia en el hígado (24). Habitualmente, lo hacen como lesiones hipodensas, con o sin realce en anillo, debido a su naturaleza hipovascular. Este tipo de realce se observa con mayor frecuencia cuando el material de contraste se inyecta desde la arteria hepática.

La TC detecta con facilidad calcificaciones en el seno de las metástasis. Los tumores mucinosos (colon, páncreas, estómago, ovario y medular de tiroides) y las lesiones tratadas con quimioterapia son las que presentan calcificaciones con mayor frecuencia (25). Las metástasis hiperdensas son típicas de los tumores hipervasculares como el carcinoide, melanoma, tumor de los islotes pancreáticos, tiroides, riñón, feocromocitoma y coriocarcinoma. El carcinoma de pulmón y de mama ocasionalmente producen este tipo de metástasis (24,25).

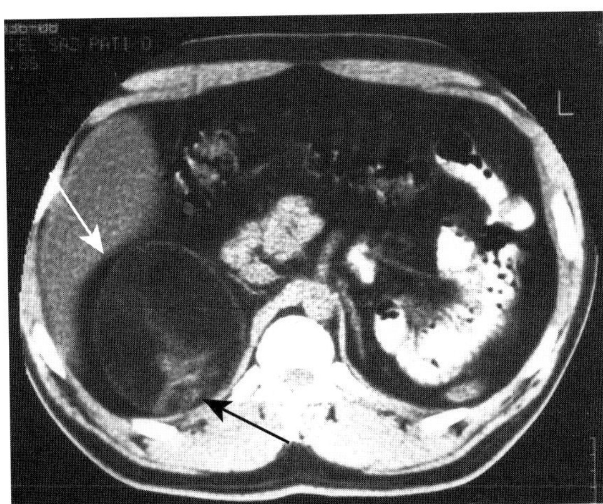

FIG. 10. Mielolipoma adrenal. Corte de TC que revela los valores de atenuación negativos en el seno de la masa, secundarios a su contenido en grasa (*flechas*).

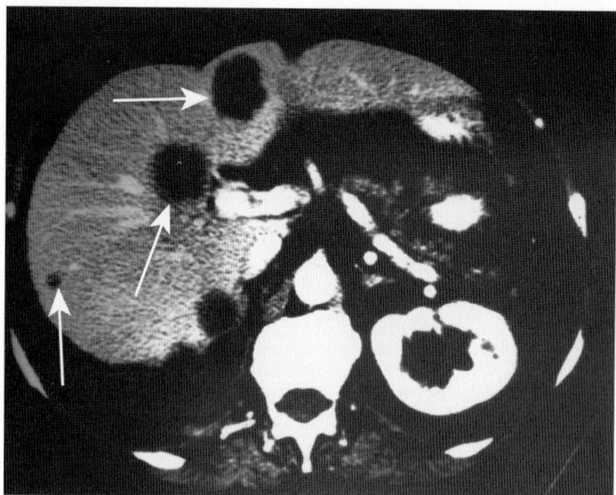

FIG. 11. Metástasis hepáticas quísticas secundarias a un adenocarcinoma de ovario (*flechas*).

Las metástasis quísticas (menos de 20 UH de atenuación) suelen ser secundarias a un adenocarcinoma mucinoso de colon o a un cistoadenocarcinoma de ovario. También pueden ser secundarias a lesiones con un crecimiento rápido en las cuales se produce una necrosis central como los sarcomas, el melanoma, el carcinoide y el carcinoma de pulmón (Fig. 11) (24).

En la pelvis femenina, es frecuente observar teratomas ováricos benignos, en los que se puede identificar un nivel grasa–líquido, un polo sólido, calcificaciones y pelos. La presencia de dientes en su interior es diagnóstica de teratoma. La degeneración maligna hacia carcinoma epidermoide se identifica por una masa sólida que se realza con contraste intravenoso (26). También existen tumores lipomatosos uterinos (lipoleiomioma y fibromiolipomas), aunque son muy raros (26).

La presencia de aire en el interior de una masa implica la existencia de bacterias productoras de gas en el seno de la misma, o bien, de un trayecto fistuloso que comunica dicha masa con el tracto gastrointestinal. La primera de las posibilidades supone la presencia de un absceso, que puede ser secundario a apendicitis, diverticulitis, enfermedad inflamatoria intestinal, pancreatitis complicada, etc. Puede identificarse gas en la pared vesicular engrosada en casos de colecistitis enfisematosa (27). Igualmente, la demostración de gas en el parénquima renal, sistema colector o espacio perirrenal es frecuente en la pielonefritis enfisematosa (27). Ocasionalmente, puede verse gas en una masa tumoral necrosada.

La TC es el método preferido en las masas retroperitoneales en las que al US le resulta difícil determinar el origen de la lesión. Se han descrito para el US algunos de los criterios diagnósticos para la diferenciación entre masa intraperitoneal y retroperitoneal en la TC. En general, la obliteración de la grasa perirrenal, el desplazamiento lateral de la grasa que rodea el segmento posterior del lóbulo hepático derecho, la rotación hacia la izquierda de las venas intrahepáticas, el desplazamiento anterior del colon ascendente, la segunda porción del duodeno o la cabeza pancreática y el desplazamiento anterior de la vena cava inferior y de la vena renal derecha son signos de la localización retroperitoneal de la masa (Fig. 12A y B) (28). Sin embargo, esta valoración no siempre es posible, dada la naturaleza axial de los cortes de la TC que puede mostrar sólo parcialmente los planos de clivaje necesarios para la localización de la masa. Tanto la TC helicoidal (TCH) como la RM pueden solucionar estos problemas, porque proporcionan imágenes en cualquier plano del espacio.

La TC presenta entre sus múltiples ventajas una excelente resolución espacial y capacidad para obtener imágenes a pe-

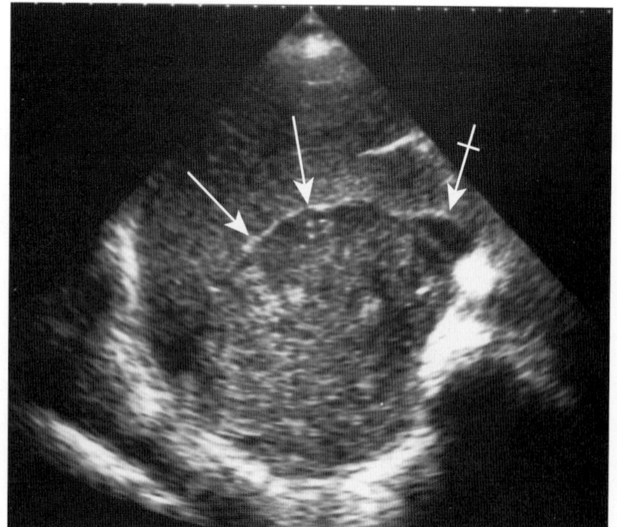

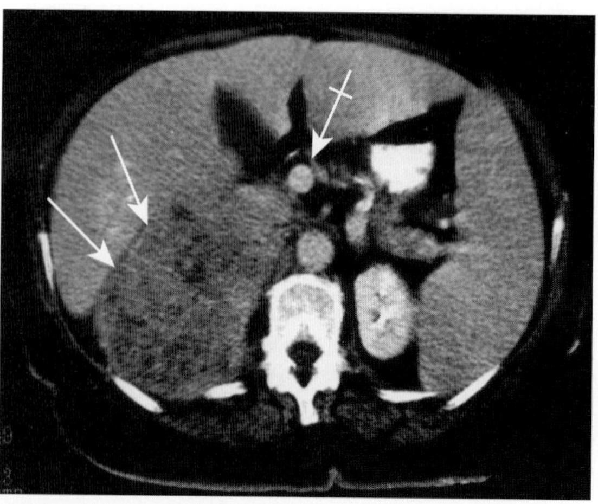

FIG. 12. Adenocarcinoma suprarrenal. **A:** Corte de US axial en el que se identifica la grasa extraperitoneal que limita anteriormente la masa (*flechas*). La VCI está desplazada anterior y medialmente (*flecha cruzada*). **B:** TC del mismo paciente que confirma la existencia de un plano graso entre el hígado y la masa (*flechas*), así como el desplazamiento anterior de la VCI (*flecha cruzada*).

TABLA 1. *Caracterización radiológica de las masas*

US	TC
Sólido/quístico	Agua/grasa/aire/calcio
Niveles líquido/líquido	Partes blandas
Pseudorriñón, diana, "ojo de buey", "rosca"	Comportamiento pre y postcontraste
Calcio, gas	

sar de la existencia de gas, hueso o alteraciones en la pared abdominal. Además, como se ha mencionado anteriormente, es capaz de caracterizar algunos de los diferentes componentes de la masa (agua, grasa, aire, calcio) así como su vascularización (Tabla 1). Sus principales inconvenientes son la presencia de artefactos en relación con estructuras metálicas (prótesis, clips quirúrgicos) y la mala diferenciación de las diferentes estructuras anatómicas en los pacientes con poca grasa retroperitoneal (10). En cambio, el US muestra mejor los finos septos en las masas quísticas (Fig. 13A y B).

Los estudios baritados pueden ser de utilidad en algunas ocasiones. Sin embargo, hay que considerar que si se sospecha que el diagnóstico se va a realizar por medio de US, TC o angiografía, estas últimas se deben realizar antes de administrar bario al paciente, porque éste dispersa el haz de ultrasonidos, atenúa los fotones y causa efectos de endurecimiento del haz en TC. El tránsito gastrointestinal es la técnica preferida en el diagnóstico de las lesiones del tubo digestivo superior. No obstante, los tumores del intestino delgado rara vez producen masas palpables (29). El enema de bario juega un papel importante en el paciente con masa abdominal inferior, cuya historia sugiere carcinoma o proceso inflamatorio intestinal. Cuando se sospeche que el paciente pueda estar perforado, deberán utilizarse contrastes yodados hidrosolubles que producen menor irritación del peritoneo (29).

En general, las masas de origen renal pueden ser evaluadas mediante US para determinar con facilidad la naturaleza quística, sólida o mixta de la lesión. En los casos en los que esta diferenciación no es posible, la urografía intravenosa es el mejor método, porque también puede determinar si se trata de tejido normal (pseudotumor), aunque esta variante se valora mejor por medio de estudios isotópicos. La TC es la técnica preferida en la evaluación de masas renales sólidas, dado su valor en la evaluación de la extensión de estas lesiones tumorales (30).

Algunas masas pueden ser estudiadas por otros métodos como la gamagrafía Tc 99, cuando se sospecha que hay un divertículo de Meckel con mucosa gástrica (29). La arteriografía puede ser útil en lesiones sangrantes o muy vascularizadas y en la evaluación prequirúgica de la anatomía vascular del abdomen. Esta última indicación va perdiendo fuerza últimamente, dada la capacidad de la TCH y de la RM para estudiar la anatomía de los vasos mediante reconstrucciones tridimensionales (TC y RM con angiografía).

Resonancia magnética

La RM es considerada como una exploración secundaria en el diagnóstico de las masas abdominales por su alto coste, la carencia de un buen medio de contraste oral, el largo tiempo de adquisición y los artefactos producidos por los movimientos respiratorios. Sin embargo, cuando las masas son de origen retroperitoneal, los estudios pueden ser de gran calidad. Además, la RM permite obtener imágenes en cualquier plano y tiene gran capacidad para discriminar tejidos (Fig. 14A y B). Por último, puede ser de gran utilidad en pacientes alérgicos a los medios de contraste yodados en los que la TC es menos útil, al no poder utilizarlos.

Los hallazgos tanto clínicos como radiológicos se presentan en la Tabla 2.

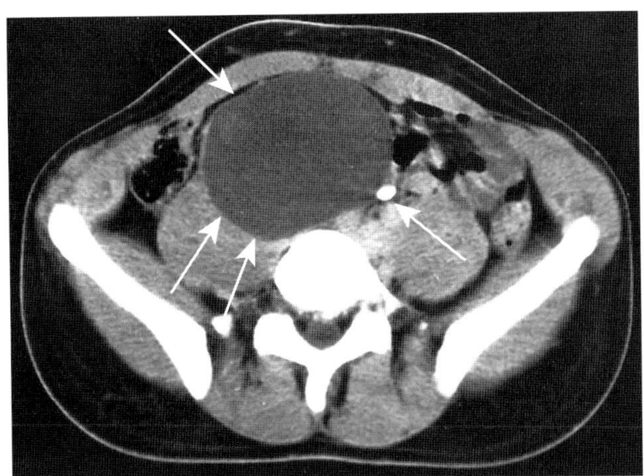

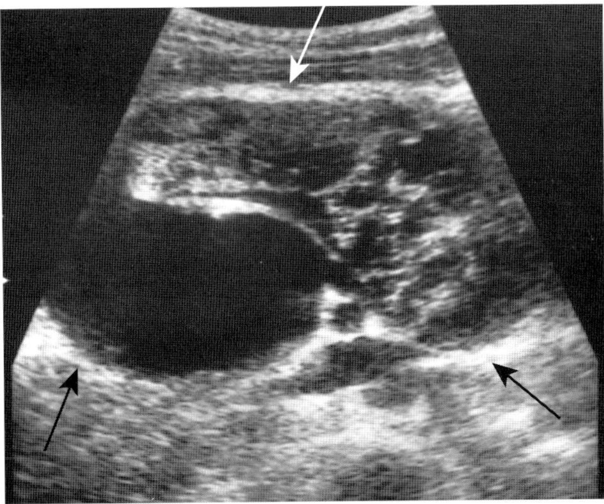

FIG. 13. Linfangioma quístico. **A:** Lesión quística homogénea sin septos detectables en la TC (*flechas*). **B:** Corte ultrasonográfico que muestra un área con múltiples septos, adyacente a la zona quística (*flechas*).

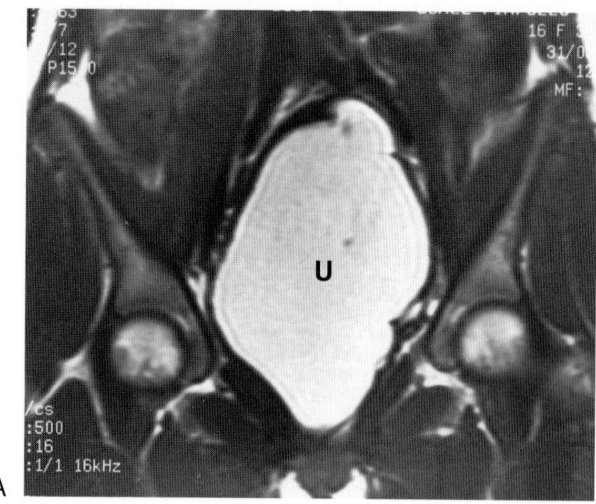
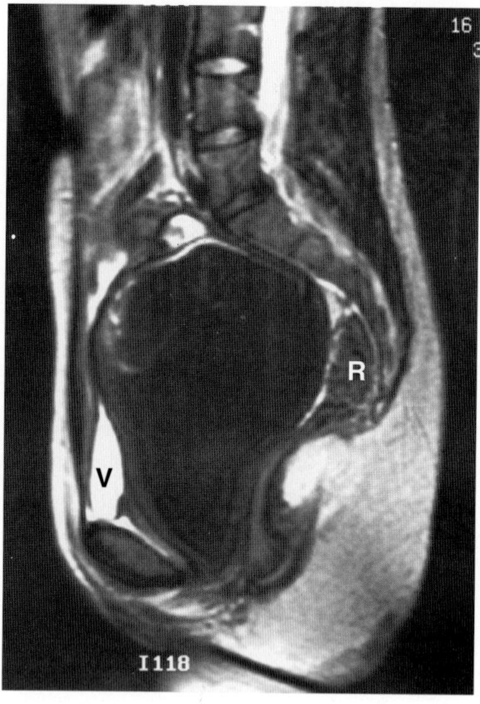

FIG. 14. Hematometra en útero doble. Imágenes de RM en una adolescente con masa abdominal palpable. **A:** Imagen coronal de una secuencia ponderada en T1, en las que se visualiza una gran cavidad con contenido de intensidad de señal elevada en relación con retención de material hemático en la cavidad uterina (*U*), secundaria a la imperforación congénita del hemiútero izquierdo. Imagen sagital de secuencia ponderada en T2 con saturación grasa, que muestra el contenido uterino de baja intensidad de señal en relación con restos hemáticos. **B:** Desplazamiento anterior de la vejiga (*V*) y posterior del recto (*R*). Se identificó el hemiútero derecho en otras imágenes no mostradas.

CLASIFICACION DE LAS MASAS POR SU LOCALIZACION

Como se ha descrito anteriormente, la localización de la masa indica el método de imagen que se debe usar y cuáles son las posibilidades diagnósticas. Si bien se ha presentado el sistema de los nueve cuadrantes como el más frecuentemente usado en localización clínica de las masas abdominales, aquí se utiliza un modelo algo más simple para facilitar su clasificación. De este modo, se ha dividido el abdomen en Cuadrante superior derecho (CSD), epigastrio, Cuadrante superior izquierdo (CSI), mesogastrio, Cuadrante inferior derecho (CID), hipogastrio, Cuadrante inferior izquierdo (CII) y pared abdominal.

Masas intraabdominales

En esta parte se presentan las masas palpables en los cuadrantes superiores, el mesogastrio y la pared abdominal. Las masas de los cuadrantes inferiores, el hipogastrio y el retroperitoneo se analizan en el capítulo correspondiente del Tomo III, dedicado al retroperitoneo y la pelvis.

Cuadrante superior derecho

El estudio de las masas localizadas en el CSD debe comenzar con el US, aprovechando la ventana acústica natural del hígado. El resto de las técnicas se utilizan únicamente en

TABLA 2. *Conducta ante una masa abdominal*

Clínico	Radiólogo
• Diferenciar de una estructura normal	• Localización: intraperitoneal retroperitoneal pared abdominal
• Localización (cuadrantes)	
• Tamaño	• Organo de origen
• Forma	• Tamaño exacto
• Consistencia	• Relación con otras estructuras
• Pulsaciones	• Sólida/quística
• Movilidad	• Composición (calcio, grasa)
• Movimientos con la respiración	• Benignidad/malignidad
• Criterios de operabilidad: Función pulmonar Estado general	• Criterios de resecabilidad: invasión local afectación vascular invasión ganglionar metástasis hepáticas
• Síndromes paraneoplásicos	

caso de duda. Las masas del CSD pueden originarse en los diferentes órganos que allí se encuentran, es decir, las estructuras intraperitoneales como el hígado, la vesícula biliar, los conductos biliares, el ángulo hepático del colon y las estructuras retroperitoneales como la glándula suprarrenal derecha, el riñón derecho o el duodeno.

La hepatomegalia es la causa más frecuente de masa palpable en el cuadrante superior derecho (Tabla 3). Puede tratarse de hepatomegalia difusa o focal. La hepatomegalia generalizada, en relación con fallo cardíaco, infiltración tumoral difusa, infiltración grasa, linfoma, etc., conlleva un aumento generalizado del tamaño del hígado, lo cual produce un desplazamiento inferior del ángulo hepático del colon y del riñón derecho e inferior y hacia la izquierda del duodeno (Fig. 15). Puede asociarse también a elevación del hemidiafragma derecho.

Cuando la hepatomegalia es focal, las estructuras adyacentes se desplazan o no en función de su localización y su relación con la lesión. Así, un lóbulo caudado agrandado provoca un desplazamiento anteromedial del duodeno, mientras que un lóbulo de Riedel puede ocupar el canal parietocólico derecho desplazando medialmente el colon ascendente. Las masas localizadas en el lóbulo hepático derecho pueden indentar el colon transverso anteriormente y desplazar posteriormente la segunda porción del duodeno.

Las metástasis, abscesos piógenos o amibianos, hematoma, adenoma, hiperplasia nodular focal, hemangiomas, hepatoma, quistes simples congénitos, quistes hidatídicos, y la enfermedad poliquística son algunas de las causas más frecuentes de masa hepática o de hepatomegalia difusa palpable (31). No debe olvidarse la posibilidad de pseudohepatomegalia palpable, causada por el desplazamiento caudal del hígado por lesiones que tienen su asiento en el pulmón y pleura, diafragma y espacio subfrénico derecho.

El diagnóstico diferencial de las lesiones focales benignas y malignas se presenta en los capítulos 5 y 6 del Tomo Abdomen II.

En algunas ocasiones no es posible estudiar todo el parénquima hepático mediante el US, sobre todo en las regiones más superiores y laterales del hígado. En estos casos, el estudio mediante TC será el siguiente paso a dar si bien hay que tener en cuenta que la diferenciación entre una gran masa extrahepática y una masa de la porción posterior del lóbulo hepático derecho puede ser realmente complicada con esta técnica. En general, el US puede ser superior a la TC en la caracterización de la textura hepática y la diferenciación entre lesiones intra y extrahepáticas.

El aumento de tamaño de la vesícula biliar puede presentarse como masa palpable en el CSD. Las causas incluyen la obstrucción del cístico por colecistitis aguda, el hidrops vesicular secundario a obstrucción crónica, el empiema vesicular y la vesícula de Courvoisier secundaria a la

TABLA 3. *Masas hepáticas del cuadrante superior derecho*

1. Aumento difuso
   a. Insuficiencia cardíaca
   b. Tumor maligno
      1. Metástasis diseminadas
      2. Hepatocarcinoma difuso
      3. Linfoma
   c. Enfermedades metabólicas
      1. Infiltración grasa
      2. Enfermedades de depósito
   d. Enfermedades inflamatorias e infecciones
      1. Hepatitis
      2. Sarcoidosis
      3. Tuberculosis
      4. Mononucleosis
   e. Poliquistosis hepática
2. Masa focal
   a. Sólida
      1. Metástasis
      2. Hepatocarcinoma
      3. Adenoma
      4. Hiperplasia focal
      5. Nódulo de regeneración
   b. Quísticas
      1. Quiste congénito
      2. Quiste hidatídico
      3. Absceso
      4. Hepatoma necrótico
      5. Metástasis quísticas

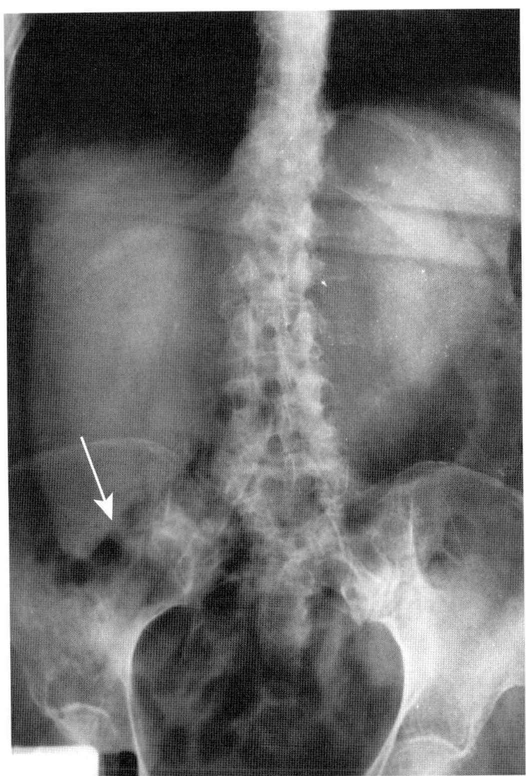

FIG. 15. Hepatomegalia. Radiografía simple de abdomen en la que se demuestra un crecimiento difuso del hígado con descenso del ángulo hepático del colon (*flecha*).

obstrucción distal de la vía biliar, casi siempre por neo-plasias (Fig. 16A–C). Sin embargo, conviene recordar el aumento vesicular no obstructivo, casi siempre de origen neuropático y que puede verse en diabetes, alcoholismo, hiperalimentación, encamamiento prolongado, síndrome de Kawasaki, uso de anticolinérgicos, entre otras. Los quistes del colédoco son también una causa de masa abdominal, si bien, son una causa mucho más frecuente en el niño (32). Los bilomas son colecciones de bilis secundarias a la rotura del árbol biliar; pueden ocurrir por traumatismos pero también por hiperpresión en la vía biliar en pacientes con obstrucción de la misma, ya sea por cálculo o por tumor. Se presentan como colecciones líquidas de gran tamaño y situación subcapsular o perihepática. Su densidad líquida los hace fácilmente detectables por US. La TC también identifica los bilomas con facilidad por sus valores de atenuación cercanos al agua.

La observación de una imagen en "pseudorriñón" en el estudio de US del CSD puede sugerir la presencia de una lesión en la flexura hepática del colon o en el duodeno. Desde el punto de vista etiológico se trata de un hallazgo inespecífico porque estas lesiones se encuentran en la enfermedad de Crohn, la colitis ulcerosa, el carcinoma, el lin-foma, la invaginación, el leiomiosarcoma y otros procesos malignos y benignos del intestino (7). La confirmación diagnóstica de estos casos se realizará mediante un estudio convencional con bario y, en caso de encontrar una lesión sugerente de malignidad, la TC permite la estadificar de la enfermedad.

De todas las masas con origen en el retroperitoneo, las lesiones renales son las más frecuentes (Tabla 4). Una masa renal derecha puede desplazar el colon ascendente y el ángulo hepático del colon anterior, medial o lateralmente. El US es una técnica excelente para clasificar las lesiones renales en sólidas o quísticas. Si se identifica una masa sólida debe realizarse TC o RM para estadificar el tumor (32–34). La TC es de gran utilidad en aquellos casos en los que el US no es concluyente porque muestra mejor, en ocasiones, las masas de pequeño tamaño (menores de 2 cm) o la afectación difusa del riñón (35,36). Además, es la técnica preferida en el seguimiento de una nefrectomía. La urografía intravenosa es una técnica valiosa en el estudio de las masas renales pues permite, si la función renal es adecuada, la valoración de la vía excretora.

El diagnóstico diferencial de las masas renales, tratado en el Tomo Abdomen III, incluye con mayor frecuencia las

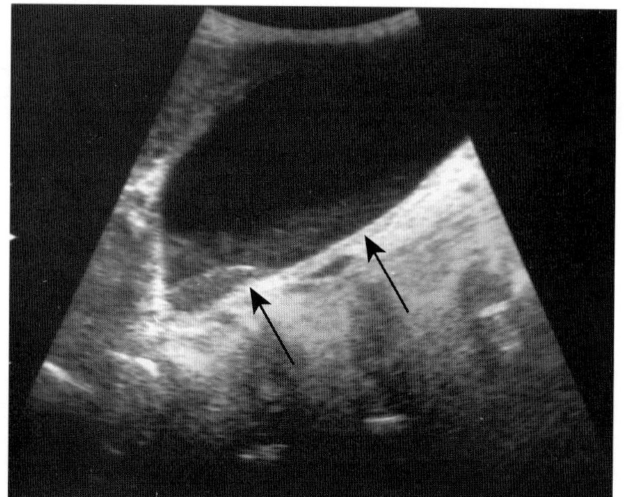

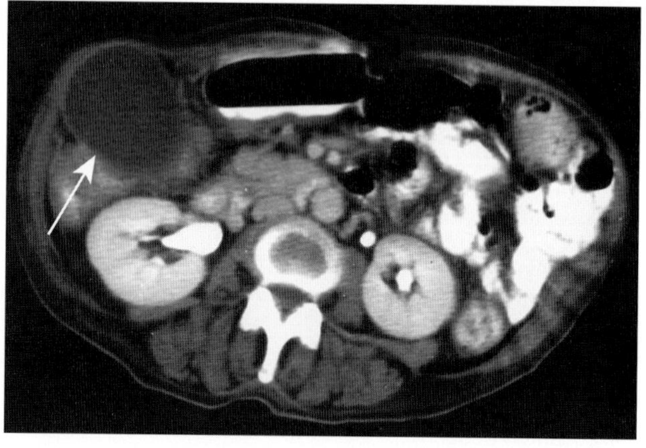

FIG. 16. Hidrops vesicular. **A:** Corte sagital de US que muestra dilatación de la vesícula biliar con un nivel secundario a la existencia de barro biliar (*flechas*). **B:** TC del mismo paciente donde se identifica una vesícula de gran tamaño (*flecha*). **C:** TC en corte más inferior donde se ve que el *fundus* de la vesícula protruye en la pared abdominal del HCD, haciéndola palpable (*flecha*).

TABLA 4. *Masas renales*

1. Masa quística
   a. Quiste renal simple
   b. Hidronefrosis localizada
   c. Enfermedad poliquística
   d. Aneurisma de la arteria renal
   e. Malformación arteriovenosa
   f. Quiste hidatídico
   g. Nefroma multilocular
2. Sólida
   a. Carcinoma renal
   b. Carcinoma de células transicionales
   c. Angiomiolipoma
   d. Oncocitoma
   e. Lesiones inflamatorias
      1. Pielonefritis xantogranulomatosa
      2. Absceso renal
      3. Nefritis bacteriana aguda
      4. Tuberculosis

siguientes lesiones: carcinoma de células renales (35–37), tumor de células transicionales (35,36,38–45), abscesos renales, pielonefritis xantogranulomatosa (36,40,46), pionefrosis y quistes renales (47).

Otras causas de masas renales son el adenoma, oncocitoma, angiomiolipoma, adenocarcinoma de células claras, tumores mesenquimales (sarcomas y teratomas), metástasis, hematomas y quistes parasitarios (quiste hidatídico).

Las lesiones adrenales son una causa menos frecuente de masa abdominal palpable. La glándula adrenal derecha se localiza superior y anterior o medialmente al polo superior del riñón derecho. Las masas en esta localización generalmente aparecen delineadas por la grasa perirrenal, desplazan al riñón inferiormente y su polo superior lateralmente y pueden indentar la superficie visceral del hígado. De hecho, cuando son muy voluminosas pueden aparecer en los cortes axiales del TC, rodeadas de parénquima hepático y presentan serias dificultades para definir su origen adrenal.

En otras ocasiones sin embargo, la presentación clínica de las masas sugiere el diagnóstico. Es el caso de los adenomas funcionantes, feocromocitomas, aldosteronomas y carcinomas. La TC es la técnica inicial preferida, aunque en sujetos muy delgados, no siempre se identifica la glándula adrenal derecha, siendo necesario el estudio complementario con US. Los "pseudotumores" adrenales son estructuras normales que pueden simular una masa dependiente de la glándula. Aunque son más frecuentes en el lado izquierdo, también pueden producirse en el derecho por vasos renales tortuosos o masas originadas en el riñón derecho o el hígado.

Las metástasis, los adenomas no funcionantes, carcinomas y quistes congénitos o postraumáticos son algunos ejemplos de masas que pueden ser diagnosticadas de forma incidental (ver masas del CSI) y que no suelen presentarse como masas palpables. Los estudios con radionúclidos como el 131 I-19-iodocolesterol proporcionan información funcional, pero son procedimientos caros y lentos.

Epigastrio

El estudio de la masas epigástricas suele realizarse inicialmente con TC debido a la barrera acústica que supone el gas intestinal para la ecografía. Estas masas pueden originarse en órganos intraperitoneales como el lóbulo hepático izquierdo, el bazo, el estómago y el colon transverso o en estructuras retroperitoneales como el páncreas, el duodeno o la aorta.

El aumento de tamaño del lóbulo hepático izquierdo es la causa más frecuente de masa en el epigastrio (Tabla 5). Puede obedecer a diferentes causas, como son la hipertrofia compensadora, la afectación tumoral o, simplemente, una variante anatómica. Las masas en esta localización desplazan el estómago posterior e inferiormente mientras que el colon transverso se desplaza inferiormente (Fig. 17A y B).

Aquellos pacientes que se presentan con una masa epigástrica y clínica sugerente de obstrucción gástrica deben ser estudiados con radiografías en decúbito supino y en bipedestación. A continuación, una vez descartada la perforación (aire libre intraabdominal), se realiza un estudio baritado para descartar enfermedad ulcerosa o neoplasia gástrica. La TC puede demostrar lesiones neoplásicas del tubo digestivo, como engrosamientos de la pared (Fig. 18A y B).

En general, la luz intestinal suele quedar localizada excéntricamente. Algunos tumores de colon transverso pueden extenderse posteriormente, a través del ligamento gastrocólico, hasta el estómago, simulando una lesión con origen en este último. De la misma manera, la extensión anterior de neoplasias pancreáticas también puede alcanzar el estómago. Masas de gran tamaño situadas en la curvatura menor pueden comprimir el cuerpo del estómago y desplazarlo hacia la izquierda e inferiormente. Las lesiones originadas en la curvatura mayor o en el ligamento gastrocólico separan el estómago del colon transverso.

TABLA 5. *Masas en el epigastrio*

1. Pancreáticas
   a. Adenocarcinoma
   b. Adenoma macro/microquístico
   c. Tumor de los islotes pancreáticos
   d. Pseudoquiste
   e. Pancreatitis pseudotumoral
2. Gástricas
   a. Carcinoma
   b. Linfoma
   c. Leiomioma/leiomiosarcoma
   d. Bezoar
   e. Quiste de duplicación
3. Retroperitoneales
   a. Aneurisma aórtico
   b. Adenopatías
4. Otras masas
   a. Crecimiento del lóbulo hepático izquierdo
   b. Hematoma de la pared abdominal
   c. Hematoma duodenal
   d. Masas del colon/mesocolon transverso

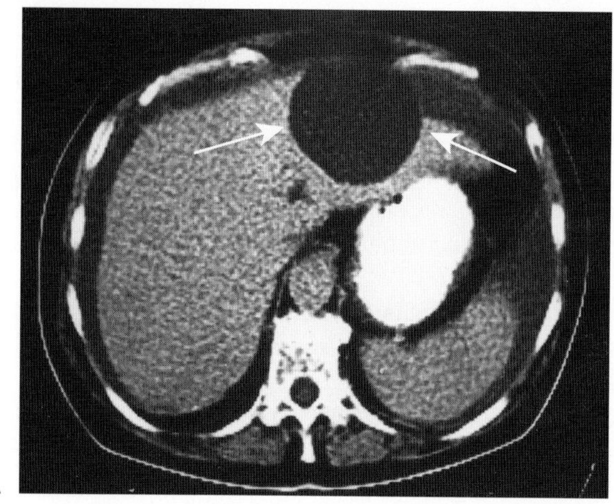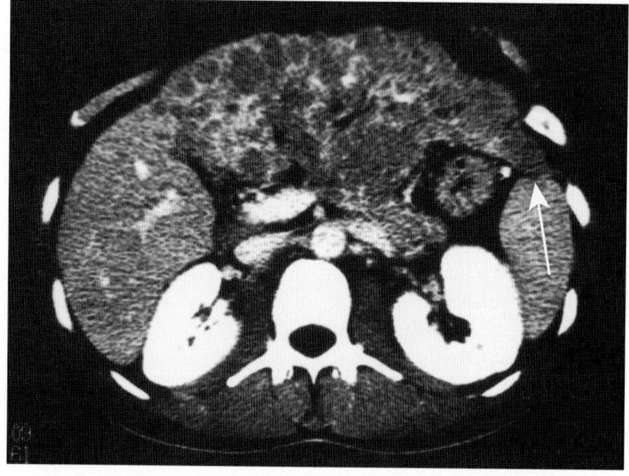

FIG. 17. Crecimiento del lóbulo hepático izquierdo como causa de masa epigástrica. **A:** Quiste hepático simple, palpable en el epigastrio, en paciente con hepatopatía crónica y ascitis (*flechas*). **B:** Hepatocarcinoma del lóbulo hepático izquierdo que ocupa todo el epigastrio y alcanza el hipocondrio izquierdo (*flecha*).

El hematoma duodenal intramural se asocia al tratamiento mal controlado con anticoagulantes, a diatesis hemorrágicas y a traumatismos del abdomen superior. Puede identificarse como una masa de partes blandas en la radiografía simple del abdomen, asociada a distensión del duodeno y el estómago. El US puede mostrar una imagen de "pseudorriñón" muy sugerente. En la TC puede detectarse sangre intramural si el hematoma es reciente. El estudio con material de contraste oral suele ser diagnóstico. Se ha descrito la mayor capacidad de la RM frente a la CT para diagnosticar el hematoma duodenal, identificando una configuración característica de "anillo concéntrico" (48,49).

Cuando se sospecha que la masa es de origen pancreático, la TC con contraste intravenoso administrado en forma de bolo es la técnica preferida. Este estudio permite no sólo identificar la masa y su relación con el páncreas sino que, en múltiples ocasiones, hace posible identificar aquellos casos que son irresecables por extensión del tumor a los vasos mesentéricos superiores y los vasos esplénicos.

El estudio con US no identifica el páncreas de forma completa hasta en un 15% de los pacientes debido a la interposición del gas y las últimas costillas. La infiltración de la grasa peripancreática por una lesión, tanto neoplásica como inflamatoria, puede dificultar la visualización de la misma, debido tanto a la atenuación como al reflejo del haz de US que produce dicha grasa. La presencia de ascitis puede limitar la interpretación tanto de los estudios con TC como con US. Las masas pancreáticas son con frecuencia palpables debido a que, aunque el páncreas es una víscera retroperitoneal, puede ocupar una posición muy anterior en el abdomen, máxime si se considera que los pacientes con tumores pancreáticos suelen presentar un hábito caquéctico.

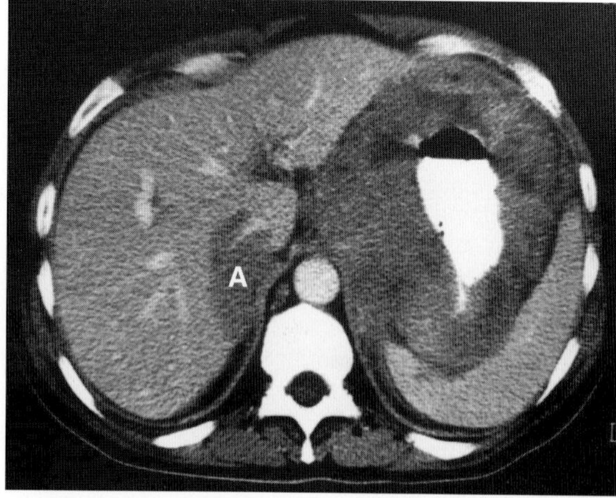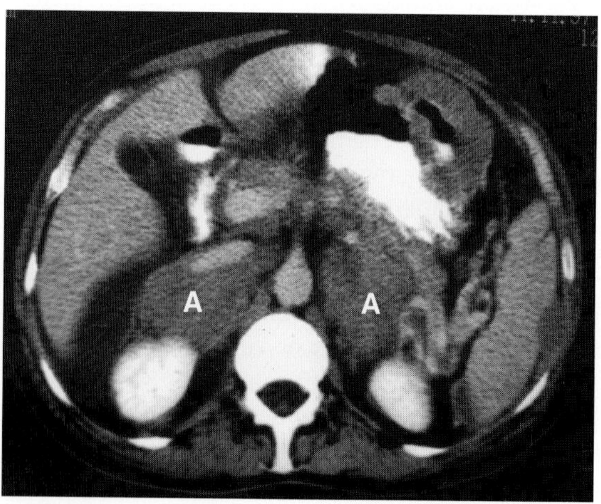

FIG. 18. Linfoma gástrico en paciente con HIV. **A:** Engrosamiento marcado de la pared gástrica. Masa adrenal derecha (*A*). **B:** Se confirma la afectación de ambas adrenales (*A*). Se aprecia el engrosamiento del cuerpo gástrico y ascitis.

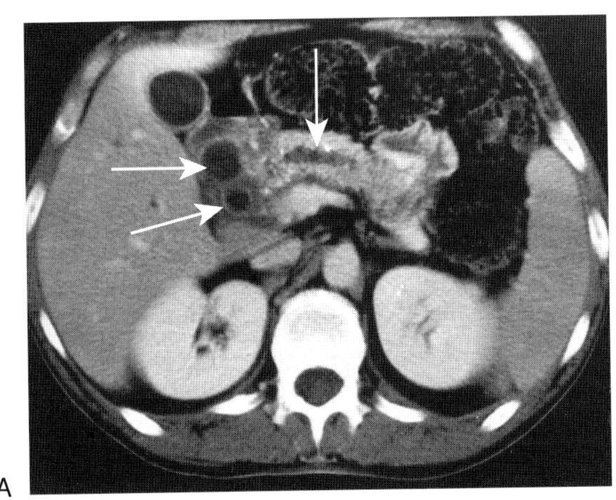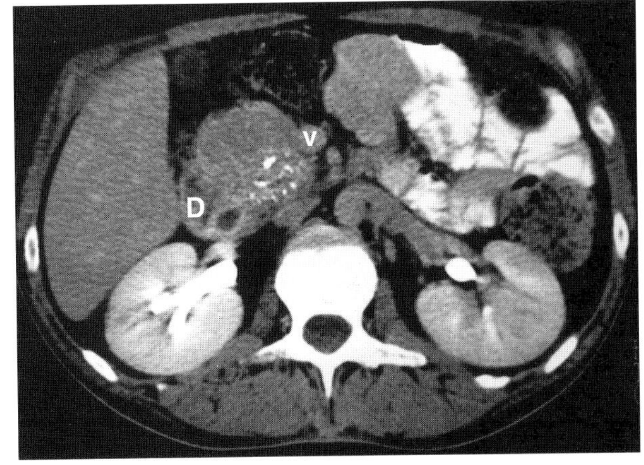

FIG. 19. Ictericia obstructiva por pseudomasa de la cabeza del páncreas, secundaria a una pancreatitis crónica. **A:** Dilatación del colédoco (*flechas largas*) y del Wirsung (*flecha corta*), que presentan realce de sus paredes. **B:** Corte 2 cm inferior al anterior que muestra una gran masa en la cabeza pancreática con algunas calcificaciones. (*v, vena mesentérica superior; D, duodeno*)

Las masas localizadas en la cabeza del páncreas producen un ensanchamiento del marco duodenal y desplazamiento lateral del mismo. Las masas del cuerpo/cola pueden desplazar anteriormente el cuerpo del estómago y el ángulo de Treitz y el colon transverso inferiormente.

El diagnóstico diferencial de las masas pancreáticas palpables comprende el carcinoma (50–52), el tumor de las células de los islotes pancreáticos (53), los tumores quísticos del páncreas (53), cistoadenomas y el pseudoquiste (50,54,55), siendo causas menos frecuentes las masas inflamatorias (absceso, flemón) y las adenopatías peripancreáticas (Fig. 19A y B).

Otros tumores pancreáticos incluyen las neoplasias epiteliales, el linfoma, las metástasis y el carcinoma pleomórfico. A veces resulta difícil diferenciar entre una neoplasia y una tumoración inflamatoria porque algunas pancreatitis se presentan como aumentos focales del tamaño del páncreas con efecto de masa. Los caracteres morfológicos y de imagen de las neoplasias del páncreas y las pancreatitis se tratan en otros capítulos de esta obra.

Cuadrante superior izquierdo

Las masas palpables del CSI deben ser estudiadas con TC. Aunque tanto la TC como el US permiten visualizar las estructuras allí localizadas, ésta presenta con frecuencia dificultades para el estudio de estas lesiones por la interposición del gas del estómago, del intestino delgado y del ángulo esplénico del colon así como de las últimas costillas izquierdas. No obstante, en ocasiones el bazo y el riñón izquierdo proporcionan una ventana acústica adecuada. El bazo ocupa la porción más superior del CSI, con su polo inferior localizado posteriormente en relación al superior. Las masas del polo superior desplazan el estómago medialmente y el ángulo esplénico del colon y la porción más lateral del colon transverso, medial e inferiormente. Las lesiones del polo inferior desplazan el riñón izquierdo inferiormente y el estómago medialmente.

El "bazo errante" es una entidad rara en la que el bazo adopta posiciones anómalas en el abdomen (no necesariamente el CSI) debido a una laxitud de sus fijaciones ligamentosas, pudiendo simular una masa abdominal donde se encuentre (56). Los estudios isotópicos (99mTc-Sn-coloide) pueden localizar el bazo ectópico (57,58), salvo en aquellos casos en los que existe isquemia secundaria a la torsión del pedículo, en los cuales el bazo no capta el isótopo. La arteriografía puede ser útil en estos casos. Las anomalías del diafragma izquierdo (ausencias, eventración) pueden modificar la posición del bazo (Fig. 20).

La esplenomegalia es la causa más frecuente de masa palpable en el CSI (Tabla 6). En general, el tamaño del bazo no debe exceder los 12 cm de diámetro máximo, 7 cm de

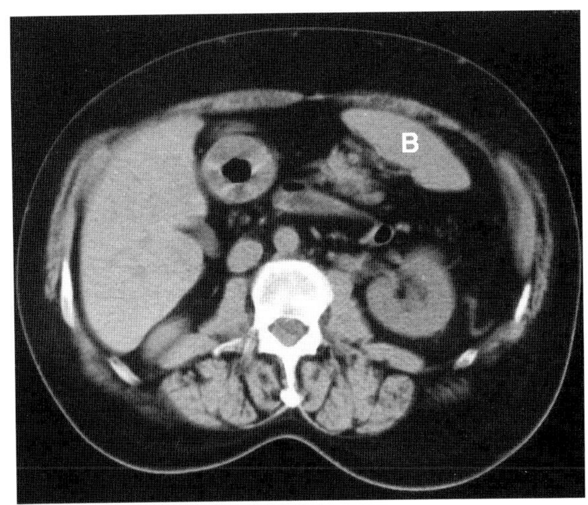

FIG. 20. Pseudomasa por bazo (*B*) de localización anterior del bazo en un paciente con una anomalía congénita del desarrollo del hemidiafragma izquierdo, bazo.

TABLA 6. *Masas del cuadrante superior izquierdo*

1. Esplenomegalia
   a. Hipertensión portal
   b. Fallo cardíaco
   c. Trombosis de la vena esplénica/porta
   d. Infección (TB, mononucleosis, malaria)
   e. Neoplasias (metástasis, linfoma/leucemia, angiosarcoma)
   f. Enfermedades de depósito (Niemann–Pick)
   g. Hemopatías (mielofibrosis, PTT, esferocitosis)
   h. Enfermedades del colágeno (lupus)
2. Masa focal esplénica
   a. Quiste (epidermoide, postraumático)
   b. Absceso
   c. Hemangioma
   d. Peliosis
   e. Aneurisma de la arteria esplénica
   f. Hamartoma
   g. Linfoma
   h. Metástasis
3. Masa adrenal
   a. Quiste
   b. Carcinoma
   c. Feocromocitoma
   d. Mielolipoma
   e. Metástasis
4. Otras masas
   a. Neoplasias de la cola pancreática (adenoma macroquístico)
   b. Pancreatitis focal
   c. Tumores del ángulo esplénico del colon
   d. Tumores gástricos exofíticos
   e. Lesiones renales (ver cuadrante superior derecho)

diámetro anteroposterior y 4 cm de grosor (59). Al igual que en la hepatomegalia, aquélla se puede deber a una afectación difusa o bien focal del bazo. En algunas ocasiones, el US presenta ventajas frente a la TC en esta distinción, pues valora mejor la textura del parénquima esplénico.

Las lesiones focales del bazo pueden estar en relación con patología tumoral primaria, secundaria o infecciosa, quistes, etc. Entre los tumores primarios del bazo, se encuentran los sarcomas, hemangioendoteliomas, hamartomas, hemangiomas cavernosos, linfangiomatosis, melanomas, linfomas, procesos infecciosos, quistes hidatídicos y otros que se discuten en el capítulo 10 de esta obra.

Existen quistes esplénicos de otra naturaleza como los quistes epidermoides (72), aunque los de etiología postraumática son claramente más frecuentes (73). Histológicamente, son pseudoquistes, por no presentar epitelio en su pared.

Las lesiones originadas en el riñón izquierdo desplazan el colon descendente hacia la izquierda y el estómago y el ángulo de Treitz (unión duodenoyeyunal), anteriormente. El bazo puede estar elevado y separado del polo renal superior cuando una masa depende de este último. El US puede ser útil en la caracterización de la lesión al permitir, en la mayoría de los casos, diferenciar entre lesión quística y sólida.

La glándula suprarrenal izquierda se dispone medial y anteriormente al polo renal superior. Las masas que dependan de ésta pueden desplazar el riñón inferiormente y, a veces, resulta difícil distinguirlas de lesiones del polo renal superior. El estómago se desplaza anteriormente y la unión duodenoyeyunal, medial y caudalmente.

El diagnóstico diferencial de las masas suprarrenales tratado en otro capítulo de esta obra, debe incluir adenomas (74), carcinomas (75,76), feocromocitoma (77), metástasis de carcinoma de pulmón y mama (76), mielolipoma (78).

Las masas palpables del CSI pueden obedecer también a lesiones gástricas. El carcinoma del fundus gástrico puede presentar crecimiento exofítico visible como una impronta extrínseca en el estudio baritado. Los leiomiosarcomas son tumores gástricos infrecuentes que habitualmente se presentan como lesiones de gran tamaño con ulceraciones centrales e importante componente extrínseco (Fig. 21A y B). Además

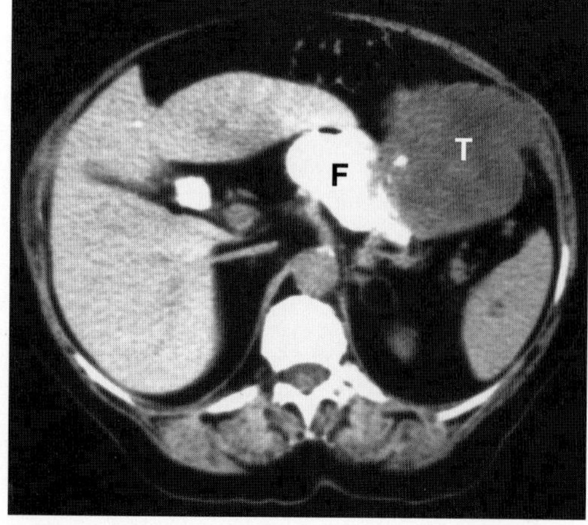

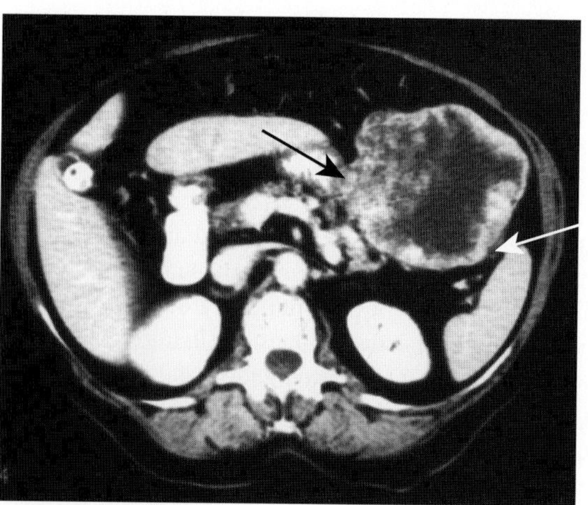

FIG. 21. Leiomiosarcoma gástrico. **A:** Masa originada en la pared lateral del fundus gástrico. Imagen de TC sin contraste intravenoso que muestra una masa gástrica con marcado crecimiento extrínseco y un área de baja atenuación central sugerente de necrosis tumoral. **B:** Estudio postcontraste intravenoso que demuestra realce marcado del componente sólido periférico de la lesión (*flechas*).

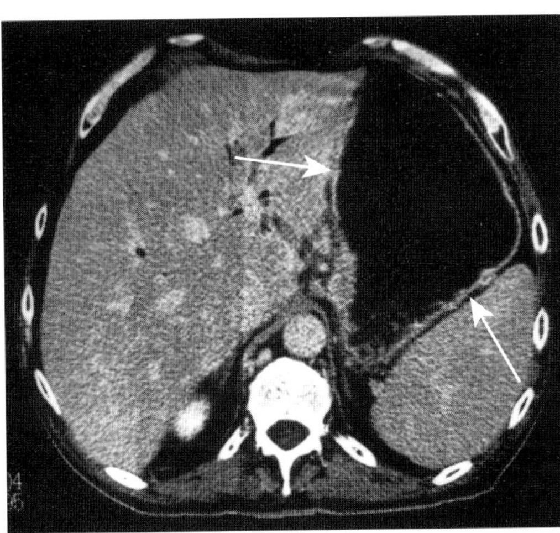

FIG. 22. Pseudoquiste pancreático. La masa que se palpaba en el hipocondrio izquierdo corresponde a una colección, localizada en el receso esplénico del saco menor, y que demuestra realce de su pared (*flechas*). En otros cortes (no mostrados) se identificaban los signos típicos de pancreatitis.

de las lesiones malignas, las tumoraciones benignas como los adenomas y tumores de células fusiformes (leiomiomas) tanto del estómago como del intestino delgado y el ángulo esplénico del colon son causas también de masas en el CSI. Debe incluirse también, la distensión gástrica por obstrucción. Las masas originadas en la cola del páncreas se localizan igualmente en el CSI, si bien éstas son mucho menos frecuentes.

En algunas ocasiones, las colecciones en el saco menor o en el espacio subfrénico se pueden presentar como masas (Fig. 22). Tanto la TC como los US permiten identificar estas colecciones y obtener muestras para su estudio mediante punción y aspiración.

Mesogastrio

Las masas localizadas en el mesogastrio pueden ser intra o retroperitoneales. Las primeras constituyen un grupo variado de lesiones que pueden afectar a las asas intestinales, al mesenterio de las mismas, al peritoneo que las recubre, al omento o a varias de estas estructuras al mismo tiempo. Por lo general, las lesiones retroperitoneales dependen de los órganos que allí se asientan (páncreas, riñones, adrenales y uréteres). Aproximadamente 0.2% de los tumores retroperitoneales son primarios (no originados en vísceras retroperitoneales) y, en general, derivan de células mesenquimales, neurogénicas o de restos embrionarios (79). Muchas de las lesiones que se discuten en esta sección no son necesariamente mesogástricas, puesto que pueden alcanzar tamaños considerables y ocupar más de un espacio abdominal o, simplemente, asentarse en otra localización diferente. Sin embargo, se han incluido aquí dada la frecuencia con que estas lesiones se presentan como masas mesogástricas y para simplificar las múltiples posibilidades diagnósticas.

Masas intraperitoneales

Las masas más frecuentes del peritoneo, mesenterio y epiplón se resumen en la Tabla 7.

Peritoneo. El peritoneo se afecta en 30 a 45% de los casos de mesotelioma maligno, ya sea de forma aislada en 10 a 20% o asociada a afectación pleural (80). Histológicamente, pueden clasificarse en epitelial o túbulopapilar (65 a 75%), sarcomatoso y mixto (epitelial-sarcomatoide) dentro de la variante maligna. El tumor adenomatoideo y mesotelioma quístico benigno son las variantes más frecuentes de la forma benigna. En general, la formas malignas del mesotelioma, en cualquiera de sus variantes histológicas, son las más frecuentes.

Aunque el mesotelioma maligno peritoneal es la variante más habitual dentro del conjunto de los mesoteliomas, se trata de un tumor infrecuente. Los varones de mediana edad componen el grupo de población con mayor riesgo de padecer este tumor, encontrándose antecedentes de exposición al asbesto entre 20 y 30 años antes hasta en 50% de los casos (81). Suele manifestarse con clínica progresiva de dolor y distensión abdominal. El pronóstico es malo en la mayoría (82,83). El diagnóstico diferencial de este tumor incluye la carcinomatosis peritoneal, el linfoma y las enfermedades granulomatosas.

El mesotelioma papilar bien diferenciado es un subtipo de mesotelioma epitelial más frecuente en mujeres, que se caracteriza por la formación de nódulos peritoneales que pueden contener cuerpos de psamoma calcificados (81,84). El pronóstico de esta variedad es más favorable. El diagnóstico del mesotelioma maligno mediante Punción aspirativa

---

TABLA 7. *Masas mesentéricas e intraperitoneales*

1. Quísticas
   a. Linfangioma quístico
   b. Mesotelioma quístico
   c. Quiste mesentérico/entérico
   d. Pseudomixoma peritoneal
   e. Pseudoquiste no pancreático
   f. Absceso
   9. Ascitis loculada
   h. Quistes ováricos
   i. Tumores necróticos (leiomioma/leiomiosarcoma)
2. Sólidas
   a. Metástasis
   b. Linfoma
   c. Desmoide
   d. Leiomiosarcoma
   e. Tumor neurogénico
   f. Mesotelioma peritoneal
   9. Carcinoide
   h. No tumorales (mesenteritis retráctil, lipomatosis peritoneal, TB)
3. Masas omentales
   a. Metástasis (ovario, estómago, colon, páncreas)
   b. Tuberculosis
   c. Hematoma
   d. Otros (lipoma, fibrosarcoma)

con aguja fina (PAAF) puede plantear problemas para diferenciarlo del adenocarcinoma metastásico obligando a veces a recurrir a técnicas especiales de tinción o a microscopía electrónica (79).

La presentación radiológica del mesotelioma peritoneal es variable. Los hallazgos radiológicos en esta entidad incluyen los del tórax, donde con frecuencia pueden encontrarse signos directos o indirectos de afectación pleural (2,85) como derrame, placas calcificadas o mesotelioma pleural.

La TC es la técnica de estudio más rentable al permitir un examen detallado de todo el abdomen. En la cavidad abdominal, puede presentarse como masas sólidas predominantemente en el hemiabdomen superior o como nódulos intraabdominales de tamaño variable diseminados acompañados de escasa cantidad de líquido libre intraperitoneal (2). Sin embargo, el patrón radiológico más frecuente es la afectación difusa de la cavidad peritoneal con un engrosamiento uniforme o nodular del peritoneo que indica el predominio del componente desmoplásico del tumor (81,86). La infiltración mesentérica y omental es frecuente.

Independientemente de su cuantía, la ascitis es un hallazgo prácticamente constante y se presentandose en un 80% de los casos, aproximadamente. Algunos autores han considerado útil en el diagnóstico diferencial con la carcinomatosis peritoneal la escasa cantidad de líquido ascítico encontrada en algunos casos de mesotelioma maligno (79,81). Las calcificaciones no son frecuentes a excepción de la variante papilar bien diferenciada (87,88) o en aquellos pacientes que han recibido tratamiento con quimioterapia o radioterapia. También pueden encontrarse adenopatías, así como metástasis hepáticas y óseas en el momento del diagnóstico.

La presencia de engrosamiento difuso y de formaciones nodulares con densidad de partes blandas que forman grandes placas tumorales interpuestas entre la pared abdominal y las asas intestinales, es indicativo de afectación tumoral del omento mayor. Este patrón de imagen, denominado plastrón omental (*omental cake*) (2,81,86), resulta similar al encontrado en casos de carcinomatosis peritoneal, sin que existan hallazgos que permitan una diferenciación clara entre las dos entidades. El mesenterio puede presentar un aspecto estrellado por la visualización de las estructuras vasculares en el seno de múltiples densidades irregulares difusas (81,86). La disposición anómala de las asas intestinales y el engrosamiento de su pared son hallazgos frecuentes (Fig. 23).

El tumor desmoplásico intraabdominal de células pequeñas afecta a un grupo de población más joven, pues la edad media es de 18 años, con predominio en varones. Generalmente, se presenta como un tumor maligno diseminado en la cavidad peritoneal. El estudio histológico del tumor muestra similitudes con el neuroblastoma y con el tumor de Ewing. Radiológicamente, el hallazgo más frecuente es una masa sólida intraperitoneal de mayor tamaño e implantes múltiples de menor tamaño en la superficie peritoneal. El líquido ascítico suele ser escaso o no existir (89–91).

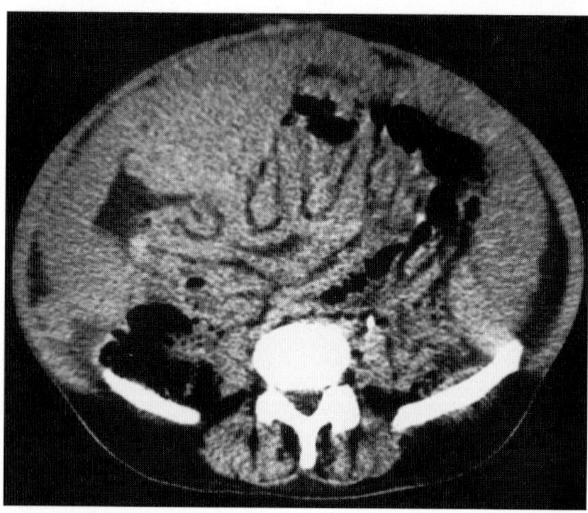

FIG. 23. Mesotelioma difuso. Corte de TC en la región abdominal media que muestra tapizado tumoral difuso siguiendo la superficie peritoneal, así como infiltración difusa del mesenterio y de las asas intestinales. Mínima cantidad de ascitis.

El mesotelioma quístico benigno es un tumor primario peritoneal infrecuente. Está formado por múltiples quistes de paredes finas que pueden ser de un tamaño variable (92,93). Se presenta de forma típica en mujeres de mediana edad (80 a 90%) como una lesión pélvica, con dolor o distensión abdominal (94). No se ha descrito ninguna relación con el asbesto ni la degeneración hacia mesotelioma maligno. Una característica de estos tumores es la de tener una elevada tendencia a recidivar después de su resección quirúrgica (50 a 60%), si bien no producen metástasis a distancia (92–94).

El estudio con US muestra una masa con formaciones quísticas de paredes finas y contenido homogéneo (94). La TC muestra igualmente una lesión de contenido líquido, con septos y paredes finas, sin calcificaciones, que desplaza las vísceras abdominales (92,94). Se localiza con frecuencia en la pelvis, aunque puede afectar a cualquier superficie peritoneal u omental (92). La RM confirma la naturaleza quística de la lesión con una intensidad de señal baja en las secuencias ponderadas en T1 y alta en las secuencias ponderadas en T2 (93,94). No obstante, desde el punto de vista radiológico, se trata de una lesión inespecífica (94) por lo que es indispensable establecer el diagnóstico diferencial con lesiones quísticas de origen mesentérico como el linfangioma, o de origen ovárico como el cistoadenoma o cistoadenocarcinoma (92).

El tumor mesotelial adenomatoide es un tumor más frecuente que el mesotelioma quístico, de características morfológicas similares, pero diferente de éste en que raramente causa síntomas ni recidiva tras la cirugía (94). En general, suele ser hallazgo incidental en una laparotomía realizada por otras razones.

La afectación carcinomatosa difusa del peritoneo se trata a continuación, en la sección de masas abdominales múltiples.

Mesenterio. La afectación neoplásica más frecuente del mesenterio es secundaria, producida por invasión directa (neoplasias de colon, estómago o páncreas) por vía linfática o hematógena (linfoma, carcinoma metastasico) o por diseminación intraperitoneal (carcinomatosis). Los tumores primarios del mesenterio son menos frecuentes. Estos derivan de sus diferentes componentes histológicos (tejido conectivo, grasa, nervios, vasos y ganglios linfáticos) (95), siendo, por tanto, en general, de estirpe mesenquimal o linfoproliferativa. La forma de presentación más frecuente de los tumores primarios del mesenterio es la aparición de una masa abdominal, que puede acompañarse de dolor, cambios en el ritmo intestinal o afectación del estado general. Existen múltiples entidades que cursan como masas mesentéricas. Su división en lesiones de aspecto a) quístico y b) sólido puede facilitar su diagnóstico diferencial.

Lesiones quísticas. Las lesiones quísticas mesentéricas deben ser diferenciadas de otras lesiones abdominales de aspecto similar como el pseudoquiste pancreático, tumores de músculo liso, mesotelioma quístico, teratoma quístico y los quistes o tumoraciones quísticas ováricas. En algunas ocasiones se pueden encontrar lesiones de aspecto quístico en los estudios radiológicos, sin que correspondan a verdaderos quistes. Tal es el caso de las neoplasias mesentéricas de células fusiformes (leiomioma y leiomiosarcoma) que pueden sufrir una necrosis central y hemorragia y aparecer en la TC y los US como masas quísticas complejas (Fig. 24A y B) (95) o las adenopatías secundarias a la infección por el *Mycobacterium avium-intracelulare,* que pueden tener valores de atenuación muy bajos en la TC y realce en anillo, tras la administración intravenosa de material de contraste y mostrarse marcadamente hipoecogénicas en el estudio con US (95). No obstante, se ha descrito la mayor frecuencia de adenopatías de baja atenuación en la TC en las infecciones por *Mycobacterium tuberculosis.* La ascitis complicada (hemorrágica o infectada) puede presentarse como una masa multiseptada que simula un linfangioma o un mesotelioma quístico (95).

El pseudoquiste no pancreático, es una lesión probablemente secundaria a una reabsorción incompleta de un absceso o hematoma del mesenterio o del epiplón (96). Se trata de lesiones quísticas uniloculares o tabicadas, de pared gruesa, en cuyo interior existe un acúmulo de líquido hemorrágico o purulento (96). Presentan una pared fibrosa sin ningún recubrimiento celular. Con el US se identifica material ecogénico o de mayor densidad con frecuencia, o niveles líquido/líquido en el interior de la lesión, debido a la presencia de restos hemáticos.

El linfangioma es una lesión benigna infrecuente que suele afectar a niños y adultos jóvenes (97). Su origen es congénito y casi se siempre asienta en el mesenterio (96). Puede tener un tamaño variable, pudiendo llegar a ocupar prácticamente toda la cavidad peritoneal. La lesión está formada por múltiples cavidades vasculares revestidas por endotelio y tejido conectivo con un contenido quiloso o hemorrágico (96). Se encuentra íntimamente adherida a la pared intestinal, por lo que requiere una resección intestinal de forma sistemática en la cirugía (96). A pesar de ser una lesión benigna, la recidiva tumoral tras la resección quirúrgica no es infrecuente. Pueden ser sintomáticos o producir clínica secundaria a la compresión causada por la masa o a la hemorragia por torsión o erosión de los quistes.

En la radiografía simple, se puede ver desplazamiento de las asas intestinales. En el estudio con US, el linfangioma se visualiza como una lesión multiloculada hipoecogénica con septos finos en su interior. Puede mostrar niveles líquidos o ecos en su interior (98). En la TC, se identifica una lesión de paredes finas con valores de atenuación cercanos al agua debido a su contenido seroso y frecuentemente rodeada por un asa intestinal desde el punto donde se origina (96). Los

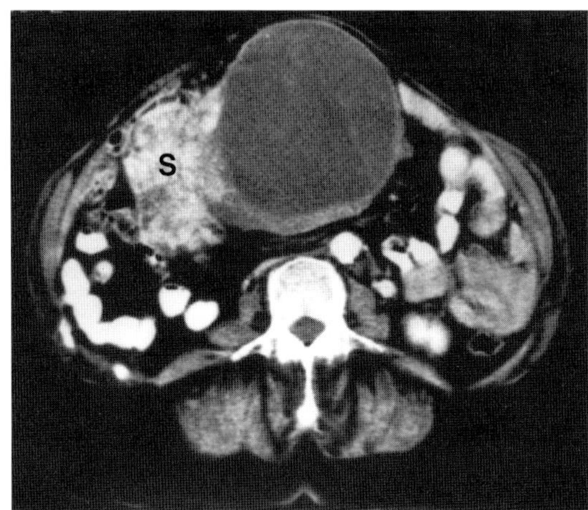
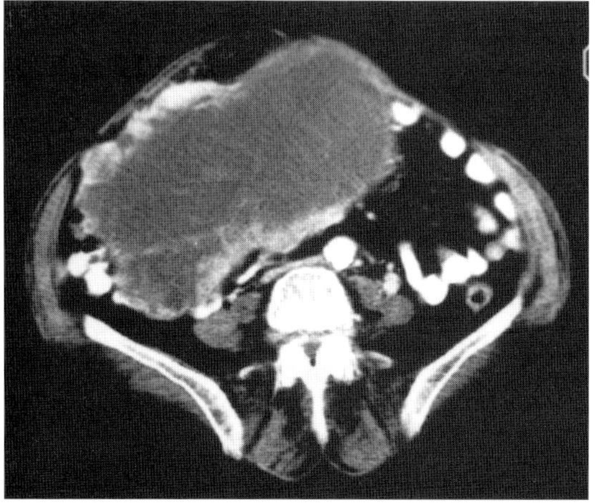

A

B

FIG. 24. Leiomiosarcoma epitelioide mesentérico. **A:** Masa central con gran componente "quístico" y componente sólido (*S*) que se realza de forma intensa e irregular tras la administración de contraste intravenoso. **B:** Corte de TC más inferior en el que se identifican componentes sólidos en las paredes y en el seno de la masa.

valores de atenuación del contenido de la lesión pueden ser inferiores si su contenido es quiloso o superiores cuando existe un componente hemorrágico (96). La visualización de los septos internos puede resultar más difícil que con el US. Las calcificaciones de la pared son raras. La RM muestra disminución de la intensidad de señal en secuencias ponderadas en T1 y aumento en secuencias ponderadas en T2.

El quiste entérico de duplicación del tracto gastrointestinal es una malformación congénita que puede presentarse como una masa abdominal, identificada incidentalmente en individuos asintomáticos o con clínica de insuficiencia respiratoria cuando existen anomalías broncopulmonares asociadas, o con clínica de obstrucción intestinal, cuando obstruye el íleon o el colon (2). Con frecuencia, se diagnostica en niños por la aparición de una tumoración dolorosa abdominal. Aunque habitualmente se sitúa en el interior de la pared intestinal o en íntimo contacto con la misma, en algunas ocasiones puede migrar hacia el mesenterio, por lo que cabe incluirla en el grupo de lesiones quísticas mesentéricas (96).

Los quistes de duplicación son lesiones formadas casi siempre por una sola cavidad, de pared gruesa y contenido seroso. La pared de la lesión es una "réplica" de la pared normal de las asas intestinales y presenta todas las capas: mucosa, circular, muscular y el plexo mesentérico. En el US aparece como una lesión anecoica, uniloculada, esférica o tubular, con un diámetro aproximado de entre 3 y 6 cm (2). La pared es gruesa, similar a la pared de las asas intestinales. La TC y la RM muestran una lesión quística, homogénea, situada casi siempre en el mesenterio del intestino delgado y que muestra realce de su pared tras la administración de material de contraste (96).

El quiste entérico es una lesión muy similar, tanto clínica como radiológicamente, al quiste de duplicación, pero presenta una pared más delgada que este último, debido a la ausencia de elementos musculares en la misma.

El quiste mesotelial es la lesión más infrecuente de las lesiones quísticas mesentéricas u omentales. Es una lesión quística, casi siempre uniloculada, de paredes finas y contenido seroso. Suele localizarse en el mesenterio o en el epiplón mayor, donde puede llegar a alcanzar un tamaño considerable. Presenta un recubrimiento de células mesoteliales, por lo que se considera una alteración en el desarrollo secundario a la falta de unión de las hojas del peritoneo (96). Radiológicamente, no se puede distinguir del quiste entérico. Se diferencia del linfangioma quístico en que carece de septos en su interior y su contenido es siempre homogéneo (Fig. 25). Esta última característica hace que presente unas imágenes típicas: anecoicas en el US, hipodensas en la TC y con baja intensidad de señal en las secuencias potenciadas en T1 en la RM.

El teratoma mesentérico es una lesión benigna infrecuente que se diagnostica con frecuencia en niños menores de un año. Puede ser una lesión quística multiseptada o una lesión sólida con áreas quísticas en su interior. En cualquier caso, es constante y característica la presencia de calcifica-

ciones y de grasa en la periferia de la lesión o en sus septos, fácilmente identificable con la TC (96,99).

Lesiones sólidas. Los tumores primarios mesentéricos de características sólidas son menos frecuentes que las lesiones quísticas. Además, las lesiones benignas son las que ocupan un mayor porcentaje. En general, los tumores malignos (leiomiosarcoma, liposarcoma, neurofibrosarcoma) alcanzan un tamaño superior y se sitúan adyacentes a la raíz del mesenterio, en tanto que los tumores benignos (lipoma, leiomioma, hemangioma) suelen ser más pequeños y se sitúan más próximos a las asas intestinales. Existen excepciones a esta regla, como es el caso del neurofibroma plexiforme que, siendo una tumoración benigna, puede alcanzar un tamaño considerable. La presencia de calcificaciones es común en algunos de estos tumores, si bien las características radiológicas en la mayoría de los casos no permiten determinar específicamente la naturaleza del tumor. El fibroma es la neoplasia primaria del mesenterio más frecuente (3).

El tumor desmoide abdominal se considera la causa más frecuente de lesión sólida primaria del mesenterio (96,100). Se trata de una lesión de etiología desconocida incluida dentro de un grupo amplio de lesiones. Para algunos autores se trata de una forma localmente invasiva de fibromatosis agresiva y para otros, un sarcoma, con bajo grado de malignidad. Histológicamente, es una lesión benigna con proliferación fibroblástica, pero con especial agresividad y tendencia a infiltrar localmente y con una elevada frecuencia de recidiva tras la resección quirúrgica (100–103). Los tumores desmoides intraabdominales representan un 7 a 10% del total y pueden localizarse en la pared abdominal, el mesenterio o el retroperitoneo. Se han descrito otras localizaciones como el tórax o las extremidades también (100).

El tumor desmoide abdominal se ha relacionado con el embarazo, con el tratamiento estrogénico y con el síndrome de Gardner (104,105). En otras ocasiones, existe un antecedente traumático o quirúrgico sobre el mesenterio o la pared abdominal. El síndrome de Gardner, en el cual au-

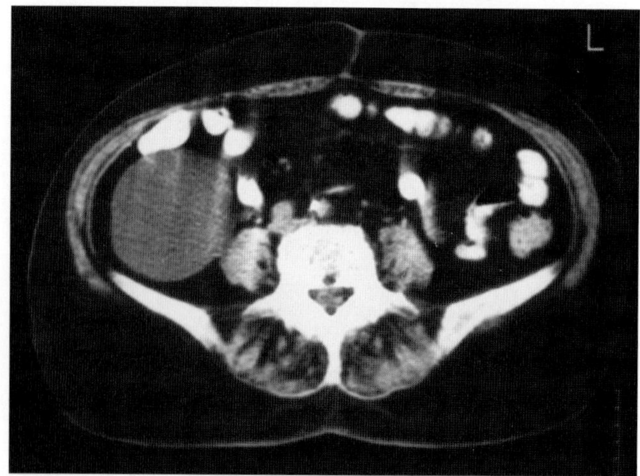

FIG. 25. Quiste mesotelial. Lesión quística homogénea dependiente en la cirugía, del meso del ciego.

menta considerablemente la incidencia de este tumor (3 a 30% de los casos), es una forma de poliposis familiar de herencia autosómica dominante en la que se combinan pólipos adenomatosos múltiples premalignos, osteomas múltiples, quistes cutáneos y tumores desmoides.

Estos pacientes suelen desarrollar desmoides mesentéricos y de la pared abdominal después de la cirugía cólica o intestinal. Típicamente, el tumor se asienta sobre la cicatriz de laparotomía previa y afecta a los músculos rectos anteriores del abdomen (100,103). No obstante, en algunos casos la aparición de la tumoración precede a la cirugía o al diagnóstico de la poliposis (106).

La fibromatosis agresiva es una lesión histológicamente benigna, pero infiltrativa y con un comportamiento agresivo con gran tendencia a la recidiva tumoral local. El estudio histológico revela una lesión no encapsulada producida por una proliferación de células fibroblásticas dentro de un estroma colágeno denso, sin células atípicas ni áreas de necrosis. Clínicamente, se presenta en forma de masas abdominales asintomáticas o con sintomatología secundaria a la afectación intestinal, fundamentalmente cuando existen lesiones mesentéricas.

El estudio con US identifica una masa bien delimitada con ecogenicidad variable en función de su mayor o menor contenido fibroso o celular. En la TC, los tumores desmoides se presentan en forma de masas sólidas de contorno regular, de gran tamaño y contenido homogéneo con valores de atenuación similares o ligeramente superiores a los del músculo esquelético (35–60 UH) y que no se modifica significativamente, aunque puede hacerlo, después de la inyección de medio de contraste intravenoso (Fig. 26) (103). La RM muestra en las secuencias potenciadas en T1 una lesión hipo o isointensa respecto al músculo. Por el contrario, en secuencias potenciadas en T2, la señal suele ser heterogénea, con áreas de baja y alta señal, reflejando la mayor o menor proporción de componente fibroso y componente celular. Algunas de las lesiones más evolucionadas pueden ser de

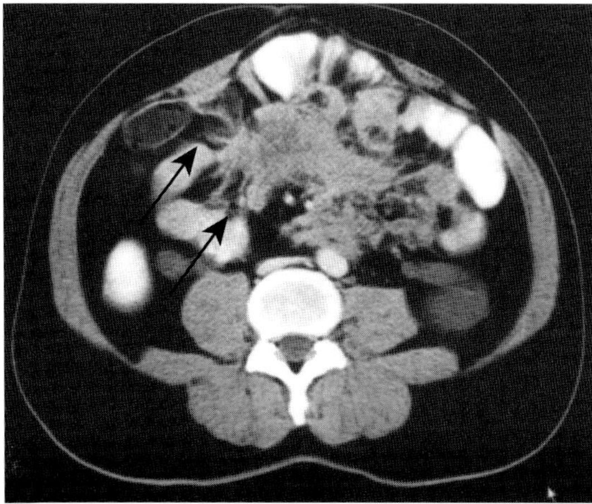

FIG. 26. Tumor desmoide en un paciente con síndrome de Gardner. Extensa infiltración mesentérica con tractos radiados por la extensa reacción fibrosa retráctil (*flechas*).

señal uniformemente baja en este tipo de secuencias, debido al predominio de la fibrosis sobre el componente celular (102,107,108).

La tuberculosis mesentérica produce granulomas que pueden confluir para formar masas que reemplazan la grasa mesentérica. Es más frecuente en pacientes inmunocomprometidos. La TC identifica el reemplazamiento de la grasa mesentérica por masas de atenuación elevada con islotes de grasa en su interior, que se realzan tras la administración de material de contraste (96). Pueden acompañarse de adenopatías mesentéricas. Cuando existe afectación del omento mayor se identifica un patrón de plastrón omental indistinguible del producido por otras entidades.

El tumor carcinoide mesentérico primario es raro (109,110). Casi siempre se debe a una afectación secundaria, metastásica de un tumor carcinoide del intestino delgado, más allá del ligamento de Treitz. La localización más frecuente de los tumores carcinoides intestinales es el apéndice (50%). Un 30% se localizan en el íleon y los restantes se reparten entre los demás segmentos del tracto gastrointestinal.

La TC revela de forma típica una masa sólida bien definida con aspecto estrellado o radial debido a unas densidades lineales que se dirigen hacia las asas intestinales (debidas a la reacción desmoplástica que produce el tumor). Las asas presentan característicamente engrosamiento de su pared. Es frecuente la existencia de una calcificación central (110,111). Cuando la enfermedad evoluciona, son frecuentes las adenopatías (50 a 80% de los casos) y las metástasis hepáticas. La mesenteritis retráctil, el mesotelioma peritoneal, la carcinomatosis peritoneal y la enfermedad de Crohn, con proliferación fibroadiposa secundaria del mesenterio, son algunos de los diagnósticos diferenciales que deben considerarse.

El linfoma no-Hodgkin es la causa más frecuente de múltiples masas sólidas mesentéricas. Aproximadamente, la mitad de los pacientes con linfoma no-Hodgkin tienen afectación mesentérica en el momento del diagnóstico. La afectación del mesenterio es mucho menos frecuente en el linfoma de Hodgkin y, aunque puede ser aislada, generalmente forma parte de un linfoma ampliamente diseminado con adenopatías en otras cadenas ganglionares y/o esplenomegalia.

Las adenopatías mesentéricas varían en su presentación desde múltiples nódulos de diferentes tamaños hasta la forma de grandes masas de conglomerados ganglionares (Fig. 27). Estas últimas pueden presentar áreas de necrosis en su interior y puede haber infiltración de asas de intestino delgado (112). La afectación de las capas dorsal y ventral del mesenterio con los grandes vasos mesentéricos englobados entre ambas es frecuente en los estadios avanzados de la enfermedad y entonces adquiere una apariencia de *sandwich* (113). La presencia de calcificaciones es excepcional, aunque puede observarse después del tratamiento.

La enfermedad de Castleman (hiperplasia angiomatosa linfoidea) se manifiesta como un aumento masivo de los

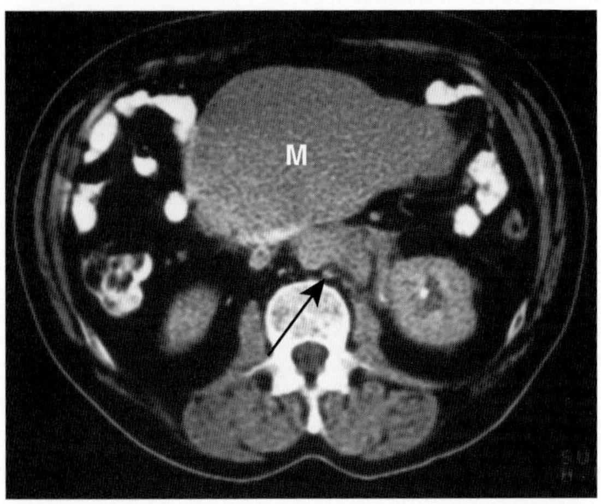

FIG. 27. Linfoma no-Hodgkin. Afectación mesentérica predominante. Existe una gran masa adenopática en la raíz del mesenterio (*M*). El borde aórtico no se define bien debido a la presencia de adenopatías retroperitoneales entre la aorta y el riñón izquierdo (*flecha*).

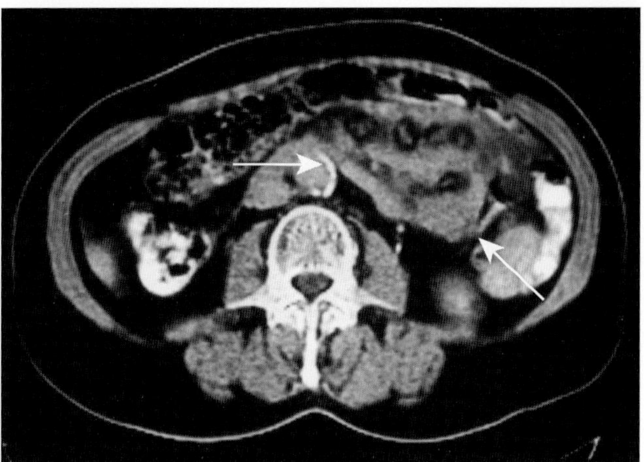

FIG. 28. Paniculitis mesentérica. Paciente apendicectomizada 20 años antes pero asintomática, con una masa palpable de largo tiempo de evolución. Corte de TC que demuestra una masa en la que destacan claramente los vasos mesentéricos rodeados de grasa (*flechas*).

ganglios linfáticos. En la TC se observa una masa bien definida con atenuación de partes blandas y realce de moderado a muy intenso tras la administración intravenosa de material de contraste. Otras causas de adenopatías mesentéricas incluyen el carcinoma metastásico, la leucemia, la tuberculosis, la sarcoidosis y la enfermedad celíaca. La enfermedad de Whipple puede presentar adenopatías múltiples con densidad muy baja debido a la grasa que contienen. La amiloidosis puede ser también causa de infiltración difusa del mesenterio.

A continuación se describen otras entidades difíciles de clasificar.

La lipomatosis pseudotumoral abdominal es una entidad en la cual se produce una proliferación benigna y focal de tejido graso que habitualmente se asienta en el mesenterio y el retroperitoneo. Se ha asociado a obesidad, síndrome de Cushing o terapia esteroidea, existiendo una variante idiopática. La presentación clínica puede ser la de una masa palpable en el abdomen, asintomática o que produce síntomas digestivos o genitourinarios inespecíficos por compresión (114). En los estudios baritados, el hallazgo más frecuente es el desplazamiento de las asas intestinales por masas extrínsecas. En el estudio con TC, se identifican las masas como acúmulos focales de grasa de características y atenuación normales (115).

La paniculitis mesentérica o mesenteritis retráctil (lipodistrofia, enfermedad de Weber-Christian, paniculitis nodular) es una entidad infrecuente de etiología desconocida. Es un proceso benigno del mesenterio que se caracteriza por la fibrosis, inflamación e infiltración grasa y, secundariamente, la formación de granulomas (116,117). En general, la afectación suele iniciarse en la raíz del mesenterio y posteriormente se extiende a lo largo de la grasa mesentérica. La presentación clínica y los hallazgos en el tránsito gastrointestinal baritado son iguales a los que se describen

en la lipomatosis pseudotumoral. No obstante, casi siempre constituye un hallazgo radiológico. La lesión puede presentar una densidad en la TC que varía desde valores de atenuación similares a la grasa con tractos fibrosos en su interior (paniculitis mesentérica) a densidad de partes blandas cuando el componente predominante es la fibrosis (mesenteritis retráctil) (117,118). Típicamente, un halo de grasa rodea a los vasos mesentéricos y pueden visualizarse calcificaciones lo cual puede ayudar a diferenciar esta entidad del linfoma no-Hodgkin (Fig. 28) (116,118,119).

Epiplón. El epiplón u omento mayor se visualiza en TC como una banda de tejido graso, normalmente de localización inmediatamente anterior al colon transverso y de grosor variable, en función, sobre todo, de la obesidad del paciente. En la Tabla 8 se presentan las causas más frecuentes de masas omentales.

La afectación tumoral del epiplón no es frecuente. La enfermedad metastásica es mucho más frecuente que la afectación primaria. Los tumores que metastatizan más a menudo en el epiplón son el carcinoma de ovario y los tumores de colon y páncreas. Con menor frecuencia pueden hacerlo el carcinoma de estómago, apéndice, riñón, útero y tracto biliar. El epiplón metastásico puede presentar diferentes patrones de afectación: micronodular o infiltrante, en forma de masas quísticas o como pequeñas masas confluen-

TABLA 8. *Masas múltiples*

1. Metástasis (carcinomatosis peritoneal)
2. Mesotelioma
3. Linfoma
4. Tuberculosis
5. Pseudomixoma peritoneal
6. Leiomiosarcomatosis peritoneal
7. Leiomiomatosis
8. Tumores desmoides

tes que le confieren un aspecto que se ha denominado plastrón omental. El linfoma primario o secundario del omento es raro.

La afectación tumoral primaria del epiplón es rara y, en general, deriva de los elementos del mesodermo, de los vasos y nervios. La neoplasia primaria omental suele ser maligna e incluye el liposarcoma, leiomiosarcoma, hemangiopericitoma, sarcoma, réticulosarcoma, rabdomiosarcoma, miosarcoma, fibrosarcoma, leiomioma, lipoma, tumor desmoide, fibroma, mesotelioma, endotelioma, mixoma y otros.

Un hallazgo común en el estudio de la infiltración omental con US es la existencia de una masa hiperecogénica y heterogénea localizada anteriormente a las asas intestinales (120,121). En la TC con administración intravenosa de contraste, las masas metastásicas pueden realzarse y aparecer mejor definidas en la grasa omental. El plastrón omental aparece en la TC como una masa alargada en sentido transversal, anterior a las asas intestinales y por debajo de la pared abdominal (121,122).

Tumores del intestino delgado. La presentación de lesiones originadas en el intestino delgado como masas palpables es infrecuente debido a que son diagnosticadas antes de que alcancen el tamaño necesario, pues producen síntomas clínicos como los derivados de la obstrucción intestinal, hemorragia, metástasis, etc. En ocasiones, las metástasis sobre asas de intestino delgado pueden detectarse en la exploración física como masas mesogástricas. Los tumores con mayor tendencia a metastatizar en el intestino delgado son el melanoma y los del pulmón y la mama. El melanoma llega a metastatizar el intestino delgado en un 58% de los casos aproximadamente. El pulmón y la mama metastatizan en un 16% de los casos, si bien la mayor prevalencia de estos tumores hace que sean la causa más frecuente de lesión tumoral secundaria del intestino delgado (123).

Otras causas de masas del intestino delgado son los tumores primarios benignos como leiomioma, adenoma, lipoma, neurofibroma y hamartoma y malignos como adenocarcinoma, linfoma, leiomiosarcoma y carcinoide (ver el Capítulo 2 del Tomo Abdomen I).

Cuadrantes inferiores derecho e izquierdo. Las masas de estas localizaciones se presentan en el Tomo Abdomen III de esta obra.

Masas retroperitoneales

Con frecuencia, los tumores primarios del retroperitoneo llegan a alcanzar un tamaño considerable antes de producir síntomas y las formas malignas son mucho más frecuentes (66 a 90%) (79). Radiológicamente, existen datos que apuntan a la malignidad del proceso, como son la existencia de metástasis a distancia, la invasión directa de estructuras adyacentes, la neovascularización y la necrosis central. El tamaño de la masa no es un criterio fiable aunque las lesiones de gran tamaño son más sugerentes de malignidad.

Lane et al. encontraron en una serie de 90 tumores retroperitoneales un tamaño aproximado de las lesiones malignas en el momento del diagnóstico de 11 a 20 cm, mientras que las lesiones benignas oscilaron entre 4 y 7 cm (79). Por otro lado, la buena definición de la masa y la presencia de una pseudocápsula no excluyen malignidad. En algunas ocasiones, la presencia de adenopatías retroperitoneales secundarias a la invasión del peritoneo por una lesión intraperitoneal puede ser confundida con una masa primariamente retroperitoneal. En otras ocasiones, es difícil distinguir entre un absceso retroperitoneal y una masa con componente quístico.

Muchos de los signos que orientan el diagnóstico de masa retroperitoneal son visibles en la radiografía simple de abdomen. Por ejemplo, el desplazamiento anterior de la aorta, visible en radiografías seriadas laterales del abdomen en aquellos casos en los que se encuentra calcificada su pared, es un signo que sugiere una masa retroperitoneal (124). Asimismo, el desplazamiento medial del borde lateral del hígado (signo de Hellmer) considerado típico de las colecciones intraperitoneales, puede detectarse también en casos de colecciones retroperitoneales (125). Los caracteres clínicos morfológicos y de diagnóstico por imagen de los tumores del retroperitoneo y de la pelvis serán analizados en el Tomo Abdomen III de esta obra dedicado al retroperitoneo y la pelvis.

Masas de la pared abdominal

Las masas de la pared anterior del abdomen responden básicamente a cuatro entidades: hematomas, abscesos, tumores y hernias. El US debe ser la técnica de imagen inicial, con la cual es casi siempre posible diferenciar entre masas quísticas y sólidas. El estudio de estructuras superficiales exige la utilización de sondas de alta frecuencia. El estudio se debe completar con TC cuando haya cualquier sospecha de extensión al interior de la cavidad abdominal, tanto al espacio intra como extraperitoneal.

El hematoma de la pared abdominal se localiza con mayor frecuencia en los grupos musculares anterior y anterolateral. El hematoma de la vaina del recto se produce por el desgarro de los vasos epigástricos, tras la rotura de las fibras musculares. Clínicamente, se caracteriza por dolor y la existencia de una masa palpable, tanto en la posición supina como sentada y equimosis de la pared abdominal. Pueden ser traumáticos, tras cirugía, traumatismo directo o por contractura abdominal brusca, sobre todo en individuos que comienzan una actividad atlética de manera brusca, sin entrenamiento previo, como en el caso de curas de adelgazamiento con ejercicios gimnásticos en personas obesas y en "atletas de fin de semana", así como espontáneos, como en un tratamiento anticoagulante, diatesis hemorrágica, enfermedades del colágeno, etc.

La morfología y la extensión del hematoma depende de diferentes factores. La línea alba impide la extensión del hematoma por encima de la línea arcuata, por lo cual en esta localización se presenta con morfología ovoidea en el plano transversal y biconvexo en el longitudinal. Por debajo de la línea arcuata no existe esta barrera anatómica, de forma que la sangre puede cruzar la línea media y/o extenderse hacia la pelvis. La radiografía simple de abdomen puede mostrar un discreto aumento de densidad y, en los casos cronificados, puede detectarse una fina calcificación curvilínea en el borde de la masa (105). En fases tempranas en el US, el hematoma es hiperecogénico y tiende hacia una ecogenicidad mixta con la evolución y licuefacción del mismo. En fases más tardías, puede llegar a ser una estructura quística.

La apariencia de los hematomas agudos en la TC es la de una estructura elíptica o fusiforme, entre una o más capas de la pared abdominal con una densidad igual o mayor a la de los músculos (Fig. 29A–C). El valor de la atenuación va reduciéndose con el tiempo para ser similar a la del suero alrededor de las cuatro semanas del episodio hemorrágico. En algunas ocasiones, en estadios crónicos, puede identificarse un anillo denso alrededor del hematoma, secundario a la calcificación de una membrana vascular fibroblástica que se organiza rodeando al mismo (105).

Las colecciones líquidas pueden ser secundarias a seromas, hematomas en fase líquida o abscesos. En general, ultrasonográficamente las colecciones son anecoicas, salvo que exista infección o sangre en su interior, en cuyo caso pueden verse septos y/o ecos internos en una colección de apariencia compleja. Los abscesos suelen aparecer tras un procedimiento quirúrgico, traumatismo o en un paciente con

alteración del sistema inmunitario (diabetes, HIV y otros). El estudio de US de estas lesiones puede determinar si un absceso es profundo o superficial, y por tanto, determinar la necesidad de drenaje percutáneo.

El tumor desmoide es el tumor primario más frecuente de la pared abdominal (ver la parte anterior sobre el Mesogastrio). En general, se asienta en los planos faciales profundos o las estructuras aponeuróticas, con especial predisposición por la vaina del recto (100,102,104). Aunque es una lesión de naturaleza benigna porque no metastatiza, puede ser muy agresiva localmente, llegando a atravesar el peritoneo y afectar a vísceras vecinas. Es más frecuente en mujeres jóvenes y en pacientes con cirugías abdominales previas; en estos últimos, generalmente se asienta en el lugar de la cicatriz.

El lipoma, hemangioma, neuroma y neurofibroma son algunos de los tumores primarios que pueden encontrarse en la pared abdominal. Las neoplasias malignas como los sarcomas de partes blandas y el linfoma son infrecuentes. El melanoma es el tumor que más frecuentemente metastatiza en la pared abdominal, seguido del pulmón, la mama, el ovario y el colon. Se presentan como nódulos subcutáneos secundarios a la diseminación hematógena del tumor (126).

Las hernias se asientan en aquellos puntos donde no existe capa muscular y, por tanto, donde la pared abdominal es

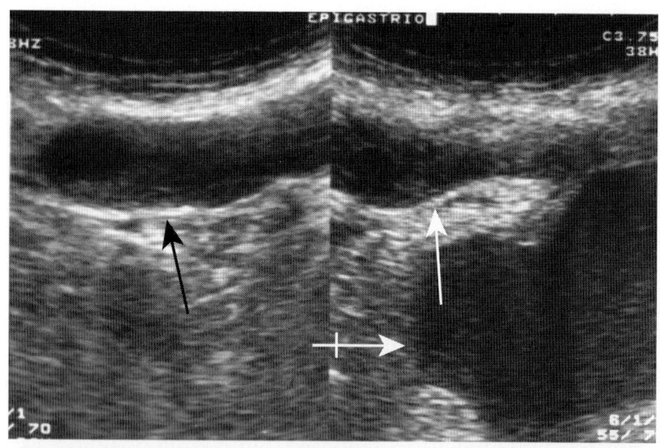

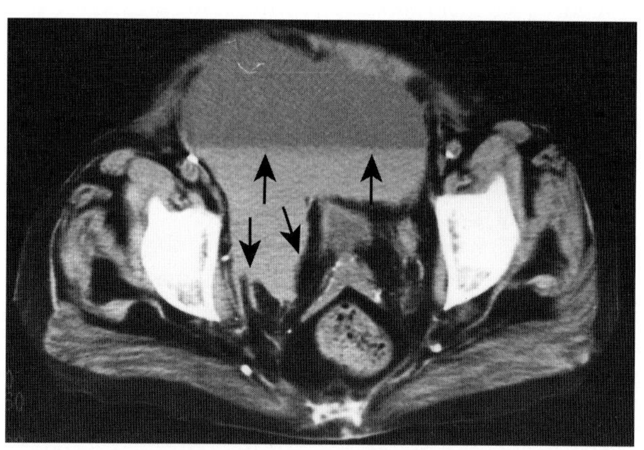

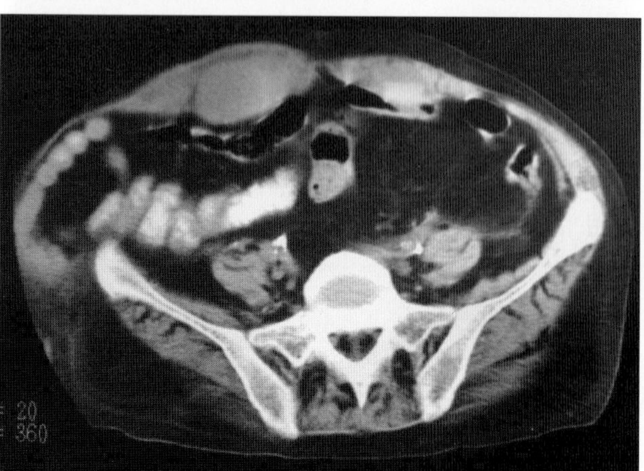

FIG. 29. Hematoma del músculo recto anterior. Paciente en tratamiento con heparina por tromboembolismo pulmonar. **A:** Montaje de cortes ultrasonográficos sagitales que muestran una colección superior alargada, en íntima relación con el músculo recto anterior (*flechas*) y otra colección, inferior y profunda a la anterior, que se dirige hacia la pelvis (*flecha cruzada*). **B:** Corte de TC que confirma la presencia de colecciones en ambos rectos anteriores. En el recto izquierdo se identifica un nivel líquido/líquido en su interior. **C:** TC a nivel pélvico que muestra otra colección de gran tamaño con un nivel líquido/líquido en su interior (efecto hematocrito) (*flechas superiores*), que se introduce en el espacio de Retzius (*flechas inferiores*).

más débil. El contenido de las hernias puede variar desde grasa, asas intestinales, ascitis, la vejiga urinaria, hasta cuerpos extraños o cualquier proceso que se asiente en la cavidad abdominal. Las hernias de la pared anterior del abdomen entran dentro del diagnóstico diferencial de las masas abdominales. El US con sondas de alta frecuencia (7.5 MHz) es el método de imagen preferido en el estudio de los defectos de la pared abdominal.

Otras exploraciones como la herniografía, la TC o la RM pueden ser también de gran utilidad. La herniografia permite realizar una evaluación fisiológica de las hernias, con el paciente en cualquier posición, lo cual permite diagnosticar algunas hernias que aparecen de forma intermitente o aquéllas que tienen un tamaño muy pequeño. Esto último puede ocurrir en las exploraciones con TC y con US con el paciente en posición tumbada. Conviene recordar la posibilidad que tiene el estudio de US, al igual que la herniografía, un estudio fisiológico de la patología mediante cambios en la posición del enfermo, maniobras de Valsalva, movimientos respiratorios, etc. El US y la TC ofrecen además la posibilidad de detectar otras patologías en el abdomen, que a veces, son la causa de la clínica del paciente.

Masas múltiples

Carcinomatosis peritoneal

La carcinomatosis peritoneal es el término empleado para describir la diseminación peritoneal de tumores malignos. Los tumores con mayor tendencia a producir este tipo de diseminación son, en orden decreciente de frecuencia, las neoplasias de ovario, colon, estómago, páncreas, útero o vejiga (Tabla 8). Los tumores primariamente extraabdominales y los de origen no epitelial raramente son la causa de esta en-

tidad. El dolor abdominal, la afectación del estado general, la distensión abdominal y los episodios de suboclusión intestinal son algunos de los síntomas inespecíficos que refieren los pacientes con carcinomatosis. La carcinomatosis peritoneal puede ser la forma de presentación inicial de una neoplasia abdominal, o bien, parte de la evolución natural de una neoplasia conocida en su fase terminal.

El US puede demostrar en algunas ocasiones la presencia de engrosamientos más o menos nodulares secundarios a la infiltración tumoral del peritoneo. Igualmente, puede identificar la infiltración mesentérica como masas intraperitoneales, sobre todo en presencia de ascitis (121). La TC es, sin embargo, la prueba radiológica preferida para establecer el diagnóstico y el pronóstico de la enfermedad (Fig. 30A y B) (127). No obstante, aunque la especificidad de la TC es elevada, la sensibilidad varía de forma notable, según el lugar en que se asienten las metástasis peritoneales (128). De esta manera, la sensibilidad puede oscilar entre valores superiores a 80% en ambos flancos y en el CID y CII, y 60% en la pelvis (128). Algunos de los principales factores que influyen en la detección por TC de los implantes peritoneales son su localización, tamaño, número, presencia o ausencia de líquido ascítico adyacente y estructuras próximas (129–131).

La detección de los implantes peritoneales con TC puede ser difícil, especialmente cuando no hay ascitis, resultando un método poco fiable para la estadificación y seguimiento de estos pacientes (128,131). La inyección intraperitoneal de contraste (TC peritoneografía) (130) o la introducción de aire en la cavidad peritoneal (neumoperitoneo) (131) previamente a la realización de la TC, puede aumentar un poco la sensibilidad de esta técnica para detectar un mayor número de metástasis peritoneales. No obstante, se trata de técnicas complejas que requieren más tiempo para la preparación del

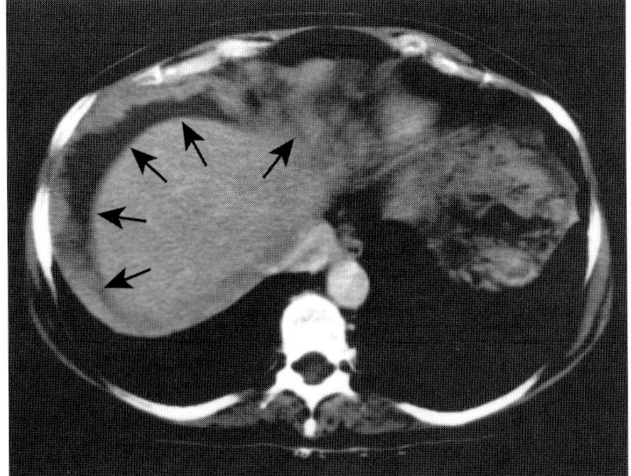
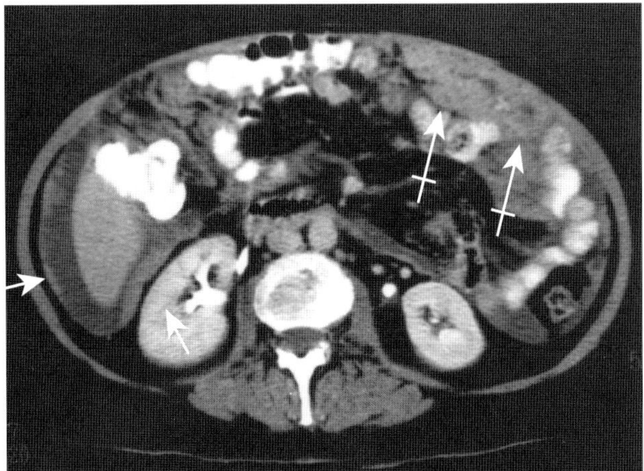

FIG. 30. Semiología de la carcinomatosis peritoneal. **A:** Corte de TC a nivel diafragmático que muestra extensos implantes que tapizan la superficie peritoneal (*flechas*) y ascitis. **B:** Imagen de TC a nivel renal que muestra el ángulo hepático inferior rodeado de líquido y múltiples implantes en el espacio hepatorrenal y canal parietocólico derecho (*flechas*). En el lado izquierdo, se observa extensa afectación tumoral anterior al colon (plastrón omental), típica en este proceso (*flechas cruzadas*).

enfermo y la exploración y no son capaces de evaluar todos los recesos peritoneales que podrían albergar focos de diseminación carcinomatosa (131).

Actualmente, la RM no es la técnica adecuada para el estudio de la carcinomatosis peritoneal por la falta de un contraste gastrointestinal adecuado, la existencia de artefactos derivados del movimiento (respiración, peristalsis y latido cardíaco) y el hecho de que su resolución espacial es ligeramente inferior a la de la TC (129). Se ha descrito la introducción de suero salino en la cavidad peritoneal (peritoneografía RM) como técnica para detectar implantes y predecir la respuesta a la quimioterapia intraperitoneal mediante imágenes ponderadas en T2 (132). Más experiencia y el desarrollo de secuencias más cortas que permitan explorar el abdomen con la respiración suspendida permitirán determinar el papel real de la RM en este campo.

La ascitis, difusa o encapsulada, está presente aproximadamente en 75% de los casos y facilita la detección de implantes peritoneales (127,133). Por lo general, el líquido ascítico de estos pacientes puede localizarse de forma atípica en la cavidad abdominal debido a las adherencias peritoneales. A menudo, se visualiza líquido en el saco menor, cosa relativamente infrecuente en la ascitis trasudativa. Walkey et al. (133) describieron la falta de líquido en el fondo de saco rectovesical/rectouterino en un 17% de los pacientes con ascitis masiva.

En el estudio inicial con US puede detectarse una interrupción de la línea hiperecogénica anterior del peritoneo con un engrosamiento del mismo (120). En la TC, tras la administración de material de contraste, puede observarse realce de este engrosamiento, que se visualiza mejor en los casos en los que existe ascitis. Este hallazgo es, sin embargo, inespecífico y puede ser imposible distinguirlo del engrosamiento peritoneal y realce del mismo en el mesotelioma maligno o la tuberculosis peritoneal (81,109,134). El engrosamiento peritoneal debe distinguirse de otras entidades que pueden imitarlo como son el material de contraste oral extravasado, el músculo transverso abdominal y las inserciones del diafragma (133).

Los implantes metastásicos tienen predilección por localizaciones como el saco de Douglas, región ileocecal, canal parietocólico derecho, omento mayor y el peritoneo parietal subdiafragmático porque éstas son las zonas declives del abdomen, donde tiende a acumularse el líquido ascítico y donde existe menor drenaje linfático (135). El patrón radiológico de la diseminación peritoneal puede variar desde pequeños nódulos hasta grandes masas tumorales. La visualización de los primeros con la TC puede resultar difícil, sobre todo aquéllos adyacentes al tumor primario o en contacto con el hígado o el bazo (150). La infiltración tumoral de la raíz del mesenterio fija las asas intestinales impidiendo que "floten" en el líquido ascítico (Fig. 31A y B). Cuando la enfermedad evoluciona con el tiempo pueden visualizarse múltiples masas de diferentes tamaños distribuidas a lo largo de la superficie peritoneal. Frecuentemente, estas masas confluyen para formar grandes placas tumorales.

Las metástasis en el epiplón mayor son frecuentes. Rioux y Michaud encontraron un 97% de infiltración omental en un estudio prospectivo con CT de 37 pacientes con carcinomatosis (120). El patrón radiológico de infiltración omental varía con el tiempo. Al principio, se observa infiltración de la grasa omental, que presenta atenuación de partes blandas. Posteriormente aparecen pequeños nódulos de bordes mal definidos y realce heterogéneo. Finalmente, se identifica un engrosamiento del omento con infiltración tumoral difusa del mismo *("omental cake")* (133).

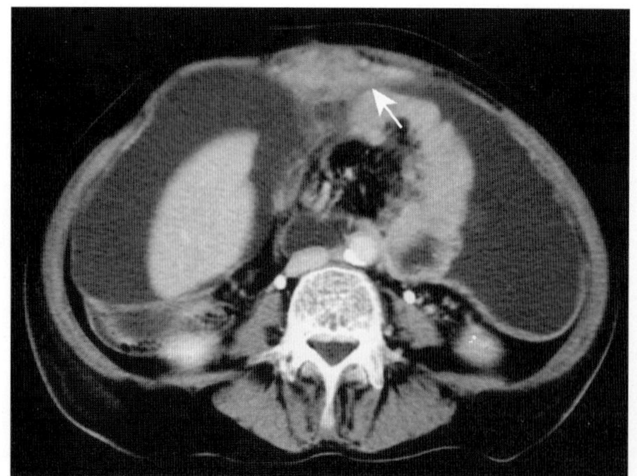 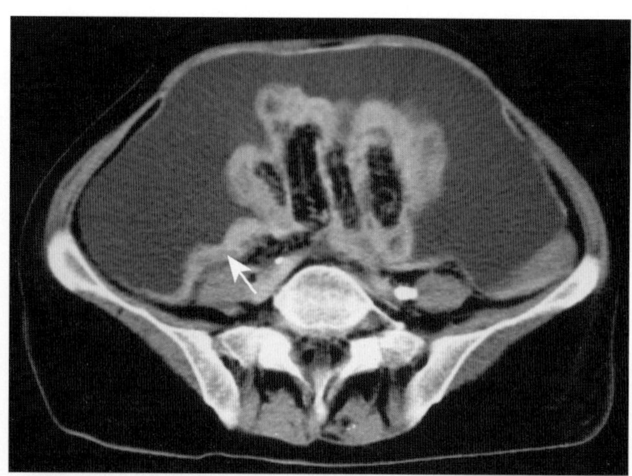

FIG. 31. Carcinomatosis peritoneal en un paciente operado de carcinoma de estómago. **A:** Líquido ascítico rodea el hígado y las asas intestinales. Existe engrosamiento y nodularidad del peritoneo. Por delante de las asas intestinales, los implantes forman una masa densa compatible con afectación omental (*flecha*). **B:** Corte a nivel de las crestas ilíacas que muestra la disposición rígida y paralela de las asas intestinales fijadas a la raíz del mesenterio. Existe marcado engrosamiento del peritoneo posterior en el lado derecho (*flecha*).

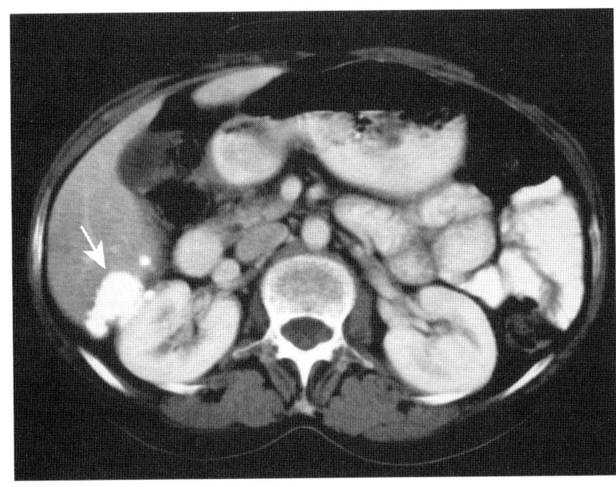

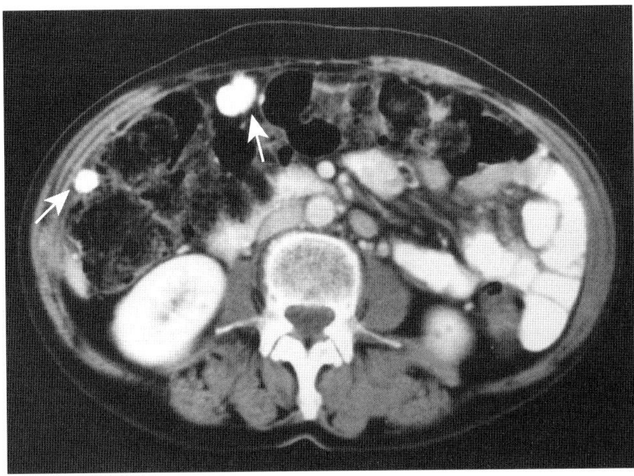

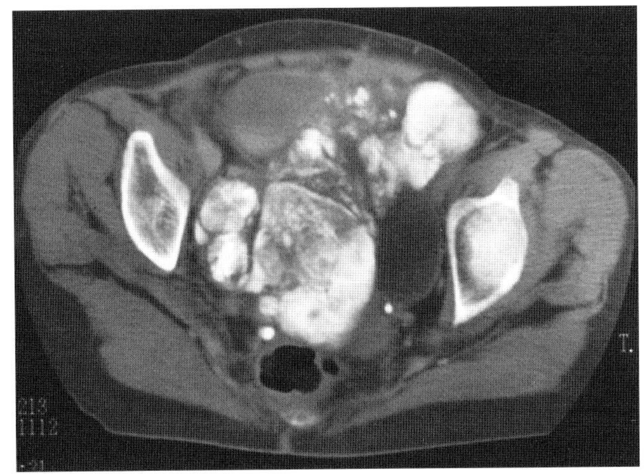

FIG. 32. Carcinomatosis peritoneal con implantes calcificados por neoplasia ovárica. **A:** Corte de TC a nivel del ángulo inferior del hígado que muestra un implante calcificado en la bolsa de Morison (*flecha*). **B:** Corte de TC que demuestra la existencia de dos implantes calcificados en el peritoneo anterior (*flechas*). **C:** Imagen de TC que identifica una gran masa ovárica calcificada.

Se han descrito calcificaciones puntiformes o irregulares en el interior de los implantes peritoneales de neoplasias ováricas, en concreto del cistoadenoma seroso papilar del ovario (Fig. 32A–C) (136). En algunas ocasiones, la diseminación peritoneal de este tumor puede ser evidente al identificar una calcificación lineal perihepática. Cuando el mesenterio se encuentra infiltrado, aparece engrosado y a veces adopta una forma estrellada típica. Las metástasis hepáticas, ganglionares u óseas no son raras en aquellos casos en los que ya existe diseminación peritoneal.

Pseudomixoma peritoneal

El pseudomixoma peritoneal es una forma poco frecuente de carcinomatosis, secundaria a la diseminación de material mucinoso en la cavidad peritoneal. La causa más frecuente es la ruptura intraperitoneal de un cistoadenoma o cistoadenocarcinoma mucinoso de ovario en la mujer y de apéndice, en el varón (137). Otros posibles orígenes de estas neoplasias son el colon, el útero, el uraco o el conducto onfalomesentérico (137,138), si bien son mucho menos frecuentes. La presentación clínica es similar a la de la carcinomatosis peritoneal, aunque con una evolución más larvada, dado que su origen puede ser una lesión benigna (cistoadenoma o mucocele apendicular).

El US demuestra la presencia de múltiples colecciones hipoecogénicas. En la TC se han descrito algunos signos de sospecha, a saber: a) implantes peritoneales adyacentes al hígado que producen festoneado de su contorno, sin evidencia de metástasis en el parénquima, b) imagen sugerente de ascitis pero con múltiples septos en su interior que representan los márgenes de los nódulos mucinosos y c) colección de baja densidad (1020 UH) similar a los acúmulos de líquido ascítico con múltiples nódulos de pared fina, bien delimitados, con contenido homogéneo de baja densidad que no realzan con medio de contraste (5–10 UH) (Fig. 33A y B) (2,138). En algunos casos, estas lesiones pueden ser de aspecto sólido e incluso llegar a calcificar, si bien las calcificaciones pueden presentarse tras el tratamiento con quimioterapia o radioterapia (139).

Otras masas múltiples

La linfomatosis peritoneal, la leiomiosarcomatosis peritoneal, la leiomiomatosis peritoneal diseminada, el mieloma múltiple, la amiloidosis, la gastroenteritis eosinofílica, la enfermedad de Whipple, la endometriosis y la esplenosis son algunas causas muy poco frecuentes de afectación difusa del peritoneo y del mesenterio. Algunas de ellas pueden presentarse clínicamente en forma de masas abdominales múltiples.

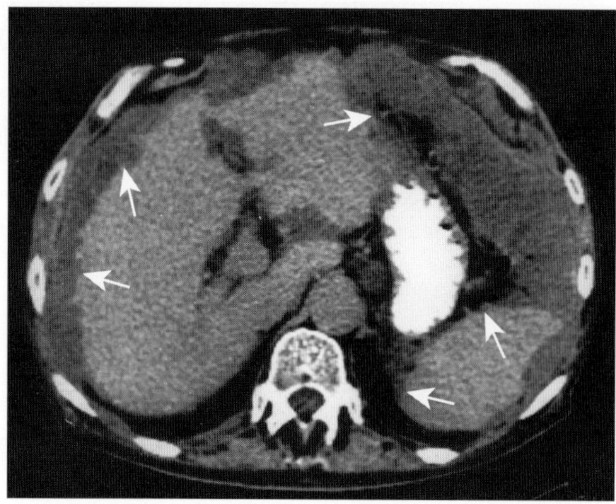
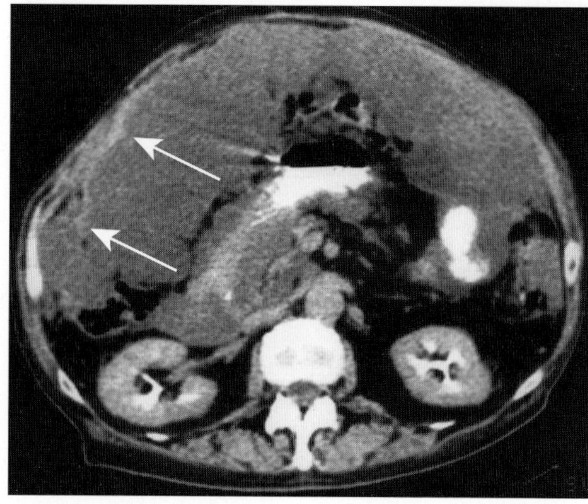

FIG. 33. Pseudomixoma peritoneal. **A:** El corte a nivel del abdomen superior muestra ascitis, así como irregularidad marcada de la superficie hepática y esplénica (*flechas*). **B:** A nivel de los riñones se evidencia ascitis de atenuación elevada e irregularidades de la superficie peritoneal, sobre todo en el hemiabdomen derecho (*flechas*).

La linfomatosis peritoneal es una afectación difusa del peritoneo y mesenterio en enfermos con linfoma no-Hodgkin de alto grado. Los pacientes con el Síndrome de inmunodeficiencia adquirida (SIDA) son más propensos a tener este tipo de linfomas. La infiltración peritoneal y/o mesentérica difusa es infrecuente en las otras variedades de linfoma. La afectación peritoneal difusa puede ser la forma de presentación, o bien, parte de la evolución natural de la enfermedad. Radiológicamente, es imposible de distinguir de la carcinomatosis peritoneal, visualizándose múltiples masas y ascitis en la cavidad peritoneal (140). Las adenopatías no son frecuentes.

La leiomiosarcomatosis peritoneal, es el resultado de una infiltración difusa del peritoneo y del mesenterio en pacientes con leiomiosarcomas. El útero, el tracto gastrointestinal o el propio mesenterio son las localizaciones más frecuentes sobre las que asienta el tumor primario. Radiológicamente, se presenta en forma de masas múltiples, de diferentes tamaños. Se ha descrito la presencia de una parte central hipoecoica en el US o hipodensa en la TC en algunas de estas masas en relación al tamaño de las lesiones y al grado de agresividad del tumor primario (63,64). Las metástasis hepáticas son frecuentes en el momento del diagnóstico, si bien la ascitis y las adenopatías, habituales en otras formas de carcinomatosis, son poco frecuentes (141).

Leiomiomatosis peritoneal es el término utilizado para describir la proliferación no neoplásica de músculo liso en la cavidad peritoneal. Se trata de un proceso extremadamente raro descrito en mujeres de edad fértil. Se cree que existe relación entre este proceso y la actividad hormonal, dada la frecuente aparición simultánea con el embarazo o con la administración de anticonceptivos. Su tratamiento es conservador, ya que muchos casos regresan espontáneamente. En la TC se demuestran múltiples nódulos sólidos, en general de pequeño tamaño y de aspecto homogéneo, a lo largo de la superficie peritoneal (142).

Masas bilaterales

En algunas ocasiones, el clínico puede palpar dos masas o estructuras anatómicas normales aumentadas de tamaño en el abdomen, de localización más o menos simétrica respecto a la línea media. En general, estas masas dependen de órganos abdominales pares como los riñones, las glándulas suprarrenales o los ovarios (Tabla 9).

El crecimiento renal bilateral puede encontrarse en múltiples circunstancias: en la diabetes mellitus, riñones poliquís-

---

TABLA 9. *Masas bilaterales*

1. Masa renal bilateral
   a. Diabetes mellitus
   b. Riñones dolicluísticos
   c. Glomerulonefritis aguda
   d. Vasculitis
   e. Linfoma/leucemia
   f. Hipernefroma unilateral con aumento del riñón contralateral
   g. Pielonefritis
   h. Quistes renales múltiples
   i. Hidronefrosis bilateral
   j. Tratamiento esteroide prolongado
   k. Obesidad
   l. Variante anatómica
2. Masa adrenal bilateral
   a. Metástasis
   b. Hemorragia
   c. Feocromocitoma
   d. Carcinoma
   e. Mielolipoma
3. Masa ovárica bilateral
   a. Neoplasias primarias
   b. Metástasis
   c. Ovarios poliquísticos
4. Otras masas
   Aneurismas de las arterias ilíacas

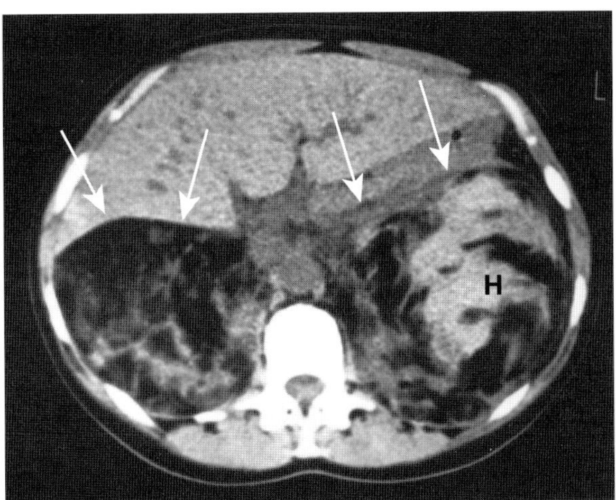

FIG. 34. Angiomiolipomas bilaterales en esclerosis tuberosa. TC sin material de contraste en la que se identifican masas renales bilaterales con áreas de atenuación grasa (*flechas*). El angiomiolipoma del lado izquierdo presenta extensas áreas de alta atenuación por hemorragia (*H*).

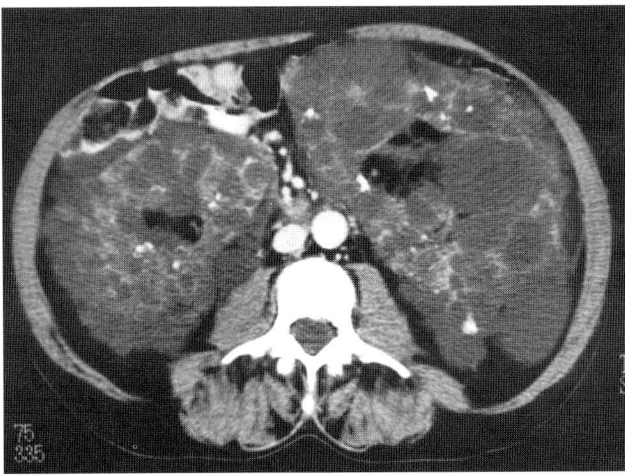

FIG. 35. Poliquistosis renal. La TC muestra innumerables formaciones quísticas en ambos riñones.

ticos, glomerulonefritis aguda, vasculitis, linfoma/leucemia, hipernefroma con crecimiento del riñón contralateral, pielonefritis séptica aguda, quistes renales múltiples, fibrolipomatosis pélvica, tratamiento esteroideo prolongado, acromegalia y angiomiolipomas bilaterales en la esclerosis tuberosa (Fig. 34) (30).

Los riñones poliquísticos del adulto es una enfermedad autosómica dominante en la cual se produce un crecimiento bilateral y asimétrico de ambos riñones (rara vez unilateral). El proceso es secundario a la existencia de múltiples quistes de varios tamaños distribuidos por la corteza y la médula renal. Pueden encontrarse quistes en otros órganos como el hígado y el páncreas u otras patologías asociadas, como aneurismas cerebrales, cálculos renales, aneurismas disecantes de aorta, síndrome de Marfan, diverticulosis colónica y una incidencia elevada del carcinoma de células renales. Por US se identifican los quistes y, en muchos de ellos, puede visualizarse material en su interior, secundario a episodios hemorrágicos previos. Los riñones son grandes y los contornos abollonados por los múltiples quistes. La TC puede mostrar los quistes hemorrágicos como quistes hiperdensos. Algunos presentan calcificaciones curvilíneas finas en la pared (Fig. 35).

Existen casos descritos de neoplasias renales bilaterales. La infiltración bilateral de los riñones por linfoma es tres veces más frecuente que la unilateral (40). Es mucho más frecuente en la variante no-Hodgkin. El patrón más frecuente de afectación es la existencia de múltiples nódulos. Pueden ser isodensos o discretamente hiperdensos respecto al parénquima conservado en el estudio basal con TC y típicamente hipodensos respecto al mismo, tras la administración intravenosa de material de contraste. El hipernefroma puede presentarse también como una masa renal bilateral hasta en un 2% de los casos (141,143,144).

Las masas adrenales palpables son más frecuentes en el niño. En el adulto, las masas adrenales suelen ser un ha-

llazgo en las pruebas de imagen, si bien en ocasiones también se presentan como masas palpables. El diagnóstico diferencial de las masas adrenales mediante técnicas de imagen ha sido ampliamente discutido en la literatura. En general, las masas de gran tamaño y aquéllas que muestran realce tras la administración de material de contraste intravenoso sugieren malignidad. En el caso de las masas bilaterales, este hecho es igualmente cierto, por lo cual deben considerarse como metástasis en primer lugar aunque pueden encontrarse tumores primarios bilaterales de la glándula también.

La hemorragia adrenal bilateral en el adulto es casi siempre secundaria al tratamiento con anticoagulantes en pacientes con alteraciones de la coagulación. La TC demuestra masas de densidad parecida a la del músculo que no cambian en estudios seriados (145). Las situaciones de estrés como una cirugía previa o una neumonía también han sido mencionadas como agentes causales. Puede sospecharse hemorragia adrenal secundaria a metástasis cuando se identifica un crecimiento brusco de unas adrenales previamente aumentadas de tamaño por un proceso tumoral o cuando existe aumento del tamaño de las mismas tras la resolución progresiva de hematomas bilaterales (146).

La identificación de masas adrenales bilaterales en un paciente con un tumor primario conocido o la ausencia de evidencia de hiperfunción adrenal hacen muy posible el diagnóstico de metástasis (Fig. 36A y B) (147). El carcinoma de pulmón es la causa más frecuente de lesión metastásica adrenal (33%), seguido de los tumores del tracto urogenital (riñón, próstata y vejiga) con 25%, gastrointestinales con 15% y otros tumores como el carcinoma de mama o el melanoma con 5%. Aproximadamente, 22% de las lesiones metastásicas aparecen en un contexto de carcinomatosis diseminada de un tumor de origen desconocido (147).

Los carcinomas, mielolipomas y feocromocitomas son una causa infrecuente de masa adrenal bilateral de origen

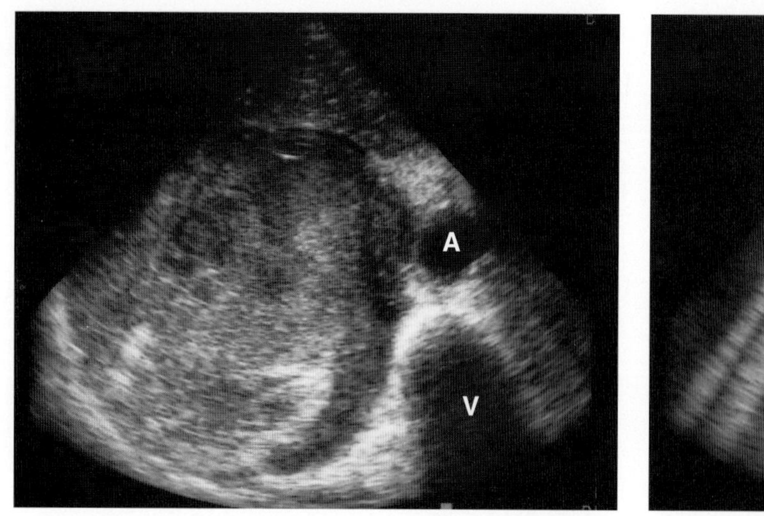
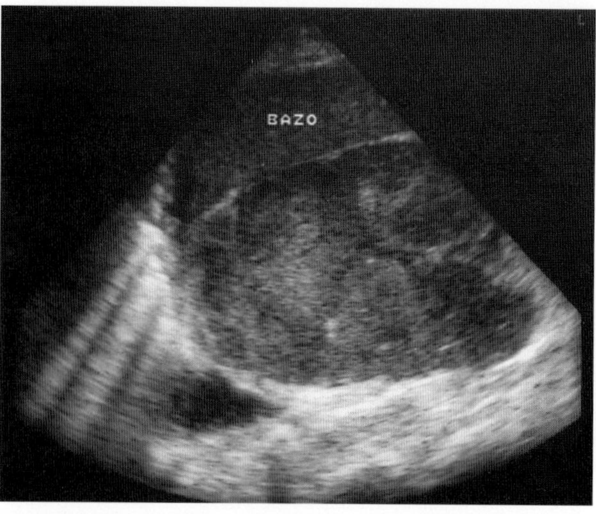

FIG. 36. Metástasis adrenales de un carcinoma de pulmón. **A:** Corte ultrasonográfico axial que muestra una gran masa en la glándula suprarrenal derecha. *A, aorta; V, cuerpo vertebral.* **B:** Corte sagital de US que demuestra una masa de características similares en la glándula suprarrenal izquierda, en contacto con la cara posteroinferior del bazo.

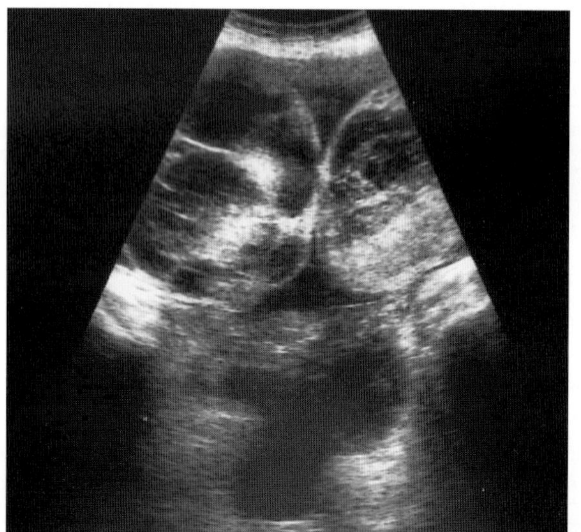
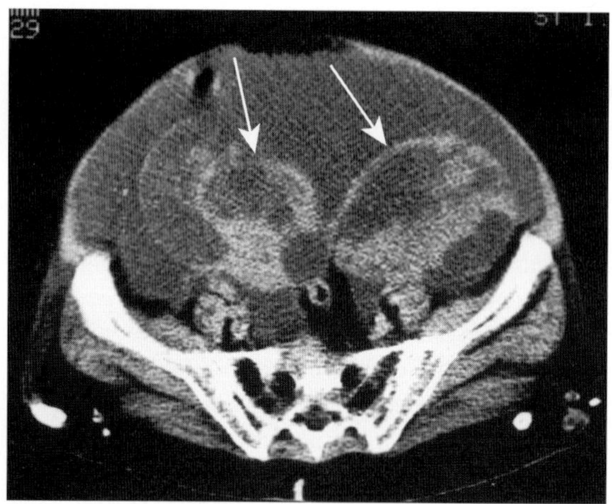
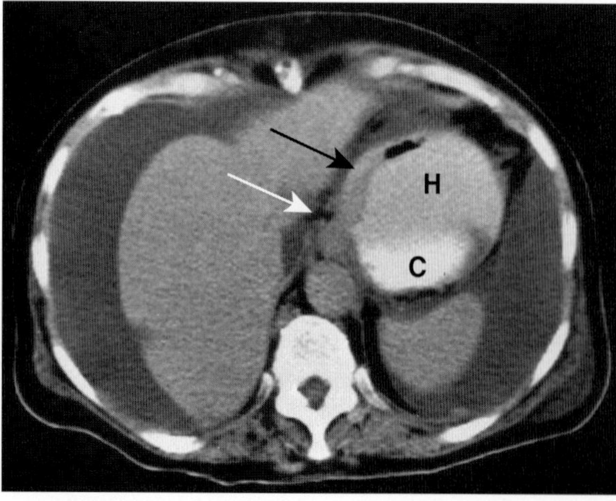

FIG. 37. Metástasis ováricas de carcinoma gástrico (Tumor de Krukenberg) en paciente que acude por hematemesis. **A:** Corte axial de US que de muestra la existencia de dos grandes masas de localización pélvica con ascitis. **B:** Corte de TC a nivel del abdomen superior que muestra engrosamiento medial de la pared del fundus gástrico (*flechas*), contraste hidrosoluble en la región declive del fundus (*C*) y contenido de alta atenuación en la parte anterior del mismo, compatible con restos hemáticos (*H*). Ascitis masiva. **C:** Corte de TC a nivel de las crestas ilíacas que muestra dos grandes masas anexiales flotando en el seno de la ascitis (*flechas*).

tumoral (148). En el caso de los feocromocitomas, éstos se hallan en pacientes con enfermedad de Von Hippel-Lindau, si bien suelen ser masas de pequeño tamaño y, por tanto, no palpables (149). El linfoma puede afectar las glándulas suprarrenales de forma primaria o secundaria y puede alcanzar un tamaño importante y asociarse a insuficiencia adrenal (150).

Los tumores ováricos, tanto primarios como secundarios, son con frecuencia bilaterales y pueden alcanzar tamaños realmente grandes. Las neoplasias ováricas del epitelio de superficie son bilaterales hasta en un 30% de los casos. Los tumores de las células germinales pueden ser bilaterales en un 15 a 30% de los casos. Las metástasis en el ovario (5 a 10% de las neoplasias ováricas) suelen ser bilaterales. El carcinoma de mama y los tumores del tracto gastrointestinal son los que metastatizan con más frecuencia. En general, se reserva el término de tumor de Krukenberg a las metástasis que presentan células secretoras de mucina con forma de "anillo de sello", generalmente con origen en el estómago y el colon (Fig. 37A–C). Otras neoplasias como el carcinoma de endometrio, el linfoma o el melanoma también pueden metastatizar el ovario (151).

La enfermedad de los ovarios poliquísticos es una entidad secundaria a una anovulación crónica. La fisiopatología del proceso es compleja y los hallazgos tanto clínicos como de imagen pueden ser variados. Una constante es un elevado nivel de estrógenos. En general, el US visualiza los ovarios agrandados, hipoecoicos, con múltiples quistes en su interior y un contorno irregular engrosado. La existencia de un endometrio engrosado también sugiere el diagnóstico.

Masas móviles

La existencia de una masa móvil en el abdomen, que cambia de posición durante la exploración, puede obedecer en general a 2 situaciones: una masa que dependa de una estructura móvil del abdomen, como el estómago, las asas intestinales o el mesenterio, o bien una masa que esté unida a una estructura fija a través de un pedículo que le permita desplazarse en la cavidad abdominal. Las lesiones dependientes de las asas intestinales pueden presentarse como grandes masas móviles durante la exploración del paciente. Las metástasis pueden tener un crecimiento exofítico que justifique este hallazgo. Entre las tumoraciones primarias del intestino es menos frecuente este patrón de crecimiento.

Algunas lesiones originadas en el estómago, como los leiomiomas (152) o los hemangiomas (153), ocasionalmente tienen un crecimiento exofítico pronunciado y presentan estas características en la exploración física. No debe olvidarse la posibilidad de una "pseudomasa" ocasionada por un tricobezoar en los casos de masa abdominal móvil (154), máximo si existe el antecedente de la ingesta de pelo (Fig. 38).

Son muchas las masas que pueden permanecer unidas mediante un pedículo al órgano del cual dependen. La identificación del mismo mediante las pruebas de imagen puede facilitar la tipificación de la masa, su estadificación y, por tanto, la actitud terapéutica ante la misma. Entre las múltiples lesiones que pueden presentar esta característica están los hepatocarcinomas, adenomas hepáticos, angiomiolipomas renales, hemangiopericitomas, hemangiomas, miomas uterinos, leiomiomas y los neurilemomas retroperitoneales.

MASAS EN EL ABDOMEN OPERADO

Abscesos abdominales

Los abscesos de la cavidad abdominal son, en general, secundarios a una cirugía previa o a un proceso intestinal subyacente (apendicitis, diverticulitis, etc.). Por lo general, se sospechan clínicamente por la existencia de fiebre, taquicardia, leucocitosis y síntomas locales en el área del absceso. Estos últimos pueden estar más localizados cuando existe afectación del peritoneo parietal. La palpación del abdomen en estos enfermos suele revelar un área de empastamiento y no una masa como tal (Fig. 39).

Granuloma de cuerpo extraño

La retención en la cavidad abdominal de material quirúrgico (gasas) tras la cirugía puede plantear un problema diagnóstico si no se puede identificar mediante marcadores radiopacos en la radiografía simple del abdomen. La presentación clínica es muy variable porque el paciente puede estar asintomático durante meses o incluso años (155,156). Aproximadamente, 50% de los pacientes presentan sintomatología secundaria a la erosión de asas intestinales o vasos, fístulas, abscesos, obstrucción, sangrado o dolor crónico (157). El US y la TC son necesarios en el diagnóstico de esta entidad, especialmente en los casos crónicos, en los que puede simular una masa abdominal (158).

Las radiografías simples no suelen mostrar anomalías (159), aunque pueden sugerir el diagnóstico cuando existe

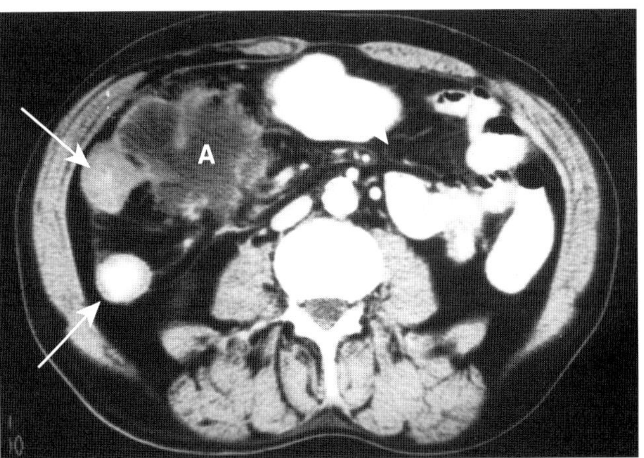

FIG. 38. Absceso abdominal postileotransversostomía en enfermedad de Crohn. Colección líquida con realce de sus paredes (*A*) localizada en el área quirúrgica y en íntima relación con un asa intestinal claramente afectada (*flechas*).

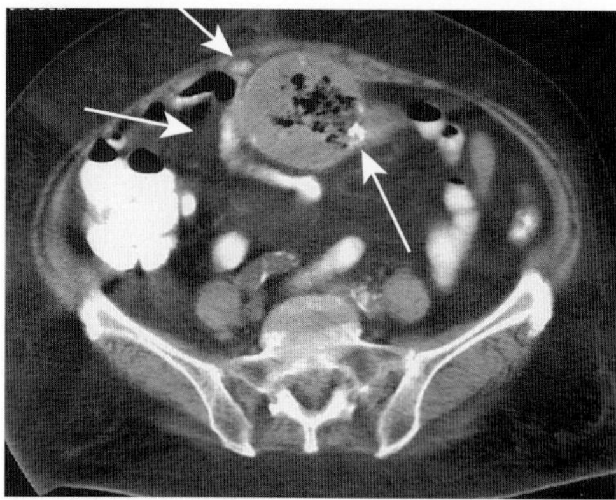

FIG. 39. Gasa quirúrgica retenida. Paciente con antecedente de apendicectomía 10 años antes que acude por hemorrágia digestiva baja y masa abdominal palpable. Corte de TC a nivel de las crestas ilíacas que muestra una masa redondeada con calcio periférico (*flechas*) e imagen moteada en su interior. Existe un asa intestinal (*flecha cruzada*) en íntimo contacto con la masa, que en la cirugía presentaba una perforación por decúbito.

calcificación del cuerpo extraño, típicamente en forma de remolino (158). Este hallazgo no debe confundirse con la calcificación ocasional de las cicatrices quirúrgicas (miositis osificante traumática) (160).

El US puede mostrar una masa de gran tamaño discretamente ecogénica con un centro hiperecogénico y sombra acústica posterior o simplemente una sombra acústica posterior a un área hiperecogénica solitaria (161,162). Puede identificarse una cierta cantidad de líquido alrededor del cuerpo extraño durante la fase exudativa. En general, la detección con US de una masa con ecos internos y sombra posterior debe hacer sospechar el diagnóstico de gasa retenida incluso cuando la TC no demuestra calcio ni gas en el interior de la misma (162).

En la TC, se identifica típicamente una masa redondeada bien definida de baja atenuación con una pared gruesa y densidades heterogéneas en el interior de la lesión con aspecto ondulado, rayado o punteado. Pueden identificarse calcificaciones abigarradas y burbujas de aire en el interior (158). Tras la administración de material de contraste intravenoso, la TC demuestra el realce intenso y prolongado de la pared de la masa en la mayoría de los casos (163).

Estudios experimentales con RM en ratones en los que se introdujo gasas quirúrgicas en el abdomen previamente demostraron una masa heterogénea con baja intensidad de señal en las secuencias ponderadas en T1 y alta intensidad de señal en las secuencias ponderadas en Densidad protónica (DP) y T2, con múltiples focos redondeados de muy baja intensidad de señal atribuidos a burbujas aéreas. Con el tiempo, aumentó la intensidad de señal en la secuencias ponderadas en DP y T2 y la lesión se hizo más homogénea. Las burbujas aéreas persistieron hasta tres semanas (164).

Tumor desmoide

El tumor desmoide (fibromatosis agresiva) muestra una tendencia elevada a aparecer en la cicatriz de una laparotomía previa (100–102). Este hecho es especialmente frecuente en pacientes con síndrome de Gardner operados del colon o del intestino delgado. Por el contrario, la recurrencia en el lugar de la cirugía ha sido descrita en menos de 20 casos de tumores desmoides no asociados al síndrome de Gardner (165).

Por US, son masas de bordes bien definidos y ecogenicidad variable. En la TC, son tumores con valores de atenuación similares o discretamente superiores a los del músculo y no suele variar tras la administración de contraste (Fig. 40A y B) (103). En la RM, la masa tiene una intensidad de señal inferior o similar a la del músculo en las secuencias

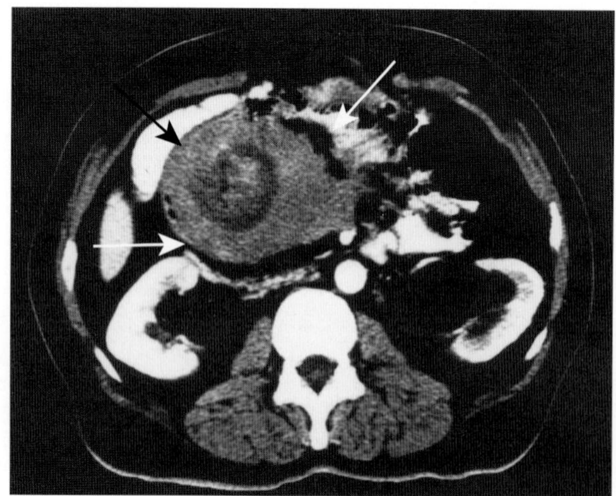

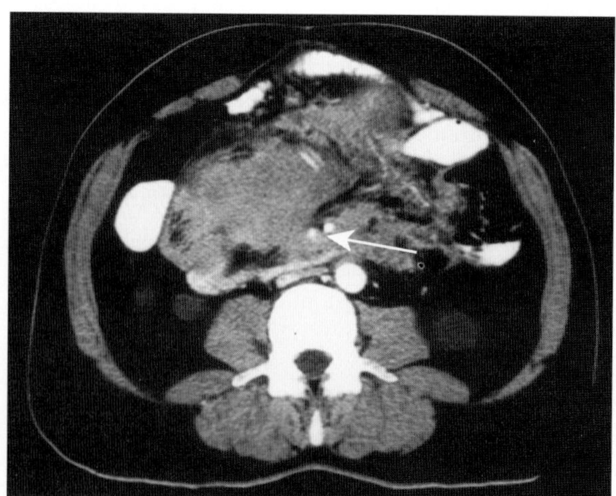

A   B

FIG. 40. Tumor desmoide adyacente a la cicatriz de laparotomía realizada 3 años antes para practicar una coloproctectomía más anastómosis ileoanal por poliposis cólica (síndrome de Gardner). **A:** Masa con centro necrótico rodeada de asas intestinales (*flechas*). **B:** Infiltración difusa del mesenterio. Los vasos mesentéricos (*flecha*) están englobados en el tumor.

ponderadas en T1 y heterogénea en T2 (102). La existencia de una masa en la pared abdominal o en el mesenterio de un paciente con el síndrome de Gardner y antecedentes quirúrgicos debe hacer sospechar el diagnóstico.

Hernias incisionales

Las hernias incisionales son secundarias a una cirugía o traumatismo previos. Suelen contener epiplón e intestino delgado. La radiografía simple demuestra la masa de partes blandas como un aumento de densidad uniforme, con los márgenes bien definidos en todo su contorno, salvo en la zona donde la hernia se une al abdomen, debido al signo de la silueta positivo (signo del borde incompleto) (30).

REFERENCIAS

1. Seidel HM, Ball JW, Dains JE, Benedict GW. *El examen físico.* Buenos Aires: Panamericana, 1990:303–337.
2. Pedrosa CS. El abdomen: cavidad peritoneal. En: Pedrosa CS. *Diagnóstico por imagen,* 1st ed. Madrid: Interamericana, 1986:481–517.
3. Ghahremani GG, Meyers MA, Port RB. Calcified primary tumors of the gastrointestinal tract. *Gastrointest Radiol* 1978;2:331–339.
4. Baker SR. Calcifications and other densities in the stomach and intestines. En: Baker SR, Elkin M. *Plain film approach to abdominal calcifications.* Philadelphia: WB Saunders, 1983:89–106.
5. Pedrosa CS. Calcificaciones abdominales. *Radiol* 1970; 12:499–517.
6. Charnsangavej C, Baker SR. Calcification in abdominal arteries and veins. En: Baker SR, Elkin M. *Plain film approach to abdominal calcifications.* Philadelphia: WB Saunders, 1983:137–162.
7. Contreras E, Ganado T, Crespo C. Ultrasonidos: semiología básica. *Monogr Diag Imag* 1992;2:1–17.
8. Gore RM, Callen PW, Filly RA. Displaced retroperitoneal fat: sonographic guide to right upper quadrant mass location. *Radiology* 1982;142:701–705.
9. Gosink KB. The inferior vena cava: mass effects. *AJR* 1978;130:533–536.
10. Gore RM. Palpable abdominal masses. En: Gore RM, Levine MS, Laufer I. *Textbook of gastrointestinal radiology.* 1st ed. Philadelphia: WB Saunders, 1994:2500–2510.
11. Kurtz AB, Rubin C, Golberg BB. Ultrasound diagnosis of masses elevating the inferior vena cava. *AJR* 1979;132:401–406.
12. Lim JH, Ko YT, Lee DH. Sonographic sliding sign localization of right upper quadrant mass. *J Ultrasound Med* 1990;9:455–459.
13. Ferreiros J, Montoro E, Sanz-Continente MJ. Tomografía computarizada: alteraciones de la densidad "grasa". *Monogr Diag Imag* 1992;2:113–125.
14. De Santos LA, Ginaldi S, Wallace S. Computed tomography in liposarcoma. *Cancer* 1981;47:46–54.
15. Davidson AJ, Hartman DS, Goldman SM. Mature teratoma of the retroperitoneum: radiologic, pathologic and clinical correlation. *Radiology* 1989;172:421–425.
16. Bosniak MA, Megibow AJ, Hulnick DH, Horii S, Raghavendra BN. CT diagnosis of renal angiomyolipoma: the importance of detecting small amounts of fat. *AJR* 1988;151(3):497–501.
17. Friedman AC, Hartman DS, Sherman J et al. Computed tomography of abdominal fatty masses. *Radiology* 1981;139:415–429.
18. Strozer M, Lehner KB, Becker K. Detection of fat in a renal cell carcinoma mimicking angiomyolipoma. *Radiology* 1993;188:427–428.
19. Radin DR, Chandrasoma P. CT demonstration of fat density in renal cell carcinoma. *Acta Radiol* 1992;33:365–367.
20. Kaurich JD, Coombs RJ, Zeiss J. Myelolipoma of the liver: CT features. *J Comput Assist Tomogr* 1988;12:660–61.
21. Nishizaki T et al. Myelolipoma of the liver. A case report. *Cancer* 1989;63:930–934.
22. Baker ME, Silverman PM. Nodular focal fatty infiltration of the liver: CT appearance. *AJR* 1985;145:79–80.
23. Lewis E, Bernardino ME, Barnes PA, Parvey HR, Soo CS, Chuang VP. The fatty liver: pitfalls in the CT and angiographic evaluation of metastatic disease. *J Comput Assist Tomogr* 1983;7:235–241.
24. Powers C, Ros P. Hepatic mass lesions. En: Haaga JR et al. *Computed tomography and magnetic resonance imaging of the whole body.* 3rd ed. St. Louis: Mosby, 1994:896–944.
25. Pérez C, Llauger J, Villanueva A, Giménez A. Metástasis hepáticas: diagnóstico por imagen. *Monogr Diag Imag* 1992;3:91–99.
26. Dodd GD, Budzik RF. Lipomatosis tumors of the pelvis in women: spectrum of imaging findings. *AJR* 1990,155:317–322.
27. Ferreiros J, Montoro E, Sanz-Continente. Tomografía computerizada: alteraciones de la densidad "aire". *Monogr Diag Imag* 1992;2:93–111.
28. Engel IA, Auh YH, Rubenstein WA, Whalen JP, Kazan E. Large posterior abdominal masses: computed tomographic localization. *Radiology* 1983;149:203–210.
29. Provencio M, Pedrosa CS. El abdomen: técnicas. En: Pedrosa CS. *Diagnóstico por imagen.* 1st ed. Madrid: Interamericana, 1986:469–479.
30. Pedrosa CS. El abdomen: conducta radiológica ante una masa abdominal. En: Pedrosa CS. *Diagnóstico por imagen.* 1st ed. Madrid: Interamericana, 1986:566–578.
31. Withers CE, Wilson SR. The liver. En: Rumack CM, Wilson SR, Charboneau JW. *Diagnostic ultrasound.* 2nd ed. St. Louis: Mosby, 1998:87–154.
32. Akhan O, Demirkazik FB, Ozmen MN, Ariyurek M. Choledochal cyst: ultrasonographic findings and correlation with other imaging modalities. *Abdom Imaging* 1994;19:243–247.
33. Zagoria RJ, Dyer RB, Wolfman NT et al. Radiology in the diagnosis and staging of renal cell carcinoma. *Crit Rev Diagn Imaging* 1990;31:81–115.
34. Zagoria RJ, Bechtold RE. The role of imaging in staging renal adenocarcinoma. *Semin Ultrasound CT MR* 1997;18:91–99.
35. McClennan BL, Rabin DN. Kidney. En: Lee JKT, Sagel SS, Stanley RJ. *Computed body tomography with MRI correlation.* New York: Raven Press, 1989:755–826.
36. Pedrosa CS, Ramírez E. Aparato urinario: masas renales. En: Pedrosa CS. *Diagnóstico por imagen.* 1st ed. Madrid: Interamericana, 1986:1007–1040.
37. Zagoria RJ, Wolfman NT, Karstaedt N et al. CT features of renal cell carcinoma with emphasis on relation to tumor size. *Invest Radiol* 1990;25:261–266.
38. Fukuya T, Honda H, Nakata H et al. Computed tomographic findings of invasive transitional cell carcinoma in the kidney. *Radiat Med* 1994;12:6–10.
39. Bree RL, Schultz SR, Hayes R. Large infiltrating renal transitional cell carcinomas: CT and ultrasound features. *J Comput Assist Tomogr* 1990;14:381–385.
40. Levine E. The Kidney. En: Haaga JR et al. *Computed tomography and magnetic resonance imaging of the whole body.* 3rd ed. St. Louis: Mosby, 1994:1176–1243.
41. Cohan RH, Dunnick NR, Leder RA, Baker ME. Computed tomography af renal lymphoma. *J Comput Assist Tomogr* 1990;14:933–938.
42. Reznek RH, Mootoosamy I, Webb JA, Richards MA. CT in renal and perirenal lymphoma: a further look. *Clin Radiol* 1990;42:233–238.
43. Horii SC, Bosniak MA, Megibow AJ et al. Correlation of computed tomography and ultrasound in the evaluation of renal lymphoma. *Urol Radiol* 1983;5:69–76.
44. Heiken JP, Gold RP, Schurn MJ et al. Computed tomography of renal lymphoma with ultrasound correlation. *J Comput Assist Tomogr* 1983;7:245–250.
45. Semelka RC, Kelekis NL, Burdeny DA et al. Renal lymphoma: demonstration by MR imaging. *AJR* 1996;166:823–827.
46. Hartman DS, Davis CJ, Goldman SM et al. Xanthogranulomatous pyelonephritis: sonographic-pathologic correlation of 16 cases. *J Ultrasound Med* 1984;3:481–488.
47. Elyaderani MK, Gabriele OF. Ultrasound of renal masses. *Semin in Ultrasound* 1981;2:21–43
48. Martin B, Mulopulos GP, Butler HE. MR imaging of intramural duodenal hematoma. *J Comput Assist Tomogr* 1986;10:1042–1043.
49. Hahn PF, Stark DD, Vici LG, Ferruci JT Jr. Duodenal hematoma: the ring sign in MR imaging. *Radiology* 1986;159:379–382.
50. Atri M, Finnegan PW. The pancreas. En: Rumack CM, Wilson SR, Charboneau JW. *Diagnostic ultrasound.* 2nd ed. St. Louis: Mosby, 1998:225–277.
51. Plumley TF, Rohmann CA Jr, Freeny C et al. Double duct sign: reassessed significance in ERCP. *AJR* 1982;138:31–35.

52. Stephens DH. Adenocarcinoma of the pancreas: diagnosis and staging. En: RSNA categorical course in diagnostic radiology. *Gastrointestinal* 1997:151–162.

53. Stanley RJ, Koslin BD, Lee JKT. Pancreas. En: Lee JKT, Sagel SS, Stanley RJ. *Computed body tomography with MRI correlation.* New York: Raven Press, 1989:543–592.

54. Haaga JR. The pancreas. En: Haaga JR et al. *Computed tomography and magnetic resonance imaging of the whole body.* 3rd. ed. St. Louis: Mosby, 1994:1037–1129.

55. Lee YT. Cystadenoma versus pseudocyst of the pancreas: a difficult differential diagnosis. *Curr Surg* 46:202–206.

56. Allen KB, Gay BBJr, Skandalakis JE. Wandering spleen: anatomic and radiologic considerations. *South Med J* 1992;85:976–984.

57. Groshar D, Israel O, Barzilai A, Front D. The value of scintigraphy in the evaluation of a wandering spleen. *Clin Nucl Med* 1986;11:42–43.

58. Shimizu M, Seto H, Kageyama M et al. The value of combined 99Tc-Sn colloid and 99mTc-RBC scintigraphy in the evaluation of a wandering spleen. *Ann Nucl Med* 1995;9:145–147.

59. Koehler RE. Spleen. En: Lee JKT, Sagel SS, Stanley RJ. *Computed body tomography with MRI correlation.* New York: Raven Press, 1989:521–541.

60. Levy DW, Rindsberg S, Friedman AC et al. Thoratrast-induced hepato-splenic neoplasia: CT identification. *AJR* 1986;146:997–1004.

61. Mahony B, Jeffrey RB, Federle MP. Spontaneous rupture of hepatic and splenic angiosarcoma demostrated by CT. *AJR* 1982;183:965–966.

62. Grumbach K, McDowell R. The spleen. En: Haaga JR et al. *Computed tomography and magnetic resonance imaging of the whole body.* 3rd ed. St. Louis: Mosby, 1994:1131–1150.

63. Brasch RC, Wesbey GE, Gooding CA, Koerper MA. Magnetic resonance imaging of transfusional hemosiderosis complicating thalassemia major. *Radiology* 1984;150:767–771.

64. Runge VM, Clanton JA, Smith FW et al. NMR of iron and copper disease states. *AJR* 1983;141:943–948.

65. Goerg C, Schwerk WB, Goerg K. Sonography of focal lesions of the spleen. *AJR* 1991;156:949–53.

66. Kessler A, Mitchell DG, Israel HL, Goldberg BB. Hepatic and splenic sarcoidosis: ultrasound and MR imaging. *Abdom Imaging* 1993;18:159–63.

67. Radin DR, Baker EL, Klatt EC et al. Visceral and nodal calcifications in patients with AIDS-related *Pneumocystis carinii* infection. *AJR* 1990;154:27–31.

68. Feuerstein IM, Francis P, Raffeld M, Pluda J. Widespread visceral calcifications in disseminated *Pneumocystis carinii* infection: CT characteristics. *J Comput Assist Tomogr* 1990;14:149–151.

69. Lubat E, Megibow AJ, Balthazar EJ et al. Extrapulmonary *Pneumocystis carinii* infection in AIDS: CT findings. *Radiology* 1990;174:157–160.

70. Shirkhoda A. CT findings in hepatosplenic and renal candidiasis. *J Comput Assist Tomgr* 1987;11:795–798.

71. von Simmer WN, Stridbeck H. Hydatid disease of the spleen. Ultrasonography, CT and MR imaging. *Acta Radiol* 1992;33:459–461.

72. Dachman AH, Ros PR, Murari PJ et al. Nonparasitic splenic cyst: a report of 52 cases with radiologic-pathologic correlation. *AJR* 1986;147:537–542.

73. Pachter HL, Hofstetter SR, Elkowitz A, Harris L, Liang HG. Traumatic cyst of the spleen: the role of cystectomy and splenic preservation. Experience with seven consecutive patients. *J Trauma* 1993;35:430–436.

74. Lee MJ, Mayo-Smith WW, Hahn PF et al. State of the art MR imaging of the adrenal gland. *Radiographics* 1994;14:1015–1029.

75. Favia G, Lumachi F, Carraro P, D'Amico DF. Adrenocortical carcinoma. Our experience. *Minerva Endocrinol* 1995;20:95–99.

76. Khafagi FA, Gross MD, Shapiro B et al. Clinical significance of the large adrenal mass. *Br J Surg* 1991;78:828–833.

77. Raudin DR, Ralls PW, Boswell WD Jr et al. Pheochromocytoma: detection by unenhanced CT. *AJR* 1986;146:741–744.

78. Catalano O. Retroperitoneal hemorrhage due to an adrenal myelolipoma. A case report. *Acta Radiol* 1996;37:688–690.

79. Cohan RH, Dunnick NR. The retroperitoneum. En: Haaga JR et al. *Computed tomography and magnetic resonance imaging of the whole body.* 3rd ed. St. Louis: Mosby, 1994:1292–1326.

80. Reuter K, Raptopoulos V, Reale F et al. Diagnosis of peritoneal mesothelioma: computed tomography, sonography, and fine-needle aspiration biopsy. *AJR* 1983;140:1189–1194.

81. Smith TR. Malignant peritoneal mesothelioma: marked variability of CT findings. *Abdom Imaging* 1994,19:27–29.

82. Antman KH. Current concepts. Malignant mesothelioma. *N Engl J Med* 1990;303:200–202.

83. Lederman GS, Recht A, Herman T et al. Long-term survival in peritoneal mesothelioma. The role of radiotherapy and combined modality treatment. *Cancer* 1987;59:1882–1886.

84. Daya D, McCaughey WTE. Well-differentiated papillary mesothelioma of the peritoneum. A clinicopathologic study of 22 cases. *Cancer* 1990;65:292–296.

85. Guest PJ, Reznek RH, Selleslag D et al. Peritoneal mesothelioma: the role of computed tomography in diagnosis and follow-up. *Clin Radiol* 1992;45:79–84.

86. Whitley NO, Brenner DE, Antman KH et al. CT of peritoneal mesothelioma: analysis of eight cases. *AJR* 1982;138:531–535.

87. Lovell FA, Cranston PE. Well-differentiated papillary mesothelioma of the peritoneum. *AJR* 1990;155:1245–1246.

88. Burrig Kf, Pfitzer P, Hort W. Well-differentiated papillary mesothelioma of the peritoneum: a border line mesothelioma. Report of two cases and review of literature. *Virchow Arch A Pathol Anat Histopathol* 1990;417:443–447.

89. Outwater E, Schiebler ML, Brooks JJ. Intraabdominal desmoplastic small cell tumor: CT and MR findings. *J Comput Assit Tomogr* 1992;16:429–432.

90. Gerald WL, Miller HK, Battifora H et al. Intraabdominal desmoplastic small cell tumor: report of 19 cases of a distinctive type of high grade polyphenotypic malignancy affecting young individuals. *Am J Surg Pathol* 1991;15:499–513.

91. Katz RL, Quezado M, Senderowicz AM et al. An intraabdominal small round cell neoplasm with features of primitive neuroectodermal tumor and desmoplastic round cell tumor and EWS/FLI-1 fusion transcript. *Hum Pathol* 1997;28:502–509.

92. Stoupis C, Ros PR, Abbitt PL et al. Bubbles in the belly: imaging of cystic mesenteric or omental masses. *RadioGraphics* 1994;14:729–737.

93. Romero JA, Kim EE, Kudelka AP et al. MRI of recurrent cystic mesothelioma: differential diagnosis of cystic pelvic masses. *Gynecol Oncol* 1994;54:377–380.

94. O'Neil JD, Ros PR, Storm BL, Buck JL, Wilkinson EJ. Cystic mesothelioma of the peritoneum. *Radiology* 1989;170:333–337.

95. Bhandakar DS, Smith VJ, Evans DA et al. Benign cystic peritoneal mesothelioma. *J Clin Pathol* 1993;46:867–868.

96. Ros PR. Bubbles and marbles of the belly: cystic and solid masses of the mesentery and omentum. RSNA categorical course in diagnostic radiology. *Gastrointestinal* 1997;59–66.

97. Singh S, Baboo ML, Pathak JC. Cystic lymphangioma in children: report of 32 cases including lesions at rare sites. *Surgery* 1971;69:947–951.

98. Steyaert H et al. Abdominal cystic lymphangioma in children: benign lesions that can have a proliferative course. *J Pediriatr Surg* 1996;31:677–680.

99. Bowen B, Ros PR, McCarthy MJ et al. Gastrointestinal teratomas: CT and US appearance with pathologic correlation. *Radiology* 1987;162:431–433.

100. Casillas J, Sais GJ, Greve JL et al. Imaging of intra- and extraabdominal desmoid tumors. *RadioGraphics* 1991;11:959–968.

101. Posner MC, Shiu MH, Newsome JL et al. The desmoid tumor. Not a benign disease. *Arch Surg* 1989;124:191–196.

102. Romero JA, Kim, EE, Kim CG et al. Different biologic features of desmoid tumors in adult and juvenile patients: MR demostration. *J Comput Assist Tomogr* 1995;19:782–787.

103. Einstein DM, Tagliabue JR, Desai RK et al. Abdominal desmoids: CT findings in 25 patients. *AJR* 1991;157:275–279.

104. McAdam WAF, Goligher JC: The occurrence of desmoid in patients with familial polyposis coli. *Br J Surg* 1970;57:618–631.

105. Pedrosa CS. El abdomen: la pared abdominal. En: Pedrosa CS. *Diagnóstico por imagen.* 1st ed. Madrid: Interamericana, 1986:553–566.

106. Richards RC, Rogers SW, Gardner EJ. Spontaneous mesenteric fibromatosis in Gardner's syndrome. *Cancer* 1981;47:597–601.

107. Hamlin DJ, Paige R, Petterson H, Bland KI. Magnetic resonance characteristics of an abdominal desmoid tumor. *Comput Radiol* 1986;10:11–13.

108. Quinn SF, Erickson SJ, Dee PM et al. MR imaging in fibromatosis: results in 26 patients with pathologic correlation. *AJR* 1991;156:539–542.

109. Hamrick-Turner JE, Chiechi MV, Abbitt PL, Ros PR. Neoplastic and inflammatory processes of the peritoneum, omentum, and mesentery: diagnosis with CT. *RadioGraphics* 1992;12:1051–1068.

110. Pantongrag-Brown L, Buetow PC, Carr NJ et al. Calcification and fibrosis in mesenteric carcinoid tumor: CT findings and pathologic correlation. *AJR* 1995;164:387–391.

111. Picus D, Glazer HS, Levitt RG, Husband JE. Computed tomography of abdominal carcinoid tumors. *AJR* 1984;143:581–584.

112. Buck JL. Gastrointestinal lymphoma. RSNA categorical course in diagnostic radiology. *Gastrointestinal* 1997;87–94.

113. Jeffrey RB. The peritoneal cavity and mesentery. En: Moss AA, Gamsu G, Genant HK. *Computed tomography of the body with magnetic resonance imaging.* 2nd ed. 1992. Volume 3;1139–1181.

114. Demas BE, Avallone A, Hricak H. Pelvic lipomatosis: diagnosis and characterization by magnetic resonance imaging. *Urol Radiol* 1988;10:198–202.

115. Lewis VL, Shaffer HA, Willianson BRJ. Pseudotumoral lipomatosis of the abdomen. *J Comput Assist Tomogr* 1982;6:79–82.

116. Gudinchet F, Schnyder P. Mesenteric panniculitis. *Acta Radiol* 1987;28:727–9.

117. Katz ME, Heiken JA, Glazer HS, Lee JKT. Intraabdominal panniculitis: clinical, radiographic and CT features. *AJR* 1985;145:293–296.

118. Mata JM, Inaraja L, Martín J et al. CT features of mesenteric panniculitis. *J Comput Assist Tomogr* 1987;11:1021–1023.

119. Mindelzun RE, Jeffrey RB, Lane MJ, Silverman PM. The misty mesentery on CT: differential diagnosis. *AJR* 1996;167:61–65.

120. Rioux M, Michaud C. Sonographic detection of peritoneal carcinomatosis: a prospective study of 37 cases. *Abdom Imaging* 1995;20:47–51.

121. Demirkazik FB, Akhan O, Ozmen MN, Akata D. US and CT findings in the diagnosis of tuberculous peritonitis. *Acta Radiol* 1996;37:517–520.

122. Walkey MM, Friedman AC, Sohotra P, Radecki PD. CT manifestations of peritoneal carcinomatosis. *AJR* 1988;150:1035–1041.

123. Pedrosa CS. Las metastasis. En: Pedrosa CS. *Diagnóstico por imagen.* 1st ed. Madrid: Interamericana, 1986:1789–1819.

124. Cimmino CV. The anteriorly migrating abdominal aorta: a sign of retroperitoneal tumor. *Radiology* 1970;94:149–150.

125. Wixson D, Kazam E, Whalen JP. Displaced lateral surface of the liver (Hellmer's sign) secondary to an extraperitoneal fluid collection. *AJR* 1976;127:679–682.

126. Nguyen KT, Sauerbrei EE, Nolan RL, Lewandowski BJ. The abdominal wall. En: Rumack CM, Wilson SR, Charboneau JW. *Diagnostic ultrasound.* 2nd ed. St. Louis: Mosby, 1998:487–499.

127. Villanueva A, Pérez C, Sabate JM et al. Peritoneal carcinomatosis. Review of CT findings in 107 cases. *Rev Esp Enferm Dig* 1995;87:707–14.

128. Jacquet P, Jelinek JS, Steves MA, Sugarbaker PH. Evaluation of computed tomography in patients with peritoneal carcinomatosis. *Cancer* 1993;72:1631–1636.

129. Chou CK, Liu GC, Su JH et al. MRI demonstration of peritoneal implants. *Abdom Imaging* 1994;19:95–101.

130. Nelson RC, Chezmar JL, Hoel MJ et al. Peritoneal carcinomatosis: preoperative CT with intraperitoneal contrast material. *Radiology* 1992;182:133–138.

131. Caseiro-Alves F, Gonçalo M, Abraul E et al. Induced pneumoperitoneum in CT evaluation of peritoneal carcinomatosis. *Abdom Imaging* 1995;20:52–55.

132. Magre GR, Terk M, Colleti P et al. Saline MR peritoneography. *AJR* 1996;167:749–751.

133. Walkey MM, Friedman AC, Sohotra P, Radecki PD. CT manifestations of peritoneal carcinomatosis. *AJR* 1988;150:1035–1041.

134. Rodríguez E, Pombo F. Peritoneal tuberculosis versus peritoneal carcinomatosis: distinction based on CT findings. *J Comput Assist Tomogr* 1996;20:269–272.

135. Meyers MA. Distribution of intraabdominal malignant seeding: dependency on dynamics of flow of ascitic fluid. *AJR* 1973;119:198–206.

136. Mitchel DG, Hill MC, Hill S, Zaloudek C. Serous carcinoma of the ovary: CT identification of metastasic calcified implants. *Radiology* 1986;158:649–652.

137. Alvarez Sanchez JA, Fernández Lobato R, Díaz Jiménez LM et al. Pseudomixoma peritoneal. *Gastroenterol Hepatol* 1995;18:11–14.

138. Seshol MB, Coulam CM. Pseudomyxoma peritonei: computed tomography and sonography. *AJR* 1981;136:803–806.

139. Miller DL, Udelsman R, Sugarbaker PH. Calcification of pseudomyxoma peritonei following intraperitoneal chemotherapy: CT demonstration. *J Comput Assist Tomogr* 1985;9:1123–1124.

140. Lunch MA, Cho KC, Jeffrey RB et al. CT of peritoneal lymphomatosis. *AJR* 1988;151:713–715.

141. York WN, Mawn TJ. Agressive surgical management of bilateral adenocarcinoma of the kidney. *Cancer* 1973;31:1160–1163.

142. Papadatos D, Taourel P, Bret PM. CT of *leiomyomatosis peritonealis disseminata* mimicking peritoneal carcinomatosis. *AJR* 1996;167:475–476.

143. Johnson DE, Voneschenbach A, Sternberg J. Bilateral renal cell carcinoma. *J Urol* 1978;119:23–24.

144. Spanomichos G, d'Archambeau O, Van Breusegem L et al. Bilateral synchronous renal cell carcinoma. *J Belge Radiol* 1994;77:128–129.

145. Gallego Beuter J, Pedrosa CS. Las adrenales. En: Pedrosa CS. *Diagnóstico por imagen.* 1st ed. Madrid: Interamericana, 1986:1109–1134.

146. Outwater E, Bankoff MS. Clinically significant adrenal hemorrhage secondary to metastases. Computed tomography observations. *Clin Imaging* 1989;13:195–200.

147. Welch TJ, Sheedy PF, Hattery RR. The adrenal glands. En: Haaga JR et al. *Computed tomography and magnetic resonance imaging of the whole body.* 3rd ed. St. Louis: Mosby, 1994:1151–1175.

148. Ohkusa A, Yoshioka H, Shindo H et al. A case of bilateral cortical carcinoma with special reference to image diagnosis. *Rinsho Hoshasen* 1989;34:1521–1524.

149. Chew SL, Dacie JE, Reznek RH et al. Bilateral phaeochromocytomas in von Hippel-Lindau disease: diagnosis by adrenal vein sampling and catecholamine assay. *Q J Med* 1994;87:49–54.

150. Levaltier X, Troussard X, Fournier L et al. Primary adrenal lymphoma. Report of a case. *Presse Med* 1994;23:372–379.

151. Young RH, Scully RE. Malignant melanoma metastatic to the ovary. A clinicopathologic analysis of 20 cases. *Am J Surg Pathol* 1991;15:849–860.

152. Simitchiev S, Ivanov Z, Bakhariev Z. Epithelioid leiomyoma of the stomach: its current diagnosis. *Vutr Boles* 1991;30:111–115.

153. Wang YL, Eng HL, Lee TY et al. Computed tomography of an exophytic gastric hemangioma with torsion and intratumoral hemorrhage. *Clin Imaging* 1993;17:210–212.

154. Qureshi NH, Morris K, McDevitt B. Trichobezoar: a condition to think in case of mobile abdominal mass. *Ir Med J* 1992;85:74.

155. Rappaport W, Haynes K. The retained surgical sponge following intraabdominal surgery. A continuing problem. *Arch Surg* 1990;125:405–407.

156. Klein J, Farman J, Burrel M et al. The forgotten surgical foreign body. *Gastrointest Radiol* 1988;13:173–176.

157. Ibrahim IM. Retained surgical sponge. *Surg Endosc* 1995;9:709–710.

158. Liessi G, Semisa M, Sandini F et al. Retained surgical gauzes: acute and chronic CT and US findings. *Eur J Radiol* 1989;9:182–186.

159. Choi BI, Kim SH, Yu ES, et al. Retained surgical sponge: diagnosis with CT and sonography. *AJR* 1988;150:1047–1050.

160. Jacobs JE, Birnbaum BA, Siegelman ES. Heterotopic ossification of midline abdominal incisions: CT and MR imaging findings. *AJR* 1996;166:579–584.

161. Coche G, Pardonnet MH, Chanois AM et al. Ultrasonography and x-ray computed tomography in the diagnosis of intraabdominal textiloma. A propos of 12 cases. *J Radiol* 1988;69:243–251.

162. Wang YL, Huang TJ, Huang DL et al. Sonography and computed tomography of a gossypiboma and *in vitro* studies of sponges by ultrasound. Case report. *Clin Imaging* 1992;16:256–258.

163. Kokubo T, Itai Y, Ohtomo K et al. Retained surgical sponges: CT and US appearance. *Radiology* 1987;165:415–418.

164. Hoeffner EG, Crowley MG, Soulen RL. MR imaging appearance of intraperitoneal gelatin sponge in mice. *J Magn Reson Imaging* 1992;2:63–67.

165. Bruce JM, Bradley EL, Satchidanand SK. A desmoid tumor of the pancreas. Sporadic intra-abdominal desmoids revisited. *Int J Pancreatol* 1996;19:197–203.

Abdomen: Hígado, Bazo, Vías Biliares, Páncreas y Peritoneo, Tomo II.
Editores: M. E. Stoopen, K. Kimura y P. R. Ros.
Lippincott Williams & Wilkins, Philadelphia © 1999.

CAPITULO 22

Nueva imagenología de la hipertensión portal

Paulina Bezaury Rivas, Jorge Vázquez Lamadrid y Louise Marie Noël Etienne

La valoración del sistema venoso portal, fue realizada durante muchos años por medio de la angiografía que era el estudio de elección. Sin embargo, en la actualidad contamos con métodos de diagnóstico no invasivos capaces de examinar este sistema y las otras estructuras vasculares hepáticas. Estos son el Ultrasonido Doppler a color (USDC), la Tomografía computada (TC), la Resonancia magnética (RM) así como la angioresonancia magnética. Los estudios angiográficos se deben realizar cuando el resultado de los estudios no invasivos no son concluyentes, o para obtener medidas hemodinámicas.

SISTEMA VENOSO PORTAL

El movimiento del flujo sanguíneo a través de los vasos portales en el hígado depende del gradiente de presión entre las venas hepáticas y portales. La presión de las venas hepáticas refleja en parte el estado de la presión del llenado venoso central. La presión portal es determinada por el producto del flujo venoso portal y la resistencia vascular para este flujo (1):

Presión portal = Δ flujo portal × resistencia vascular

La diferencia entre la presión venosa portal y la presión venosa hepática normalmente es menor de 4 mm Hg. El hígado sano actúa como un reservorio sanguíneo para mantener un gradiente de presión hepático normal. Cuando la presión del flujo aumenta, un gran número de sinusoides responden a estos cambios, ya que el principal sitio de la resistencia vascular portal parece residir a este nivel, por lo tanto, la elevación de la presión venosa hepática no siempre da como resultado incremento en la presión portal.

La vena porta proporciona 75% del flujo total hacia el hígado y está formada por 3 tributarias principales: la vena esplénica, la vena mesentérica superior y la vena mesentérica inferior. Existen además otras pequeñas venas tributarias provenientes del páncreas, duodeno y estómago. La tributaria menor más importante, es la gástrica izquierda o coronaria, la cual usualmente se une a la vena esplénica o entra al sistema portal cerca de la unión con la vena mesentérica. La vena porta entra al hígado como un vaso único, el cual se divide en las venas lobares derecha e izquierda (Fig. 1A y B).

Las venas suprahepáticas son anatómicamente diferentes al sistema portal siendo la única ruta de drenaje hepático. Usualmente son tres venas principales: izquierda, media y derecha, aunque existen variantes anatómicas, entre las cuales la más frecuente es una vena derecha accesoria. Las venas hepáticas drenan hacia la vena cava inferior inmediatamente por debajo del diafragma.

Hipertensión portal

La presión normal en el sistema venoso portal es de 5 a 10 mm Hg. La Hipertensión portal (HTP) se puede deber tanto a un aumento en el flujo venoso portal total (HTP hipercinética), como a un aumento en la resistencia en cualquier sitio del sistema venoso (Tabla 1).

Hipertensión portal hipercinética

La HTP hipercinética usualmente se debe a una fístula arterioportal congénita o adquirida. De éstas, las más comunes son las fístulas adquiridas causadas por un traumatismo penetrante o cerrado al hígado (Fig. 2A y B). Otras causas incluyen el hepatocarcinoma, biopsia hepática, cateterización

Dra. P. Bezaury Rivas: Profesor Adjunto de Radiología Clínica, Escuela Mexicana de Medicina, Universidad La Salle, Jefe de la Sección de Ultrasonido del Departamento de Radiología e Imagen "Dr. Adan Pitol Croda," Instituto Nacional de la Nutrición "Salvador Zubirán," México, D.F.

Dr. J. Vázquez Lamadrid: Profesor Titular de Radiología Clínica, Escuela Mexicana de Medicina, Universidad La Salle, Jefe de la Sección de Diagnóstico por Imagen Digital, Departamento de Imagenología "Dr. Adan Pitol Croda," Instituto Nacional de la Nutrición "Salvador Zubirán," México, D.F.

Dra. L. M. Noël Etienne: Radiólogo Adscrito, Departamento de Radiología e Imagen "Dr. Adan Pitol Croda," Instituto Nacional de la Nutrición "Salvador Zubirán," México, D.F.

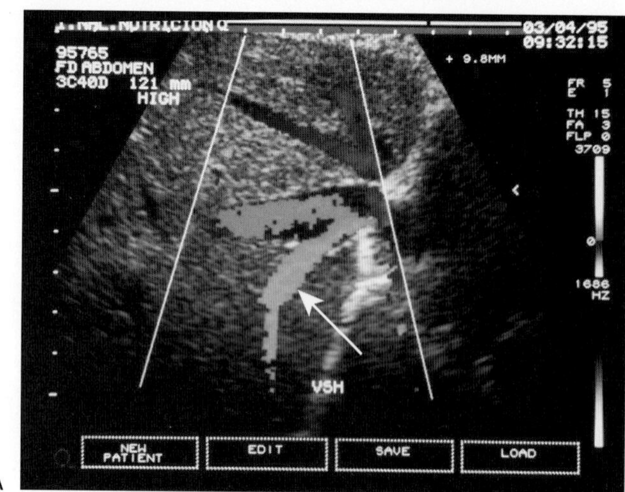
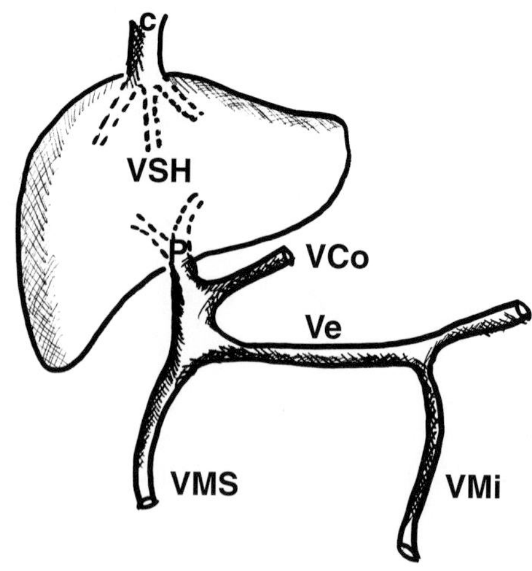

A

B

FIG. 1. **A:** Venas suprahepáticas normales. Ultrasonido Doppler (USD) de las venas suprahepáticas las cuales muestran disposición, calibre y flujo normal. Nótese la presencia de una vena suprahepática derecha accesoria como variante anatómica (*flecha*). **B:** Representación equemática de los tres vasos tributarios principales que componen el sistema mesoportal: la vena esplénica (*ve*) a la que se le une la vena mesentérica inferior (*vmi*) las cuales posteriormente se unen con la vena mesentérica superior (*vms*). La vena coronaria (*vco*) drena sangre de la curvatura menor del estómago. Las venas suprahepáticas (*vsh*) drenan directamente a la vena cava inferior (*c*).

TABLA 1. *Causas de hipertensión portal*

Incremento en la resistencia portal

Presinusoidal
  Extrahepática
    Transformación cavernomatosa de la porta
    Epoca pediátrica
    Cateterización vena umbilical
    Onfalitis
    Sepsis neonatal
    Adultos
    Trauma
    Sepsis
    Pancreatitis
    Estados de hipercoagulabilidad
  Intrahepática
    Fibrosis hepática congénita
    Esquistosomiasis
    Cirrosis biliar primaria
    Fibrosis tóxica
    Sarcoidosis
Postsinusoidal
  Intraphepática
    Cirrosis de Laënnec
    Cirrosis postnecrótica por hepatitis
  Extrahepática
    Síndrome de Budd-Chiari
    Falla cardíaca congestiva
Hipercinética (fístula arterioportal)
    Traumática
    Herida penetrante el abdomen
    Quirúrgica
    Percutánea
    Congénita
    Ateroesclerótica

intrahepática, cirugía y ruptura de un aneurisma por ateroesclerosis de las arterias esplénica, mesentérica o hepática adyacente a una vena tributaria portal. El incremento en el flujo de la vena esplénica en el paludismo, la esplenomegalia masiva, como en el síndrome de Felty, sarcoidosis, linfoma, y otros, también se ha asociado a este tipo de hipertensión (2).

Las comunicaciones congénitas pueden ser secundarias a malformaciones arteriovenosas en el hígado, mesenterio o tubo digestivo, pudiendo ser lesiones aisladas o asociadas a síndromes como la enfermedad de Rendu-Osler-Weber (3).

Hipertensión portal por incremento en la resistencia venosa portal

La HTP por incremento en la resistencia venosa se ha clasificado en a) prehepática, b) intrahepática y c) extrahepática (1).

Hipertensión portal prehepática

Esta se origina comúnmente por la trombosis idiopática o inflamatoria de la porta, oclusión de una o más de las principales venas tributarias o por ser secundaria a una enfermedad inflamatoria intraabdominal.

Hipertensión portal hepática

Este tipo de HTP se ha subclasificado en presinusoidal, sinusoidal y postsinusoidal.

La presinusoidal es la consecuencia de la obstrucción de vénulas portales como resultado de la obliteración vascular en la fibrosis portal no cirrótica, o por la actividad inflama-

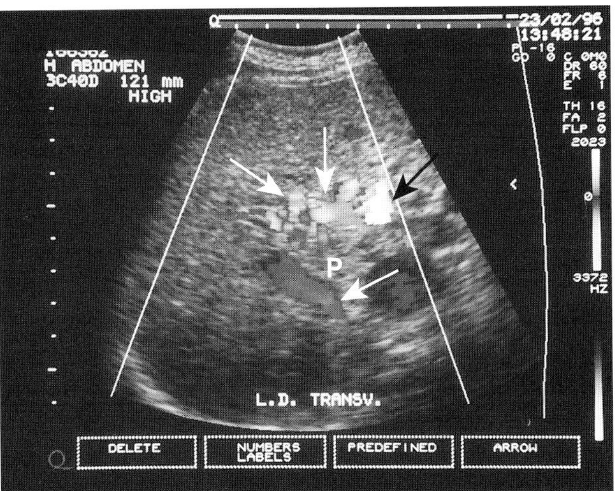

FIG. 2. A: Fístula arterioportal. Ultrasonido a nivel del hilio hepático, identific imágenes de aspecto tubular, anecoicas, que muestran comunicación (*flecha*) con la porta principal (*P*). **B:** Al análisis con US Doppler, se observa que dichas estructuras muestran flujo arterial (*flechas superiores*) y que al comunicarse con la porta (*P*) producen un importante incremento en la velocidad de su flujo produciendo inversión del mismo, hallazgo que en análisis con Doppler a color se observaría de color azul (*flecha inferior*).

toria de la triada portal como en la sarcoidosis, neoplasias hepáticas, incluyendo linfoma, así como la esquistosomiasis.

La hipertensión de origen sinusoidal es el hallazgo más característico en la enfermedad hepática por alcohol, hepatitis por virus B y C. La fibrosis perisinusoidal con HTP se puede observar en la intoxicación por vitamina A y después del transplante renal en relación al tratamiento con azatioprina.

En este grupo es característica la formación de nódulos hiperplásicos de regeneración, los cuales se encuentran delineados no por tejido fibrótico sino por parénquima hepático colapsado.

Hipertensión portal extrahepática

La hipertensión de origen postsinusoidal puede ocurrir dentro o fuera del hígado. Dentro de las causas de hipertensión postsinusoidal intrahepática se encuentran la cirrosis de Laënnec y la cirrosis postnecrótica por hepatitis; de la forma extrahepática, se encuentran el síndrome de Budd-Chiari y la falla cardíaca congestiva incluyendo la pericarditis constrictiva (Fig. 3) (4).

La mayoría de estas entidades presentan ascitis como la manifestación más importante de la HTP. El cambio fisiopatológico más importante es la disminución del flujo a nivel de la porta o hasta la inversión de éste, llamado también "flujo hepatofuga", ya que éste se desvía al no poder entrar al hígado hacia la circulación colateral (Fig. 4A).

La obstrucción del flujo hepatopetal da como resultado el desarrollo de múltiples tributarios colaterales que desvían la sangre de un sistema de alta presión portal hacia un sistema de baja presión hacia la circulación sistémica (Fig. 4B). Los sitios en donde comúnmente se forman estas colaterales incluyen la unión esofagogástrica por la vía de las venas cortas

gástricas y la vena coronaria hacia el sistema venoso esofágico; la vena paraumbilical por la vía de la vena porta izquierda a las venas paraumbilicales y de ahí hacia el sistema venoso epigástrico las venas del retroperitoneo; por vía de las venas del duodeno, colon ascendente, descendente e hígado hacia el sistema lumbar, frénico, gonadal y renal; las venas de la región esplenorenal por la vía de la vena coronaria, venas cortas gástricas y venas esplénicas hacia la vena renal izquierda; las venas hemorroidales por la vía de la vena hemorroidal superior hacia el sistema venoso hemorroidal medio e inferior. (Fig. 5A y B) (5,6).

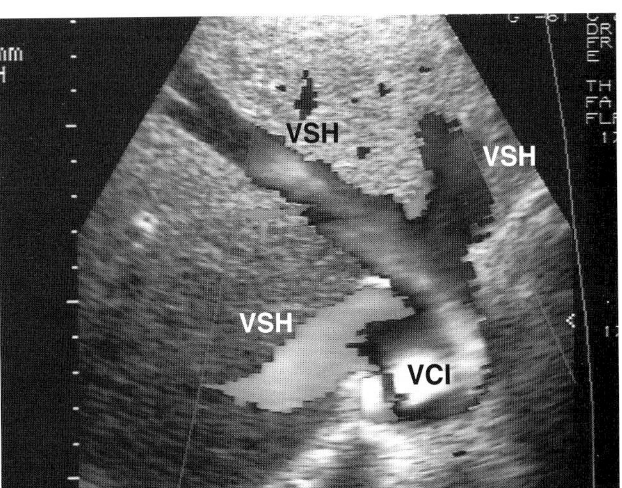

FIG. 3. Hepatopatía crónica de tipo congestivo secundaria a pericarditis. Importante dilatación y ectasia de las Venas suprahepáticas (*VSH*), así como de la Vena cava inferior (*VCI*).

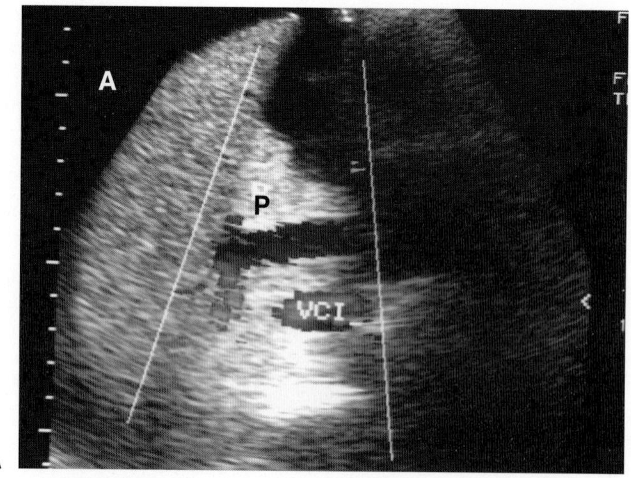

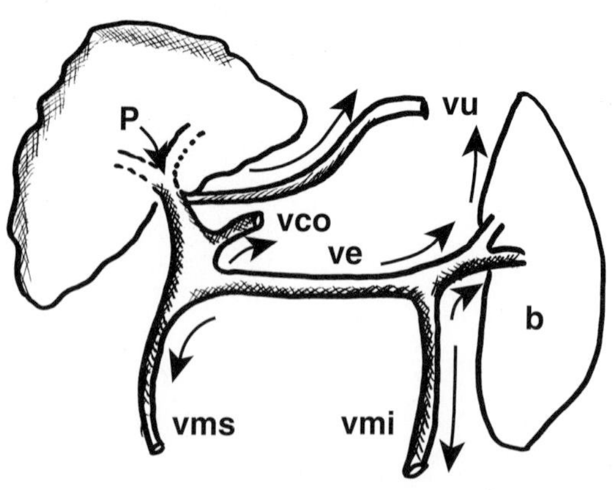

FIG. 4. A: Hepatopatía crónica avanzada. USDC. Corte transversal a nivel del hilio hepático, en donde se observan cambios importantes en cuanto a tamaño, morfología y patrón ecogénico de la glándula hepática. Así mismo se observa disminución de la vascularidad intrahepática y la circulación a través de la porta se encuentra invertida o de tipo hepatofuga. Nótese la presencia de gran cantidad de ascitis (*A*). **B:** Representación esquemática de las rutas que sigue el flujo sanguíneo en la hipertensión portal que conforman a la circulación colateral, con la presencia de várices en diferentes áreas del organismo. (*P, porta; vmi, vena mesentérica inferior; vms, vena mesentérica superior; ve, vena esplénica; vco, vena coronaria; vu, vena umbilical; b, bazo.*)

METODOS DE ESTUDIO

Ultrasonido

El ultrasonido (US) convencional puede demostrar una gran variedad de alteraciones, incluyendo cambios en el tamaño, morfología y textura del hígado. Los hallazgos sonográficos de la HTP incluyen signos secundarios como son la esplenomegalia y ascitis (Fig. 6 y 7).

Ultrasonido Doppler del sistema portal

El Ultrasonido Doppler duplex (USDD) y principalmente el USDC han aportado una nueva dimensión en la evaluación vascular del hígado, demostrando una gran habilidad para caracterizar la dinámica de los flujos en forma no invasiva.

La vena porta suministra 70 a 75 % del flujo que ingresa al hígado que incluye el aporte de oxígeno usualmente suficiente para una función hepática normal, aun en el caso de trombosis total de la arteria hepática. La velocidad del flujo por análisis con USDD de la porta es de 15 a 30 cm/s (Fig. 8). Una disminución en la velocidad puede ser indicativa de hipertensión ya que se ha demostrado que la velocidad del flujo es variable y que en realidad es la circulación colateral la que dictamina finalmente la dinámica del flujo portal. Un ejemplo claro ocurre con la recanalización de la vena umbilical, cuando resulta que la HTP incrementa de manera im-

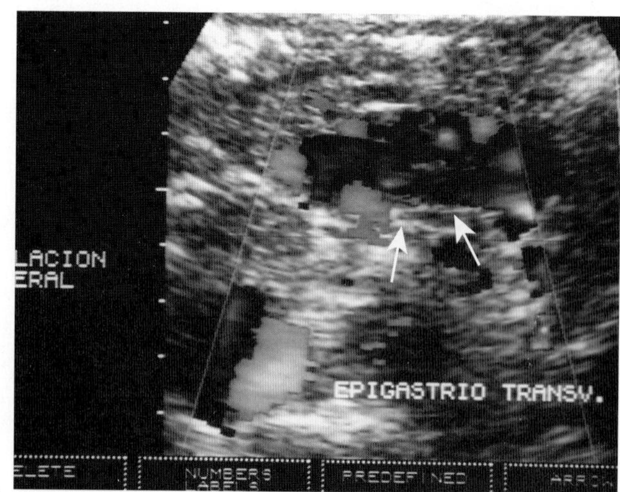

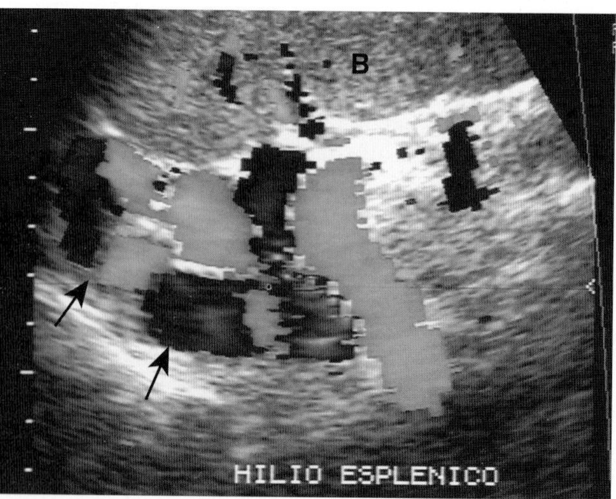

FIG. 5. A: Hipertensión portal. El USDC de la región del epigastrio gran cantidad de várices hacia la región perigástrica (*flechas*). **B:** Presencia de gran cantidad de venas dilatadas a nivel del hilio esplénico (*flechas*) (*B, bazo*).

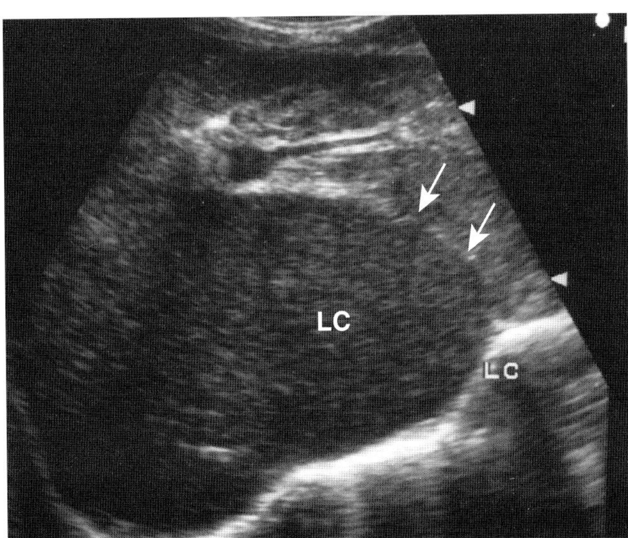

FIG. 6. Hepatopatía crónica. US. Corte transversal, identificándose marcada hipertrofia del lóbulo caudado (*LC*) o segmento 1, el cual causa pequeño desplazamiento del ligamento venoso hacia la región anterior (*flechas*). Nótese la alteración en la ecogenicidad del parénquima hepático siendo de aspecto granular.

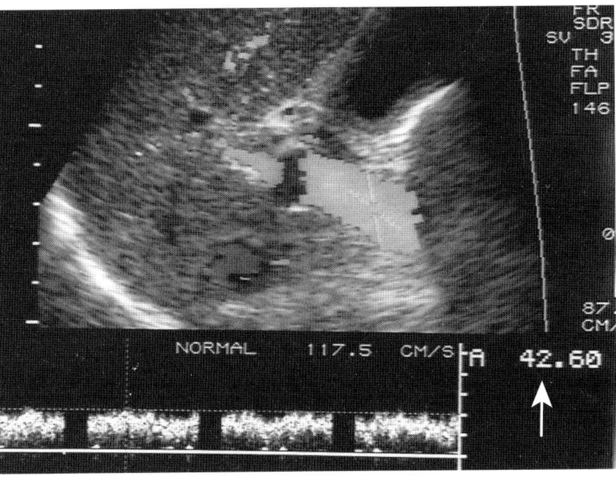

FIG. 8. Vena porta normal. USDC a nivel del hilio hepático. La porta es de calibre normal, la velocidad del flujo (*flecha*) así como su dirección son normales.

portante la velocidad del flujo portal. Debido a esto, la evaluación de la porta en forma individual es insuficiente para el diagnóstico de hipertensión (Fig. 9 y 10A–C).

La velocidad de la arteria hepática es de 30 a 50 cm/s y aunque es rara la alteración del flujo en este vaso, es común observar el incremento de éste así como de su calibre en pacientes con HTP. Esto se debe a que la disminución del flujo portal produce en forma compensatoria, una dependencia del sistema arterial (Fig. 11) (7,8).

Una de las mayores complicaciones de la HTP es la hemorragia originada por várices, las cuales se pueden identi-

ficar por medio del USDC siguiendo el trayecto de la vena coronaria hacia el hiato esofágico. El USDC permite evaluar con facilidad otras colaterales, entre ellas la recanalización de la vena paraumbilical a partir de la rama izquierda de la vena porta, la presencia de circulación colateral en la periferia de la vesícula biliar y la presencia de colaterales en el hilio esplénico, en la región inferior del estómago y hacia el retroperitoneo (Fig. 9, 12A y B).

Es conocida la gran capacidad del USDC para la evaluación de la dirección del flujo portal, siendo el diagnóstico definitivo de HTP aquel en el que se demuestra inversión del

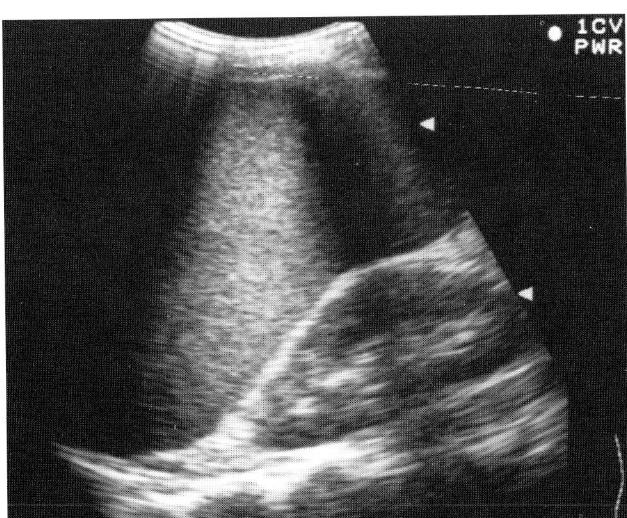

FIG. 7. Hipertensión portal secundaria a hepatopatía crónica. US, corte longitudinal hacia el cuadrante superior izquierdo, muestra incremento en las dimensiones del bazo, sin evidencia de alteraciones focales.

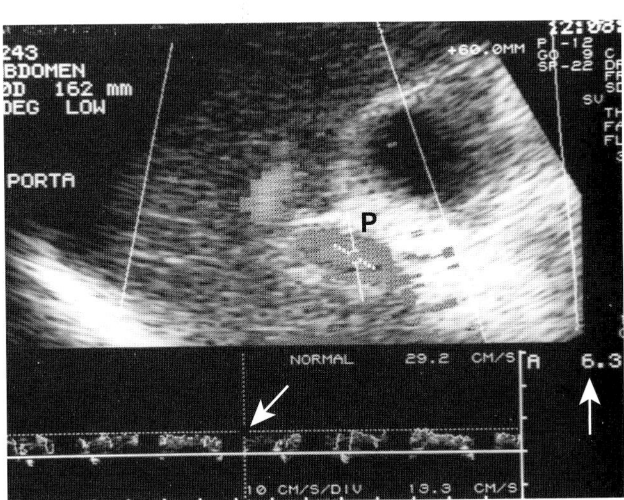

FIG. 9. Hipertensión portal. USDC a nivel del hilio hepático. Se demuestra la porta (*P*) con la dirección de su flujo por arriba de la línea basal (*flecha*), lo que traduce un flujo de tipo anterógrado o petal; sin embargo, existe importante disminución en la velocidad. (6.31 cm/seg) (*flecha recta*).

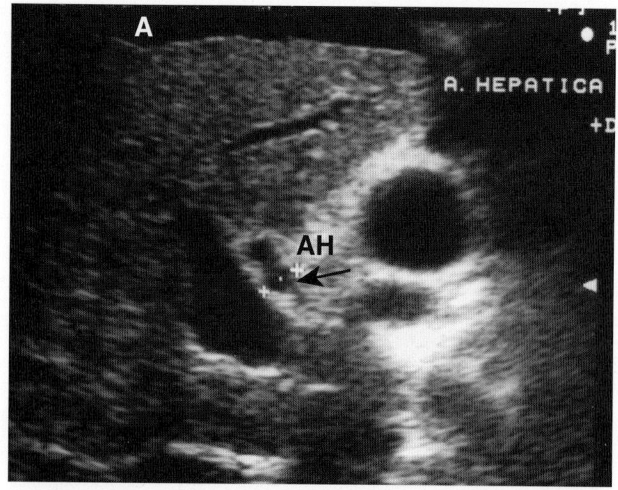

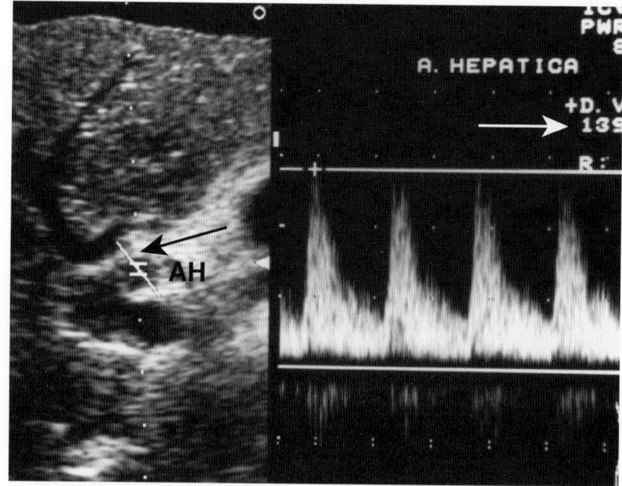

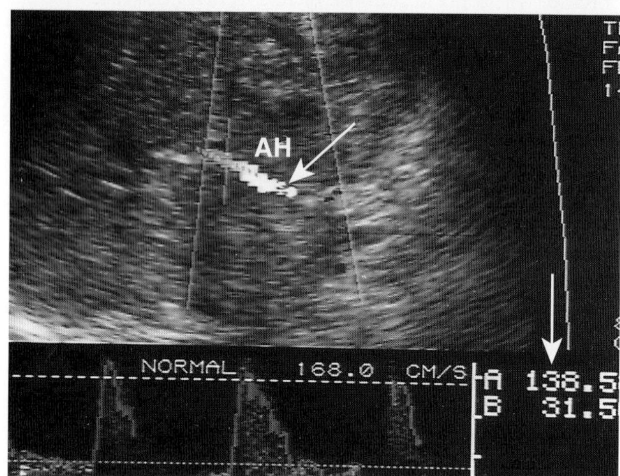

FIG. 10. A: Hipertensión portal por hepatopatía crónica. US. Además de observar importantes cambios en cuanto a la morfología y ecogenicidad de la glándula hepática, existe gran cantidad de ascitis (*A*). Nótese a nivel del hilio hepático el incremento del calibre de la arteria hepática (*AH*). **B:** En el análisis con USD se puede observar que la arteria hepática (*AH*) muestra un incremento importante en la velocidad de su flujo de tipo compensatorio (139 cm/seg) (*flecha*). **C:** Trombosis portal en paciente con hepatopatía crónica. USD a nivel del hilio hepático demuestra ausencia de flujo a nivel de la porta principal y un incremento tanto en el calibre como en la velocidad del flujo de la arteria hepática (*AH*). Esto se manifiesta tanto en análisis a color por un área más brillante y de forma cuantitativa, ya que el espectro muestra una velocidad de 138.5 cm/seg (*flecha*).

flujo. Sin embargo, los pacientes que presentan esta alteración son la minoría .

La Trombosis de la vena porta (TVP) puede estar asociada a neoplasias, particularmente a hepatocarcinomas, estados de hipercoagulabilidad, uso de anticonceptivos orales y atresia biliar. Los síntomas de TVP son poco específicos e incluyen la aparición o incremento en la cantidad de ascitis, dolor abdominal y distensión. Es rara la hepatomegalia y las pruebas de funcionamiento hepático no son diagnósticas.

El USDC es un método de gran valor para el diagnóstico de esta patología, aunque es importante recordar que en la hipertensión porta intensa, se reduce la velocidad del flujo hasta el punto de no recibir señal Doppler, lo cual puede sugerir erróneamente la presencia de TVP. En estos casos el empleo del método de USDC, asociado a la nueva modalidad de Doppler de poder, así como a la utilización de material de contraste específico para US, puede incrementar la intensidad de la señal de estructuras vasculares con flujos sumamente lentos, excluyendo así un diagnóstico falso de TVP (Fig. 13) (9,10).

Con el USDC es factible valorar secuelas posteriores a la TVP. En algunos casos el coágulo se resuelve enteramente; en otros, el vaso afectado se fibrosa o hasta se calcifica.

Eventualmente pueden observarse múltiples colaterales que llenan la *porta hepatis* resultando en la transformación cavernomatosa de la porta. Sonográficamente esta alteración se observa como una colección racimosa de estructuras vasculares a nivel del hilio hepático, en ausencia de la imagen tubular característica de la vena porta principal (Fig. 14, 15 y 16) (11).

El US ha comprobado también ser de utilidad para estudiar a los pacientes en quienes se han realizado derivaciones portosistémicas como tratamiento de la hemorragia por várices del esófago. Las 3 principales derivaciones utilizadas son: portocaval, mesocaval y esplenorenal (Warren). Recientemente se ha utilizado una nueva modalidad llamada derivación portosistémica transyugular que se conoce como TIPS por sus siglas en inglés, la cual consiste en una derivación intrahepática entre la porta y una vena hepática por vía percutánea o transyugular. En la mayoría de los pacientes estas derivaciones pueden evaluarse por medio del USDC sin llegar a la necesidad de utilizar métodos invasivos (Fig. 17, 18 y 19).

En la actualidad la derivacion portocaval se realiza con menos frecuencia debido a la posibilidad de transplante ortotópico de hígado, en donde es necesaria la integridad de la

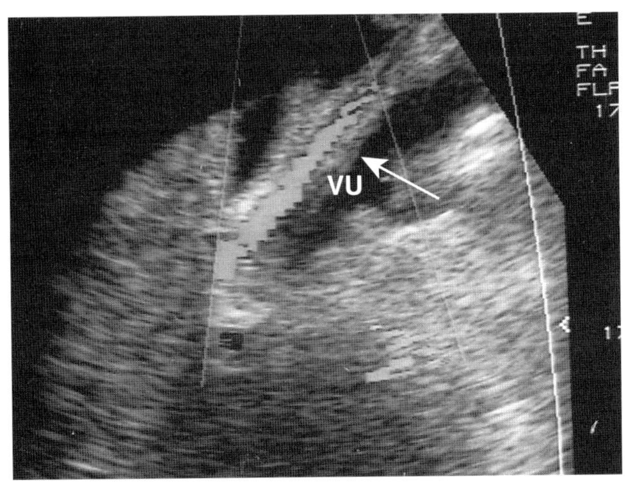

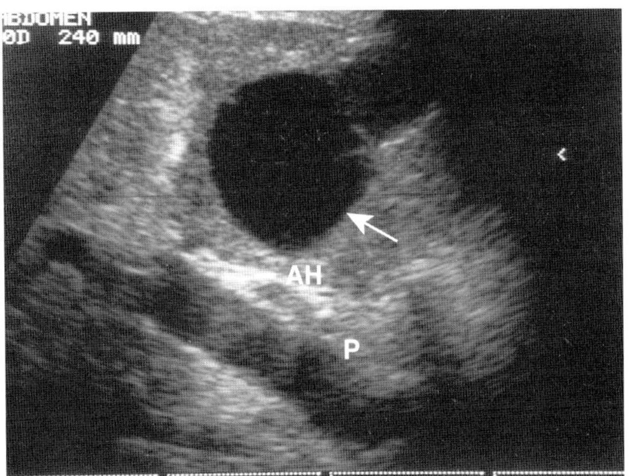

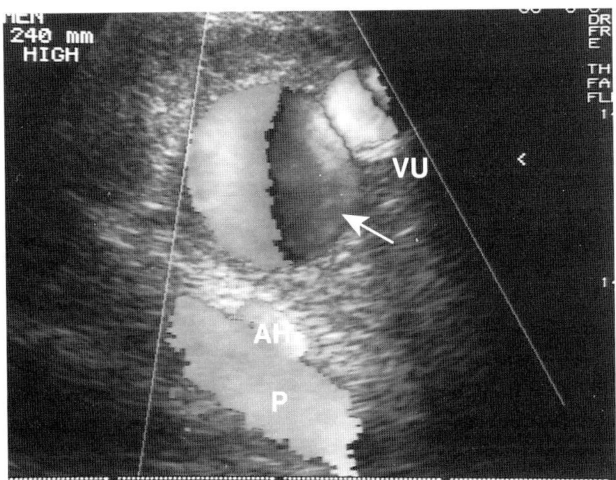

FIG. 11. A: Hepatopatía crónica avanzada. USDC. Corte oblicuo a nivel del epigastrio, se demuestra recanalización de la vena umbilical (*VU*) (*flecha*). **B:** Hepatopatía crónica. US. Corte longitudinal a nivel del hilio. Se observa aumento del calibre de la porta principal (*P*), así como una imagen anecoica, de contornos bien definidos hacia el lóbulo izquierdo (*flecha*) que al análisis con Doppler. **C:** Muestra flujo correspondiendo a una dilatación de la porta izquierda con flujo turbulento, así como recanalización de la vena umbilical (*VU*). Nótese que existe incremento en el calibre tanto de la porta (*P*) como de la arteria hepática (*AH*).

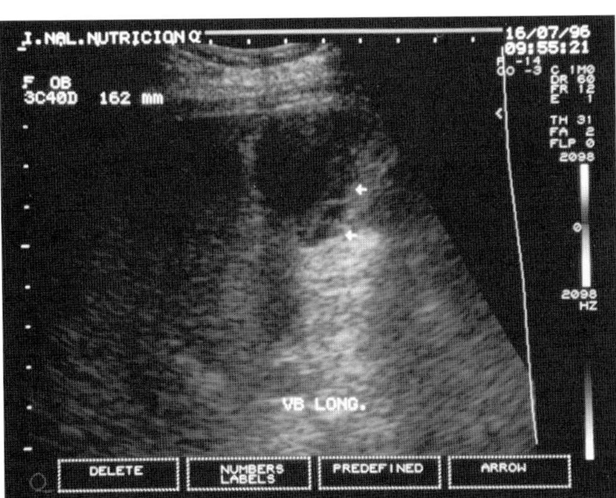

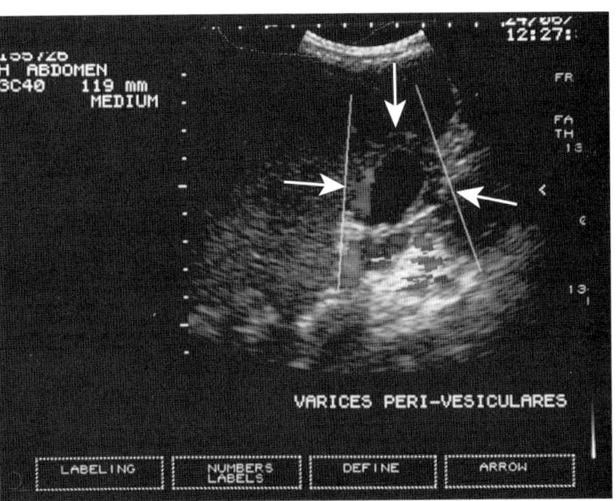

FIG. 12. A: Várices perivesiculares por hipertensión portal. Corte longitudinal a nivel de la vesícula biliar, identificándose hacia la pared vesicular pequeñas imágenes anecoicas tubulares (*flechas*). **B:** En el examen con Doppler dichas estructuras muestran flujo en relación a várices perivesiculares (*flechas*).

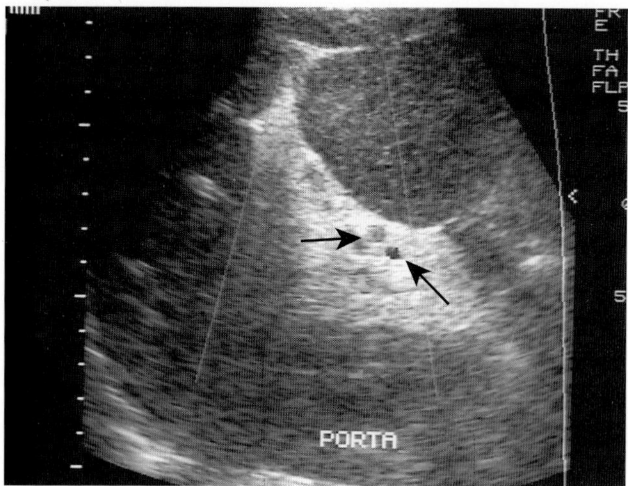

FIG. 13. Trombosis portal. El USDC a nivel del hilio muestra una extensa área de mayor ecogenicidad hacia el área anatómica de la porta principal por extensa fibrosis. Se identifican algunas estructuras vasculares pequeñas por circulación colateral (*flechas*).

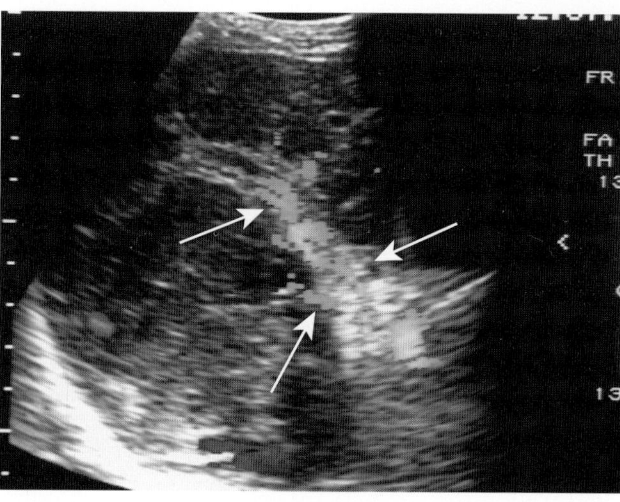

FIG. 15. Degeneración cavernomatosa de la porta. USDC que muestra a nivel del hilio hepático múltiples estructuras vasculares tortuosas con flujo de tipo petal, como secuela de la trombosis portal (*flechas*).

vena porta, por lo que las derivaciones quirúrgicas más utilizadas son las mesocava y la esplenorenal.

Ultrasonido Doppler a color de las venas hepáticas

La naturaleza pulsátil de la aurícula derecha se refleja en las venas hepáticas como un patrón de flujo complejo, de tipo trifásico, presentando 2 períodos de flujo anterógrado, que corresponden a las 2 fases de llenado atrial con un período transitorio de flujo normal de reversa, producido por la sístole auricular (Fig. 20).

Las alteraciones de las venas hepáticas casi siempre están asociadas con una forma de obstrucción. Este tipo de alteración llamado tambien "síndrome de Budd-Chiari" (SBC)

incluye una gran variedad de factores etiológicos que producen obstrucción de las venas hepáticas, desde las más pequeñas o venas eferentes lobulares hasta las venas suprahepáticas principales a su llegada a la vena cava inferior y por lo tanto puede ser intra o extrahepática, dependiendo del sitio y la etiología de la obstrucción. El SBC puede incluir como causa los estados de hipercoagulabilidad, neoplasias (hepatocarcinomas, carcinoma renal y adrenal), uso de anticonceptivos orales, trauma, embarazo, enfermedad de la colágena, membranas congénitas vasculares y otros. Sin embargo, en 33% de los pacientes no se encuentra la causa.

Los síntomas y signos son inespecíficos, incluyendo ascitis, hepatomegalia, dolor abdominal y discreta alteración de las pruebas de funcionamiento hepático (Fig. 21A).

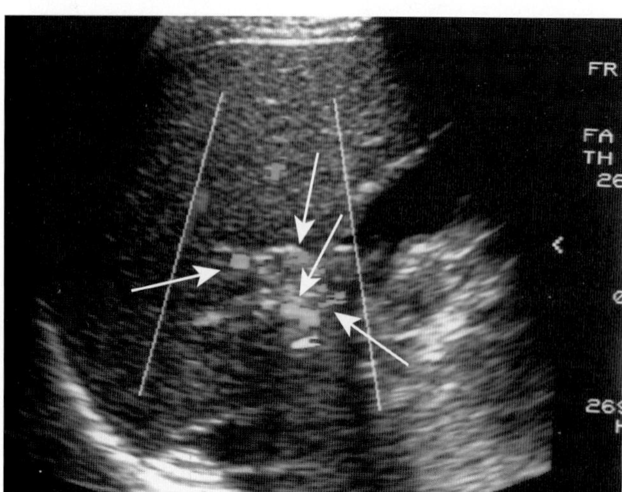

FIG. 14. Trombosis portal. USDC a nivel del hilio hepático se identifican múltiples estructuras vasculares por circulación colateral (*flechas*).

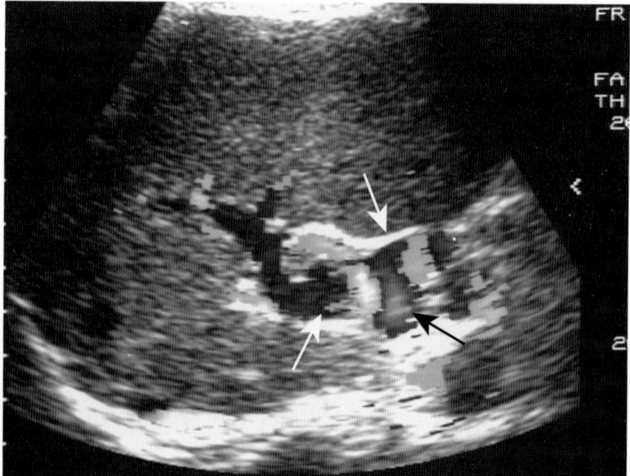

FIG. 16. Degeneración cavernomatosa de la porta. USDC, nótese la presencia de múltiples estructuras vasculares con flujo de tipo turbulento por la exagerada tortuosidad de estos vasos (*flechas*).

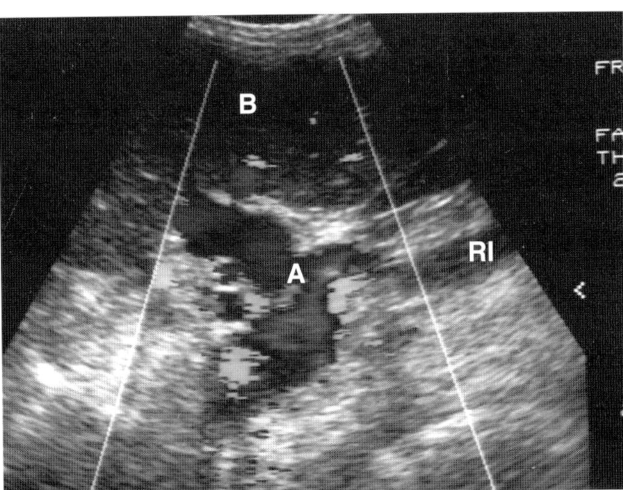

FIG. 17. Derivacion esplenorenal distal (Warren). USDC demostrando permeabilidad de la derivación esplenorenal. (*B, bazo; RI, riñon izquierdo; A, anastomosis*)

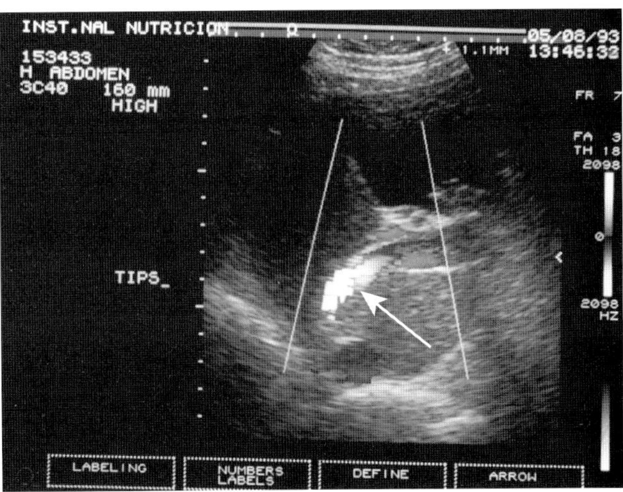

FIG. 19. Derivación portosistémica intrahepática por vía transyugular (TIPS). USDC. Se observa incremento en la velocidad del flujo a través del "stent" o prótesis indicando permeabilidad de este tipo de derivación (*flecha*).

El estudio de primera elección es el US en tiempo real y en escala de grises y principalmente la evaluación con USDC ya que además de evaluar la morfología del hígado se puede descartar la posibilidad de trombosis de las venas hepáticas así como trombosis de la vena cava inferior (Fig. 21B). El US en escala de grises muestra un hígado aumentado de tamaño, con presencia de áreas de mayor ecogenicidad adyacente a las venas hepáticas, que parecen representar áreas de infiltración grasa como respuesta a la congestión hepática vascular (Fig. 21C) (12). El USDC es de mayor utilidad que el estudio convencional ya que en muchas ocasiones se puede observar una aparente oclusión de las venas hepáticas en pacientes con hepatomegalia o historia de daño hepatocelular crónico por compresión de estas estructuras. El análisis con USDC permite identificar rápida y claramente la permeabilidad de estas estructuras vasculares.

Es importante realizar una evaluación adecuada, precisa y completa de estos vasos ya que no siempre se afectan las 3 venas hepáticas principales. Con frecuencia se observa permeabilidad de la vena que drena el lóbulo caudado que tiene un drenaje independiente hacia la cava inferior Esto no se debe confundir con permeabilidad de la vena hepática media (Fig. 21D) (13,14).

Posterior al evento trombótico se inicia la formación de circulación colateral, utilizando 2 caminos principales: el hepático, hacia venas sistémicas por medio de la vía intra-

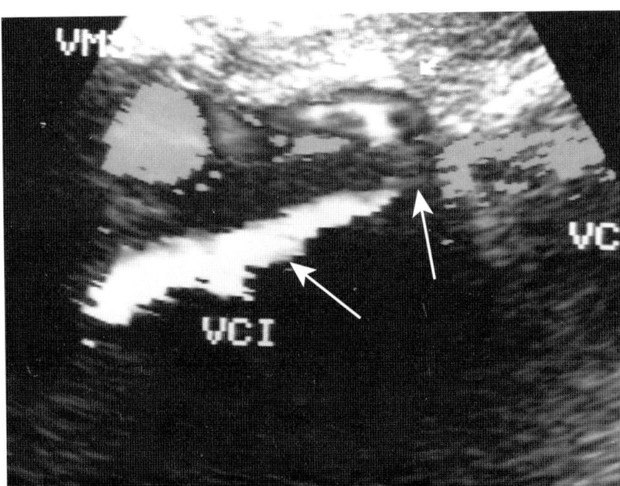

FIG. 18. Derivación mesocava. USDC, corte longitudinal en la región del mesogastrio, permite identificar la permeabilidad de la anastomosis de la vena mesentérica superior con la cava (*flecha lado derecho*), observándose a nivel de la cava una área más brillante en relación al incremento en el volumen y velocidad de su flujo (*flecha lado izquierdo*).

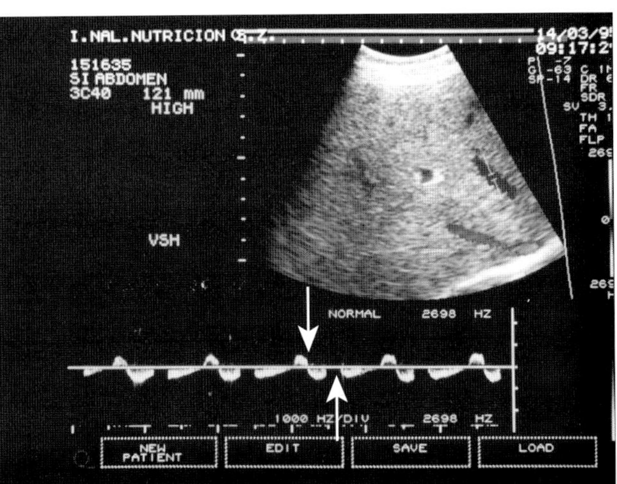

FIG. 20. Venas suprahepáticas normales. USDC que ilustra al análisis espectral el flujo característico de tipo trifásico: dos períodos de tipo anterógrado influenciado por el llenado de la aurícula derecha (*flecha inferior*) y un período de reflujo causado por la contracción auricular (*flecha superior*).

hepática y vasos capsulares y las venas hepáticas hacia las venas portales. La formación de estas vías de drenaje, permite encontrar en aproximadamente 50% de los pacientes la presencia de vasos colaterales intrahepáticos, que se identifican como pequeñas estructuras en forma de "tela de araña", así como la terminación abrupta de las venas periféricas o la inversión de su flujo, ya que normalmente cuando hay bloqueo de una vena, su flujo se invierte en una vena adyacente. Esto produce una imagen vascular "bicolor" con la vena ocluída en azul mientras que el vaso adyacente a ésta con el flujo invertido se observa en rojo (Fig. 21E). La identificación de estos hallazgos por USDC determina el diagnóstico definitivo de obstrucción venosa (11).

Es un hecho característico que el flujo de la vena porta se invierta ya que de esa forma se alivia la congestión hepática. Su evaluación es muy importante ya que 20% de los pa-

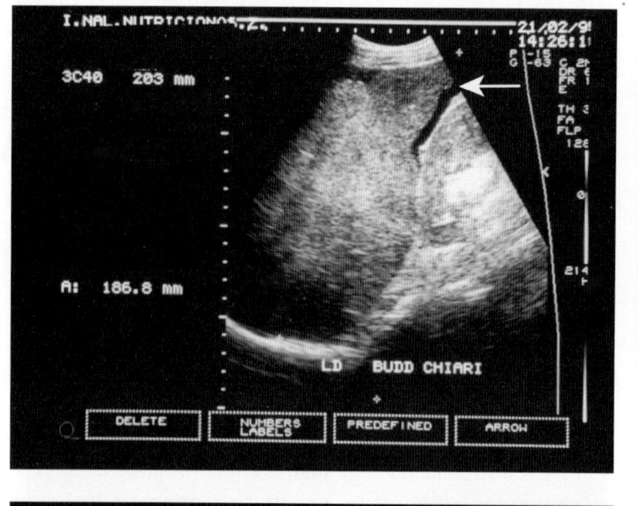

A

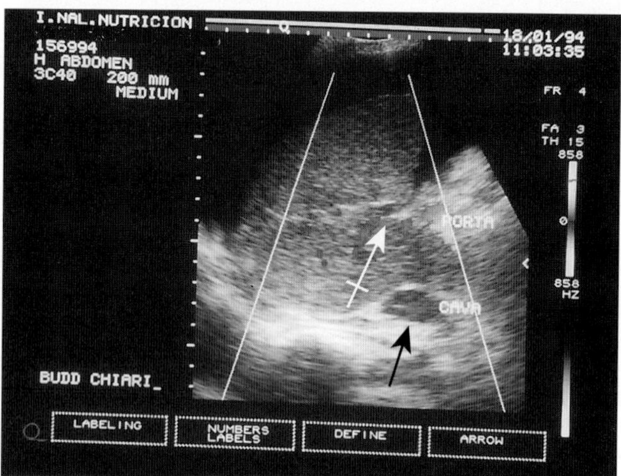

B

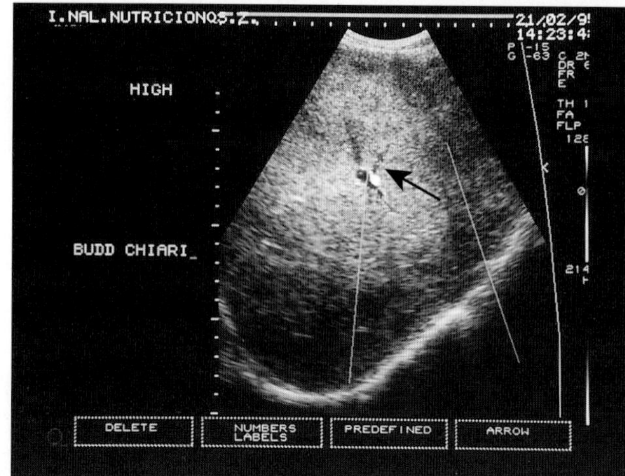

C

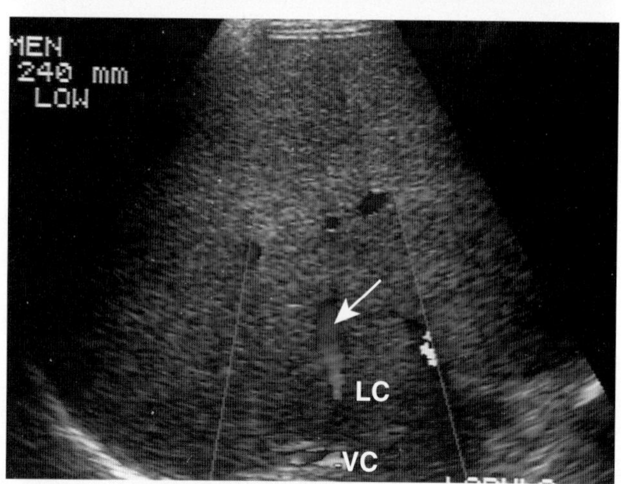

D

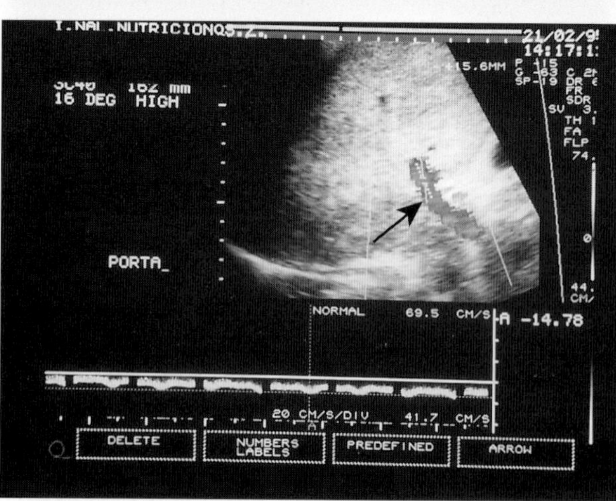

E

FIG. 21. A: Síndrome de Budd-Chiari. Ultrasonido. Corte longitudinal del lóbulo derecho del hígado en el que se observa incremento en sus dimensiones y alteración de la ecogenicidad, mostrando áreas de mayor ecogenicidad por infiltración grasa debido a la congestión vascular. Se observa ascitis en el espacio de Morison (*flecha*). **B:** USDC. Corte transverso en lóbulo derecho en el cual se identifica trombosis de la vena cava inferior (*flecha recta*) y presencia de circulación colateral a nivel del hilio hepático (*flecha cruzada*). **C:** USDC. Corte transverso en el lóbulo derecho, mostrando ausencia de flujo en las venas suprahepáticas y presencia de circulación colateral intrahepática (*flecha*). **D:** USDC. Se identifica a la vena que drena al lóbulo caudado o segmento 1, con incremento en su calibre, siendo el único drenaje permeable hacia la cava (*flecha*). **E:** USDC que muestra inversión del flujo a nivel de la porta (*flecha*), hallazgo característico en este tipo de alteración. Nótese que el espectro está por debajo de la línea basal.

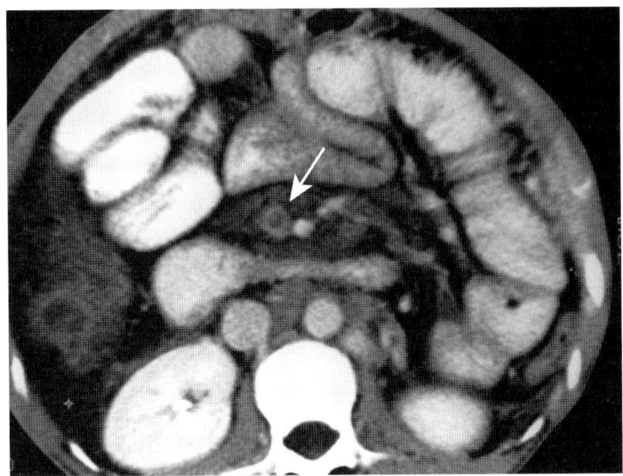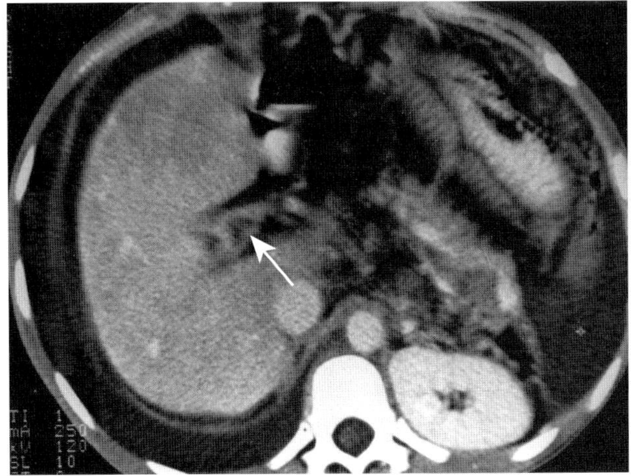

FIG. 22. A: Trombosis de la vena porta y vena mesentérica superior. TC que muestra la presencia de un trombo a nivel de la vena mesentérica superior (*flecha*). **B:** En un corte más cefálico se identifica trombosis de la porta principal, observando un defecto de llenado en su interior (*flecha*). Nótese la alteración de la densidad de la glándula hepática como consecuencia de la disminución en su perfusión.

cientes con SBC presentan tambien trombosis de este vaso (Fig. 21F). La vena cava también puede sufrir de trombosis ya que se observa esta alteración en más de 50% de los pacientes con este síndrome.

Hipertensión venosa esplénica

El compromiso de la vena esplénica origina la formación de várices hemorrágicas que son indistinguibles del sangrado causado por várices en la HTP. El poder reconocer este tipo de Hipertensión venosa esplénica (HVE) es de gran utilidad ya que evitará procedimientos derivativos inútiles como sería la colocación de TIPS.

La obstrucción de la vena esplénica puede ser ocasionada por múltiples y diversas causas. Puede ser secundaria a traumatismos, aneurisma de la arteria esplénica, procesos neoplásicos originados en el páncreas, adenomegalias por linfoma, metástasis, procesos inflamatorios como pancreatitis, úlceras gástricas penetrantes al páncreas, policitemia vera y factores idiopáticos.

Clínicamente se debe sospechar trombosis de la vena esplénica en presencia de hemorragia por várices sin evidencia clínica de enfermedad hepatocelular. Sin embargo, esta entidad puede presentarse por otras causas en pacientes con historia de daño hepatocelular, lo que hace más difícil su diagnóstico (Fig. 22A y B).

El daño hepatocelular y la pancreatitis crónica son comunes en pacientes con historia de alcoholísmo crónico y pueden coexistir ocasionando tanto HTP como hipertensión de la vena esplénica o ambas.

La portografía arterial sigue siendo el método de elección para la demostración de esta alteración, así como para la evaluación de todo el sistema portal. Sin embargo, en casos donde está contraindicado este estudio o no pueda ser realizado por diversas causas, la TC es el procedimiento a realizar para la valoración integral de esta alteración. Los hallazgos más frecuentes son ausencia o estrechez desproporcionada de la vena, o presencia de defectos de llenado con incremento de su calibre. En estos casos el USDC tiene una aplicación limitada, ya que la evaluación completa de esta vena en la mayoría de los casos es técnicamente imposible por la presencia de gas en el tubo digestivo (15).

Tomografía computada helicoidal

Este método de estudio se ha convertido en un procedimiento de gran utilidad para la evaluación de este sistema, mediante la técnica bifásica dinámica. El estudio debe realizarse posterior a la administración de 100 a 150 mL de material de contraste iodado al 60% con inyector mecánico a un rango de 2 a 3 mL/s, con un retraso entre el tiempo de inyección y el inicio de los cortes de 20 a 45 segundos. Esto se hace con la finalidad de obtener un reforzamiento adecuado del sistema portal. En el estudio con Tomografía computada helicoidal (TCH) se requiere un retraso mayor entre el tiempo de la inyección y el inicio del rastreo de aproximadamente 60 a 80 segundos.

La evaluación general del abdomen por TCH puede demostrar múltiples cambios tanto morfológicos a nivel del hígado y del bazo así como cambios vasculares originados por HTP. Estos últimos incluyen comunicaciones venosas portosistémicas intrahepáticas, rotación de la vena mesentérica superior, comunicaciones arterioportales, dilataciones de las venas perigástricas o peripancreáticas, presencia de varios tipos de colaterales portosistémicas, así como trombosis de la porta y transformación cavernomatosa de ésta. Se debe recordar que existe un 16% de falsos positivos en cuanto al diagnóstico de trombosis portal, ya que en algunas

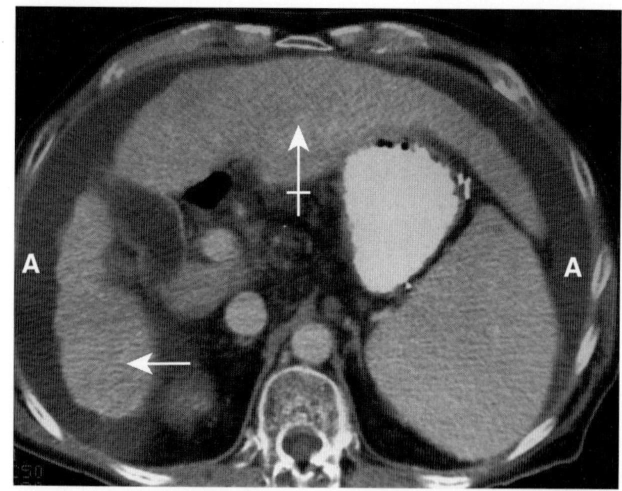

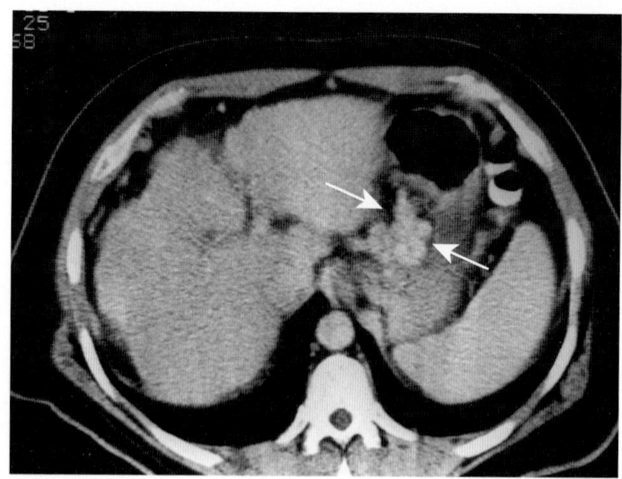

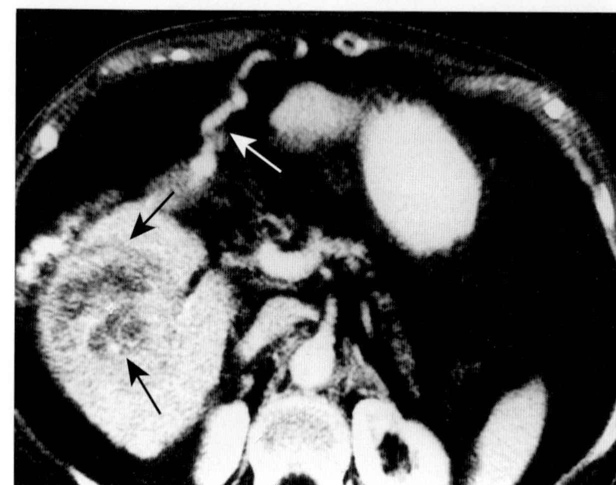

FIG. 23. Hepatopatía crónica e hipertensión portal. Se identifican cambios en la morfología y tamaño de la glándula hepática, por importante atrofia del lóbulo derecho (*flecha recta*) e hipertrofia del lóbulo izquierdo (*flecha cruzada*). Nótese la presencia de ascitis (*A*) y esplenomegalia. **B:** Ademas de observar cambios en cuanto a la morfología y tamaño del hígado, hacia el área perigástrica se observan múltiples estructuras vasculares, tortuosas en relación a várices por circulación colateral (*flechas*). **C:** Existe recanalización de la vena umbilical (*flecha superior*). También se identifica una extensa neoplasia dependiente del segmento 6 del hígado correspondiente a un hepatocarcinoma (*flechas inferiores*).

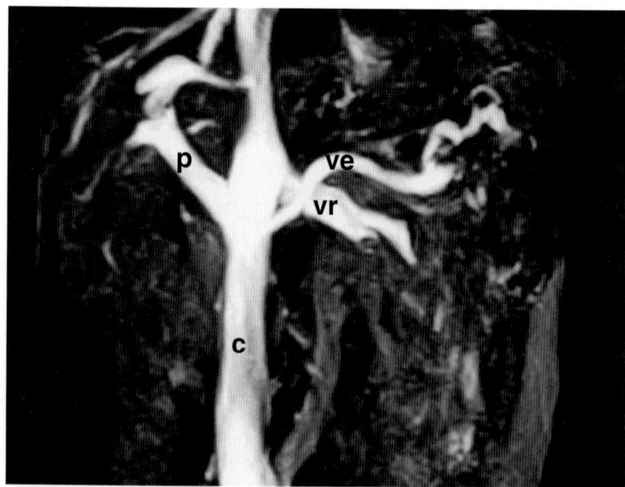

FIG. 24. Angioresonancia magnética (ARM) del sistema mesoportal. Se identifican con toda claridad las estructuras vasculares que componen este sistema de características normales. (*P, porta; ve, vena esplénica; vr, vena renal; c, vena cava inferior.*)

dilatado con venas segmentarias ocluidas (Fig. 23A–C) (16,17). Es factible también demostrar la vena paraumbilical recalizada, colaterales retroperitoneales y diferenciar várices esofágicas y paraesofágicas.

La TC se ha constituido en un procedimiento preponderante en cuanto a la evaluación de la morfología y tamaño del hígado, la identificación de lesiones focales y la valoración de esplenomegalia y ascitis. La identificación de trombosis portal o esplénica y la diferenciación de trombos benignos de trombos neoplásicos, es un diagnóstico factible ya que en los segundos hay un refuerzo después de la inyección de material de contraste endovenoso.

Resonancia magnética y angioresonancia magnética

La RM se ha convertido en los últimos años en el procedimiento central de la mayor parte de las investigaciones en diagnóstico por imagen, dado su extraordinario potencial, carácter no invasivo y gran resolución tisular.

El impresionante desarrollo de las técnicas y la aplicación de secuencias rápidas han permitido cada vez más reducir la presencia de artificios generados por el movimiento respiratorio y la peristalsis, lo que le ha permitido ir ganando rápi-

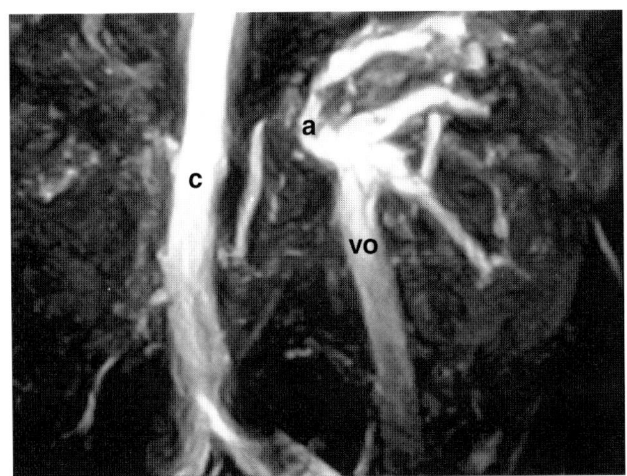

A

C

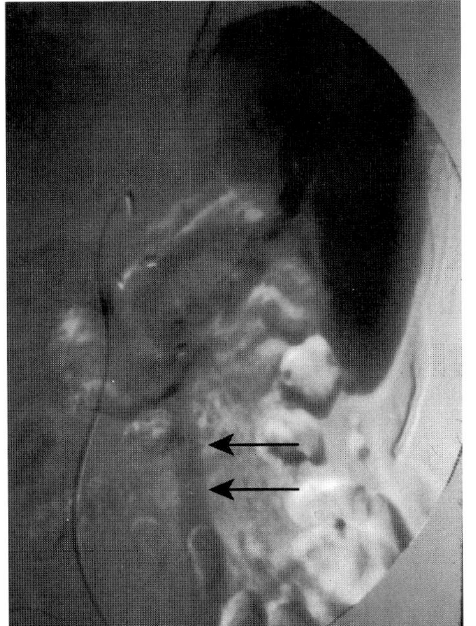

B

FIG. 25. A: Derivación esplenorenal distal (Warren). ARM que demuestra la existencia de robo del flujo de la vena esplénica hacia la vena ovárica izquierda. No se observa flujo en la porta por trombosis. (*a, anastomosis esplenorenal, vo, vena ovárica; c, vena cava inferior.*) B: Angiografía selectiva por sustracción digital que corrobora la fuga del flujo esplénico hacia la vena ovárica izquierda (*flechas*). C: USDC en el que se aprecia dilatación del plexo venoso ovárico izquierdo por el incremento en el volumen de flujo a este nivel.

damente un lugar preponderante en la evaluación del hígado y del sistema vascular, especialmente del portal (Fig. 24).

Al comparar los diferentes métodos de diagnóstico, resulta interesante reconocer las limitaciones de cada uno de ellos. Por ejemplo, el US depende del operador y en muchas ocasiones puede tener restricción en obtener imágenes debido al gas en tubo digestivo. La TC, así como los métodos angiográficos, requiere gran cantidad de material de contraste que puede aumentar el riesgo de falla renal en pacientes vulnerables a este tipo de complicación. Además, la angiografía es un procedimiento invasivo, no carente de morbimortalidad.

En múltiples estudios se ha demostrado que hay una buena correlación entre las imágenes por Angioresonancia magnética (ARM) y los hallazgos por angiografía, sobretodo en las imágenes en secuencias ultrarápidas en fase dinámica con contraste (Fig. 25A–C).

La evaluación del hígado por medio de la RM se realiza con secuencias en T1 y durante los 2 ecos del T2. También se pueden agregar secuencias en T1 con material de contraste como el gadolinio.

En cuanto a la evaluación del sistema portal por medio de la ARM se utilizan métodos en secuencias de 2 dimensiones, aprovechando el efecto de reforzamiento de la señal por el flujo sanguíneo y observando las estructuras vasculares hiperintensas. Las secuencias en ecogradiente se utilizan para adquirir una serie de imágenes en serie y compactadas en los planos que se deseen. Cada sección se obtiene durante un período de 6 a 9 segundos de apnea. Posteriormente éstas son postprocesadas con un algoritmo de máxima intensidad de projecciones para generar angiogramas en 3 dimensiones. Esta proyección de angiogramas puede ser rotada o girada en el espacio para definir el ángulo de visibilidad óptimo. La sensibilidad diagnóstica de este método de estudio es de 99% (Fig. 26, 27, 28A y B) (18).

Las imágenes de spin eco proveen información anatómica del hígado, comparable con las imagenes TCH. Aun más, es posible realizar una mejor caracterización de

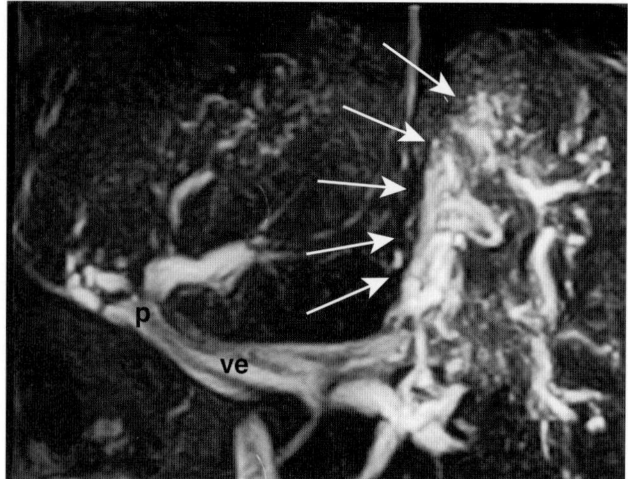

FIG. 26. Hipertensión portal. La ARM demuestra la presencia de gran cantidad de circulación colateral hacia el epigastrio (*flechas*). La porta así como la vena esplénica se observan permeables. (*p, porta; ve, vena esplénica*)

múltiples lesiones focales en comparación con la TC. Las imágenes en múltiples planos son muy útiles para la evaluación de derivaciones quirúrgicas portosistémicas y son sumamente sensibles para la detección de circulación colateral (19–21).

Finalmente, la técnica del seguimiento del bolo puede calcular las velocidades pico a nivel de la vena porta observándose una alta correlación con las velocidades obtenidas por US Doppler (15).

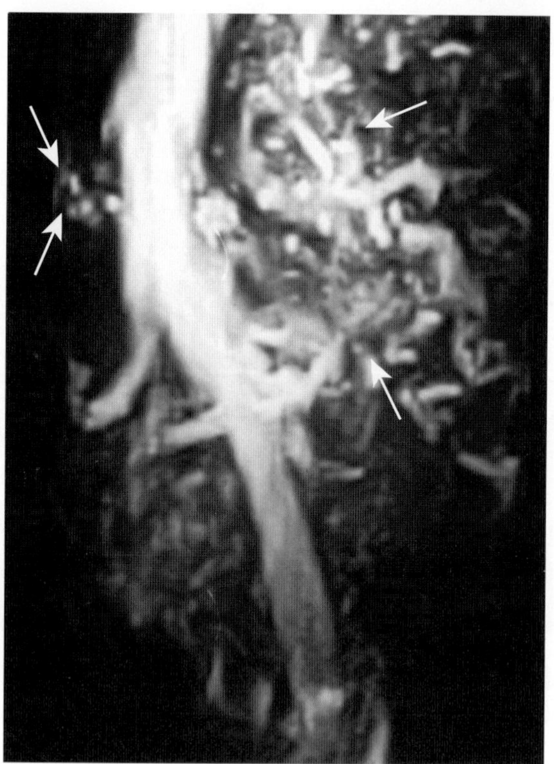

FIG. 27. Hipertensión portal. ARM. Se identifica la presencia de un ovillo vascular a nivel del hilio hepático (*flechas rectas*) en relación a degeneración cavernomatosa de la porta, así como gran cantidad de circulación colateral hacia el epigastrio e hilio esplánico (*flechas*).

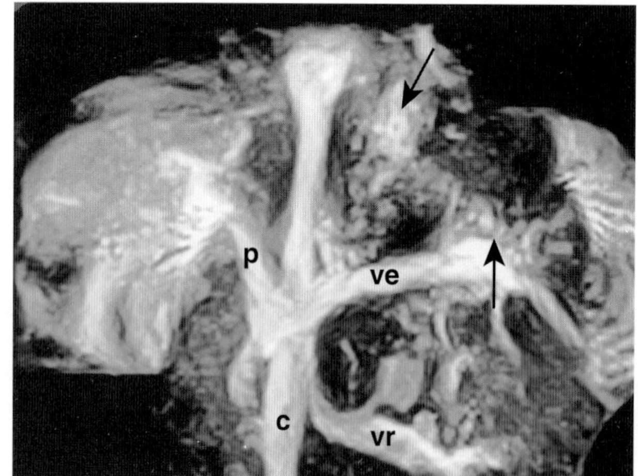

A

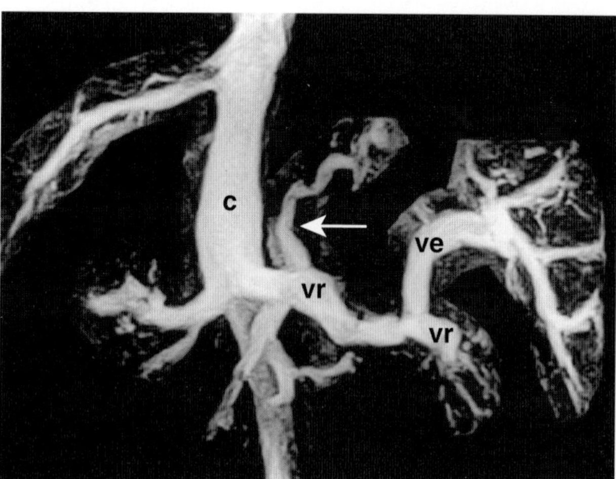

B

FIG. 28. A: Hipertensión portal. ARM para la valoración de la vena esplénica y vena renal previo a la realización de una derivación espleno-renal distal (Warren). Nótese la abundante circulación colateral hacia el epigastrio, así como a nivel del hilio esplénico (*flechas*). (*ve, vena esplénica; vr, vena renal; p, porta; c, vena cava inferior*) **B:** ARM realizada para la evaluación postquirúrgica de la derivación esplenorenal, identificandose permeabilidad de ésta, así como importante disminución de la circulación colateral ya antes descrita, sin embargo persiste la fuga de flujo a través de una vena colateral prominente (*flecha*). (*ve, vena esplénica; vr, vena renal; c, vena cava inferior*)

REFERENCIAS

1. Lautt WW, Greenway CV. Conceptual review of hepatic vascular bed. *Hepatology* 1987;7:952–963.
2. Blandis L, Banks D, Romboer C et al. Spleen blood flow and splanchnic haemodynamics in blood dyscrasia and other splenomegalies. *Clin Sci* 1970;38:73–77.
3. Freeney PC. Portal hypertension and hepatic veno-occlusive disease. En: Taveras J, Ferruci JT, ed. *Radiology,* vol 4. Philadelphia: J.B.Lippincott, 1991.
4. Westaby D, Williams R. Portal hypertension. En: Bockus, Berk, Haubrich, Kalsen, Roth, Schaffner, ed. *Gastroenterology.* Philadelphia: WB Saunders, 1985.
5. Pieters PC, Muller WJ, Demo JH. Evaluation of the portavenous system: complementary roles of invasive and noninvasive imaging strategies. *RadioGraphics* 1997;17:879–895.
6. Cho KC, Patel YD, Wachsberg RH. Varices in portal hypertension, evaluation with TC. *RadioGraphics* 1885;15:609–622.
7. Ralls PW. Color Doppler sonography of the hepatic artery and portal venous system. *AJR* 1990;155:522–526.
8. Korner T. Diagnostic value of portal duplex ultrasound in liver cirrhosis. *Ultraschallmed* 1996;17:79–83.
9. Tessler FT, Gehring BI, Gomes A et al. Diagnosis of portal vein thrombosis: value of color Doppler imaging. *AJR* 1991;157:293–296.
10. De Jang, Ten Cate FJ, Lancée CT et al. Principles and recent developments in ultrasound contrast agents. *Ultrasonics* 1991;23:324–330.
11. Grant GE. Color Doppler imaging of the vessels of the liver in ultrasound. *Categorical Course Syllabus.* American Roentgen Ray Society, 1993.
12. Grant EG. Parenchymal disease of the liver. *Syllabus: Special course in ultrasound.* RSNA, 1991.
13. Grant EG, Perella R, Tessler FN et al. Budd-Chiari syndrome: the results of duplex and color Doppler color imaging. *AJR* 1989;152:377–381.
14. Millener P, Grant EG, Rose S et al. The results of the color Doppler imaging in Budd-Chiari syndrome in 21 patients. Presented in RSNA; Chicago, Ill, 1992.
15. Rozenblit G, Del Gercio LRM, Savino J et al. Splenic venous hypertension presenting as variceal hemorrage by portal hypertension. *J Am Coll Surg* 1996;182:63–68.
16. Martin K, Balfe D, Lee JKT. Computed tomography of portal vein thrombosis: unusual appearances and pitfalls in diagnosis. *J Comput Assist Tomogr* 1989;13:811–816.
17. Katsuyoshi I, Higuchi M, Kada T et al. CT of acquired abnormalities of the portal venous system. *RadioGraphics* 1997;17:897–917.
18. Hughes LA, Hartnell GG, Finn JP et al. Time of flight MR angiography of the portal venous system:value compared with other imaging procedures. *AJR* 1996;166:375–378.
19. Edelman RR, Zhao B, Liu C, et al. MR angiography and dynamic flow evaluation of the portal venous system. *AJR* 1989;153:755-760.
20. Kraus BB. Magnetic resonance angiography in abdominal magnetic resonance imaging. En: Ros P, Bidgood WD, ed. *Abdominal Magnetic Resonance Imaging.* New York: Mosby, 1993.
21. Silverman PM, Patt RH, Garra BS et al. MR imaging of the portal venous system: value of gradient-echo imaging as an adjunct to spin-echo imaging. *AJR* 1991;157:297–302.

Abdomen: Hígado, Bazo, Vías Biliares, Páncreas y Peritoneo, Tomo II.
Editores: M. E. Stoopen, K. Kimura y P. R. Ros.
Lippincott Williams & Wilkins, Philadelphia © 1999.

CAPITULO 23

Colangiopancreatografía por resonancia magnética

Jorge A. Soto, Matthew A. Barish y Joseph T. Ferrucci

La Colangiopancreatografía por resonancia magnética (CPRM) ha surgido en los últimos años como una nueva modalidad para el diagnóstico de anormalidades de los conductos biliares y el conducto pancreático. El método ha evolucionado rápidamente y ya se reconoce como un gran avance, principalmente por tratarse de una técnica no invasiva con la que se generan imágenes similares a las obtenidas con los métodos colangiográficos tradicionales. Las aplicaciones clínicas son múltiples y continúan aumentando a medida que crece la difusión de la técnica y la confianza de los diferentes especialistas en el método. La CPRM ha generado gran interés entre los diferentes especialistas, especialmente los radiológos, gastroenterólogos y cirujanos, que manejan pacientes con enfermedad pancreáticobiliar.

Las razones que han llevado al rápido desarrollo de esta técnica diagnóstica son múltiples. Las imágenes producidas por la CPRM muestran los conductos biliares y el conducto pancreático como estructuras brillantes sobre un fondo oscuro y por lo tanto son similares en presentación a las de las técnicas colangiográficas invasivas, tales como la colangiografía percutánea transparietohepática y la colangiopancreatografía retrógrada endoscópica (CPRE). Esto facilita la interpretación de las imágenes, aun por los clínicos sin entrenamiento formal en la Resonancia magnética (RM). En este capítulo se describen los principios técnicos fundamentales de esta modalidad diagnóstica, las aplicaciones clínicas principales y las posibles causas de error que deben tenerse en cuenta al interpretar los estudios.

PRINCIPIOS GENERALES

Una característica magnética de los líquidos estáticos es que poseen un tiempo de relajación T2 muy largo, mayor de 1500 a 2000 ms, por lo que las secuencias de pulso que generan imágenes altamente dependientes de T2 demuestran estos líquidos como estructuras hiperintensas, mientras que los demás tejidos pierden su señal (Fig. 1). La utilización de la RM para la demostración de órganos que contienen líquidos estáticos mediante este efecto hidrográfico no se limita a la colangiopancreatografía. De hecho, la técnica fue utilizada inicialmente para la demostración del líquido cefaloraquídeo (mielografía por resonancia magnética) y la orina (urografía por resonancia magnética). Se han utilizado diversas secuencias de pulso para generar imágenes de CPRM y todas tienen en común la capacidad de producir imágenes en las que los fluidos estáticos aparecen hiperintensos con respecto a los tejidos que los rodean, los cuales aparecen marcadamente hipointensos. Existen esencialmente 2 tipos de secuencias que ofrecen este tipo de efecto: una se basa en técnicas de gradiente de eco y la otra en la adquisición rápida con facilitación de la relajación.

SECUENCIAS DE PULSO

En los primeros informes que aparecieron en la literatura sobre CPRM, tales como los de Wallner et al. (1), Morimoto et al. (2), Ishizaki et al. (3) y Hall-Craggs et al. (4), se utilizaron secuencias de gradiente de eco dependientes de T2, la mayoría aplicadas durante periodos de apnea de duración variable. Las imágenes incluidas en estos estudios mostraron el potencial que tenía esta modalidad, pero tenían limitaciones propias de las técnicas de gradiente de eco. Estas

Dr. J. A. Soto: Profesor del Departamento de Radiología, Universidad de Antioquia, Director Médico, Centro de Resonancia e Imágenes, Medellín, Colombia.

Dr. M. A. Barish: Departamento de Radiología, Boston University Medical Center, Boston, MA, USA.

Dr. J. T. Ferrucci: Profesor de Radiología, Boston University School of Medicine, Jefe del Departamento de Radiología, Boston Medical Center, Boston, MA, USA.

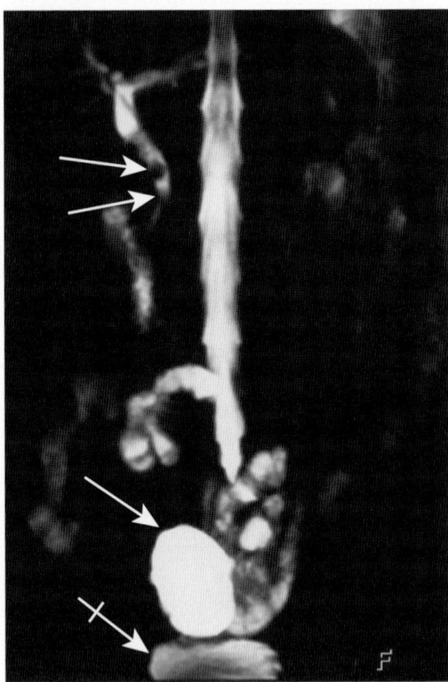

FIG. 1. Líquidos estáticos intraabdominales. Imagen obtenida utilizando tecnica 2D FSE demuestra la alta señal característica de los fluidos estáticos: líquido cefaloraquídeo, orina, líquido intestinal y bilis. Los demás tejidos se aprecian marcadamente hipointensos. En el colédoco se aprecian imágenes de defecto (cálculos, *flechas superiores*). En la pelvis se identifica un quiste ovárico derecho (*flecha*), el cual comprime el techo vesical (*flecha cruzada*).

limitaciones incluyen la degradación por inhomogeneidades del campo magnético local y por efectos de susceptibilidad al gas intestinal y las suturas metálicas. Además, las secuencias de gradiente de eco en general poseen una baja correlación señal/ruido que obliga a utilizar cortes gruesos y campos de visualización más amplios. Esto a su vez disminuye la resolución espacial y dificulta la visualización de estructuras ductales pequeñas o de calibre normal. Otra limitación de estas técnicas es el requerimiento de períodos de apnea excesivamente largos, los cuales no siempre se pueden lograr en los pacientes en la práctica clínica común.

Las modificaciones de la técnica de adquisición rápida con facilitación de la relajación (RARE por sus siglas en inglés), introducida inicialmente por Hennig et al. (5), también se han utilizado para producir imágenes con efecto hidrográfico. Secuencias como el espin eco rápido (FSE) o espin eco turbo (TSE) han permitido obtener imágenes dependientes de T2 con tiempos de adquisición razonables. En las imágenes obtenidas con un tiempo de eco (TE) superior a 160 a 200 ms, los líquidos estáticos exhiben una intensidad de señal muy alta, mientras que las demás estructuras pierden su señal casi totalmente. La señal residual proveniente de los tejidos grasos puede disminuirse aun más con la aplicación de prepulsos de supresión de grasa químicamente selectivos. La utilización del RARE híbrido (FSE, TSE) elimina

muchas de las limitaciones de las técnicas de gradiente de eco. Las secuencias de FSE se caracterizan por una relación señal/ruido más alta y una menor degradación por inhomogeneidades en el campo magnético. En un estudio comparativo de imágenes de CPRM, se demostraron las ventajas diagnósticas y de calidad de imagen de las secuencias de FSE en comparación con las secuencias de gradiente de eco (6).

En las secuencias de FSE, la adquisición de los datos que posteriormente se utilizan para la generación de imágenes de CPRM puede hacerse de 2 formas diferentes: adquisición bidimensional (FSE 2D) y adquisición tridimensional (FSE 3D). Las secuencias de FSE 2D para CPRM se describieron inicialmente en 1993 (7,8). Han sido utilizadas en la práctica clínica con mucho éxito por otros grupos (9–12). La aplicación de secuencias de FSE 3D para la CPRM fue descrita posteriormente (13,14). La desventaja de la adquisición 2D con técnica multicorte es la menor definición del perfil del corte, lo cual lleva a una menor resolución espacial en el eje de selección del corte, por ejemplo, en el eje anteroposterior cuando las imágenes se adquieren en el plano coronal. Con la adquisición 3D, la definición del perfil de los cortes es mejor, por lo que éstos se pueden considerar como verdaderamente contiguos (15). El tamaño de los voxels en la técnica 3D es casi isotrópico y por lo tanto se pueden realizar reconstrucciones multiplanares y reconstrucciones tipo proyección de intensidad máxima (PIM) desde cualquier ángulo sin una reducción significativa en la calidad diagnóstica. Además, la técnica 3D se caracteriza por tener una relación señal/ruido mayor, que se aprovecha generalmente para utilizar parámetros de alta resolución espacial. Las desventajas de la técnica 3D en comparación con la técnica 2D es el tiempo de adquisición más largo y la mayor susceptibilidad a la degradación por movimientos del paciente.

Otra técnica utilizada para la generación de imágenes de CPRM es una variante de las secuencias de pulso tipo RARE, en la que se utiliza un "disparo único" con tiempo de adquisición muy corto que permite aplicarse con facilidad durante períodos de apnea. Con cada adquisición se obtiene una imagen estática del árbol pancreáticobiliar y los proponentes de esta técnica sugieren obtener múltiples adquisiciones, cada una con ángulos diferentes, para aclarar imágenes creadas por sobreposición de estructuras (16). Al utilizar estas secuencias se pueden obtener imágenes de CPRM en períodos que pueden variar de 6 a 14 segundos de acuerdo a los parámetros utilizados. Más recientemente se ha introducido la técnica de TSE con media adquisición de Fourier (HASTE), con muy buenos resultados (17–19). En ella se combinan la media adquisición de Fourier, con la que se adquieren sólo un poco más de la mitad de los puntos del espacio k que luego se extrapolan para llenar el espacio restante, y un tren de ecos muy largo que es comúnmente de 128. El resultado final es un tiempo de adquisición que se acorta aun más, de aproximadamente 4 a 8 segundos por imagen. Con la técnica de HASTE también se obtiene una sola imagen por cada disparo y se ha aplicado en modalidades de corte único y multicorte (18,19). Cuando se aplica

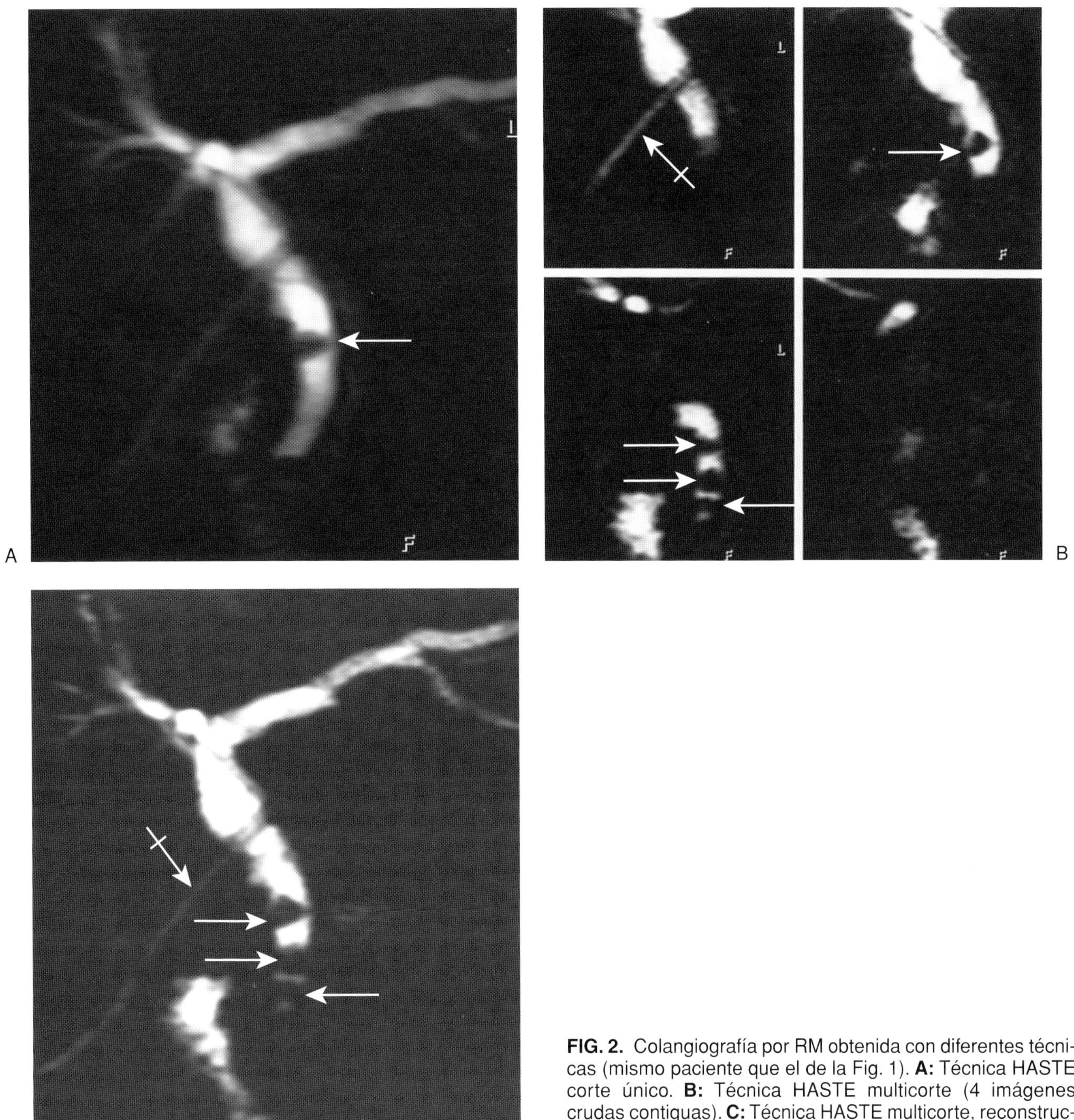

FIG. 2. Colangiografía por RM obtenida con diferentes técnicas (mismo paciente que el de la Fig. 1). **A:** Técnica HASTE corte único. **B:** Técnica HASTE multicorte (4 imágenes crudas contiguas). **C:** Técnica HASTE multicorte, reconstrucción tipo MIP. (*continúa*)

en modalidad multicorte se generan múltiples imágenes contiguas que luego se someten a procedimientos de postproceso, como se hace con las imágenes producidas por las secuencias FSE 2D y 3D. En modalidad de corte único es necesario repetir varias veces la adquisición, también con ángulos diferentes, para compensar la imposibilidad de realizar postproceso de las imágenes. Una limitación teórica de las técnicas de disparo único, sin proceso posterior, puede estar en la detección de pequeños cálculos en conductos di-

latados, ya que la alta señal generada por la bilis puede ocultar estos pequeños defectos intraluminales. Esta limitación se debe tener en cuenta antes de reemplazar las técnicas de FSE tradicionales con estas secuencias ultrarápidas de disparo único.

La técnica específica que se debe emplear depende en gran parte de las posibilidades que ofrezca el sistema del que se dispone y la experiencia y preferencias de cada individuo. Todas las secuencias de pulso descritas permiten obtener

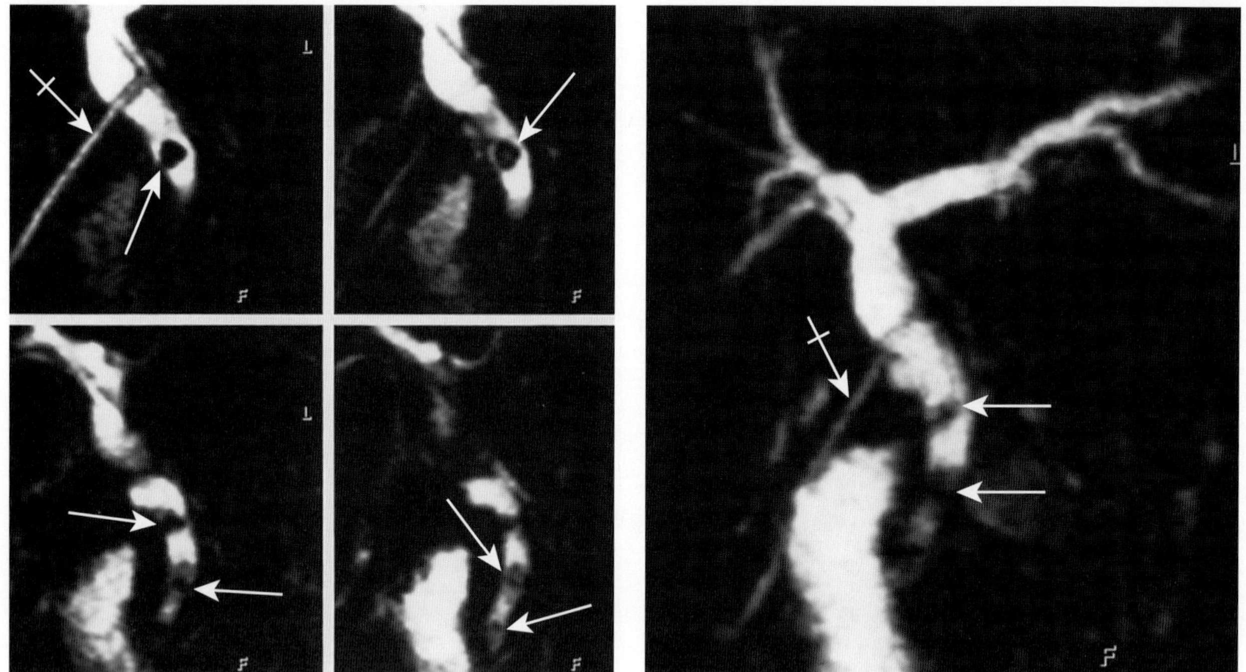

FIG. 2. (*continúa de la página anterior*) **D:** Técnica 3D FSE (4 imágenes crudas contiguas). **E:** Técnica 3D FSE, reconstrucción tipo PIM. Aunque en todas las secuencias se observan imágenes de cálculos en el colédoco (*flechas*), el número de cálculos presente se demuestra mejor en las imágenes crudas de las técnicas multicorte (**B** y **D**) que en las reconstrucciones PIM (**C** y **E**) y en el HASTE de corte único (**A**). También se demuestra un tubo en T en el interior del colédoco (*flechas cruzadas*).

imágenes de buena calidad diagnóstica (Fig. 2). La gran mayoría de los equipos que se consiguen actualmente en el mercado permiten aplicar una o más de estas técnicas. Además, se pueden obtener buenos resultados con magnetos de campo alto (1.5T) o de campo intermedio (0.5–1.0T). Las secuencias de CPRM se pueden aplicar utilizando la antena de cuerpo, con la que se obtienen imágenes de buena calidad, aunque se puede mejorar la relación señal/ruido y la resolución espacial utilizando antenas de cuadratura o de superficie en pacientes delgados. En la Tabla 1 están enumerados los parámetros típicos de las diferentes secuencias de CPRM mencionadas, con las referencias respectivas.

REDUCCION DE LOS ARTIFICIOS POR MOVIMIENTO

Los artificios de movimiento producidos por la respiración de los pacientes pueden degradar significativamente la calidad diagnóstica de las imágenes de CPRM. Estos deben ser eliminados o disminuidos substancialmente para mejorar la calidad de las imágenes y lograr una vista satisfactoria de los conductos biliares y el conducto pancreático. Se han utilizado 3 métodos para reducir estos artificios y todos han demostrado su utilidad en la práctica clínica. El método más simple, empleado por Macaulay et al. (12), consiste en la utilización de hasta 6 o más múltiples excitaciones como una forma de compensar la degradación por movimientos respi-

ratorios. Sin embargo, es inevitable la borrosidad en los bordes de algunas estructuras ya que la técnica provee únicamente un promedio de los datos adquiridos en las diversas adquisiciones. Por la misma razón, pueden haber limitaciones en la detección de pequeños cálculos. El segundo método utiliza el sincronización respiratoria, con el cual la adquisición de los datos se inicia al final de cada fase espiratoria. Con este método se trata de adquirir los datos predominantemente durante el tiempo en que los movimientos del tórax y el abdomen son mínimos. La desventaja principal de la utilización de este método es un aumento en el tiempo de adquisición de las imágenes, que se calcula ser un 20 a 40% por encima del tiempo nominal (18,19). Este método de sincronizacíon respiratoria se puede aplicar con técnicas FSE 2D y 3D y se consigue con la mayoría de los sistemas modernos. El tercer método que se utiliza para disminuir los artificios respiratorios es la adquisición de las imágenes durante períodos de apnea. Esto se ha hecho con diversas secuencias de pulso, incluyendo gradiente de eco (1–4), FSE 2D (9,10) y, más recientemente, con las técnicas de disparo único incluyendo el HASTE (17–19). Algunos investigadores han intentado implementar secuencias en las que el paciente debe mantener un estado de apnea por períodos superiores a 40 segundos (9,10). Esto no es fácil lograr con pacientes de la práctica clínica diaria. En la experiencia de los autores, se obtienen resultados más consistentes si se limita el período de apnea a no más de 20 a 25 segundos. Otra alternativa que se

TABLA 1. *Parámetros utilizados en diferentes secuencias de pulso para obtener imágenes de Colangiopancreatografía por resonancia magnética (CPRM)*

Parámetro	FSE 2D	FSE 3D	HASTE corte único	HASTE multi-corte
TR (ms)	8000	5000	NA	NA
TE efectivo (ms)	144	240	87	87
NEX	4	1	1	1
Matriz	256×128	256×186	256×240	256×240
Longitud de tren de ecos	16	31	128	128
Grosor de corte (mm)	3	2	20	5
Tiempo de adquisición	6 min	11 min	2 seg	18 seg
Referencias	10,11	13,14	18	18

Abreviaturas utilizadas en la tabla: TR, Tiempo de repetición; TE, Tiempo de eco; NEX, Número de excitaciones; NA, No aplicable; FSE 2D, Espin eco rápido adquirido en forma bidimensional; FSE 3D, Espin eco rápido adquirido en forma tridimensional; HASTE, Espin eco turbo con media adquisición de Fourier

ha explorado es la segmentación de la adquisición completa de los datos en 2 o más períodos de apnea diferentes. Esto inevitablemente lleva a degradación por artificios provenientes del mal registro de la información que resulta cuando el paciente no repite los períodos de apnea con el mismo grado de inspiración. En general, es preferible utilizar técnicas en las que se adquieren los datos en un solo período de apnea. Con los pacientes que no puedan colaborar, por ejemplo, pacientes pediátricos, se deben utilizar otras alternativas como las excitaciones múltiples o la sincronización respiratoria, si se dispone de esta posibilidad.

Algunos investigadores prefieren administrar glucagón o un agente anticolinérgico con el fin de disminuir artificios producidos por peristalsis intestinal (9). Sin embargo, esto no es indispensable. Por lo contrario, es preferible simplificar el estudio evitando administrar agentes exógenos. Por la misma razón, los autores no consideran necesario administrar substancias que actúen como contraste negativo por vía oral, aunque con ellas se puede disminuir la señal proveniente del líquido gástrico y de las asas intestinales proximales.

INTERPRETACION Y PRESENTACION DE LAS IMAGENES DE CPRM

El término CPRM debe reservarse para describir aquellas secuencias de pulso cuyo objetivo principal es la observación de los conductos biliares y el conducto pancreático. Esto no quiere decir que en la evaluación del paciente con sospecha de enfermedad del árbol pancreáticobiliar no se deban incluir otras secuencias que complementen las imágenes de CPRM y cuyo objetivo es mostrar los tejidos y órganos periductales. Frecuentemente la diferenciación entre causas benignas y malignas de obstrucción de los conductos biliar y pancreático requiere de estas secuencias de tejido, que en general incluyen imágenes dependientes de T1 y T2 en diversos planos y estudios dinámicos durante la administración de contraste paramagnético.

Las imágenes obtenidas con las secuencias de cortes múltiples (FSE 2D, FSE 3D y HASTE multicorte) constituyen un grupo volumétrico de imágenes, llamadas imágenes "fuente" o "crudas", que luego son sometidas a técnicas de postproceso utilizando diversos algoritmos para producir las imágenes de CPRM 2D y 3D. Los algoritmos de postproceso más utilizados incluyen la máxima intensidad de proyecciones (MIP), el Despliegue sombreado de superficies (DSS) y las reconstrucciones multiplanares en planos ortogonales, oblicuos y curvos (Fig. 3). Las MIP las genera la computadora por rayos simulados a través del grupo volumétrico de imágenes fuente desde un ángulo preseleccionado. El pixel de intensidad máxima encontrado por cada rayo se codifica en forma de presentación 2D. Por lo tanto, la escala de grises en las MIP refleja diferencias verdaderas en la intensidad de señal de las estructuras incluidas. Con la técnica de DSS, el operador determina los umbrales mínimos y máximos de nivel de intensidad que se deben incluir al producir la imagen 3D. La computadora luego genera la estructura tridimensional mostrando únicamente aquellos pixels contiguos cuya intensidad esté incluida dentro del rango ya determinado. La ventaja de la DSS es que demuestra claramente la relación en profundidad de las estructuras anatómicas complejas, especialmente donde existen múltiples imágenes sobrepuestas. Sin embargo, es más costosa que la MIP y en esta técnica se pierde la información sobre la intensidad relativa de las estructuras incluidas en la imagen. Las reconstrucciones multiplanares representan una sección tomográfica cuyo grosor es únicamente de 1 voxel y pueden prescribirse en planos ortogonales axial, sagital y coronal, oblicuos y curvos, siguiendo el curso de la estructura tubular de interés. En general, el postproceso de las imágenes crudas se realiza en computadoras independientes del equipo de RM. Estas estaciones de trabajo se consiguen con todos los sistemas existentes actualmente en el mercado. El postproceso de los datos crudos debe ser realizado por personas con conocimiento detallado de la anatomía pancreáticobiliar y sus variantes posibles, debido al riesgo de no incluir información pertinente al prescribir

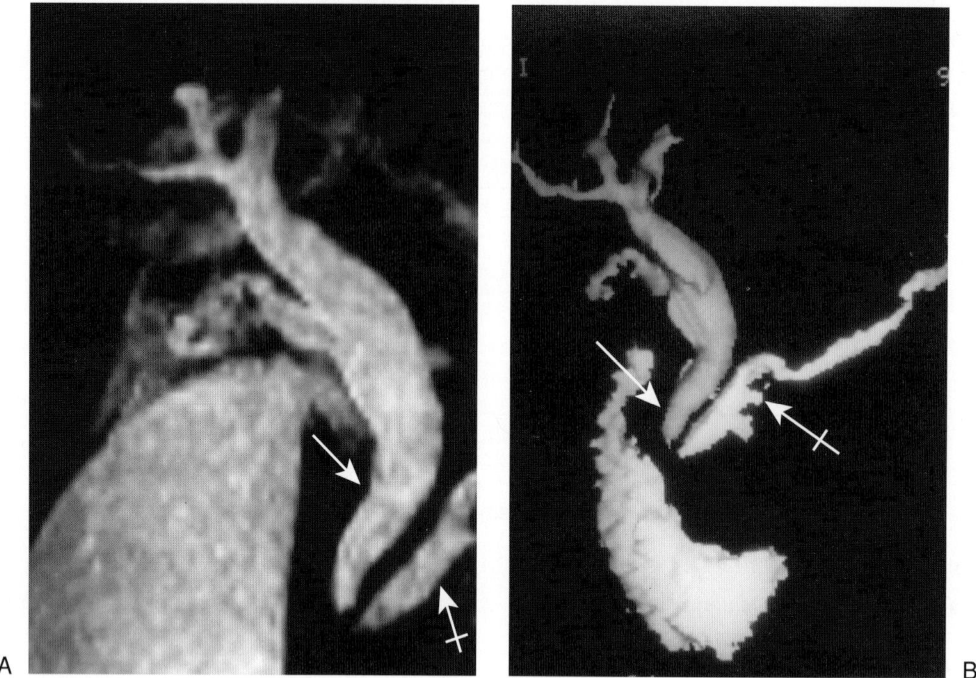

FIG. 3. Colangiopancreatografía por RM en una paciente con obstrucción papilar benigna. Las reconstrucciones tipo MIP. (**A**) y tipo DSS (**B**) demuestran la dilatación del colédoco (*flechas*) y del conducto pancreático (*flechas cruzadas*). En **B**, la vesícula ha sido excluida de la imagen reconstruida.

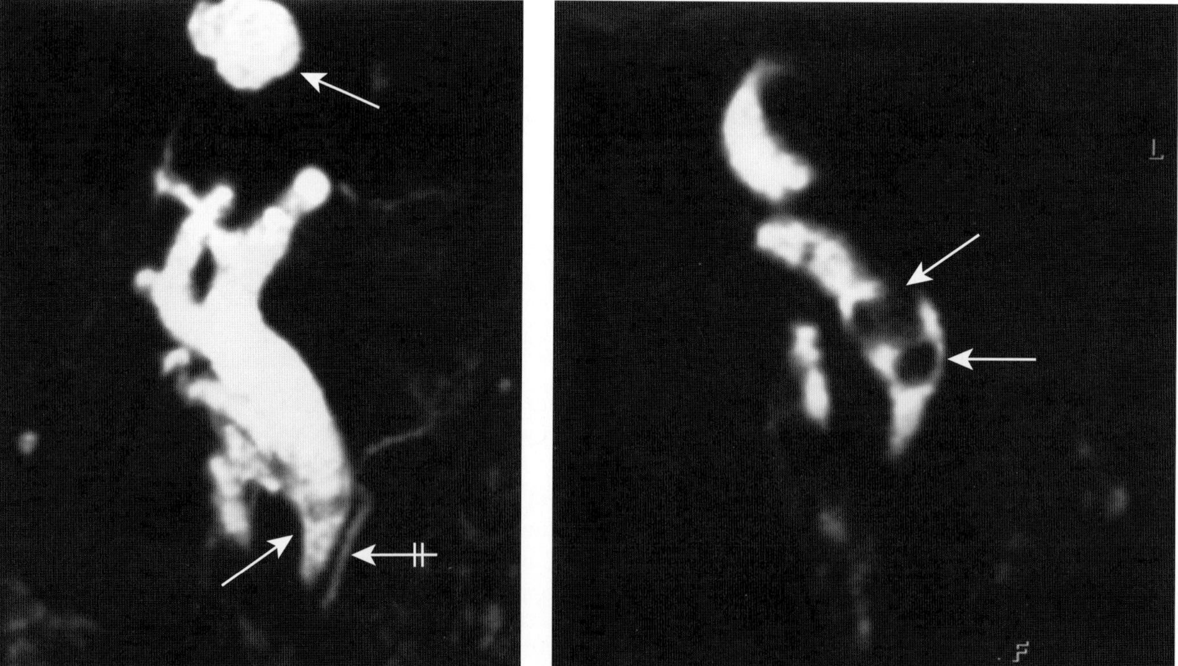

FIG. 4. Paciente con antecedente de colecistectomía con dolor abdominal recurrente. **A:** Reconstrucción tipo MIP. **B:** Imagen cruda del colédoco distal (secuencia FSE 3D). Aunque en la imagen de reconstrucción se insinúa discreta hipointensidad distal (*flechas inferiores*), la apariencia no es concluyente. La imagen fuente demuestra claramente la presencia de 2 defectos intraluminales (*flecha cruzada*), los cuales corresponden a cálculos. También se aprecian el conducto pancreático normal (**A**, *flecha cruzada doble*) y un quiste hepático (**A**, *flecha superior*).

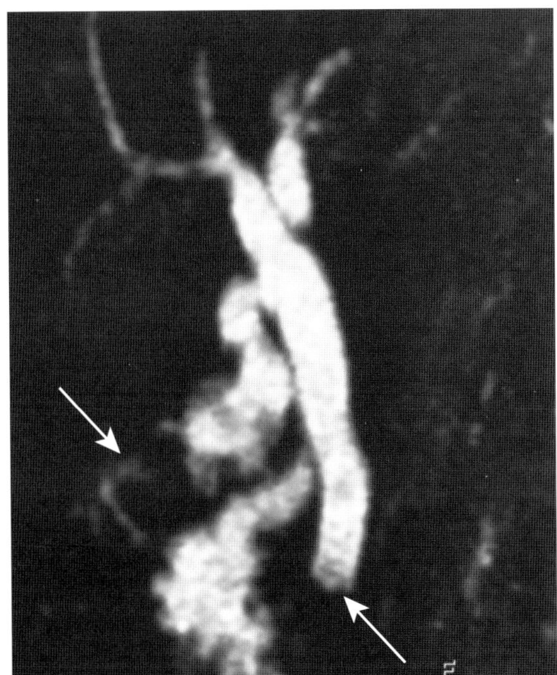
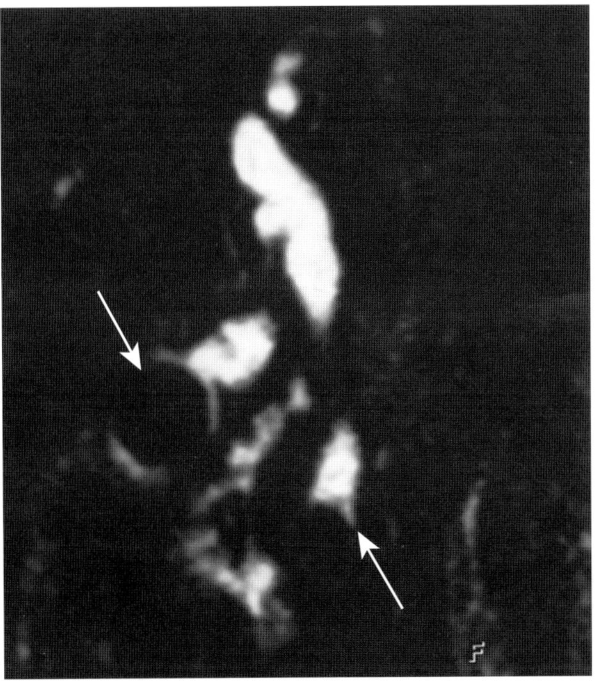

FIG. 5. Paciente con colelitiasis y posible coledocolitiasis asociada. **A:** Reconstrucción tipo MIP de secuencia 3D FSE. **B:** Imagen cruda del colédoco. En la imagen de reconstrucción se demuestra la obstrucción del colédoco distal (*flecha inferior*), pero sólo la imagen cruda permite visualizar la imagen en "copa invertida" (*flecha inferior*) que representa el cálculo enclavado en la papila. Además, el gran cálculo vesicular se aprecia también mejor en (**B**) (*flecha superior*) que en (**A**) (*flecha superior*).

las reconstrucciones. En general, este trabajo lo realiza el radiólogo encargado de la interpretación de los estudios. Cuando se adquiere experiencia en la evaluación de estas imágenes y la generación de las reconstrucciones 2D y 3D, el tiempo promedio que debe emplear el radiólogo en el postproceso es de 5 a 15 minutos por paciente.

La principal limitación de las reconstrucciones tipo MIP y DSS es que en ambas pueden pasarse por alto pequeñas imágenes de defecto intraductales como los cálculos. Esto se debe a la naturaleza misma de estos tipos de reconstrucciones, ya que ninguna de ellas incluye la totalidad de los pixels del grupo de imágenes crudas. Es crucial tener en cuenta esta posible causa de error al interpretar los estudios de CPRM. La interpretación debe hacerse evaluando en conjunto las imágenes reconstruidas y todo el grupo de imágenes crudas con el fin de detectar pequeños cálculos no visualizados en las reconstrucciones (Fig. 4 y 5). Esta interpretación se facilita si se dispone de una computadora independiente, donde se puede hacer de manera interactiva.

No hay certeza sobre la mejor manera de presentar los resultados de los estudios de CPRM. Aunque no se ha demostrado que las imágenes reconstruidas ofrezcan más ventajas diagnósticas que el grupo de imágenes crudas solas, se ha hecho evidente que es precisamente la posibilidad de mostrar la relación entre los conductos de forma similar a la de la colangiopancreatografía directa por vía endoscópica o percutánea lo que ha permitido la gran aceptación de este nuevo método entre los especialistas que no son radiólogos.

En la opinión de los autores, el tiempo empleado en las reconstrucciones se compensa por la mayor facilidad de interpretación de las imágenes 2D y 3D por parte de los clínicos.

APLICACIONES CLINICAS DE LA CPRM

Conductos biliares

Dilatación y obstrucción biliar

Los conductos biliares intrahepáticos y extrahepáticos se pueden demostrar consistentemente con la CPRM. De hecho, cuando las imágenes de CPRM son de buena calidad técnica, la visualización del colédoco normal se logra en un 95 a 98% de los casos (Fig. 6) (11,12,18–22). La sensibilidad para la detección de dilatación del colédoco en comparación con la colangiografía retrógrada es de un 95% (11,12,18–22). También se detectan zonas de estenosis de los conductos biliares en la mayoría de los casos. En general, las estenosis biliares se aprecian en la CPRM como segmentos en los que el conducto se observa adelgazado o interrumpido con dilatación del sistema ductal proximal al área de estrechez (Fig. 7). La ausencia de dilatación proximal al área de estenosis puede ser una clave que indique presencia de estenosis multifocales del árbol biliar intrahepático, como ocurre en la colangitis esclerosante y sus variantes, o puede ser debida a falta de distensibilidad de estos conductos como ocurre en la cirrosis. Ocasionalmente las estenosis focales se pueden ver como un segmento corto de ausencia total de

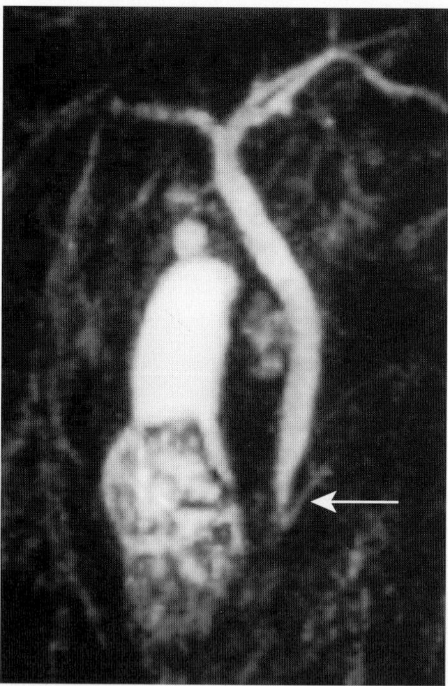

FIG. 6. Conductos biliares normales. La imagen de CPRM (reconstrucción MIP de secuencia FSE 3D) demuestra el colédoco y el conducto pancreático en la cabeza de la glándula (*flecha*) de calibre normal. La vesícula contiene mútiples cálculos.

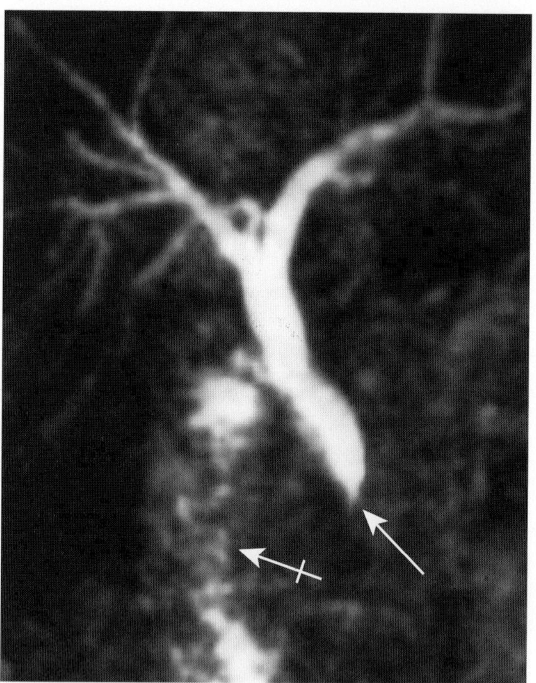

FIG. 7. Estenosis biliar maligna. La imagen de CPRM muestra el colédoco y los conductos biliares intrahepáticos levemente dilatados. El calibre del colédoco distal disminuye progresivamente hasta la zona de estenosis en la cabeza del páncreas (*flecha*). Se insinúa discreto efecto de masa del tumor pancreático sobre la superficie medial de la segunda porción del duodeno (*flecha cruzada*).

señal, lo que impide una demostración completa de las características morfológicas de la estenosis. Esta es una limitación potencial de la CPRM en comparación con la colangiografía retrógrada, en la que la opacificación de la superficie del segmento estenótico puede demostrar hallazgos que ayuden a determinar la causa de la misma como contornos lisos o irregulares, úlceras, o irregularidades mucosas. Esto explica por qué la CPRM tiene algunas limitaciones en la determinación exacta de la causa de la obstrucción, por lo que a menudo es necesario recurrir a las imágenes de tejido complementarias (Fig. 8). A pesar de esta limitación potencial, la CPRM constituye un método diagnóstico ideal para definir la conducta posterior en pacientes con obstrucción biliar maligna ya que el demostrar el sitio exacto de la obstrucción ayuda a definir si el paciente debe ser sometido a una técnica anterógrada o retrógrada de drenaje biliar (Fig. 9). En casos de colangiocarcinoma biliar (tumor de Klatskin), la CPRM muestra los segmentos de los conductos biliares que se encuentran obstruidos y que no se pueden comunicar entre sí mismos y por ello, no ser detectados con colangiografía directa (Fig. 9).

Litiasis biliar

La experiencia acumulada hasta el momento en múltiples instituciones concluye que la sensibilidad de la CPRM en el diagnóstico de coledocolitiasis varía de 80 a 95% cuando se incluyen cálculos cuyo diámetro supera los 4 mm (10–13, 18–21). Esta sensibilidad es más alta que la aceptada generalmente con otras modalidades diagnósticas no invasivas como el ultrasonido (US) (20 a 65%) (23–25) y la Tomografía computada (TC) convencional (45 a 85%) (26,27). En un estudio publicado recientemente, Neitlich et al. (28) sugieren que empleando la modalidad helicoidal con reconstrucciones retrospectivas a intervalos cortos, la sensibilidad de la TC simple sin contraste puede elevarse a más del 90%. Sin embargo, la reproducibilidad de estos hallazgos se debe confirmar y se requieren estudios con mayor número de pacientes antes de aceptar que la sensibilidad de la TC helicoidal simple sea igual a la de la CPRM. En los estudios de CPRM, la apariencia típica de los cálculos biliares es la de imágenes hipointensas esféricas o facetadas con localización intraductal, total o parcialmente rodeadas por la alta señal de la bilis (Fig. 10 y 11). Debe tenerse en cuenta que para una adecuada detección de pequeños cálculos es imperioso analizar las imágenes crudas en conjunto con las reconstrucciones 2D y 3D para evitar interpretaciones falsas negativas (Fig. 4 y 5). Además, al analizar las imágenes reconstruidas es necesario evaluar los conductos desde diferentes ángulos, ya que los cálculos pequeños pueden ser evidentes únicamente en algunas de las proyecciones. Debe también recordarse que la imagen del cálculo biliar puede ser similar a la

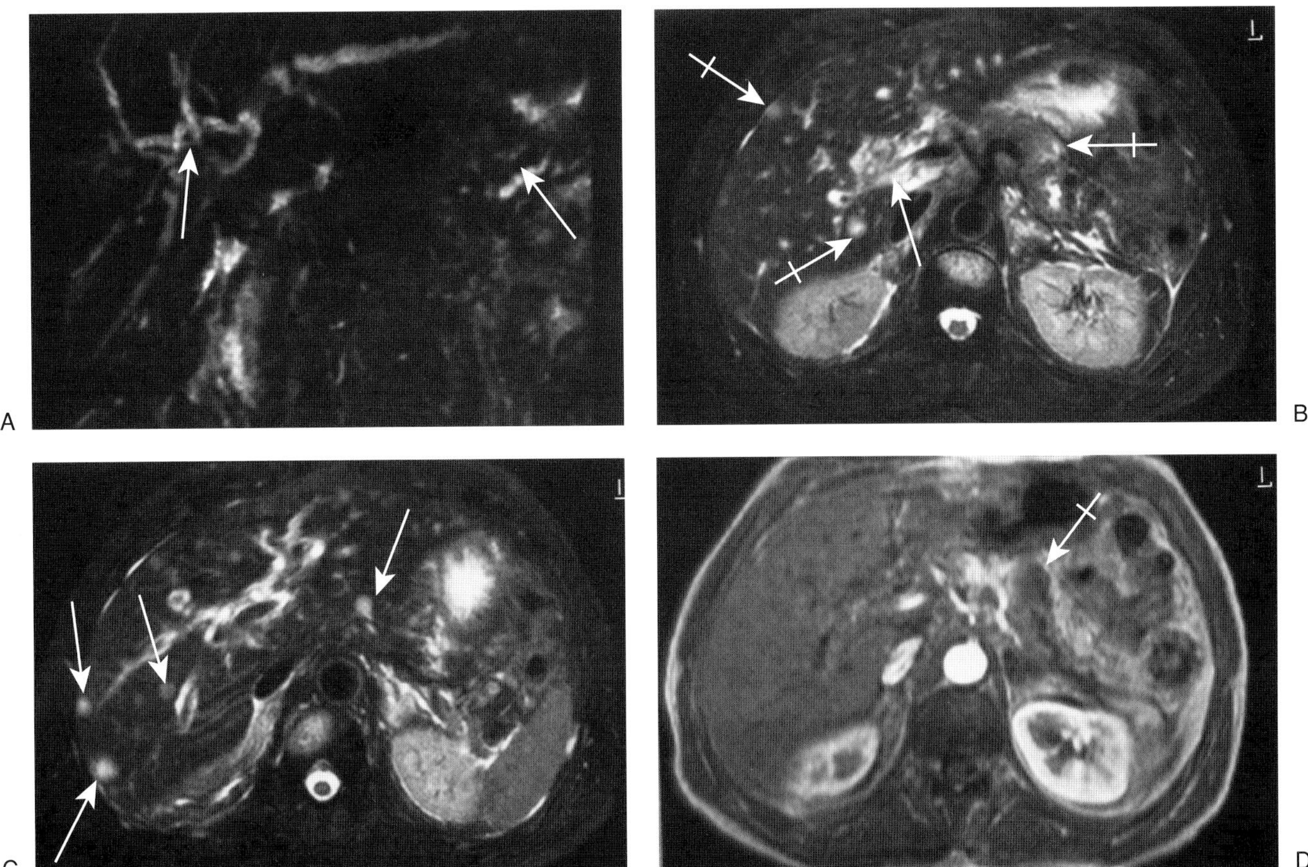

FIG. 8. Papel complementario de imágenes de CPRM y secuencias convencionales de RM. **A:** Imagen de CPRM (MIP de secuencia FSE 3D) demuestra dilatación de los conductos biliares intrahepáticos y obstrucción en el hilio hepático (*flecha izquierda*). Además se demuestra dilatación del conducto pancreático en la cola de glándula (*flecha recta*), por obstrucción en el cuerpo. Sin embargo, los hallazgos no permiten definir la causa de la obstrucción biliar y pancreática. **B y C:** Imágenes axiales dependientes de T2 obtenidas con técnica FSE (TR/TE, 3000/100) con supresión de grasa. **D:** Imagen axial (mismo nivel que **B**) obtenida con técnica de gradiente de eco durante respiración sostenida (TR/TE/ángulo flip, 177/6/80) y adquirida inmediatamente después de la inyección de contraste (gadolinio-DTPA, 0.1 mmol/kg). La lesión focal del páncreas que causa la obstrucción del conducto pancreático (**B y D,** *flecha cruzada*) se aprecia ligeramente hiperintensa en T2 e hipointensa e hipocaptante en la imagen de gradiente de eco. Además, se demuestran múltiples metástasis hepáticas (**B y C,** *flechas*). En el hilio hepático se aprecia el conducto biliar rodeado por tejido blando excesivo (**B,** *flecha*) indicando extensión del tumor a ganglios linfáticos como causa de la obstrucción biliar. Diagnóstico final: adenocarcinoma de páncreas con metástasis hepáticas, confirmado con biopsia por aspiración.

de otros defectos intraductales tales como burbujas de gas, coágulos, parásitos o, aun, pequeños tumores.

A pesar de que en múltiples estudios comparativos de la CPRM y la CPRE se han comprobado la alta sensibilidad y especificidad de la CPRM en la detección de cálculos biliares, no se ha establecido el papel exacto que esta nueva modalidad diagnóstica cumple en la evaluación de pacientes con sospecha de coledocolitiasis. Algunos pacientes son remitidos a CPRE con una sospecha diagnóstica alta con base en la historia clínica, los síntomas y los resultados de pruebas de función hepática y otros estudios de imágenes no invasivos. En estos pacientes es difícil justificar el uso rutinario de la CPRM como método de comprobación del diagnóstico, ya que la mayoría de ellos eventualmente serán sometidos a CPRE como medida terapéutica. En este grupo de pacientes, la CPRM únicamente aumentaría el costo de la evaluación diagnóstica preterapéutica. Por otra parte, la CPRM está claramente indicada cuando se considera el diagnóstico de coledocolitiasis y en la CPRE no se logra canalizar el colédoco, ya que en estos pacientes la terapia definitiva requiere mayor intervención invasiva, como la papilotomía con precorte por vía endoscópica, la colangiografía anterógrada con extracción del cálculo o la exploración quirúrgica. En estos pacientes la CPRM aumenta la certeza diagnóstica limitando así estos procedimientos invasivos a aquellos pacientes que verdaderamente se beneficien de

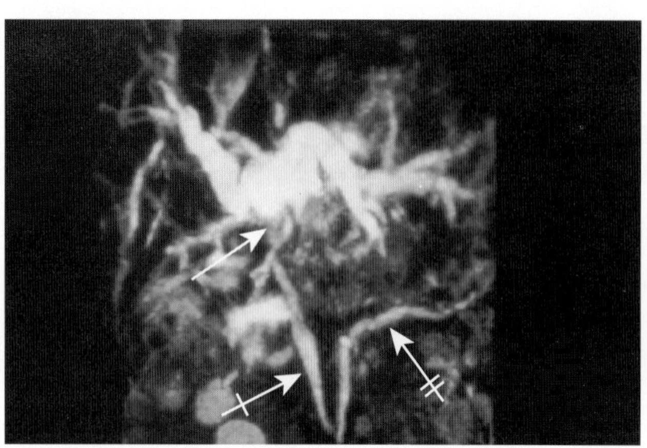

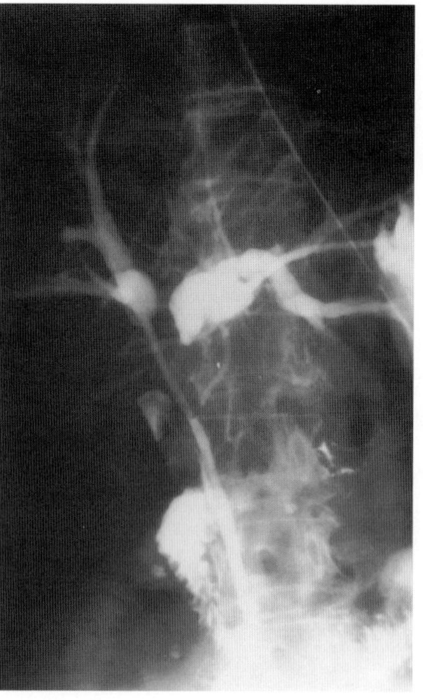

FIG. 9. Colangiocarcinoma hiliar (tumor de Klatskin). **A:** En el estudio de CPRM, obtenido utilizando técnica FSE 3D, en un paciente con ictericia progresiva se observa dilatación marcada de los conductos biliares intrahepáticos y obstrucción en el hilio hepático (*flecha*). El colédoco distal (*flecha cruzada*) y el conducto pancreático (*flecha cruzada doble*) también se demuestran en el estudio. Teniendo en cuenta estos hallazgos se optó por realizar drenaje biliar anterógrado (percutáneo) y en el procedimiento se puncionaron y drenaron los conductos derecho e izquierdo independientemente (**B**).

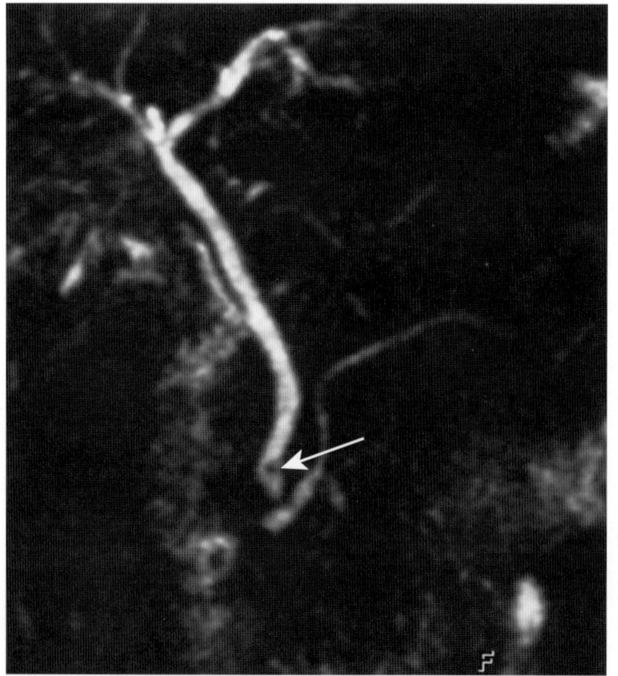

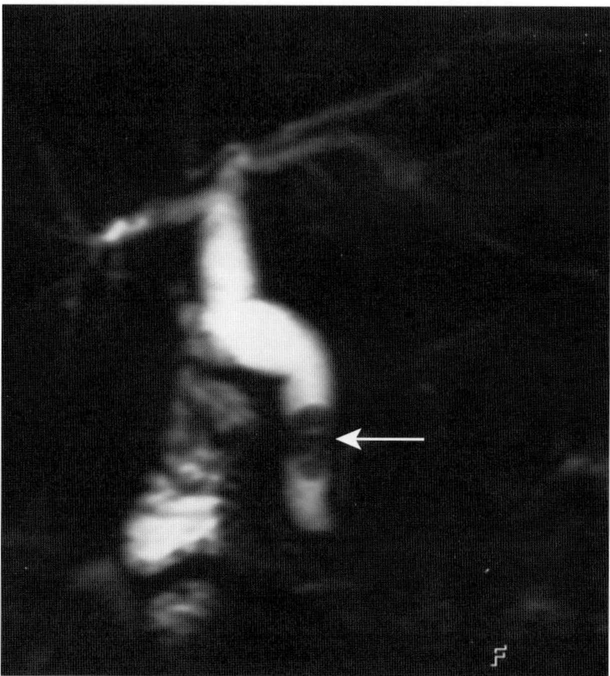

FIG. 10. Coledocolitiasis. **A:** En la imagen obtenida utilizando técnica FSE 3D (reconstrucción de MIP) se aprecia un cálculo pequeño en el colédoco distal (*flecha*). El calibre de los conductos biliares y el conducto pancreático es normal. **B:** Imagen obtenida utlizando secuencia HASTE de corte único en un paciente diferente al de (**A**) demuestra cálculo único de gran tamaño en el tercio medio del colédoco (*flecha*).

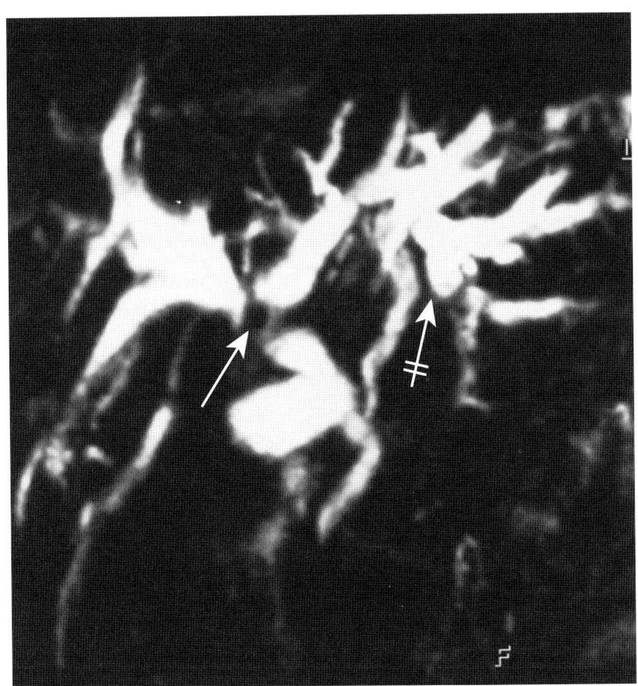

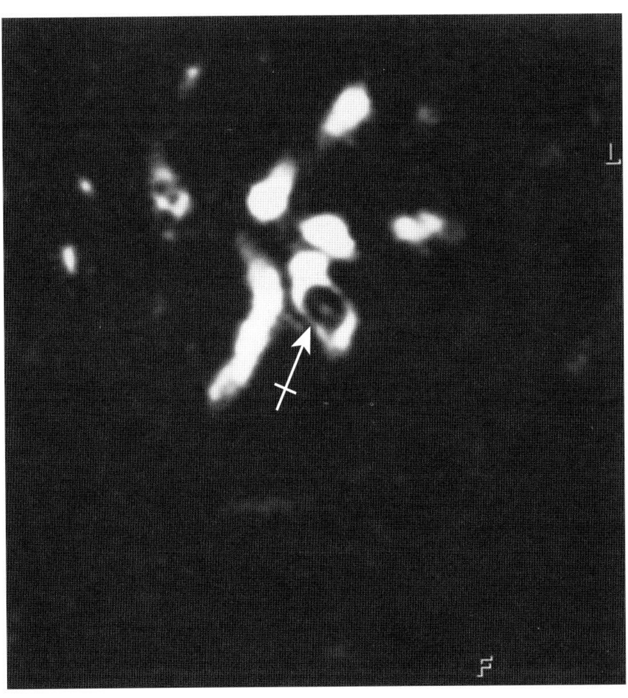

A

B

FIG. 11. Cálculo intrahepático. Paciente con antecedente de colecistectomía con ictericia recurrente. **A:** La imagen de CPRM (reconstrucción tipo MIP de secuencia FSE 3D) demuestra una estenosis en la confluencia de los conductos hepáticos derecho e izquierdo (*flecha recta*) y marcada dilatación biliar intrahepática. **B:** En la imagen fuente se observa un cálculo ovalado en el interior de una de las ramas del sistema biliar izquierdo (*flecha cruzada*). En la imagen de reconstrucción no se visualiza el cálculo en el conducto dilatado (**A,** *flecha cruzada doble*). En cirugía, se encontró una estenosis benigna.

ellos (29). También está indicada la CPRM cuando la sospecha clínica de coledocolitiasis es baja o intermedia y se quiere evitar el riesgo de la CPRE diagnóstica.

Los estudios de validación de la CPRM publicados han utilizado los hallazgos de colangiografía directa como estándar de oro de comparación. Sin embargo, la CPRE no es un procedimiento infalible ya que algunas deficiencias en la técnica pueden llevar a interpretaciones falsas positivas y falsas negativas. Por ejemplo, es bien conocida la dificultad diagnóstica creada por pequeñas burbujas de gas introducidas en la vía biliar durante el procedimiento colangiográfico. La interpretación equivocada de una burbuja como un cálculo es una de las causas de resultados falsos positivos. Por otra parte, la detección de cálculos pequeños y los microcálculos o barro biliar en conductos biliares dilatados puede verse comprometida por una excesiva distensión de estos conductos con material de contraste denso. Estos resultados falsos negativos de la CPRE están detectándose con frecuencia cada vez mayor debido al aumento en la utilización de la CPRM. También se han demostrado diferencias importantes en la determinación del calibre ductal de la CPRM en comparación con la CPRE. Varios estudios han mostrado que el calibre ductal estimado con CPRM es ligeramente menor que el encontrado con CPRE, aun después de la corrección por magnificación radiográfica (9,10,12,19). La aparente subestimación del calibre ductal en la CPRM se debe a que los conductos se evalúan en su estado fisiológico de reposo y no con la sobredistensión ductal que es rutinaria en la CPRE. En los casos de estenosis ductal de alto grado, se ha visto cómo la CPRE subestima el verdadero diámetro ductal ante la imposibilidad de lograr un llenamiento mayor de los conductos distales al segmento estenótico y/o al riesgo de inducir una septicemia al distender los conductos infectados. Estas diferencias potenciales en la apariencia de las imágenes de colangiografía obtenidas por RM y por vía endoscópica deben tenerse en cuenta al evaluarse las imágenes ya que pueden producir inicialmente algún grado de confusión y desconfianza entre los gastroenterólogos o cirujanos.

Colecistectomía laparoscópica

La aceptación de la colecistectomía laparoscópica como el procedimiento de elección para el manejo de pacientes con colelitiasis ha tenido como resultado positivo una disminución en el tiempo de recuperación postoperatorio y el número de días de hospitalización (30). Sin embargo, al mismo tiempo se ha informado un aumento en el número de accidentes quirúrgicos comprometiendo los conductos biliares extrahepáticos. En una serie de revisión (31), la tasa de lesiones traumáticas biliares fue de 0.6%, que es el doble de la aceptada para las colecistectomías abiertas. Aunque se han propuesto varios factores que potencialmente aumentan el riesgo de estos accidentes quirúrgicos, el más aceptado es la presencia de variantes anatómicas del árbol biliar extrahepático. Entre estas variantes, las que se han indicado ser de mayor riesgo incluyen la inserción aberrante del conducto hepático derecho en el conducto hepático común o conducto cístico, conducto cístico largo o intramural con un curso paralelo al del conducto hepático común y la inserción del conducto cístico en la superficie medial del colédoco distal (32). El conducto cístico se inserta en o cerca del conducto hepático derecho en un 4% de la población general, mientras que la inserción medial del conducto cístico intramural puede ocurrir hasta en 10% (33). Estas variantes anatómicas pueden ser detectadas con CPRE, con colangiografía intraoperatoria o con CPRM (Fig. 12) (17,34,35). El uso rutinario de la CPRE preoperatoria con sus complicaciones posibles no está indicado y hay controversia acerca del uso rutinario de la colangiografía intraoperatoria con método laparoscópico debido a dificultades técnicas y a un aumento variable en el tiempo quirúrgico. Por otra parte la utilidad de la CPRM en la evaluación prequirúrgica de la totalidad o de un subgrupo de estos pacientes todavía no se ha demostrado.

Otras aplicaciones

La CPRM muestra las lesiones quísticas primarias de los conductos biliares con gran claridad. Estas incluyen los quistes del colédoco, enfermedad de Caroli (36) y tumores quísticos como cistadenoma y cistadenocarcinoma (Fig. 13). El papel de ésta en la evaluación inicial y el seguimiento de pacientes con colangitis esclerosante primaria o secundaria,

no se ha definido aún, ya que las estenosis multifocales pueden cursar sin dilatación asociada o con dilatación mínima y su detección requiere la sobredistensión que se logra sólo con la inyección del medio de contraste.

Un problema diagnóstico se presenta cuando hay posible obstrucción biliar con dilatación de los conductos biliares hasta el nivel de la ampolla de Vater pero sin cálculo ni causa definida. Puede ocurrir con pacientes con dilatación biliar postcolecistectomía, pacientes que pasaron espontáneamente un cálculo biliar, pacientes con fibrosis papilar o con pequeños tumores intrapapilares y pacientes con disfunción del esfínter de Oddi (Fig. 12). Los hallazgos en la CPRM son inespecíficos (Fig. 4, 14 y 15). Se requiere correlacionar con la sintomatología clínica y los hallazgos endoscópicos y de las pruebas de laboratorio, antes de definir si está indicada la papilotomía. La CPRE tiene la ventaja de la visualización directa de la papila y permite evaluar el vaciamiento del contraste. Estos son factores importantes en el diagnóstico diferencial. Además, en algunos centros se puede complementar el estudio retrógrado con manometría del esfínter que mejora la certeza diagnóstica prepapilotomía.

Otra aplicación posible de la CPRM constituye la evaluación de las lesiones iatrogénicas de los conductos biliares que ocurren con frecuencia creciente debido a la utilización cada vez mayor de la colecistectomía laparoscópica. Las opciones de reconstrucción quirúrgica dependen en gran medida de la distancia entre el sitio de la lesión y el hilio hepático. Esta información se puede obtener fácilmente con la CPRM.

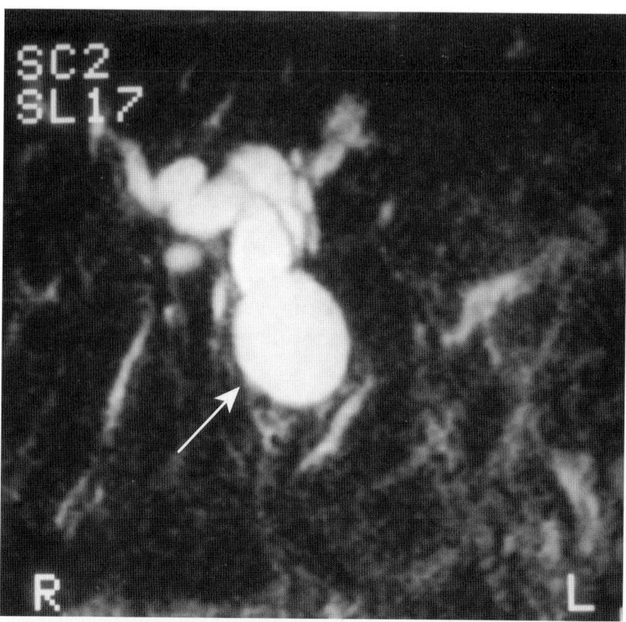

FIG. 12. Inserción medial del conducto cístico. La imagen cruda de secuencia FSE 3D demuestra el conducto cístico (*flecha*) insertándose en el aspecto medial del colédoco distal.

FIG. 13. Quiste de colédoco en un paciente de 22 años con historia de episodios intermitentes de ictericia y colangitis. En la imagen cruda de secuencia FSE 3D se demuestra dilatación fusiforme del colédoco en su tercio medio (*flecha*), apariencia característica del quiste de colédoco Tipo I (según la clasificación de Todani).

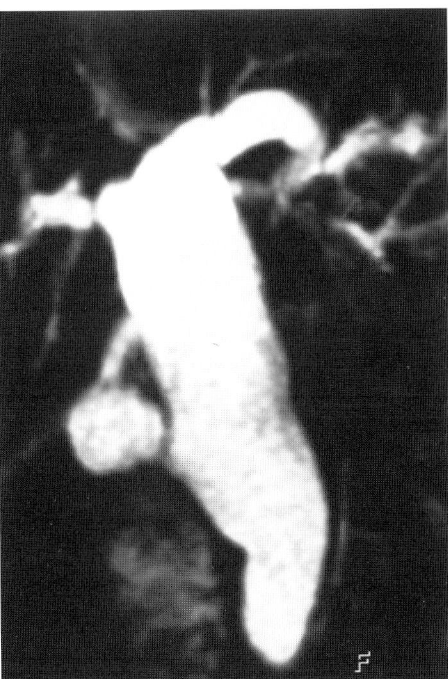

FIG. 14. Estenosis papilar. La imagen de CPRM en una paciente con dolor en hipocondrio derecho, postcolecistectomía, demuestra dilatación de los conductos biliares. El estudio endoscópico con manometría del esfínter de Oddi demostró hallazgos de disfunción esfinteriana. Se realizó papilotomía y los síntomas mejoraron.

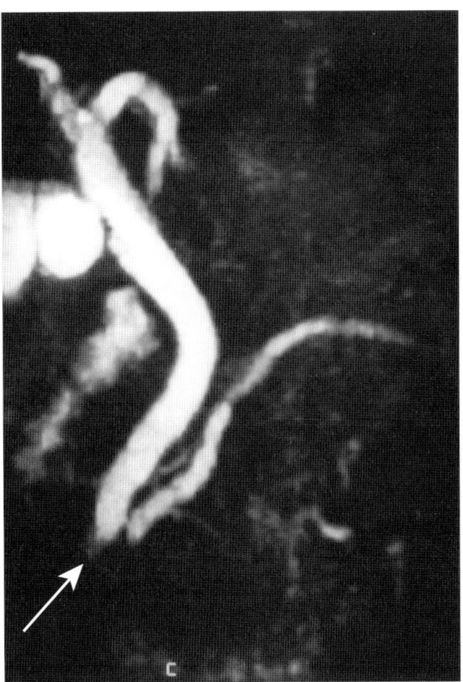

FIG. 15. Carcinoma papilar. La imagen de CPRM obtenida utilizando una secuencia FSE 3D demuestra dilatación del colédoco y del conducto pancreático. Aunque la obstrucción de ambos conductos ocurre en el nivel de la papila de Vater (*flecha*), la apariencia no permite distinguir entre causas malignas y benignas de la misma. El estudio endoscópico (con biopsia) confirmó presencia de carcinoma papilar.

Conducto pancreático

Conducto pancreático normal

Para que la CPRM sea aceptada como una modalidad diagnóstica en enfermedades pancreáticas, debe poder diferenciar adecuadamente el conducto pancreático normal del anormal. Utilizando las diferentes técnicas descritas, incluyendo las reconstrucciones y las imágenes crudas, se logra visualizar el conducto pancreático normal en aproximadamente 90% de los pacientes (Fig. 6 y 10) (14,16,18,22). En aquellos pacientes en quienes el estudio por RM sea de buena calidad técnica, con visualización adecuada de los conductos biliares intrahepáticos, pero que no se logre identificar el conducto pancreático, se puede asumir que éste presenta calibre normal y que su diámetro es inferior al límite de resolución espacial de las imágenes de resonancia (14). Ocasionalmente se puede mejorar la visualización del conducto pancreático añadiendo secuencias de CPRM adquiridas en el plano axial o axial oblicuo (14,37). Recientemente se ha demostrado que la visualización del conducto pancreático normal puede mejorar con la aplicación intravenosa de secretina (38). Los mismos autores informaron una reducción en la frecuencia de interpretaciones falsas positivas de anormalidades del conducto pancreático, especialmente de zonas de estenosis. Además, el aumento en la secreción de líquido pancreático produce distensión duodenal y mejor visualización de la unión pancreáticobiliar y la ampolla de Vater.

Variantes anatómicas

La variante anatómica más común del conducto pancreático es el *pancreas divisum,* que ocurre como resultado de la falta de fusión del páncreas dorsal y el páncreas ventral en la vida embrionaria. En series de autopsia se ha determinado que la frecuencia del *pancreas divisum* en la población general es de 4 a 14% (39). La prevalencia en series de pancreatografía retrógrada es ligeramente menor (40). La importancia clínica del *pancreas divisum* se basa en 3 factores: a) si en la CPRE se llena únicamente el conducto ventral luego de canalizar la papila mayor, la ductografía debe considerarse incompleta; b) si en la pancreatografía retrógrada el conducto ventral es pequeño y atrésico se puede interpretar erróneamente como obstrucción completa del conducto pancreático por causas tales como carcinoma de páncreas y c) si la papila menor es la causa de obstrucción funcional al drenaje del conducto dorsal esto puede llevar a aumento en la presión intraductal y a pancreatitis (40). La sensibilidad de la CPRM en la detección del *pancreas divisum* se ha reportado entre 67 y 95%. (14,37). El signo característico del *pancreas divisum* en la CPRM es la visualización del conducto pancreático dorsal dominante con aumento progresivo de calibre desde la cola hasta la cabeza de la glándula hacia su sitio de drenaje en el duodeno el cual se hace en un lugar independiente al del colédoco (Fig. 16). El conducto dorsal cruza anterior al colédoco en la cabeza del páncreas. La visualización del conducto ventral independiente es útil pero no es condición *sine qua non* para el diagnóstico. En los casos en que se logra visualizar el conducto ventral, su calibre es usualmente menor al del conducto dorsal en la misma región de la cabeza de la glándula (41).

Con la CPRM se pueden demostrar otras anormalidades de la unión pancreáticobiliar. En la disposición anatómica usual, el conducto pancreático y el colédoco se unen en la pared duodenal y forman un canal común corto. En algunos pacientes, esta unión ocurre por fuera de la pared duodenal y el canal común es más largo de lo normal (42). Se ha sugerido que esto favorece el reflujo de secreciones pancreáticas al colédoco causando dilatación ductal, quistes del colédoco, estenosis y, aun, tumores malignos. Si la CPRM logra visualizar adecuadamente la unión pancreáticobiliar en la mayoría de los pacientes (22), puede convertirse en el procedimiento de elección en la investigación inicial de este tipo de paciente.

Pancreatitis crónica

El papel de los métodos de diagnóstico por imagen en la evaluación de pacientes con pancreatitis crónica es múltiple. La pancreatografía y los métodos de imagen convencionales como el US y la TC se utilizan para establecer el diagnóstico, planear la terapia y para observar las complicaciones posibles de la enfermedad. El diagnóstico de pancreatitis crónica se hace con base en las anormalidades funcionales de la glándula y en los cambios característicos en la estructura del tejido glandular y el conducto pancreático. Los cambios estructurales del conducto pancreático principal y sus ramas secundarias observados en la pancreatografía se han definido por los criterios de Cambridge (43,44) e incluyen: dilatación, estenosis, contornos irregulares, pseudoquistes y presencia de defectos de llenado los cuales representan cálculos, tapones mucosos o detritus.

Takehara et al. (9) utilizaron la CPRM con técnica FSE 2D para estudiar pacientes con diagnóstico conocido de pancreatitis crónica. Encontraron que la CPRM fue muy útil para demostrar segmentos dilatados y estenóticos del conducto pancreático y que los resultados de la CPRM estuvieron de acuerdo con los de CPRE en 70 a 100% de los casos. Los autores realizaron un estudio en el que se evaluó el conducto pancreático con CPRM utilizando la técnica FSE 3D, en pacientes sin diagnóstico conocido que iban a ser sometidos a CPRE (14). Se obtuvieron imágenes de pancreatografía de buena calidad en 92% de los pacientes y la sensibilidad para la detección de dilatación, estenosis y cálculos ductales fue de 87 a 100%, 75% y 100%, respectivamente. Sin embargo, la resolución espacial actual de la CPRM impide la detección de los cambios tempranos de la

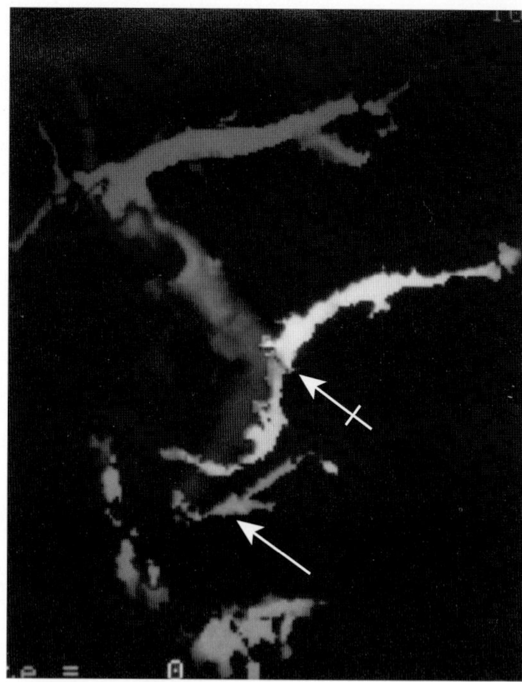

FIG. 16. *Pancreas divisum.* Reconstrucción tipo despliegue sombreado de superficies (DSS) de estudio de CPRM obtenido utilizando técnica FSE 3D. Se demuestra el conducto pancreático dorsal (*flecha cruzada*) drenando en la papila menor, independiente del conducto ventral (*flecha*), el cual drena en la papila mayor. La irregularidad en los contornos del conducto dorsal se debe a pancreatitis crónica asociada.

enfermedad que pueden manifestarse únicamente como alteraciones sutiles en el contorno de las ramas ductales secundarias. Al evaluarse las imágenes de CPRM de pacientes con sospecha de alteración a nivel del conducto pancreático es imprescindible hacer una revisión cuidadosa de los datos crudos en conjunto con las reconstrucciones 2D y 3D. Como en el caso de los conductos biliares, el no hacerlo puede llevar a interpretaciones erróneas, especialmente cuando se está en presencia de pequeños cálculos intraductales (Fig. 17).

Cuando el diagnóstico de pancreatitis crónica ya se ha establecido, el tratamiento inicial es usualmente conservador. En los pacientes con dolor persistente a pesar de la terapia médica agresiva, se realiza pancreatografía para evaluar el calibre y la morfología del sistema ductal. La evaluación continua de estos pacientes puede hacerse con estudios pancreatográficos periódicos si la progresión del dolor así lo indica. La CPRM es el método ideal de seguimiento ya que identifica claramente la aparición de complicaciones. Estas complicaciones incluyen la formación de pseudoquistes, obstrucción biliar y aparición de estenosis focales del conducto pancreático (Fig. 17). La CPRM demuestra la relación espacial de los pseudoquistes con el conducto pancreático y órganos vecinos, aunque no siempre es posible afirmar si el

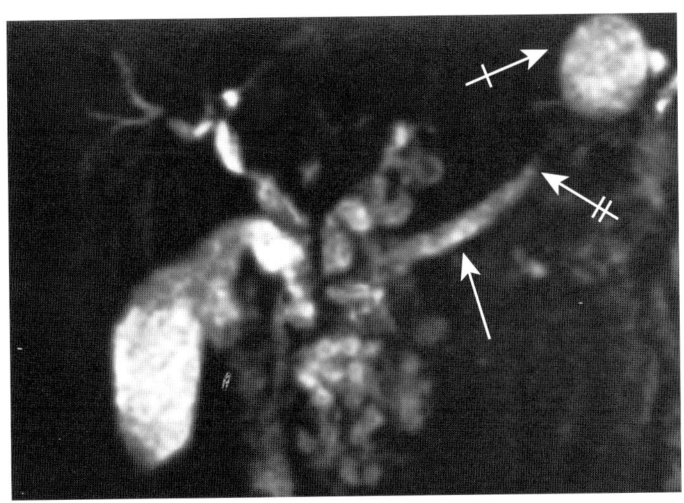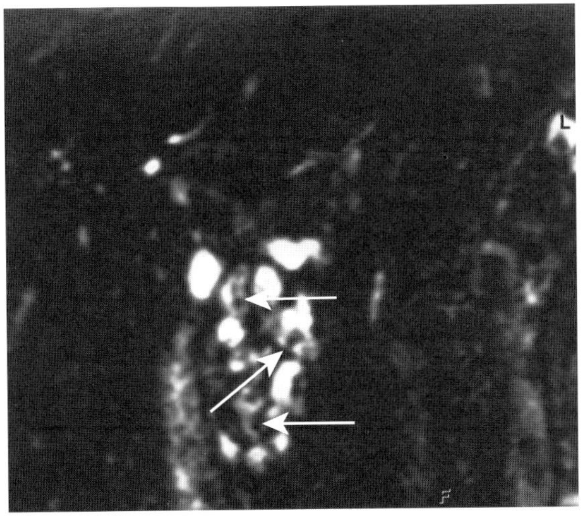

FIG. 17. Pancreatitis crónica. Imágenes de CPRM obtenidas utilizando técnica FSE 3D. **A:** Reconstrucción tipo MIP. **B:** Imagen cruda adquirida en el plano coronal. El estudio demuestra dilatación del conducto pancreático (**A,** *flecha*), estenosis focal en la cola de la glándula (**A,** *flecha cruzada doble*) con pseudoquiste adyacente (**A,** *flecha cruzada*). En ambas imágenes se observa dilatación quística de múltiples ramas ductales secundarias en la cabeza de la glándula, pero sólo la imagen cruda permite apreciar los pequeños defectos hipointensos intraductales que corresponden a cálculos (**B,** *flechas*).

pseudoquiste comunica o no con el sistema ductal. La CPRM permite definir en qué momento el paciente con pancreatitis crónica se puede beneficiar de un procedimiento invasivo y derivarlo directamente a endoscopia o cirugía. La CPRM proporciona la información necesaria sobre el estado de los conductos pancreáticos que requiere el cirujano, evitando la pancreatografía retrógrada y sus posibles complicaciones (29). La excepción la constituye la determinación de si un pseudoquiste se comunica o no con el sistema ductal, en cuyo caso se puede requerir la CPRE complementaria.

Pancreatitis aguda

La utilidad principal de la CPRE en la pancreatitis aguda está en el diagnóstico y tratamiento de la litiasis biliar como causa del proceso inflamatorio. Algunos estudios han sugerido que la remoción endoscópica temprana de estos cálculos puede beneficiar a estos pacientes, acortando el curso de la enfermedad y mejorando el pronóstico (45). Sin embargo, esto es todavía motivo de controversia (46). El problema de la CPRE en la fase aguda de la enfermedad es que en aquellos pacientes en quienes no se compruebe presencia de cálculos, el riesgo de la pancreatografía invasiva puede ser excesivo. La utilización de CPRM en estos pacientes podría limitar la CPRE únicamente a aquéllos que requieran intevención terapéutica. Sin embargo, existen algunas dudas acerca de la capacidad de la CPRM para detectar pequeños cálculos impactados en la papila, debido a que la cantidad de bilis o líquido pancreático localizado alrededor del cálculo puede ser insuficiente para permitir su visualización. La CPRM también es útil como método de seguimiento de las colecciones líquidas asociadas a la pancreatitis. La determinación del número y tamaño de los pseudoquistes, así como su relación espacial y falta de comunicación con el sistema ductal, puede hacerse fácilmente con la CPRM y esta información es necesaria para escoger el tipo de terapia posterior.

Carcinoma de pancreas

La CPRM demuestra claramente la dilatación del conducto pancreático principal y la zona de amputación o estenosis que puede observarse en pacientes con lesiones malignas del páncreas (Fig. 8). Los efectos producidos sobre las ramas secundarias o el desplazamiento sutil del conducto principal pueden ser difíciles de detectar. Además, la diferenciación entre causas malignas y benignas de estenosis u obstrucción ductal también puede ser dificil. La adquisición de series convencionales dependientes de T1 y T2, en los planos axial y coronal, es fundamental para lograr una mejor aproximación en el diagnóstico diferencial de las causas de dilatación del conducto pancreático (Fig. 8). La demostración de una masa asociada a la zona de estenosis favorece la posibilidad de obstrucción maligna. Además, pueden demostrarse en el mismo estudio los signos de irresecabilidad, tales como la invasión de estructuras vasculares o adenopatías periglandulares y las metástasis a distancia (Fig. 8). En casos de carcinoma ampular, las imágenes de CPRM muestran dilatación de los conductos biliar y pancreático y amputación en el nivel de la papila (Fig. 15). Por lo tanto, puede ser difícil diferenciar de causas benignas de estenosis ampular (fibrosis o disfunción del esfínter de Oddi) y, aun, de cálculos impactados.

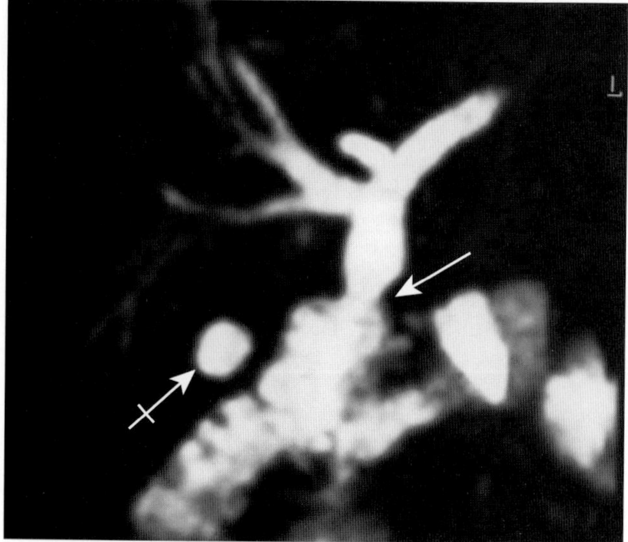

FIG. 18. Anastomosis bilioentérica. El sitio de la anastomosis hepáticoyeyunal se demuestra claramente en esta imagen de colangiografía por RM (*flecha*). Se aprecia también un pequeño quiste hepático (*flecha cruzada*).

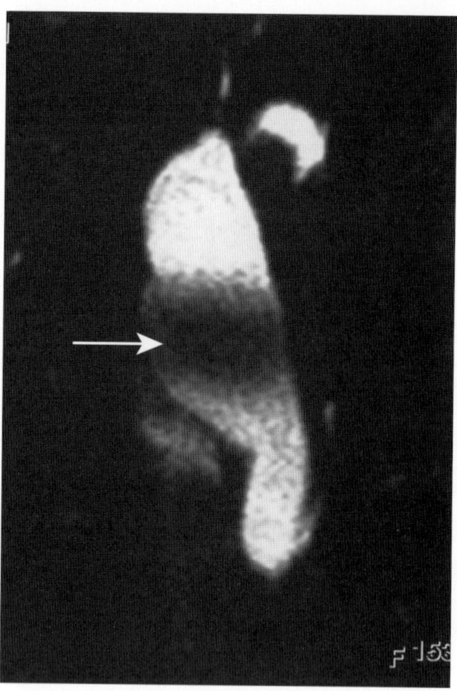

FIG. 19. La banda hipointensa observada sobre el colédoco medio (*flecha*) en esta imagen cruda de secuencia FSE 3D es producida por una sutura metálica localizada adyacente al colédoco.

Colangiopancreatografía retrógrada endoscópica fallida o incompleta

La CPRE es un procedimiento técnicamente difícil que requiere entrenamiento avanzado para ser realizado exitosamente. Aun en las manos más expertas, en 3 a 10% de los pacientes sometidos a CPRE es imposible canalizar uno o ambos conductos (47–49). Hay algunos factores anatómicos que se asocian a una incidencia mayor de procedimientos fallidos. Entre estos se encuentran la presencia de divertículos periampulares, estenosis duodenal, masas periampulares o cálculos impactados en la ampolla de Vater (48,49). Cuando hay dificultad en la canulación ductal se requieren múltiples intentos y frecuentemente debe recurrirse al precorte papilar. El riesgo de pancreatitis postprocedimiento, que para la CPRE convencional es de 1 a 5% (49–50) aumenta significativamente hasta 15 a 20% de los casos cuando se realiza un precorte papilar (51–53). En un estudio diseñado específicamente para determinar el papel de la CPRM en pacientes que previamente habían sido sometidos a un intento fallido de CPRE, se comprobó que la CPRM puede definir qué pacientes se benefician de un nuevo intento de colangiografía endoscópica (29). En este estudio, 20 pacientes fueron referidos a CPRM luego de un intento fallido de CPRE, y sólo 4 requirieron un segundo intento con base en los hallazgos de colangiografía por RM. En los demás pacientes la conducta posterior se determinó con base principalmente en los hallazgos de la CPRM. Además, la CPRM demostró satisfactoriamente las estructuras ductales en 10 pacientes sometidos previamente a cirugía biliar con anastomosis biliarentérica o derivaciones gastroyeyunales, incluyendo 4 pacientes con intentos fallidos previos de

CPRE. Con base en los resultados informados en ese estudio, recomendamos que en todos los pacientes que hayan sido sometidos a intentos fallidos de CPRE se realice CPRM, al igual que en aquéllos con anastomosis biliarentérica, en quienes la frecuencia de procedimientos endoscópicos fallidos es mucho mayor que en la población general hasta 40 a 60% (Fig. 18) (54). La utilidad de la CPRM en la evaluación y el seguimiento de pacientes con anastomosis biliarentérica fue demostrada también por Pavone et al. (55).

LIMITACIONES

Exceptuando las contraindicaciones conocidas de la RM en general, no existen contraindicaciones absolutas para la realización de estudios de CPRM. La aplicación de ondas de radiofrecuencia excesivas debe tenerse en cuenta al estudiarse pacientes en embarazo, aunque en este grupo la CPRM es una alternativa diagnóstica útil si se sospecha obstrucción biliar y los hallazgos sonográficos hacen necesario un estudio colangiográfico complementario. La presencia de suturas metálicas en el abdomen superior o prótesis biliares metálicas tampoco contraindican el examen, aunque pueden causar artificios que deben ser tenidos en cuenta al interpretar las imágenes (Fig. 19). La causa más comun de estudios no diagnósticos es la falta de cooperación o el movimiento excesivo del paciente, aunque deben intentarse todos los métodos para disminuir los artificios de movimiento enumerados anteriormente.

REFERENCIAS

1. Wallner BK, Schumacher KA, Weidenmaier W, Friedrich JM. Dilated biliary tract: evaluation with MR cholangiography with a heavily T2-weighted contrast-enhanced fast-sequence. *Radiology* 1991;181:805–808.
2. Morimoto K, Shimoi M, Shirakawa T et al. Biliary obstruction: evaluation with three-dimensional MR cholangiography. *Radiology* 1992;183:578–580.
3. Ishizaki Y, Wakayama T, Okada Y, Kobayashi T. Magnetic resonance cholangiography for evaluation of obstructive jaundice. *Am J Gastroenterol* 1993;12:2072–2077.
4. Hall-Craggs M, Allen C, Owens C et al. MR cholangiography: clinical evaluation in 40 cases. *Radiology* 1993;189:423–427.
5. Hennig J, Nauerth A, Friedburg H. RARE imaging: A fast imaging method for clinical MR. *Magn Reson Med* 1986;3:823–833.
6. Reinhold C, Guibaud L, Genin G, Bret PM. MR cholangiopancreatography: comparison between two-dimensional fast spin-echo and three-dimensional gradient-echo pulse sequences. *JMRI* 1995;5:379.
7. Meakem TJ, Holland GA, McDermott VG et al. Fast spin-echo multi-coil magnetic resonance cholangiography: initial experience. *SMRM* 1993,1:41(abstr).
8. Outwater EK. MR cholangiography with a fast spin-echo sequence. *JMRI* 1993:3(P):131(abstr).
9. Takehara Y, Ichijo K, Tooyama N et al. Breath-hold MR cholangiopancreatography with a long-echo-train fast spin-echo sequence and a surface coil in chronic pancreatitis. *Radiology* 1994;192:73–78.
10. Guibaud L, Bret PM, Reinhold C et al. Diagnosis of choledocholithiasis: value of MR cholangiography. *AJR* 1994;163:847–850.
11. Guibaud L, Bret PM, Reinhold C et al. Bile duct obstruction and choledocholithiasis: diagnosis with MR cholangiography. *Radiology* 1995;197:109–115.
12. Macaulay SE, Schulte SJ, Sekijima JH et al. Evaluation of a non-breath hold MR cholangiography technique. *Radiology* 1995;196:227–232.
13. Barish MA, Yucel EK, Soto JA et al. MR cholangiopancreatography: efficacy of three-dimensional turbo spin-echo technique. *AJR* 1995;165:295–300.
14. Soto JA, Barish MA, Yucel EK et al. Pancreatic duct: MR cholangiopancreatography with a three-dimensional fast spin-echo technique. *Radiology* 1995;196:459–464.
15. Soto JA, Barish MA, Yucel EK, Ferrucci JT. MR cholangiopancreatography: findings on 3D fast spin-echo imaging. *AJR* 1995;165:1397–1401.
16. Laubenberger J, Bucher M, Schneider B et al. Breath-hold projection magnetic resonance-cholangio-pancreaticography (MRCP): a new method for the examination of the bile and pancreatic ducts. *MRM* 1995;33:18–23.
17. Reuther G, Kiefer B, Tuchmann A. Cholangiography before biliary surgery: single-shot MR cholangiography versus intravenous cholangiography. *Radiology* 1996;198:561–566.
18. Miyazaki T, Yamashita Y, Tsuchigame T et al. MR cholangiopancreatography using HASTE (half-Fourier acquisition single-shot turbo spin-echo) sequences. *AJR* 1996;166:1297–1303.
19. Regan F, Fradin J, Khazan R et al. Choledocholithiasis: evaluation with MR cholangiography. *AJR* 1996;167:1441–1445.
20. Soto JA, Barish MA, Yucel EK et al. Magnetic resonance cholangiography: comparison to endoscopic retrograde cholangiopancreatography. *Gastroenterology* 1996;110:589–597.
21. Chan Y, Chan ACW, Lam WWM et al. Choledocholithiasis: comparison of MR cholangiography and endoscopic retrograde cholangiography. *Radiology* 1996;200:85–89.
22. Yamashita Y, Abe Y, Tang Y et al. In vitro and clinical studies of image acquisition in breath-hold MR cholangiopancreatography: single-shot projection technique versus multislice technique. *AJR* 1997;168:1449–1454.
23. Gross BH, Harter LP, Gore RM et al. Ultrasonic evaluation of common duct stones: prospective comparison with endoscopic retrograde cholangiopancreatography. *Radiology* 1983;146:471–477.
24. Cronan JJ, Mueller PR, Simeone J et al. Prospective diagnosis of choledocholithiasis. *Radiology* 1983;146:459–467.
25. Laing FC, Jeffrey RB Jr. Choledocholithiasis and cystic duct obstruction: difficult ultrasonographic diagnosis. *Radiology* 1983;146:475–479.
26. Jeffrey RB, Federle MP, Laing FC et al. Computed tomography of choledocholithiasis. *AJR* 1983;140:1179–1183.
27. Baron RL, Stanley RJ, Lee JKT et al. Computed tomographic features of biliary obstruction. *AJR* 1983;140:1173–1178.
28. Neitlich JD, Topazian M, Smith RC et al. Detection of choledocholithiasis: comparison of unenhanced helical CT and endoscopic retrograde cholangiopancreatography. *Radiology* 1997;203:753–757.
29. Soto JA, Yucel EK, Barish MA, Chuttani R, Ferrucci JT. MR cholangiopancreatography after unsuccessful or incomplete ERCP. *Radiology* 1996;199:91–98.
30. Gallstones and laparoscopic cholecystectomy. *NIH Consensus Statement.* 1992;10:1–26.
31. Deziel DJ, Millikan KW, Economu SG et al. Complications of laparoscopic cholecystectomy: a national survey of 4,292 hospitals and analysis of 77,604 cases. *Am J Surg* 1993;165:9–14.
32. Martin RF, Rossi RL. Bile duct injuries. Spectrum, mechanisms of injury, and their prevention. *Surg Clin N Am* 1994;74(4):781–803.
33. Traverso LW, Hauptmann EM, Lynge DC. Routine intraoperative cholangiography and its contributions to the selective cholangiographer. *Am J Surg* 1994;167:464–468.
34. Van Campenhout I, Prosmanne O, Gagner M et al. Routine operative cholangiography during laparoscopic cholecystectomy: feasibility and value in 107 patients. *AJR* 1993;160:1209–1211.
35. Taourel P, Bret PM, Reinhold C et al. MR anatomic variants of the biliary tree: diagnosis with MR cholangiopancreatography. *Radiology* 1996;199:521–527.
36. Pavone P, Laghi A, Catalano C et al. Caroli's disease: evaluation with MR cholangiopancreatography (MRCP). *Abdom Imag* 1996;21:117.
37. Bret PM, Reinhold C, Taourel P et al. *Pancreas divisum:* evaluation with MR cholangiopancreatography. *AJR* 1996;199:99–103.
38. Matos C, Metens T, Deviere J et al. Pancreatic duct: morphologic and functional evaluation with dynamic MR pancreatography after secretin stimulation. *Radiology* 1997;203:435–441.
39. Delhaye M, Cremer M. Clinical significance of pancreas divisum. *Acta Gastro-Enterologica Belgica* 1992;55:306–313.
40. Lehman GA, Sherman S. *Pancreas divisum:* diagnosis, clinical significance and management alternatives. *Gastroint Endoscopy Clin NA* 1995;5:145–170.
41. Barish MA, Soto JA. MR pancreatography. *AJR* (en impresión).
42. Kozu T, Suda K, Fumitake T. Pancreatic development and anatomical variation. *Gastroint Endoscopy Clin NA* 1995;5:1–30.
43. Sarner M, Cotton PB. Classification of pancreatitis. Report of an international symposium at Cambridge. *Gut* 1984;25:756–759.
44. Axon ATR, Classen M, Cotton P et al. Pancreatography in chronic pancreatitis: international definitions. *Gut* 1984;25:1107–1112.
45. Neoptolemos JP, Carr-Locke DL, London NJ et al. Controlled trial of urgent endoscopic retrograde cholangiopancreatography and endoscopic sphincterotomy versus conservative treatment for acute pancreatitis due to gallstones. *Lancet* 1988;2:979–983.
46. Fan S-T, Lai ECS, Mok FPT et al. Early treatment of acute biliary pancreatitis by endoscopic papillotomy. *N Engl J Med* 1993;328:228–232.
47. Bilbao MK, Dotter CT, Lee TG, Katon RM. Complications of endoscopic retrograde cholangiopancreatography (ERCP). A study of 10,000 cases. *Gastroenterology* 1976;70:314–320.
48. Silvis ES, Ansel HJ. Endoscopic retrograde cholangiography: application in biliary tract disease. En: Berk JE, ed. *Bockus' Gastroenterology.* Philadelphia: WB Saunders, 1985:3569–3579.
49. Rieger R, Wayand W. Yield of prospective, noninvasive evaluation of the common bile duct combined with selective ERCP/sphincterotomy in 1930 consecutive laparoscopic cholecystectomy patients. *Gastrointest Endoscopy* 1995;42(1):6–12.
50. Bilbao MK, Dotter CT, Lee TG, Katon RM. Complications of endoscopic retrograde cholangiopancreatography (ERCP). A study of 10,000 cases. *Gastroenterology* 1976;70:314–320.
51. Freeman ML, Nelson DB, Sherman S et al. Complications of endoscopic biliary sphincterotomy. *N Engl J Med* 1996;335:909–918.
52. Dowsett JF, Polydorou AA, Vaira D et al. Needle knife papillotomy: how safe and how effective? *Gut* 1990;31:905–908.
53. McBooth FV, Doerr RJ, Khalafi RS, et al. Surgical management of complications of endoscopic sphincterotomy with precut papillotomy. *Am J Surg* 1990;159:132–135.
54. Osnes M, Rosseland AR, Aabakken L. Endoscopic retrograde cholangiography and endoscopic papillotomy in patients with a previous Billroth-II resection. *Gut* 1986;27:1193–1198.
55. Pavone P, Laghi A, Catalano C et al. MR cholangiography in the examination of patients with biliary-enteric anastomoses. *AJR* 1997;169:807–811.

Indice de Materias

Indice de Materias

Los números en cursiva se refieren a las figuras.

(continúa)

(continúa)

(continúa)

(continúa)